恶性肿瘤中西医防治策略

张立德　主编

U0194192

北方联合出版传媒（集团）股份有限公司

辽宁科学技术出版社

图书在版编目（CIP）数据

恶性肿瘤中西医防治策略 / 张立德主编 . — 沈阳：
辽宁科学技术出版社 , 2024.5
ISBN 978-7-5591-3281-9

Ⅰ.①恶… Ⅱ.①张… Ⅲ.①肿瘤—中西医结合—
防治 Ⅳ.① R73

中国国家版本馆 CIP 数据核字（2024）第 013046 号

出版发行：辽宁科学技术出版社
　　　　　（地址：沈阳市和平区十一纬路 25 号　邮编：110003）
印　刷　者：沈阳丰泽彩色包装印刷有限公司
经　销　者：各地新华书店
幅面尺寸：185mm×260mm
印　　张：31.5
字　　数：640 千字
出版时间：2024 年 5 月第 1 版
印刷时间：2024 年 5 月第 1 次印刷
责任编辑：丁　一
封面设计：刘冰宇
版式设计：袁　舒
责任校对：栗　勇
书　　号：ISBN 978-7-5591-3281-9
定　　价：128.00 元

编辑电话：024-23284363
邮购热线：024-23284502
E-mail：191811768@qq.com
http://www.lnkj.com.cn

编　委　会

前　言

恶性肿瘤是全世界所有国家疾病死亡的主要病因。除现有的因素之外，人口老龄化以及生活方式的改变，也导致了癌症病例和死亡人数的快速增长。许多生活方式如吸烟、缺乏运动、超重和生育方式，都致使癌症在各个国家发病率变得越来越高。

中医医籍里的"积聚""癥瘕""岩"等，涵盖了西医学的良性和恶性肿瘤。如《难经·五十五难》曰："积者，为五脏所生；聚者，为六腑所成也。积者，阴气也，其始发有常处，其痛不离其部，上下有所始终，左右有所穷处。"提出肿瘤都具有固定部位。《诸病源候论》曰："癥瘕者，皆由寒温不调，饮食不化，与脏器相搏结所生也。"由于肿瘤病的复杂性、特殊性，中医强调肿瘤治疗需要"杂合以治"。所谓"杂合以治"，与现代肿瘤"综合治疗"十分相似，主要是根据不同肿瘤不同阶段的临床特点，运用中医辨证观和整体观，有计划地、合理地应用各种治疗手段，改善患者体内脏腑阴阳失衡的状态，提高肿瘤患者生存质量，最大限度延长患者生存周期，提高治愈率。

笔者根据多年临床经验，结合中医经典理论攻补兼施，总结出了特色的肿瘤治疗"九补一攻"法。九为数之极，"九补一攻"意为重补法兼加攻法，扶正与祛邪用药比例遵循九一之数，以扶正为主，兼以祛邪。中药、针灸调补气血阴阳治疗之余，施加攻法祛邪外出。在治疗恶性肿瘤过程中，若一味补益，则有助长邪气之弊，导致邪气更盛，邪气不祛，病难痊愈，正如其谓"若大积大聚，不搜而逐之，日进补汤无益也"；若一味攻伐，则难以取得很好的疗效，同时还会损伤正气，导致患者正气虚弱难以支撑后续治疗。故九补与一攻相配，扶正与祛邪兼顾，对肿瘤的治疗具有重要的临床价值和指导意义。

本书分总论（六章）、各论（十章）和预防（二章）。共计约64万字，由团队研究人员共同编写，张立德教授负责全书的最后统稿工作。参与各章编写的人员为：各论第一章、第八章，刘继东（7.2万字）；总论第一章、预防第二章，吴际（7.1万字）；总论第六章，曲怡（6.9万字）；各论第九章、第十章，任平（6.4万字）；总论第二章、各论第三章，张晓萌（6.2万字）；总论第三章、各论第七章，薛亚楠（5.7万字）；各论第二章、第六章，王建波（5.6万字）；各论第四章，孙杰（1.4万字），张家豪（1.7万字）；各论第五章，于俊（1.3万字），王天朗（1.5万字）；总论第四章，高佳馨（1.3万字），徐国睿（1.2万字），韩堃（1.2万字）；总论第五章，李阳（1.7万字），王晓彤（1.3万字），高子雁（1.2万字）；预防第一章，王丹（1.4万字），张云雨（1.6万字），金璐（1.5万字）。本书虽进行了反复审改、修订，但是由于编者的时间精力和水平有限，在材料的收集和内容的展示上，难免存在疏漏和讹误，诚望专家同道和广大读者批评指正。

张立德

2024年1月

目　录

总论

第一章　中医肿瘤学与学科发展简史

中医肿瘤学是个古老又年轻的学科，许多古代中医经典著作都有肿瘤症状、辨证、验方的记载，但分散在内外杂病的治疗中，没有形成专门的学科。西医重视溯源，对病原致病过程有清晰了解后，再选择对应药物治疗，但疾病刚发生时病原体尚不明确，对内脏损害也不是很明确，所以一开始西医就较难应对。而中医则可以在病原体不明的情况下，根据症状辨证施治，所以中医在疾病发生伊始就能迅速介入并取得疗效。中华文化是中医药文化发展的根，对中医要有文化自信。中医药全病程参与，这是取得疗效的前提，亦是坚持中医特色的中医肿瘤学发展的方向。

第一节　殷商周朝

早在公元前 16—公元前 11 世纪的殷商时代的殷墟甲骨文中就有关于"瘤"的病名记载。该字由"疒"及"留"组成，说明了当时对该病已有"留聚不去"的认识。这是现今中医记载肿瘤最早的文献。

《周礼》一书中将医师分为食医、疾医、疡医、兽医 4 类。与治疗肿瘤一类疾病有关的专科医生即为疡医。"疡医掌肿疡……之齐"。由此可见，这一时期古人对包括肿瘤在内的肿疡已有初步的认识，并在治疗中最早使用"有毒药物"，主张内治与外治相结合，这对后世治疗肿瘤性疾病有一定的影响，可谓中医学诊治肿瘤之起源。至今，日本、朝鲜仍将肿瘤称为肿疡。在当时就主张内治与外治相结合的治疗方法，其中内治"以五毒攻之，以五气养之，以五药疗之，以五味调之"。外治则以"祝药，刮杀之齐"。"祝"是用药外敷，"刮"是除去脓血，"杀"是用药蚀其恶肉。其中祝、杀是后世治疗各种肿瘤的常法。

《山海经》并非一部专门论述药物的专著，它收集了许多植物、动物及矿物药，有药物 120 余种。从这些药物的治病范围看，有治恶疮、瘿瘤、痈疽、噎食等与肿瘤有关的疾病。这些医药成果与现代医药成果相比较不足挂齿，但用历史的眼光看，它是中国医药学发展的先河。

同一时期的《吕氏春秋·尽数》则认为肿瘤的成因与水土不适有关，"轻水所，多秃与瘿人"。秃指的是脱发，瘿人指的是甲状腺肿大，包括甲状腺的肿瘤在内；又云"大酸，大热，大怒，大忧，大湿……则生害矣"。可见，当时已经认识到居住环境、饮食、情绪与肿瘤发生的关系。

《说文》《尔雅》《正字通》等书，则谈到了有关类似肿瘤的区别问题，如谓肿是痈，瘤是流，因血流聚所生肿瘤；并谓瘤是瘜肉、赘疣二病，似同实异，与肉偕生为疣，病而渐生为瘤，并认识到瘜肉、赘疣与肿瘤有着密切的关系，而气血流聚所增生的组织则可能是肿瘤发生的原因。不过，先秦以前对肿瘤的认识实为肤浅，由于历史的原因记载亦不多，其仅仅为萌芽阶段。

第二节　春秋、战国时期

一、《黄帝内经》的贡献

成书于战国时期，我国现存最早的医学理论专著《黄帝内经》（简称《内经》），对肿瘤中医肿瘤学做了较详细的阐述，为中医肿瘤学的形成奠定了基础。该书所记载的瘤、肠覃、石瘕、积聚、癥瘕、噎膈、反胃等病症与现今某些肿瘤的临床表现极为类似。如《灵枢·邪气脏腑病形》谓："胃病者，腹䐜胀，胃脘当心而痛……膈咽不通，食饮不下。"即与临床所见食管、胃、贲门肿瘤症状相似。《灵枢·水胀》谓"石瘕生于胞中……状如怀子，月事不以时下，皆生于女子"，类似于子宫内的肿瘤。又谓"肠覃者……其始得之，大如鸡卵……至其成如怀子之状，久者离岁，按之则坚"。"肠覃"描述类似于腹腔内某些肿瘤。《素问·奇病论》所论之"息贲"，症见"病胁下满，气逆"，即与肺癌颇为近似。

至于肿瘤的形成，《黄帝内经》曰："喜怒不适……寒温不对，邪气胜之，积聚已留。""隔塞闭绝，上下不通，则暴忧之病也。"《灵枢·九针论》说："四时八风之客于经络之中，为瘤病者也。"说明了"七情"不适，"六淫"太过或不及，人体气血瘀滞不通，均可导致肿瘤病的发生。又如《灵枢·刺节真邪》载："虚邪之入身也深，寒与热相搏，久留而内着……邪气居其间而不反，发为筋瘤……肠瘤……肉疽。"《灵枢·水胀》亦载："肠覃何如？岐伯曰：寒气客于肠外，与卫气相搏，气不得营，因有所系，瘕而内着，恶气乃起，息肉乃生。"同篇又载"石瘕"的病因病机曰："石瘕生于胞中，寒气客于子门，子门闭塞，气不得通，恶血当泻不泻，衃以留止，日以增大。"据其所述，妇人子宫内所生肿块，是由于寒邪侵入，影响气血运行，使月经不以时下，瘀血积聚凝滞，久而不散而形成的。对于"积聚"的病因病机，认为与风寒之邪有关。如《灵枢·百病始生》谓："积之始生，得寒乃生，厥乃成积也。"至于热、火之邪为病，《黄帝内经》中亦有记叙。如《灵枢·痈疽》认为"疽"的形成是"热气淳盛，下陷肌肉，筋髓枯，内连五脏，血气竭，当其痈下，筋骨良肉皆无余，故名曰疽"。所谓的"虚邪""寒气""热气"等，皆是指外来的致病因素。《素问·异法方宜论》云："美其食……其病皆痈疡。"痈疡包括现代医学中的有体表溃疡的肿瘤，此说明饮食失调在肿瘤生成中的重要作用。在情志失常方面，《灵枢·百病始生》云："内伤于忧怒，则气上逆，气上逆则六输不通，温气不行，凝血蕴里而不散，津液涩渗，着而不去，而积皆成也。"然"邪之所凑，其气必虚"。《黄帝内经》认为人体本身的亏虚，实乃各种肿瘤发生、发展的重要因素。这些论述为后世研究肿瘤疾病的发病机制奠定了基础。

《黄帝内经》提倡用"整体观念"的思想来认识肿瘤，用"辨证论治"的方法来治疗肿瘤。如对于肿瘤的治疗，要依据肿瘤的所属性质、症状特征，综合整体病态，辨别在气、在血，属虚、属实的不同，从而进行不同的处理。假如舍整体而只以一些症状，专一用攻癌消瘤的方法，或舍症状而只以整体，纯施扶正补元的方法，都不能达到满意的效果。如《素问·至真要大论》所谓"谨守病机，各司其属，有者求之，无者求之；盛者责之，虚者责之。必先五胜，疏其血气，令其条达，而至和平""寒者热之""热者寒之""温者清之，清者温之，坚者软之，脆者坚之"等。虽不专为治疗肿瘤而设，然实系临床颇有指导意义的治疗原则。又如，《素问·阴阳应象大论》提倡的"形不足者，温之以气，精不足者，补之以味"的治则，对于临床治疗肿瘤疾病也有指导意义。

关于肿瘤的护理，《黄帝内经》也做了相应的阐述。如《素问·阴阳应象大论》所谓"怒伤肝""喜伤心""思伤脾""悲伤肺""恐伤肾"，说明精神的刺激，均会影响内脏的正常活动而产生病态或加剧病情，所以临床必须通过恰当的精神护理来减轻或消除这种刺激。《灵枢·师传》谓："人之情，莫不恶死而乐生，告之以其败，语之以其善，导之以其便，开之以其所苦，虽有无道之人，恶有不听者乎？"饮食方面，对于肿瘤患者亦应注意。《素问·藏气法时论》谓："毒药攻邪，五谷为养，五果为助，五畜为益，五菜为充，气味合而服之，以补精益气。"告诉我们药物主要是为了除去病邪，祛邪的药物对身体是有损伤的。因此，必须利用五谷、五果、五畜、五菜等富有营养的食物来补益精气。如此则邪气得以清除，正气亦可早日恢复。

二、《难经》的贡献

《难经》继承和发扬了《黄帝内经》理论，归纳总结了某些肿瘤的发病机制，同时对某些内脏肿瘤的临床表现、鉴别和预后做了具体阐述。如《难经·五十五难》载："气之所积名曰积，气之所聚名曰聚。故积者，为五脏所生；聚者，为六腑所成也。积者，阴气也，其始发有常处，其病不离其部，上下有所终始，左右有所穷处；聚者，阳气也，其始发无根本，上下无所留止，其痛无常处。故以是别知积聚也。"又曰："积者……死不治。聚者……虽困可治。"《难经·五十六难》云："肝之积，名曰肥气，在左胁下，如覆杯，有头足……心之积，名曰伏梁，起脐上，大如臂，上至心下，久不愈，令人烦心……脾之积，名曰痞气，在胃脘，覆大如盘，久不愈，令人四肢不收，发黄疸，饮食不为肌肤……肺之积，名曰息贲，在右胁下，覆大如杯，久不已，令人洒淅寒热，喘咳，发为肺壅……肾之积，名贲豚，发于少腹，上至心下，若豚状。"对五脏之"积"的不同作了辨别，其中肝积、肺积、脾积，与肝癌、肺癌、胃癌颇为相似。当时医家的阐述与现代肿瘤学所描述的症状多有一致之处，对常见肿瘤的诊断已有了一定的认识。如"三阳结谓之膈""膈塞闭绝，上下不通"，与食管、贲门部肿瘤造成的梗阻相似。"饮食不下，膈塞不通，邪在胃脘""朝食暮吐，暮食朝吐，宿谷不化……其病难治"，与胃癌的症状相似。"在肠胃之时，贲响腹胀……飧泄……糜留而不去……传舍于肠胃之外……稽留而不去,息而成积"。这种便秘、腹泻交替伴腹部肿块的症状与大肠癌及其他肿瘤腹部转移时所出现的症状相似,并提倡以针灸、方药等治疗肿瘤。

第三节　汉代

一、《神农本草经》

书中有关抗肿瘤药物的记载,奠定了相关药物治疗学的基础。如治疗"饮食积聚"的柴胡,有"破癥"功效的夏枯草,"破坚积"的赤芍,功可"去血积癥瘕,破坚"的䗪虫,及大黄、蚤休、人参、黄芪、白术、当归、桃仁、水蛭、虻虫、蜈蚣、斑蝥等,至今仍广泛地运用于临床。

二、张仲景《伤寒杂病论》

《伤寒杂病论》对某些肿瘤的临床症状进行了较明确的阐述。如其曰:"脉弦者虚也,胃气无余,朝食暮吐,发为胃反。"又曰:"朝食暮吐,暮食朝吐,宿食不化,名曰胃反。"如此描述,均类似现代临床上胃窦部、幽门癌肿梗阻的症状。《金匮要略·妇人杂病脉证并治》中,还载有"妇人之病,因虚积冷结气,为诸经水断绝。至有历年,血寒积结胞门,寒伤经络……在下未多,经候不匀,令阴掣痛,少腹恶寒,或引腰脊,下根气街,气冲急痛。膝胫疼烦,奄忽眩冒,状如厥癫,或有忧惨,悲伤多嗔,此皆带下,非有鬼神,久则羸瘦,脉虚多寒,三十六病,千变万端"。此虽泛论妇人三十六病,但不能排除子宫肿瘤的病变,据上述有关妇人的下腹痛的描述,很接近现今由恶性肿瘤在盆腔内广泛转移和浸润而引起的腰部和下肢酸痛的临床表现。特别是"久则羸瘦",很符合晚期恶病质的情况。这种病的发生,乃妇人多产、流产、房事不节造成。另外,张仲景对肿瘤与非肿瘤的临床表现和预后的区别进一步发展了《难经》的论述。如《金匮要略·五脏风寒积聚病脉证并治》记载:"积者,脏病也,终不移;聚者,腑病也,发作有时,辗转痛移,为可治;谷气者胁下痛,中医肿瘤学按之则愈,复发为谷气。"所谓"谷气"非指肿瘤,实乃食积之气。因其时聚时散,其病在腑,预后良好,故曰:"按之则愈。""聚"似肠中燥屎或积气或良性肿瘤,其病在腑,"为可治";而"积"似恶性肿瘤,其病在脏,难以治疗,预后则多不良。对肿瘤的治疗,提出了活血化瘀、软坚消积等治法。其研制的桃仁承气汤、下瘀血汤、大黄䗪虫丸、桂枝茯苓丸等多首著名活血化瘀方剂,至今仍广泛地用于肝癌、胰腺癌、胃癌、子宫肌瘤、子宫颈癌等肿瘤的防治。

三、华佗《中藏经》

华佗在《中藏经·卷中·论痈疽疮肿》中明确谈到某些肿瘤病症的发生与脏腑功能失调、蓄毒体内、气血不畅有关。其谓:"夫痈疽疮肿之所作也,皆五脏六腑蓄毒不流则生矣,非独因荣卫壅塞而发者也。"认识到肿瘤并不仅与感受外邪有关,更重要的是人体内部脏腑功能失调,蓄毒不化而成。由此可见,我国古代医学对肿瘤的发病机制的认识，不仅认为它是一种全身性疾病的局部表现，而且还认识到它是一种以内因为主的病症，发展了《黄帝内经》中"邪之所凑，其气必虚"的病因病机论，证实了"正气存内，邪不可干"理论的正确性。《三国志·华佗传》中载有华佗用手术治疗"结积"的例子，其云："若病结积在内，针药所不能及，当须刳割者，便饮其麻沸散，须臾便于醉死，无所知，因破取，病若在肠中，便断肠湔洗，缝腹膏摩，四五日差，不痛，人亦不自寤，一月之间即复矣。"华佗于1700年前所创造的刳割疗法，开创了人类手术治疗外科疾病（包括肿瘤）的先河。

第四节　晋代、隋唐时期

一、皇甫谧《针灸甲乙经》

书中载有针灸方法治疗某些肿瘤疾病的内容。如治噎膈所致"饮食不下，膈塞不通，邪在胃脘，在上脘，则抑而下之；在下脘，则散而去之"。"抑而下之"，指刺上脘穴；"散而去之"，指刺下脘穴。至今仍然沿用。

二、葛洪《肘后备急方》

书中记述："凡癥坚之起，多以渐生，如有卒觉便牢大，自难治也。腹中癥有结节，便害饮食，转羸瘦。"认识到肿瘤病的发生和发展有一定的过程，往往在自我发觉时多属晚期，临床上多见患者有恶病质，常常预后不良。告诫人们对于肿瘤病要早预防，早诊断，早治疗。凡是有肿瘤的苗头出现，就要积极地去治疗，防止其发展和转移，否则预后不良。在具体治法上，葛洪用海藻"疗颈下结囊……成瘿者"。到目前为止，海藻仍然是治疗甲状腺肿瘤的常用药。他从当时盛行的炼丹术中发明的红升丹、白降丹之类的药物，这些丹剂药对体表、黏膜的肿瘤的外治方法起到了较好的推动作用。

晋代史书《晋书》中载有用外科手术治疗眼科"大瘤疾"病例，如《晋书·景帝纪》中载曰："初，景帝目有瘤疾，使医割之。"

三、巢元方《诸病源候论》

该书不但分门别类记载了许多肿瘤疾病的症状，如"癥瘕""积聚""食噎""反胃""瘿瘤"等病症，而且还论述了形成的原因与病机。

病因病机方面，认为肿瘤这类病症是感受外邪，病机是脏腑虚弱，风邪入踞，搏结于脏腑，始终不离其位，积聚经久不愈而形成。如在《诸病源候论·卷三十一·恶核肿候》中提到："恶核者，肉里忽有核，累累如梅李，小如豆粒……此风邪挟毒所成。"又如，在《诸病源候论·卷十九·积聚候》中说："积聚者，由阴阳不和，脏腑虚弱，受于风邪，搏于脏腑之气所为也。"又在《妇人杂病诸候四·石痈候》中提到："有下于乳者，其经虚，为风寒气客之，则血涩结成痈肿，而寒多热少者，则无大热，但结核如石。"

肿瘤在临床上的表现大致有两种情况，一种是对相当于现代临床良性肿瘤生长特性的描述，如《诸病源候论·卷三十一·瘿瘤等病诸候》中提到："瘤者，皮肉忽肿起，初梅李大，渐长大，不痛不痒，又不结强，言留结不散，谓之瘤。不治，乃至堰大则不复消，不能杀人，亦慎不可辄破。"另一种是对"乳石痈"症状的描述，如"乳中结聚成核，微强不甚大，硬若石状"。又说"石痈者……其肿结确实，至牢有根，核皮相亲，不甚热，微痛……坚如石"。这些记述颇似乳腺癌的体征，所谓"至牢有根"，是指患部浸润固定，无移动性。"核皮相亲"，是指肿物与皮肤粘连。并提到"肿结皮强，如牛领之皮"，这更像癌瘤侵犯皮下组织和淋巴管后，淋巴管被癌栓堵塞，淋巴回流受阻，使乳腺皮肤粗糙，出现"橘皮样"改变。又如其对"癥""瘕"的描述："癥者，由寒温失节，致脏腑之气虚弱，而食饮不消，聚结在内，染渐生长块段，盘劳不移动者……若积引岁月，人皆柴瘦，腹转大，遂致死。"又说："其病不动者，直名为癥。若病虽有结症而可推动者，名曰瘕。瘕者假也，谓虚假可动也。"由此说明"癥"是腹腔内逐渐生长的肿块，长大质地坚硬而不能活动，患者腹大而不能纳食，形体消瘦，导致死亡。如果包块能移动者则称为"瘕"，这可能是腹腔内或盆腔内的良性肿瘤。良性肿瘤一般是"不能杀人"的，但"亦慎不可辄破"。说明中医学早在公元6世纪就对内脏中的肿块（良性、恶性）属性有所认识。

在肿瘤分类方面，将"噎膈"按其病因分为气、忧、食、劳、思五噎和忧、恚、气、寒、热五膈，为后世医家鉴别噎与膈奠定了基础，并提出了用脉证法来鉴别肿瘤及预后。

在治疗上，他又记载了"缝亦有法"的外科手术方法，这在肿瘤治疗学上有重要的意义。

四、孙思邈《千金要方》和《千金翼方》

书中首先对"瘤"进行了分类，即瘿瘤、骨瘤、脂瘤、石瘤、肉瘤、脓瘤及血瘤7种。曰："凡肉瘤……慎之，慎之。"显然认为"肉瘤"是一种恶性肿瘤，告诫人们应"慎之"。同时对乳腺部位的肿瘤亦有记述，曰："妇人女子乳头生小浅热疮，痒搔之，黄汁出，浸淫为长，百种治疗不瘥者，动经年月名为妒乳。""妒乳""百种治疗不瘥"，很可能是一种恶性肿瘤的病变。孙思邈对"崩、漏"的描述很具体，如谓："妇人崩中漏下，赤白青黑腐臭不可近，令人面黑无颜色，皮骨相连，月经失度，往来无常，小腹弦急，或苦绞痛，上至心，两胁胀痛，食不生肌肤，令人偏枯，气息乏心，腰背痛连胁，不能久立，每嗜卧困顿……阴道肿如有疮之状。""所下之物，一曰状如膏，二曰如紫汁，三曰如赤肉，四曰如脓血。"其所描述，是现代临床上比较典型的宫颈癌的证候特征。

在治疗方面，《千金要方》和《千金翼方》擅长使用虫类药，如僵蚕、全蝎、蜈蚣、蝉蜕等，为后世用虫类药治疗癥瘕、积聚及今人治疗癌肿提供了非常有价值的经验。书中提到的用类甲状腺治疗瘿瘤的病例，开创了内分泌治疗肿瘤的先河，对后世有很好的借鉴作用。其提出的手术方法割除疣赘（肿瘤）等也很有价值，目前对于大多数恶性肿瘤的根治性治疗仍以手术为首选。

五、唐代藏医宇妥·元丹贡布《四部医典》

唐代藏医宇妥·元丹贡布《四部医典》（公元 8 世纪末），其中的《甘露精要八支秘诀续第三卷·秘诀医典第七章》所载"大痨肿痞证疗法""大痨消耗疗法""瘿瘤疗法"等，对肿瘤的治法都有较好的疗效。具体的治疗方法是以灸刺、药粉为主。

第五节　宋、金、元时期

一、《圣济总录》

宋代《圣济总录》述"瘤之为义，留滞而不去也，气血流行不失其常，则形体和平，无或余赘，及郁结壅塞，则乘虚投隙，瘤所以生"，提出了肿瘤发生的内因是由于气血流行失常，郁结壅滞，形成余赘所致。

二、东轩居士《卫济宝书》、杨士瀛《仁斋直指方论》

第一次使用了"癌"字。《卫济宝书·痈疽五发》中说："一曰癌，二曰瘰，三曰疽，四曰痼，五曰痈。"又谓："癌疾初发，却无头绪，只是内热病，过一七或二七，忽然紫赤微肿，渐不疼痛，迤逦软熟，紫赤色，只是不破。宜下大车螯散取之，然后服排脓、败毒托里，内补等散，破后用麝香膏贴之。"杨士瀛在《仁斋直指方论》中将癌症描述成："上高下深，岩穴之状，颗颗累垂……毒根深藏，方孔透里。"指出了癌症是由于"毒根深藏"于体内造成的，这为后人用苦寒解毒法治疗癌症提供了理论依据。其还指出癌有"穿孔透里"的性质，此是对癌症易于浸润转移最形象的描写。这两部著作中都直接启用"癌"字，其本义是指脏腑中所生的毒瘤，这种毒瘤的表面凹凸不平，质地坚如岩石。从文字角度看，若去部首"疒"则成"嵒"（嵒与岩相通），岩崖连属而形成危险之形。所以说"癌"的命名以形、音、义结合而论，突出了本病的特点。

三、李迅《集验背疽方》

《集验背疽方》提出："内发者不热，不肿，不痛，为脏腑深部疾患，则较难治。"明确指出恶性肿瘤治疗上的困难。

四、陈自明《外科精要》

《外科精要》提出体表的"疮疡"，并不是单纯的局部病变，而是关系到人体脏腑、气血、寒热、虚实的变化，所以治疗"疮疡"不能单纯注意局部的攻毒，而是从脏腑气血全局的变化来考虑，重视整体治疗。

五、窦汉卿《疮疡经验全书》

《疮疡经验全书》中对乳腺癌的描述是"捻捻之内如山岩，故名之。早治则生，迟则内溃肉烂见五脏而死"。明确指出恶性乳腺肿瘤预后较差。

六、陈无择《三因极一病证方论》

《三因极一病证方论》将瘿瘤分为五瘿六瘤。五瘿为："坚硬不可移者，名曰石瘿；

皮色不变者名曰肉瘿；筋脉露结者名曰筋瘿；赤脉交结者名曰血瘿；随忧愁消长者名曰气瘿。五瘿皆不可妄决，破则脓血崩溃，多致夭枉。"瘿"主要为现代临床上的甲状腺瘤及颈前其他肿物或甲状腺功能亢进。当然，这其中也包括甲状腺癌。六瘤为："骨瘤、脂瘤、气瘤、肉瘤、脓瘤、血瘤。亦不可决溃。"其中包括软组织之良性与恶性肿瘤。

七、金元四大家的贡献

（1）刘河间。寒凉派的刘河间认为火热致病，当用寒凉药治疗热证。临床上有一些肿瘤发展到一定的阶段会出现火热的症状，用清热解毒法治疗有效。现代药理研究也证实了抗肿瘤的活性物质以清热解毒类药为多。

（2）张从正。张从正在《儒门事亲》中说："积之成也，或因暴怒喜悲思恐之气。"明确指出精神因素与肿瘤发病的关系。他认为"夫病一物，非人体素有之也，或从外而来，或由内生，皆邪气也"。提出了"邪去正自安"的论点。治疗上，"风痰宿食，在膈或上脘，涌而出之"或"寒湿固冷，热客下焦，在下之病，可泄而出之"。根据邪气性质、病变部位及具体症状的不同，吐下而治之，"不可畏攻而养病"，强调了祛邪的重要性。如在治疗"噎膈"之证，根据《黄帝内经》"三阳结谓之膈"之论，认为乃大肠、小肠、膀胱三阳热结，"大肠热结则后不圊，小肠热结则血脉燥，膀胱热结则津液涸……故噎食不下"，在治疗上主用舟车丸攻之，再以瓜蒂散扬之。张从正善用汗吐下三法祛除肿瘤实邪，可顾护正气于内不再被伤。

（3）张元素、李杲、罗天益等。张元素云："壮人无积，虚人则有之。"虚者主要是指脾胃气虚。李杲《脾胃论》认为："人以胃气为本。""元气、谷气、荣气、卫气，生发诸阳之气，此数者，皆饮食入胃上行胃气之异名，其实一也。"泛言疾病的内因皆归咎于"脾胃气虚"。治癌之法，无非是一攻一补，寓补于攻，或寓攻于补，当视患者的胃气强弱而定。不过癌症患者多为老年，老年患者脾胃气虚者居多，加之此病为恶性消耗性疾病，岂可专攻损正？因此他提出"养正积自消"，指出肿瘤的治疗以扶正为主，正气复，邪自消。故治癌症当以"扶正固本"为要法。"扶正固本"主要是脾胃之气，此虽不是唯一的治则，但对于延缓病程是有效的治疗手段，能够为患者争取到更多的治疗时机，提高生存率，尤其在恶性肿瘤的中晚期会出现恶病质等消耗性的症状，用李东垣的补脾胃法扶正固本，不但能提高患者的生存质量，还能延长患者的生存时间。罗天益师承张元素、李杲，撰《卫生宝鉴》云："凡人脾胃虚弱，或饮食过常，或生冷过度不能克化，致成积聚结块。"实属一脉相承，见解颇为一致。

（4）朱震亨。朱震亨著《丹溪心法》，提出了从"痰"论治肿瘤。"凡人身上中下有块者多是痰也""痰之为物，随气升降，无处不到""凡人身中有结核者不痛不仁，不作脓者，皆痰注也"。指出治痰必求其本："治痰法，实脾土，燥脾湿，是其治本也。""善治痰者，不治痰而治气，气顺则一身之津液随气而顺矣。"在治痰过程中，反对过用峻利药，"治痰用利药过多，致脾气虚，则痰易生而多"。朱丹溪以二陈汤为治疗痰邪的基本方，他认为"二陈汤……一身之痰都管治，如要下行，加引下药，在上加引上药"，并且根据痰的不同性质和部位加用不同的药物。在谈及"妳岩"谓："女子不得于夫，不得于舅姑，忧怒郁闷，朝夕积累，脾气消阻，肝气积逆，随成隐核，大如棋子，不痛不痒，数十年后方为疮陷，名曰妳岩，以其疮形嵌凹似岩穴也，不可治矣。"但是"若于始生之际……施以治法，亦有可安之理"。明确地指出了精神因素与肿瘤和类似肿瘤的关系，强调了乳腺癌要早期发现，早期治疗，并创制了"青皮甘草汤"治疗乳腺癌。他还以病变部位在上和在下明确地将噎与膈区分开来，从他所描述的症状来看，噎与食管癌造成的进食难下症状相似，膈与贲门癌引起的症状相一致，"在上近咽之下，水饮可行，食物难入，间或可食，入亦不多，名之曰噎；其槁在下，与胃为近，食虽可入，难进入胃，良久复出，名之曰膈，亦名翻胃"。并认为噎与膈是"名虽不同，病本一也"，治疗上同用"润养津血，降火散结"治疗。对于痞块的治疗，他提出了"降火，清痰，行死血块。块去须大补，不可用下药，徒损真气，病亦不去，当用消积药使之融化，则根除矣"。朱氏所谓的痞块，虽非专指肿瘤，但包括肿瘤当无疑义。现今临床上治食管癌多用硇砂，肝癌用鳖甲，宫颈癌常用三棱、莪术等皆有一定的疗效，充分证明了朱氏见解的正确性。

八、齐德之《外科精义》

元朝齐德之在《外科精义》中共记载了十余种肿瘤名称，如骨瘤、脂瘤、肉瘤、血瘤、气瘤、赤瘤、虫瘤、疮瘤、石疽、丹瘤等。

九、忽思慧《饮膳正要》

中医认为癌瘤患者的饮食护理亦十分重要。如元代忽思慧编著的《饮膳正要》，总结了当时膳食的各种知识，深刻地认识到珍味奇品并非都对患者有利，指出"珍味奇品，咸萃内腑，或风土有所未宜，或燥湿不能相济，倘司庖厨者，不能察其性味……则食之不免于致疾"。

第六节　明清时期

明清时期的医家在《黄帝内经》等医学理论指导下，在继承与总结前人经验的基础上，对临床症状观察更仔细，对各种肿瘤的成因、病理机转、发展与预后的认识进一步加深，治疗更具体。

一、对"癌症"病名、症状的描述更加准确、丰富

明清时期，中医肿瘤学随着中医学的逐步发展而有了较快的发展，临床医生对各种肿瘤的症状和体征观察、描述得更为详细，治疗方法亦丰富多彩。到了明代，人们已逐步开始用"癌"字来描述某些恶性肿瘤。如窦汉卿著有《疮疡经验全书·乳癌》。申斗垣《外科启玄》中有"论癌发"的记载："初起时不寒热疼痛，紫黑色不破，里面先自黑烂……十全一二，皮黑者难治必死。"明代陈实功著《外科正宗》，对"乳癌"症状叙述非常细致确切："初如豆大，渐若棋子。半年、一年、三年、五年，不痛不痒，渐长渐大，始生疼痛，痛则无解。日后肿如堆粟，或如覆碗，紫色气秽，渐渐溃烂，深者如岩记，凸者如泛莲，疼痛连心，出血则臭，其时五脏俱衰，遂成四大不救，名曰乳岩。"并提及"坚硬，木痛，近乳头垒垒遍生疮瘩"等特征，并谓此症"溃烂体虚，亦有疮口放血如注，即时毙命者"。

中医认为肿瘤生长的部位多与脏腑、经络有关。例如乳腺癌属肝、脾的病变。清代《医宗金鉴》指出："此证由肝脾两伤，气郁凝结而成。"崩漏、带下（子宫肿瘤病变）多属冲、任两脉的病变。隋代《诸病源候论·带下门》谓："冲、任之脉，即起于胞内，阴阳过度则伤胞络，故风邪乘虚而入于胞，损冲任之经，伤太阳、太阴之血，致令胞络之间，秽液与血相兼而下，冷则多白，热则多赤，故名带下。"口腔肿瘤多属心脾两经的病变。清代《医宗金鉴》谓："茧唇，脾胃火成。"又谓："舌菌。""盖舌本属心，舌边属脾。因心绪烦则生火，思虑伤脾则气郁，郁甚则生斯疾。"并认为喉部的肿瘤是由"肺经郁热，更兼多语损气而成"。以上说明辨明病与经络关系，对指导肿瘤治疗的归经理论是有价值的。

二、对肿瘤病因的探讨

对肿瘤的病因有了更进一步的阐述，许多论述与现代肿瘤流行病学几乎一致。对于不良饮食习惯对肿瘤发生的影响，明代张景岳在《类经》中记叙："寒与卫气相搏，衄血闭塞子门，若饮食过分，脾不及化为息积，寒热之毒，留于经脉……一日结核，连续为瘰疬……胁肋下者为马刀。"明代叶文龄《医学统旨》认为噎膈、反胃是由于"酒米面炙……难化之物，滞于胃中，伤损肠胃"所致。清代喻昌《医门法律》指出："过饮滚酒，多成膈证，人皆知之。"七情对肿瘤发生的影响，明代王肯堂认为乳岩是"忧怒郁遏"所导致的。陈实功云："乳岩由于忧思郁结……所愿不遂……结聚成结。"王洪绪在《乳岩治法篇》中认为岩是由"哀哭忧愁患难惊恐所致"。而虞天明又云："此疾多生于忧、郁、积、忿。""情思如意，则可治愈。"

明代陈实功《外科正宗·茧唇第六十三》中则指出，过食高热煎炒的肥甘厚味，能生浊气痰湿而发生肿瘤："茧唇……因食煎炒，过餐炙煿，又兼思虑暴急，痰随火行，留注于唇。"而现代研究证实唇癌的发病与机械损伤、高温灼伤有关。

明代的申斗垣认为"三伏炎热，勤苦之人，劳于工作，不惜生命，受酷日晒，先痛后破，而成疮疡"。现代也认为皮肤癌的发生与长期紫外线照射有关。

对于年龄与肿瘤的关系，明代的申斗垣曰"癌发，四十岁以上"，表明了癌症发病与年龄相关。到了清代的赵献可，在其《医贯》中更是明确提出了年龄与恶性肿瘤的关系，如噎膈病，"惟男子年高者……少无噎膈"。

三、观察肿瘤的变化，判断预后

明清医家通过观察患者的症状、体征，推断病情的发展规律并判断其预后。如明代申斗垣《外科启玄》指出，"肿硬如石""穿膜黑腐""串肿流入四肢"是肿疡的危证，患者预后不良。若患者出现神昏愦，目睛正视难，喘生鼻扇动，咽喉若燎烟，身水肿而滑泻，疮疡形陷又坚，疮色紫黑，流脓血水或脓清臭秽多是肿瘤的恶证，对恶证的判断与现代医学对肿瘤恶性、恶病质以及预后不良等阐述相吻合。

四、对肿瘤治疗的探讨

明清时代肿瘤治疗手段更加丰富。明代李时珍《本草纲目》介绍了治疗"瘿瘤"的药物有130种，并根据病机进行分类。其将治疗噎膈的药物分为利气化痰和开结消积两类，将治疗反胃的药物分为温中开结、和胃润燥两类。论治积聚则根据血聚、气聚、食滞、痰积等不同病因病机，按活血、行气、消食、祛痰分类用药。除采用内服药物治疗外，还用外敷药、手术切除、烧灼术等方法治疗，如用商陆捣盐外敷以治疗石疽，用大蟾蜍敷贴治疗恶核。李时珍在《本草纲目》中，还搜罗了谷、果、菜、禽、鱼、介类食物，注重用食物防治肿瘤。

对噎膈、反胃的施治，朱丹溪认为此证系由"血干液涸，阴虚生火，痰膈妨碍升降"引起的，主张以"润养津血，降火散结"为主；而张景岳论治噎膈谓"当以脾肾为主"，是以上焦之噎膈责之以脾，下焦之秘结责之在肾为论点，故主张"宜从温养，宜从滋润"着手。论治反胃，其提出："宜以扶助正气，扶脾胃为主。"此乃以内伤太甚而胃气已损为施治的出发点。据此，对新病胃气尚未太坏，而饮食又有停积未消的，主张应该兼祛其滞；气逆不调的，要疏其郁。两家的观点虽不相同，但各具特色。一者以阴虚生火的病机为依据，一者以损伤脾胃的病变为主导。然而就火生由于阴伤，而阴盛是由于脾虚的病变论之，可将二者合并运用，更可获得较全面的施治依据。到了清代的张璐则依据噎膈的症状，按寒热虚实辨证，用药上除了辨证用药外，药物多用果汁、蔬菜汁、药汁等，并将药物制成膏剂。这种方法切中了噎膈阴虚内热的主要病机，充分运用甘凉柔润、富含汁液的食物或药味，以"育阴软坚"，并且在噎膈造成"食不得下"时，甘润汁液更能为患者接受。

明代陈实功用烧灼止血法治疗唇癌，"割治后，急用金银烙铁，在艾火内烧红，烫之"。申斗垣则是"用利刀割去之，外以太乙膏贴敷"。对于外突明显而根部细小的肿瘤，除采用割除方法外，或采用药线结扎法，这种方法被称之为缚瘤法。

对于"舌菌"的治疗，清代《医宗金鉴》中谓："此证（指舌癌）咽喉不肿，可以下咽汤，胃中亦可饮食，因舌不能转动，送送硬食，故不能充足，致令胃中空虚，而怯症悉添，日渐衰败。"再如清代王清任在《医林改错》中提出，"肚腹结块"的形成"必有形之血"的论点，说明腹腔内肿物多由气滞血瘀积聚而成，为现代临床运用活血化瘀法治疗肿瘤提供了理论依据。陆以活在其《冷庐医话》中记载："谁人识得石打穿，绿叶深纹锯齿边……味若辛平入肺脏，穿肠穿胃能攻坚，采掇花叶捣汁用，蔗浆白酒佐使全，噎膈饮之痰立化，津嗌平复功最全。"用石打穿治疗噎膈，此类验方，至今仍然沿用。

复方如清代王惟德创制的犀黄丸、明代陈实功创制的蟾酥丸，均为现今中医临床治疗肿瘤之名方。吴谦创制的小金丸对乳腺肿瘤的效果较佳。张锡纯所创活络效灵丹，治疗癌肿疼痛也有一定的效果。该方主要针对"气血凝滞，疢癖癥瘕，心腹疼痛，腿疼臂疼"。其用当归、丹参、乳香、没药类治"经络湮淤"，开癌肿对症止痛之先河。

近代（20 世纪 30 年代）张锡纯著《医学衷中参西录》，其在"十四治膈食方"中提出用参赭培气汤治疗膈食证，谓："人之一身，自飞门以至魄门，一气主之，亦一气悬之……若中气衰惫，不能撑悬于内，则贲门缩小，以及幽门、小肠、大肠皆为之紧缩……况中气不旺，胃气不能息息下降，而冲气转因胃气不降，而乘虚上干，致痰涎亦随逆气上并，以壅塞贲门。夫此时贲门已缩如藕孔，又加逆气痰涎以壅塞其间，又焉能受饮食以下达乎？救活此证者，当以大补中气为主，方中之人参是也。以降逆安冲为佐，清痰理气为使，方中之赭石、半夏、柿霜是也。又虑人参性热，半夏性燥，故又加知母、天门冬、当归、柿霜，以清热润燥，生津止血也。用苁蓉者，以其能补肾，即能敛冲，冲气不上冲，则胃气易于下降，且患此证者，多有便难之虞，苁蓉与当归、赭石并用，其润肠通结之功，又甚效也。若服数剂无大效，当系贲门有瘀血，宜加三棱、桃仁各二钱。"详细说明食管癌或胃底贲门癌的病因病机及理法方药，治疗中强调补中逐瘀法则，为今天防治肿瘤的扶正培本法提供了依据，可资借鉴。

五、主要医学人物、著作和贡献

1. 楼英《医学纲目》

书中提出对肿瘤的治疗要"先分别气血、表里、上下、脏腑之分野，以知受病之所在；次察病虚实、寒热之邪以治之"。

2. 汪机《外科理例》

汪机在《外科理例》中有专门讨论肿瘤类疾病的《辨瘤》《论恶肉》《乳岩》等篇，治疗上主张"调理气血，先固根本，不轻用寒凉攻下之剂"。

3. 王肯堂《证治准绳》

王肯堂结合自己的医疗实践，收集历代名医方论著成《证治准绳》一书，书中有《瘿瘤疣痣》《恶疮》《肿疡》《乳岩》《积聚》《噎膈》《反胃》《关格》等篇。对腹部肿块的鉴别是"胀在腹，痞在中，胀有形，痞无形"。对"瘿瘤"的治疗提出"按之推移得多者，可用取法去之，如推之不动不可取也"。表明了对于良性、恶性肿瘤的治疗有不同方法。在这本著作中，他还记载了一位男性患者因屡赴"馆试"未获选而郁郁不乐，其后左乳房出现肿块，常有少量液体溢出，而后肿块增大、溃烂，变成岩穴之状。这一记载与现代医学中少见的男性乳腺癌相一致。

4. 薛己《外科枢要》

薛己在《外科枢要》中对"筋瘤""血瘤""肉瘤""气瘤"和"骨瘤"的外在表现作了描述，并进一步解释了疮疡痈疽的七恶五善。

小结

清末以后，西方医学大量传入，对肿瘤的认识开始了中西医的汇通时期，随着现代医学的渗透，中医对肿瘤的认识也有了显著进步和提高。近半个世纪以来，中医肿瘤领域不断吸收和利用现代科学技术，从实验和临床角度对肿瘤进行了广泛而深入的研究，注重西医辨病，强调中医辨证，主张辨病与辨证相结合、扶正与祛邪相结合、局部与整体相结合，中医学对肿瘤的认识越来越和现代医学接轨，不断开拓中医治疗肿瘤的新方法，在肿瘤多学科综合治疗中发挥越来越重要的作用。

第二章　肿瘤学发展现状与最新进展

自张仲景创治肿瘤专方以来，后世医家或继承或发挥，其方在肿瘤临床中发挥重大作用，尤其是攻补兼施之方，如半夏泻心汤寒热互用以和其阴阳，苦辛并进以调其升降，补泻兼施以顾其虚实，使寒热得解，升降复常。攻补兼施法是治疗肿瘤的一个重要方法，它以辨证施治为基础，在用药配伍上顺应机体生理特性，适应肿瘤病机特点，根据病情变化选择合适的寒性药、热性药、补益药、祛邪药，共同组方，既相互制约，又相互促进，以并治寒热，邪去正安。对于肿瘤的治疗，《医宗必读》中也提出攻补兼施之法，至今仍有很重要的借鉴意义。临床须知肿瘤的形成是日积月累导致的，病因病机复杂，很多患者在就诊时，已经历过放化疗和药物治疗，机体正气已经损伤，寒热互结，在治疗过程中，当仔细辨别病程的长久，病位的深浅，以及正邪的力量对比，更有益于肿瘤病邪的祛除和患者正气的保护。《医宗必读》中"屡攻屡补，以平为期"正是攻补兼施法的精华所在。

张立德教授根据多年临床经验，结合中医经典理论攻补兼施，总结出了九补一攻法。九为数之极，九补一攻意为重补法兼加攻法，以中药、针灸调补气血阴阳治疗之余，施加攻法疏通气血、经络。若一味补益，则有助长邪气之弊，导致邪气更胜，邪气不祛，病难痊愈，正如其谓"若大积大聚，不搜而逐之，日进补汤无益也"。若一味攻伐难以取得很好的疗效，同时还会损伤正气，导致患者正气虚弱难以支撑后续治疗。故九补与一攻相配，扶正与祛邪兼顾，对肿瘤的治疗具有重要的临床价值和指导意义。

第一节　全球癌症发病率和死亡率及趋势

癌症是全世界所有收入水平国家的主要死亡原因。除了现有的负担之外，随着人口增长、老龄化以及采用增加癌症风险的生活方式，癌症病例和死亡人数预计将快速增长。这在低收入和中等收入国家（LMIC）尤其重要，因为它们正在经历经济转型，包括运输和劳动力的更大机械化、妇女角色的文化转变以及国际市场的更多接触和进入。因此，许多生活方式风险因素，如吸烟、缺乏运动、超重和生育方式，在高收入国家已经很普遍，在低收入国家也变得越来越普遍。2012 年，全球估计有 1410 万新发癌症病例和 820 万癌症死亡病例。在 50 个选定的登记处，男女发病率从每 10 万名男性 400 人和每 10 万名女性 300 人到每 10 万人不到 100 人不等。50 个选定国家的死亡率从每 10 万名男性中 200 多人死亡和每 10 万名女性中 100 多人死亡到每 10 万名男性和女性中不到 50 人死亡不等。

无论男女，最高发病率通常在北美洲、大洋洲和欧洲。然而，所有部位的癌症发病率掩盖了各个国家癌症概况的差异。每个国家最常诊断的癌症有很大差异，尤其是在男性中前列腺癌是 87 个国家男性中最常诊断的癌症，尤其是在北美洲和南美洲、西欧和南欧、大洋洲。肺癌是东欧男性中最常见的癌症。与大多数区域内主要癌症的一致性相反，非洲和亚洲男性主要癌症的差异很大。在非洲，男性中的主要癌症包括前列腺癌、肺癌、结直肠癌、肝癌、食管癌、卡波西肉瘤、白血病、胃癌和非霍奇金淋巴瘤，而在亚洲，这些癌症包括肺癌、唇癌、口腔癌、肝癌、胃癌、结直肠癌和前列腺癌。在女性中，乳腺癌是北美洲、欧洲和大洋洲最常见的癌症。乳腺癌和宫颈癌是拉丁美洲和加勒比海地区、非洲和亚洲大部分地区最常诊断的癌症。然而，亚洲最常见的女性癌症还包括肺癌（中国、朝鲜）、肝癌（老挝、蒙古）和甲状腺癌（韩国）。下面，我们描述了全球 8 种主要癌症的发病率和死亡率趋势。这些癌症占全球病例和死亡总数的 60％ 以上。

一、肺和支气管

据估计，2012 年有 180 万新发肺癌病例被确诊。在选定的登记中，肺癌发病率高达每 10 万名男性 90 例（土耳其伊兹密尔），每 10 万名女性 38 例。除土耳其外，美国和东欧的男性发病率最高，而北美和北欧的女性发病率最高。因为即使在更发达的国家存活率也很低，所以肺癌死亡率通常与发病率相似。特定国家的肺癌趋势主要是由烟草流行形成的。肺癌相关的死亡大量出现，死亡率趋势接近发病率趋势。在男性中，肺癌死亡率已经达到峰值，目前在许多高收入国家正在下降，这反映了男性吸烟率的上升和随后的下降。女性的肺癌趋势落后于男性，因为女性开始吸烟较晚。在女性吸烟最早的国家（如美国、英国和澳大利亚），肺癌死亡率已经达到峰值，而在女性开始吸烟较晚的国家，肺癌死亡率继续攀升。尽管妇女的总体吸烟率在上升，但近年来在许多国家，年轻妇女的吸烟率开始下降，表明烟草控制取得了初步成功。在一些烟草流行较新或尚未站稳脚跟的中低收入国家，包括非洲和亚洲部分地区，肺癌死亡率尚未开始上升，并且可以通过迅速采取烟草控制措施加以控制。

即使在多年吸烟后，防止开始吸烟和促进戒烟也可以预防肺癌相关的死亡。2005年生效的《世卫组织烟草控制框架公约》（FCTC）是一项国际条约，概述了控制全球烟草流行的措施。为了帮助各国实施 FCTC，世卫组织推出了 MPOWER 政策。MPOWER 政策是一套基于证据的措施，旨在通过税收、无烟区、监测、戒烟援助、关于烟草危害的教育和禁止烟草广告来减少烟草需求。这些措施已经在世界几个地区证明了减少吸烟的有效性。在美国，使用 CT 对以前或现在的重度吸烟者进行筛查也显示出可降低 20％ 的肺癌死亡率；然而，由于基础设施、技术专长和所涉及的成本，这种筛查方法不太可能在不久的将来使资源较低的国家受益。肺癌也可能由某些职业暴露以及室内（使用煤或可燃材料烹饪和加热）和室外因素引起。暴露于室内空气污染被认为是一些吸烟率低的人群（如中国妇女）肺癌发病率意外高的原因。

二、结肠和直肠

2012 年，估计有 140 万新发结直肠癌病例和 69.39 万例死亡。男性和女性结直肠癌发病率最高的地区在日本（宫城县，男性为 62.4 例/10 万，女性为 37.2 例/10 万）。其他高发病率在欧洲、大洋洲和北美洲。发病率最低的是非洲、一些亚洲国家以及拉丁美洲和加勒比地区。全世界结直肠癌发病率趋势有很大差异。在许多发病率历史上较低的国家，如拉丁美洲和亚洲，发病率正在上升。东欧的发病率也在增加，那里的发病率似乎已经达到世界最高水平。在北美洲、大洋洲和欧洲的高收入国家，发病率正在下降（美国、新西兰和法国），或相对稳定（澳大利亚和加拿大），或增加（挪威、西班牙和意大利）。在拉丁美洲、亚洲和东欧观察到的增加可能是由于过去几十年中饮食和活动模式的快速变化以及吸烟的增加。美国发病率的下降在很大程度上可归因于癌前病变的筛查和清除，以及风险因素（如吸烟）的减少，这可能也有助于其他国家的下降。然而，在美国和澳大利亚，小于 50 岁的成年人的发病率正在增加，增加的原因不明。

尽管几个国家的发病率在上升，但全球许多国家的结直肠癌死亡率正在下降，这可能是由于筛查和治疗的改善。然而，在一些发病率上升且资源较少的国家，如巴西、智利、罗马尼亚和俄罗斯，死亡率正在上升。通过健康的生活方式可以降低结直肠癌的风险，包括不吸烟，保持健康的体重，保持体力活动，少食用红肉、加工肉类和高纤维的饮食，以及尽量减少饮酒。还可以通过筛查预防结直肠癌病例和死亡，筛查可以去除癌前病变，早期发现癌症。结直肠癌筛查有几种选择，尽管它们在费用和基础设施要求上有所不同。结肠镜检查是一种高度敏感的检查，涉及最高的成本和资源，而粪便潜血检查（FOBT）是便宜的，易于进行，因此在世界许多地方是更实用的选择。粪便免疫化学试验（FIT 也称为免疫化学 FOBT 或 iFOBT）通常优于基于愈创木脂的 FOBT（gFOBT），这是由于其缺乏饮食限制要求和较高的特异性，这可能与某些人群特别相关。一种非侵入性的粪便 DNA 测试已经被开发出来，并且最近被美国食品药品监督管理局（FDA）批准。

截至 2014 年，36 个国家，主要是高收入和结直肠癌高发国家，实施了大规模筛查计划。在结直肠癌发病率较低的许多低收入国家，不建议开展结直肠癌筛查项目。另一方面，许多低发病率和快速西方化生活方式的低收入国家正经历着结直肠癌发病率的增加，这可能需要使用 FOBT 或粪便 DNA 检测进行筛查。

三、女性乳房

乳腺癌是全球女性癌症相关死亡的主要原因。2012 年，估计发生了 170 万例病例和 521 900 例死亡。在选定的登记中，女性乳腺癌发病率相差 10 倍以上，西欧和美国的发病率最高，非洲和亚洲的发病率最低（以色列除外，该国是发病率最高的国家之一）。死亡率相差约 4 倍。美国黑人妇女的死亡率最高，而韩国妇女的死亡率最低。高收入国家较高的乳腺癌发病率反映了乳腺癌筛查的使用以及乳腺癌风险因素的较高流行率。乳腺癌的风险因素包括 18 岁后体重增加、体重过重（绝经后乳腺癌）、使用更年期激素疗法（MHT）、身体不活动、饮酒以及生殖和激素因素，如长期月经史、最近使用口服避孕药、未生育或首次生育年龄较晚。母乳喂养降低了患乳腺癌的风险。从 1980 年到 20 世纪 90 年代末，西方国家的发病率增加了约 30%，主要原因是筛查的增加、生殖模式的改变以及 MHT 的使用增加。然而，自 21 世纪初以来，这些快速增长已经放缓或加快，当时一项主要研究报告了 MHT 使用者乳腺癌风险的增加。发病率的下降或稳定也可能是由于筛查参与的平台期。相比之下，在许多其他国家，尤其是低收入国家，乳腺癌发病率持续上升。这些增加的原因并不完全清楚，但被认为包括改变生育模式以及提高认识和筛查。与上升或稳定的发病率模式相反，自 1990 年以来，许多高收入国家的乳腺癌死亡率一直在下降。

这些下降归因于早期发现和治疗的改善，尽管每一种的相对贡献因统计方法和途径而异。虽然死亡率在历史上较高的国家有所下降，但在死亡率较低的地区，如拉丁美洲和加勒比以及亚洲部分地区，死亡率继续上升。这可能是由于风险因素的变化，以及获得早期检测和治疗的机会有限。虽然一些乳腺癌的风险因素，如生殖模式，是不可改变的，但乳腺癌的风险可以通过保持健康的体重，避免饮酒和积极锻炼来降低。乳房 X 线摄影筛查可以通过在治疗更有效的早期阶段检测癌症来防止乳腺癌死亡。尽管乳腺造影术存在局限性，包括未检出癌症、假阳性和过度诊断，但大量研究表明，筛查挽救了生命，增加了治疗选择。然而，并非所有国家都有资源实施基于人群的筛查项目。在这些情况下，意识到早期体征和症状以及临床乳房检查是推荐的方法。

四、前列腺

前列腺癌是全世界男性中第二常见的癌症。前列腺癌的发病率在选定的登记地区之间相差 30 倍，而死亡率相差 18 倍。发病率（每 10 万例）最高的是美国非洲裔人，其次是法国（Bas-Rhin 登记，132.1）和澳大利亚（新南威尔士登记，111.1）。死亡率（每 10 万人死亡数）最高的是特立尼达和多巴哥（44.0），其次是美国非洲裔人（25.3）、古巴（23.5）和南非（22.4）。发病率和死亡率最低的是亚洲。发病率变化的很大一部分反映了前列腺特异性抗原 PSA 检测的使用。然而，遗传易感性的差异也可能在一些非洲裔人口中不成比例的高发病率中发挥作用。在 PSA 检测于 20 世纪 80 年代末和 90 年代初引入后迅速传播的国家，发病率显示出类似的趋势——随着更多新的前列腺癌病例被检测到，发病率迅速增加，随后随着可用于检测的流行病例的减少，发病率急剧下降。在这些国家引入 PSA 检测之前，发病率的逐渐增加被认为反映了经尿道前列腺切除术治疗良性前列腺增生期间的偶然诊断。在 PSA 检测被逐渐采用的其他高收入国家，如西欧国家，发病率正在上升，但没有出现明显的峰值。然而，在 PSA 检测很晚才开始或仍不常见的一些国家，如英国、日本和泰国，发病率也在增加。

自 20 世纪 90 年代以来，北美洲、大洋洲、西欧和北欧部分地区高收入国家的死亡率普遍下降。这些下降被认为是由于改善的治疗和/或早期检测，尽管 PSA 检测的贡献是有争议的；欧洲的一项大型随机试验发现，PSA 检测可显著降低死亡率，而美国一项采用不同研究设计的试验却没有发现这一点。在亚洲、拉丁美洲和加勒比、南欧和东欧以及波罗的海国家，发病率最近才达到高峰，或者随着发病率的增加而继续增加。虽然前列腺癌的原因还不清楚，但这些增加的可能原因包括与经济发展相关的风险因素的增加，如动物脂肪的更大消耗、超重和身体不活动。很少有已知的风险因素可以改变以避免前列腺癌，但正在进行早期检测和医学预防手段的研究。使用 PSA 检测的常规筛查不再推荐用于平均风险男性，因为过度诊断估计占筛查发现的癌症的 23%～42%，并且治疗的副作用通常很严重。然而，正在进行研究，以更有效地检测前列腺癌，区分更具侵袭性的疾病形式，并识别患前列腺癌风险更高的男性。前列腺癌的化学预防也正在研究中。

五、胃

在 2012 年，估计发生了 95.16 万例胃癌病例和 72.31 万例死亡。东亚和西亚、拉丁美洲以及一些欧洲国家的男女发病率和死亡率都很高。在男性中，日本（宫城县，66.7）和韩国（64.6）的发病率（每 10 万例）是第二高的伊朗（戈列斯坦省，30.4）的两倍。在女性中，日本和韩国的发病率比第二高的厄瓜多尔和哥斯达黎加高 60%。幽门螺杆菌（H. pylori）的慢性感染占全世界非贲门胃癌病例的约 90%，因此在形成胃癌的区域性变异中起着重要作用。其他风险因素被认为包括新鲜水果和蔬菜的可用性、饮食模式和食物保存方法。自 20 世纪中期以来，在北美和欧洲的许多高收入国家，以及最近在许多其他国家，包括亚洲和拉丁美洲的国家，胃癌的发病率和死亡率一直在稳步下降。这些下降趋势被认为是由于卫生和抗生素导致幽门螺杆菌感染的流行率下降，此外还有新鲜农产品的更好供应和对盐腌食品的更少依赖。在吸烟普遍的国家，吸烟人数的减少可能也是下降的原因之一。

总体胃癌趋势主要是与幽门螺杆菌有关的非贲门胃癌发病率下降；然而，值得注意的是，在美国和许多欧洲国家，贲门癌的发病率正在增加。这被认为反映了肥胖的增加，尽管不能排除胃癌分类改善的可能性。直到最近，除了降低慢性幽门螺杆菌感染的患病率，预防胃癌的最著名策略包括限制腌制食品的消费，多吃水果和蔬菜，以及不吸烟。然而，目前正在评估一种更积极的治疗幽门螺杆菌以预防胃癌的方法。在最近的随机试验中，使用抗生素筛查和根除幽门螺杆菌被证明可以降低胃癌的风险。虽然这种方法需要进一步的研究，但它可能代表了一种在慢性幽门螺杆菌感染常见的国家进一步降低胃癌发病率的新方法。

六、肝脏

2012 年，肝癌估计是男性癌症相关死亡的第二大原因。肝癌发病率（病例/10 万）从 1.9（阿尔及利亚，Setif）到 41.3（韩国）男性，从 0.8（荷兰）到 13.9（津巴布韦哈拉雷，非洲人）女性。总体而言，东亚和东南亚以及非洲部分地区的男女发病率和死亡率最高。值得注意的是，据估计，全球 50% 的肝癌病例和死亡发生在中国。全球 70%～90% 的肝癌是肝细胞癌（HCC），其最常由乙型肝炎病毒（HBV）或丙型肝炎病毒 HBV 或丙型肝炎病毒的慢性感染在 LMICs 中更常见，其中 92％ 的肝癌归因于这些病毒。高收入国家中更常见的 HCC 的其他风险因素包括肥胖、2 型糖尿病、与大量饮酒相关的肝硬化、非酒精性脂肪性肝病（与肥胖相关）和吸烟。真菌毒素是一种由真菌产生的毒素，可以侵染储存的谷物、花生、大豆和玉米，也是主要在 LMICs 中的风险因素。另一种类型的肝癌，即胆管癌，在世界大多数地区都很罕见，但由于肝脏感染，在泰国和亚洲其他地区发病率很高。

在迄今为止肝癌死亡率相对较低的地区，如北美洲、大洋洲、中欧和北欧，肝癌死亡率正在上升。在美国，这些增加被认为是由于在 20 世纪 60 年代和 70 年代暴露于污染的血液或医疗设备以及注射药物滥用导致的 HCV 慢性感染的增加，并且可能是由近年来肥胖症和 2 型糖尿病的增加造成的。在历史上肝癌发病率高的地区，如中国和日本，肝癌发病率正在下降。在中国，这被认为是由于通过公共卫生计划减少了黄曲霉毒素暴露和 HBV 感染。在日本，通过改进献血实践和阻止静脉药物滥用减少了慢性血吸虫感染和丙型肝炎病毒感染，这被认为是肝癌发病率下降的原因之一。HBV 疫苗已使台湾青少年肝癌发病率下降了 80％ 以上，台湾于 1984 年开始普及儿童 HBV 疫苗接种；然而，HBV 疫苗不可能导致其他亚洲国家成人发病率的下降，因为它是最近才引入的。肝癌可以通过各种公共卫生措施来预防。HBV 疫苗自 1982 年开始使用，现已在 181 个国家推广，大多数国家的婴儿推荐剂量覆盖率超过 80％。丙型肝炎可以通过医疗实践来预防，包括筛选捐献的血液和组织产品以及感染控制程序。针对注射吸毒者的针头交换计划也可以防止丙肝病毒的传播。

尽管没有针对 HCV 的疫苗，但是新的抗病毒疗法可以防止急性 HCV 感染者发展为慢性感染。抗病毒疗法也已被证明可以降低那些已经发展为慢性 HBV 或丙型肝炎病毒的患者发生肝癌的风险。然而，在资源紧张的环境中，这些处理方法可能太昂贵而无法实施。在美国，疾病控制和预防中心建议对 1945－1965 年间出生的所有成年人进行一次性 HCV 感染检测，因为该群体占慢性 HCV 感染和 HCV 相关死亡的 3/4。其他预防策略包括行为改变（限制饮酒和不饮酒吸烟）、提高社会意识（关于如何预防水源中的肝病的公共卫生教育活动）、环境改造（作物替代和改善谷物储存以防止黄曲霉毒素污染）和医疗干预。

七、食管

2012 年，估计发生了 45.58 万例食管癌病例和 40.02 万例死亡。马拉维、南非和伊朗的男性和女性食管癌发病率最高。大多数食管癌风险最高的国家都没有死亡率数据。在有数据可查的国家中，死亡率最高的是哈萨克斯坦和南非。食管癌在男性中的发病率通常是女性的 3～4 倍，并且有两种主要类型：鳞状细胞癌（SCC）和腺癌。风险因素的不同导致了食管癌发病率和更常见类型的地区差异。SCC 是高风险地区更常见的类型，通常被称为"食管癌带"，从伊朗北部穿过中亚共和国到中国中北部。SCC 可由吸烟和饮酒引起，但这些行为在该地区并不常见，该地区导致高患病率的风险因素尚不清楚。他们被认为包括营养不良，水果和蔬菜摄入量低，以及在非常高的温度下饮用饮料。在发病率最高的非洲，病因也鲜为人知，但可能包括酒精、饮食因素和玉米真菌污染。在 SCC 不普遍的西方国家，酒精和烟草的使用几乎占病例的 90％。腺癌在总体食管癌发病率较低的地区更常见。

腺癌的主要已知风险因素是肥胖、慢性胃食管反流病（GERD）和吸烟。GERD 最常见于超重成年人，可导致巴雷特食管，这使人容易患食管癌。水果和蔬菜摄入量低也是腺癌的危险因素。食管癌的趋势因组织学类型而异。由于酒精和烟草使用减少，北美洲和欧洲的 SCC 发病率正在下降。与此同时，西方国家（包括美国、澳大利亚、法国和英国）的腺癌发病率一直在增加，可能是由于肥胖的增加，这增加了 GERD、巴雷特食管以及随后食管腺癌发展的风险。腺癌发病率的增加也可能与幽门螺杆菌感染率的下降有关，这可能有助于预防这种类型的食管癌。食管癌可以通过健康的生活方式来预防，包括保持健康的体重、不吸烟和避免饮酒。摄入足够的水果和蔬菜也可以降低风险。需要进行进一步的研究，以确定高风险地区的预防措施，如食管癌带，因为这些地区的主要风险因素尚不清楚。正在进行研究以确定如何防止 GERD 和巴雷特食管发展为食管癌。用质子泵抑制剂药物或手术治疗 GERD 可以预防巴雷特食管和癌症，对巴雷特食管患者的监测可能会降低食管癌死亡率。

八、宫颈

据估计，2012 年全球发生了 52.76 万例宫颈癌病例和 26.57 万例死亡病例。宫颈癌是低收入国家女性癌症相关死亡的第三大原因，但在高收入国家很少见。撒哈拉以南非洲、东南亚、拉丁美洲和加勒比以及中欧和东欧的宫颈癌发病率和死亡率最高。在津巴布韦（哈拉雷，非洲人，86.7 例/10 万名妇女）、马拉维（布兰太尔，76.3）和乌干达（Kyadondo County，54.3），发病率是所有其他登记地区的发病率的 2 倍以上。一些发病率最低的地区在西亚。地理上的差异是由于筛查的可获得性和人类乳头瘤病毒（人乳头瘤病毒）流行率的差异造成的，筛查允许检测和去除癌前病变。人乳头瘤病毒感染流行率从北美的 5％到非洲的 21％不等。撒哈拉以南非洲的宫颈癌发病率也受到艾滋病毒感染高流行率的影响，人们发现艾滋病毒感染会促进癌性病变的发展。在几十年前引入筛查项目的高收入国家，宫颈癌发病率每年下降 4％，总体下降 70％。在一些高发地区，包括印度和巴西，患病率也有所下降，这可能是由于社会经济条件的改善或筛查。与这些趋势相反的是，在津巴布韦、乌干达以及中欧和东欧的一些国家。年轻一代欧洲女性的增长趋势被认为是由于不断变化的性行为和不充分的宫颈筛查导致的高危人乳头瘤病毒感染的增加。2006 年以来，可以预防导致大多数（70％）宫颈癌的两种人乳头瘤病毒的疫苗已经问世，2014 年，FDA 批准了一种可以预防 9 种人乳头瘤病毒并可以预防约 90％宫颈癌病例的新疫苗。人乳头瘤病毒疫苗的高成本一直是资源有限的国家广泛接种疫苗的障碍，然而，GAVI 疫苗联盟已经为符合条件的国家谈判了更低的价格，并从 2013 年开始实施示范项目。比目前推荐的 3 种剂量更少的剂量也将使疫苗接种更加负担得起和可行。一些证据已经可以支持更少的剂量。

2014 年，世卫组织将其之前建议的 3 剂方案改为 2 剂方案并得出结论，就 9～14 岁女孩的免疫原性而言，该方案不劣于 3 剂方案，并将促进疫苗接种。鼓励开展进一步研究，调查使用 1 剂药物的可能性。即使对于已经接种疫苗的妇女来说，筛查仍然很重要，因为疫苗不能预防所有类型的导致宫颈癌的人乳头瘤病毒，或已经确定的感染。因此，疫苗接种和筛查在减少宫颈癌负担方面发挥着重要作用。巴氏试验通常用于高收入国家，但低收入国家可能没有实施该试验的基础设施和资源。在这些国家，使用醋酸和人乳头瘤病毒试验进行目视检查可能更具成本效益和可行性。我们研究的优势在于汇编了来自五大洲符合高质量标准的登记处的最新癌症发病率数据以及从世界各国收集的世卫组织死亡率数据。然而，这些数据受到其覆盖范围的限制。世界上只有一小部分国家有癌症登记，其中许多国家在国内只有部分覆盖，通常是在城市地区。低收入国家不太可能有高质量的癌症登记，例如，高质量的癌症登记覆盖了 95％ 的北美人口，相比之下，拉丁美洲和加勒比地区为 8％，亚洲为 6％，非洲为 2％。此外，来自五大洲癌症发病率的高质量癌症发病率数据目前只能提供到 2007 年，尽管从选定的国家或登记处可以获得更多年份的数据。《五大洲的癌症发病率》出版的第十一卷提供了 2008—2012 年的数据，这将加强未来对全球癌症负担的研究。为了满足低收入国家对高质量癌症登记的需求，IARC 建立了全球癌症登记发展倡议，以支持和加强癌症登记。生命登记覆盖的国家比例也很小，例如，拉丁美洲和加勒比地区为 25％，欧洲、亚洲和非洲分别为 18％、3％ 和 0％。死亡率数据在质量和完整性方面也存在差异。因此，一些国家报告的癌症发病率可能反映了数据的准确性和覆盖面，而不是疾病或死亡的真实发生率，影响了国家间比较的解释。筛查实践的差异也可能使国家间癌症发病率的比较产生偏差。最后，由于实际的限制和希望提供来自世界各地不同国家的数据，数据不能完全代表全世界的癌症模式。

第二节　肿瘤的现代治疗

有许多类型的癌症治疗方法，取决于癌症的类型和癌症的晚期阶段。治疗癌症没有特别的方法或技术。治疗方案可以是外科手术、化学疗法、放射疗法、激素疗法、包括免疫疗法在内的靶向治疗等。在某些情况下，治疗计划可以使用多种治疗方法的组合，以获得最大的治疗效果。每种疗法对患者都有副作用；然后，医生总是有必要与患者及其家人讨论治疗计划，并在进行治疗计划之前获得他们的同意。在某些情况下，对患者和医生来说，在进行任何治疗计划时征求第二种意见总是安全的。完全切除癌组织而不损伤邻近组织是任何治疗计划的目标。癌组织的完全切除受到癌组织扩散到邻近组织或通过微小转移扩散到远处的特性的限制。诸如化学疗法和放射疗法的治疗过程对正常的健康组织有负面的副作用。癌症治疗计划的基本目的是治愈癌症，当不可能完全治愈时，治疗计划应该是将癌症抑制到亚临床状态，并保持受试者的正常状态，以过正常质量的生活。随着技术的进步，癌症治疗发生了巨大的变化，对潜在的生物学过程的理解也增加了。过去已经实践了各种癌症治疗方法，并且目前正在实践许多创新的方法，例如靶向治疗。由于对癌组织生物学过程的新信息和理解不断出现，新的治疗程序和计划正在被开发和修改，以提高治疗的效率和精确度，从而提高患者的存活率并改善他们的生活质量。癌症可以通过手术、化疗、电离辐射疗法、激素疗法、靶向疗法等进行治疗。

一、外科手术

通过外科手术治疗癌症通常用于非血液学癌症。通过外科手术的方法，外科医生将癌症组织从体内移除。外科手术可以完全或部分治愈癌症。根据癌症的类型和个人的健康状况，手术过程可能会有副作用。如果癌症已经转移到身体的其他部位，那么通过手术过程完全去除癌症是不可能的。癌细胞的生长遵循癌症进展的 Halstedian 模型，其中肿瘤开始在局部生长并扩散到淋巴结和身体的其他部位。通过外科手术可以对局部的和小肿瘤的癌症进行治疗。通过外科手术进行的一些癌症治疗有乳腺癌的乳房切除术、通过神经外科手术进行的脑瘤切除术，用于前列腺癌、肾癌、肺癌、肝癌等的前列腺切除术。外科手术的目的是切除局部生长的肿瘤，或者如果肿瘤完全扩散到器官，则切除整个器官。癌细胞不能通过外科手术完全清除，即使是一个看不见的癌细胞也可以再生为新的肿瘤并扩散到身体的其他部位。可以通过病理学家进行活组织检查来评估癌症复发的可能性；分析手术切除的组织是否存在健康组织。评估健康或癌变组织的存在，可以分析患者体内残留的癌变组织的数量，这对于研究癌症分期是有用的。其他治疗程序，如化学疗法，可以在外科手术之前或之后进行，以去除受影响的组织。

二、化学疗法

化学疗法也称为化疗，是通过使用通常被称为抗癌药的药物来杀死或破坏癌细胞。这些药物干扰肿瘤的生长，甚至破坏癌细胞。化疗通常被认为是治疗癌症的有效方法，然而，它可以导致严重的副作用，因为它们可以破坏健康的细胞或组织。化疗引起的副作用取决于用于治疗的药物类型和癌症类型、其部位以及个体对特定化疗的反应。对癌症患者的副作用与治疗的有效性无关，一旦治疗过程完成，副作用就会消失。一般来说，化学疗法是在一段时间内以测定的量或特定数量的间隔开给受试者的。有时，化疗是以两种或多种药物同时给药，这种治疗方法被称为联合化疗。

三、放射疗法

癌症治疗的放射疗法是利用高剂量的辐射（通常是电离辐射）来杀死癌细胞并破坏肿瘤组织。这种治疗通常与手术一起使用，以去除或减小肿瘤的大小。放射治疗通常从外部或内部传递到期望的位置。由于这些电离辐射，内部或外部进行的放射治疗也可损害正常细胞并诱发正常细胞的副作用。放射疗法通常用于治疗大多数类型的肿瘤，例如脑癌、乳腺癌、宫颈癌、喉癌、肝癌、肺癌、胰腺癌、前列腺癌、皮肤癌、胃癌、子宫癌等。放射疗法也用于治疗白血病和淋巴瘤等癌症。待实施到癌症或肿瘤部位的放射剂量取决于各种因素，例如人的年龄、肿瘤的类型、肿瘤的位置以及放射源对附近组织和器官的可能副作用。如果癌症处于晚期，则不使用放射疗法。放射疗法使用一种特殊的设备向癌细胞输送一定剂量的高能电离辐射，可直接破坏肿瘤细胞的 DNA 或在细胞内产生自由基从而破坏 DNA 来杀死肿瘤细胞。这种疗法通常只在成人身上使用，对儿童有明显的副作用。

四、免疫疗法

免疫疗法是一种帮助免疫系统对抗癌症的治疗方法，也被称为生物疗法，它刺激患者体内的疾病对抗机制来对抗癌症。已有大量的研究通过免疫疗法治疗癌症，例如通过结合癌细胞来阻断特定蛋白质功能的单克隆抗体，其训练免疫系统来识别和攻击癌细胞。这种治疗方法是安全的，没有重大副作用。

五、激素疗法

激素疗法通过改变体内激素的数量来治疗依赖这些化学物质生长和扩散的某些类型的癌症，从而对抗癌症。该治疗方法用于治疗乳腺癌、生殖系统癌和前列腺癌。副作用取决于癌症的类型、年龄、性别和治疗中使用的药物类型。

六、靶向治疗

癌症的靶向治疗针对被取消的细胞，这些细胞重新使细胞能够生长、分裂和扩散。靶向治疗使用针对癌细胞去调节蛋白的特效药物。小分子靶向治疗药物通常是癌细胞内突变、过表达或其他关键蛋白质的酶结构域的抑制剂。

第三节　肿瘤的微环境

肿瘤微环境（TME）是肿瘤在人体系统中存在的细胞环境。它包括血管、成纤维细胞、有助于免疫的细胞、骨髓衍生的炎性细胞、淋巴细胞、信号和细胞外基质。存在的肿瘤可以与周围的微环境相互作用，导致不同的效应。肿瘤可以通过释放细胞外信号与微环境相互作用，促进肿瘤血管生成，诱导外周免疫耐受。微环境中的免疫细胞也会影响癌细胞的生长和进化。肿瘤的微环境导致了肿瘤的异质性。肿瘤微环境被认为是研究癌症进展和癌症治疗耐药性的关键因素。阐明了肿瘤微环境，显示了有助于癌细胞进展、侵袭和转移的细胞－细胞相互作用。癌症不是孤立于环境中的；相反，这是由于细胞不受控制地生长的不同类型的合作。癌细胞还表现出与健康组织不同的特征，这使得药理学靶向成为可能。癌细胞是恶性细胞团，会损害邻近的细胞。恶性细胞和正常细胞之间的相互作用创造了肿瘤微环境。

通常在致癌作用的所有阶段都具有促瘤功能。肿瘤微环境中的条件也改变了肿瘤的代谢特征水平，并可用于计划治疗。肿瘤微环境的共同特征表明，靶向非恶性细胞或其通信介质可以应用于不同类型的肿瘤，可以补充其他治疗方案。肿瘤要发展成为威胁生命的实体，必须具备 4 个特征：①移动能力。②降解细胞外基质的能力。③在血液中生存的能力。④在新的组织环境中建立自身的能力。组织微环境对于研究肿瘤进展及其在组织内的发展至关重要。癌症组织微环境在生长和进展阶段的作用对于研究和理解癌症组织生物学是至关重要的，并且将用于诊断和治疗。以下部分研究了原发部位的肿瘤相关基质，其能够支持肿瘤生长，具有脉管系统、成纤维细胞、巨噬细胞、免疫抑制细胞的作用和支持肿瘤微环境的各种其他肿瘤成分。大多数癌症是生长在没有血管形成的上皮组织中的癌症。肿瘤的血管结构是渗漏的，并且与正常组织相比，它们在血流中积聚更大程度的分子。它们具有增强的渗透性和滞留效果，并且肿瘤的脉管系统通常是渗漏的，在血流中而不是在正常组织中积聚分子。肿瘤微环境通常是低氧的；由于肿瘤块增加并生长得离血管更远，导致遗传残疾，缺氧也可导致细胞中的糖酵解行为，诱导体内和体外更大的细胞迁移。这也可能导致额外细胞基质（ECM）的降解。癌的反应性基质细胞是位于基膜下面的结缔组织，例如成纤维细胞、ECM、负责免疫的细胞和其他分子和细胞。肿瘤周围的基质通常通过炎症对入侵做出反应，类似于它们对伤口的反应方式。炎症可以促进血管生成，显著增加细胞周期，防止细胞死亡和肿瘤生长。癌相关成纤维细胞（CAFs）是一组异质的成纤维细胞，其功能被癌细胞夺走，并被重新导向致癌作用。CAFs 来源于周围基质中的正常成纤维细胞，但也可以来自周细胞、纤维细胞、间质细胞、平滑肌细胞、上皮间质转化（EMT）或内皮间质转化（EndMT）。体外的 CAFs 不会延缓肿瘤的生长，并且具有支持肿瘤生长的多种功能。CAFs 还分泌血管内皮生长因子（VEGF）、成纤维细胞生长因子（FGFs）、血小板衍生生长因子（PG-GF）和其他诱导血管生成的促血管生成信号。CAFs 还分泌一种与 EMT 相关的转化生长因子 β（TGF-β），通过这一过程，癌细胞转移并抑制细胞毒性 T 细胞和自然杀伤 T 细胞。CAFs 通过物理上排除它们被其细胞基质给药以及通过 CXXL12 的生物合成排除它们来限制细胞分布。

一、肿瘤微环境的研究进展

传统的癌症疗法对癌细胞是有效的，但是它们也是健康组织和细胞受损的原因。癌症治疗的新治疗方法正被用于癌症的治疗，并且其分子机制已被很好地表征。肿瘤细胞的缓慢或快速生长导致血管不能向肿瘤细胞提供氧化和营养，导致肿瘤内缺氧或出现缺氧区域。肿瘤微环境将促进临床试验测试和许多类型的治疗，如新药物、使用外科手术或放射治疗的新方法或新的治疗组合。由于所使用的不同治疗方法的不同影响水平，肿瘤微环境被认为对于癌症治疗是重要的。传统肿瘤治疗方法的各种缺点是：肿瘤血管结构是渗漏的，并且高度定向障碍；它们缺乏对肿瘤核心的氧化，使其对放射治疗免疫，因为要被输送，远离血管的细胞需要——而不是接受——必要的营养物或任何化疗物质。由于这些缺点，需要肿瘤微环境和用于癌症预后和治疗的有效治疗方法。目前对肿瘤治疗的研究集中在微环境上，因为抗癌疗法的治疗效率与在正常组织中发现的治疗效率相比显著不同。然后，研究现在集中在肿瘤微环境，作为一个单独的肿瘤相关实体，可能是靶向的。通过肿瘤微环境的特异性靶向，新的方法被确定并且是有效的。肿瘤微环境在肿瘤脉管系统中被广泛利用，因为氧气剥夺了癌细胞，这对于放射治疗是有效的。黑色素瘤患者对化疗和靶向治疗药物都产生了耐药性。

通常采用的化疗和靶向治疗，即免疫检查点阻断治疗方法，并不是对所有的黑色素瘤患者都有效。许多起作用的因素，如基因突变、细胞功能的生理学和肿瘤异质性，都有助于肿瘤细胞的耐药性所提供的治疗。最近进行的研究显示了炎性肿瘤微环境的作用。此外，已经证明，除了针对恶性细胞之外，针对微环境的多模式方法对于更好的治疗反应是必要的。

血管生成是新血管的形成，涉及排列在血管内壁的内皮细胞的迁移、生长和分化，其由体内的化学信号控制。控制血管生成是癌症发展及其潜在治疗的关键步骤。肿瘤微环境在控制血管生成中的作用以及分子相互作用的解剖方法增强了预后并促进了靶向治疗。对晚期癌症中肿瘤间质的理解通过支架和基于基质的 3D 系统得到了改善。由合成和天然生物材料制成的药物递送系统递送药物以杀死基质细胞或重建抑制肿瘤的微环境。3D 模型已经被用来理解肿瘤的发生。此外，还分析了不同给药系统的肿瘤基质对癌症治疗的影响。化学预防是使用药物或天然药剂，通过阻断引发致癌作用的 DNA 损伤或通过阻止或逆转已经发生这种损伤的癌前细胞的发展来抑制侵袭性癌症的发展。对肿瘤微环境的原发性功能障碍和上皮功能障碍的研究对致癌作用，尤其是对癌症化学预防至关重要。缺氧肿瘤细胞对癌症治疗具有耐药性，其原因可能与恶性肿瘤的晚期有关。这些细胞抑制肿瘤细胞分化，并在维持癌症干细胞中发挥直接作用。发现它们对肿瘤基质微环境的演变有深远的影响。缺氧可以创造微环境来区分肿瘤细胞和基质细胞，这表明靶向缺氧干细胞可能是成功治疗肿瘤的关键。肿瘤细胞仍然依赖于与非恶性细胞和构成肿瘤微环境的基质成分的相互作用。通过理解相互作用，大多数 B 细胞淋巴瘤的发病机制，以及它们对致癌途径的潜在治疗机会，现在和将来都是可能的。进行研究以分析当乳腺癌细胞在体内培养系统中维持的脑、骨髓和肺组织上存活和生长时基因表达的暂时变化，作为这些组织的转移集落的模型。据观察，与体内平衡和应激相关的基因的瞬时激活，随后通过细胞形态和细胞分裂的精细加工，导致细胞适应于在宿主组织微环境中茁壮成长。使用微环境通过靶向 DNA 嵌入的产生来治疗乳腺癌，抑制拓扑异构酶 Ⅱ 并干扰 DNA 复制。

化学治疗剂可杀死癌细胞，治疗引发基质反应，导致内皮细胞和其他基质细胞产生 TNF-α。内皮细胞-癌细胞髓样信号相互作用的网络提供了一种将化疗耐药性和转移与干预的可能性联系起来的机制。前列腺癌的发展不仅仅局限于肿瘤上皮细胞，还涉及肿瘤微环境。前列腺癌转移到骨骼，并且正在进行大量研究来分析前列腺癌上皮细胞和骨微环境之间的相互作用。上皮细胞、基质细胞和细胞外基质之间确实存在信号通路，以支持肿瘤从原发部位进展到区域淋巴结和远处转移。前列腺癌转移到骨骼，并且正在进行以研究前列腺癌上皮细胞和骨微环境之间的相互作用。正常前列腺和骨发育中涉及的信号通路导致癌症中的失调，从而刺激过度的细胞生长和新血管形成，并导致上皮细胞的侵袭性、抗肿瘤免疫的减弱和抗去势疾病。这项关于癌症上皮细胞和器官特异性微环境之间关系的研究使得新型治疗技术的开发成为可能。对抗癌治疗的获得性耐药性是降低恶性肿瘤发病率和死亡率的重要障碍。WNT16B在前列腺肿瘤微环境中的表达减弱了体内细胞毒性化疗的作用，从而促进了肿瘤细胞存活和疾病进展。这些结果描述了一种机制，通过这种机制，以循环方式给予的基因毒性治疗可以通过肿瘤微环境引起的细胞非自主效应增强随后的治疗抗性。骨髓微环境使造血细胞能够存活、分化和增殖，造血细胞由成纤维细胞样骨髓基质细胞、成骨细胞和破骨细胞支持，它们分泌可溶性因子和介导这些功能的细胞外基质蛋白。这使得转移到骨的正常造血细胞和上皮肿瘤细胞免受化疗药物的影响。由于这种耐药性，肿瘤细胞被保护免受化疗和细胞死亡的生理介质诱导的凋亡，从而允许它们存活并导致最小的残留疾病，增加了肿瘤发展的可能性、获得性、抗药性。尽管在癌症治疗方面有许多进步，但大多数成熟的B细胞恶性肿瘤仍然无法治愈。证据表明，在特殊的组织微环境中，如骨髓和次级淋巴器官中，与辅助基质细胞的相互作用通过促进恶性B细胞的生长和耐药性而有利于疾病的进展。在选择性B细胞恶性肿瘤的治疗中出现了一种范式转变，从主要针对恶性细胞转向联合使用细胞毒性药物和干扰微环境主动作用的药物。这些方法有望帮助消除残留疾病，从而提高我们目前的治疗效果。

二、从肿瘤微环境的重要性看未来药物的发展

肿瘤微环境、肿瘤细胞和分子成分以及它们如何影响肿瘤进展的研究是癌症研究中的新兴课题。肿瘤细胞自身释放的因子，特别是有助于创造环境的促/抗炎分子或促/抗血管生成介质，大多影响或不影响肿瘤。肿瘤微环境中涉及这种串扰的事件和分子已经成为抗癌治疗中有吸引力的目标。癌细胞周围的基质在研究肿瘤的发展、进展和行为中起着重要的作用。据报道，基质和肿瘤细胞之间的相互作用是研究癌症生长及其进展的主要因素。肿瘤微环境对研究肿瘤的发展和进程有很大的帮助。通过肿瘤微环境对肿瘤细胞进行治疗的新方法将提供有前景的治疗，此外还有助于癌症治疗药物的发现和开发。人类肿瘤的生长和发展是一个非常复杂的课题，因为它们的功能是多方面的，为此它们依赖于生长、侵袭和转移。肿瘤的微环境是其生理、结构和功能的组成部分，并且它是肿瘤特性的重要方面，因为它提供了所需的营养环境。肿瘤和基质细胞之间的基本关系对于肿瘤细胞的生长、进展和威胁生命的转移的发展是必不可少的。肿瘤微环境中的基质细胞在遗传上是稳定的，并且适用于治疗，具有最小的副作用或肿瘤复发的风险。加深对这种相互作用的理解可能为癌症管理、风险评估和预防提供新的有价值的临床靶点。非恶性细胞和来自肿瘤和基质细胞的分泌蛋白是癌症进展的积极参与者。

第四节　纳米粒子癌症诊疗

一、微小核糖核酸在肿瘤发生中的作用

表观遗传调控的机制之一是由一类称为 MicroRNAs（miRNAs）的非编码小 RNA 介导的，它控制 mRNAs 的翻译和/或稳定性。在人类已知的 125 个 miRNAs 中，许多 miRNAs 靶向于癌症发展相关的区域（Table1）。一般来说，与癌症相关的 miR-NAs 被分为 3 类，包括致癌的、肿瘤抑制的或背景依赖的 miRNAs。致癌 miRNA 如 miR-155 或 miR-21 的过表达和肿瘤抑制 miRNA 如 miR-146 或 miR-1516 的缺失是多种癌症进展的恒定机制米尔纳斯。突变的 miRNA 不能识别 miRNA 靶的结合位点，这导致干扰功能，致癌基因激活和/或肿瘤抑制基因抑制将肿瘤发展置于危险之中。其他表观遗传变化包括靶向癌基因启动子的 miRNAs 甲基化——由表观遗传修饰物如 EZH2 和 DNMT3A/B 介导，它们分别被 miR-101 和 miR-29 靶向。BCL6 被称为 miR-127 的肿瘤抑制因子靶向，miR-127 在癌症中异常甲基化并随后沉默，表明 miRNAs 的相互调节和癌症中的表观遗传修饰物。除了上述因素在癌症发展中的作用之外，区分在癌症发生和发展中必需的"驱动因素""乘客"在这种情况下是不必要的价值。最近开发的技术有助于区分驱动基因的表观遗传破坏，这在肿瘤发生和癌症治疗发展的每个阶段都是必要的。

二、lncRNAs 在癌症中的调节作用

调控癌症相关基因的一个重要因素是 lncRNAs，其通过不同的机制在癌症进展中起重要作用。由 lncRNAs 制备的染色质修饰复合物的位点特异性是表观遗传变化领域的关键问题之一。至少 38% 的 lncRNAs 与多梳抑制复合物或染色质修饰蛋白结合，存在于几种人类组织中。其他染色质活化复合物和/或活化染色质结合。安里尔、XIST、霍泰尔和 KCNQ1OT1 招募表观遗传修饰因子，通过对染色质状态进行重新编程来改变特定基因座的基因表达。不同的癌症经常发生，因为分别在前列腺癌、乳腺癌、结直肠癌和女性癌症中基因的错误表达。其他 lncRNAs 在调控致癌作用的蛋白质信号通路中起着重要作用。p53 肿瘤抑制因子 lncRNA lincRNA-p21 的结合位点位于其启动子上，DNA 损伤通过 p53 直接激活它。lincRNA-p21 与核内不均一核糖核蛋白 K 相关，并将该蛋白定位于基因启动子，在典型 p53 途径和 p53 介导的凋亡中下调以维持基因阻遏。

三、miRNAs 作为诊断和预后工具

研究肿瘤中 miRNAs 的表达水平有助于区分肿瘤类型和亚型，并预测其特征。一些研究已经证实了 miRNAs 在不同癌症中作为预后和/或诊断工具的功能。卢和他的同事分析了来自多种人类癌症的 334 个样本。他们观察到 miRNA 表达谱与组织的发育起源相关。例如，与其他来源的组织相比，具有上皮来源的组织单独成簇。此外，从急性

淋巴细胞白血病患者的骨髓取样并评估其 miRNA 谱证实了这些谱可用于检测肿瘤。一般来说，急性淋巴细胞白血病样本的不同重排，包括混合谱系白血病、TEL/AML1，是非随机群集的。对胃肠道肿瘤进行了另一项有趣的研究，其中它们具有相同的簇，表明它们共同来源于胚胎内胚层组织。

一个重要的发现是，miRNAs 值在细胞分化的不同阶段会发生变化。在其他研究中，进行了由全反式视黄酸（一种有效的嗜中性粒细胞分化诱导剂）介导的治疗髓样白血病细胞系 HL-60 的实验模型。miRNA 谱显示，不同 miRNA 的表达刺激引起不同分化阶段的启动。根据 Volinia 及其同事的一项研究，分析了 540 份样本，包括 363 名患有最常见实体瘤类型（如乳腺、结肠、肺、胰腺、胃和前列腺肿瘤）的患者和 177 名正常对照，证实了独特 miRNA 信号的功能，用于根据肿瘤的来源组织对肿瘤进行分类。其他几个不同癌症类型的 miRNA 谱研究证明了 miRNA 在大量样本中的预后作用，包括 Murakami 及其同事关于 miR-222、miR-106a 和 miR-17-92 簇与肝细胞癌分化程度和肝细胞癌影响的相关性的研究。miR-21 过表达降低胰腺内分泌肿瘤或结肠腺癌患者的生存率。这些报告表明了 miRNAs 在随访中的有效应用疾病的发展。这是最具挑战性的问题之一。

在癌症诊断中，未知原发性肿瘤的转移起源通过这些碱基的 miRNA 谱来回答。在传统的微阵列平台上分析了 333 个样本，包括 205 个原发肿瘤和 131 个转移肿瘤，这些样本经福尔马林固定和石蜡包埋。通常，算法被分类为分支二叉树，其中具有相似性的组织被排列在一起，并且分类前进到树的每个节点中的两个可能分支之一。每一个节点的建立仅仅基于 48 个 miRNAs 的表达水平，这些 miRNAs 在组织分化和胚胎发生过程中是相对独特的。这允许每种癌症类型被分配到树的两个可能的分支之一。相同组织中的原发性肿瘤和转移瘤的 miRNA 表达缺乏显著差异，导致它们的分类相同。与 mRNA 表达谱相比，这种分类更精确，并有助于检测未知原发性转移癌的起源。

四、癌症治疗中的 miRNA 视角

由于 miRNA（抗 miRNA）在癌症中的重要性，癌症治疗策略应包括对表达改变的 miRNA 的管理。在其他研究的基础上，耐药性的一个可能原因是 miRNAs，它可以与其他治疗一起使用。实验方法的成功取决于这些分子的输送质量。因此，已经创造了各种工具，包括导致下调的 miRNA 过表达减少或增强的工具，用于选择性靶向 miRNA 途径。在过去的几年里，靶向调控 miRNAs 结合位点的可及性阻止了 miRNAs 的有害作用。miRNAs 在癌症中起着重要的作用，不同的团队正在对此进行研究。miRNAs 是一种天然的反义相互作用子，在调节真核生物生存和增殖的各种基因中起着关键作用，是其理论基础。此外，通过使用吉西他滨并伴随一些 miRNAs 的表达改变，如 miR-21 的过表达，胆管癌肿瘤细胞对化疗剂的敏感性在体外增加。这些发现引入了不同的 miRNAs 作为癌症治疗中合适的治疗靶点。将关于 miRNA 的数据转移到临床部分并使它们在医学上起作用的优先事项是利用修饰的 miRNA 分子，例如锁定核酸（LNA）、修饰的寡核苷酸，具有更长体内半衰期和有效性的抗 miRNA 寡核苷酸（AMOs）和"antagomirs"。随后的体内转基因和敲除 miRNAs 的实验将产生关于安全性和有效性的有价值的信息。

五、癌症治疗中的 lncRNA 视角

lncRNA 是调节癌症转化和进展的基本因子，这意味着它们具有诊断和治疗功能。lncRNAs 的表达比例取决于组织和癌症的类型，其被用作癌症预后的标记。例如，HOTAIR 在乳腺癌原发肿瘤和转移瘤中的表达显著增加，其表达水平与不良结果呈正相关。在 Yang 及其同事的报告中，提出了 HOTAIR 表达的增加可以作为肝细胞癌患者检测中有用的生物标志物。非编码 RNA 具有诊断优势蛋白质编码 RNA。转录后修饰或蛋白质相互作用对 lncRNAs 的功能至关重要，因为只有最终改变的产物及其表达率直接表明活性分子水平是有功能的，而 mRNA 水平间接表明编码基因的功能产物。lncRNA 水平的评估在癌症的诊断中可能更有优势，因为它们与特定癌症的相关性更高。由于人血清中非编码 RNA 的比例恒定，因此测量特定标记 RNA 或整个转录组可以提供可靠且可检测的临床指标的非侵入性产生。临床转录将对癌症的医学治疗产生重大影响。

可以预见的是，通过在初步诊断中分析肿瘤转录组，个性化替代方案将成为可能，而不是非特异性治疗。这种方法对引起疾病的分子途径类型（编码或非编码）做出了公正的结论。此外，该信息通过不同的方法提供了更精确的预后预测，例如确定预后和转移的分子标记，如 HOTAIR 的表达。随后，转录组学用于监测特定癌症的进展，以检测进展、复发和转移。与蛋白质编码基因相比，lncRNAs 具有更高的细胞类型特异性，并且通过标记特定的细胞群体（如癌症干细胞）来提供，这使得评估肿瘤的细胞组成成为可能。总的来说，靶向治疗的改进依赖于与癌症相关的 lncRNAs 的细胞类型特异性及其调控网络。通过利用携带白喉毒素的质粒（BC-819）靶向在 H19 调节序列控制下过表达 H19 的细胞，可以治疗与 H19 上调相关的癌症。将 BC-819 注射到膀胱、卵巢和胰腺的肿瘤中成功地用于减小肿瘤的大小。

六、基于 siRNA 的癌症治疗原则

RNAi 由复杂的酶促机制组成，通过 siRNA 对靶 mRNA 的同源性依赖的降解来控制转录后的基因表达许多真核细胞中的调节途径。长度为 21～23 个核苷酸的 siRNA 分子具有 2～3 个核苷酸的 3' 和 5' 磷酸和 3' 羟基的极其特异的结构，以进行精确的基因沉默。有限的 siRNA 与其靶 mRNA 之间的互补性导致翻译的抑制或转录物的不稳定。这种情况导致 siRNA 的脱靶效应，并模仿与另一类调节性小 RNA 即 miRNA 的靶位点的相互作用。尚未在哺乳动物中发现内源性 siRNAs。因此，这些分子可能是 RNAi 机制的内源性底物。除了哺乳动物之外，miRNAs 广泛存在于各种生物体中。它们来源于长的初级转录物（pri-miRNA），其被 RNaseⅢ 酶 Drosha-DGCR8 加工成前体 miRNA（前miRNA，60～70bp 发夹），随后，Exportin-5 将它们输出到细胞质中进行进一步加工，其中环被消除，两条链中的一条被 dicer 酶装载到 RNA 诱导的沉默复合物中。与 siR-NAs 的高度互补性不同，在成熟 miRNAs 的 3 个主要非翻译区中仅观察到与靶 mRNAs 序列的有限互补性。因此，主要的作用机制是翻译抑制，尽管具有完全序列互补性的 miRNA 分子可以降解 mRNA，因此可以说，虽然 siRNA 能够完全控制单个基因的表达，但 microRNAs 可以调节基因网络的表达。短发夹 RNA 方法是基于在细胞核中递送编码所需短发夹 RNA 的基因。一般来说，通过 miRNA 机制将它们转录并运输到细胞质后加工成 siRNA。由于需要短发夹 RNA 基因进入细胞核，使得递送变得复杂，并且 siRNA 基因沉默的效力降低。此外，基于 DNA 的 RNAi 具有优势，因为它在基因治疗中稳定地导入细胞，并且由于没有瞬时效应而不需要在临床环境中持续给药。核酸内切酶可以处理更长的序列，这是另一种基于 siRNA 的疗法。人们认为这些序列比 siR-NAs 更长更强，siRNAs 被高度用于诱导基因沉默。dicer 处理与 siRNA 装载机构是造成这种情况的原因。

七、基于纳米粒子的癌症诊疗

纳米载体家族包括聚合物缀合物、聚合物纳米颗粒、基于脂质的载体如脂质体和胶束、树枝状聚合物、碳纳米管和金纳米颗粒，包括纳米壳和纳米笼。靶向药物递送、成像、肿瘤的光热截肢、辐射敏化剂、细胞凋亡的研究和前哨淋巴结绘图是纳米载体的应用。对纳米粒子领域的兴趣在医学的每个分支都持续增长。总的来说，人们认为纳米颗粒将有助于改善治疗指数和提供更好的保健服务，同时增加患者的满意度，特别是由于副作用的减少。药物制剂的改进很大程度上依赖于纳米载体。它们可能能够提高生物利用度，减少目前使用的药物所需的频率和剂量。随着纳米载体的出现，包括将药物靶向递送到特定的不健康细胞或组织中并随后防止正常细胞的毒性、增加药物稳定性和载体容量、将药物靶向递送到特定位置、调节药物向靶位点的释放、允许有效渗透上皮和内皮屏障，以及通过两种或更多种药物的共同递送来递送水溶性差的药物的治疗组合（通过它们伴随有亲水性物质来介导）在内的设施变得可能。

药物输送系统中使用的纳米颗粒由纳米材料和纳米尺寸的有机金属组合制成。治疗转移性乳腺癌的新方法是紫杉醇与人血蛋白载体的纳米颗粒制剂（纳米大小的白蛋白结合的紫杉醇）。此外，Abraxane 的评估对于各种癌症以及乳腺癌（包括晚期非小细胞肺癌）是重要的血液系统恶性肿瘤和非小细胞肺癌的Ⅰ期和药代动力学试验，以及Ⅱ期试验。新的以多乙烯多胺为载体的纳米颗粒用于基于基因的癌症治疗。

通过纳米颗粒将质粒转移到 HeLa 细胞，伴随 RT-PCR 和 western blot 分析，用于研究内皮抑素的表达，这是体内基因递送到癌细胞的合适候选物。①聚合物胶束。两亲性嵌段共聚物在水介质中聚集成纳米尺寸的核/壳结构，是胶束功能特性的基础。在这点上，疏水和亲水区域分别具有作为疏水药物和周围疏水核的供应的作用，通过使其水溶性来稳定。可以通过共价化学黏附或物理封装来携带药物。②树枝状大分子。树枝状大分子是由几个放射状分枝的单体组成的纳米尺度的合成高分子。这些树枝状聚合物的特征有助于药物递送，这些特征包括可调节的表面功能性、多价性、水溶性、单分散尺寸和药物的内部空间。③脂质体。脂质体是由脂质层组成的自组装封闭胶体结构，具有球形形状，其中心水空间被外层脂质双层包围。现在，通过利用不同的程序，这种基于脂质的系统对于各种癌症药物的功能性变得实用。在这方面，转移性乳腺癌和 AIDS 相关的卡波西肉瘤可通过蒽环类药物阿霉素和柔红霉素治疗。实际上，正在临床试验中评估不同的脂质体化疗药物以及上述药物。脂质体未来的发展方向是使用免疫脂质体，免疫脂质体在药物传递中具有更大的特异性。通过脂质体介导的小干扰 RNA 的诱导沉默阴道内源基因，使生殖道免受感染性疾病的保护成为可能。siRNA 脂复合物可以容易地构建，但是一些有效的商业转染剂可能对黏膜上皮细胞有毒，并且没有一种能够提供受控或恒定的释放。根据研究，纳米粒子能够到达上皮组织的内层。因此，它们是非常优化地将 siRNAs 传递到阴道黏膜的系统。

八、纳米粒子作为抗癌剂

将含 PEG 的蛋白质和 PEG 结合的小分子视为溶液中的单个分子，如果它们具有某种程度的聚合物-聚合物相互作用，产生含 1 个以上聚合物链的组装实体。脂质体自20 世纪 90 年代中期以来，携带化疗小分子药物（约 100nm 或更大）已被批准用于癌症，主要用于溶解药物，导致比游离药物更有利于肿瘤摄取的生物分布。脂质体的局限性包括，不能控制药物释放的时间和将药物递送到靶位，这限制了其用于治疗多药耐药性癌症。聚乙二醇-脂质体包含称为多柔比星的细胞毒性药物多柔比星，用于治疗艾滋病相关的卡波西肉瘤（不用于卵巢癌和多发性骨髓瘤）就是这方面的一个例子。它在体内流动作为纳米颗粒，并且具有纳米颗粒。与游离药物相比，纳米颗粒的长期循环可能增加肿瘤摄取。此外，与较大的脂质体相比，聚合物胶束（小于 100nm）在肿瘤中更容易组装。运动性肿瘤期间的每一段都取决于它的长度。为了避免肾清除，穿透肿瘤的纳米颗粒的理想尺寸是 10～100nm。所以，精确控制尺寸是纳米颗粒治疗剂的药代动力学、生物分布、肿瘤蓄积和肿瘤渗透所必需的。药物释放由纳米颗粒中的多种机制控制。通过位于细胞内外的水解酶（如溶菌酶和酯酶）或仅位于细胞内部的酶（如组织蛋白酶）打破纳米颗粒和药物之间的化学键是这一过程的基础，半衰期比游离阿霉素长约100 倍。它的主要优点是减少心脏毒性，而不是阿霉素。然而，纳米大小的系统，如多柔比星，与游离多柔比星相比，其心脏毒性降低，并伴有皮肤毒性，这在单独使用药物时是不可辨别的，这表明意想不到的特征可以显示出来。

热疗被描述为肿瘤的定位加热，为 41～43℃，其中肿瘤血管的血流量和渗透性增加。最近设计的脂质体如含有多柔比星的脂质体目前正在临床试验中，其中肿瘤的预热启动药物释放。虽然这种普通的热疗包括 30～60min 的肿瘤加热，但更快的加热（几分钟内）可以通过以下方式实现照射具有表面等离子体共振的金属纳米颗粒（例如，金纳米颗粒和铜纳米颗粒），其有效地吸收光并将其转化为热。金纳米粒子的光热属性增加了肿瘤中施用的普通纳米粒子的聚集。在一个应用中，金纳米颗粒的光热特性阻断了肿瘤血管；所产生的纤维蛋白的局部过量表达被用作第二组 NP 组装的靶标，所述第二组 NP 用靶向纤维蛋白的肽进行表面修饰，在 72h 后施用。有机 NPs 也以同样的方式使用。光热疗法包括通过由纳米脂质体组成的光敏剂焦脱镁叶绿酸（一种氯类似物）的脂质缀合物吸收光能并将光能转化为热能。同样的，纳米脂质体也可以携带多柔比星用于化疗。通过照射纳米脂质体来提供超过 24h 的阿霉素集合，所述纳米脂质体引起光热效应，随后，产生的热量增加了肿瘤在肿瘤中的穿透。热响应药物递送系统覆盖在对金纳米结构具有渗透性的空腔上的响应性聚合物在照射过程中变小并随后暴露孔促进药物流动，在光热治疗中利用 NPs 的热源。已经研究了光在诱导药物从纳米颗粒释放中的基本作用。此外，光触发纳米材料提供了肿瘤穿透和药物递送增量。最近设计的基于光可切换水绵的药物递送 NP 包含光诱导的可逆体积从 100nm 变化到 40nm。通过单分散的纳米粒，药物的持续释放和增加的纳米粒在肿瘤中的分布是可行的。通过诱导肿瘤细胞凋亡来提供肿瘤血管的减压，并且通过由多西紫杉醇的释放触发的 NPs 来促进 NP 在肿瘤内部的渗透和聚集。

制备纳米颗粒肿瘤显像剂的常用方法包括将造影剂装载到纳米颗粒或其表面内，纳米颗粒本身可以是显像剂。此外，最近开发的用 NIR 激光激活的纳米材料是上转换 NP。下转换光致发光或斯托克斯发射被描述为波长更长的光的发射，伴随着比它们的激发波长更低的能量。光声成像，一种超声成像方法，通过这种方法，脉冲激发激光器（NIR 激光器）由于热而激发宽带超声波组织的弹性膨胀是 NIR 的另一个功能。声波在组织中的色散比光小 2～3 倍。因此，与其他光学成像技术相比光声成像中的信号损失可以忽略不计。

肿瘤脉管系统可以通过血管成熟诱导而正常化，从而通过抗血管生成治疗，伴随调节和可能增加 NP 递送到肿瘤中，在肿瘤内有增加的灌注和均匀分布的脉管系统。与大小为 125nm 的大纳米颗粒不同，12nm 小纳米颗粒在小鼠乳腺肿瘤中的递送增加是通过抑制血管内皮生长因子受体 2 介导的。对这一现象的解释可能是这样的，由抗 VEG-FR2 药物引起的肿瘤脉管系统的成熟降低了肿瘤血管的孔径，这随后仅允许较小的纳米颗粒更好地递送。已经取得巨大成功的癌症治疗和管理领域中的有利方法之一是免疫疗法。肿瘤抗原在癌细胞中引起免疫细胞反应，这是目前癌症免疫治疗的基础。在由纳米材料提供的癌症免疫治疗中，需要将药物运输到特定的细胞或器官如淋巴结。NP 通过靶向淋巴结或黏膜组织的免疫细胞来刺激针对肿瘤的免疫反应。NP 大小直接影响的免疫细胞类型是 NP 进入的免疫细胞。

抗原提呈细胞在小鼠的注射部位加工 500～2000nm 的颗粒，而纳米颗粒的长度可以转移到 LN，LN 中的树突状细胞可以捕获它们。与长尺寸的纳米颗粒（100nm）不同，小尺寸的纳米颗粒（25nm）能够通过毛细淋巴管到达淋巴结。这种大小依赖的 LN 靶向已经用于成像和疫苗接种。在一项研究中，将携带癌胚抗原的大小为 16nm 铁/氧化锌纳米颗粒注射到小鼠的足垫中，并输送到引流淋巴结。MRI 可以帮助对氧化铁介导的纳米颗粒进行成像，并且它们也可以用作疫苗，以产生强大的细胞毒性 T 淋巴细胞反应，并显著降低肿瘤的生长。T 淋巴细胞的选择性转移是细胞疗法的一个实例，这是癌症免疫疗法的未来前景。这种方法包括重新引入免疫细胞，如 T 细胞体外收集和刺激细胞因子。在长时间内引起全身毒性以维持细胞刺激的细胞因子保持增加的浓度。在预输注阶段将负载细胞因子的纳米颗粒直接束缚在治疗细胞的表面上是这种情况下的最佳解决方案之一。NP-栓系策略提供了 T 细胞增加的扩增长期寿命，以及输注后阶段肿瘤进展速度的降低。

第五节 癌症发展过程中的鞘脂代谢

发现于 19 世纪 70 年代，因其独特而神秘的结构而命名为鞘脂，由与鞘氨醇骨架结合的脂肪酸残基组成，从而形成神经酰胺，它们的膜锚可以表现出多样的特性。碳原子 1 的羟基可以通过添加磷酸基团［形成神经酰胺-1-磷酸（C1P）］、磷酸胆碱基团或一系列糖残基［产生非常不同的鞘糖脂（GSL）］而进一步修饰。神经酰胺在内质网（ER）中合成，然后可以作为脂双层的结构成分通过高尔基体转运到细胞膜、细胞核或线粒体，在那里它们主要作为信号分子发挥作用。除了本身是鞘脂之外，神经酰胺也是鞘脂家族其他成员的代谢中间产物。它们可以被转运到高尔基体，在那里磷酸胆碱基团加成到它们的 C1 羟基上，产生鞘磷脂，这在很大程度上代表了人体中的大多数鞘脂由于它们在细胞膜中的结构作用，特别是在轴突周围的髓鞘中。当神经酰胺通过囊泡膜从内质网运输到高尔基体区的糖基化位点时，神经酰胺的半乳糖基化发生在内质网中。进一步的糖残基逐步附着在高尔基体和跨高尔基体网络（TGN）中。GSL 可以进一步细分为脑苷脂或神经节苷脂。脑苷脂，包括 GlcCer 和 GalCer，在神经酰胺的 C1-羟基上只有 1 个糖残基，正如它们的名字所暗示的，主要存在于大脑中。神经节苷脂是糖链中具有 1 个或多个唾液酸残基的 GSL，在大脑中也很丰富，在神经元膜中形成特征模式。神经节苷脂的复杂程度取决于糖的数量和与特定半乳糖残基结合的唾液酸的数量，糖链上的 C1-羟基是其神经酰胺膜的锚。神经节苷脂是通过不同高尔基体中神经酰胺的逐步糖基化产生的，该过程与胞外泡膜流动密切相关。通常发现神经节苷脂集中在细胞质膜的脂筏中，在细胞黏附和信号传导中起重要的转换作用。

外源性应用的神经节苷脂迅速整合到质膜中，并在细胞间相互作用、分化和肿瘤发生过程中发挥关键作用。在内膜/溶酶体室中发生降解为鞘氨醇的组成性降解。鞘氨醇在其磷酸化为鞘氨醇-1-磷酸（S1P）并在内质网中裂解为磷酸乙醇胺和十六碳烯醛后分解。或者，S1P 可以去磷酸化为鞘氨醇，接着 N-酰化为神经酰胺-米德，并通过回收途径产生所有其他更复杂的鞘脂后循环使用。虽然最初认为它们只不过是质膜结构和维持的脂质组成部分，但后来发现鞘脂也是生物活性分子，在细胞信号传导和许多不同过程的调节中具有积极作用。因此，毫不奇怪，鞘脂也与癌症有关，癌症的发展涉及许多不同的细胞过程。为了使一个健康的细胞变成恶性肿瘤，它必须克服机体为抵御这些疾病而设置的许多障碍。首先，细胞必须获得增殖能力，通过改变其新陈代谢以促进细胞分裂，并绕过为防止不受控制地生长而存在的常规封锁。第二，它必须能够侵入邻近组织，通过选择通常仅限于胚胎发育和免疫细胞运输的信号程序来改变其形态和迁移能力。一旦增殖细胞的质量达到一定的大小，它必须能够形成额外的血管，以便将氧气和营养物带到它的中心，以免它从里到外挨饿。最后，为了成为转移性的，细胞必须在通常致命的从细胞外基质分离的过程中存活，从而扩散到全身，同时逃避免疫系统对转化细胞的巡视。

为了清楚起见，我们选择将癌症的进展表示为线性的、逐步的过程。然而，重要的是要注意到这是对生物现实的简化。例如，肿瘤血管生成的发生不仅是为了给生长的物质提供氧气和营养，而且已知它本身也能使肿瘤侵入，而抑制它可以在不抑制增殖情况下阻止入侵。此外，免疫系统能够在癌细胞分离并在生物体中循环之前靶向癌细胞，因此，免疫细胞逃避和对炎症的反应都是在致瘤细胞的整个生命周期中发生的过程。

一、扩散

为了使一个细胞癌变，它必须首先克服为防止其过度增殖而设置的系统，例如细胞周期停滞和细胞凋亡。作为细胞凋亡的调节剂，神经酰胺是癌细胞为实现必要的增殖而需要环绕的那些分子之一，这可能是为什么许多癌细胞系被发现进行其代谢转化/降解的原因。由于这些原因，恢复癌细胞中的神经酰胺水平已经成为几十年来研究的焦点。在结肠的体外模型中，发现可用鞘氨醇、神经酰胺或神经酰胺类似物直接处理抑制细胞增殖并诱导细胞凋亡。此外，多项研究发现，在许多不同的癌症细胞模型（包括乳腺癌）中，一些化疗药物本身可以通过增加神经酰胺的产生来阻断细胞增殖并诱导细胞凋亡和前列腺癌，以及在人肾癌细胞中。尽管这些研究看起来很有前景，但重要的是不要忽视这样一个事实，即神经酰胺实际上是一个生物活性脂质家族，具有不同的链长度和不同的信号作用，因此对癌细胞的增殖特性也有不同的影响。例如，在人头颈鳞状细胞癌肿瘤组织中，与邻近的健康组织相比，仅发现 C18-神经酰胺下调。在 HNSCC 体外模型的后续研究中，发现 C18-神经酰胺诱导细胞死亡，而 C16-神经酰胺实际上保护细胞免于凋亡并促进肿瘤发展。另一方面，在人类乳腺癌和结肠癌细胞系中，通过遗传操作增加 C16-、C18-和 C20-神经酰胺的水平都导致细胞增殖的抑制，而增加 C24-神经酰胺的量实际上促进了增殖，表明不同陶瓷的效果也可能是癌细胞系特异性的。更复杂的问题是，事实上，陶瓷是其他生物活性鞘脂的代谢中间体，进而影响细胞不受抑制的增殖能力。神经酰胺酶对神经酰胺的裂解及其随后被鞘氨醇激酶磷酸化导致 S1P 的产生，其自身在细胞信号传导中具有积极的作用。在乳腺癌细胞系中，通过 SK1 的过表达产生S1P 导致细胞周期蛋白 D1 的过表达，从而缩短细胞周期并增加细胞增殖。还表明，在乳腺癌细胞中，SK1 被雌激素（E2）激活，充当下游信号级联的介质。

这项研究揭示了 SK1/S1P 作为雌激素在人乳腺癌细胞中促生长作用的介质的重要

作用。在结肠炎相关癌症的小鼠模型中，S1P降解的遗传抑制导致肿瘤形成增加。相反，在患有CAC的两只小鼠中，增强的S1P降解阻碍了细胞增殖、肿瘤发生和人骨肉瘤细胞系。还发现增强的S1P产生增强和扩大了癌症干细胞群的增殖潜力，包括乳腺癌和食管腺癌干细胞，显示了S1P的强增殖特性。事实上，SK1在许多癌症中高度上调，包括乳腺癌、结肠癌、头颈癌和胶质母细胞瘤。因此，进行大量研究来揭示调节SK1表达和活性的因子就不足为奇了。SK1的负性调节因子之一是肿瘤抑制蛋白p53，也就是涉及超过50%的所有人类肿瘤。SK1的下调或缺失通常与其底物鞘氨醇的增加有关，鞘氨醇通过影响细胞周期进程抑制细胞增殖。这一发现表明，决定细胞内S1P和鞘氨醇数量的SK1活性影响一般肿瘤和特别是肠癌的肿瘤发生。因此，我们建议对SK1表达调控中涉及的转录因子、细胞因子和微RNA的复杂系统进行一个很好的综述。此外，小鼠胚胎成纤维细胞中SPL的破坏赋予了对化疗药物的抗性。事实上，神经酰胺和高尔基体中产生的复杂鞘脂前体的量增加，而TGN中产生的复杂GSL的量减少，这表明这些细胞中存在潜在的转运缺陷。总之，这些结果说明了鞘脂代谢和癌症发展之间关系的复杂性和双重性。因此，通过葡糖神经酰胺合酶可以增加癌细胞信号传导的另一层复杂性。脑苷脂的产生不仅可以转移对化疗药物的抗性，但它也可以保护细胞免受神经酰胺本身的促凋亡作用。综上所述，这些研究表明，当试图影响癌细胞生长时，试图控制任何一种单一鞘脂的水平是不够的。相反，它是不同鞘脂的代谢平衡，这些鞘脂可以共同作用或相互作用，以决定癌细胞是增殖还是死亡。

二、入侵

一旦细胞开始增殖，它们就需要获得侵入邻近组织的能力，以便肿块生长。这涉及许多结构和生理变化，这些变化赋予了通常限于胚胎发育或免疫细胞运输的迁移和重塑能力。鉴于S1P整体上参与胚胎发生和免疫细胞迁移的许多方面，发现癌细胞为了获得侵袭能力而选择该分子就不足为奇了。自20世纪90年代以来，已知S1P是通过细胞间信号传导的细胞迁移的中心介质。在免疫系统中，S1P被合成并输出到细胞外基质，在那里它结合S1P受体。并触发免疫细胞迁移发生适当生理变化所必需的信号传导途径。已经发现许多不同类型的癌症利用这种通过S1P的细胞间通信来获得侵袭所需的迁移能力，包括肾母细胞瘤、人胶质母细胞瘤细胞、前列腺癌、肝细胞癌、甲状腺癌、乳腺癌、儿科肺癌、横纹肌肉瘤、鼻咽癌和卵巢癌。虽然这似乎是S1P通过细胞间通信促进细胞迁移的一个几乎普遍的作用，但一些研究实际上表明这也可能是一种细胞类型特异性的作用。一项研究发现，尽管S1P促进上皮性卵巢癌细胞的侵袭，但它实际上抑制了永生化人类卵巢上皮细胞的细胞迁移。在前列腺癌的器官型模型中，S1P补充恢复了腺泡结构并阻断了这些3D器官型培养物的侵袭。有趣的是，这两项研究都涉及S1P与溶血磷脂酸的共同治疗，溶血磷脂酸是一种血清磷脂，也与促进细胞迁移和肿瘤侵袭有关。总的来说，这两项研究似乎表明，当同时存在于细胞外环境中时，单独促进细胞迁移和侵袭的两种生物活性脂质的存在实际上具有相反的作用。正是这样的研究进一步阐明了为什么在对任何一个分子的信号传递能力下结论之前，不要忽视更大的生物学背景是如此重要。类似地，由神经酰胺通过米德激酶生成的 C1P，代表另一种具有生物活性的脂质，其自身在刺激细胞迁移，特别是巨噬细胞迁移中发挥作用。鉴于这种能力，C1P 通常单独或与 S1P 协同作用以刺激癌细胞侵袭，例如在泛创癌细胞中和在血管内皮细胞中。

细胞迁移和侵入邻近组织的能力必然伴随着细胞形状的变化。因此，作为细胞膜的结构成分，有理由认为 gan-胶质苷也在癌细胞的侵袭潜力中发挥作用，这就是为什么 GSLs 的异常糖基化长期以来被认为是恶性肿瘤的原因。此外，不同神经节苷脂的化学组成赋予它们不同的结构特性，这就是为什么它们在细胞膜中的相对含量会对癌细胞侵入邻近组织的能力产生不同的影响。有趣的是，某种神经节苷脂表达的变异及其唾液酸残基的修饰可以诱导癌前或抗癌作用。因此，GM3 的过表达显示出降低了膀胱肿瘤细胞的侵袭性和恶性程度，而 GM3 合酶的沉默抑制了鼠的迁移和侵袭乳腺癌细胞通过抑制磷酸肌醇 3-激酶/Akt 途径的机制。然而，在病毒癌基因 Jun 转化的细胞中，GM3 的再表达与侵袭能力的降低相关。实际上，GM3 合成的增强使得 Jun 诱导的致癌表型逆转。同样，外源性应用 GM3 不仅抑制了神经胶质瘤细胞的增殖和侵袭，而且显著延长了患有脑膜神经胶质瘤病的大鼠的存活时间。神经节苷脂 GM3 在膀胱癌细胞和原位膀胱癌小鼠模型中也获得了相当的治疗效果。这些结果表明 GM3 不仅阻断了细胞侵袭，而且影响了细胞间黏附并诱导细胞凋亡。另一方面，发现脱 N-乙酰基 GM3 在人黑色素瘤细胞中高表达，并对其侵袭能力至关重要。

总之，这些研究清楚地反映了神经节苷脂 GM3 对不同癌细胞侵袭潜力的对比效应。早就知道在正常组织中表达相当弱的 GM2 在几种人类恶性肿瘤中高度丰富，包括黑色素瘤、神经胶质瘤和成神经细胞瘤。最近的研究证实，GM2 诱导对辐射耐受的人肺腺癌细胞的侵袭性并促进人胰腺导管腺癌细胞的侵袭和恶性肿瘤。与神经节苷脂 GM2 相比，其直接衍生物 GM1 显示出抗癌作用。因此，GM1 表达的减少增加了肺癌细胞的增殖和侵袭，使它们高度转移。由于这些神经节苷脂在代谢上密切相关，对这些相互矛盾的发现的一种可能的解释是，对一种神经节苷脂的操作也可以导致其近亲的相对丰度发生变化。在二唾液酸神经节苷脂中也可以观察到类似的双重作用。因此，GD2/GD3 阳性的人骨肉瘤细胞系远比它们阴性的对应细胞系更具侵袭性，并且还发现 GD3 是恶性黑色素瘤侵袭所必需的。此外，更复杂的神经节苷脂 GD1a 的表达与癌细胞的侵袭性直接相关：其表达越高，转移潜力越低。一直以来，用 GD1a 治疗高转移性骨肉瘤细胞系严重阻碍了其迁移能力。神经节苷脂在癌细胞侵袭中的这些看似矛盾的作用的一个可能的解释是，它们并不存在于真空中，而是它们对细胞形状和运动性的影响依赖于细胞膜中存在的其他脂质。另一项研究表明，外源性提供的以及细胞表面的神经节苷脂基于其对基底膜成分的黏附促进作用而防止神经胶质瘤细胞的侵袭。总之，这些研究显示了神经节苷脂对转化细胞的侵袭潜能影响的复杂性。此外，他们指出，质膜必须包含脂质和受体的正确平衡，以使细胞形状发生适当的变化，以适应组织入侵。

三、血管生成

一旦癌块达到一定的大小，细胞需要找到一种方法来为自己提供氧和营养，以便生存。为了做到这一点，癌细胞通过形成新的血管，将它们所需的资源带到新形成的团块的中心，从而利用通常用于发育、生长和伤口愈合的过程。作为在胚胎发生中起作用的细胞间信号分子，S1P 参与胚胎发育过程中新血管的形成，癌细胞也可以利用这种功能来达到自己的目的。已经发现 S1P 是乳腺癌小鼠模型中血管生成的关键调节剂以及存在于人类弥漫性大 B 细胞淋巴瘤、卵巢癌、肝癌和胶质母细胞瘤中。在人肝癌体外模型中，miR-506 对 SK1 的下调抑制了 S1P 的产生，从而抑制了肿瘤血管生成。一致地，也发现 miR-506 抑制人胃癌中的血管生成，尽管这是否是由于 S1P 抑制作用还没有被探究。作为一种细胞间信号分子，S1P 依赖于细胞膜上的某些受体来触发适当的信号级联并启动诸如入侵或血管生成的过程。没有这些受体，S1P 将无法完成其作为细胞间信使的任务。有趣的是，一些研究表明，当存在 S1P 时，不同的 S1P 受体可以触发相反的过程，这表明细胞膜上特异性受体的丰富程度与细胞外信息本身的存在一样重要。例如，虽然大多数上述研究集中于通过受体信号，但是在小鼠中的研究发现受体 S1PR2 实际上触发了有效的抗血管生成反应。一致地，用拮抗剂阻断 S1PR2 增强了小鼠血管内皮细胞的细胞迁移和血管生成。这些研究强调了细胞外信使和受体如何相互作用，并基于众多相互作用的因素引发反应。肿瘤细胞不仅通过使用细胞间信使，而且通过分泌外来体进入细胞外环境来相互沟通和协调。包装这些外来体所需的分泌机制依赖于中性鞘磷脂酶 2，并且，在小鼠乳腺癌细胞系中，神经酰胺依赖的外泌体的产生是肿瘤血管生成所必需的。此外，一项对乳腺癌细胞的研究表明，这些外来体也含有神经酰胺球蛋白，当其与邻近细胞结合时，可大大促进肿瘤血管生成。

四、转移

如果肿瘤希望扩散到整个机体，它必须首先获得转移的能力。如果不获得两种新的能力，这个过程就无法完成。首先，癌细胞必须能够从细胞外基质中脱离出来而存活。其次，它们必须能够附着在另一个组织上，在那里它们可以重新开始增殖、入侵和血管生成的过程。实体癌以单个或成簇细胞的形式释放循环肿瘤细胞，后者显示出启动转移的惊人能力。CTC 簇从原发性肿瘤中脱落的生物学机制在很大程度上是未知的。在最近的一项研究中，作者令人信服地证明了大多数 CTC 簇正在经历缺氧，而单个 CTC 在很大程度上是常氧的。因此，抑制肿瘤血管生成和由此引起的肿瘤内缺氧导致原发性肿瘤缩小，但同时导致具有高转移能力的成簇 CTC 的形成，而促血管生成疗法有利于肿瘤生长，但通过防止 CTC 簇的产生抑制了转移潜能。与肿瘤侵袭一样，转移也需要细胞经历结构和信号变化。作为质膜的重要组成部分，神经节苷脂强烈调节细胞黏附/运动，从而启动肿瘤转移。因此，特定的神经节苷脂与某些种类的癌症相关，并因此被提议作为潜在的生物标记。在对乳腺癌患者的研究中，发现

GM3 是乳腺癌亚型的极好的诊断标记，而 GM2 已被提议作为胆管癌的潜在生物标志物。在患有神经母细胞瘤的儿童中，发现从肿瘤中释放到循环中的 GD2 是高危肿瘤的高度显著的预测因子，而患者来源的黑色素瘤细胞的神经节苷脂谱可预测侵袭性和生存。尽管生物标记研究在定义上是相关的，但也有研究表明神经节苷脂在肿瘤转移中具有致病作用。在鼠淋巴瘤模型中，用抗 GD2 的单克隆抗体治疗足以抑制肿瘤微转移，而抗 GM2 抗体抑制小细胞肺癌的多器官转移。最近的研究表明，不同的神经节苷脂不同地调节细胞骨架和信号分子，因此在肿瘤进展中具有不同的功能。他们比较了黑色素瘤相关神经节苷脂 GD3 和 GD2 的恶性程度与包括 GM3、GM2 和 GM1 在内的其他神经节苷脂的结合。只有 GD3 和 GD2 刺激 AKT 磷酸化，从而刺激细胞生长。此外，GD3 和 GD2 与 F 肌动蛋白共同位于细胞的前缘。然而，它们对侵袭潜能的影响有显著差异。GD3＋细胞显示出增加的迁移和侵袭，而 GD2＋显示出显著增加的黏附和铺展。p130CAS 的酪氨酸磷酸化水平，一种参与细胞运动的整合素机制的成分以及黏着斑激酶和桩蛋白的表达在 GD3＋细胞中增加但不在 GD2＋细胞中。在人类恶性黑色素瘤细胞系中，GD3 与整联蛋白 b1 在质膜脂筏中的共定位与整联蛋白介导的黏附增加和通常预示恶性转化的信号传导有关。显然，GD3 在肿瘤发展、扩张和侵入周围组织过程中持续表达，导致转移，而 GD2 主要在晚期表达，在转移部位产生牢固的黏附和固定。总之，这些研究表明神经节苷脂不仅与多种类型的癌症相关，而且在致瘤细胞的转移潜能中也起着积极的作用。

由于肿瘤侵袭和转移中涉及的信号级联有一些重叠，因此 S1P 也与后者有关是不足为奇的。如上所述，发现 SK1 在患者来源的乳腺癌细胞中过度表达，SK1 催化从神经酰胺产生 S1P 的第二步。在裸鼠实验中，发现 Sphk1 表达是通过控制转移促进基因束蛋白肌动蛋白捆绑蛋白的表达来促进或抑制肺自发转移的关键调节因子。一项对前列腺癌和膀胱癌细胞的研究一致发现，全身性 S1P 调节肺转移，Sphk1 的遗传性缺失通过激活转移抑制基因 Brms1 抑制这种表型。因此，SK1 上调，通常与预后不良和癌症转移增加有关。失巢凋亡是一种细胞死亡程序，通常在细胞从细胞外基质分离时被激活。为了使致瘤细胞转移，它们必须能够关闭这一程序，以便在这种脱离中存活下来，并穿过生物体到达它们可以形成新集落的位点。虽然由于其声称的促凋亡功能，陶瓷已经成为许多癌症研究的焦点，但是有一些证据表明它们也可以促进失巢凋亡。已经证明陶瓷是死亡相关蛋白激酶的强激活剂，是一种强肿瘤抑制物和失巢凋亡诱导物。用含有 C6-神经酰胺的纳米脂质体处理胰腺癌和乳腺癌细胞系通过诱导失巢凋亡导致转移抑制。另一项在用 C6-神经酰胺纳米脂质体处理的黑色素瘤和乳腺癌细胞中的研究也发现了对转移的抑制，尽管没有研究失巢凋亡是否参与。尽管有证据表明神经酰胺是转移的抑制剂，但其他研究发现癌症患者的神经酰胺水平升高。C16-和 C24-神经酰胺被发现在人类头颈部鳞状细胞癌中升高与良性对照相比，C16-神经酰胺甚至与转移有关。虽然这些研究仍然相互关联，但值得一问的是，为什么一个被认为是促凋亡的生物活性脂质家族也应该是转移性肝癌的生物标志物。在这一领域的进一步研究，剖析不同神经酰胺在癌症中的不同作用，肯定会有助于阐明这一困境。

五、免疫反应

即使致瘤细胞成功地抑制了失巢凋亡，从而可以迁移到另一个部位，它仍然可以遇到被编程来识别和破坏转化细胞的免疫细胞。因此，为了成功地完成转移，癌细胞必须避开这些巡逻的免疫细胞。如上所述，肿瘤衍生的神经节苷脂通常是有用的致癌生物标志物。然而，20 世纪 80 年代的研究表明，神经节苷脂也是细胞免疫反应的有效抑制剂。基于这些发现，假设肿瘤衍生的神经节苷脂能够消除宿主抗肿瘤免疫反应，从而促进致瘤性。事实上，几年后，神经节苷脂脱落和肿瘤发生之间的相关性被发现。此外，在神经母细胞瘤患者中，诊断时高 GD2 水平的脱落可能与加速的肿瘤进展相关，并且在小细胞肺癌、黑色素瘤和骨肉瘤中也有很好的记录。因此，在临床上广泛测试 GD2 特异性单克隆抗体并不奇怪，并被用作持续改进的先导化合物。虽然临床研究解决了神经节苷脂是否在肿瘤发展中具有因果关系以及相关作用的问题，但是其他研究已经证明一些脑苷脂可以影响对癌症的免疫反应。自然杀伤 T 细胞是淋巴细胞的亚群，其工作是寻找和破坏转化的细胞，如转移的肿瘤。研究表明，当使用脑苷脂 α-半乳糖神经酰胺时，NKT 细胞的体内群体迅速扩增。这种扩展导致对小鼠转移的强有力抑制，并且足以完全消除 B16 黑色素瘤细胞向肝脏的扩散。因此，不足为奇的是，越来越多的证据表明，S1P 及其受体的调节影响了免疫系统靶向致瘤细胞的功效。因此，S1P 浓度和 S1PR1 表达对于淋巴细胞和幼稚人类 T 细胞从胸腺和淋巴结到外周组织的外出是必需的。淋巴细胞从淋巴结的排出也受淋巴内皮细胞释放到淋巴中的 S1P 的控制。虽然系 SK1/S1P 的缺失被报道抑制了肺转移，免疫系统在这一过程中的作用仅在几年后通过全基因组体内筛选得到了解答，该筛选确定 S1P 转运蛋白同系物 2 是免疫反应和癌细胞肺部定居之间的缺失环节。Spns2 的整体或淋巴管内皮特异性缺失导致淋巴细胞减少，并引起更高百分比的效应 T 细胞和 NKT 细胞，这又导致更有效地靶向致瘤细胞和抑制转移。另一方面，在膀胱癌中，发现癌细胞中 S1PR1 表达的增加与肿瘤浸润调节性 T 细胞的数量正相关，Tregs 的作用是抑制抗肿瘤免疫反应，因此预测患者预后不良。因此，问题出现了：哪些因素决定了 S1P 在对癌症的免疫反应中是朋友还是敌人？鉴于在健康的免疫细胞运输中起重要作用，S1P 在免疫检测或逃避中的作用很可能高度依赖于微环境和生物学背景。因此，任何关于它在癌症发展中的作用的结论都应该考虑到这一点。细胞膜上发现的不同受体的存在或存在比例、给定微环境中细胞群的组成、细胞外环境中存在的其他生物活性分子、癌细胞重新编程分泌或结合的反应的方式，都可能影响免疫系统和致瘤细胞群之间的相互作用。

小结

肿瘤学科是一个古老的学科，植根于古典时代的理性曙光；同样，肿瘤学科也是一个年轻的学科，在神州大地上展现着勃勃生机。肿瘤病理学与其他学科的交叉不断摩擦出创新的火花，新技术的开发及应用也给肿瘤病理学带来新的活力。面对未来，机会与挑战并存，广大肿瘤病理从业同人将继续于"幕后"辛勤工作，把握机会，迎接挑战，为我国的抗癌事业加砖添瓦，矢志不渝。

第三章　恶性肿瘤概述

　　祖国医学认为攻法的理论依据是，恶性肿瘤中医命名为"癥积"，其成因不外热积、气滞、血癖、痰凝所致，故而治疗上以攻法为主。立足于补法的理论依据恶性肿瘤的成因不外是正气不足、气血亏损所致。补法就整体而论，应补气血阴阳；就脏腑而言，主要补肺、脾、肝、肾；从立法而治，有益气生津、健脾益肾、滋阴补肾等。现代医学认为应用补法能提高机体抗病能力，并可能是通过提高体液和细胞免疫，增强激素的调节能力，调节酶系统，改善机体代谢等有关作用而奏效。但这种免疫力的提高，一般尚属非特异性的。就主张据症状的虚实，补其不足，泄其有余，虚实多少，需随证用药。此属于祖国医学辨证施治的范畴，临床应用上对延缓恶性肿瘤的发展及缓解某些症状的作用是确切的。

一、对攻补法则应用的几点探讨

　　从辨病和辨证相结合的观点立治，攻补法则的应用应贯穿于本病全过程。恶性肿瘤的发生和发展，始终存在着正虚与邪实的矛盾。局部肿块的发生、发展、转移，势必损耗机体的阴阳气血，造成正气虚损，同时又助长肿块的增长，造成恶性循环。本病之初，肿块还未增大，体征与证候虚象不显，但就病机而言，虚象已在其中；反之，病之中、晚期气虚血疲之恶病质已明显，证属大虚之候，但肿块既已形成，邪气实盛必在。故扶正祛邪并用，可能会提高本病治愈率和有效率。

二、补法、攻法的选择应用

　　补法通过具体的临床应用和现代研究表明补气和补血，其中补气是主要的补阴和补阳，补阴是主要的补脾和补肾，补是主要的。因为补气主要是调节机体的脏腑功能，脏腑协调，营血自能内生。就阴阳而言，补阴是主要的，因为患者以口苦咽燥、潮热、脉细等阴虚证较为多见，特别是晚期患者。肾为先天之本，脾为后天之本，补先天尤较后天重要。实验证明，健脾类药物如薏苡仁、茯苓，只是在改善食欲、增进吸收中起作用来增强免疫力，具有健脾燥湿作用的白术挥发油亦有治疗癌症的记载。补肾阳药物如续断、菟丝子、杜仲、补骨脂等除直接有抗癌抑癌作用外，且能调节激素水平，改善机体代谢作用。现代研究也证明补血药生血作用不显，多数无抗癌作用，而补气药抗癌作用确切，如人参等。但是，也并非所有的补气和补肾药物都有上述确切治癌作用，同类药物的作用不尽相同，还需对每一种药物的治癌特性进行研究。

第一节 良恶性肿瘤鉴别

恶性肿瘤是一组疾病，生于上皮的叫"癌"，生于其他组织的叫"肉瘤"。是一组细胞在多种因素下，包括机体的内在因素和物理性、化学性、生物性等多种外在因素长期作用下，导致细胞从量变到质变的过程，从而具有过度活跃增殖的特性。这种过度增殖不符合生理要求，不接受正常调控机制的控制。中医学中"癌"字，最早见于 12 世纪东轩居士所著述的《卫济宝书》。但是其所指可能只有部分癌症被涵盖；与西医的Cancer 内涵一致大约在清朝末年，光绪年间成书的《辞海》所收录的癌字，中西医才一致。

中医医籍里的"积聚""癥瘕""岩"等，涵盖了西医学的良性和恶性肿瘤。如《难经》的五十五难曰："积者，五脏所生，聚者，六腑所成也。积者，阴气也，其始发有常处，其痛不离其部，上下有所始终，左右有所穷处。"《诸病源候论》曰："癥瘕者，皆由寒温不调，饮食不化，与脏器相搏结所生也。"就拿肝癌来说，在中医医籍里多认为隶属于"癥瘕""积聚""黄疸""臌胀""腹水"等范畴。历代典籍都有较为翔实的记载，《张氏医通》的描述："有瘀血发黄，大便必黑，腹胁有块或胀。"《类证治裁》曰："阴黄系脾脏寒湿不运，与胆液浸淫，外渍肌肉，则发而为黄。"《灵枢》记载了："腹胀，身皆大，大与腹胀等也，色苍黄，腹筋起，此其候也。"《金匮要略·水气》曰："肝水者，其腹大，不能自转侧，胁下腹痛，时时津液微生，小便续通。"1937 年刊出刘野樵的《奇经直指》中记载："诸癌厥惟肝癌为最毒，其结果多致积水，成大腹而死。"对肝癌与腹水的关系已经有明确认识。肿瘤在人体某部位的细胞在致癌因素作用下，使一个或几个细胞的基因受到损伤产生突变，然后这些细胞不按人体需要、不受人体控制，活跃地、无限制地增生，这些无限增生的细胞常常在一起形成肿块，这就是肿瘤。

肿瘤分两大类：良性肿瘤、恶性肿瘤（常统称之为癌症）。良性肿瘤生长缓慢，除在要害部位占位有影响外，一般对健康和生命没有危害。恶性肿瘤生长迅速，与人体争夺营养，产生有害代谢产物，破坏人体正常器官组织结构，对人体健康极为有害，如不及时进行有效治疗将会夺人生命。恶性肿瘤又分癌和肉瘤，癌发病占多数，肉瘤仅占 10%，但恶性程度高，治疗效果差，危害更大。

良性肿瘤与恶性肿瘤，二者在细胞形态、组织结构、生长方式、增长速度和对人体影响等方面均有本质的不同，所以治疗上也不一样。把恶性肿瘤当作良性肿瘤治疗就会贻误患者。反之，若把良性肿瘤当作恶性肿瘤治疗，不仅给患者造成精神上的负担，而且由于采取许多不必要的治疗手段，致使患者遭受痛苦和经济损失。因此，必须将良性肿瘤与恶性肿瘤加以严格区分。良性肿瘤细胞分化程度高，它与正常组织细胞虽不完全一样，但近似之处颇多。如纤维瘤细胞与正常的纤维细胞就较近似。恶性肿瘤的细胞分化程度低，与正常的组织细胞差异大，很像幼稚细胞的胚胎细胞。它的特点是：

（1）排列紊乱。由于恶性肿瘤细胞分化程度低，细胞的排列常很紊乱，如腺癌的细胞尽管可围成腺腔，但腺腔大小及形状颇不规则，细胞的层次可为单层或多层，甚至有不形成腺腔者。

（2）细胞极性丧失。正常的相邻上皮细胞之间，一般有一定的排列方向，细胞极性的紊乱或丧失，是恶性变的早期征象之一。

（3）细胞及细胞核的变化。恶性肿瘤的细胞及细胞核是大小不等、形态不一。细胞核增大尤其显著，致使核与细胞浆的比例失常。

第二节　恶性肿瘤的流行病学

一、恶性肿瘤的分布

（一）时间分布

恶性肿瘤的发病率和死亡率在世界范围内均呈增长趋势。2000 年全球新发癌症患者 1010 万，死亡 620 万；2002 年全世界新发恶性肿瘤病例 1090 万例，死亡 670 万例。除宫颈癌和食管癌外，所有恶性肿瘤都呈上升趋势。据世界卫生组织专家预测，2010年，发达国家和发展中国家的恶性肿瘤新发病例分别为 531 万和 703 万，死亡病例为 302 万和 468 万；到 2050 年，发达国家和发展中国家的恶性肿瘤新发病例将分别达 679 万和 1704 万，死亡病例分别达 407 万和 1193 万。癌症已成为全球最大的公共卫生问题，将是新世纪人类的第一杀手。各类恶性肿瘤的时间变化趋势有所不同，其中肺癌的发病率和死亡率在各国均呈增高趋势，年发病达 120 万，死亡 110 万，尤以工业发达国家为甚；近年来，乳腺癌的发病率逐年上升，在世界范围内正以每年 0.2%～8% 的速度上升。而宫颈癌和食管癌发病率下降明显。全球癌症发病顺位依次为肺癌、乳腺癌、结直肠癌及胃癌。死亡顺位依次为肺癌、胃癌、肝癌及结直肠癌。

我国从 20 世纪 70 年代至今，癌症发病率及死亡率一直呈上升趋势。肿瘤总死亡率每年以 2.5% 的幅度逐步上升，上升的主要恶性肿瘤是肺癌、胃癌、肝癌和白血病，死亡率增幅最大的是肺癌，达 111%。在过去的 30 余年，恶性肿瘤在我国大部地区已位居全部死因的第一或第二位。据国家卫计委《2007 中国卫生统计年鉴》公布资料显示，2006 年，我国城乡居民前四位死因为：恶性肿瘤、脑血管病、心脏病、呼吸系统疾病。与世界卫生组织的报告一致，恶性肿瘤第一次在城市和农村居于首位。恶性肿瘤的死亡率顺序依次为：肺癌、肝癌、胃癌、结直肠和肛门癌、食管癌、乳腺癌、白血病、膀胱癌、鼻咽癌及宫颈癌。与 2005 年相比，城市居民和农村居民恶性肿瘤死亡率分别上升 15.8% 和 22.9%，上升速度非常惊人，农村居民更为严重，如不加以控制，20 年后我国癌症死亡人数将上升一倍。我国主要下降的恶性肿瘤是宫颈癌、鼻咽癌、食管癌和女性乳腺癌。死亡率降幅最大的是宫颈癌，由 1970 年的 5.29/10 万下降到 2006 年的

0.87/10 万，下降了 83.6％。1980 年，宫颈癌曾列世界女性恶性肿瘤死亡率的第一位，自 1985 年后下降为第二位，其主要原因是由于中国宫颈癌发病率下降所致。

恶性肿瘤发病率和死亡率的时间动态变化，提示相应的影响因素的动态变化，这些因素主要包括人口老龄化、人们的生活行为方式以及环境的改变等。

人口老龄化随着全球经济的发展、医疗卫生条件的改善，居民的营养保健水平得到提高，导致死亡率下降，人均期望寿命延长，加上许多国家还伴随有出生率的下降，使老龄人口构成增加。2000 年全世界 65 岁以上人口为 4.2 亿，预计 2020 年将达 7 亿。

生活行为方式的变化随着社会经济的发展、科学技术的进步以及健康教育的开展，使人们的生活方式、食物结构、饮食习惯和行为习惯都会发生相应的变化，如吸烟、饮酒习惯以及膳食结构改变，体力劳动、活动的减少，焦虑、紧张及对自身健康的关注等。这些变化可造成部分恶性肿瘤发生的危险性增加或降低。

环境的改变，伴随工业化和城市化的过程，空气、水、土壤的污染，自然生态平衡遭破坏，使人群恶性肿瘤发病的危险性增加。

（二）地区分布

1. 恶性肿瘤在世界范围内的分布

恶性肿瘤在世界各地普遍存在，但并非随机分布，不同国家、不同地区、不同人群中各类肿瘤有明显差别，目前发病率以发达国家最高，但发展中国家增加速度非常快。

2. 恶性肿瘤在同一国家不同地区的分布

恶性肿瘤在同一国家的不同地区的发病率和死亡率也有很大差别。在我国肝癌的分布特点是南方高于北方，东部高于西部，沿海高于内地，尤其以江河三角洲地区和沿海岛屿人群高发，提示这些地区的地理环境及气候条件可能与肝癌发病有关。

3. 恶性肿瘤的城乡分布

恶性肿瘤城乡分布的差别非常明显，我国城乡恶性肿瘤总死亡率均呈上升趋势，但乡村恶性肿瘤死亡率的增长幅度大于城市。城市肺癌死亡率明显高于农村，而农村的胃癌、肝癌、食管癌等消化系统癌症死亡率高于城市。

1775 年英国外科医生波特首先指出，人类患癌是接触环境的结果。目前已知，气象、气候、地理、地质、土壤、水源、地球化学、动植物生态均可影响癌症的发病。癌自环境来，首先表现在癌症具有明显的地域特征。据调查，在干旱的山区和丘陵地区食管癌发病率较高，热带、亚热带沿海潮湿多雨地区肝癌发病率较高，年平均气温低于 16℃的一些谷地（非洲）伯基特（Bmkitt）淋巴癌多见；土壤中含镁量较高，胃癌发病率较低；工业区下风地带肺癌发病率较高。

癌症与环境密切相关，又表现在它有明显的职业特征。200 多年前，英国医生已发现长期与防锈剂接触的铁路工人，各部位癌肿发病率都有升高趋势；锡矿职工由于在其工作场所粉尘中和烟尘中有 15 种无机化学物质可能发生致突变和致癌作用，故肺癌发病率较高；合成染料厂中患膀胱癌的较一般人多；大量接触放射性物质的工人易患白血病；铀矿工人和石棉矿工人肺癌的发病率都高。据美国报告，使用石棉的工厂中，吸烟可使患癌率增加 8 倍。另据荷兰报道，养鸟是导致肺癌的重要原因，养鸟的危害性比吸烟还大。养鸟者比不养鸟者肺癌发生率高 8 倍。因鸟羽绒中散布的微尘可引起肺癌。大量的肿瘤流行病学分析研究表明，癌的病因 80%～90% 是环境因素。医学家们将环境因素分为两类：一类是与人的生活方式密切有关的社会因素和行为，如吸烟、饮酒、不良饮食习惯及生活不规律等；另一类是环境中的有害物质因子，如空气及水的化学污染、滥用药物等。目前学者认为前一种因素更为重要。根据某些西方学者的估计，不同环境因素在致癌作用中所占的比例分别是：不良饮食约占 35%，吸烟约占 30%，饮酒约占 3%，生育及性行为约占 7%，食品添加剂影响约占 1%，职业有害因素约占 4%，环境污染约占 4%，可影响健康的工业产品约占 1%，药物及医疗过程问题约占 1%，地球物理因素约占 3%，各种感染因素可能为 10%。

由此可见，不良饮食、吸烟及饮酒这 3 项与人的生活方式密切相关的因素，在所有环境因素中约占 70%，因此，如果我们能够持之以恒地养成并坚持科学的、良好的习惯，同时积极有效地改善生产、生活和公共环境，那么人类患癌症的机会将会大大降低。包括空气污染、杀虫剂、农药等污染，伴随工业化都市化程序加速而使癌症死亡率上升。如汽车废气，家庭煤烟含 3，4-苯并（a）芘等致癌物，可致肺癌。上海肺癌死亡率 70 年代为 50 年代的几倍，最高点在闹市区。我国各大城市及其远近郊县男性肺癌死亡率的差别与环境污染关系密切。上述致癌因素可概括为社会环境与生活方式和行为两大方面。

因此，WHO 结论：防治癌症主要靠社会和行为措施。当然，并不否定技术和药物的作用。但这些往往受社会因素制约，如防治工作能否落实，就与社会制度、防疫网的健全等因素有关，我国林县食管癌的防治工作甚为世界人士称赞。

4. 恶性肿瘤与饮食结构的关系

经过调查发现，女性癌症患者的 50%、男性癌症患者的 30% 可能是由于饮食因素引起的。因此，"癌从口入"这句话有一定道理。例如，长期喜食过咸的食物，会破坏胃黏膜的功能，使胃溃疡疾病转化为胃癌。其他盐腌、烟熏、烤制的食物如咸肉、腊肠、熏鱼、火腿、咸菜等，由于在加工过程中使用过量的色素添加剂和形成亚硝胺等物质，故长期偏食这类食物也易致癌。日本人患胃癌人多可能与常食腌制食物有关。其次，癌从口入还与人体摄入各种维生素及微量元素不足有关。例如，如食用含硒量不足的食物，则大肠、乳腺、卵巢、喉、胰腺等癌症的发病率就大大增加。而摄入维生素不足，因身体的抵抗力低，也容易诱发癌症。科学研究表明，口腔、咽喉、食管、胃、前列腺、直肠、结肠、肺、乳腺等部位的癌症均与饮食有关，可通过改变饮食习惯和饮食来防治。为此，在饮食方面应注意以下几点。

（1）不吃霉变食物。现已查明，发生霉变的玉米、花生能产生黄曲霉素 B_1，这种霉菌可诱发肝癌。某些霉素滴入气管内可致癌，注入皮下可引起纤维肉瘤。

（2）不能过量吃高脂肪食物。脂肪本身不会致癌，但长期多食脂肪食物，会使大肠内的胆酸和中性胆固醇浓度增加，这些物质的蓄积诱发结肠癌。高脂肪食物还能增加催乳激素的合成，促使发生乳癌。据调查，美国结肠癌的发病率比非工业化国家高 10 倍，乳腺癌高 5～10 倍，均与高脂肪饮食有关。

（3）不吃已被污染的食物。例如被农药、化肥、石棉、纤维多环烃化合物和重金属污染的主食和副食，一旦进入人体，就会引起组织细胞发生突变而致畸、致癌。如智利盛产硝石，广泛使用硝酸盐肥料，使粮食中硝酸盐的含量过高，造成了亚硝胺致癌的物理化学因素。另外，水源污染亦是病从口入的重要原因。污水中可能包括有致癌的金属离子、苯并（a）芘及黄曲霉素等毒物。因此，保护环境、防止污染、采用净水装置等提高水质，亦是防止癌从口入的重要环节。最后还要强调的是不偏食。什么是营养？有人会回答说，杂吃就是营养。为防止体内引起营养素缺乏，就要提倡杂吃。

只要在日常饮食中加以注意，就可把"癌从口入"减少到最低限度。

我国以胃、食管及肝癌多见。初步研究认为，与喜欢吃发酵霉变食物，吃新鲜蔬菜少有关。如南方是胃癌低发区，广东人饮食以"生、冷、淡"为特征，居全国低水平，而北方则因气候条件，冬季吃腌菜、咸菜较多，缺少维生素 C，不利于阻断致癌亚硝胺类化合物的形成。同时，食管癌高发区（如太行山区四周等），人们喜吃发酵霉变的酸菜。肝癌高发区江苏启东、海门县，广西扶绥县，人们吃玉米多，受海洋性气候影响，潮湿多雨，粮食易霉变。所以珠江三角洲、长江三角洲、雷州半岛、北部湾附近，甚至山东半岛的沿海地区，肝癌都较高发。胃癌与暴饮暴食、食管癌与营养不平衡有关。

经济发达国家的肠癌、乳腺癌发病率较高，则与高脂肪饮食密切有关。日本移民于美国，由于饮食因素改变，很快胃癌下降，肠癌上升，接近于美国白人。丈夫吸烟危害妻子，吸烟者妻子的肺癌死亡率比丈夫不吸烟者高 1 倍。如果妻子也吸烟，则又高于 1 倍。国外对吸烟的危害比较清楚，社会舆论也很重视，健康教育工作较深入，使近年吸烟率有所下降。我国却相反，吸烟率逐年上升。新中国成立以来，人口增加 1 倍，香烟产量增加了 10 倍，同时所产烟含焦油高，每支超过 25mg，危害严重。吸烟所致肺癌常需十多年或数十年才见后果。英国牛津大学比图认为，根据上述数据，中国每年有 3 万男性因吸烟致癌而早死，另外 3 万死于其他非癌疾病。预计到 2025 年，每年肺癌人数增至 90 万，加上一倍的其他疾病，总计有 180 万人死于吸烟所致的过早死亡，为目前每年死于全国癌症人数的 1 倍。这是一个触目惊心的数字。

据 WHO 1986 年一份报告指出，全世界每年有 100 万人早死，其中 60％肺癌新病例由吸烟引起，预测到 2000 年每年有 200 万。90％肺癌，70％慢性支气管炎和 25％心脏病与吸烟有关。不论发达国家还是发展中国家，吸烟都成了严重问题，每年 850 亿美元用于香烟消费，平均每个人（包括男女和儿童）每年吸 1000 支烟以上。美国全部死因中 25％是由吸烟引起，吸烟可增加 20 种病的危险性，同时也增加 10 多种癌症的危险性。其中与肺癌关系最为密切。日本新近报道了吸烟支数与肺癌死亡的关系。

（三）人群分布

1．年龄因素

任何年龄均可发生恶性肿瘤，但不同的恶性肿瘤各有其相应的高发年龄。一般是随着年龄的增长死亡率呈上升趋势。儿童期以白血病、脑瘤和恶性淋巴瘤的发病和死亡最多；青壮年时以肝癌、白血病和胃癌最常见；中老年期则以肺癌、胃癌、食管癌等发病为多。40～64岁为癌症高发年龄，严重地影响劳动力人口健康，造成人口寿命减低、社会经济负担过重。

常见的恶性肿瘤年龄发病率变动类型有：

（1）婴儿期高峰型在婴幼儿时期发病率高，婴儿期以后明显下降。如肾母细胞瘤。

（2）持续升高型发病率随年龄持续升高，提示致癌因素在人生过程中持续存在。如胃癌、食管癌、膀胱癌。

（3）先上升后下降型发病率上升至一定年龄后下降。如肺癌死亡率在70岁后有所下降，提示致癌因素在不同时期的作用强度不同或与老年人的易感性降低有关。又如宫颈癌发病率在更年期前出现高峰，更年期后明显下降，提示可能与机体生理状况的改变有关。

（4）双峰型发病率出现两个年龄高峰。如乳腺癌在青春期和更年期出现两个高峰，提示绝经前后乳腺癌的致癌因素可能不同。

2．性别因素

恶性肿瘤的性别分布，除女性特有的肿瘤外，通常男性高于女性，尤以肺癌、肝癌、胃癌、食管癌为甚，女性比男性高的只有胆囊、甲状腺、乳腺的肿瘤；2006年我国癌症标化死亡率男女性别比城市约为 1.6∶1，农村约为 1.8∶1，且随着年龄增长逐渐增高。在恶性肿瘤高低发地区，肿瘤的性别差异大小亦有不同。

无论男女老少都有可能患癌症，但是男性和女性在发生各种肿瘤的可能性上，是有差别的。一般恶性肿瘤男性比女性高发，二者比例为 1～4∶1。通常10岁以下男性发病率较高；15～50岁则以女性发病率较高；50岁以后，男性的发病率又超过女性。在各种肿瘤中，上消化道和呼吸道癌，男性明显高于女性，而乳腺癌和生殖器官、胆囊和甲状腺肿瘤以女性多见。据我国肝癌高发区调查，患肝癌的男女比例将近 4∶1

3．婚育状况

早婚多育妇女宫颈癌多发，未婚者及犹太妇女中罕见，说明与性行为和性卫生有关。乳腺癌的发生在有无哺乳史的妇女差异较大，有哺乳史明显降低，生育、哺乳等造成的生物学和内分泌变化可能与之有关。宫颈癌低发区宫体癌及乳腺癌发病率较高。

美国新墨西哥大学的专家们分析了2800份癌症患者病历，探讨结婚对癌症的诊断、治疗和幸存比例的影响。分析结果表明，单身者、离婚者或丧偶的人，在医生诊断患者有癌症之后一般比结婚的人在发现癌症后死得早。而且结过婚的人在癌症早期作出诊断的可能性也比单身的人多。更为重要的是在发现患有癌症后5年仍然活着的人的比例，结婚者比单身者高 2 倍多。为什么结婚的人会有这些特点呢？专家们认为可能是因为配偶双方互相关心，常常能较早地注意到一些癌症的早期癌候并及时到医院检查，获得早期诊断，而且在确诊后，也可以从配偶对方得到更多的慰藉。另外，结婚者神经健全程度一般比较高，比单身的人更易经受得住癌症的精神打击。

4. 种族因素

恶性肿瘤的种族差异十分明显，如鼻咽癌在广东人多见；原发性肝癌多见于非洲班图人；印度人中口腔癌发病多；哈萨克斯坦人食管癌较常见；白种人易患皮肤癌，皮肤颜色深浅不同可能对紫外线敏感程度不同，美国白人的恶性黑素瘤发病率比黑人高出几十倍。种族分布的差异提示不同种族的生活方式、遗传易感性和环境因素可能与恶性肿瘤发生有关。

5. 职业

经常接触职业性的致癌物而发生的恶性肿瘤称职业性肿瘤。包括阴囊癌在内的皮肤癌是职业肿瘤中发现最早的、也是最常见的一类，多见于煤焦油和石油产品行业。

6. 移民

移民人群是一类遗传性相对稳定，但成长、生活的环境却与原籍不同的特殊群体，其生活习惯、饮食类型随环境改变而发生变化。通过移民流行病学研究比较移民人群与原籍居民或移民人群与移居地居民的恶性肿瘤发病率或死亡率的差异，来探讨环境因素和遗传因素在恶性肿瘤发生中的作用。

全世界大约 80% 的鼻咽癌发生在中国，在我国绝大部分病例又集中广东省。在美国的广东移民，鼻咽癌的发病率比当地居民高出 20 倍。且移民后代鼻咽癌的发病率仍然高于美国白人，提示鼻咽癌的发生与遗传因素有关。

7. 性生活

性行为也是社会行为。如多个性伴侣、性生活不卫生或多子女、宫颈炎症等，宫颈癌发病率高。据我国研究，阴茎癌与宫颈癌死亡呈负相关。特别据高发区调查，华中一带山区冬季无取暖设备，洗澡少，宫颈癌高发。但华南的高山区有洗澡习惯，则呈低发。

8. 文化水平卫生知识水平、生活方式和行为，对癌症发病也有影响。我国研究，45～54 岁癌症死亡率中，大学文化 9.32/万、高中 14.38/万、初中 13.35/万、小学 18.17/万、文盲 12.47/万。美国资料与我国近似。芬兰对 20～59 岁人群作了研究，受教育少于 8 年的人群其癌症相对危险性较受教育高于 8 年增加 1 倍。

9. 社会心理

心身疾病中也包括一部分癌症，即社会心理因素可促进某些癌症的发生或死亡。我国胃癌流行病学研究说明，受过严重社会刺激和爱生闷气者，特别是吃饭生闷气的人，较易患胃癌。肿瘤学者发现，忧郁型性格易患癌症。据报道，B 型（抑制型）性格易患癌，是由失望、焦虑、忧郁等情绪，通过中枢神经系统降低免疫功能对致癌物质的防御能力，增加了患癌的危险性。

（四）经济分布

据报道，波兰城市胃癌发生率较农村低，与社会经济阶层之间呈负相关，即收入高的阶层死亡率低，相关系数男女一致。波兰认为与吃霉变马铃薯有关，减少摄入马铃薯后胃癌开始减少。美国胃癌发生率在 30 年代较高，后一直下降，与其经济增长有关。日本胃癌一直居世界之首，死亡率约达 50/10 万（1960 年），后逐年下降，与 50 年代末 60 年代后经济起飞密切相关。经济决定饮食构成。日本癌症研究所所长平山维氏认为，多喝牛奶和多吃新鲜蔬菜，少吃盐腌食物，是胃癌死亡率下降的主要原因，而经济条件决定上述饮食的选择。

肠癌与胃癌恰恰相反，随着经济水平的提高，肠癌（主要是结肠癌）死亡率增高，呈正相关。肝癌死亡率高者为非洲和南亚经济不发达的国家。可能是由于穷困，饮食选择性不大，从欧美输入大量霉变食物（发霉花生、玉米等），摄入黄曲霉素较多，加之地处热带，食物贮存条件不好，易霉烂等，造成了肝癌高发。

乳腺癌在经济发达国家日渐增多，我国城市发病也与日俱增。研究表明，与摄入高脂肪有关。宫体癌多发于富有阶层。宫颈癌则多见于穷人，与生活卫生条件（如用水）不好，卫生知识水平低，性生活不卫生有关。

有人按经济收入研究口腔、喉、食管和肺癌，发现收入低者上述 4 种癌症均高，其次为中等收入者，再次为高收入者。

二、我国恶性肿瘤流行病学特征

恶性肿瘤已成为危害中国居民健康的主要原因。根据 GLOBOCAN2018 显示，全球恶性肿瘤新发病例约 1808 万例，死亡病例约 956 万例，中国分别约占 23.7％ 和 30％，发病率和死亡率均高于全球平均水平。由于人口老龄化、工业化、城市化进程的加剧，生活方式的改变等原因，中国癌症负担仍会增加。此外，危险因素的多样性和不明确性使癌症防控十分困难。

（一）发病率

据全国肿瘤登记中心最新数据显示，2014 年中国恶性肿瘤新发病例数 380.4 万例（男性 211.4 万例，女性 169.0 万例），平均每天约有 10400 人诊断为癌症。其中城市地区新发病例数为 226.4 万例，农村地区为 154.0 万例。2014 年全国恶性肿瘤发病率为 278.1/10 万（男性 301.7/10 万，女性 253.3/10 万）。城市和农村（248.9/10 万）相比，城市发病率较高，为 302.1/10 万。调整年龄结构后，发病率显著下降，且二者差异缩小，但趋势并未改变（城市 vs 农村为 197.0/10 万 vs182.6/10 万）。不同地区相比，华南地区发病率最高，其次是东北和华东地区，西南地区发病率最低。根据 2014 年恶性肿瘤发病数得出发病前 10 位的恶性肿瘤依次是肺癌、胃癌、结直肠癌、肝癌、乳腺癌、食管癌、甲状腺癌、子宫颈癌、脑瘤、胰腺癌，占全部恶性肿瘤发病的 77％（图 1）。其中男女性最常见的肿瘤分别是肺癌和乳腺癌。2014 年肺癌和女性乳腺癌新发例数分别为 78.1 万和 27.9 万。2000—2014 年间,农村地区肺癌总体发病率呈上升趋势,且上升幅度大于城市地区,但其发病率仍小于城市地区。与肺癌不同,乳腺癌发病呈发达地区较高,欠发达地区较低,城市发病率显著高于农村的特点。

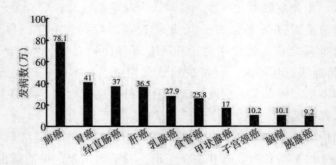

图1　2014年中国前10位恶性肿瘤发病情况

(二)死亡率

2014 年由癌症导致的死亡数为 229.6 万例(男性 145.2 万例,女性 84.4 万例)。农村低于城市,为 99.0 万例。2014 年全国恶性肿瘤死亡率为 168.0/10 万(男性 207.2/10 万,女性 126.5/10 万)。城市和农村相比,城市的死亡率较高(174.3/10 万 vs160.1/10 万)。调整年龄结构后,城市死亡率低于农村(103.5/10 万 vs111.6/10 万)。不同地区死亡率相比,华东地区死亡率最高,东北和中部地区次之,华北地区最低。根据 2014 年恶性肿瘤死亡数得出死亡前 10 位恶性肿瘤依次是肺癌、肝癌、胃癌、食管癌、结直肠癌、胰腺癌、乳腺癌、脑肿瘤、白血病、淋巴瘤,占全部恶性肿瘤死亡的 83.4%(图 2)。肺癌是男性和女性最常见的死亡原因,居同期恶性肿瘤死亡原因第一位。

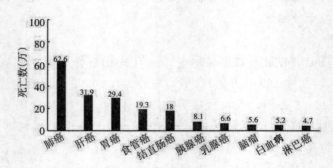

图2　2014年中国前10位恶性肿瘤死亡情况

(三)年龄别发病率及死亡率

恶性肿瘤发病率在 0~39 岁组较低,40 岁后人群发病率显著增加,75~80 岁年龄组达到最高水平,之后有所下降,男女性年龄别发病率变化趋势相同。低年龄组中

（20～50岁），女性发病率略高于男性，而随着年龄增加（50岁以上人群），男性的发病率显著大于女性。60～64岁组的人群发病数最高。恶性肿瘤死亡率随年龄的变化趋势与发病率相似，均在40岁以上人群中显著增加，80岁年龄组出现折点，随后增长趋势逐渐平缓。不同年龄组相比，男性死亡率均大于女性，男性在65～69岁组死亡数最高，女性晚于男性，75～79岁年龄组死亡数最高。

（四）生存率

2003—2005到2012—2015年间，癌症生存率呈现明显增加趋势，由30.9%增加至40.5%（图3）。子宫颈癌、甲状腺癌、骨肿瘤的五年生存率均呈现不同程度的增加。在所有癌症中，生存率最低的癌症是胰腺癌（7.2%），最高的是甲状腺癌（84.3%）。长期占据中国癌症发病和死亡第1位的肺癌生存率也呈现增加趋势，由16.1%增加至19.7%。不同地区相比，城市生存率大于农村，但农村生存率增加幅度显著大于城市，每年平均增加3.9%。其次，相对生存率与年龄呈负相关趋势，年龄越大，生存率越低，45岁以下人群的相对生存率比75岁及以上人群高43.3%。

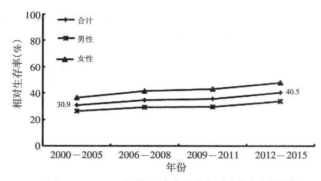

图3　2003—2015年中国5年标准化相对生存率变化趋势

（五）发病率及死亡率的时间变化趋势

2000—2011年间，男性癌症发病率平稳，但女性发病率明显增加。其中男性胰腺癌、结直肠癌、脑瘤、前列腺癌、膀胱癌和白血病的发病率增加。女性结直肠癌、肺癌、乳腺癌、宫颈癌、子宫体癌、甲状腺癌发病率逐渐攀升。男女性胃癌、食管癌、肝癌发病率均呈下降趋势。2004—2005年第3次中国居民死因回顾性调查结果显示，中国恶性肿瘤死亡率居世界较高水平。比20世纪70年代第1次死因调查死亡率增加了83.1%，比90年代第2次死因调查增加了22.5%。近年来，标准化死亡率虽呈下降趋势，粗死亡率仍呈增加趋势，实际死亡数从2000年的51 090人增加至2011年的88 800人。

三、我国恶性肿瘤防控现状

（一）癌症防治政策

癌症是严重危害中国居民健康的主要疾病之一，也是重大公共卫生问题。为做好癌症防控，降低恶性肿瘤疾病负担，中国出台了一系列文件推动癌症防控工作。"七五"

期间推出的《全国肿瘤防治规划纲要（1986—2000）》，是全国开展肿瘤防治工作的第一个纲领性文件。随后，国家卫健委（原卫生部）颁布了《中国癌症预防与控制规划纲要（2004—2010）》指导恶性肿瘤防控工作，明确表示以"预防为主"，"农村为防治重点"的指导原则，并逐步完善恶性肿瘤登记系统。随着医疗水平的不断进步，癌症不再是不治之症，经过有效治疗，五年生存率得到大幅度提升，目前癌症已归类为慢性病范畴。2012 年，国家卫健委（原卫生部）等 15 个部门联合推出《中国慢性病防治工作规划（2012—2015）》及紧随其后的《中国癌症防治三年行动计划（2015—2017）》极大地推动了中国恶性肿瘤防控工作。2016 年 10 月 25 日印发并实施的《"健康中国 2030"规划纲要》，其强调到 2030 年，总体癌症五年生存率需提高 15%，这一目标的实现依赖于早诊早治项目的实施、人群早诊早治意识的培养以及人群对常见慢性病的防控理念等，因此，实现这一目标还有一定的差距。2017 年初，依据《"健康中国 2030"规划纲要》制定的《中国防治慢性病中长期规划（2017—2025）》强化慢性病早期筛查和早期发现，推动由疾病治疗向健康管理转变。

中国在恶性肿瘤防控的不同阶段颁发不同性质的文件以指导工作，设定目标，期望未来中国的癌症防控会做得更好。制定癌症防控相关的政策、规划，必须全面了解中国癌症负担。加强疾病监测亦是中国癌症防控的着重点。至今，全国共成立 21 个省级癌症中心，574 个以人群为基础的肿瘤登记点，覆盖人口约 4.3 亿，并定期发布中国肿瘤登记年报数据，长期监测恶性肿瘤疾病负担及其变化趋势，为健康医疗提供数据支撑。

（二）恶性肿瘤的三级预防

1. 一级预防

从根本上降低癌症的发病率必须从病因出发，这是最具备成本效益的长期战略。研究表明，40% 的癌症患者通过合理的预防措施可以避免罹患癌症。中国针对目前已知的危险因素，开展人群干预措施，有效控制了癌症危害及其危险因素暴露水平。如吸烟，是导致癌症的主要可控的危险因素。2006 年自《烟草控制框架公约》正式在中国实施后，各地也陆续出台一些控烟政策，通过立法、提高烟草税率等措施，中国公共场所的吸烟率大幅度下降，但中国疾病预防控制中心发布的《2015 中国成人烟草调查报告》中指出，中国的烟草消费流行，人群对烟草危害认识仍需提高。这将是未来慢性病防控的主要难题。此外，疫苗接种对降低和感染因素直接相关的癌症（肝癌、宫颈癌等）负担是最经济有效的办法。中国于 2002 年将新生儿乙型肝炎疫苗纳入国家免疫规划，2007 年，将甲型肝炎疫苗等纳入国家免疫规划，推广新生儿乙肝疫苗接种后，5 岁以下儿童乙肝病毒表面抗原携带率从 1992 年的 9.67% 降至 2014 年的 0.32%，降幅达 97%。在个人层面，通过倡导健康生活方式，普及健康知识，提高人群的知、信、行，以督促居民做好个人健康管理。

2. 二级预防

中国癌症患者存在临床晚期居多、预后不良等显著特点。以胃癌为例，中国胃癌

90％属于进展期，诊治率低于10％，远低于日本（70％）和韩国（50％）。因此，癌症早发现、早诊断是治疗癌症、延长生存率的关键。根据相关研究，自2005年中国陆续开展了一系列癌症筛查计划，有效提高了癌症早诊率和生存率。2005年启动的农村癌症早诊早治项目到2017年已有252个筛查点，其中上消化道癌188个、结直肠癌33个、肝癌13个、鼻咽癌7个、肺癌11个。上消化道癌早诊早治适宜技术正在大范围推广，且效益明显，86％的患者得到有效治疗。针对城市高发的肺癌、乳腺癌、结直肠癌、上消化道癌（食管癌和胃癌）、肝癌五大癌症，2012年启动的城市癌症早诊早治项目，至2018年已扩大到20个省份，完成了300万人高危风险评估，其中130万人群为高危人群，占比43％。过去10多年中，淮河流域内的河南、江苏、安徽、山东四省水污染备受关注，引起党中央高度重视，并于2007年启动淮河流域癌症早诊早治项目。针对于污染相关，对当地负担较重的食管癌、胃癌、肝癌开展人群筛查和早诊早治工作。目前该项目已覆盖32个县（区）。

　　除此之外，各地方财政也积极投身到恶性肿瘤防控，支持癌症防控工作，同时结合新农合、城镇医疗保险等大病保险，有效缓解贫困地区经济负担。研究表明，开展以人群为基础的癌症筛查项目可以有效降低疾病负担，但并不是所有癌症均适用。例如在人群中实行基于PAS的前列腺癌筛查和甲状腺癌筛查，易导致过高的假阳性、过度诊断和过度治疗，增加人群心理负担和资源浪费。因此，开展人群筛查项目需要在考虑本国国情的前提下，依托于前期工作基础，充分考虑筛查利与弊，从而制定出全面、可行、稳健的筛查策略，力求将筛查的效益最大化。尽管目前恶性肿瘤筛查取得了显著成效，但仍存在许多问题，比如筛查效果评价标准不一、缺乏有效筛查技术以及如何选择新型分子标志物。如何处理筛查导致的心理负担和过度治疗。进一步优化筛查技术和方案将是下一步需要解决的问题。

　　3. 三级预防

　　根据195个国家和地区全球医疗质量和可及性排名显示，中国Healthcare Access and Quality Index（HAQ）指数排名从2015年的全球第60位，提高到2016年的第48位。这一成就展现了中国在持续提升医疗质量水平和医疗技术能力等方面作出的不懈努力。截至目前，中国已成立36个国家级医疗质控中心、28家省级肿瘤医院，市级、区级、县级肿瘤医院也正在快速发展，并制定了一系列诊治指南，例如，国家卫健委（原卫计委）印发的宫颈癌、结直癌等5种恶性肿瘤规范化诊疗指南，医疗质量逐渐走向规范化、精准化。"单病种、多学科"诊疗模式也逐步兴起，不同学科专家可为患者制定更加准确、有效的个体化诊疗方案，最大限度地减少误诊、误治，从而提高患者诊治质量。另外，心理治疗也是癌症治疗的主要辅助手段，有助于提高治疗效果和促进康复。医护人员通过关心和鼓励患者，帮助患者重新建立自信心。

第三节　恶性肿瘤的致病因素

一、行为及生活方式

（一）吸烟

肺癌发病率与吸烟有关，吸烟者为 85.2/10 万，而不吸烟者仅为 14.7/10 万。据有关人士 44 个月的调查发现，每天吸烟半包到 1 包，1 包到 2 包及 2 包以上者鳞癌死亡率比不吸烟者的分别增高 8.4、18 和 21 倍。吸烟又接触石棉、镍、铬、镉等由于协同作用以致肺癌发病率更高。据 150 多次流行病学调查报告均证实吸卷烟可致肺癌。从 1939—1963 年间 30 多次病例对照，7 次大规模的定群调查证实吸烟与肺癌发病有剂量-反应关系。一般认为吸卷烟可以提高肺癌死亡率 10 倍以上。吸烟年龄越早，数量越多，发生肺癌的机会越大，其间有明显相关。戒烟后癌危险度渐趋下降，5 年后可保持在比一般人略高的水平。吸卷烟除导致肺癌外，还可导致口腔、咽、喉、食管、胰腺、膀胱等多种癌症。

（二）饮酒

饮酒与口腔癌、咽癌、喉癌、直肠癌有关。长期饮酒可导致肝硬化继而可能与肝癌有联系。饮酒又吸烟者可增加某些恶性肿瘤的危险性。

（三）饮食

有人估计，发达国家男性癌症的 30%～40%，女性癌症的 60% 可能与饮食有关。饮食致癌的可能途径、方式大约有以下几种。

（1）天然食物或食品添加剂中存在致癌物。如亚硝胺有强致癌作用，并不一定要长期慢性作用，而只需一次足够的"冲击量"即可诱发恶性肿瘤。亚硝胺前身（亚硝酸盐和二级胺）以稳定形式广泛存在于自然界中，特别在植物中亚硝酸盐很易由硝酸盐形成。过多使用硝酸盐肥料与土壤中缺钼都易造成植物中硝酸盐的积累。储存的蔬菜、水果中易存在高浓度的亚硝酸。食用色素中具致癌性的有二甲氨基偶氮苯（致肝、胆管、皮肤、膀胱癌）、邻氨基偶氮甲苯（致肝、肺、膀胱癌、肉瘤）、碱基菊橙（致肝癌、白血病、网状细胞肉瘤）等。香料及调味剂中具致癌作用的有黄樟素（致肝、肺、食管癌）、单宁酸（致肝癌、肉瘤）及甘素（N-苯乙基脲致肝癌）。

（2）食物受致癌物污染。黄曲霉菌污染米、麦、高粱、玉米、花生、大豆，产生黄曲霉毒（aflatoxins，简称 AF）。毒素有 12 种，其中 AFB1 致癌作用最强，在低剂量长时期作用下，几乎可使全部动物致癌。AF 在紫外线及可见光照射下仅能部分分解；加热 100℃，2h 后，只能减毒 30%；180～185℃ 3h 可大部被破坏。15lb 压力下 120℃ 4h 方降至对肝脏无害的微量。其他污染食物的致癌物还有展青霉素、黄米霉素、杂色曲霉素、环氯霉素、厌黄霉素等，它们的致癌力不及 AF，如杂色曲霉素仅为 AF 的 1/10，但其分布较 AF 广。由于它们一般都极为稳定，不易为高温破坏，故危险性大，不可忽视。

（3）食物加工或烹调过程中产生致癌物。烟熏、炙烤及高温烹煮食物时，由于蛋白质热解，特别在烧焦的鱼、肉中可产生有致突变和致癌性的多环有机化合物。据估算，50g 熏肠所含致癌物苯并（a）芘的量相当于一包香烟烟雾中所含的量，或等于大工业中心居民在 4～5 昼夜期间所吸入污染空气中的数量。一盒油浸熏制鱼的苯并（a）芘量相当于 60 包香烟或一年内所吸入空气中致癌物的数量。油被连续和重复加热及添加到未加热的油中都会促进致癌物及辅癌物生成。因此，多次或长时间使用过热油脂都有引起恶性肿瘤的危险。

（4）食物成分在胃肠道内形成致癌物。当胃肠道中细菌多时，细菌的代谢作用与硝酸盐的还原能力均加强（细菌的硝酸盐还原酶适于在中性环境中发挥作用），故胃酸减少或缺乏时，胃内亚硝酸盐浓度高，出现适于亚硝胺形成的胃内环境。

（5）营养缺乏时的间接致癌作用。食品粗糙，长期缺铁，营养不足时发生食管癌和胃癌的危险性增加。硒的平均摄入量、血硒水平、饮食中硒浓度均与发生恶性肿瘤的危险性呈负相关。长期缺碘或碘过多与甲状腺癌的发生有关。

（6）过多营养的间接致癌作用。食物热量过高、纤维素过少，特别是脂肪总摄入量过高，可使乳腺癌、结肠癌、前列腺癌发病率增加。动物实验表明，高脂肪膳食又缺乏胆碱、叶酸、维生素 B_1 及蛋氨酸时，可增强各种化学致癌物的致癌性。

二、环境理化因素

（一）环境化学物

世界卫生组织指出，人类恶性肿瘤的 90％ 与环境因素有关，其中最主要的是与环境中化学因素有关。据美国《化学文摘》登记的化学品已达 50 多万种，进入人类环境的有 96000 多种，每年新增加的化学物还有近千种，目前已证实可对动物致癌的有 100 多种，通过流行病学调查证实对人类有致癌作用的达 30 多种。大城市空气污染物苯并（a）芘与肺癌的密切关系。按一般浓度水平 $30～40 m\mu g/m^3$ 推算，约有 10％肺癌病例可由大气污染（包括与吸烟有联合作用）所引起。有的学者提出大气中苯并（a）芘含量每增加一个单位（$0.1\mu g/m^3$），肺癌死亡率将增加 5％.

（二）电离辐射

电离辐射诱发人类癌症问题自 16 世纪以来一直受到人们关注。1945 年 8 月原子弹在日本广岛和长崎爆炸后的幸存者中，白血病发病率明显增高，1950—1954 年达到高峰，而且距爆炸中心越近，接受辐射剂量越大者，白血病发病率越高。又如 1925—1943 年美国放射科医生的白血病死亡率较一般医生高 10 倍以上。电离辐射可引起人类多种癌症，如急性和慢性细胞白血病、其他类型急性白血病、多发性骨髓瘤、恶性淋巴瘤、骨肉瘤、皮肤癌、肺癌、甲状腺癌、乳腺癌、胃癌、胰腺癌、肝癌、喉癌、脑瘤、神经母细胞瘤、肾脏细胞瘤及鼻窦癌等。

三、社会心理因素

（一）独特的感情生活史可导致癌症的发生

美国学者劳伦斯·莱什研究了 500 多名癌症患者的生活史，发现 76％的患者具有同一类型的独特生活史。我国学者研究也发现家庭的不幸事件、工作学习紧张过度、人际关系不协调等这些独特的生活史大多影响或决定了患者以后的精神状态并可导致癌症的发生。儿童时期父母早亡、离异、不和睦、长期分离，成年后再遭挫折、丧偶、事业失败、理想破灭、难以宣泄的悲哀和持续紧张压力引致绝望都是导致癌症的重要社会心理因素。生活中的巨大精神刺激引起的恶劣情绪往往是癌细胞的"激活剂"。

（二）巨大的精神冲击

据 1902—1957 年 55 年间 75 篇有关肿瘤病因及发病率研究报告发现，影响癌症发病的重大生活事件一般都先于癌症起病前 6～8 个月。另据乳腺癌患者的大量观察也证实了生离死别的忧郁、悲伤和焦虑多出现在发生癌症前 1 年左右。

（三）个体的性格特征

据研究，发现具有 C 型个性特征者患恶性肿瘤者较多。C 型个性特征表现为性格内向、怪僻，时而小心翼翼，时而情绪冲动，多愁善感，要求的目标忽高忽低。我国学者研究发现具有下列性格特点者易患癌症。①多愁善感，精神抑郁者。②易躁易怒，忍耐性差者。③沉默寡言，对事物态度冷淡者。④性格孤僻，脾气古怪者。长期处于孤独、矛盾、失望、压抑状态，是促进恶性肿瘤生长的重要因素。

（四）职业因素

1979 年及 1982 年 IARC 对美国家癌症研究所（NIC）提交的 368 种可疑致癌物进行两次研究确定，仅有 35 种具有充分流行病学证据和可靠动物实验资料，可被评为对人类致癌化学物质，其中职业性的共 21 种。它们是砷化合物、石棉、双氯甲醚与工业品氯甲醚、甲醚、镉的氧化物、铬（铬酸盐生产工业）、赤铁矿采矿（氡）、芥子气、镍（镍精炼）、多环芳烃（烟炱）、沥青焦油、矿物油、煤焦油煤气、4-氨基联苯、金胺制造、联苯胺、β萘胺、氯乙烯、苯、异丙基油、镍和镍化合物、制靴鞋、家具制造和橡胶工业中某些工种。美国 NIC 曾列出 12 种癌症高发职业。我国卫生部、劳动人事部、财政部及中华全国总工会曾于 1987 年颁布了《职业病范围和职业病患者处理办法的规定》中规定了 8 种职业性肿瘤，它们是：①石棉所致肺癌、间皮瘤。②联苯胺所致膀胱癌。③苯所致白血病。④氯甲醚所致肺癌。⑤砷所致肺癌、皮肤癌。⑥氯乙烯所致肝血管肉瘤。

（五）病毒因素

目前认为与人类肿瘤可能有密切关系的是乙型肝炎病毒（原发性肝细胞癌）、EB 病毒（Burkitt 淋巴瘤、鼻咽癌）和单纯性疱疹病毒Ⅱ型（宫颈癌）。应考虑宿主的基因组和一些协同因素（化学致癌物、激素、免疫缺陷等）可能在病毒致癌中的作用。在一定条件下病毒基因组可部分或全部整合到宿主细胞染色体中，从而引致细胞恶变。

第四节　恶性肿瘤的临床表现

恶性肿瘤的临床表现因其所在的器官、部位以及发展程度不同而不同，但恶性肿瘤早期多无明显症状，即便有症状也常无特征性，等患者出现特征性症状时，肿瘤常已经属于晚期。一般将癌症的临床表现分为局部表现和全身性症状两个方面。

一、癌症的局部表现

（1）肿块：癌细胞恶性增殖所形成的，可用手在体表或深部触摸到。甲状腺、腮腺或乳腺的癌可在皮下较浅部位触摸到。肿瘤转移到淋巴结，可导致淋巴结肿大，某些表浅淋巴结，如颈部淋巴结和腋窝淋巴结容易触摸到。至于在身体较深部位的胃癌、胰腺癌等，则要用力按压才可触到。恶性肿瘤包括癌的肿块生长迅速，表面不平滑，不易推动；良性肿瘤则一般表面平滑，像鸡蛋和乒乓球一样容易滑动。肺部等胸腔器官无法直接触摸到，但在胸片或 CT 上可以看到相应的肿块，或在锁骨上等部位触摸到转移的淋巴结肿块。

（2）疼痛：肿瘤的膨胀性生长或破溃、感染等使末梢神经或神经干受刺激或压迫，可出现局部疼痛。出现疼痛往往提示癌症已进入中、晚期。开始多为隐痛或钝痛，夜间明显。以后逐渐加重，变得难以忍受，昼夜不停，尤以夜间明显。一般止痛药效果差。

（3）溃疡：体表或胃肠道的肿瘤，若生长过快，可因供血不足出现组织坏死或因继发感染而形成溃烂。如某些乳腺癌可在乳房处出现火山口样或菜花样溃疡，分泌血性分泌物，并发感染时可有恶臭味。胃、结肠癌形成的溃疡一般只有通过胃镜、结肠镜才可观察到。

（4）出血：癌组织侵犯血管或癌组织小血管破裂而产生。如肺癌患者可咯血或痰中带血；胃癌、食管癌、结肠癌则可呕血或便血，泌尿道肿瘤可出现血尿，子宫颈癌可有阴道流血，肝癌破裂可引起腹腔内出血。

（5）梗阻：癌组织迅速生长而造成空腔脏器的梗阻。当梗阻部位在呼吸道即可发生呼吸困难、肺不张；食管癌梗阻食管则吞咽困难；胆道部位的癌可以阻塞胆总管而发生黄疸；膀胱癌阻塞尿道而出现排尿困难等；胃癌伴幽门梗阻可引起餐后上腹饱胀、呕吐等。总之，因癌症所梗阻的部位不同而出现不同的症状。

（6）其他：颅内肿瘤可引起视力障碍（压迫视神经）、面瘫（压迫面神经）等多种神经系统症状；骨肿瘤侵犯骨骼可导致骨折；肝癌引起血浆白蛋白减少而致腹水等。肿瘤转移可以出现相应的症状，如区域淋巴结肿大，肺癌胸膜转移引起的癌性胸水等。

二、全身症状

早期恶性肿瘤多无明显全身症状。恶性肿瘤患者常见的非特异性全身症状有体重减轻、食欲不振、恶病质、大量出汗（夜间盗汗）、贫血、乏力等。恶病质常是恶性肿瘤晚期全身衰竭的表现，不同部位肿瘤，恶病质出现早晚不一样，一般消化道肿瘤者可较早发生。

某些部位的肿瘤可呈现相应的功能亢进或低下，继发全身性改变，如肾上腺嗜铬细胞瘤引起高血压，甲状旁腺腺瘤引起骨质改变等。

此外，有些肿瘤如肺癌，由于产生内分泌物质，产生与转移、消耗无关的全身症状，即副肿瘤综合征等，表现为肺性骨关节病、Cushing 综合征、Lambert-Eaton 综合征、异位 ADH 分泌综合征等。

三、恶性肿瘤标志物

正常细胞转化成为恶性肿瘤细胞需要经历许多步骤和多阶段的过程。主要如启动阶段、促进阶段、和演进阶段。细胞的启动阶段说明 DNA 损伤和突变，成为癌前病变；促进阶段说明细胞表型已经改变，属于原位癌；演进阶段就是癌细胞的发展和转移。凡是能反映细胞恶性演变的各个阶段中表型和基因型的特性和特征的，都是可以肿瘤标志的。肿瘤标志范围非常广，根据生物特性分为生物学标志、遗传学标志、生物化学标志三大类。现介绍以下几种的临床意义：

甲胎蛋白（AFP）对原发性肝细胞癌有较好的临床意义，正常值 $20\mu g/mL$。肝内肿块，$AFP>400\mu g/mL$ 可以临床诊断。

癌胚抗原（CEA）正常值 $0\sim5ng/mL$。CEA 在许多种癌症中都有升高，特别是在结肠癌、乳腺癌、及肺癌的诊断上发挥了作用。在复发转移的监测有重要价值。

卵巢癌的 CAI25、小细胞肺癌的 NSE、绒癌的 HCG、前列腺癌的 PAP、骨髓瘤的 M 蛋白等临床常用。

另外还有 CAI9-9 在胰腺癌及胆囊癌的患者血清中也有增高。这些肿瘤标记物在患各种癌症时超过血清基准值的概率为 $50\%\sim80\%$。

患骨髓瘤时，尿中可见到一种叫作本斯-琼斯氏蛋白（Bence Jones Protein）的特殊蛋白质。当发现这种蛋白时，基本就可以确诊骨髓瘤。

第五节　恶性肿瘤的实验室检查

随着计算机技术和科学技术的发展，已经从传统的 X 线诊断发展到现在的 CT、MRI、PETCT、DSA、ECT 以及 B 超等影像学技术，有的还可以诊断与治疗结合在一起，在各类肿瘤疾病的诊断中，影像学都占有重要位置。特别是对肿瘤的早期诊断、早期治疗、术前的病情估计、治疗计划和方案制定，随访等都十分重要。

肿瘤的 X 线诊治，主要是透视、拍片和体层摄影技术。如 CR、DR 的透视，拍片，是最基本的常规检查，主要用于呼吸系统和肌肉骨骼系统。在骨骼肿瘤的诊断中基本能明确定性的诊断，方便、快捷。在胃肠、泌尿系统，可以用造影明确肿瘤的大小、部位、形态。

一、实验室检查

（1）常规检查：包括血、尿、粪常规检查。白血病患者血象可明显改变；泌尿系统肿瘤可出现血尿；多发性骨髓瘤尿中可出现 Bence-Jones 蛋白；消化道肿瘤可出现便血或大便潜血，并伴有贫血。这些检查有时并非特异性，但常为临床提供有价值的诊断线索。

（2）血清学检查：主要是用生化方法测定肿瘤细胞产生的肿瘤标志物，这些标志物可以是酶、激素、糖蛋白、胚胎性抗原或肿瘤代谢产物，大多数肿瘤标志物在恶性肿瘤和正常组织之间并无质的差别，仅为量的差别，故特异性较差，但可以作为辅助诊断，对疗效判断和随访具有一定价值。

这些检查主要包括酶学检查，如碱性磷酸酶，在肝癌和骨肉瘤患者可明显升高；糖蛋白，如肺癌血清 α 酸性糖蛋白可有升高，消化系统肿瘤 CA19-9 等增高；肿瘤相关抗原，如癌胚抗原（CEA）在胃肠道肿瘤、肺癌、乳腺癌中可出现增高，甲胎蛋白（AFP）在肝癌和恶性畸胎瘤中可增高。

（3）流式细胞分析术：用以了解肿瘤细胞分化的一种分化，分析染色体 DNA 倍体类型、DNA 指数等，结合肿瘤的病理类型用以判断肿瘤恶性程度及推测预后。

（4）基因或基因产物检查：核酸中碱基排列具有严格的特异序列，基因诊断即利用此特征确定是否有肿瘤或癌变的特定基因存在，从而作出诊断。

二、影像学和内镜检查

（1）X 线检查：包括透视与平片，如部分外周性肺癌、骨肿瘤可以在平片上出现特定的阴影；造影检查，如上消化道造影可能发现食管癌、胃癌等，钡灌肠可以显示结肠癌等；特殊 X 线显影术，如钼靶摄影用于乳腺癌的检查。

（2）超声检查：简单、无创，广泛用于肝、胆、胰、脾、肾、甲状腺、乳腺等部位的检查，并可在超声引导下进行肿物的穿刺活检，成功率较高。

（3）计算机断层扫描（CT）检查：常用于颅内肿瘤、实质性脏器肿瘤、实质性肿块及淋巴结等的诊断与鉴别诊断。CT 检查分辨率高，显像清楚，可以在无症状情况下发现某些特定器官的早期肿瘤。低剂量螺旋 CT 可以降低对人体的放射线照射剂量，而图像清晰程度也能满足临床需求，从而可以实现对某些特定部位肿瘤的高危人群进行大面积筛查，如肺癌的早期筛查，已经取得了良好的效果。

（4）放射性核素显像：根据不同肿瘤对不同元素的摄取不同，应用不同的放射性核素对肿瘤进行显像。对骨肿瘤诊断的阳性率较高，还可用于显示甲状腺肿瘤、肝肿瘤、脑肿瘤等。

（5）磁共振成像（MRI）：利用人体氢原子核中的质子在强大磁场下激发氢质子共振，产生电磁波被接收线圈接受并做空间定位，形成人体组织的生理或病理 MRI 图像，以供临床诊断，尤其对神经系统及软组织显像尤为清晰。

（6）正电子发射断层显像（PET）：以正电子核素标记为示踪剂，通过正电子产生

的 γ 光子，重建出示踪剂在体内的断层图像，是一项能够反映组织代谢水平的显像技术，对实体肿瘤的定性诊断和转移灶的检查准确率较高。

（7）内镜检查：是应用腔镜和内镜技术直接观察空腔脏器和体腔内的肿瘤或其他病变，并可取组织或细胞进行组织病理学诊断，常用的有胃镜、支气管镜、结肠镜、直肠镜、腹腔镜、胸腔镜、子宫镜、阴道镜、膀胱镜、输尿管镜等。

三、细胞病理学检查

1. 临床细胞学检查

包括体液自然脱落细胞检查，如痰液、尿液沉渣、胸腔积液、腹腔积液的细胞学检查以及阴道涂片检查等；黏膜细胞检查，如食管拉网、胃黏膜洗脱液、宫颈刮片以及内镜下肿瘤表面刷脱细胞；细针吸取细胞检查，如用针和注射器吸取肿瘤细胞进行涂片染色检查等。细胞学检查取材简单，应用广泛，但多数情况下仅能作出细胞学定性诊断，有时诊断困难。

2. 病理组织学检查

根据肿瘤所在不同部位、大小、性质而采取不同的取材方法。

（1）穿刺活检：应用专门的活检针在局麻下获取小的组织块进行组织学诊断。缺点是有可能造成肿瘤的针道转移或严重出血，应严格掌握适应证。

（2）钳取活检：用于体表或空腔脏器黏膜的表浅肿瘤，多在内镜检查时获取组织进行病理学检查。

（3）手术切除肿瘤活检：或切取部分肿瘤组织进行病理学检查，对色素性结节或痣一般不做切取或穿刺活检，应该完整切除检查。

各类活检均有促使恶性肿瘤扩散的潜在可能性，需要在术前短期内或术中施行。

第六节　　恶性肿瘤的治疗

一、手术治疗

理论上，若是以手术完全移除肿瘤细胞，癌症是可以被治愈的。对早期或较早期实体肿瘤来说，手术切除仍然是首选的治疗方法。根据手术的目的不同，可分为以下几种。

（1）根治性手术：由于恶性肿瘤生长快，表面没有包膜，它和周围正常组织没有明显的界限，局部浸润明显，并可通过淋巴管转移。因此，手术要把肿瘤及其周围一定范围的正常组织和可能受侵犯的淋巴结彻底切除。这种手术适合于肿瘤范围较局限、没有远处转移、体质好的患者。

（2）姑息性手术：肿瘤范围较广，已有转移而不能做根治性手术的晚期患者，为减轻痛苦，维持营养和延长生命，可以只切除部分肿瘤或做些减轻症状的手术，如造瘘术、消化道短路等手术。

（3）减瘤手术：肿瘤体积较大或侵犯较广，不具备完全切除条件，可以做肿瘤的大部切除，降低瘤负荷，为以后的放、化疗或其他治疗奠定基础。

（4）探查性手术：对深部的内脏肿物，有时经过各种检查不能确定其性质时，需要开胸、开腹或开颅检查肿块的形态，区别其性质或切取一小块活体组织快速冰冻切片检查，明确诊断后再决定手术和治疗方案，为探查性手术。

（5）预防性手术：用于癌前病变，防止其发生恶变或发展成进展期癌，如家族性结肠息肉病的患者，可以通过预防性结肠切除而获益，因这类患者若不切除结肠，40 岁以后约有一半可发展成结肠癌，70 岁以后几乎 100％发展成结肠癌。

二、化学治疗

由于癌细胞与正常细胞最大的不同处在于快速的细胞分裂及生长，所以抗癌药物的作用原理通常是借由干扰细胞分裂的机制来抑制癌细胞的生长，譬如抑制 DNA 复制或是阻止染色体分离。多数的化疗药物都没有专一性，所以会同时杀死进行细胞分裂的正常组织细胞，因而常伤害需要进行分裂以维持正常功能的健康组织，例如肠黏膜细胞。不过这些组织通常在化疗后也能自行修复。

因为有些药品合并使用可获得更好的效果，化学疗法常常同时使用两种或以上的药物，称作"综合化学疗法"，大多数病患的化疗都是使用这样的方式进行。

化学治疗的临床应用有四种方式：

1. 晚期或播散性肿瘤的全身化疗

因对这类肿瘤患者通常缺乏其他有效的治疗方法，常常一开始就采用化学治疗，近期的目的是取得缓解。通常人们将这种化疗称为诱导化疗。如开始采用的化疗方案失败，改用其他方案化疗时，称为解救治疗。

2. 辅助化疗

是指局部治疗（手术或放疗）后，针对可能存在的微小转移病灶，防止其复发转移而进行的化疗。例如骨肉瘤、睾丸肿瘤和高危的乳腺癌患者术后辅助化疗可明显改善疗效，提高生存率或无病生存率。

3. 新辅助化疗

针对临床上相对较为局限性的肿瘤，但手术切除或放射治疗有一定难度的，可在手术或放射治疗前先使用化疗。其目的是希望化疗后肿瘤缩小，从而减少切除的范围，缩小手术造成的伤残；其次化疗可抑制或消灭可能存在的微小转移，提高患者的生存率。现已证明新辅助化疗对膀胱癌、乳腺癌、喉癌、骨肉瘤及软组织肉瘤、非小细胞肺癌、食管癌及头颈部癌可以减小手术范围，或把不能手术切除的肿瘤经化疗后变成可切除的肿瘤。

4. 特殊途径化疗

（1）腔内治疗：包括癌性胸腔内、腹腔内及心包腔内积液。通常将化疗药物（如丝裂霉素、顺铂、5-氟尿嘧啶、博来霉素）用适量的流体溶解或稀释后，经引流的导管注入各种病变的体腔内，从而达到控制恶性体腔积液的目的。

（2）椎管内化疗：白血病及许多实体瘤可以侵犯中枢神经系统，尤其是脑膜最容易受侵。治疗方法通常是采用胸椎穿刺鞘内给药，以便脑积液内有较高的药物浓度，从而达到治疗目的。椎管内常用的药物有甲氨蝶呤及阿糖胞苷。

（3）动脉插管化疗：如颈外动脉分支插管治疗头颈癌，肝动脉插管治疗原发性肝癌或肝转移癌。

三、放射线治疗

也称放疗、辐射疗法，是使用辐射线杀死癌细胞，缩小肿瘤。放射治疗可经由体外放射治疗或体内接近放射治疗。由于癌细胞的生长和分裂都较正常细胞快，借由辐射线破坏细胞的遗传物质，可阻止细胞生长或分裂，进而控制癌细胞的生长。不过放射治疗的效果仅能局限在接受照射的区域内。放射治疗的目标则是要尽可能地破坏所有癌细胞，同时尽量减少对邻近健康组织的影响。虽然辐射线照射对癌细胞和正常细胞都会造成损伤，但大多数正常细胞可从放射治疗的伤害中恢复。

肿瘤对放射敏感性的高低与肿瘤细胞的分裂速度、生长快慢成正比。同一种肿瘤的病理分化程度与放射敏感性成反比，即肿瘤细胞分化程度低则放射敏感性高，而分化程度高者则放射敏感性低。因此临床根据肿瘤对不同剂量放射线的反应不同可分为 3 类：一类是对放射敏感的肿瘤，常照射 50～60Gy，肿瘤即消失，如淋巴瘤、精原细胞瘤、无性细胞瘤及低分化的鳞状上皮细胞癌、小细胞未分化型肺癌等。另一类是中度敏感的肿瘤，要照射到 60～70Gy，肿瘤才消失。再一类是对放射不敏感的肿瘤，其照射量接近甚至超过正常组织的耐受量，放射治疗的效果很差，如某些软组织肉瘤和骨的肿瘤等。肿瘤的放射敏感性还和其生长方式有关，一般向外突性生长的肿瘤如乳突型、息肉型、菜花型较为敏感，而浸润性生长的肿瘤如浸润型、溃疡型，则敏感性较低。

放射敏感性与放射治愈率并不成正比。放射敏感性的肿瘤，虽然局部疗效高，肿瘤消失快，但由于它的恶性程度大，远处转移机会多，因而难以根治。鳞状上皮癌的放射性属中等，但它的远处转移少，故放射治愈率较高，如皮肤、鼻咽、子宫颈癌。另外，对淋巴肉瘤、髓母细胞瘤等较敏感。高度敏感的有多发性骨髓瘤、精原细胞瘤，卵巢无性细胞瘤、尤文瘤、肾母细胞瘤等。高度敏感的肿瘤可以放疗为主，早期宫颈癌、鼻咽癌、舌癌、早期的食管癌等放疗的五年生存率均可达 90% 以上。这些癌症的晚期放疗有时也能取得一定的疗效。

四、靶向治疗

靶向治疗从 20 世纪 90 年代后期开始在治疗某些类型癌症上得到明显的效果，与化疗一样可以有效治疗癌症，但是副作用与化疗相较之下减少许多。在目前也是一个非常活跃的研究领域。这项治疗的原理是使用具有特异性对抗癌细胞的不正常或失调蛋白质的小分子，例如，酪氨酸磷酸酶抑制剂，治疗 EGFR 敏感突变的非小细胞肺癌，疗效显著，但耐药基因的出现是目前阻碍进一步提高疗效的主要障碍。

五、免疫疗法

免疫疗法是利用人体内的免疫机制来对抗肿瘤细胞。已经有许多对抗癌症的免疫疗法在研究中。目前较有进展的就是癌症疫苗疗法和单克隆抗体疗法，而免疫细胞疗法则是最近这几年最新发展的治疗技术。

六、中医中药治疗

中医中药治疗配合手术、放化疗可以减轻放化疗的毒副作用，促进患者恢复，增强对放化疗的耐受力。

第四章　中医治疗恶性肿瘤

　　恶性肿瘤的中医治法多种多样，各个医家从古代医籍、病因病机、现代药理学、免疫学、统计技术、名家治疗经验分析治疗恶性肿瘤各种治法的重要性。尤其从现代药理学角度分析中药对机体的积极作用与对恶性肿瘤的抑制作用，为中医中药治疗恶性肿瘤提供更有说服力的观点。消法和补法都是程氏在《医学心悟》中提出的"八法"的内容。消法，是通过消导和散结，使积聚之实邪渐消缓散的治法；补法，是补益人体脏腑气血阴阳不足的治法。人体自身及其与内外环境之间，始终维持着"阴平阳秘"的动态平衡状态，这是维持人体正常生理状态的基础。《黄帝内经》有云，"正气存内，邪不可干""邪之所凑，其气必虚"，高度概括了疾病发生的根本原因在于正虚受邪。《景岳全书》认为："凡积聚之治，如经之云者，亦既尽矣；然欲总其要，不过四法，曰攻、曰消、曰散、曰补，四者而已。"可以看出治疗肿瘤时，应当以祛除肿瘤为首要的任务，并且提出治疗肿瘤的治法以攻、消、散、补为主。

　　笔者根据多年临床经验总结出的九补一攻法其本质也是中医八法中的补法和消法中的消导散结，中医八法作为中医疾病治疗的指导纲领，对相应的疾病进行治疗，起到以偏纠偏的作用。关于"消"与"补"的选择，要参考不同肿瘤的病机特点、发展阶段及同期进行的西医治疗，并根据患者临证表现及舌脉特点，进行辨证分析。但总结各家文献所述及笔者临床经验，也有一定规律可循。如早中期肿瘤正气受损不剧，往往以邪实为主，可适当给予攻伐之品；晚期肿瘤则以正虚为疾病的主要方面，需要重点考虑留存正气。有如老年患者正虚比年轻者明显。而更多的临床患者接受中西医结合治疗，术后患者，气血大亏，以补益气血为主；放化疗者，尤其是放疗，中医属于热毒耗伤气阴，注重益气养阴生津，并针对放化疗可能产生的毒副反应进行预防性治疗；长期接受内分泌治疗者，多见肝肾阴亏，应在方剂中添加滋补肝肾的药物等。

　　恶性肿瘤是严重危害人类健康的重大疾病，我国癌症发病率、病死率均居全球第一，这一严峻形势给"健康中国"的实现带来了巨大的挑战，同时也引起了临床和科研人员的极大关注。在过去 10 年里，肿瘤的治疗取得了较大进展，包括手术方式的改进、新放化疗方案的实施以及靶向和免疫治疗的应用等，这些进展延长了肿瘤患者的生存时间、提高了生存质量。然而，居高不下的病死率表明人类仍面临着非常多的挑战，如术后复发、肿瘤耐药以及抗肿瘤治疗导致的严重毒副作用等。近年来，中医中药在肿瘤治疗中展现了从早期预防、术后防复发、放化疗减毒增效、防治肿瘤并发症的全程防治效果。

第一节　中医恶性肿瘤的学术特点

伴随着现代肿瘤综合治疗观的发展，中医药在肿瘤治疗中的地位日益突出，中医肿瘤学得到了进一步发展，其学科体系日趋完善，学术特点更加明确，可基本概括为如下几个方面。

一、整体观

中医认为"天人合一"，即人与自然及机体内部各脏腑器官之间形成了一个有机的整体，自然的变化与人的生长发育及疾病息息相关，这种思想在中医肿瘤学中体现得尤为突出。中医认为肿瘤病是一种全身性疾病的局部表现，其发生、发展是机体内、外多种因素作用的结果。因此，中医肿瘤学中十分强调"整体观"在肿瘤发生、发展、治疗中的意义。

二、动态观

肿瘤发病是一个复杂的过程，肿瘤不同的发展阶段呈现了不同的临床特点和病机特色。因此，中医强调肿瘤研究过程中的"动态观"，注重分析肿瘤不同阶段的动态变化特点，把握每个阶段的病机变化关键，从而准确、合理地应用中医的各种治疗方案。

三、辨证与辨病观

肿瘤病是一大类疾病的总称，其具有病种繁多、病症复杂等特点，不同部位的肿瘤，不同病理特性的肿瘤，临床表现各不相同。因此，中医在肿瘤临床治疗研究中，不仅强调辨证，亦强调辨病，注意辨证与辨病的有机结合，突出在辨病基础上进行辨证治疗。

四、"杂合以治"观

由于肿瘤病的复杂性、特殊性，中医强调肿瘤治疗中的"杂合以治"。所谓"杂合以治"，与现代肿瘤"综合治疗"十分相似，主要是根据不同肿瘤不同阶段的临床特点，运用中医辨证观和整体观，有计划地、合理地应用中医各种治疗手段，改善患者体内脏腑阴阳失衡的状态，提高肿瘤患者生存质量，最大限度延长生存周期，并且提高治愈率。

第二节　中医肿瘤学的诊治要点

中医对癌症诊治法则。首先就是要明确诊断。现代科技手段给中医带来了新的诊断依据，可以比较准确地诊断，确定治疗原则。

一是明确疾病的性质。是否为恶性肿瘤，要有细胞学或者病理学的支持，达到一级诊断；或者十分把握的临床学诊断。如原发性肝细胞癌的患者，有影像学的诊断支持，另有 AFP 等肿瘤标志物的诊断，加上临床其他确凿证据的诊断，如出现骨转移、脑转移、肺转移等原发病灶外器官的转移。

二是病位的诊断。是脑瘤、鼻咽癌、食管癌、舌癌、肺癌、乳腺癌、胃癌、肠癌、肝癌、卵巢癌等。但是在临床上辨证论治的时候，也要注意到转移在何部位，不可忽视。中医自古就有"他山之石"法。因为中医博大精深，胸怀广大，容纳百川，从来就不排除任何一种能治病的方法，从中医药发展史中都可以看到实例。

辨证论治是中医临床的核心，临证时先明确诊断，病位在何处，属阴、属阳，表、里、寒、热、虚、实，细细辨别病症的相同之处和不同之处，此时则是辨证之所在。施治以扶正培本、化痰、化瘀、解毒、散结，佐以通阳、理气、祛湿等法。在中医肿瘤学中治未病，怡情、摄生、饮食禁忌占有十分重要的地位，不可忽略其重要性。另外，西医手术、放化疗后的毒副作用是十分明显的，用中医辨证施治疗效显著，同时可以减毒增效，如减轻胃肠道反应、骨髓抑制、神经损害、肝功能异常等，这已经得到证实和公认。

中医治疗肿瘤的主要手段：中医药辨证论治、辨病辨证相结合、单方验方、外用药物（膏丹散等外敷）、针灸、导引、药膳等。经过现代的中药研究，也有静脉注射剂等。

第三节　　中医肿瘤治法的系统研究

使用中药治疗肿瘤已从单独地在临床上使用、观察疗效发展到研究其治疗原则、方法、作用机制，从复方的使用到单味抗肿瘤药物的筛选，以及到提取抗肿瘤药物的单体。研究人员从不同的方向，不同的层次研究抗癌中药的机制、疗效、治疗方法和防治放、化疗的毒副作用。中医药治疗恶性肿瘤可归纳为祛邪与扶正两大治则。祛邪方面又可分出以下具体治疗大法于下。

一、疏肝理气法

疏肝理气法适用于肝气郁结，症见情志抑郁，悲观消沉，胸闷善太息，胁肋胀满或疼痛，纳食减少，脘腹胀满，烦躁失眠，月经不调，腰骶胀痛等；以及胃癌、食管癌所表现的胸脘痞满、嗳气、泛恶、呕吐；肠癌出现的下腹部胀痛，大便里急后重；乳腺癌的肝经郁结，乳房胀痛，及颈项瘿瘤等症。其机制主要在于本类药物大多对肿瘤细胞有抑制作用。一些药物可引起癌细胞向正常细胞转化，恢复接触抑制，命令肿瘤细胞恢复到正常细胞的生长状态。一些药物还对消化道有兴奋作用，使消化道平滑肌蠕动加速，收缩加强，促进积气、粪便等代谢产物排出，并能增加胆汁分泌及消化液分泌，从而使机体气机保持调畅，气血正常运行。

二、化痰祛湿法

中医学中痰的概念较为广泛，认为"顽痰生百病"。古人还有"痰之为物，随气升降，无处不到""凡人身上中下有块者，多是痰"的论述，癌肿患者，如无红肿热痛等症状，常被称为痰块、痰核，被认为或由痰所成，故肿瘤每与"痰滞作祟"有关。如消化道肿物的胸脘痞闷，腹部痞满，胃纳不佳，呕恶痰涎，腹水，足肿，皮肤黄疸，大便溏薄；肺癌及其他癌症引起的胸腔积液、心包积液而出现的胸胁支满，咳嗽咳痰，喘促不得平卧，心悸气短；舌苔厚腻，脉濡或滑；流窜皮下肌肤则成痰核、瘰疬、瘿瘤、乳石痈（如肿瘤颈部淋巴结转移、淋巴肉瘤、甲状腺瘤、乳腺癌等）；及许多无名肿块，不痛不痒，经久不消，逐渐增大增多的痰核症等，并伴见脘腹满闷，痰涎难咳，舌苔白厚或腻浊，脉滑。化痰祛湿药，如半夏、天南星、贝母之类，在实验室中，也有抗癌活性。《景岳全书》中告诫现代医家"见痰休治痰，善治者，治其生痰之源"。此为正本清源之法。若肺热熏蒸生痰者宜清热除痰；燥邪伤肺、津液被灼、津灼成痰者宜润燥除痰；脾不健运、蕴湿成痰者宜配健脾燥湿药；肾虚水泛成痰者又宜配温肾壮阳药；又气滞易于生痰，痰郁则气机亦阻滞，故除痰散结药中亦常加入理气之品以调畅气机。本类药物均有不同程度的抑杀肿瘤细胞的作用，善于消散囊肿及其他良性肿瘤，亦可能有减少或控制恶性肿瘤周围炎症分泌物的作用。

三、软坚散结法

不少肿瘤在体内表现为癥瘕积聚，盘根错节，留著不去，肿块与日俱增，此时邪气炽盛，治宜消瘤攻坚、通利破积之法，以荡涤积滞、推陈致新、溃散癌块。符合《素问·阴阳应象大论》所说"其实者，散而泻之"。还符合《素问·至真要大论》所说"实者泻之""坚者削之""留者攻之"的治疗原则。凡肿瘤患者见肿瘤坚硬、不痒不痛、皮色不变及无名肿毒均可用之。临床常用于治疗瘿瘤、瘰疬、乳岩、癥瘕、积聚等证。实验表明，不少软坚散结药物，如夏枯草、牡蛎、海藻等有一定的抗肿瘤作用，其机制主要在于直接杀伤癌细胞。

四、活血化瘀法

肿瘤患者往往出现气滞血瘀。如痛有定处，疼痛的性质有刺痛、烧灼痛、刀割样疼痛、跳痛、绞痛、撕裂痛等；出血，其特征为反复出血，屡止屡发，血色紫黑或夹有血块；发热，多呈低热而缠绵不退，兼见面色萎黄、暗黑、肌肤甲错；还可因瘀血阻滞部位不同而表现出噎膈、黄疸、鼓胀、癃闭、痉挛等证。舌质暗紫，或有瘀点、瘀斑，或有舌下静脉粗胀、青紫，脉涩滞。由于血行不畅，瘀血凝滞，不通则痛，患者每有固定性疼痛，疼痛时间较持续而顽固，因血行不畅或局部瘀血故可见颜面暗晦，指甲及皮肤粗糙无光泽，舌质瘀暗，舌面瘀点或瘀斑、舌下静脉瘀血等，属血瘀者宜用活血化瘀法治疗。临床上气滞可以导致血瘀，血瘀也常兼气滞，故本类药物常与行气药同用，以增强活血化瘀的功效。又血遇寒则凝滞，对寒凝血瘀者宜配温里药以温通血脉。活血化瘀药依其作用强弱又可分为和血、行血、破血之类，前者药性较平和，后者较为峻猛。用活血化瘀法可以改善肿瘤患者血液的高凝状态，改善微循环，某些有活血化瘀作用的中药有直接杀灭肿瘤细胞的作用。临床上放疗时配合使用具有活血化瘀作用的中药可以减轻或防止放疗后出现的纤维化。活血化瘀方药可以促进新陈代谢，改善血液循环，增加血管通透性，软化结缔组织，消炎止痛，可能改善实体瘤局部的缺氧状态，提高对放射治疗的敏感性。

国外资料指出，由于癌瘤周围有大量纤维蛋白沉积，并形成纤维蛋白网络，使抗癌药物和免疫活性细胞不易深入瘤内。因而癌组织周围纤维蛋白的积聚，是癌细胞得以在体内停留、生长、发展，最后形成癌块或转移灶的重要因素之一。有些活血化瘀药具有增强纤维蛋白溶解性和降低纤维蛋白稳定性的作用，从而可能防止或破坏肿瘤周围及其癌灶内纤维蛋白的凝集。通过改善肿瘤组织的微循环及增加血流量，使抗癌药物、免疫淋巴细胞到达肿瘤部位，发挥抗癌作用，并能提高抗体水平，增强机体免疫力，从而有助于减轻症状，消除肿块。

有人认为恶性肿瘤患者血液中的血清蛋白（主要是纤维蛋白、免疫球蛋白）、脂质、血小板的异常等可使血液循环处于高凝状态，肿瘤患者常发生血栓、栓塞性疾病，目前对于恶性肿瘤的转移，血凝异常已作为重要因素之一而引起充分的重视。活血化瘀法通过其促进血液循环，能减弱血小板凝聚性，降低恶性肿瘤患者的血液黏滞度，使癌细胞不易在血液中停留、着床、种植，减少恶性肿瘤扩散和转移的机会，如活血化瘀药莪术就有比较肯定的抗癌作用，能增强机体的免疫力，增强瘤细胞的免疫原性，改善微循环等作用，为活血化瘀法的抗癌机制研究初步提供了佐证。

另外，有人提出由于包裹肿瘤的纤维组织的溶解破坏，也给肿瘤细胞的扩散创造了条件，若单独使用无抗癌作用的活血化瘀药有可能促进肿瘤扩散，故本类药物应与抗癌药配合使用为宜。在使用活血化瘀法的同时要注意机体的情况，凡正气不足者应酌情配伍补益药物以扶持正气。对出血患者、月经过多以及孕妇等，皆宜谨慎使用。

五、清热解毒法

恶性肿瘤病情险恶，癌块溃破则流血渗液腥臭，溃而难收，历代医家称为"恶疮""毒物"，认为是内有邪毒留着，郁久化热所致。如子宫颈癌患者的五色带下臭秽；肝癌患者烦热黄疸，邪热迫血妄行则吐血或便血；肺癌出现脓血痰；结肠癌见脓血便；白血病的吐衄发斑等，并伴见发热、五心烦热，口渴溺黄，便结或带下，舌红苔黄，脉数者，皆为热毒蕴积，治宜清热解毒。本类药物有较广泛的药理效应，如抑菌、对抗多种微生物毒素及其他毒素，而抑制炎性渗出、增生，从而控制或消除肿瘤及其周围的炎症和水肿。同时，清热解毒药具有较强的抗癌活性，并对荷癌机体具有包括提高免疫功能在内的广泛的调节作用。如从长春花、三尖杉、喜树、青黛、汉防己中分别提取长春花碱类、三尖杉碱类、喜树碱类、靛玉红、粉防己碱等，皆为疗效较肯定和药理研究较深入的抗癌药。

有些药物不但有抗肿瘤的效果，还能提高机体免疫功能，如白花蛇舌草、山豆根、汉防己、穿心莲等能提高单核巨噬细胞或淋巴细胞，用白花蛇舌草、半枝莲、山豆根等药物组成的复方与化学药物同用，初步见到能增强化学药物的治疗效果；汉防己、青黛等配合放射治疗有协同作用；某些清热解毒药尚能影响机体内分泌系统，如白花蛇舌草可能增强肾上腺皮质功能，而肾上腺皮质激素能提高化学药物的治疗效果，这些机制可能有助于说明清热解毒药对化学治疗和放射治疗的增效原理。本类药物多有较广的抗菌谱，有消炎、退热、散肿、排毒或中和毒素的作用，有的能抑制病毒。通过观察感染瘤株及未感染瘤株的生长情况和进行动物试验，发现炎症和感染是促使肿瘤扩散恶化的条件之一，由于这类药物能控制肿瘤周围炎症和其他感染，在一定程度上亦可能有助于控制肿瘤的发展。

目前，在用中药治疗肿瘤中，使用具有清热解毒作用的中药较多，主要是取其有祛邪作用，对肿瘤细胞有直接的杀灭作用，对肿瘤引起的发热有较好的效果。清热解毒药性多寒凉，易伤脾胃，影响运化，损人阳气，服用时间过长和分量过多，对身体会产生不良影响。凡脾胃虚弱、胃纳不佳、肠滑易泻及阳气不足的患者宜慎用，或适当辅以健脾药。

六、以毒攻毒法

以毒攻毒法适用于癌症"积坚气实"者。临床上常用于皮肤癌、宫颈癌、头面、四肢部位的癌症、乳腺及阴茎癌；也常用于食管癌、胃癌、肝癌、直肠癌等消化道肿瘤。以毒攻毒法治疗肿瘤主要在于杀伤癌细胞，引起癌细胞死亡为其共同特点。有些药物是通过作用于癌细胞增殖周期，阻断相应的生化过程，而使癌细胞死亡或停止在增殖周期某一环节。一部分药物如蟾酥、蜈蚣、甜瓜蒂等在适量时尚能增强机体免疫功能，可能起到促进肿瘤消退的作用。由于本类药物多是一些大寒、大热之品，通过顿挫寒热来影响、扰动肿瘤内在之阴阳，使肿瘤出现阴阳失衡甚至阴阳离绝而杀灭肿瘤，功效峻猛。当然这类药物在攻击肿瘤同时，也能对人体内在的阴阳之性产生扰动作用，对人体正气有一定的损害，给药时应严格掌握分量及疗程。当病邪已去大半，机体亏虚时应注意顾及正气，使祛邪与扶正有机地结合使用。凡孕妇及体弱者宜慎用。

第四节　中医肿瘤病症的分类与病名

在浩瀚的中医文献中，我们不难发现大量关于肿瘤命名和分类的记载，在各种中医命名中，有的描述与现代医学的癌症极其相似。从古代医籍分析，中医对肿瘤的命名和分类，主要根据肿瘤所出现的部位、症状、体征及病因予以命名和分类。现将一些中医文献中的肿瘤病名与类似现代医学的病名对照如下，仅供参考。

一、相当于恶性肿瘤者

（1）舌菌：舌癌。

（2）茧唇：唇癌。

（3）喉百叶：喉癌。

（4）石瘿：甲状腺癌。

（5）失荣：颈淋巴结转移癌。

（6）石疽：恶性淋巴瘤。

（7）噎膈：食管癌、贲门癌。

（8）反胃：胃窦部癌。

（9）乳岩（乳石痈、妒乳）：乳腺癌。

（10）肺积（肺痿、息贲）：肺癌。

（11）肝积（肥气、癖黄、肝着）：肝癌。

（12）心积（伏梁）：胃、肝、胆、胰腺肿瘤。

（13）癥瘕（积聚）：腹腔内胃、肝、胆、胰腺、膈、子宫、卵巢、肾脏等良性及恶性肿瘤。

（14）石瘕：子宫肌瘤及盆腔、宫体、腹膜后的良、恶性肿瘤。

（15）肠蕈：肠道肿瘤。

（16）锁肛痔：直肠癌。

（17）肾岩：阴茎癌。

（18）五色带下：宫颈癌及盆腔恶性肿瘤。

（19）肉瘤：软组织恶性肿瘤。

（20）石疔、黑疔、翻花疮：体表恶性肿瘤、黑色素瘤、癌性溃疡。

（21）骨疽：骨的良、恶性肿瘤。

二、相当于良性肿瘤者

（1）耳蕈：外耳道乳头状瘤。

（2）瘿瘤：甲状腺瘤、甲状腺囊肿。

（3）脂瘤：脂肪瘤及皮脂腺囊肿。

（4）痰包：舌下囊肿。

（5）血瘤：海绵状血管瘤。

（6）筋瘤：腱鞘囊肿。

第五节 恶性肿瘤的中医辨治

随着发病率不断上升，肿瘤已从少见病行变为多发病、常见病，成为人类健康的首要杀手。面对患者的客观需求，中医药的参与愈益广泛而深入，从单一的扶正补虚与姑息治疗，发展到全方位应对，其在多个方面发挥了独特的优势，彰显了不可低估的价值。通过勤求古训、古为今用，使传统的有关肿瘤的理念和经验在临床中得到体现和证实，同时，又将辨病诊断和辨证论治逐步结合起来，借助西医学的诊查手段深化认识，为我所用。

癌毒学说是基于临床审证求因所获得感性认识而得出的理论，是中医界治癌普遍应用抗癌法毒治则的客观反证，可提示癌毒是导致癌病的一类特异性致病因子。癌毒是在脏腑功能失调、气血郁滞的基础上，受内外多种因素诱导而生成，与相关非特异性病理因素杂合而为病的。邪盛生毒，毒必附邪，毒因邪而异性，邪因毒而鸱张。癌毒者，以痰瘀为依附而成形，耗精血自养而增生，随体质、病邪、病位而从化，表现证类多端，邪毒损正，因病致虚，在至虚之处留着而滋生，与相关脏腑亲和而增长、复发、转移。以上认识为应用解毒、攻毒等法治癌提供了理论依据。但从学术层面来看，中医肿瘤学的理论体系构建尚需加强，辨证论治的经验还需整理总结，疗效研究还要提高，应用西医学手段剖析机理的意识仍需强化。肿瘤的治疗只有从中医学的理念中寻求立足点，并在临床实践中点滴积累、系统整理，才能与时俱进，走自主创新之路。

目前，恶性肿瘤已成为我国第一致死病因。依据恶性肿瘤的临床表现，中医学是可以辨证并治疗的，这已是众所周知的事情。首先是辨证体系的构建。其必须以病机认识为基础，因此就需有一个基于恶性肿瘤病理生理的中医病机认识。只有基于此基础之上的辨证体系，对临床才有指导价值。

恶性肿瘤的发生是多因子、多步骤的漫长生物学过程。正常细胞经癌因子启动、促癌因子作用、细胞遗传物质改变使基因表达失控，导致细胞形态和功能发生改变，逐步形成恶性细胞。对于这个过程，中医认为是外邪侵袭、饮食不节、情志失调、脏腑亏虚、高年体衰等多种因素导致正气亏耗，酿生癌毒所引起。

恶变的细胞将遗传信息传给子代，进而形成瘤体。中医学认为，癌毒一旦滋生，则可阻碍经络气机运行，津液不能正常输布而留结为痰，血液不能正常运行而停留为瘀，癌毒与痰瘀搏结，迅速增大，形成肿块。

癌肿可累及正常器官，导致相应器官功能的异常或衰竭。中医认为是癌瘤阻滞气机导致脏腑功能异常。如癌瘤蕴肺，则肺失宣肃，症见干咳、胸闷等；癌瘤滞胃，则胃失纳降，症见纳少、欲吐等；脑瘤阻滞窍机，则神明失用，出现神志昏蒙、头痛抽搐等。

侵袭与转移是恶性肿瘤的生物学特征之一，通常由局部浸润、种植转移、淋巴转移和血液循环播散而实现。中医学将其中局部浸润称之为"侵袭"，将其种植转移、淋巴转移和血液循环播散等称之为"走注"。肿瘤后期可因恶病质而导致生命终结。中医可认为，癌瘤一旦形成，则掠夺水谷精微、阴血津液以自养，使机体因失养而虚弱，因虚弱而步入损途，终至衰竭而亡。

综上，恶性肿瘤的基本病机路线应是有了，即多种因素作用导致正气亏耗，酿生癌毒。癌毒一旦滋生，则搏结痰瘀，形成局部肿块；癌瘤阻滞气机，则可导致相关脏腑功能失调，进而耗伤气血津液，终使机体步入损途。这几乎已能解释各种不同癌肿的具体病机。在疾病之初，不同癌肿均有癌毒滋生、搏结痰瘀，形成瘤体；病至中期，因癌瘤所在脏腑病位不同而出现相应的机能失调，这对不同的癌肿而言，是有显著区别的；后期癌邪伤正，多以气阴不足为主，也是不同癌病所共有的，但不同癌病的侵袭与走注方位是有区别的。由此，建立相应病机与辨证体系已无大问题。

第六节　　中药治疗的组方配伍

一、抗癌解毒法

癌毒概念系国医大师周仲瑛教授提出，而抗癌解毒中药在历代中医典籍中却未见记载。近年来，借助药理学实验，大量具有抗肿瘤生物效应的中药被发现，这些被证实具有抗癌解毒作用的中药可供临床辨证择用。

如瘀血凝结可用活血化瘀类药物，如桃仁、红花、丹参、川芎、赤芍、牡丹皮、三棱、莪术、牛膝、鸡血藤、益母草、泽兰、降香、乳香、没药、马鞭草、凌霄花、水红花子、鬼箭羽、刘寄奴、三七、苏木、蒲黄、五灵脂、石见穿等；湿浊蕴结者可选用祛湿泄浊类药，如苍术、茯苓、猪苓、泽泻、生薏苡仁、车前草（子）、冬瓜皮、赤小豆、玉米须藿香、佩兰、砂仁、白豆蔻、草豆蔻、草果、蚕沙、防己等；湿热内蕴、胆汁瘀结者可选用具有清热利湿、退黄散结作用的茵陈、田基黄、垂盆草、鸡骨草、金钱草、海金沙等；痰瘀互结，胶结难解者，可选用化痰消瘀、软坚散结药，如牡蛎、海藻、昆布、瓦楞子、蛤壳、制天南星、苍术、厚朴、紫苏子、白芥子、法半夏、莱菔子、葶苈子等；气机郁滞者可选用理气解郁药，如青皮、陈皮、柴胡、香附、郁金、沉香、檀香、紫苏叶、紫苏梗、旋覆花、枳实、八月札、木香、厚朴、槟榔、大腹皮、佛手、香橼、绿萼梅、玫瑰花、刀豆、甘松、娑罗子等。

本病以癌毒为先因，故抗癌解毒是本病的核心治则与治法。另外，痰瘀交阻为本病前期基本病理，局部肿块为本病临床特征之一。因此，治疗除注重抗癌解毒外，还必须同时伍用化痰祛瘀、理气泄浊、扶正培本之品。

二、化痰散结法

化痰散结对缩小癌瘤体积、减轻气机阻塞程度、恢复脏腑功能有着重要的意义。常用药有制白附子、山慈姑、泽漆、漏芦、半夏、胆南星、茯苓、陈皮、白芥子、炙僵蚕、土贝母、瓜蒌皮、夏枯草、生牡蛎、海藻、昆布、瓦楞子、海蛤壳、广郁金等。

三、活血化瘀法

在肿瘤治疗中，活血化瘀治法不仅可破瘀消癥，还可疏通经络、祛瘀生新，达到止痛、消肿、恢复气血正常运行之目的。常用药如炙水蛭、炮山甲、紫丹参、当归、川芎、赤芍、桃仁、红花、三棱、莪术、乳香、没药、牛膝、鸡血藤、益母草、泽兰、马鞭草、鬼箭羽、土鳖虫、苏木、蒲黄、五灵脂等。

四、疏理气机法

能缓解或消除肿瘤阻滞气机所致的疼痛闷胀、纳呆食少等不适症状，有利于恢复脏腑气机升降运行功能，临床运用时常根据病变部位的不同、脏腑的生理病理特点来选择用药。如病在肺者，宜宣降肺气、调畅气机，常用药如杏仁、桔梗、苏子、厚朴、沉香、降香、娑罗子、路路通；病在肝者，宜疏肝解郁、理气和络，药如柴胡、香附、郁金、青皮、陈皮、香橼、枳壳、枳实、八月札、川楝子、绿萼梅、玫瑰花；病在中焦胃肠者，宜理气和胃、消胀除满，药如陈皮、砂仁、苏梗、木香、藿香、厚朴、槟榔、枳实、大腹皮、甘松等。此外，疏肝理气之品亦诸多伍用。

五、化湿泄浊法

在消化与泌尿生殖系统肿瘤中较多伍用，包括芳香化湿、苦温燥湿、淡渗利湿等常用药，如藿香、佩兰、砂仁、白豆蔻、苍术、厚朴、草豆蔻、草果、茯苓、猪苓、泽泻、生薏苡仁、粉萆薢、蚕沙、车前草（子）、防己、冬瓜皮、赤小豆、玉米须、六月雪、墓头回、土茯苓、败酱草等。化除湿浊，利于气机运行，对恢复病损脏腑功能有着重要的意义。

六、扶正培本法

肿瘤患者正气不足者，以气阴两伤多见。癌毒耗损正气，夺水谷精微以自养，故首伤气阴，且诸邪郁滞日久，亦每易化热伤阴。西医学的放射与化学疗法，特别是放射疗法，伤阴尤速，每致燥病、燥证。因此，扶正法中，以益气养阴治法运用最为普遍。常用药如人参、西洋参、党参、太子参、黄芪、白术、怀山药、甘草、生地黄、熟地黄、山萸肉、何首乌、白芍、南沙参、北沙参、麦门冬、天门冬、石斛、玉竹、黄精、百合、枸杞子、女贞子、墨旱莲、炙龟甲、炙鳖甲、桑葚等。若气虚及血，又当兼以养血补血，药如当归、熟地黄、阿胶、白芍；若阴虚及阳者，又可温阳补肾，药如当归、熟地黄、阿胶、白芍；若阴虚及阳者，又可温阳补肾，药如淫羊藿、巴戟天、肉苁蓉、杜仲、补骨脂、菟丝子、沙苑子、狗脊、胡桃仁、冬虫夏草等。

第七节　　中医治疗肿瘤古今名方集锦

1. 小金丹

【来源】清代王维德《外科证治全生集》

【歌诀】

小金丹中用木鳖，草乌灵脂白胶香，

乳香没药地龙入，当归香墨与麝香。

【组成】木鳖子 150g，草乌 150g，五灵脂 150g，白胶香 150g，地龙 150g，乳香 75g，没药 75g，当归 75g，麝香 30g，香墨 12g。

【用法】上药各研细末，和匀，以糯米粉糊成小粒丸剂。每服 1～15g，日服 2 次，用黄酒或开水化开，空腹服。

【功效】消肿散结。

【方解】方用麝香、木鳖子走窜行散，消肿散结；当归、乳香、没药、五灵脂、白胶香、香墨活血消肿；草乌温散寒湿；地龙搜风通络。诸药合用，共奏消肿散结之功。

【主治】肿瘤，症见局部肿胀钝痛、皮色不变、日久不愈。可用于多种良、恶性肿瘤，淋巴结核，慢性淋巴结炎，慢性腮腺炎，肌肉深部脓肿以及痰核、流注、瘰疬、乳房肿块、阴疽肿痛等病症。

【附记】孕妇忌服。

2. 消瘿丸

【来源】杜怀棠《中国当代名医验方大全》（施汉章方）

【歌诀】

消瘿丸中用昆布，夏枯陈皮土贝母，

海藻半夏风化硝，甘草川芎与香附。

【组成】海藻 120g，昆布 120g，夏枯草 120g，陈皮 100g，姜半夏 90g，风化硝 60g，土贝母 60g，香附 100g，生甘草 100g，川芎 100g。

【用法】上药共研细末，水泛为丸如绿豆大。每日服 3 次，每次服 10g，温开水送服。

【功效】化痰软坚，消瘿散肿。

【方解】瘿病包括"瘿囊""瘿瘤"和"瘿气"，多系久居山区，常饮山水；或七情内郁，气结痰凝，聚结于颈前，逐渐肿大，结而成块。临床常以理气化痰，消瘿散结为基本治则，配合活血化瘀之品。本方为自拟方。方中海藻、昆布、半夏、土贝母化痰软坚；陈皮、香附、川芎调气活血；夏枯草清肝散结，消瘿散肿。合而用之，共奏化痰软坚，消瘿散肿之功。

【主治】肉瘿（甲状腺腺瘤、甲状腺囊肿）。

【附记】服药同时，患者应加强营养，多食新鲜蔬菜，避免肥腻、香燥、辛辣之品。

3. 半枝莲汤

【来源】《治验百病良方》

【歌诀】

半枝莲汤蛇舌草，二冬沙参元参添，

甘草生地与玉竹，参术丹参山豆根。

【组成】半枝莲 30g、白花蛇舌草 30g，天门冬 10g，麦门冬 10g，沙参 10g，元参 10g，生地 10g，玉竹 10g，党参 12g，白术 12g，山豆根 12g，丹参 12g，甘草 5g。

【用法】水煎服。每日 1 剂，日服 2 次。

【功效】清热养阴，解毒消肿。

【方解】方用半枝莲、白花蛇舌草、山豆根清热解毒；配以天门冬、麦门冬、沙参、元参、生地、玉竹清热养阴；丹参养血活血；党参、白术益气健脾；甘草调和诸药。诸药合用，共奏清热养阴，解毒消肿之功。

【主治】鼻咽癌。

【加减】若食欲不振者，加鸡内金 10g，神曲 10g，山楂 10g，麦芽 10g；若气血两虚者，加生黄芪 20g、鸡血藤 20g；若失眠烦躁者，加酸枣仁 10g、珍珠母 10g、柏子仁

10g；若大便秘结者，加火麻仁 10g、全瓜蒌 10g、生川军（后下）10g。

【附记】用本方治疗并配合放疗 120 例，结果三年生存率为 75.3％，五年生存率为 59.7％，十年生存率为 31.3％。

4. 四草汤

【来源】《治验百病良方》

【歌诀】

四草汤中用蚤休，南北沙参芙蓉叶，

苦参元参生半夏，葶苈百部天门冬。

【组成】仙鹤草 30g，败酱草 30g，白花蛇舌草 50g，夏枯草 20g，蚤休 30g，南沙参 30g，北沙参 30g，芙蓉叶 20g，生薏苡仁 25g，葶苈子 15g，百部 15g，天门冬 15g，苦参 12g，生半夏 12g。

【用法】水煎服。每日 1 剂，日服 2 次。

【功效】清热解毒，化痰散结，利湿益肺。

【方解】方用仙鹤草、败酱草、白花蛇舌草、蚤休清热解毒；夏枯草、半夏化痰散结；苦参、薏苡仁清热利湿；南、北沙参，麦门冬养阴益肺；葶苈子、百部理肺杀虫。诸药合用，共奏清热解毒，化痰散结，利湿益肺之功。

【主治】肺癌。

【加减】若咳嗽者，加杏仁 10g、川贝母 10g、款冬花 10g、前胡 10g；若痰湿多者，加制南星 10g、陈皮 10g、半夏 10g、苏子 10g；若痰中带血者，重用仙鹤草，加参三七 15g、白及 15g、生地榆 15g；若胸痛者，加蜈蚣 10g、全蝎 10g、元胡 10g、徐长卿 10g；若胸水者，加龙葵 20g，桑白皮 20g。

【附记】用本方治疗 95 例，其中存活 1 年 13 例，2 年 20 例，3 年 19 例，4 年 15 例，5 年 9 例，10 年 8 例，11～12 年 11 例。

5. 龙葵降逆汤

【来源】《治验百病良方》

【歌诀】

龙葵降逆半枝莲，赭石蛇莓旋覆花，

茹英苏梗蛇舌草，参芪半夏草丁香。

【组成】龙葵 30g，半枝莲 30g，白花蛇舌草 30g，代赭石 25g，蛇莓 15g，竹茹 15g，白英 15g，旋覆花 15g，苏梗 15g，党参 20g、生黄芪 20g，半夏 10g，丁香 6g，生甘草 6g。

【用法】水煎服。每日 1 剂，日服 2 次。1 个月为 1 个疗程。

【功效】清热解毒，降逆和胃，益气健脾。

【方解】方用半枝莲、白花蛇舌草、蛇莓清热解毒；代赭石、旋覆花、半夏降逆和胃，化痰散结；竹茹清热止呕；苏梗、丁香理气宽中；党参、黄芪益气健脾；白英清热利湿；甘草调和诸药。诸药合用，共奏清热解毒、降逆和胃、益气健脾之功。

【主治】食管癌。

【加减】若胸痛者，加乳香 10g、没药 10g、瓜蒌 10g、桔梗 10g、延胡索 10g；若气胀明显者，加枳壳 10g、莱菔子 10g、青皮 10g、佛手花 10g；若痰涎多者，加制南星 12g、薏苡仁 12g、礞石 12g；若大便秘结者，加郁李仁 10g、生川军（后下）10g。

【附记】用本方治疗 35 例，结果治愈者 6 例，显效者 7 例，有效者 15 例；无效者 4 例。一般服药 1~2 个疗程即可见效。

6. 二白三参汤

【来源】《治验百病良方》

【歌诀】

二白三参石见穿，仙鹤败酱生苡仁，

黄芪半夏与枳壳，麦冬七叶一枝花。

【组成】白英 30g，生薏苡仁 30g，仙鹤草 30g，败酱草 30g，白花蛇舌草 50g，党参 20g，生黄芪 20g，七叶一枝花 15g，石见穿 15g，丹参 10g，姜半夏 10g，枳壳 10g，沙参 10g，麦门冬 10g。

【用法】水煎服。每日 1 剂，日服 2~3 次。2 个月为 1 个疗程。

【功效】清热解毒，益气活血，利湿健脾。

【方解】方用仙鹤草、败酱草、白花蛇舌草、七叶一枝花、石见穿清热解毒；白英、生薏苡仁清热利湿；党参、黄芪、沙参、麦门冬益气养阴；丹参合仙鹤草活血凉血；枳壳、姜半夏理气降逆。诸药合用，共奏清热解毒、益气活血、利湿健脾之功。

【主治】胃癌晚期。

【附记】用本方治疗 38 例，其中：存活 1 年以上者 9 例，存活 3 年以上者 15 例，存活 5 年以上者 14 例。

7. 夏枯草汤

【来源】《治验百病良方》

【歌诀】

夏枯草汤半枝莲，半边洋参胆鳖虫，

参术柴芍精珠斛，枸玄楝断杜狗脊。

【组成】夏枯草 30g，半边莲 30g，半枝莲 30g，炙鳖甲 30g，西洋参 6g（另煎），龙胆草 25g，白芍 15g，党参 15g，黄精 15g，地鳖虫 12g，山甲珠 12g，石斛 12g，枸杞子 12g，白术 12g，延胡索 12g，川楝子 12g，柴胡 12g，川续断 10g，杜仲 10g，狗脊 10g。

【用法】水煎服。每日 1 剂，早、中、晚各服 1 次。1 个月为 1 个疗程。

【功效】益肝肾，解肝毒，疏肝气，通经络，消坚结。

【方解】方用夏枯草、半边莲、半枝莲、龙胆草清肝解毒；西洋参、党参、白芍、黄精、石斛、枸杞子益气养阴，补益肝肾；柴胡、川楝子、延胡索疏肝理气，通络止痛；炙鳖甲、土鳖虫、山甲珠养阴软坚，活血通络；川续断、杜仲、狗脊平补肝肾。诸药合用，共奏益肝肾、解肝毒、疏肝气、通经络、消坚结之功。

【主治】原发性肝癌。

【加减】若恶心呕吐，腹胀纳差者，加法半夏 10g、陈皮 10g、苏叶 10g、川黄连 10g；若白细胞下降者，加阿胶（烊化）10g、全当归 10g、鸡血藤 30g；若伴有腹水者，加茅根 20g、大腹皮 20g、芦根 20g、车前子 30g。

【附记】曾用本方治疗 39 例，经用药 6～12 个疗程，其中：存活 1 年以上者 15 例；3 年以上者 14 例；5 年以上者 10 例。

8. 蛇舌茯苓汤

【来源】《治验百病良方》

【歌诀】

蛇舌茯苓半枝莲，公英苡仁川黄连，

苓丹茵郁黄芩草，龙胆大黄山栀添。

【组成】白花蛇舌草 30g，蒲公英 30g，半枝莲 30g，生薏苡仁 30g，土茯苓 30g，丹参 15g，郁金 15g，茵陈 15g，川黄连 10g，生大黄 10g，茯苓 10g，黄芩 10g，山栀 10g，龙胆草 10g，生甘草 6g。

【用法】水煎服。每日 1 剂，日服 2 次。

【功效】清热利湿，解毒消肿。

【方解】方用白花蛇舌草、蒲公英、半枝莲、生甘草清热解毒；川黄连、生大黄、黄芩、山栀清热泻火燥湿；土茯苓、龙胆草、茵陈、茯苓清热利湿以祛湿毒；丹参、郁金活血通络；甘草调和诸药。诸药合用，共奏清热利湿，解毒消肿之功。

【主治】胰腺癌（中晚期）。

【加减】若瘀血内阻者，加红花 10g、桃仁 10g、三七 10g；若属气虚者，加党参 20g、黄芪 20g、白术 10g、陈皮 10g；若属阴虚者，加鳖甲 10g、地骨皮 10g、西洋参 10g；若腹部胀痛者，加枳壳 10g、香附 10g、青皮 10g；若胃肠道出血者，加白及 10g、生地榆 10g、血余炭 10g。

【附记】用本方治疗中晚期胰腺癌患者 65 例，治后存活 1～2 年 23 例，2～3 年 19 例，3～4 年 15 例，4～5 年 5 例，5 年以上者 3 例。

9. 白花菝葜汤

【来源】《治验百病良方》

【歌诀】

白花菝葜生苡仁，瓜蒌贯仲半枝莲，

连香梅藤凤尾草，丹苦地鳖白头翁。

【组成】白花蛇舌草 30g，菝葜 30g，生薏苡仁 30g，瓜蒌仁 30g，半枝莲 30g，贯仲炭 30g，川黄连 30g，广木香 10g，乌梅 10g，地鳖虫 10g，红藤 15g，紫丹参 15g，凤尾草 15g，苦参 15g，白头翁 15g。

【用法】水煎服。每日 1 剂。水煎 3 次，取药液 1 000 毫升，其中 800 毫升分早、晚 2 次服，另 200 毫升保留灌肠，每日 1～2 次，1 个月为 1 个疗程。

【功效】消热利湿，活血解毒。

【方解】方用白花蛇舌草、菝葜、半枝莲、红藤、贯仲、凤尾草清热解毒；苦参、白头翁、生薏苡仁清热利湿；丹参、地鳖虫活血祛瘀；广木香、乌梅理气消积；瓜蒌仁润肠通便以泄毒。诸药合用，共奏清热利湿、活血解毒之功。

【主治】直肠癌。

【加减】若属气虚者，加党参 20g、黄芪 20g、扁豆 15g、白术 15g；若属血虚者，加何首乌 10g、全当归 10g、阿胶（烊化）10g、白芍 10g；若便脓血者，加川黄柏 10g、血余炭 10g、仙鹤草 10g、生地榆 10g；若腹部肿块者，加夏枯草 10g、生牡蛎 10g、木鳖子 10g、昆布 10g、海藻 10g；若大便秘结且体实者，加生大黄（后下）10g、枳实 10g、元明粉 10g；若大便次数多者，加诃子 10g、赤石脂 10g、补骨脂 10g。

【附记】用本方治疗大肠癌患者 45 例，经用药 3～5 个疗程治疗后，存活 1 年者 25 例，2 年者 10 例，3 年者 4 例，4 年者 3 例，5 年以上者 2 例，6 年者 1 例。

10. 大小龙蛇汤

【来源】《治验百病良方》

【歌诀】

大小龙蛇半枝莲，六一车前贯仲槐，

藕蒲芍草内金入，知柏萹蓄生地黄。

【组成】白花蛇舌草 30g，大蓟 30g，小蓟 30g，龙葵 30g，车前子（包），六一散（包），半枝莲 30g，槐花 15g，贯仲炭 15g，藕节炭 15g，蒲黄炭 15g，赤芍 15g，萹蓄 15g，鸡内金各 20g，生地黄 12g，黄柏 10g，知母 10g，生甘草 10g。

【用法】水煎服。每日 1 剂，日服 2～3 次。1 个月为 1 个疗程。

【功效】清热利湿，凉血止血，解毒消肿。

【方解】方用白花蛇舌草、半枝莲、龙葵清热解毒；大蓟、小蓟、槐花、贯仲炭、藕节炭、蒲黄炭、赤芍、生地凉血止血；车前子、六一散、萹蓄、黄柏清热利湿；知母、鸡内金消热养阴消积；生甘草解毒，并调和诸药。诸药合用，共奏清热利湿、凉血止血、解毒消肿之功。

【主治】膀胱癌。

【加减】若脾虚者，加生黄芪 20g、党参 20g、怀山药 20g、白术 10g、陈皮 10g；若肾虚者，加覆盆子 15g、枸杞子 15g、菟丝子 15g、熟地黄 15g、肉桂 4g；若血虚者，加全当归 30g、何首乌 30g、鸡血藤 30g、阿胶（烊化）10g；若发热者，加柴胡 15g、生石膏 30g；若血尿不止者，加茜草 15g、仙鹤草 15g、白及 15g。

【附记】用本方治疗膀胱癌患者 48 例，经用药 3～6 个疗程后，存活 1 年以上者 17

例，2 年以上者 12 例，3 年以上者 8 例，4 年以上者 6 例，5 年以上者 4 例，6 年以上者 1 例。

11. 黄药瓜蒌汤

【来源】《治验百病良方》

【歌诀】

黄药瓜蒌金银花，公英夏枯紫地丁，

归芍二白甲珠桔，花粉肉桂甘草梢。

【组成】瓜蒌 50g，蒲公英 20g，夏枯草 20g，全当归 20g，黄药子 20g，金银花 20g，紫花地丁 20g，白芷 15g，薤白 15g，桔梗 15g，赤芍 15g，天花粉 15g，甲珠 15g，肉桂 10g，生甘草梢 15g。

【用法】水煎服。每日 1 剂，日服 2～3 次。2 个月为 1 个疗程。

【功效】清热解毒，补血凉血，温通散结，去痰消肿。

【方解】方用蒲公英、金银花、紫花地丁清热解毒；全当归、黄药子、赤芍补血，凉血，止血；瓜蒌祛痰开郁，散结宽胸；薤白温通行散，理气止痛；白芷祛风消肿；桔梗宣畅气机；肉桂、天花粉、甲珠、甘草梢温通散结，托里消毒。诸药合用，共奏清热解毒、补血凉血、温通散结之功。

【主治】乳腺癌。

【加减】若面色苍白、疲倦乏力者，加党参 20g、黄芪 20g、何首乌 20g；若面赤发热、口干心烦者，加川黄连 10g、黄芩 10g、知母 10g、川黄柏 10g、生地黄 15g；若四肢不温、腰酸腿软者，加制附子 15g、杜仲 15g、川续断 15g、桑寄生 15g；若淋巴结转移者，加生薏苡仁 30g、生牡蛎 30g、昆布 15g、海藻 15g；若肿瘤已溃烂者，加生黄芪 60～100g、蒲公英 60g、紫花地丁加至 60g；若口干、大便秘结者，加生大黄（后下）10g、枳实 10g、青皮 10g、白芍 20g。

【附记】①配合外治法：在服药同时应配用外敷方，五倍子、马钱子、五灵脂、雄黄、阿胶、孩儿茶各等分，共研为极细末。每取药末适量，用麻油调敷于肿块上。每日或隔日换药 1 次。本方孕妇忌用。②疗效：用本方治疗乳腺癌患者 39 例，经用药 2～4 个疗程后，其中，治愈者 8 例（肿块及自觉症状均消失）；显效者 15 例（肿块体积缩小 2/3）；有效者 17 例（肿块体积缩小 1/3）；无效者 6 例（治后病灶恶化）。

12. 茜草三棱汤

【来源】《治验百病良方》

【歌诀】

茜草三棱白头翁，败酱连莪桂枝连，

桃红芩柏山甲入，参芪内金土茯苓。

【组成】白头翁 20g、败酱草 20g、茜草 20g、半枝莲 20g、川黄连 20g、桂枝 20g、三棱 20g、莪术 20g、土茯苓 20g、黄芩 15g、川黄柏 15g、红花 15g、桃仁 15g；党参

25g、生黄芪 25g，穿山甲 10g、鸡内金 10g。

【用法】水煎服。每日 1 剂，日服 3 次。20 天为 1 个疗程。

【功效】清热利湿，破瘀消肿。

【方解】方用败酱草、半枝莲、川黄连、黄芩清热解毒；白头翁、黄柏、土茯苓清热利湿；三棱、莪术、桃仁、红花、茜草、穿山甲、鸡内金破瘀消积（肿块）；复以党参、黄芪益气扶正以助祛邪消肿。诸药合用，共奏清热利湿、破瘀消肿之功。

【主治】子宫颈癌。

【加减】若肝肾阴虚者，加怀山药 15g、桑寄生 15g、川续断 15g、牡丹皮 15g、生地黄 15g；若肝郁气滞者，加全当归 10g、青皮 10g、香附 10g、乌药 10g；若脾肾两虚者，加制附子 10g、官桂 10g、小茴香 10g、白术 10g；若下腹部疼痛，阴道分泌物多，且味臭者，加七叶一枝花 20g、蒲公英 20g、金银花 20g。

【附记】用本方治疗子宫颈癌患者 46 例，经用药 3～6 个疗程后，其中，治愈者 26 例；显效者 10 例，好转者 4 例；无效者 6 例。

13. 二蛇汤

【来源】《程氏医学笔记》

【歌诀】

二蛇汤中半枝莲，龙葵丹参旋覆花，

昆莲首乌星角刺，三棱莪术全瓜蒌。

【组成】白花蛇舌草 50g，龙葵 30g，蛇莓 30g，半枝莲 30g，半边莲 30g，何首乌 30g，丹参 30g，昆布 10g，南星 10g，皂角刺 10g，旋覆花 15g，全瓜蒌 15g，三棱 12g，莪术 12g。

【用法】水煎服。每日 1 剂，分 3～4 次口服。15 天为 1 个疗程。

【功效】清热解毒，活血化瘀，软坚散结。

【方解】方用白花蛇舌草、蛇莓、龙葵、半枝莲、半边莲清热解毒；何首乌、丹参养血活血；南星、旋覆花、全瓜蒌化痰散结；三棱、莪术、昆布、皂角刺破滞通络，软坚散结。诸药合用，共奏清热解毒，活血化痰，软坚散结之功。

【主治】恶性淋巴瘤。

【加减】若气虚者，加党参 20g、黄芪 20g；若胸闷气急者，加法半夏 15g、川贝母 15g、桔梗 15g；若气滞瘀痛者，加柴胡 10g、广木香 10g、川芎 10g。

【附记】用本方治疗恶性淋巴瘤患者 94 例，经用药 4～6 个疗程治疗后，其中，存活 1 年以上者 45 例，3 年以上者 23 例，5 年以上者 17 例，7 年以上者 9 例。

14. 棱莪消瘤汤

【来源】《程氏医学笔记》

【歌诀】

棱莪消瘤山慈姑，蛇英枯苡酱白术，

昆藻楞僵牡鳖虫，蜈蝎甘草黄药子。

【组成】白花蛇舌草60g，蒲公英90g，夏枯草30g，生薏苡仁30g，败酱草40g，山慈姑30g，炒白术30g，莪术30g，三棱30g，僵蚕30g，昆布50g，海藻50g，煅瓦楞50g，煅牡蛎60g，山甲珠10g，土鳖虫10g，黄药子15g，全蝎（研末冲服）6～10g，蜈蚣（研末冲服）5条，甘草5～10g。

【用法】水煎服。每日1剂，分早、中、晚3次口服。30剂为1个疗程。服药2～3个疗程后，将本方改作蜜丸，每次服10g，1日服3～4次。

【功效】清热解毒，软坚散结，祛瘀通络。

【方解】方用白花蛇舌草、蒲公英、败酱草清热解毒；夏枯草、山慈姑、黄药子解毒散结；昆布、海藻、煅瓦楞、煅牡蛎、山甲珠软坚散结；三棱、莪术、土鳖虫破滞祛瘀，通络止痛；全蝎、蜈蚣、僵蚕搜风通络；白术、生薏苡仁渗湿健脾。诸药合用，共奏清热解毒，软坚散结，祛瘀通络之功。

【主治】恶性淋巴瘤。

【加减】若伴有气虚者，加黄芪15g、党参15g、黄精15g、陈皮20g，若伴有血虚者，加全当归30g、鸡血藤30g、紫河车（研末冲服）15g；若心阴虚者，加麦门冬10g、玉竹10g、熟地黄15g；若胃阴虚者，加北沙参8g、天门冬12g；若肺阴虚者，加麦门冬10g、石斛12g；若肝肾两亏者，加枸杞子10g、覆盆子10g、女贞子10g、狗脊10g、川续断10g、龟板10g、制鳖甲15g；若属实热，脉洪大者，加生石膏50～60g、知母10g、黄柏15g、黄芩10～12g；若大便秘结者，加生大黄（后下）10g、番泻叶8～10g；若畏寒肢冷者，加制附子6g，肉桂6g。

【附记】用本方治疗恶性淋巴瘤患者25例，经用药6～12个月后，其中，存活2年以上者6例，3年以上者7例，5年以上者4例，8年以上者5例，10年以上者3例。

15. 解毒汤

【来源】《治验百病良方》

【歌诀】

解毒汤中半枝莲，蛇舌大青板蓝根，

参芪玄地酱英蒡，马药丹芍胶姜黄。

【组成】白花蛇舌草30g，半枝莲30g，板蓝根30g，大青叶30g，生地黄30g，玄参30g，败酱草30g，蒲公英30g，党参20g，黄芪20g，牛蒡子15g，黄药子15g，马勃15g，白芍15g，丹皮10g，姜黄10g，阿胶（烊冲）10g。

【用法】水煎服。每日1剂，分早、中、晚3次口服。20剂为1个疗程。

【功效】清热解毒，益气滋阴，活血通络。

【方解】方用白花蛇舌草、半枝莲、板蓝根、大青叶、败酱草、马勃清热解毒；生地黄、玄参、黄药子、白芍、丹皮滋阴清热以清解血分之热毒；党参、黄芪益气；阿胶养血；姜黄活血通络。诸药合用，共奏清热解毒，益气滋阴，活血通络之功。

【主治】白血病。

【加减】若发热者，加柴胡 10g、连翘 10g、黄连 10g、生石膏 50～80g；若气血两虚者，加当归身 15g、丹参 15g、甲珠 15g；若出血者，加仙鹤草 10g、生地炭 10g、三七粉 10g、小蓟 10g。

【附记】用本方治疗白血病患者 39 例，经用药 3～5 个疗程后，其中，完全缓解者 14 例，部分缓解者 20 例，未缓解者 5 例。存活 2 年以上者 8 例，3 年以上者 12 例，4 年以上者 7 例，5 年以上者 8 例，6 年以上者 4 例。

16. 三草汤

【来源】《治验百病良方》

【歌诀】

三草汤中半枝莲，钩枸女贞僵天葵，

龙夏术麻川贝母，全蝎蜈蚣与川芎。

【组成】夏枯草 30g，败酱草 30g，白花蛇舌草 30g，半枝莲 30g，钩藤 15g，枸杞子 15g，女贞子 15g，天葵子 15g，僵蚕 10g，半夏 10g，地龙 10g，川贝母 10g，天麻 10g，白术 10g，全蝎 5g，蜈蚣 5g，川芎 5g。

【用法】水煎服。每日 1 剂，日服 3 次。

【功效】清热解毒，化痰散结，搜风通络。

【方解】方用败酱草、白花蛇舌草、半枝莲、天葵子清热解毒；夏枯草、钩藤清肝热；枸杞子、女贞子养肝阴；半夏、川贝母化痰散结；僵蚕、地龙、全蝎、蜈蚣、天麻搜风通络；白术健脾；川芎祛风止痛，并载药上行。诸药合用，共奏清热解毒、化痰养阴、搜风通络之功。

【主治】脑瘤。

【加减】若伴头痛者，加白芷 10g、藁本 10g、野菊花 10g、蔓荆子 10g；若视力减退者，加石决明 30g、青葙子 10g、密蒙花 10g；若呕吐者，加姜竹茹 5g、苏叶 5g、黄连 5g；多饮多尿者，加天花粉 10g、龟板 10g、生地黄 10g、石斛 10g；若大便秘结者，加番泻叶 10g，或大黄（后下）10g。

【附记】用本方治疗脑瘤患者 21 例（颅窝肿瘤 7 例，枕叶肿瘤 7 例，垂体肿瘤 7 例），经用药 3～6 个月后，存活时间最短者 1 年，最长者 15 年。

17. 蛇莓败酱汤

【来源】《治验百病良方》

【歌诀】

蛇莓败酱用二莲，仙鹤侧柏鸡血藤，

桃红蛇乌大青叶，术芍苡仁板蓝根。

【组成】蛇莓 20g，败酱草 30g，半枝莲 30g，白花蛇舌草 30g，仙鹤草 50g，侧柏叶 50g，鸡血藤 25g，何首乌 25g，大青叶 15g，红花 15g，桃仁 15g，生薏苡仁 15g，板蓝根 15g，赤芍 15g，白术 15g。

【用法】水煎服。每日 1 剂，分早、中、晚 3 次口服。20 剂为 1 个疗程。

【功效】清热解毒，凉血活血。

【方解】方用蛇莓、败酱草、半枝莲、白花蛇舌草、板蓝根、大青叶清热解毒；仙鹤草、侧柏叶、赤芍、鸡血藤、何首乌凉血养血；桃仁、红花活血化瘀；生薏苡仁、白术渗湿健脾。诸药合用，共奏清热解毒、凉血活血之功。

【主治】多发性骨髓瘤。

【加减】若气血两虚者，加太子参 20g、黄芪 20g、全当归 20g、黄精 10g、生地 10g、熟地 10g；若食欲减退者，加鸡内金 10g、山楂 10g、陈皮 10g、神曲 10g；若恶心呕吐者，加广木香 10g、竹茹 10g；若多饮多尿者，加天花粉 15g、石斛 15g、龟板 15g。

【附记】用本方治疗多发性骨髓瘤患者 19 例，其中，治愈者 2 例；显效者 6 例；缓解者 7 例；无变化者 4 例。存活时间最短者 1 年，最长者 13 年。治疗中未见不良反应发生。

18．清热消肿汤

【来源】《程氏医学笔记》

【歌诀】

清热消肿用三莲，仙鹤败酱山豆根，

白英公英生甘草，再加玄参金银花。

【组成】七叶莲 45g，白花蛇舌草 60g，半枝莲 60g，半边莲 60g，仙鹤草 60g，败酱草 60g，蒲公英 60g，金银花 45g，白英 30g，山豆根 30g，玄参 30g，甘草 30g。

【用法】水煎服。每日 1 剂，分 3~4 次口服。30 剂为 1 个疗程。疗程间停药 2~3 天，再行下 1 个疗程。

【功效】清热解毒，消肿止痛。

【方解】方中诸药皆为清热解毒之要品，而其中仙鹤草凉血，以防热入血分；白英兼能利湿；玄参滋阴降火；又可防苦寒伤阴之弊，甘草调和诸药。力专效宏，用之颇验。

【主治】眼睑癌。

【附记】用本方治疗眼睑板腺癌患者 13 例，经用药 3~5 个疗程，均获治愈。随访 5~10 年，未见复发。

19．蚤休汤

【来源】《程氏医学笔记》

【歌诀】

蚤休汤中山豆根，桃仁红花与川芎，

当归赤芍莪术入，白芷大枣再增减。

【组成】蚤休 30g，山豆根 30g，白花蛇舌草 30g，龙葵 30g，赤芍 10g，川芎 10g，桃仁 10g，当归 10g，红花 12g，莪术 12g，白芷 12g，大枣 6 枚。

【用法】水煎服。每日 1 剂，日服 3 次。1 个月为 1 个疗程。

【功效】清热解毒，活血祛瘀，消肿止痛。

【方解】方用蚤休、山豆根、白花蛇舌草、龙葵清热解毒；桃仁、红花、当归、川芎、赤芍、莪术活血祛瘀；白芷祛风消肿；大枣和中。诸药合用，共奏清热解毒、活血祛瘀之功。

【主治】上颌窦癌。

【加减】若气血两亏者，加黄芪 15g、党参 15g、当归 15g、鸡血藤 15g、白术 15g；若口干咽燥者，加天花粉 10g、北沙参 10g、麦门冬 10g、石斛 10g；若局部红肿热痛者，加金银花 20g、蒲公英 20g、败酱草 20g、连翘 20g；若胃脘不适者，加砂仁 10g、延胡索 10g；若失眠烦躁者，加酸枣仁 10g、五味子 10g、珍珠母 10g；若大便秘结者，加生大黄（后下）10g、麻仁 10g、全瓜蒌 10g。

【附记】用本方治疗上颌窦癌患者 4 例，经用药 3～5 个疗程，均获痊愈。随访 5 年，未见复发。

20. 石见穿汤

【来源】《程氏医学笔记》

【歌诀】

石见穿汤板蓝根，牡蛎枯粉不留行，

昆藻丹蒌葵公英，桃红地苦百蜂房。

【组成】石见穿 30g，夏枯草 30g，王不留行 30g，生牡蛎 30g，生鳖甲 30g，天花粉 30g，蒲公英 30g，龙葵 30g，海藻 15g，昆布 15g，丹参 15g，瓜蒌仁 15g，百部 15g，板蓝根 15g，红花 15g，桃仁 15g，生地黄 15g，露蜂房 15g，苦参 10g。

【用法】水煎服。每日 1 剂，日服 3 次。1 个月为 1 个疗程，每疗程间隔 2 天，再行下一个疗程。

【功效】清热解毒，活血化瘀，软坚散结。

【方解】方用石见穿、蒲公英、龙葵、板蓝根清热解毒；露蜂房以毒攻毒，消肿止痛；桃仁、红花、王不留行、丹参活血化瘀；生牡蛎、生鳖甲、昆布、海藻软坚散结；生地黄、天花粉、瓜蒌仁、百部养阴生津。诸药合用，共奏清热解毒、活血化瘀、软坚散结之功。

【主治】腮腺癌。

【附记】用本方治疗腮腺癌患者 17 例，经用药 5～8 个月后，其中，治愈者 10 例；显效者 3 例；无效者 4 例。治愈病例，经随访 5～10 年，均未见复发。

21. 白药路通汤

【来源】《治验百病良方》

【歌诀】

白药路通生苡仁，夏枯山甲蛇舌草，

昆藻桃红生牡蛎，橘核泽兰芍丹参。

【组成】白花蛇舌草 30g，夏枯草 30g，生薏苡仁 30g，路路通 30g，穿山甲 30g，生牡蛎 30g，白药子 30g，橘核 15g，昆布 15g，海藻 15g，红花 15g，桃仁 15g，泽兰 15g，赤芍 15g，丹参 15g。

【用法】水煎服。每日 1 剂，日服 3 次。30 剂为 1 个疗程。

【功效】清热凉血，活血化瘀，软坚散结。

【方解】方用白花蛇舌草清热解毒；白药子、赤芍清热凉血；桃仁、红花、丹参、泽兰、路路通活血化瘀；海藻、昆布、橘核、生牡蛎、穿山甲软坚散结；夏枯草清肝散结；生薏苡仁渗湿健脾。诸药合用，共奏清热凉血、活血化瘀、软坚散结之功。

【主治】甲状腺癌。

【加减】若伴头痛、鼻衄、耳聋者，加生地黄 15g、龙胆草 15g、紫草 15g、防风 15g、野菊花 15g；若伴口干咽痛、头晕疲倦者，加天花粉 15g、芦根 15g、瓜蒌仁 10g；若颈部肿块增大者，加山慈姑 15g、川贝母 15g；若肿块放射后局部红肿热痛者，加忍冬藤 20g、连翘 20g、蒲公英 20g、生石膏 20g。

【附记】用本方治疗经放疗后甲状腺癌患者 51 例，其中，痊愈者 13 例；显效者 20 例；有效者 12 例；无效者 6 例。5 年以上存活率为 39.8%。

22. 舌癌汤

【来源】《治验百病良方》

【歌诀】

舌癌汤中用双莲，葵枯甲牡忍冬藤，

参芪丹鸡酱蓝连，木香橘核草陈皮。

【组成】半边莲 30g，半枝莲 30g，忍冬藤 30g，龙葵 30g，夏枯草 40g，山甲珠 15g，生牡蛎 15g，丹皮 15g，党参 15g，黄芪 15g，鸡血藤 20g，败酱草 15g，板蓝根 15g，川黄连 18g，广木香 10g，橘核 10g，青皮 15g，生甘草 6～10g。

【用法】水煎服。每日 1 剂，分 3～4 次口服。1 个月为 1 个疗程。服药 2 个疗程后，间隔 3～4 天，再行第 3 个疗程。

【功效】清热解毒，益气散结。

【方解】方用半边莲、半枝莲、忍冬藤、败酱草、板蓝根、龙葵、川黄连清热解毒；生牡蛎、山甲珠、橘核软坚散结；党参、黄芪、鸡血藤益气补血；夏枯草清热散结；广木香、青皮理气止痛；甘草解毒，并调和诸药。诸药合用，共奏清热解毒，益气散结之功。

【主治】舌癌。

【加减】若气短乏力者，加人参 6g、黄精 10g、怀山药 10g、白术 10g；若伴有胸痛、舌质紫黯有瘀斑者，加红花 10g、桃仁 10g、川芎 10g；若伴有高热者，加生石膏 50～80g、柴胡 20～30g；若伴有低热者，加地骨皮 10g、银柴胡 15g；若口干甚者，加知母 15g、天花粉 30g。

【附记】用本方治疗舌癌患者 3 例，均获痊愈。经随访 5、8、10 年，均未见复发。

23. 喉癌汤

【来源】《治验百病良方》

【歌诀】

喉癌汤中蛇莓莲，丹枯牡蛎石见穿，

昆藻僵贝豆根急，黄药射干草灵仙。

【组成】蛇莓 12g，半枝莲 12g，丹参 12g，夏枯草 30g，生牡蛎 30g，石见穿 30g，山豆根 15g，急性子 15g，浙贝母 15g，海藻 15g，昆布 15g，僵蚕 15g，威灵仙 20g，黄药子 12g，射干 12g，生甘草 10g。

【用法】水煎服。每日 1 剂，分 3～4 次服。1 个月为 1 个疗程。

【功效】清热解毒，化痰散结，活血通络。

【方解】方用蛇莓、半枝莲、山豆根、射干、石见穿、生甘草清热解毒；海藻、昆布、僵蚕、夏枯草、浙贝母清热化痰，软坚散结；急性子、黄药子凉血活血；威灵仙祛风湿，通经络。诸药合用，共奏清热解毒、化痰散结、活血通络之功。

【主治】喉癌。

【加减】若痰火壅盛者，加牛蒡子 20g、桔梗 20g、鱼腥草 20g、苏子 20g、旋覆花 20g、天花粉 20g；若津伤痰凝者，加麦门冬 10g、代赭石 10g、莱菔子 10g、白英 10g、玄参 10g、百合 12g；若气血亏虚者，加孩儿茶 10g、生黄芪 10g、黄精 10g、全当归 15g。

【附记】用本方治疗喉癌患者 7 例，经用药 3～4 个疗程后，症状全部消失，喉镜检查肿块已消，声带运动闭合良好。随访 5～11 年，均未见复发。

24. 半枝莲汤

【来源】《治验百病良方》

【歌诀】

半枝莲汤用龙葵，蛇舌金砂大小蓟，

苓前贯蒲六一散，知柏灯芯地灵仙。

【组成】白花蛇舌草 30g，龙葵 30g，半枝莲 30g，大蓟 30g，小蓟 30g，海金沙 30g，土茯苓 30g，车前子（包）25g，贯仲炭 10g，蒲黄炭 10g，六一散（包），黄柏 10g，知母 10g，威灵仙 15g，生地黄 10g，灯芯草 10g。

【用法】水煎服。每日 1 剂，分 3～4 次服。2 个月为 1 个疗程。每疗程间隔 3～4 天，再行下一个疗程。

【功效】清热解毒，凉血活血，利湿消肿。

【方解】方用白花蛇舌草、龙葵、半枝莲清热解毒；生地黄、大蓟、小蓟、贯仲炭、蒲黄炭凉血活血止血；海金沙、土茯苓、车前子、六一散清热利湿；知母、黄柏清热养阴燥湿；威灵仙祛湿通络；灯芯草清心除烦。诸药合用，共奏清热解毒、凉血活血、利湿消肿之功。

【主治】肾癌。

【加减】若体弱虚羸者，加人参 6g、生黄芪 10g、黄精 10g、枸杞子 15g；若发热者，加炒柴胡 10g、青蒿梗 10g；若食欲减退者，加焦三仙 10g、槟榔 10g、苍术 10g；若腹胀、腹痛者，加砂仁 10g、香附 10g、白术 10g、陈皮 10g、蔻仁 10g、茯苓 10g；若小便尿血者，加仙鹤草 10g、炒槐花 10g、地榆炭 10g、大小蓟 10g；若大便秘结者，加生大黄（后下）10g、番泻叶 12g、火麻仁 12g。

【附记】用本方治疗肾癌患者 17 例，经用药 1~7 个疗程后，存活 2~4 年者 4 例；5~8 年者 6 例；9~12 年者 5 例，13~15 年者 3 例。

25. 石韦汤

【来源】《治验百病良方》

【歌诀】

石韦汤中用双莲，金钱滑苦白茅根，

酱瞿二豆柏通叶，昆藻甲鳖慈姑车。

【组成】金钱草 30g，白茅根 30g，半边莲 30g，石韦 30g，半枝莲 30g，滑石 30g，赤小豆 30g，败酱草 30g，山豆根 25g，瞿麦 15g，黄柏 15g，苦参 15g，木通 15g，竹叶 15g，车前子（包）15g，山慈姑 12g，炮甲片 12g，昆布 8g，海藻 8g，土木鳖 8g。

【用法】水煎服。每日 1 剂，日服 3~4 次。1 个月为 1 个疗程。连用 2 个疗程后，停服 2~3 天，再行下一个疗程。

【功效】清热利湿，软坚散结，解毒消肿。

【方解】方用半边莲、半枝莲、败酱草、山豆根清热解毒；金钱草、石韦、滑石、赤小豆、瞿麦、黄柏、苦参、木通、车前子清热利湿；白茅根清热凉血；山慈姑、炮甲片、昆布、海藻、土木鳖子以毒攻毒，软坚散结。诸药合用，共奏清热利湿、软坚散结、解毒消肿之功。

【主治】前列腺癌。

【加减】若发热者，加蒲公英 30g、生石膏 50g、柴胡 10g、防风 15g；若脾虚者，加党参 10g、茯苓 10g、猪苓 10g、白术 10g、怀山药 10g；若气血两虚者，加生黄芪 30g、制何首乌 30g、当归 30g、阿胶（烊化）30g；若肾虚者，加熟地黄 5g、覆盆子 5g、枸杞子 5g、菟丝子 5g、黄精 5g、肉桂 5g、制附子 10g。

【附记】用本方治疗前列腺癌患者 9 例，经用药 5~8 个疗程后，其中，治愈者 2 例，显效者 6 例，无效者 1 例。存活时间 2~3 年者 2 例，4~6 年者 4 例，7 年以上者 3 例。

26. 治癌汤

【来源】《程氏医学笔记》

【歌诀】

治癌汤中半枝莲，苓苡粉赭浮石珍，

桃红归七丹英酱，瓜蒌紫草地草蕊。

【组成】天花粉 30g，半枝莲 30g，生薏苡仁 30g，土茯苓 30g，代赭石 30g，珍珠母 30g，海浮石 30g，蒲公英 30g，败酱草 30g，当归 10g，田三七 10g，红花 10g，桃仁 10g，牡丹皮 10g，瓜蒌仁 12g，生地黄 12g，花蕊石 12g，紫草 12g，生甘草 12g。

【用法】水煎服。每日 1 剂，日服 3 次。30 剂为 1 个疗程。为巩固疗效，可连服 3～4 个疗程。

【功效】清热利湿，凉血活血，解毒消肿。

【方解】方用半枝莲、蒲公英、败酱草清热解毒；土茯苓、生薏苡仁清利湿毒；当归、田三七、桃仁、红花活血化瘀；紫草、牡丹皮、生地黄、花蕊石凉血止血；代赭石、珍珠母平肝降逆；天花粉养阴生津；海浮石化痰散结；甘草解毒，并调和诸药。诸药合用，共奏清热利湿、凉血活血、解毒消肿之功。

【主治】绒毛膜上皮细胞癌。

【加减】若肝郁气滞者，加白芍 30g、柴胡 15g、青皮 15g、郁金 15g、赤芍 15g；若脾虚挟湿者，加怀山药 10g、法半夏 10g、白术 10g、茯苓 10g、陈皮 10g；若气血两虚者，加鸡血藤 30g、生黄芪 25g、人参 6g、阿胶（烊化）10g；若大便秘结者，加生大黄（后下）10g、番泻叶 10g。

【附记】用本方治疗绒毛膜上皮细胞癌患者 3 例，恶性葡萄胎患者 8 例，结果痊愈者 10 例，对 1 例绒毛膜上皮细胞癌患者无效。

27. 双莲汤

【来源】《程氏医学笔记》

【歌诀】

双莲汤中土鳖虫，海藻昆布与橘核，

桃红夏枯蛇舌草，莪棱草楝生苡仁。

【组成】白花蛇舌草 60g，夏枯草 45g，半枝莲 30g，半边莲 30g，橘核 15g，海藻 15g，昆布 15g，红花 15g，桃仁 15g，土鳖虫 10g，川楝子 10g，三棱 10g，莪术 10g，生薏苡仁 25g，生甘草 8g。

【用法】水煎服。每日 1 剂，日服 3 次。30 剂为 1 个疗程。

【功效】清热解毒，破瘀散结。

【方解】方用白花蛇舌草、半枝莲、半边莲清热解毒；红花、桃仁、土鳖虫、三棱、莪术破滞祛瘀；夏枯草、橘核、海藻、昆布软坚散结；川楝子理气止痛；生薏苡仁渗湿健脾；甘草调和诸药。诸药合用，共奏清热解毒、破瘀散结之功。

【主治】卵巢癌。

【加减】若气血两虚者、加太子参 30g、生黄芪 40g、当归 20g、怀山药 15g、炙鳖甲 12g；若面赤发热、口干心烦者，加川黄连 10g、黄芩 10g、柴胡 10g；若淋巴结转移者，加玄参 30g、生牡蛎 30g；若四肢不温、腰部酸痛者，加宫桂 15g、制附子 10g、杜仲 12g、川续断 12g、桑寄生 12g、狗脊 12g；若大便秘结者，加生大黄（后下）10g、番泻叶 12g。

【附记】用本方治疗卵巢癌患者 8 例，经用药 5～7 个疗程后，其中，显效者 3 例；有效者 4 例；无效者 1 例。存活时间 1 年以上者 1 例，3 年以上者 4 例，6 年以上者 3 例。

28. 蒲公英汤

【来源】《程氏医学笔记》

【歌诀】

蒲公英汤蛇莓葵，银翘归芍夏枯添，

昆藻二药丹参术，苓夏陈皮败酱投。

【组成】蒲公英 30g，龙葵 30g，蛇莓 30g，连翘 30g，夏枯草 30g，金银花 30g，败酱草 40g，全当归 20g，丹参 20g，海藻 20g，昆布 20g，黄药子 25g，白术 15g，怀山药 15g，茯苓 15g，赤芍 15g，陈皮 15g，法半夏 20g。

【用法】水煎服。每日 1 剂，日服 3 次。30 剂为 1 个疗程。

【功效】清热解毒，活血健脾，化痰散结。

【方解】方用蒲公英、龙葵、蛇莓、连翘、金银花、败酱草清热解毒，全当归、丹参、赤芍、黄药子活血凉血，夏枯草、海藻、昆布、陈皮、半夏化痰散结，白术、山药、茯苓渗湿健脾。诸药合用，共奏清热解毒、活血健脾、化痰散结之功。

【主治】臀部脂肪肉瘤。

【加减】若气血两虚者，加人参 5g、生黄芪 30g、鸡血藤 30g、黄精 30g；若高热、口渴、脉洪大者，加生石膏 30～50g、知母 10g、淡竹叶 10g、玄参 15g、天花粉 25g、大青叶 30g；若持续低热者，加地骨皮 10g、鳖甲 10g、胡黄连 10g、生牡蛎 10g、石斛 15g；若胃纳差、腹胀、便溏者，加党参 10g、炙甘草 10g、藿香 10g、广木香 10g；若大便秘结者，加生大黄 10g（后下），番泻叶 8g，火麻仁 10g。

【附记】用本方治疗臀部脂肪肉瘤患者 6 例，经用药 4～8 个疗程后，均获临床治愈。

29. 矾砒膏

【来源】《程氏医学笔记》

【歌诀】

矾砒膏中用二矾，砒石牙硝与斑蝥，

丹参红花五倍子，食盐入剂鸦胆霜。

【组成】白矾150g，丹参150g，五倍子150g，牙硝150g，青矾150g，砒石100g，红花100g，斑蝥100g，食盐80g。另用鸦胆子油80g，百草霜80g。

【用法】将上药共研为极细末，过120目筛后放入罐内，加温开水适量搅拌均匀，再加入水银120g，缓慢加热溶化，并用竹筷不断的搅动，使水银不见星点。若发现罐内药物鼓起来，应立即将罐离开热源，使药物逐渐下沉。如此反复至药物快干时，从火上取下药罐，加入鸦胆子油80g、百草霜80g，调成糊状，装入干净有色的玻璃瓶内，密闭备用。

用时，应根据血管瘤的部位大小，取棉签蘸药膏，均匀地涂布于肿瘤暴露部位上，待药层干燥后，用淡盐水相继轻轻地搽掉药膏，再涂第2次或第3次药膏，方法同前。一般每日换药2～3次。10日为1个疗程。

【功效】活血敛疮，化腐生肌。

【方解】方用斑蝥发泡拔毒，白矾、五倍子、青矾消炎敛疮，砒石、牙硝、鸦胆子油、水银化腐，丹参、红花、百草霜活血止血，食盐消炎解毒。合而用之，共奏活血敛疮、化腐生肌之功。

【主治】血管瘤。

【附记】①注意事项：药后视肿瘤部位变黑或有少许渗出液时，应停药。使患处自然暴露，切勿用纱布包扎。大多数10天后肿瘤逐渐脱落。1个疗程后视其病灶消失状况，决定是否继续进行下一个疗程。治疗结束后基本不留瘢痕和色素沉着斑。本药具有较强的腐蚀性和刺激性，切不可接触正常皮肤。药后在血管瘤尚未结痂脱落前，患处不宜沾上污物或污水、热水等，以防病灶感染。切勿强行脱痂，以免出血不止。本药膏有剧毒，严禁内服。②疗效：用本方治疗血管瘤患者96例，经用药1～3个疗程后，其中，痊愈者71例；显效者14例；无效者11例。严格按上述方法操作，未出现感染等不良现象。治愈的71例中，经随访5～10年，均未见复发，疗效巩固。

30. 参芪壁虎汤

【来源】《程氏医学笔记》

【歌诀】

参芪壁虎浙贝母，半枝莲与半边莲，

牡蛎黄药猫爪草，软坚散结疗效好。

【组成】生黄芪45g，丹参60g，壁虎15～18g，浙贝母25g，猫爪草25g，半枝莲25g，半边莲25g，生牡蛎25g，黄药子25g。

【用法】水煎服。每日1剂，日服3～4次。20剂为1个疗程。

【功效】清热解毒，化痰散结，益气活血。

【方解】方用猫爪草、半枝莲、半边莲清热解毒；黄芪、丹参、黄药子益气活血；壁虎以毒攻毒，消肿止痛；浙贝母、生牡蛎化痰散结。诸药合用，共奏清热解毒、化痰散结、益气活血之功。

【主治】非霍奇金淋巴瘤。

【加减】若气血两亏者，加党参 20g、全当归 20g、黄精 20g、枸杞子 20g、菟丝子 20g；若热毒重者，加败酱草 20g、土茯苓 25g、金银花 25g、元参 25g；若痰湿甚者，加昆布 12g、海藻 12g、法半夏 12g、陈皮 12g；若瘀血甚者，加路路通 15g、三棱 15g、莪术 15g、川芎 15g、牛膝 15g。

【附记】用本方治疗非霍奇金淋巴瘤患者 20 例，经用药 4~8 个疗程后，存活时间 2 年以上者 5 例，5 年以上者 8 例，8 年以上者 7 例。

第五章　恶性肿瘤病因病机

　　我国古代对肿瘤病因的观察和认识，最早可以追溯到殷商时期。如殷墟甲骨文中就有"瘤"的病名记载。现存最早的中医经典《黄帝内经》认为，"瘤"的病因是"邪气居其间，久而内著"，根据临床证候将"瘤"分为筋瘤、肠瘤、脊瘤、肉瘤等。由于受当时历史条件的限制，以及认识方法和研究手段的局限，古代所谓"瘤"的概念与现代的肿瘤概念并不完全一致。尽管如此，仍有许多古代医学家根据临床实践，对某些肿瘤的病因进行了尽可能仔细的观察，作出了比较详尽的记载。有些医学家还根据中医学的基本理论，从宏观的角度，对肿瘤的病因进行分析和研究。这些研究对当时临床治疗肿瘤类的疾病起到了重要的指导作用。即使今天从现代医学观点来看，仍然具有很高的科学性和实用性，是肿瘤临床实践的一个重要组成部分。

　　中医的发病学说认为，人体一切疾病的产生和发展，都可从正邪两方面关系的变化来分析。"正"就是指正气，包括人体的功能活动及其抗病能力；"邪"就是指邪气，泛指各种内外致病因素。当机体正气旺盛，邪气就不能入侵，或者入侵到机体的卫表阶段时即被正气抵御外出，疾病不易形成和加重，正如《素问遗篇·刺法论》所谓"正气存内，邪不可干"。当各种内外致病因素导致正气相对虚弱时，邪气就会入侵到机体内部而产生疾病，如《素问·评热病论》所谓"邪之所凑，其气必虚"。疾病形成后，如果正气能够得到恢复或者邪气并非过于强盛，正气有能力祛除邪气外出，疾病就有可能痊愈，机体功能也就恢复正常。反之，如果正气进一步虚弱或邪气过于强盛，正气不能祛邪外出，疾病就可能继续进展和加重。正邪交争，贯穿于各种疾病全部过程中，肿瘤当然也不例外。无论是查阅浩如烟海的古代文献，还是从目前大量的肿瘤临床实践中所见，都可以明显地看到，正邪两方面交争贯穿了肿瘤发生和发展的整个阶段。因此，中医传统上对肿瘤病因的观察和研究，也是建立在正邪两方面关系变化的基础上。

　　所谓久病多虚，笔者根据多年临床经验、本病病因病机以及古今治法总结出的特殊经验治法——"九补一攻"法，用于恶性肿瘤的治疗。

第一节　中医对恶性肿瘤病因病机的认识

　　现存医书对各种肿瘤病因和发病机制记载很多。但在历代医学书籍中，有关肿瘤的记载大多散见于医学理论论述或医案中。传统的中医学关于肿瘤的病因学并没有从内、外、妇、儿等学科中分出而成为独立的学科，也没有形成一个完整而独立的体系，故现存医学文献虽然极多，却找不到肿瘤病因学的专著。尽管如此，目前能查阅的各种散在的肿瘤病因观察和研究仍然不少，如《灵枢·水胀》认为肠覃和石瘕的病因分别是"寒气客于肠外，与卫气相搏，气不得荣，因有所系；癖而内著，恶气乃起，息肉乃生"和"寒气客于子门，子门闭塞，气不得通，恶血当泻不泻，胚以留止"。如《素问·通评虚实论》认为噎膈是由于"膈塞闭绝，上下不通，则暴忧之病也"。《金匮要略·黄疸病》篇将黄疸分为黄疸、谷疸、酒疸、女痨疸和黑疸 5 种，其病因有"从湿得之""谷气不消，胃中苦浊""酒疸下之，久久为黑疸"等。《疡科心得集》认为失荣是由于"营亏络枯，经道阻滞"。《诸病源候论》认为癥瘕是由于"寒温失节，致脏腑之气虚弱，而食饮之气不消，聚结在内，逐渐生长块段，盘牢不移动者为癥……可推移者为瘕"。反花疮是由于"风毒相搏所为"。《格致余论》认为乳岩是由于"忧怒抑郁，朝夕积累，脾气消沮，肝气横逆"。此外，还有关于瘿瘤、肾岩、骨疽、石疽、肠覃等各种病因的记载。其基本观点，反映了传统中医学关于肿瘤发病原因的基本理论。

在中医学发展史上，许多医学家还根据各自的临床实践，从多方面对肿瘤的病因进行了观察和分析。其中宋代陈无择在《金匮要略》"千般疢难，不越三条"的基础上，提出的"三因"学说具有一定的代表性。"三因"即六淫邪气所感的外因，五脏情志所伤的内因，饮食、劳倦、跌仆金刃以及虫兽等所伤的不内外因。限于当时的历史条件，三因学说并没有把肿瘤和非肿瘤的病因进行适当的分类，但对分析肿瘤的发病原因，指导临床实践仍有一定的意义。

综上所述，正邪两方面关系变化的理论是中医肿瘤病因学说的基础。三因学说在一定程度上指导着中医肿瘤病因学说的研究。中医药在数千年的历史长河中，与肿瘤进行了顽强的抗争，取得了许多宝贵的经验。在肿瘤的病因研究方面也留下了大量的文献记载。但是我们也应该看到，肿瘤是一类非常特殊的疾病，其病因远比其他疾病复杂。即使在现代社会，科学技术已经高度发达，但无论是从宏观角度出发的中医学或以微观为基础的现代医学，对肿瘤病因的认识都不十分清楚。据目前估计，导致肿瘤发生的因素高达千百种，其中包括众多的化学物质、物理刺激和生物损伤等原因。本节根据中医学的基本理论，从人体与自然是一个整体，人体本身也是一个整体的角度出发，参考历史和现代各类中医文献，概括和总结中医肿瘤学对病因认识的各种观点，将传统中医对肿瘤病因的研究观点归纳，并一一加以叙述。其中所列举的各种病症，均与肿瘤密切相关，且部分相当于现代恶性肿瘤，但也并不完全等同。

一、病因

中医学对病因的认识是在整体观指导下，采用"审证求因"的方法加以认识和分类的。肿瘤作为一类疾病，其致病因素十分复杂，概括起来主要有以下几个方面。

1. 邪毒外侵

风、寒、暑、湿、燥、火六淫邪气是主要的外感病邪，与癌瘤的发生密切相关，在古代文献中尤为重视。如《灵枢·九针论》说："四时八风之客于经络之中，为瘤病者也。"指出外邪"八风"停留于经络之中，使瘀血、痰饮、浊气积于体表而成瘤病。据

《灵枢·刺节真邪》记载："虚邪之入于身也深，寒与热相搏，久留而内着，……邪气居其间而不反，发为筋瘤，……为肠瘤，……为昔瘤，……为骨疽……为肉疽。"说明虚邪、寒热等可以导致瘤的发生。隋代巢元方在《诸病源候论·恶核候》中指出："恶核者，是风热毒气，与血气相搏结成核，生颈边。又遇风寒所折，遂不消不溃。"六淫邪气侵袭人体，客于经络，扰及气血，使阴阳失衡，脏腑失调，气血受阻，日久成积，积久而成为肿瘤。《诸病源候论》云："积聚者，阴阳不和，脏腑虚弱，受于风寒，搏于脏腑之气所为也。"《医宗必读·积聚》也说："积之成也，正气不足，后邪气踞之。"明确指出外邪侵袭人体主要是由于正气亏损所致。此外，外邪侵袭致癌，与季节气候、居住环境均有关系，主要从口鼻或肌肤途径入侵机体，可单独或合并其他因素共同致病。现代医学所谓的生物、化学和物理等致癌因素包括病毒、烟毒和射线等，这些外来致癌物质不外乎属古人六淫邪气或疫疠之气的范畴。

2. 七情内伤

七情是指喜、怒、忧、思、悲、恐、惊七种情志的异常变化，在一般情况下，这七种情志的变化包括了人体对客观外界一切事物的不同反映，属于正常思维和精神活动的范畴，并不会导致疾病的发生。但是在某些特殊的情况下，人体的情志过度变化，如长期持久或突然强烈的情志刺激会影响人体的生理变化，导致体内气血运行失常及脏腑功能失调，引起或促进包括某些肿瘤在内的各种疾病的产生。由于七种情志的变化分属于五脏所主，因此必然对五脏产生不同的影响。《素问·阴阳应象大论》指出："怒伤肝，喜伤心，思伤脾，悲伤肺，恐伤肾。"具体表现为："怒则气上，喜则气缓，悲则气消，恐则气下，惊则气乱，思则气结。"

临床上七情的过度变化伤及五脏时，不一定像上面所描写的那样机械，但确实能使气机升降失常，气血功能紊乱，并与一些肿瘤的产生和进展存在着相当密切的因果关系。明代王肯堂在《医学津梁》更加明确指出："由忧郁不开，思虑太过，忿怒不伸，惊恐变故，以致气血并结于上焦，而噎膈之症成矣。"七情内伤，导致人体气机升降失常，气血阴阳失调，脏腑功能紊乱，日积月累而成肿瘤。后世医家十分重视情志致癌，如《医宗金鉴·外科心法要诀》云："乳岩由肝脾两伤，气郁凝结而成。"《格致余论》指出："……忧怒抑郁，朝夕积累。脾气消阻，肝气横逆，遂成隐核……又名乳岩。"其对失荣的论述指出："忧思恚怒，气郁血逆与火凝结而成。"《外科证治全生集》中归纳乳岩的病因为"阴寒结痰，此因哀哭忧愁，患难惊恐所致"。《疡科心得集》曰："舌疳者……由心绪烦扰则生火，思虑忧伤则气郁，郁甚而成斯疾，其证最恶。"张介宾在《景岳全书》认为"噎膈一证，必以忧怒思虑，积劳积郁……损伤而成"。陈实功在《外科正宗》认为"忧郁伤肝，思虑伤脾，积想在心，所愿不得志者，致经络痞涩，聚结成核"。临床无数事实证明，生活中保持乐观，心情舒畅，尽量减少不良的精神刺激和过度的情绪波动，对于减少或防止肿瘤的发生，具有十分重要的意义。所以《素问·上古天真论》认为"精神内守，病安从来"。综上所述，情志变化在一定的范围内，属于人体正常的精神活动，超过一定的限度，则成为致病因素，导致和加重肿瘤的发生和进展，七情能影响五脏正常功能，其中又以损伤心、肝和脾脏功能的表现为多见。

　　临床常见的七情因素引起的肿瘤类的病症有乳岩、噎膈、呕吐、胃脘痛、积聚、呕吐、骨瘤、臌胀、黄疸、肠覃、石瘕、咽喉菌、舌岩、茧唇等，其临床表现多样，但均可由于情志过度变化，从而影响人体的生理变化，使体内气血运行失常及脏腑功能失调，发生一系列的病理变化，最后引起或促进各类肿瘤发生和进展。现代研究也证明突然强烈的精神创伤或者长期持久的精神刺激，如精神紧张、焦虑抑郁、失望和悲伤等，与肿瘤的发生、发展及转归、预后等存在着密切的因果关系，其原因主要在于长期不良情绪常可导致内分泌功能失调，与降低机体免疫功能有关。古人强调情志致病因素，特别是忧思郁怒在乳岩发病中的作用与现代医学对乳腺癌的病因认识不谋而合。

　　3. 饮食失宜

　　饮食是人类维持生存和健康的必要条件，但是饮食失宜也是导致疾病的重要原因，《黄帝内经》云："饮食自倍，肠胃乃伤。"饮食失宜包括饮食不节，饮食不洁和饮食偏嗜等不同方面，《灵枢·百病始生》云："卒然多食饮则肠满……则并凝聚不得散，而积成矣。"说明饮食失节则损伤脾胃而成积。《金匮要略》："秽饭、馁鱼、臭肉……食之皆伤人……六畜自死，皆疫死，则有毒，不可食之。"明确指出不洁饮食，包括腐败霉变、腌制熏烤之品等，邪毒从口而入，损伤肠胃可致病，也可能是致癌的因素。饮食偏嗜也常常导致人体脏腑气血的偏盛偏衰，也是导致肿瘤的形成的原因，如《医碥·反胃噎膈》说："酒客多噎膈，饮热酒者尤多，以热伤津液，咽管干涩，食不得入也。"又如《临证指南医案·噎膈反胃》谓："酒湿厚味，酿痰阻气，遂令胃失下行为顺之旨，脘窄不能纳物。"《医门法律》亦云："过饮，多成膈症，人皆知之。""茧唇乃阳明胃经症也，因食煎炒，过餐炙煿，又兼思虑暴急，痰随火行，留注于唇。""茧唇膏粱所酿，暴怒所结，遂成斯疾。"综上，无论暴饮暴食、贪凉饮冷、饮食不洁，或饮食偏嗜、过度饮酒、恣食膏粱辛辣炙煿之品等，最易损伤脾胃，脾失健运，不能输布水谷精微，湿浊凝聚成痰，痰阻气机，血行不畅，脉络壅滞，痰浊与气血相搏结，乃成癌瘤类疾病。现代医学各种饮食相关的致癌因素都可归属中医饮食失宜的范畴。

　　4. 正气亏虚

　　正气指人体正常的生理功能和抵御外邪入侵的能力，人类生存在自然界当中，其生理、病理无时无刻不受到自然环境的影响。在大多数情况下。人们总是能够保持健康的状态。这是由于"阴平阳秘，精神乃治""正气存内，邪不可下"。中医学从疾病发病学角度认为任何疾病的发生都与人体的正气虚损密切相关，《素问·评热病论》指出："邪之所凑，其气必虚。"《灵枢·百病始生》述："是故虚邪之中人也……留而不去，传舍于肠胃之外，募原之间，留著于脉，稽留而不去，息而成积。"强调积证的形成主要由于正气不足，脏腑功能失调，气血瘀阻而形成。隋代《诸病源候论》中："积聚者，由阴阳不和，腑脏虚弱，受于风邪，搏于腑脏之气所为也。"明确提出了腑脏虚弱，阴阳失调是本病发生的根本原因。金元时期百家争鸣，金代张元素《活法机要》则提出"壮人无积，虚人则有之。脾胃怯弱，气血两衰，四时有感，皆能成积"的论断，认为脾胃虚弱是积聚形成的病机关键。明代张景岳谓："凡脾肾不足及虚弱失调之人，多有积聚之病。"把积聚的发病归为脾肾不足。李中梓在《医宗必读》明确指出："积之成也，正气不足，而后邪气踞之。"强调只有正虚才是积聚发生的根本原因，邪气只是发病的外部条件。各种邪气，无论是风、寒、暑、湿、燥、火四时不正之六淫邪气，还是内伤七情、饮食、劳逸，以及痰饮瘀血等各种病理因素的损伤，只有通过正虚这一内因才能引起肿瘤的发生。可见正气不足可导致多种肿瘤的产生和进展，而肿瘤作为一种发病隐匿，进展迅猛，症情险恶的疾病，又能很快地损伤人体的正气，临床常见正气不足与肿瘤的进展互为因果，交替促进，加重病情。吴谦在《医宗必读》指出"积之成也，正气不足而后邪居之"。

5. 劳逸失度

劳逸失度是指劳累和安逸失于常度而言。过劳是指劳累过度。其中，体劳过度可耗伤气血，脑劳过度可暗耗阴血，房劳过度则耗伤肾精，均可导致正气亏虚而发病。如明代《外科正宗》谈到骨瘤的形成："房欲劳伤，忧恐损肾，致肾气弱而骨无荣养，遂生骨瘤。"过逸是指安逸过度，不参加运动和劳动，使气血运行不畅，机体抵抗力下降，导致肿瘤的发生。此外，久病伤正、年老体衰也是导致人体正虚的原因之一。年龄越大，积损正虚，正气亏虚的可能性越大，肿瘤发生的可能性越大。历代医家均指出，肿瘤发病与脏腑功能失调、年龄、性别有关。如隋代巢元方在《诸病源候论》中指出："癥者，由寒温失节致脏腑之气虚弱，而饮食不调，聚结在内。"申斗垣曰："癌发四十岁以上，血亏气衰，厚味过多者所生，十全一二。"明代张景岳云："少年少见此症（噎膈），而唯中年丧耗伤者多有之。"综上，中医学认为无论外感六淫邪气，还是七情内伤，饮食劳倦等各种致病因素侵犯人体，均可导致机体阴阳失衡、脏腑功能失调，导致气滞、血瘀、痰凝、毒聚，相互胶结，日久形成肿瘤。

二、病机

1. 正气亏损

正气与邪气相对而言，是人体功能的总称，包括人体正常功能及所产生的各种维护健康的能力。正气亏损可因先天禀赋不足形成，也可由后天失养或积损正虚形成。中医学十分重视人体的正气，早在《黄帝内经》就提出这一发病原理，认为疾病产生的根本原因是正虚，曰："正气存内，邪不可干。""邪之所凑，其气必虚。"如果人体正气相对不足，邪乘虚入侵，则进一步使人体阴阳失调，脏腑经络功能紊乱，导致疾病的发生。对于恶性肿瘤来说更是如此。如果人体的正气亏损，病邪亢盛，机体抗邪无力，不能制止邪气的致癌作用，机体不断受到病理性的损害，癌肿就会发生、发展。人体正气虚弱，脏腑生理功能就失调、紊乱，瘀血、痰湿等病理产物就因此而自生，造成了肿瘤的病理学基础。《外证医案》则明确指出："正气虚则成岩。"正气不足，脏腑功能失调是恶性肿瘤形成的主要病机。肿瘤属于慢性消耗性疾病，癌瘤的生长又会进一步耗损正气，正不遏邪则又助长了癌瘤的发展。大多数肿瘤患者，特别是晚期肿瘤患者，正气亏虚表现尤为明显。肿瘤损耗正气，不但可以导致局部复发转移，正气不束邪，毒邪走窜，蚀骨淫脑，变证丛生，危及生命。古人十分重视脾和肾两脏在正气亏损中的作用，明代著名医学家张景岳说："脾肾不足及虚弱失调之人，多有积聚之病。"肾为先天之本，即是人的先天遗传的身体素质。脾为后天之本，是指后天通过饮食、调养等对体质的影响。所以正气虚弱，可以首先在脾、肾功能失调上表现出来，或脾气失健，或肾气不足等。如果此时失去调治，或病久以后，进一步损伤各脏的气血、阴阳和津液，甚至伤及阴精、元气等人体的基本物质，到晚期至虚之候出现时，病就难治了。所以在治疗肿瘤病的任何阶段，始终要抓住正气亏虚这一个病机，采取适当适时的扶正疗法，是掌握治疗肿瘤病主动权的关键。

2. 气滞

中医学认为人体各种功能活动都依赖气的作用。气的功能活动称为气机，表现为升降出入，运行全身，增强和调节各组织器官的功能和补充各组织器官所需的营养物质。气的运行失常和升降出入的异常称为"气机失调"，是肿瘤产生的重要原因。如《临证指南·郁证》云："郁则气滞，其滞或在形躯，或在脏腑，必有不舒之现症……不知情志之郁，由于隐曲不伸，故曰气之升降开合枢机不利。"引起气滞的原因很多，或由情志不舒，或邪毒外侵，或因痰、湿、食积、瘀血等阻碍气机；或气虚，运行无力而滞；脏腑功能障碍也是形成气滞的重要原因，如气滞在胸，肺失宣肃可见胸闷咳喘，气滞在肝，失于疏泄可见胸胁胀闷疼痛，气滞在胃，升降失司可见胃脘痛、嗳气、恶心呕吐等。引起气滞的病因不同，但病机相同，可见于肿瘤的各个阶段，在肿瘤的早期尤为多见。

3. 血瘀

人体正常情况下，血液在脉中周流不息地运行，灌溉五脏六腑，濡养四肢百骸。如果某些原因使血液运行不畅，阻滞在经脉之中，或者溢于经脉之外，瘀积到脏腑器官里，形成了瘀血，日久不散，就可能生成肿瘤。瘀血阻滞是肿瘤的主要病因病机之一。历代许多医家都曾有关于瘀血与"石瘕""癥积""噎膈"等肿瘤病之间联系的论述。清代王清任《医林改错》云："肚腹结块，必有形之血。"强调气滞血瘀在癌肿的形成中的重要作用。瘀血是指血液运行迟缓和不通畅的病理状态，引起血瘀的成因有多方面，或气滞血瘀，或气虚血瘀，或寒凝血滞，或邪热煎熬致瘀，或外伤致瘀等。因瘀血而致癌肿的病机主要为血瘀气滞，瘀血积聚，发为肿块。瘀血是血瘀的病理产物，同时瘀血阻于脉络，又可导致血瘀。血瘀可以是全身，也可是局部，可发生在脏腑、经络、九窍等任何部位。现代医学研究显示肿瘤患者普遍存在的血液高凝状态可能与中医的血瘀相关。临床上气滞与血瘀常常互为因果，同时出现。气为血帅，血的生成要靠气化生，血的运行要靠气推动。气滞则不能推动血行，血液流行不畅则瘀积在局部形成痞块。

4. 痰凝

痰和湿是机体的病理性产物，亦是一些难治疾病的发病因素。痰可以引发许多病症，中医有"百病多由痰作祟"之说。痰之为病，非常广泛，可为排出体外的有形之痰，也可指表现为痰的特异症状的无形之痰。元代著名医学家朱震亨说："凡人身，上中下有块者多是痰。"就是说明体内有肿块如"痰核""瘰疬""瘿瘤"等多种疾病都是由痰引起，这些肿瘤相当于现代医学的淋巴瘤、甲状腺肿瘤、某些皮下肿瘤等。痰在正常人体中是不存在的。痰的产生，无论是外感六淫，还是内伤七情，饮食劳倦等都与肺、脾、肾密切相关，肺、脾、肾三脏气化功能失常，水液代谢障碍，津液不能输布，水湿不化，停滞而成痰。或为邪热烁津，凝结成痰。痰之已成，留于体内，随气升降，无处不到，阻于脏腑，流窜经络，变生诸证。恶性肿瘤不但多表现为局部肿块，而且有四处走窜的特点，与痰的特性十分吻合。

5. 邪毒

毒邪有内外之分，外来者多由外来邪毒侵袭机体，广义上讲包括病毒感染、烟草、油烟的污染毒素、职业环境中的化学毒素，生活环境中的空气、水、土壤污染毒素，酒食中的各种毒素等。内生者可为五志过极，脏腑功能失调，气血痰饮等郁结而生，火热不仅能伤阴耗液，又能灼津为痰，灼血为瘀；热极则化毒，热胜则肉腐。或由痰湿瘀血等病理产物，久积体内，阻碍经络脏腑气机，郁而化热生毒，邪毒内生。毒是致病之因，热是毒聚之果，热与毒互结，内蕴脏腑经络而成癌肿。

现代医学业已证实，有些肿瘤的发生与某些病毒长期感染有关，如鼻咽癌与 EB 病毒，宫颈癌与人乳头状瘤病毒，肝癌与乙肝病毒感染，人类伯基特（burkitt）淋巴瘤和成人 T 细胞白血病等的发生都与病毒感染有关。临床上肿瘤初期可表现为局部肿块，随着病情进展出现蕴久化热，出现局部红肿疼痛，破溃经久不愈。许多癌肿患者在病变过程中又易感染外邪或郁火外发，表现出明显的火热之象，如低热或高热、鼻衄、口臭、咯血、痰黄、口干、便结、尿黄、舌红、脉数等。近年来有学者认为癌毒是恶性肿瘤之根本，把癌毒定义为已经形成和不断新生的癌细胞或以癌细胞为主体形成的积块，只有当体内有了癌毒，再加上六淫、七情、劳伤和其他因素的诱发，才会产生恶性肿瘤。可见无论是在认识肿瘤的病因还是在探讨肿瘤的病机时，都十分强调肿瘤的病因和病机的特殊性，中医学以"毒"概括其特征是有一定道理的。肿瘤的形成主要由于正气亏损，正虚包括气血阴阳的亏虚，五脏功能的失调和虚损。气滞、血瘀、痰凝、毒蕴为肿瘤的基本病理变化，它们之间不是孤立的，气机失畅，水津不布则生湿聚痰，气为血帅，气行则血行，气滞则血瘀，气机郁结又易化火；另一方面，痰凝也可以滞气，化瘀生火；火热能煎熬津血为痰瘀，临床常常可表现为"痰凝气滞""痰瘀互结""痰毒蕴结""痰热互结"等。而且正虚亏损、气滞、血瘀、痰凝、邪毒之间是互相影响，互相转化的，肿瘤的病机十分复杂，在临床需详加辨证，审证求因，辨证施治才能取得更好的疗效。

6. 经络瘀阻

经络是人体组织结构的重要组成部分，它是沟通人体内外、上下，联络脏腑组织与通行气血的一个独特的系统。在生理上，十二经脉具有运行营卫气血、沟通表里、抵御病邪、保护机体的功能。奇经八脉也是气血运行的通道。当十二经脉运行气血满盈时，就溢流到奇经八脉中储存起来；当十二经脉气血不足之时，奇经八脉再把气血返流到十二经中，所以奇经八脉的主要作用是维系和调节十二经脉气血。由于奇经八脉也各有其循行路线，因此它们所涵蓄的气血，同样起着营养体内组织及腠理的作用，奇经八脉运行障碍，也会产生不同的病变，如女子任脉不和，可导致带下病及癥瘕积聚等。在病理变化时，经络既可由于风寒、湿邪等侵袭而功能受损，又可因痰、食、毒、瘀、气滞等而壅塞不通。此外，脏腑的生理功能失常，也能导致经气郁滞或经气不足。经络瘀阻，则邪毒在体内蕴结，日久成积成肿，可发为肿瘤，而这些肿瘤病变又可以在经脉循行路径上反映出来。近年来有人从经络学说角度出发，探索各种肿瘤在经络上的特殊表现及反映，并应用于探测体内肿瘤的部位以作为辅助诊断。在肿瘤的治疗上除了应用穴位注射药物，还必须注意疏通经络。理气行滞、活血化瘀、化痰通络等法则都有疏通经络的作用。

第二节　西医对恶性肿瘤病因病机的认识

一、病因

（一）行为生活方式

1. 吸烟

大量的动物实验及流行病学调查证实，吸烟可导致多种癌症。吸烟最易引起肺癌。据科学家测定，烟草中含有 3000 多种复杂的化学成分，大部分对人体有害。其中焦油、尼古丁、酚类、胺类、醇类、酸类及醛类等 40 多种是明显有毒和有致癌作用的物质。烟在点燃后产生的烟雾，包含了烟草中所有的化学成分，同时比烟草本身又增加了一些有害物质，如一氧化碳等。一支香烟在燃烧时，产生的主流烟雾中含气溶胶 400～500mg，每立方厘米气溶胶有百万个直径为 0.1～1.0μm 的颗粒。这些颗粒凝聚后产生焦油 12～14mg，其中尼古丁约 1mg。烟焦油含有多种致癌物和促癌物，如苯并（a）芘、苯蒽、二苯蒽、芳香族及其胺类、亚硝胺、酚类、酮类（甲醛、乙醛）、喹啉吖啶等有机物，以及肼、砷、镍、铬、铅等无机物，还有放射性物质钋-210、铅-210、镭-226。苯并（a）芘、亚硝胺是公认的强致癌物。烟中尼古丁含量最多，毒性也最大，其致死量为 40～60mg，一支香烟大约含尼古丁 20mg。由于吸进去的一部分尼古丁可被烟雾中的甲醛所中和，大部分又被人体解毒，故一般吸烟者不至于立刻发生生命危险。烟草的致癌程度还取决于尼古丁的含量。尼古丁与致癌物相结合时会使后者的致癌性大大加强。

　　吸烟时尼古丁迅速进入肺脏，随着血液循环了 10s 可到达脑组织，20s 到达全身各组织。尼古丁使中枢神经开始呈兴奋状态，继而抑制。其中毒后可有心慌、脉律不齐、失眠、视物模糊、体重下降等症状。经常吸烟者，尼古丁可在体内积蓄。尼古丁有类似海洛因和可卡因的成瘾作用，使吸烟者有烟瘾。

　　吸烟时，香烟燃烧的温度高达 600～900℃，汽化成烟雾，散发的和人体吸入后呼出的烟雾各占 35%，烟尾截留 8%，吸入体内为 22%。相关研究人员对烟雾进行详细化学分析，共含化学物质 1500 种，其中含有致癌、促癌等有害成分。烟雾中含有氨气、氮氧化物、醛类及烯烃等刺激性气体，它们可造成呼吸道损伤，长期吸烟可引起慢性支气管炎、肺气肿，最终发展为肺源性心脏病。一氧化碳亦是有害气体，它和红细胞中血红蛋白结合能力比氧气大 250 倍，可降低血红蛋白运送氧气的能力，对冠心病患者可引起心绞痛发作。一氧化碳还能通过孕妇胎盘进入胎儿体内，故吸烟易致孕妇流产、早产、死胎及低体重婴儿，所以一氧化碳是"烟草胎儿综合征"的主要罪魁祸首。烟雾中含 8% 极细小固体和液化微粒，直径 0.1～2.0μm，可以进入肺内的为 0.2～0.35μm。固体部分在温度下降时变成烟焦油，而一些致癌、促癌物质均存在于烟焦油中。国产烟烟焦油含量在 20～35mg，劣质或假烟则含量更高。

　　香烟的有毒物质中包括致癌物质、促癌物质和纤毛毒物。这些毒物有协同作用，彼此强化，能破坏机体的防御机能，增加致癌危险性。香烟还与环境污染物质和职业性有害物质有关，如铬、石棉等有协同致癌作用，可强化其各自的致癌毒性。吸烟与癌症有关已确定无疑。英国在 20 世纪 20 年代就吸烟成风，25 年后男性肺癌暴发率猛增。1925 年，我国在上海出现英商开设的烟厂，上海人的吸烟史在国内领先。而上海肺癌死亡率也是现在全国平均水平的 3 倍，男性的肺癌死亡率居各种恶性肿瘤之首。根据不同国家和地区的资料可以得出相同的结论：肺癌的发生率和死亡率与每天吸烟支数呈正比例。每天吸烟 10 支以上者，肺癌死亡率为不吸烟者的 3.5 倍；吸烟 40 支以上者，肺癌死亡率可达不吸烟者的 20 倍。肺癌死亡者中，由吸烟引起的占 90%。个人吸烟史的长短比吸烟量的多少更重要。吸烟量增加 3 倍，致癌作用也增加 3 倍；而吸烟时间长 3 倍，致癌作用增加 100 倍。肺癌特别多发于青少年时就开始吸烟的人，吸烟年龄越早，发病率越高。

　　吸烟还可引起多种其他癌症。吸烟者口腔癌和食管癌的发病率比不吸烟者高 4～5 倍，喉癌高 6～10 倍。经常叼烟斗者还易发生唇癌。吸烟者胰腺癌、膀胱癌、阴茎癌、肝癌、白血病等发病率均呈上升趋势。边吃喝、边吸烟易使有毒物质吞进胃里，引起胃癌。

　　吸烟对女性而言危害性更大。烟与雌激素对癌的形成有协同作用。吸烟女性的绝经期可提前 2～3 年。孕妇吸烟可影响下一代，使婴儿死亡率上升，出现早产流产、胎盘早期剥离、前置胎盘、孕期出血等现象。吸烟妇女的孩子智力迟钝、体重较轻、病态者较多。尼古丁通过胎盘进入胎儿体内，对胎儿肝脏有损害，甚至可使胎儿患肝癌。

值得注意的是，许多不吸烟者，由于生活在吸烟者中间，成了被动吸烟或非自动吸烟者。吸烟者吐出的烟雾同样有致病、致癌危险。在烟雾弥漫的会场、车厢和公共娱乐场所，焦油、苯并（a）芘等致癌物质的含量可超过允许量的十几倍至几十倍。不吸烟者每小时可吸入相当于1支烟的烟雾量。在家庭中，丈夫吸烟的妇女比丈夫不吸烟的妇女寿命要短。

2. 饮酒

人类饮酒已有几千年的历史，长期经验已知少量饮酒可促进血液循环，使神经系统轻度兴奋，舒筋活血。现代医学研究也证明，少量饮酒可以减少和缓解心血管疾病和其他某些病痛。但大量饮酒却可招致多种癌症。酒的化学成分极其复杂，除酒精外，还含有上千种成分。主要包括羰基化合物（乙醛、丙醛、异丁醛等）、甘油类、有机酸、酯类、芳香醛类、酮类以及香精等添加剂。这些成分含量一般较低，但乙醛的含量却较高，如葡萄酒中含量为50～100mg/L，白酒中20～150mg/L，最高可达600mg/L。目前酿酒一般是用大米、高粱、玉米之类的粮食。由于某些粮食保存不当，易发霉变质，常常含有大量的黄曲霉素。酿酒时的温度是无法将这些毒素破坏和去除的。酒中夹杂的危险物可能有亚硝胺类化合物、乌拉坦、石棉以及原料果品上附着的残留农药或砷剂。上述这些都是已知的致癌物，尤其是黄曲霉素和亚硝胺，如果混入甲醇、乙二醇则毒性更大。美国波士顿药物监督部门的调查表明，酒精与乳腺癌、结肠癌、甲状腺瘤、恶性黑色素瘤的发生有关。有人报道，女性饮酒会使乳腺癌增加20%～60%，甲状腺瘤增加20%～70%。有的研究结果表明，一个年轻女子平均每周饮酒3次，那么她日后受乳腺癌侵袭的机会将增加50%。每周饮酒量与乳腺癌发病呈正相关。饮酒与乙状结肠癌也有一定关系。

从大量调查研究的结果来看，长期过量饮酒可以引起多种消化道癌症。日本在1969—1975年间对嗜酒住院的9924名患者进行了长达7年的随访观察，发现嗜酒者的口腔、咽喉病的发病率较一般人高2.6倍。日本46个县中，男性食管癌发病率与白酒和威士忌销售量有关。中非国家是食管癌的高发区，当地人一向喜饮玉米酒，玉米含有亚硝胺类致癌物，说明食管癌与酒内亚硝胺类有关。我国食管癌高发区是太行山区、大别山区及苏北等地，其中以河南林县尤甚。河南医科大学从林县的粮食及食品中分离出互隔交链孢霉菌261株。该地喜食酸菜，从中黄曲霉素的检出率很高，主食中霉菌检出率也高，男女两性食管癌发病率分别为142.5/10万和115/10万，提示主食中和酸菜内的黄曲霉素DI和交链孢霉菌与食管癌的发病有关，男性高于女性提示与男性饮酒可能有关系。法国西部居民常饮高酒精度的苹果白兰地，该地区居民癌症发病率比其他地区高得多。法国红葡萄酒有增加胃癌的危险。美国发现饮啤酒与大肠癌有关，特别是与直肠癌关系密切。挪威调查了1.2万名中年男性，发现饮酒量和次数与结肠癌发病有剂量-效应关系。

另外，饮酒再加上不良的饮食习惯更易诱发大肠癌的发生。有证据表明，酒精能刺激垂体中的激素分泌增加，从而加速细胞繁殖，增加对肿瘤细胞的易感性。长期饮酒会导致 B 族维生素、叶酸、铁、镁和蛋白质的缺乏。这些营养素的缺乏，可以降低机体对外源性致癌物的抵抗力，并可引起代谢障碍，机体可产生内源性致癌物质。这种"恶性循环"，使过度饮酒的人患癌的危险性大大地增加。酒对免疫功能有抑制作用，而免疫的抑制往往是肿瘤发生的重要原因。中度和重度饮酒对人体 T 细胞和 B 细胞有伤害，从而降低人体免疫功能。

研究还表明，烟与酒两者的毒性有协同作用，烟酒兼嗜者所患癌症的概率将成倍增加。这种增效作用大大地增加了患癌的概率，尤其是头颈部肿瘤的发病率明显升高。饮酒量中等而不吸烟者其发病率较普通人群高 2～3 倍；既吸烟又饮酒，其癌症发生率比一般人群高 15 倍以上。据统计，口腔癌患者 75% 是烟酒皆瘾者。在一项研究中发现，每天吸烟 2 包多，饮酒 0.3～0.4mg 者，比每天吸烟相等，而饮酒 0.45mg 以上者的死亡率稍低。但这两组人的肺癌、食管癌、咽喉癌发病率均高于普通人群。

（二）饮食因素

1. 烹饪方式与肿瘤

烧菜做饭，古人称为烹饪。我国的烹饪技术历史悠久，源远流长。前人有"炮生为熟，燔而食之"的记载。成书于商代的《商韦·说命》中就有用盐和酸梅作烹饪作料的记载。汉、唐以后的烹饪已日趋成熟。

合理的烹饪，可使饮食增色添香，增加营养，增进食欲，促进消化吸收，如牛奶经过乳酸杆菌的发酵，能对乳糖进行部分分解，防止了由于体内因乳酸酶分解不足所引起的腹泻、腹胀等乳糖不耐症，酪蛋白经发酵后也易于消化吸收，且有益于肠道细菌在肠内分解亚硝胺（二甲基亚硝胺、二乙基亚硝胺），抑制有害人体的厌氧菌的生长，有利于防癌作用。肉类、鱼类经过炖、煮可以杀灭寄生虫囊孢，且蛋白质部分水解成肽类及氨基酸有利于人体的消化吸收。

但不恰当的烹饪方法，不仅会破坏食物的营养，还会产生致癌、促癌物质。如腌制食品可以使食物中仲胺增加，再添加亚硝酸盐，则易在胃内与仲胺合成亚硝胺。又如食物油炸、烟熏的过程中可产生多环芳烃类致癌物 3，4-苯并（a）芘，炸的时间越长，含量越高，久余的油中含量亦越高。烹调过程中的油烟也含有多种致癌物和致突变物。有报道说，烹调的油烟可以对果蝇造成遗传损伤，并明显缩短果蝇寿命，使果蝇和小白鼠体内的超氧化物歧化酶（SOD）活性降低，而二醛（MDA）明显升高。烹调剩油还可以造成小白鼠的肝组织发生病理改变，并诱发人胚肺细胞发生形态学改变和基因突变。日本国立癌症研究所报道，蛋白质油煎或烧烤后可产生色氨酸热解产物（TRP-P-1 和 TRP-P-2）和谷氨酸热解产物（GLU-P-1 和 GLU-P-2），它们具有致突变性和致癌性。

中国预防医学科学院营养与食品卫生研究所，应用检测致癌突变的 Ames 试验对烤羊肉串、烤鸭、烤乳猪、咸鱼、酸菜、香肠、龟露、酱牛肉等 10 种传统加工食品进行研究，发现其中一些食品呈阳性反应。以烤羊肉串为例，Ames 试验证实，其微核、精子畸形为阳性，熏烤时对染色体等其他方面有一定的损伤。常用的烹饪方法主要有熏烤、油煎、炸、焙、炒等，食品中的化学致癌物，大多属芳烃类，主要来自不完全燃烧的脂肪，各种烹饪方法，可产生不同的致癌物。

（1）煎炸：油炸食品如果油没有污染，煎炸时间不过久，则无致癌物；如果煎炸时间过长，出现焦化时，可生成致癌物。中国科学院上海细胞生物学研究所，对加热到270℃的油冒出的烟气进行细胞学和动物实验，发现精炼菜油、豆油等油烟雾的凝聚物均有致癌作用，而花生油和猪油未发现类似作用。假如油加热到240℃，对细胞损伤作用较弱，不加热的油没有任何损伤。对煎炸时加热的油脂进行 3，4-苯并（a）芘含量测定显示，煎与炸都会产生致癌的碳氢化合物，所以炒菜时将油加热至冒烟是不可取的。油条、炸糕、麻团等，由于所用食油长期使用，反复加热，可使制成品含有有害的致癌物。所以，加工时应及时把已炸过食品的油的沉渣物倒出，以避免反复污染。

（2）烧烤：对烤制食品进行分析发现，其致癌物主要来自烟尘的污染，燃烧的脂肪。当用木炭烧烤时，如果火上没有烟，油不滴在木炭上，产生的致癌物苯并（a）芘数量不多，对健康无害；当有烟或烤出的油脂滴落在木炭上时，苯并（a）芘的含量就会大大增加。世界卫生组织提出苯并（a）芘的容许量为 $20\sim30\times10^{-9}$。一般木炭炉是 $2.3\sim4.9\times10^{-9}$，而电炉为 $0.1\sim4.4\times10^{-9}$，可以说是无害的。煤气、红外线烤制的食物是不需要怀疑的。如果用松果、废纸烧烤食物，其苯并（a）芘的含量就非常高，严重危害健康。

（3）焙制：烘焙面包不会产生致癌物。在烘制食品中，以咖啡为例，也可产生 3，4-苯并（a）芘致癌物，咖啡皮中含大量的苯并（a）芘，在焙制过程中被排出；但是，焙焦的咖啡会产生大量的致癌物，苯并（a）芘的含量增加 20 倍。如果用现代化的设备焙制咖啡，饮用时不超过常用量，咖啡豆中的苯并（a）芘含量，对于致癌实际上不起作用。

（4）熏制：熏制食品的致癌物含量，一般都较高。如以欧洲某地的熏制法为例，经测出 3，4-苯并（a）芘的含量高达 $2000\sim3000\times10^{-9}$，相当于将 250 枝香烟全部吸尽的含量。常年吃熏制食品，特别是熏制过度的食品，有潜在的致癌危险性。智利沿海居民有长年吃熏鱼的习惯，消化道和呼吸系统的癌症以及皮肤癌的发病率比内地不吃熏鱼的人高出 3～8 倍。

2. 五味与肿瘤

五味指酸、苦、辛（辣）、咸、甘（甜）五种味觉。常言道，五味调出百味香，为君佐餐保健康。如果五味调配得当，不仅能增色添香、增进食欲，而且对养生有益；反之，调配不当，就会影响健康，对防癌不利。古代的中医专著《金匮要略》认为："凡饮食滋味，以养于身，食之有妨，反而有害。"所以，我们要"谨和五味"，注意五味协调，不能偏嗜。

（1）甘味俗称甜味，由糖类产生。糖类又称碳水化合物，由于结构不同，分为单糖、双糖、多糖。单糖主要有葡萄糖、果糖；双糖有蔗糖、麦芽糖；多糖有淀粉、果胶、纤维等。其主要来源于谷物、根茎类蔬菜以及豆类。糖类是供给人体热能的主要物质，占每天所需能量的60%～70%，对构成身体组织、帮助脂肪氧化、肝脏解毒、促进胃肠蠕动和消化腺分泌有重要的作用。

甜味食物有补气养血，解除肌肉痉挛，保肝解毒的功效。但吃甜食过多，会引起血糖升高、胆固醇增加、肥胖等症状和相关疾病。世界经济合作和发展组织曾对20个国家的糖消耗量与乳腺癌的发病率作专门调查，结果糖消耗量大的国家如英国、荷兰、爱尔兰、丹麦等的乳腺癌发病率都很高，而糖消耗量少的国家如意大利、西班牙、葡萄牙、日本等乳腺癌的发病率则较低。65～70岁的老年妇女多吃蜂蜜、糖浆、果子原汁和葡萄糖等甜食与乳腺癌发病成正比。

高糖饮食可影响细胞免疫功能，使白细胞吞噬力下降，引起癌肿等各种疾病。已知糖消耗量与乳腺癌的发病有关，糖消耗量大的国家乳腺癌的发病率都很高。肿瘤细胞主要依靠糖的酵解获得营养，其酵解能力为正常细胞的70～80倍，所以高糖饮食具有致癌催化作用。精白糖可消耗体内的B族维生素，危害更大。

（2）苦味由有机碱所致，具有清热解毒，燥湿利尿的功效。在烹饪时适量应用，别有风味；如过量食用，则可致使消化不良，食欲减退，便溏、腹泻。野菊花、蕺菜、马齿苋、西瓜等含生物碱的蔬菜和水果，能抑制和杀灭胃内的有害霉菌和细菌，防治胃肠道慢性炎症，减少致癌物合成，防止细胞突变。葫芦、苦瓜、黄瓜等葫芦科果蔬含苦味的葫芦素，有一定的抗癌活性，对防癌有利。

（3）辛味又称辣味，主要由辣椒碱所致。辛味有行气、活血、宣散、发汗的功效。但辛辣味具有较强的刺激性，可刺激胃肠黏膜，引起充血、水肿，大便秘结，使粪便在肠道内停留时间延长，增加致、促癌物与肠黏膜的接触，增加食管、胃肠黏膜的癌变可能性。在天然调味品的辛香料中，桂皮、八角、花椒对癌症有诱发性和毒性。桂皮可能含有移码突变型及碱性对置型诱发物，花椒和八角以移码突变型为主。这些诱变物，能改变正常细胞的基因密码、遗传功能，发生恶变，诱发细胞发生突变畸形，若长期使用，可形成肿瘤，因此不宜过多食用。而大蒜、洋葱、葱等一些含抗癌活性物质的辛辣味蔬菜，有防癌作用，可经常适量食用。

（4）酸味由有机酸产生，有收敛、固涩的功效。但酸性食品若食入过多，容易引起消化不良等病症。我国食管癌、胃癌高发的太行山地区，居民冬、春季喜食大量的酸菜，其中含致癌化合物亚硝胺和促癌化合物的地霉素。我们平时所吃的食品，可分为酸性食物和碱性食物两大类，鱼、肉、禽、蛋、白糖、巧克力等，这些食品经代谢，在体内产生酸性物质，称酸性食物；各种蔬菜、水果、豆制品等经代谢后产生碱性物质，称为碱性食物。人体的各种生理机能，生化反应，都需在一定的酸碱度（pH7.3）环境内进行，如果饮食不当，可引起酸碱平衡障碍，使机体疲乏无力、抵抗力下降。

（5）咸味主要由食盐产生，盐为"百味之王"，是机体不可缺少的营养物质。咸有软坚散结、滋阴潜阳的功效。人们在一般生活、工作条件下，每天约摄入 5g 食盐。医学家和营养学家一再告诫人们，食物中添加过量的盐有损于健康。流行病学调查表明，在胃癌高发地区，人均食盐量，每天高达 50g。食盐本身无致癌作用，但高盐食物可使正常胃黏膜的保护层遭到破坏，上皮细胞裸露而易受致癌物的侵袭。动物实验和人体疾病学的研究表明，随着钠盐（食盐为氯化钠）摄入量的增加，胃癌、食管癌、膀胱癌的发病率相应增加，如果增加钾盐的摄入量，则胃癌的发病率下降。日本和南美等地胃癌发病率高与当地居民常年吃咸鱼等腌制品和含碳酸盐的食物有关。

3. 热量与肿瘤

在新陈代谢的过程中，体内营养物质的生物氧化过程不断地释放热能。人体的热量主要来源于脂肪、蛋白质、糖类三大营养物质在体内进行生物氧化过程。按照我国的饮食习惯，糖供给的热量占总热量的 60%～70%，脂肪占 17%～20%，蛋白质占 10%～13%。由于性别、年龄、工种和劳动强度的不同，每个人所需要的热量也不相同。

人群流行病学调查提示，随着摄入总热量的增加，男性的直肠癌和白血病，女性的乳腺癌发病率相应增高。摄入食物中的热量极高、体重超重、体型肥胖者的肿瘤发病率、死亡率多高于体重正常、偏瘦的人。根据美国某减肥协会 5.6 万人的调查结果认为，如果从青年时期到成年后，一直肥胖的妇女，较体重正常妇女发生宫颈癌的危险性高 75%。一般地说肥胖的女性较易患乳腺癌。

动物实验证实，限制食物的热量，可以抑制化学致癌物对实验动物的致癌作用，延缓肿瘤的形成，降低肿瘤发生率。用两组动物，一组吃正常饮食，另一组喂饲 1/3 热量的低热量饮食，结果第二组动物肿瘤的发生率下降 10%～60%，寿命延长 50%～100%。当脂肪含量由占总热量的 2%～5%，增加到 10%～70% 时，动物肿瘤的发生率更高，若不限制膳食热量，但强迫动物不断运动，促进热量的消耗，也可以抑制化学致癌物对实验动物的致癌作用。

中医认为："正气存内，邪不可干。""壮人无积，虚则有之。"减少人体的总热量，将会出现机体供热不足，使抵抗力下降，反而容易遭受肿瘤及其他疾病的侵袭。因此，用限制食物热量的方法来防治癌症的发生不是有效的方法。

4. 脂肪和肿瘤

脂肪由脂肪酸和甘油组成，主要来源于动、植物的油脂及硬果、种子，亦可通过三羧酸循环由体内的糖和蛋白质转化而来。脂肪具有供给人体热量、组成机体细胞、溶解营养素、调节生理机能等作用。

脂肪是所有食物、营养素中，与肿瘤关系最密切的一个因素，高脂肪膳食与肠癌、乳腺癌、前列腺癌的发病率成正比，一些脂肪消耗量高的国家与消耗量低的国家相比，前者乳腺癌的发病率是后者的 5～10 倍。平时食用过多的亚油酸，在体内容易氧化生成致癌物"过氧化脂"。经检验，植物油存放过久，油炸食品用油反复使用，油炸食品放置过久或日晒，其过氧化脂的含量增加，食用后对人体有害。聚合后的非饱和型脂肪，在一定条件下也有较强的致癌特性。

目前认为,高脂肪饮食引起大肠癌的发病机制是,高脂肪膳食使肠道内的胆固醇和胆酸增多,胆酸的代谢产物胆石酸和脱氧胆酸可能成为致癌物,从而诱发大肠癌。同时,高脂肪膳食可以影响雌激素的合成、代谢,使血清催乳素浓度增高,乳腺组织增生,诱发乳腺癌。

因此,限制高脂肪(特别是高动物脂肪)饮食的摄入,是预防直肠癌、结肠癌、乳腺癌等癌症的重要措施,脂肪的摄入量最好不超过总热量的 20%,胆固醇每天小于 100g。

5. 蛋白质与肿瘤

蛋白质由氨基酸组成,是细胞原生质的重要组成部分,是生命的物质基础。根据食物来源不同,蛋白质可分为动物蛋白和植物蛋白两类,主要来源于各种肉类、鱼类、蛋、奶以及大米、面粉、豆类。蛋白质具有保证组织的自我更新、调节生理功能,供给热量等作用。

蛋白质与肿瘤的关系比较复杂,主要取决于蛋白质的量和所含氨基酸的种类。目前认为,过量摄入蛋白质(特别是动物蛋白),与恶性肿瘤的发生发展密切相关,具有一定的危害。长期以来人们注意到"素食者多长寿",他们每天的蛋白质摄入量,维持在正常低水平,肿瘤的发病率较低。荷兰在第二次世界大战期间,黄油、肉、奶被掠夺一空,市民以谷物、蔬菜维持生活,癌症的发病率下降 35%~60%。

动物实验证实,当蛋白质的摄入量增加到正常的 2~3 倍时,可发现加强化学物质诱发肿瘤的现象。在高蛋白饲料中,当胱氨酸、蛋氨酸的比例过高时,可增加小鼠肝细胞癌的诱发率。当然,膳食中的蛋白质含量也不能过低,过低则可使机体的细胞、体液免疫功能下降,促使人和动物肿瘤的发生。因此,适当增加某些蛋白质的含量,补充某些氨基酸,可以抑制动物的肿瘤高发。动物蛋白的另一致癌因素是丙醛,牛肉中的丙醛含量与大肠癌有关,猪肉、鸡肉、鱼的丙醛含量较低。此外,在食物腐败、分解过程中,往往也可产生丙醛,因此不能食用腐败变质的食物。

6. 维生素与肿瘤

维生素是维持人体正常生理功能所必需的一类化合物,按其溶解的特性分为脂溶性和水溶性两大类。体内一旦缺乏某种维生素,就会引起新陈代谢障碍,影响正常的生理功能,甚至引起相应的病症。

(1)维生素 A 及其衍生物对上皮细胞具有较强的保护作用,是近 10 多年来肿瘤化学预防研究中的重点内容。流行病学的研究资料表明,癌症患者血清中的视黄醇及 β-胡萝卜素的含量比正常对照组为低。吸烟人群维生素 A 摄入量越少,肺癌发生率越高。动物实验表明,维生素 A 对亚硝胺及多环芳烃诱发的小鼠前胃癌、膀胱癌、结肠癌、乳腺癌及大鼠的肺癌、鼻咽癌等均有明显的抑制作用。细胞培养研究表明全反维甲酸可对早幼粒白血病细胞株(HL-60)有诱导分化的作用,临床研究也见到连续治疗 3~12

个月病情可达到完全和部分缓解。但大剂量维生素 A 类化合物长期服用会引起维生素 A 中毒症，因此各国学者都在研究合成新的高效无毒维生素 A 类化合物。对 β-胡萝卜素的防癌作用引起了人们很大的关注。β-胡萝卜素在体内能转化为维生素 A，而且无毒性，较大剂量服用也不会像维生素 A 那样引起中毒，而且它是一种能消除过量氧自由基的抗氧化剂，具有脂溶性易被胃肠道吸收，并容易进入组织和细胞内，是一种细胞内的抗氧化剂。

有人观察了 35~64 岁的 2200 名男性，随访 5 年，以同年龄、同吸烟史、同血清储存时间配对，测定 271 例癌患者及对照组 533 人的血清 β-胡萝卜素含量，患癌组为 $1.16\mu mol/L$，而正常对照组为 $1.29\mu mol/L$（$P<0.001$），后者较前者明显为高。上海第二医科大学研究结果表明，β-胡萝卜素有抑制 MNNG 致癌物的致突变作用，对胃癌细胞株 SGC-7901 的细胞增殖有抑制作用，对人胃癌裸小鼠移植瘤（SCC-7901）亦有明显的抑制生长作用。经 β-胡萝卜素和硒治疗 3~6 个月后，胃癌前期病变不典型增生呈明显的抑制。β-胡萝卜素对化学致癌的启动和促癌的两个阶段均有抑制作用。上海市消化研究所在研究 β-胡萝卜素对胃癌前期病变的疗效时发现，天然的 β-胡萝卜素较人工合成的疗效好，可能是天然的 β-胡萝卜素容易进入细胞内，故易在细胞内发挥抗氧化作用。

挪威对有相同吸烟史的人进行调查，发现食物中维生素 A 低者，肺癌的发病率高。我国 5 个城市 398 例胃癌患者的对照研究结果表明，不吃新鲜蔬菜和肉蛋与胃癌的发病率成正比；而血清调查结果表明，癌症患者的血清维生素含量，显著低于非癌症组。实验证明，维生素 A 缺乏时，香烟点燃时产生的致癌物——苯并（a）芘的代谢产物，对气管上皮 DNA 的作用要比正常强 4 倍。另外，维生素 A 有抑制、阻断亚硝胺对食管黏膜的致癌作用。

（2）维生素 C 是在防癌中最引人注目的一种物质。流行病学资料和动物试验都已证实，维生素 C 具有防癌作用。我国食管癌高发地区林县，居民维生素 C 的摄入最低，尿中维生素 C 的排出量，仅为食管癌低发地区居民的 1/9~1/8。增加维生素 C 的摄入量，可使血中免疫球蛋白 IgG、IgM 的合成增加，提高机体的免疫力，可阻断致癌物——亚硝胺类化合物的合成，减少肿瘤的发生发展，同时可使体内透明质酸酶的合成增加，防止肿瘤扩散。

（3）维生素 B_2 是肝脏对化学物质解毒酶的辅助因子，可抑制二甲基氨基偶氮苯诱发的小鼠肝细胞癌。在恶性贫血情况下，维生素 B_{12} 可抑制胃癌和白血病的发生。加拿大有关研究机构对生殖器癌症患者和正常妇女进行对照检查，发现 95％ 癌症患者的雌激素水平增高，B 族维生素降低。不少临床研究和动物实验均提示，B 族维生素与癌症的发生有密切关系。

（4）维生素 E 是食物中存在的一种天然抗氧化剂，可以保护细胞膜免受过氧化物的损害，对阻止和延缓癌变有一定作用。

维生素的防癌、抗癌作用已经临床和实验证实，高维生素食物有利于提高机体的免疫力，抗过氧化物，抑制亚硝胺类致癌物的合成，对防治肺癌、乳腺癌、胃癌、宫颈癌、大肠癌等都有效。

7. 离子微量元素与肿瘤

食物中含有一系列矿物质，营养学家将钙、镁、钠、钾、磷等人体需要量大的矿物质称为常量元素，硒、锌、碘、钼等需要量很小的称为微量元素。很多微量元素及其化合物和无机盐有抑癌、抗癌和致癌的双向性。据一些学者公认：铍、镉、铬、砷、镍和铅及其生成的化合物，可能是直接或潜在的致癌物；而硒、锌、碘、钼，有防癌、抑癌、抗癌的作用。

近年来用硒防治癌症的工作令人瞩目。一项全世界疾病死亡率的分析表明，微量元素硒的摄入量与癌的死亡率成正比。环境中硒含量的高低与肿瘤的发病率及死亡率都有正比关系。硒是谷胱甘肽过氧化酶的重要组成部分，它的抗氧化效力比维生素 E 高 500 倍，对细胞膜有保护作用，能调节维生素 A、C、E、K 的吸收与消耗，还参与辅酶 A 和辅酶 Q_{10} 的合成，对有些致癌物有拮抗作用。同时，硒能增强免疫功能，加强与抵抗肿瘤生长有关的免疫反应。正由于硒具有的防癌作用，癌症高发的斯堪的那维亚地区，已开始用硒进行癌的化学预防。

碘与甲状腺癌和乳腺癌的发病有关。低碘饮食地区，常引起单纯性甲状腺肿大，同时也是甲状腺癌的高发地区。美国乳腺癌死亡率最高的五大湖地区，也是缺碘引起甲状腺肿大的高发地区。相反，日本等碘摄入量高的国家乳腺癌的发病较少。

缺锌可导致食管黏膜的过度增生和角化，与食管癌的发病有关。在缺锌饮食的同时，给予二甲基苯基亚硝胺为食管致癌剂，发现肿瘤的诱发率增高。

镁是一种重要的抗癌物质。调查发现，土壤中含镁丰富地区的癌症发病率一般较低；含镁最低的地区，发病率高。动物实验证明，喂饲低镁饲料的大鼠，产生的抗体减少，淋巴细胞的活动能力锐减，可引起染色体畸形，诱发白血病等癌症。

我国关于钼与食管癌的研究较多。食管癌高发地区林县的土壤中缺钼，当施以钼盐后，所生产的谷类、蔬菜中钼和维生素含量增加，致癌硝酸盐及亚硝酸盐的浓度降低，食管癌的发病率显著下降。

因此，微量元素与肿瘤的关系十分密切，某些元素在人体内含量过多或过少，都有可能影响肿瘤的发生和发展，只有恰到好处地给人体内的代谢过程提供必需的元素，才能起到防癌抗癌的效果，如过量摄入硒，反而对人体有害，可以引起中毒。在一般情况下，人体不会缺锌。

8. 其他与肿瘤

食物中的致癌成分早已为人们所知。在天然植物中存在的致癌物质可概括为两类，完全致癌物和肿瘤促进剂。自然界生态环境的变化可以影响动植物的生长和食物的质量，其中大气、水、土壤的污染影响尤为严重，它们以化学致癌物为主，通过食物链危害人类。

黄樟素是植物中天然存在的致癌物，是在国际癌瘤中心确认对动物有致癌性的 94 种因素之一，主要存在于黄樟树的根和枝，过去曾用作沏茶、做饮料和无醇啤酒的香味剂，在樟脑油、胺叶油、桂皮、茴香中也有少量检出。用黄樟素喂饲小鼠，可引起肝脏和肺的肿瘤。吡咯烷生物碱来源于款冬、皱菊等植物，其提取物吡咯烷生物碱经动物实验证明有致癌性。甲苯氧化偶氮甲醇，主要存在于苏铁类植物的提取物苏铁素中，苏铁素能诱发小鼠、豚鼠等实验性肿瘤。苏铁类植物富含淀粉，日本民间经验需经反复用水漂洗、发酵，加热去毒后才能食用。肼类主要在北美、欧洲的假羊肚菌和日本的森林蘑菇中，其中有些可引起实验动物肿瘤。棉子油中的环丙烷类脂肪酸、苹婆酸、锦葵酸也有致癌作用。肿瘤促进剂主要是大戟属植物中检出的大戟二萜醇酯类。食用藻的污染物 lyngbyatoxin. A，是小鼠皮肤癌的促进剂。世界上的蕨类植物有 1.2 万种，我国也有 2 000 余种，其中许多作为药用，也有部分食用。日本胃癌发病率高，有人认为与日本人喜吃蕨类菜有关，所含的致癌物质可能为莽草酸。我国的云南、广西、广东和印度有嚼槟榔的习惯，国外的调查结果认为，嚼槟榔与门腔、喉、食管和胃的肿瘤有关。

自然界的有些动物、植物对有害物质有富集作用，通过"植物链"达到惊人的高度，如被有机磷制剂 DDT 污染的水源，经浮游生物——小鱼、水鸟，可浓缩 833 万倍。虾子在镉污染的水中生活，体内致癌物镉的浓度可高达污水的 $100\sim500$ 倍。目前认为 DDT、狄氏剂、二溴乙烯、氯丹 TCDP 等农药与致癌有关。

综上所述，了解食物的特性，掌握饮食宜忌，可以有效地减轻食物中天然致癌物质和肿瘤促进剂的危害；养成良好的饮食习惯，对蕨菜之类含致癌物的佳馔美肴，决不能偏嗜贪食。这是食物防癌中的重要一环。

（三）社会因素

1. 生活变故

生活变故是日常生活中主要的应激源、流行病学研究指出，生活变故引起的精神压力和高度的情绪应激与肿瘤的发病率增高有一定的关系。塞缪普证实，将实验动物置于环境紧张中，其癌症的发展速度较正常环境下的动物快得多。1955 年特克维奇也证实，紧张环境可以激发肿瘤的发生和发展。1969 年弗里德曼在研究中曾指出，带有心理性质的环境因素可以改变身体对于传染病和肿瘤的抵抗力。浙江医科大学姜乾金等通过临床对照调查，分析结果显示，在癌症患者发病中，家庭不幸事件、工作学习紧张过度、人际关系不协调等生活事项有重要意义。

华西医科大学许明定等，对 1985 年 4 月至 1986 年 4 月经肿瘤科医生严格按临床症状和病理确诊的 95 例乳腺癌患者的调查结果表明，大多数患者具有特定的生活事件遭遇，自我调节能力较弱。癌症的研究表明，患者发病前半年至 8 年内往往经历过重大生活事件的打击，最有致病性的生活变故事件是失去一级亲属，如配偶、父母或子女的死亡。寡妇的肿瘤发病率最高，说明应激环境能促进肿瘤的生长和扩散。Greer 等在对 30

例乳腺癌妇女的对照研究中发现，癌症发病与刺激性的事件有明显的联系。1893 年，Snow 报道在伦敦肿瘤医院的 250 例子宫癌和乳腺癌患者中，有 156 例病前有失去亲人等巨大创伤性事件发生。国内也有报道，癌症患者病前经历了负面的生活事件的占 81.2%，且与对照组差异显著，根据恶性肿瘤细胞增殖的周期，一般认为从原癌细胞恶变到临床诊出需要 5 年左右，这项调查是癌症患者确诊癌症的 8 年前所经受的生活事件，表明癌症患者在确诊癌症至 8 年前即已遭受生活事件的应激。著名心理学家 Iaiarus 等认为，对生活事件的认知评价是一个重要的环节，不良的生活事件使个体产生消极的心理评价并处于应激，继而产生抑郁、悲伤、焦虑、愤怒等负性的情绪，过度或者持久的应激会导致机体内环境的失衡，影响免疫功能，特别是对在肿瘤监视和杀伤中起关键作用的 NK 细胞功能的影响较大。

2. 个性及行为

所谓个性特征，即指人的性格特点，与癌症有关的性格称为"致癌性格"。这种性格的特点为，不愿宽怀待人，容易积愤，凡事以自我为中心，一味自矜，但又总嫌自己不好。不少癌症患者常常会有强烈的自我抑制情感。如果追根寻源，有些精神分析家认为，在这些人的早年生活中，甚至在孩提时期，由于家庭或环境原因，不得不学会自我抑制情感。

1976 年美国一些学者把 182 名被试者按个性特征分为 A、B、C3 类，随访观察 16 年，结果发现具有 C 类个性特征者（内向性格，性格怪僻，表面上小心翼翼，时而冲动，虽多愁善感但才华横溢，有时要求目标很高，有时要求很低）患病率较高，且肿瘤患者多。肿瘤患者多沉默寡言，有的在长期孤独、矛盾、失望、压抑的情境下，表现焦虑、抑郁。学者基森指出，肺癌患者多数克制情绪的发泄。学者福克斯指出，由人格调查表测出的否认、压抑、绝望、疏远、早年失去母爱等与肿瘤的发生有关。我国学者的研究证明：①多疑善感，情绪抑郁者。②易躁易怒、忍耐力差者。③沉默寡言、对事物态度冷漠者。④性格孤僻、脾气古怪者，易患癌症。

3. 情绪

情绪是人在社会环境下与性格特点双重作用下的产物。

自古以来，人们就认为发生肿瘤与情绪有关。长期郁郁寡欢，悲愤之情得不到宣泄者容易患肿瘤，这在民间早已成为共识。今天，通过现代医学研究，为此提供了科学依据，肿瘤病已被确认为一种心身疾病。

人们都知道，乐观者长寿，抑郁者短命。经多年对情绪因素与癌症关系的研究表明，情绪及个性特征与癌症的发生明显相关。癌症患者具有惯于自我克制、情绪压抑和内蕴、倾向于防御和退缩等特点。因此，那些有心理矛盾和不安全感而又压抑自身的愤怒和不平情绪的人，那些总觉得自己无所依靠、事事无能为力、饱受悲观、绝望和情绪低落折磨的人，最容易患癌症。德国医生哈默认为，一个人的内心冲突如果得不到解决，就可能导致癌症的发生和发展。他认为当一个人发生深刻的内心冲突而且常常是在受此折磨的人，如果感到自己身体上、社会上和精神孤立时，癌就会生长，这个人的身体状况越差，癌就越容易生长。

公元 2 世纪时，物理学家董仑就发现情绪愉快的妇女患癌症的概率要比情绪抑郁的妇女少得多。奈恩在《乳癌》专著中指出，情绪因素影响肿瘤生长。他举了一个患者为例，患者发病时恰好由于丈夫的死亡而受到刺激，此后肿瘤越长越大，不久患者便去世了。佩吉特的著作《外科病理学》中指出，生性抑郁在癌症的发病中起着极其重要的作用。他认为，深深的忧虑，久久未能实现的愿望，以及失望产生的精神压抑是有利肿瘤生长的重要因素。蔡森于 20 世纪 50 年代综述 1902—1957 年的 75 篇有关文献后认为，抑郁失望和难以解脱的悲哀是促发肿瘤的因素之一。据统计，山西省肿瘤患者中 56.5% 有忧虑、急躁等消极情绪因素；河北省性格急躁者占 60.6%；山东省统计个性暴躁者占 64.7%；发病前半年有重大精神刺激占 52%。动物实验也证实紧张和焦虑等不良情绪是促使动物发生肿瘤的重要因素。

西方有位叫黑吉尔的研究者，曾对 2 550 名健康人进行持续 10 年的前瞻性人格研究，发现肿瘤病患者在发病前有一种性格特点，表现为情绪不稳定，特别是情绪抑郁时，因内心痛苦无法表达而转为忍气吞声，消极忍耐，他将这种表现称为肿瘤前期性格。Li che 等研究发现，食管癌患者多经历负面生活事件，并具有 C 型行为倾向，与国内外有关报道一致。20 世纪 80 年代初 Tomoshor 首先提出 C 型行为模式的概念，"C"为英文癌的第一个字母，C 型行为模式即癌症行为模式，其特点是，不善于宣泄和表达严重的焦虑和抑郁，而过分压抑自己的负面情绪，特别是压抑本该发泄的愤怒情绪。这类人在经历负面生活事件后，其心理压抑更大，并逐渐与其他危险因素协同作用，引起一系列生理功能、细胞分子水平的改变。如激活下丘脑-垂体-肾上腺皮质系统，可的松分泌增多，机体内环境改变，交感神经兴奋，激素作用于免疫细胞上的受体，免疫系统功能受损，可使细胞癌基因改变，DNA 的自然修复缺损。因此，积极发现并纠正 C 型行为，减轻负面情绪的影响，对食管癌的预防意义重大。

（四）精神因素

精神因素不仅是致癌的一个重要原因，而且还与癌症的发展及预后密切相关，这已是事实。癌症患者多具有自我克制、情绪压抑和内蕴、倾向于防御和退缩等特点。因此认为，那些总觉得自己无所依靠，事事无能为力，饱受悲观、绝望和情绪低落折磨的人，最容易患癌症。20 世纪 80 年代德国医生哈默的研究结果表明，一个人的内心冲突如果得不到解决，就可能导致癌症的发生和发展。他指出，当一个人发生深刻的内心冲突而且长期受此折磨时，或当长期感到自己身体和精神孤立时，癌就易于产生，而且身体状况越差，就越容易长癌。

精神因素分为良性与不良两种类型。良性的精神因素具有积极、健康的心理状态，主要表现为开朗、乐观、理智、沉着、冷静等。不良的精神因素指消极、不健康的心理状态，主要表现为抑郁、忧愁、悲观、焦虑、感情用事、缺乏理智等。良性的精神因素有益于身体健康，有利于患者的康复；不良的精神因素有损于身体健康，不利于患者的康复。在临床实践中，大量统计资料显示，不良的精神因素对癌症的发生和发展有明显的促进作用。这一观念在动物实验中也已得到证实。

国外学者赖利（V. Riley）教授是研究动物癌症与精神因素关系的倡导者。他曾将实验动物分为两组，第一组处于一般的动物实验状态下，第二组则处于一精心设计掩蔽的动物实验设备下，显然第一组在普通的条件下，经常处于各种不同的刺激之中，精神压力要比第二组大得多。将这两组老鼠同时注射致肿瘤病毒后，第二组老鼠患肿瘤的速度比第一组明显减慢。斯科拉（L. Sklar）及安尼斯曼（H. Anisman）教授也做了一个有趣的实验，他们将老鼠分为3组，一组老鼠间断给以疼痛刺激，但老鼠可以逃开，另一组老鼠间断给予疼痛刺激，但老鼠不能逃开，而对照组则不给以疼痛刺激。所有老鼠均给予注射肿瘤细胞后，结果表明，疼痛刺激后不能逃开的那组老鼠尽管其他条件与另两组相同，但肿瘤发生及生长速度、死亡都明显快于另两组，而能逃开疼痛刺激的那组老鼠和对照组的结果相似。上面两个实验说明，精神因素可以诱导并加快肿瘤的发生，而且，如果能主动应付精神刺激，则可减弱精神因素对肿瘤生长的影响。常见的与癌症有关的精神刺激因素如下。

1. 心灵创伤

恶性肿瘤的发生常与心灵创伤有关。英国学者斯诺在1883年最早用统计学方法分析情绪与肿瘤的关系，发现250例乳腺肿瘤及子宫肿瘤的妇女中，156例在病前有明显的心灵创伤。1954年，另两位西方国家的医生也发现，有相当多的子宫颈肿瘤患者对性生活不满意，分居、离婚、被遗弃、丈夫有外遇者子宫颈肿瘤发生率较高。1955年雷聂·考夫报道乳腺肿瘤患者在童年常得不到父母疼爱，成年时的婚姻也不太成功，对怀孕及生育的情感较为消极。

心灵创伤主要指早期的生活经历和重大的生活事件。所谓早期生活经历，是指患者患癌前的生活经历。这些人童年往往生活得不愉快、不幸福。有人调查发现，72％癌症患者早年有过情绪危机，许多患者的父母在其童年时期的感情生活上表现冷漠，他们的需要往往得不到满足。虽然他们表现出一种现实的和愉快的态度，但他们内心的情绪是压抑和凄凉的，这些癌症患者在患癌前消极情绪是严重的。高北陵等研究表明，66.9％的癌症患者病前有负面情绪，其中抑郁情绪占70.7％，焦虑情绪占92.3％。

所谓重大生活事件，如亲人死亡、失恋、失业、降职、犯法等。其中亲人死亡与癌症发生的关系最为密切，由此造成的抑郁、绝望和难以宣泄的悲观情绪常常是导致癌症的重要因素。长期处于忧郁、失望或精神过度紧张也可导致癌症的发生。美国有位从事癌症研究的专家调查了250名癌症患者，发现在发病前由于重大事件使精神受到严重打击的竟占156人。另一位医生对100多名白血病和淋巴瘤患者进行了4年多的回顾性研究，发现因生离死别而引起的忧郁、焦虑等是发病前的常见表现。北京1982年的一组资料表明，癌症患者中既往有明显的不良心理刺激因素者高达76％。1982年，上海第二医科大学曾对 200 例胃肿瘤患者进行病因调查，发现大多数患者皆有长期的情绪抑郁、心灵创伤和家庭纠纷。山西省是我国食管肿瘤高发地区，最近调查发现，食管肿瘤患者 56.9% 有忧虑、急躁和消极不良情绪，半年之内有重大精神刺激者占 52%。

1981 年，美国康奈尔大学医学院肿瘤病中心的密勒教授在一篇有关肿瘤病心理问题的综述中指出，在 200 余篇涉及情绪、应激对肿瘤病关系的医学文献中，其结论都"肯定"这种联系。他还发现，有些肿瘤病患者在长期存活 15~20 年后突然复发，很多人是在复发前 6~18 个月内有过严重的应激情绪。他观察了 1400 对配偶中的肿瘤发病情况，因配偶的一方患肿瘤病或死于肿瘤病的情绪应激可引起另一方患肿瘤，这在医学上称为"夫妻肿瘤"。这当然要考虑共同环境等因素的影响，但情绪应激常为主要的诱因。亲人死亡事件一般发生在肿瘤病发生前 6~8 个月，因此造成的抑郁、绝望和难以宣泄的悲痛常是发生肿瘤病的预兆，如果这种情绪进一步恶化，就意味着肿瘤病可能发生。

动物实验也证明精神因素对癌症的影响。有人将 6 只狗长期人为地使其处于精神紧张状态，结果其中 3 只狗长到 16 岁时患癌而死亡；而作为对照的 4 只狗活到老也未发现癌症。

2. 情感受抑或忧郁

情感受抑者易患癌症。基辛及巴森等的研究均提示，癌症常发生在那些经常处于情感受抑状态的人群，他们缺乏适当的情感表达方式，常抑制内心的愤怒或其他情感表达形式。忧郁作为一种个性特征也是一种致癌的危险因素。忧郁感的人免疫功能较差，白细胞等吞噬细胞吞噬及清除癌细胞的能力相对也弱，致使癌容易发生与发展。

3. 环境刺激

环境刺激包括工作环境、生活环境、人际关系中的各种压力，对人体健康均有不良的影响。繁重紧张的工作不但使人喘不过气来，其所带给人们的精神压力也使癌症乘虚而入。其中以工作中受压抑和打击、事业受挫及失败、理想破灭等因素更易诱发癌症。

癌症患者中精神状态积极的会对疾病的预后有所改善，消极的则会使病情迅速恶化。美国癌症研究所对早期进行手术的恶性黑色素瘤患者作观察时发现，对治疗怀疑、丧失信心、悲观、抑郁者易复发，存活时间比心情开朗、富于勇敢斗争精神的人为短。特别是某些人在患癌后，考虑问题多，悲观失望，病中再受到其他打击的人，病情往往急转直下。所以有的医生不愿为情绪严重低落的癌症患者做手术。究竟是恶劣情绪引起癌症，还是癌症造成情绪恶劣？两者的关系是互为因果的。心理可以影响生理，生理反过来也影响心理。恶劣情绪可以致癌，患癌以后同样可以造成恶劣情绪，甚至性格改变。患者的情绪往往随病情的变化而波动，癌症患者也不例外。病情恶化，则情绪低落；病情好转，则情绪兴奋。

精神因素与癌症的发生、发展关系如此密切，所以应该注意锻炼自己的意志，提高自己的心理应激能力，在意外事件发生时，调理好自己的心理状态，预防癌症的发生。

（五）环境因素

1. 化学致癌因素

1）直接作用的化学致癌物

这类化学致癌物不需要体内代谢活化即可致癌，一般为弱致癌剂，致癌时间长。在化学结构上都具有亲电子结构的基团，如氮芥、环氧化物、硫酸酯基团等。这些化合物在自然环境下很不稳定，进入机体后，致癌物直接共价结合到生物大分子的亲核基团上（如 DNA 分子中的鸟嘌呤的 N-7、C-8，腺嘌呤的 N-1、N-3，胞嘧啶的 N-3 等），形成加合物，导致 DNA 突变。化学致癌物大多数是致突变剂（mutagens），这类致癌物通过直接接触致癌。因此，预防此类致癌物作用，要限制职业性接触。

（1）烷化剂与酰化剂：烷化剂的共同特点是烷化性能极其活泼，直接与 DNA 相互作用。有致癌作用的烷化剂包括氮芥和硫芥类、亚硝酸胺类、磺酸酯类、环氧化物、内酯类、卤醚类中的一些化合物，以及某些硫酸酯和亚硫酸酯，如抗癌药中的环磷酰胺、氮芥、苯丁酸氮芥、亚硝基脲等。这类具有致癌性的药物可在应用相当长时间以后诱发第二种肿瘤，如在化学治疗后痊愈或已控制的白血病、霍奇金淋巴瘤和卵巢癌的患者，数年后可能发生第二种肿瘤，通常是粒细胞性白血病。

（2）其他直接致癌物：金属元素对人类也有致癌作用，如镍、铬、镉、铍等。炼镍工人中，鼻癌和肺癌明显高发；镉与前列腺癌、肾癌的发生有关；铬可引起肺癌等。其原因可能是金属的二价阳离子，如镍、镉、铅、铍、钴等是亲电子的，可与细胞大分子（尤其是 DNA）反应，如镍的二价离子可以使多聚核苷酸解聚。一些非金属元素和有机化合物也有致癌性，如砷可诱发皮肤癌，氯乙烯可致塑料工人的肝血管肉瘤，苯可致白血病等。

2）间接作用的化学致癌物

致癌物需经酶的代谢产生最终致癌物，共价结合到大分子上而引起细胞癌变，称为间接作用的化学致癌物或前致癌物，其代谢活化产物称为终末致癌物。如 3，4-苯并（a）芘是间接致癌物，其终末致癌物是环氧化物。

（1）多环芳烃：多环芳烃类是指由多个苯环缩合而成的化合物及其衍生物，或称稠环芳烃，存在于石油、煤焦油中。致癌性特别强的有 3，4-苯并（a）芘、1，2，5，6-双苯并蒽、3-甲基胆蒽及 9，10-二甲苯蒽等。3，4-苯并（a）芘是煤焦油的主要致癌成分，它存在于工厂排出的煤烟、烟草点燃后的烟雾中，烟熏和烧烤的鱼、肉等食品中也含有 3，4-苯并（a）芘。多环芳烃在肝经细胞色素氧化酶 P450 系统氧化成环氧化物，后者的亲电子基因与核酸分子以共价键结合而引起突变。其特点是小剂量就能引起局部组织的恶变。

（2）芳香胺类与氨基偶氮染料：致癌的芳香胺类，如乙萘胺、联苯胺、4-氨基联苯等，与印染厂工人和橡胶厂工人的膀胱癌发生率较高有关。氨基偶氮染料，包括前在食品工业中曾使用过的奶油黄（二甲基氨基偶氮苯，可将人工奶油染成黄色的染料）和猩红。

芳香胺的活化是在肝通过细胞色素氧化酶 P450 系统使其 N 端羟化形成羟胺衍生物，然后与葡萄糖醛酸结合成葡萄糖苷酸从泌尿道排出，并在膀胱水解释放出活化的羟胺而致膀胱癌、肝癌、肠癌、乳腺癌、外耳癌等。

（3）亚硝胺类：这些化合物广泛存在于环境中的前体物中。亚硝基化合物是重要的环境化学致癌物，致癌谱很广，主要是可能引起人体胃肠癌或其他肿瘤。亚硝酸盐可作为肉、鱼类食品的保存剂与着色剂进入人体，也可由细菌分解硝酸盐产生。在胃内的酸性环境下，亚硝酸盐与来自食物的各种二级胺合成亚硝胺。亚硝胺在体内经过羟化作用而活化，形成有很强反应性的烷化碳离子而致癌。

（4）真菌毒素：黄曲霉菌广泛存在于高温潮湿地区的霉变食品中，尤以霉变的花生、玉米及谷类中含量最多。黄曲霉毒素有许多种，其中黄曲霉毒素 B 的致癌性强，其化学结构为异环芳烃，在肝细胞内通过混合功能氧化酶氧化成环氧化物而致突变。这种毒素主要诱发肝细胞性肝癌。

2. 物理致癌因素

1）离子辐射

电离辐射包括 X 射线、γ 射线、亚原子微粒（p 粒子、质子、中子或粒子）的辐射以及紫外线照射。大量事实证明，长期接触 X 射线及镭、铀、氡、钴、锶等放射性同位素，可以引起各种不同的恶性肿瘤。在出生前或出生后接受过 X 射线照射的儿童，其急性白血病的发生率高于一般儿童。开采含放射性物质（钴、氡等）的矿工易患肺癌。在婴幼儿期接受过颈部放射线照射者，甲状腺癌发生率明显增高。有些放射性同位素如 32P、48Sr、210Po、239Pu 等摄入能诱发骨肉瘤。

辐射主要与癌基因激活或者灭活肿瘤抑制基因和 DNA 损伤有关。射线单个电离粒子经过靶细胞时，可引起 DNA 损伤，从而可能引起癌基因启动。由电离辐射的直接作用或自由基的间接作用造成细胞 DNA 损伤，如碱基损伤脱落、丢失，二聚体形成等；链损伤如单、双链断裂，易位和发生点突变等。由于与辐射有关的肿瘤的潜伏期较长，因此肿瘤最终能在辐射所损伤细胞的后代又受到其他环境因素（如化学致癌剂、病毒等）所致的附加突变之后才会出现。

紫外线长期过度照射可引起外露皮肤的鳞状细胞癌、基底细胞癌和恶性黑色素瘤。白种人或照射后色素不增加的有色人种最易发生。其作用机制是细胞内 DNA 吸收了光子，使其中相邻的两个嘧啶连接，形成嘧啶二聚体。二聚体又形成环丁烷，从而破坏 DNA 双螺旋中二聚体所在处的磷酸二酯骨架，妨碍 DNA 分子的复制。在正常人中，这种损害通常可被一系列 DNA 修复酶所修复，因此皮肤癌发病少见。而一种罕见的常染色体隐性遗传病——着色性干皮病的患者，由于先天性缺乏修复 DNA 所需的酶，不能将紫外线所致的 DNA 的损害修复，因此皮肤癌的发病率很高。

（六）药物影响

药物是治病救人的物质，人皆知晓。如果说药物可诱发癌症似乎是不可思议的，但事实的确如此。许多抗癌药物具有致癌作用，如甲氨蝶呤可致白血病，环磷酰胺可引起膀胱癌。马利兰、更生霉素、丝裂霉素、博来霉素、苯丙氨酸氮芥等，已证实对人体有致癌作用。这些药物作为肿瘤化疗药物使用时，就有导致第二种癌症的危险性，所以手术后的化疗时间并非越长越好。例如，乳腺癌手术后用环磷酰胺、甲氨蝶呤、氟尿嘧啶联合化疗数年，这意味着增加了另一种癌症的潜在危险性。免疫抑制药可诱发癌症，例如，肾移植的患者长期应用免疫抑制药，肿瘤的发病率较高。免疫抑制药引起癌症，首先是因为免疫抑制药的直接作用，如硫唑嘌呤、肾上腺皮质激素、抗淋巴血清等。其次是免疫抑制药减弱了正常机体的免疫监督功能，使突变细胞或病毒致癌细胞发生增殖而致肿瘤。

雌激素可诱发乳腺癌、阴道癌和子宫癌。根据美国癌症研究协会调查发现，从1970 年以后，子宫内膜癌的发病率明显增加，这种情况至少与雌激素的应用有部分关系。有研究者发现，美国东部少女多发阴道癌，其原因是她们的母亲因月经不调、先兆流产等曾服用过合成的性激素二乙基己烯雌酚，影响了胎儿的性器官。据调查，孕妇头3 个月服用人工合成的性激素，所生女孩成年后阴道癌和子宫颈腺癌的发生率高达1.4％。绝经后妇女服用雌激素易发生子宫体癌。

现已发现有致癌作用的药物不在少数。氯霉素有致白血病的可能；非那西丁与肾盂癌发病有关；甲氰咪胍可转化成亚硝胺类致癌物，因而有致胃癌的可能；长期使用男性激素可诱发肝癌。

因药物而引起的癌症被称为"医源性癌"。由于人类肿瘤的潜伏期很长，一种药物对人的致癌毒性与动物实验结果又不完全一致，要确定某种药物的致癌性有很大难度。因此，广大医药工作者及用药者，都要引起足够重视。当然有病用药是不得已而为之，但应多加斟酌，权衡利弊，根据病情合理、准确地用药。现在，有些毒性很强的药物已被淘汰。有些虽有一定毒性，但在治疗某些疾病方面又不失为良药，临床上还是经常应用。而对预后良好的一般性疾病，或为预防性服药，则大可不必冒此风险。至于那些有病乱投医，偏听江湖游医滥语或跟着广告走，盲目用药，结果都可能事与愿违，甚至酿成悲剧，这些都应引起重视。

（七）病毒

1. RNA 致瘤病毒

它们是通过转导或插入突变这两种机制将其遗传物质整合到宿主细胞 DNA 中，并使宿主细胞发生转化的。

（1）急性转化病毒：这类病毒含有从细胞的原癌基因转导的病毒癌基因，如 src、abl、myb 等，这些病毒感染细胞后，将以其病毒 RNA 为模板通过逆转录酶合成的 DNA 片段整合到宿主的 DNA 链中并表达，导致细胞的转化。

（2）慢性转化病毒：这类病毒（如鼠乳腺癌病毒）本身并不含有癌基因，但是有促进基因，当感染宿主细胞后促进基因也可由于逆转录酶的作用而插入到宿主细胞 DNA 链中的原癌基因附近，引起正常的或突变的原癌基因激活并且过度表达，使宿主细胞转化。

2. 人类 T 细胞白血病/淋巴瘤病毒 1（human T-cell leukemia/lymhomavirus Ⅰ，HTLV-1）

该类病毒是与人类肿瘤发生密切相关的一种 RNA 病毒，与主要流行于日本和加勒比地区的 T 细胞白血病/淋巴瘤有关。HTLV-1 病毒与 AIDS 病毒一样，转化的靶细胞是 $CD4^+$ 的 T 细胞亚群（辅助 T 细胞）。HTLV-1 在人类中是通过性交、血液制品和哺乳传播的。受染人群发生白血病的概率为 1%，潜伏期为 20～30 年。HTLV-1 转化 T 细胞的机制目前还不甚清楚。

3. Epstein-Barr 病毒（EBV）

伯基特淋巴瘤是一种 B 细胞性的肿瘤，在流行地区，所有患者的瘤细胞都携带 EBV 的基因组成分。EBV 对 B 细胞有很强的亲和性，能使受染的 B 细胞发生多克隆性增生。在正常的个体中这种增生是可以控制的，受染者没有症状或者临床表现为自限性的传染性单核细胞增生症。而在非洲流行区，由于疟疾或其他感染损害了患者的免疫功能，受染 B 细胞仍持续增生，在此基础上如再发生附加的突变，导致进一步的生长控制丧失，并在其他附加基因损伤的影响下，最终导致单克隆性的肿瘤出现。

4. 肝细胞肝癌与肝炎病毒感染

1）乙型肝炎病毒感染

肝细胞肝癌（以下简称肝癌）是我国最常见的恶性肿瘤之一，日本、东南亚国家和非洲撒哈拉沙漠以南地区也是肝癌的高发区。肝癌的发病年龄较其他常见的恶性肿瘤为早，年龄别发病率和死亡率从 30 岁起就急剧上升，呈累积升高趋势。在严重流行地区，肝癌年龄别发病率曲线显著向左移，即向年轻方向移动。据江苏南通市 1988-1991 年统计，肝癌的平均死亡年龄为 55.9 岁。肝癌的外环境危险因素主要有肝炎（乙型和丙型）病毒感染、黄曲霉毒素摄入和饮水污染等。在亚洲和非洲发展中国家乙型肝炎病毒感染是主要的危险因素，而在欧美和日本，丙型肝炎病毒感染起着重要作用。

乙型肝炎病毒（HBV）属嗜肝 DNA 病毒组，该组病毒主要感染肝细胞。在乙型肝炎流行地区，尤其在亚洲部分地区，母婴或母子传播具有重要的慢性肝炎及肝癌病因学意义，有人推算我国慢性肝炎及肝癌患者近半数可能因母婴或母子传播而感染 HBV。在成人中，输血、注射用具污染和性传播是重要的传播方式。在不同国家和地区慢性乙型肝炎感染率有很大差异。中国、东南亚、撒哈拉沙漠以南的非洲一带感染率很高（＞8%），西欧、北美、澳大利亚和新西兰的感染率很低（＜2%），且感染主要见于成年人，在其他地区感染率介于 2%～7%。

HBV 致肝癌的机制尚不完全清楚。围产期和婴幼儿期病毒感染是产生慢性病毒携带状态的重要原因。长期慢性携带状态可能导致进行性肝脏疾病和肝硬化，而大部分肝癌患者合并有肝硬化或慢性肝炎。研究中观察到硬化的肝脏内有许多再生的结节，这些结节具有独立的克隆能力，细胞过度增生使 DNA 易于发生突变。早期发生感染经数十年后可能发展成肝癌。

目前已开展了大量有关 HBV 感染与肝癌关系的流行病学研究。大体上有 3 种类型的研究资料：①在相关性（生态性）研究中，肝癌发病率或死亡率与人群乙型肝炎表面抗原——HBsAg 阳性率之间呈正相关，即人群中 HBsAg 阳性率愈高，肝癌发病率或死亡率也愈高，反之亦然。②在亚洲、非洲、欧洲和北美进行的大量有关慢性乙型肝炎病毒感染与肝癌关系的病例对照研究均表明二者间有很强的联系，相对危险度（HBsAg阳性者肝癌发病率为阴性者发病率的倍数）在 5～30。③特别是在一些前瞻性研究中，以 HBsAg 阳性表示 HBV 携带状态，结果 HBsAg 阳性者肝癌的相对危险度达 5.3～14.8。有人对国内 6 个较大的前瞻性研究进行综合分析，结果表明约 2/3 的肝癌病例的发生可归咎于乙型肝炎病毒感染。

上海曾对 1.8 万余名 45～64 岁男性进行前瞻性研究，结果发现 HBsAg 单独阳性者肝癌的相对危险度为 7.3（95％可信限 2.2～24.4），黄曲霉毒素标志物单独阳性者相对危险度为 3.4（95％可信限 1.1～10.0），而二者均阳性的相对危险度竟高达 59.4（95％可信限 16.6～212.0），说明 HBsAg 与黄曲霉毒素对肝癌发生有极显著的协同作用。

现已可通过接种乙型肝炎疫苗来预防乙型肝炎病毒的感染。据估计，在以儿童、成人传播感染为主的地区，疫苗对乙型肝炎慢性感染的保护率可达 85％以上；在围产期感染为主的地区，保护率也在 70％以上。因孕妇 HBsAg 或 HBeAg（e 抗原）阳性而可能在围产期遭感染的新生儿，除在出生后 24 小时内接种疫苗外，再应加注乙型肝炎高价免疫球蛋白可进一步提高免疫效果。在我国江苏启东市和非洲冈比亚等地已开展了乙型肝炎疫苗的干预试验，观察新生儿接种系统疫苗后预防肝癌的效果。此外，对献血员和血液制品要进行 HBsAg 筛检，防止输血传播，对注射用具也要严格消毒。

2）丙型肝炎病毒感染

丙型肝炎病毒（HCV）是一种 RNA 病毒，从 1989 年起才有检测血清 HCV 抗体的方法，现也可直接检测血中的 HCVRNA，该方法的灵敏度较高，可在较早的急性感染期作出诊断。HCV 主要引发输血后肝炎，也有一部分丙型肝炎不是输血引起的。丙型肝炎的传播方式除输血外，也有人认为是母婴传播和性传播的。一般人群中有 0.5％-2％的人有感染史或现正感染。成人感染率随年龄增大而上升，男女感染率基本接近。在凝血机制障碍者、肾透析者和通过静脉注射吸毒者中 HCV 感染率往往很高。大多数 HCV 急性感染者临床表现上是轻型甚至无症状的，有症状患者中约 50％可转为慢性，而在慢性丙型肝炎患者中约 20％可发生肝硬化。肝癌患者中 HCV 抗体阳性率在日本很高，在欧洲也比较高，而在中国和非洲的肝癌患者中则比较低。当肝癌患者按 HBsAg 是否阳性分组时，通常在 HBsAg 阴性的肝癌病例中发现 HCV 阳性率明显偏高。

大多数关于血清 HCV 抗体阳性和肝癌联系性的病例对照研究和队列研究均显示血清 HCV 抗体阳性者肝癌危险性增高，但相对危险度差异甚大，从 1 倍多到高于 100 倍均有。国内曾在江苏海门、福建同安、河北石家庄和广西扶绥调查了 I-IBs 和 HC-抗体与肝癌的关系。结果 HBs 阳性合并肝癌的相对危险度为 6.6（95％可信限 4.7～9.0），HCV 抗体阳性合并肝癌的相对危险度 3.3（95％可信限 2.0～5.6），而人群归因危险度则分别为 55.5％和 12.4％。可见，当前国内 HBV 感染比 HCV 感染对肝癌而言是更重要的危险因素，但 HCV 感染与肝癌的关系还需密切监视。当将 HBsAg 和 HCV 抗体两个标志物联系起来观察时，若与两个标志物均阴性者比较，单独 HCV 抗体阳性者对肝癌的相对危险度为 2.4，单独 HBsAg 地阳性者的相对危险度为 6.1，而两者均阳性者的相对危险度高达 11％，非肝癌对象中两个标志物均为阳性者极为罕见，说明 HBsAg 阳性和 HCV 抗体阳性对肝癌发生有极强的联合致癌效应。

与乙型肝炎不同，目前尚无丙型肝炎疫苗可以应用。因此，预防的重点应放在防止输血感染以及注射、针刺用具的严格消毒等方面。

5. 宫颈癌和人类乳头状瘤病毒感染

宫颈癌是世界上妇女最常见的恶性肿瘤之一，在不同国家和地区其危害程度不同。在许多发展中国家宫颈癌是妇女最主要的恶性肿瘤，在发达国家发病率较低。早已有关于宫颈癌与性行为之间联系的证据。本人或丈夫有多个性伴侣与宫颈癌有关，显示性传播病原体在宫颈癌发生中有重要作用。其他有关的危险因素有口服避孕药、吸烟、饮食因素、免疫抑制等。

1976 年就有人提出人类乳头状瘤病毒（HPV）可能是与宫颈癌有关的性传播病原体的假设。不久之后有了实验室可应用的一些探针，并建立了可检测宫颈脱落细胞标本或从宫颈活检组织抽提 DNA 检测病毒标志物的技术。此后陆续出现了许多关于宫颈癌、宫颈内皮样瘤及正常宫颈组织中各种 HPV 标志物阳性率的报道，同时也组织了一些探索宫颈细胞的 HPV DNA 和宫颈癌之间联系的流行病学研究。

在不同宫颈组织中检测各种 HPV 标志物时发现，宫颈浸润癌或重度宫颈内皮样瘤主要与 HPV-16 和 HPV-18 有关联，而 HPV-6 和 HPV-11 则与湿疣和轻度宫颈内皮样瘤有关。一些病例对照研究发现 HPV-16/18 感染与宫颈癌危险度升高有关。我国上海也曾应用 HPV-16/18 和 HPV-6/11 探针，通过斑点分子杂交技术，检测宫颈癌组织和对照宫颈组织 DNA 中的 HPV 标志物，结果 HPV-16/18 阳性率分别为 45.6％和 9.8％，差别在统计学上有显著性意义，而 HPV-6/11 的阳性率则无差异。在包括性行为、个人性卫生、生育史以及 HPV 感染等指标在内的多因素分析中也发现 HPV-16/18 感染与宫颈癌有统计学意义上的联系。实验室方面的研究也日益表明 HPV 具有致癌性。如有些 HPV 对实验动物有致癌性，在重度宫颈内皮样瘤和宫颈癌细胞株中能发现较高比例的 HPV-16/18，并发现 HPV 基因组整合于细胞 DNA。在大多数癌活检组织中病毒 DNA 得以转录，在细胞株中能检测到 HPV 早期蛋白。在体外，HPV-16/18 能使细胞株转化，同时也发现其他一些类型 HPV 可能与宫颈癌有关。正是日益增多的实验室和流行病学证据，使人们接受了 HPV 是宫颈癌致病因素这一观点。

曾长时期对单纯疱疹病毒Ⅱ型（HSV-2）与宫颈癌的关系进行了大量研究，终未获得有因果关系的证据。有人认为 HSV-2 在宫颈癌发生中仅是启动了恶变，而在后期则并非是必需的。也有人提出 HSV-2 和 HPV 对宫颈癌有协同致癌作用的假设。

在预防方面，尽管有人建议制造和生产 HPV 疫苗，但当前更为现实的预防措施应着重放在改善性行为和性卫生方面，如像预防艾滋病那样建议使用阴茎套。倘若 HPV 或其他病原体在宫颈癌病因学中的作用得以确认，在高危人群中应用相应的疫苗将明显改变其一级预防的前景。此外，宫颈癌筛查和癌前疾病（如宫颈炎等）的治疗显然也是重要的预防措施。近年来一些研究发现，将 HPV 标志物检测和细胞学筛查结合起来具有明显的优越性，使宫颈癌筛查更有成效。

6. 鼻咽癌和 Epstein-Bart（EB）病毒感染

鼻咽癌具有鲜明的地理特征，我国南方诸省（广东、广西、福建、海南、台湾、湖南、江西）以及东南亚一些国家是鼻咽癌的高发地区。由高发区移居国外的华人，其鼻咽癌发病率也都高于当地居民。目前一般认为鼻咽癌的发生是遗传因素和环境因素共同作用的结果。Epstein-Bart 病毒（EBV）感染、家族癌史、腌制食品、室内空气污染等可能是鼻咽癌的危险因素。

EB 病毒感染在世界各地人群中十分普遍，感染通常在生命的早期（5 岁以前）就已发生。1964 年从 Burkitt 恶性淋巴瘤中分离到 EB 病毒是最早被发现与人类恶性肿瘤有联系的病毒。1966 年从鼻咽癌患者血清中检测到 EB 病毒抗体，1969 年从鼻咽癌活检组织培养的类淋巴母细胞中分离到 KB 病毒，继而又在人鼻咽癌的癌细胞中观察到明确的 EB 病毒标志物（EBVDNA 和 EBV 核抗原）。在我国华南地区大规模血清学调查中发现，EBV-IgA/VCA（壳抗原）和 FA（早期抗原）的抗体反应在鼻咽癌高危人群筛查、病例早发现、临床诊断和疗效判断方面均有重要意义，说明 EB 病毒感染与鼻咽癌的关系非常密切。如果 EB 病毒感染作为鼻咽癌的病因能被确认，则 EB 病毒疫苗接种将成为鼻咽癌高发区的一项预防措施。然而，KB 病毒感染在人群中很普遍，感染后往往终身带毒，但鼻咽癌的发生却有明显的地域性，说明 EB 病毒感染并非鼻咽癌唯一的致癌因素，其病因尚待进一步阐明。除鼻咽癌外，还发现 EB 病毒感染与非洲有些地区儿童中常见的 Burkitt 淋巴瘤以及何杰金病、非何杰金淋巴瘤、与免疫缺陷有关的淋巴瘤也有一定关系。

HBV、HCV、HPV 和 EBV 是与肝细胞肝癌、宫颈癌和鼻咽癌关系比较密切的一些病毒。除此之外，人类亲 T 淋巴细胞病毒Ⅰ型（HTLV-1）和成人 T 细胞白血病/淋巴瘤的关系也已得到确认。HTLV-1 的传播有局限地域性，如在日本南部、加勒比海、西非、中非以及南太平洋一些岛屿。与人类免疫缺陷病毒（HIV）引发的艾滋病有关的恶性肿瘤有卡波西肉瘤、非何杰金淋巴瘤等。

（八）细菌感染

近年来幽门螺杆菌（Helicobacterpyloii）感染和胃癌的关系已被确认。估计世界上有50％以上的人体内有幽门螺杆菌生存。幽门螺杆菌是一种革兰阴性杆菌，生存于胃黏膜层与上皮间 pH 为中性的环境中。幽门螺杆菌一般不会在远离胃上皮处发现，也不侵入胃组织。尽管缺乏侵袭力，幽门螺杆菌仍可以引起炎症，并且常延续数十年。

胃癌自然史的病理学研究和胃癌流行病学研究支持了幽门螺杆菌感染为胃癌病因的假设。幽门螺杆菌感染可引起浅表性胃炎，而浅表性胃炎长期以来被认为是胃癌的前期疾病，浅表性胃炎可使胃癌发生的危险性增加 1 倍。每年有 3％～5％的浅表性胃炎患者进展为慢性萎缩性胃炎，随着萎缩程度加剧，使胃癌发生的危险性增加到 9 倍。进一步恶化后出现胃黏膜肠型间变，最后发展为胃癌。幽门螺杆菌在发生慢性萎缩性胃炎和肠型间变中的作用尚不清楚。萎缩性胃炎和肠型间变的环境不适合幽门螺杆菌生存，故从这些部位取得的活检标本中往往不能发现幽门螺杆菌。但在非萎缩部位仍能找到幽门螺杆菌。此外，在大多数萎缩性胃炎和肠型间变患者中，应用血清学检测可检出幽门螺杆菌抗体，表明患者存在感染。由此推测幽门螺杆菌感染是胃癌的危险因素。

幽门螺杆菌感染率与胃癌发病率在地理上和时间上往往是平行相关的，我国 49 个县的资料和世界上 17 个国家的资料均显示这样的相关。以往也曾发现胃癌发病率随浅表性胃炎患病率的下降而降低。在美国夏威夷、加州以及英国和我国台湾开展了关于幽门螺杆菌感染与胃癌联系性的前瞻性队列研究中，前 3 项研究平均随访时间较长，分别随访 13 年、14 年和 16 年，结果胃癌的相对危险度为 2.8～6.0；在我国台湾随访时间较短仅 3 年，相对危险度为 1.6，升高未达显著水平，这些研究中发现幽门螺杆菌感染与胃癌的联系性主要表现在远离贲门部位的胃癌。

研究还发现，当胃癌前期疾病进展成胃癌时，血清幽门螺杆菌的抗体滴度逐步下降，感染本身也可能逐渐消失。在上述研究中，当采集血清时间到胃癌诊断时间间隔大于 15 年，即尚处于胃癌前期疾病期时，发现感染与胃癌间的联系性极强，相对危险度为 8.7；而当采血时间与诊断时间接近时，即可能已发生胃癌，这时相对危险度为 2.1。上海市也开展过类似的研究，当随访时间小于 5 年时，幽门螺杆菌感染对胃癌的相对危险度为 1.1（95％可信限 0.6～2.1）；随访时间等于或大于 5 年时，相对危险度达到 3.7（95％可信限 1.5～9.3），出现了与上述相同的情况。

幽门螺杆菌感染和其他慢性感染相似，它的致癌机制可能是非特异性的，并不直接决定于幽门螺杆菌本身。幽门螺杆菌感染引起长期的、有时是终身的慢性炎症，炎症时细胞增殖使 DNA 复制错误的危险性增加，并使黏膜细胞在食物性或内源性致癌物作用下更易于转化。炎性细胞易使硝酸盐转化成亚硝酸盐，并形成可致癌的亚硝胺；炎症反应产生的自由基能改变人体脂类和蛋白的结构和功能，并引起细胞代谢和基因表达中的变化。

（九）遗传因素

1. 多基因遗传的肿瘤

一些常见的恶性肿瘤大多是属多基因遗传的肿瘤，这些肿瘤的发生是遗传因素和环境因素共同作用的结果，环境因素往往起主要作用。例如，乳腺癌、胃癌、肺癌、前列腺癌、子宫颈癌等，患者一级亲属的患病率都显著高于群体患病率。

对肺癌的研究提示，吸烟为该病的主要诱因，但也与遗传因素有关。例如，芳香烃羟化酶（AHH）的活性与肺癌易感性相关联。AHH是一种氧化酶，又是一种诱导酶，其诱导活性的高低受遗传控制。AHH的诱导活性在人群中具有遗传多态性，人群中45％呈低诱导，46％呈中等诱导，9％呈高诱导。肺癌患者几乎没有低诱导表型，而高诱导表型达30％。已知AHH可与体内其他氧化酶一起，使吸入体内的多环碳氢化合物活化而致癌环氧化物。提示AHH活性高者易将香烟中的多环碳氢化合物活化为致癌物，故易患肺癌。日前认为，AHH诱导的多态性是肺癌易感性的重要遗传因素。

2. 染色体畸变与肿瘤发生的关系

自1960年Nowell与Lungerford首次证明特征性的染色体改变（Ph染色体）与肿瘤［慢性粒细胞白血病（chronic myelogenous leukemia，CML）］相关以来，这方面的研究就特别引人注目。人们不仅认识到染色体异常是肿瘤细胞的一大特征，还对肿瘤发生的染色体机制做了大量探索。

大多数恶性肿瘤细胞的染色体为非整倍体，而且在同一肿瘤内染色体数目波动的幅度较大。恶性肿瘤发展到一定阶段往往出现1～2个比较突出的细胞系，细胞系内全部细胞的染色体数目和结构都相同。在某种肿瘤内，如果某种细胞系生长占优势或细胞百分数占多数，此细胞系就称为该肿瘤的干系（stemline）。干系的染色体数目称为众数（modelnumber）。细胞生长处于劣势的其他核型的细胞系称为旁系（sideline）。

在正常组织中，干系就是以46为众数的细胞系，其众数的百分比一股可达98％～100％。在恶性肿瘤中，众数可以是46（多为假二倍体），也可为其他数目。但众数细胞百分比较低，一般为20％～30％。在肿瘤细胞内常见到结构异常的染色体，如果一种异常的染色体较多地出现在某种肿瘤的细胞内，就称为标记染色体（markerchromosome）。

（十）其他可能导致恶性肿瘤的致病因素

1. 慢性炎症刺激

肿瘤必须在细胞增生的基础上发生，慢性炎症时产生的细胞生长因子能使细胞持续增生，在此基础上DNA易发生突变而发生肿瘤，因而慢性刺激有促癌作用。慢性皮肤溃疡、结石引起的慢性胆囊炎、慢性子宫颈炎和子宫内膜增生等病变时可发生癌变，可能就与此有关。

2. 异物

石棉和石棉制品能导致人的胸膜间皮瘤，重度暴露于石棉纤维中的工人，其胸膜间皮瘤的发生率可达 2%～3%，潜伏期一般为 20 年。肿瘤的发生与植入物体的化学性关系不大，而与物体表面的形状、光滑程度和耐久性有关。与肿瘤有关的异物还有寄生虫。在我国，日本血吸虫病流行区有 10.8%～16.9% 的结肠癌病例同时有结肠血吸虫病，在这些结肠癌组织的间质内有大量陈旧血吸虫卵的沉积，附近的黏膜面有时出现多数息肉，而结肠癌常是在这些息肉增生的基础上恶变而成的。华支睾吸虫病患者肝胆管细胞癌的发生率远较一般人高，因为华支睾吸虫感染可以导致胆管上皮腺瘤样增生并进一步发展为胆管细胞癌。

3. 创伤

临床上有些肿瘤，如骨肉瘤、睾丸肿瘤、脑瘤等患者常述有外伤史，但两者属于偶合或有一定因果联系尚需具体分析。小鼠子宫颈的人工创伤有促进化学致癌物诱发子宫颈癌的作用，而单独局部创伤不能诱发子宫颈癌。因此，创伤至多只是一种促癌因素。

4. 寄生虫感染

华支睾吸虫和麝猫后睾吸虫感染与肝内胆管癌关系十分密切。这两种寄生虫病与肝内胆管癌的流行在地理上相当吻合，在尸体解剖时常发现同时存在。这两种寄生虫病常常因生食含有寄生虫尾蚴的淡水鱼引起。华支睾吸虫感染见于中国南方、朝鲜、韩国和日本一带，而麝猫后睾吸虫感染则流行于泰国的东北部。这些寄生虫侵袭肝内胆管，引起胆管上皮增生和间变。在泰国曾观察到感染麝猫后睾吸虫者内源合成 N-亚硝基化合物的能力增强，动物实验也证明感染时用亚硝基化合物诱发胆管癌的成功率有所提高。

埃及血吸虫与膀胱癌的关系在 1911 年就已提出，与埃及血吸虫有关联的是膀胱鳞状细胞癌而非移行上皮细胞癌。这类血吸虫的流行区主要在埃及、伊拉克和非洲东南部一带。首先观察到埃及血吸虫流行区内膀胱癌高发，进一步发现膀胱癌病例中有相当高的比例是埃及血吸虫感染者或既往有感染史者。曾在埃及一所医院调查了 1472 名新住院患者的感染状况和膀胱疾病资料，发现感染者的膀胱癌患病率为未感染者的 2.5 倍以上。曾怀疑日本血吸虫和孟氏血吸虫与肝癌有关以及日本血吸虫与结直肠癌有关，但迄今尚无强有力的证据。

预防华支睾吸虫和麝猫后睾吸虫感染的主要措施是避免生食含有寄生虫尾蚴的淡水鱼。

二、病机

因各部位恶性肿瘤病机不同，此处不一一赘述，详见后文。

第六章　九补一攻法

　　九补一攻法是张立德教授根据多年临床经验、本病病因病机以及古今治法总结出的特殊经验治法。九补一攻法是治疗本病的穴位及中药的选择上以补为主，以攻为辅的攻补大致占比的形象比喻。"九补"是指选择补益药，如以补益气血药为主药，可调补气血以扶正治疗本虚；"一攻"则是"攻积"的意思，是指其原发病是癥瘕积聚，选择软坚散结的药物以攻邪；穴位的选择亦是如此，以能补益气血的穴位为主，以能软坚散结的穴位为辅；即是九补一攻标本同治。九补一攻法其本质也是中医八法中的补法和消法，中医八法作为中医疾病治疗的指导纲领，对相应的疾病进行治疗，起到以偏纠偏的作用。

　　本章将从古今治法引入，主要介绍九补一攻法中药物的使用规律及功效应用等，旨在论证九补一攻法对恶性肿瘤诊治的优势。

　　中医思想以整体观念和辨证论治两大要素为主，在诊疗过程中谨遵。中医的治则治法，包括预防、治病求本、调整阴阳、扶正祛邪、同病异治、异病同治，因时、因地、因人制宜等几个主要方面。治则即治疗疾病的总原则，是在整体观念和辨证论治的理论指导下，依据四诊所获得的客观资料，在对疾病进行全面的分析、综合判断的基础上而制定出来的，具有普遍指导意义。治法即治疗疾病的基本方法，是治则的具体化，是指治疗的法则，中医经典的治疗八法包括汗、吐、下、和、温、清、消、补八法。

　　中医辨证论治体系中，治法从属于治则，其内容十分丰富。早在 2000 多年前的《黄帝内经》中就提出了治疗肿瘤的原则："虚者补之""劳者湿之""坚者削之"。在整体观念和辨证论治的指导下，以治病求本、扶正祛邪、调和阴阳，以平为期为治疗总则。

第一节　古今治则治法总论

一、古论

　　《灵枢·刺节真邪论》载有"筋瘤""肠瘤""昔瘤"等论述；《金匮要略·呕吐哕下利病脉证治第十七》写道："脉弦者虚也，胃气无余，朝食暮吐，变成胃反。"晋代葛洪《肘后备急方·治卒心腹癥坚方第二十六》写道："治卒暴症，腹中有物如石，痛如刺，昼夜啼呼，不治之百日死。"从以上论述可见，我国古代对癌症早就有所认识。《肘后备急方》曰："凡癥坚之起，多以渐生，如有卒觉，使牢大，自难治也。腹中癥有结积，便害饮食，转羸瘦。"可见古人对腹部癌肿早期不易诊断，进展迅速，晚期恶病质等特点已早有认识与见解。

古籍对于恶性肿瘤的记载主要体现在癥瘕积聚的形成，以及基于病机论述癥瘕积聚的治则治法。如《素问·五常政大论》记载："气始而生化，气散而有形，气布而蓄育，气终而象变，其致一也。"指出气是构成人体和维持人体生命活动的基本物质，脏腑功能活动的正常运行有赖于气机的和畅通达，升降出入有序。若气机失调，则脏腑失和，阴阳失衡，可以类比基因的不稳定和突变导致了肿瘤的发生。《医林改错·方叙》记载："气无形不能结块，结块者，必有形之血也。"又有《仁斋直指方·血荣气卫论》记载："气有一息之不运，则血有一息之不行。"再有《丹溪心法·痰十三》记载："痰挟瘀血，遂成窠囊。"指出如果脏腑失和，气化失常，导致津液代谢障碍，成痰成瘀，可引起肿瘤细胞发生微环境性自噬，进而促进肿瘤发展，以上是古籍对于癥瘕积聚是如何形成的记载。

《医宗必读》云："积之成者，正气不足，而后邪气踞之。"提出扶正祛邪的治则；《石室秘录》云："病有坚劲而不肯轻易散者，当用软治。"提出以软坚散结为治疗癥瘕积聚首要治疗原则。《景岳全书·饮食门·述古》云："大凡食积痞块，证为有形，所谓邪气盛则实，真气夺则虚，惟当养正则邪积自除矣。"指出治疗恶性肿瘤不仅应养正，还应重视审查正虚与气机紊乱的病程演变关系，才能达到"积自除"之效。《素问·六微旨大论》云："出入废，则神机化灭；升降息，则气立孤危。故非出入，则无以生长壮老已；非升降，则无以生长化收藏。是以升降出入，无器不有。"指出在生理状态下，气机的升、降、出、入能维持机体气化运动的正常进行，若气机流转不通，气化不行，则精、气、血及津液失常，体现在肿瘤疾病中则可见气血精虚、气滞湿滞、或痰或瘀或毒互结等病理表现。

因此，中医学治疗恶性肿瘤多采用健脾益肾、养阴等扶正固本方法或理气活血、清热解毒、软坚散结、化痰祛湿、以毒攻毒等攻邪伐瘤。根据上述古书记载，总结出养积除正、解郁化瘀、祛痰解毒、温阳通滞、扶正祛邪等治则。

《外症医案汇编》对肿瘤治疗论述道："正气尚旺，气郁则理之，血郁则行之，肿则散之，坚则消之。"将行气活血、补托软坚作为郁证主要治则。《仁斋直指方》记载："癌者上高下深，岩穴之状……毒根深藏，穿孔透单。"其中"毒根深藏"代表癌毒具有潜伏之性；如宋代《圣济总录·瘿瘤门》云："瘤之为义，留滞而不去也。气血流行不失其常，则形体和平，无或余赘，及郁结壅塞，则乘虚投隙，瘤所以生；初为小核，寖以长大；若杯盂然，不痒不痛，亦不结强……但瘿有可针割，而瘤慎不可破尔。"说明癌瘤之发病，是气血停滞，形成余赘，郁结壅塞所致，提出活血解毒化瘀的治则。

《素问·至真要大论》提出血瘀证治则"坚者削之、结者散之、留者攻之"，一般肿瘤包块多见瘀血，气滞血瘀是癌肿形成的重要病理机制。医者遵循虚则补之、实则泻之的原则进行诊治。因气血互生互行，故多运用补气理气、活血化瘀之品调节人体气血，使瘀血散，新血生。肺朝百脉主治节，全身血液经肺再输布全身，瘀血阻碍肺气输布，治疗时要益气活血，化痰散结。肝癌患者多有气和血的失调，因此在扶正祛邪的基础上予以调和气血，活血化瘀。《古今医鉴》曰："治之当以散结顺气，化痰和血为主，平其肝而导其气。"认为气行则血行，活血化瘀法能疏通经络，破瘀散结，祛瘀生新，恢复气血运行。根据上述古书血瘀证类型的恶性肿瘤的记载，以此为基础查阅到对于此证的治疗用药方法，《徐灵胎医学全书》中有"盖古人用药之法，并不专取其寒热温凉补泻之性也。或取其气，或取其味，或取其色，或取其形，或取其所生之方，或取其嗜好之偏"。指出治疗恶性肿瘤并不单单是对活血化瘀药的堆砌，更注重运用药物性味合理配伍。《素问·至真要大论》曰："辛甘发散为阳……咸味涌泄为阴。"因五味入五脏，活血化瘀药有植物也有动物，植物药味辛，辛散行滞，行血活血，使血脉通畅，瘀滞消散；虫类药味咸，入血分，走而不守，可运行气血，疏通瘀滞之脉，且咸入肾可藏精化气，主司各脏腑气化运行。并且对不同病变脏腑，要察阴阳、寒热、虚实，并依据活血药活血散瘀、破血消癥作用强弱的不同辨证指导用药。

《圣济总录》述及"瘤之为义；留滞不去也"。《灵枢·百病始生》载："卒然外中于寒，若内伤于忧怒，则气上逆，气上逆则六俞不通，温气不行，凝血蕴裹而不散，津液涩渗，著而不去，而积皆成矣。"《景岳全书·积聚》述及："凡脾肾不足及虚弱失调之人，多有积聚之病。"《医学正传·胃脘痛》载："气在上者涌之，清气在下者提之，寒者温之，热者寒之，虚者培之，实者泻之，结者散之，留者行之。"《医方考·脾胃门》载："土为万物之母，五脏六腑、百骸九窍，皆受气于脾胃而后治焉。"李杲《内外伤辨惑论》载："内伤饮食……殊不思胃气者，荣气也、卫气也、谷气也、清气也、资少阳生发之气也。"据以上古书记载，提出养积除正的治疗原则。

《黄帝内经·百病始生》对肿瘤的形成、病理等方面的论述颇为详尽："积之始生，得寒乃生，厥乃成积也……温气不行，凝血蕴裹而不散，津液涩渗，著而不去，而积皆成矣。"可见，寒邪作为"积聚"形成的主要病因，自古便有所考究。中医认为，寒为阴邪，其性凝滞收引，而人身气血"喜温而恶寒，寒则泣不能留"，一旦寒邪侵犯，易使气血津液凝结、经脉阻滞；若机体阳气充盛，则"温则消而去之"，不至使寒凝积聚；若人体阳气受损，则无法发挥其温煦推动的作用，痰凝、湿浊、瘀血等阴邪便壅结于脏腑，相互搏结，日久积渐而成肿瘤，可见寒邪致癌不无道理；根据此古籍提出的以"温阳"之法温化寒痰、通络散结可达到治疗肿瘤的目的。

《千金要方》认为"凡欲疗疾，先以食疗"，《痹论》云："饮食自倍，肠胃乃伤。"《金匮要略》指出："所食之味，有与病相宜，有与身为害，若得宜则益体，害则成疾。"《素问·热论》有言："病热少愈，食肉则复，多食则遗，此其禁也。"恶性肿瘤患者多因人体平衡状态破坏，脏腑功能失调，阴阳失衡导致气滞、痰瘀、热毒等的产生，据古籍记载提出可以用食疗来辅助治疗恶性肿瘤，通过饮食疗法可以扶正祛邪，调补阴阳，对恶性肿瘤患者起到防治的作用。

古人云："壮人无积，虚人则有之。"《外证医案汇编》云："正虚则为岩。"《医宗必读》曰："积之成也，正气不足而后邪居之。"临床常见正气不足和肿瘤发生发展互为因果、相互促进。中医阴阳理论认为，恶性肿瘤是阴阳失和的产物，《素问·至真要大论》云："夫阴阳之气，清静则生化治，动则苛疾起，此之谓也。"《诸病源候论》曰："积聚者，由阴阳不和，脏腑虚弱，受于风邪，搏于脏腑之气所为也。"根据提出恶性肿瘤的核心病机为正气不足和阴阳失和，而提出扶正法治疗恶性肿瘤，在中医抗肿瘤临床中，真武汤、肾气丸、地黄饮子、左归丸等温滋并用的扶正方剂是中医抗肿瘤的常用方剂。由此可见，温滋同用、阴阳并调抗肿瘤为临床最常用治法之一。

除像上述基于病因病机提出治则治法，古人还巧用比象同类的方式，对恶性肿瘤的治法进行论述，如多本古书中有记载恶性肿瘤与伏邪有相似之处：《素问·热论》中论述"热有所藏"之遗证，因热病之后，脾胃气弱，多食不化，谷气之热与遗留之热搏结，"故有所遗也……病热少愈，食肉则复，多食则遗，此其禁也"，指出因为未能驱除全部伏邪，而残余之邪气经过一定时间的隐匿后同样可以导致疾病复发或产生新的症状；恶性肿瘤的发生发展过程是具有一定时间累积的过程，也正是这种特性决定了肿瘤较大程度上与中医伏邪理论相似；以此为基础在《瘟疫论》中提到："所谓瘟疫之邪，伏于膜原，如鸟栖巢，如兽藏穴，营卫所不关，药石所不及，至其发也，邪毒渐张，内侵于腑，外淫于经。"治疗伏邪"伏膈膜之下"的疾病，应疏利邪气，使病邪透出膜原，毁其巢穴，临床多用小柴胡汤等方；《素问·热论》："盖寒邪薄于肌肤，阳气不得发越，乃反怫郁，而为病热。"在肿瘤治疗的过程中因势利导祛邪，做到痰、瘀、毒并治。如果伏邪日久，肿瘤会阻碍气血，引起血瘀，或伤及脏腑，阻滞气机，应调畅气机，给病邪以出路，疏利三焦，畅通出路。

上述都是以汤剂治疗恶性肿瘤为主，其实针灸对恶性肿瘤治疗也有较多的记载，《圣济总录》载，中脘主治"五脏积聚气"；《千金要方》云："积聚坚满，灸脾募百壮。"《医学纲目》曰："肠覃之状，内着恶气，乃起息肉，大如鸡卵，日以益大，其成也如孕，推之则移：中极、气冲、天枢、五福。"《采艾编翼》云："小儿积聚疟癖：脊中旁各去一寸五分，每穴七壮。"《千金要方》曰："藏腑积聚胀满羸瘦不能食，灸三焦俞随年壮。"《医学入门》专设"痞根"一穴，治疗痞块，该穴在"十三椎下各开三寸半"；《玉龙赋》道："取内关于照海，医腹疾之块。"《千金要方》云："症瘕，灸内踝后宛宛中。"《古今医统》云："长桑君针积块瘕，先于块上针之，甚者又于块首一针，块尾一针，针讫灸之立应。"《针灸大成》还记载了杨继洲针刺块部的医案："吏部观政李邃麓公，胃旁一痞块如覆杯……详取块中，用以盘针之法，更灸食仓、中脘穴而愈。"可见古人认为对于癥瘕积聚的治疗，中脘穴、中极穴、天枢穴、三焦俞、照海穴都有较好的治疗效果。

当然古人对于针灸治疗恶性肿瘤的手法也有相应的研究，和我们今之所说的补泻手法有异曲同工之处，其对针灸治疗恶性肿瘤有着非常大的作用。如《针灸逢源》云，治疗痞块"痞之最坚处，或头或尾，或突或动处，但察其脉络所由者，皆当灸之"；如

《甲乙经》曰："胞中有大疝瘕积聚,与阴相引而痛,苦涌泄上下出,补尺泽、太溪、手阳明寸口,皆补之。"

影响针灸治疗效果的因素有很多,古人认为针刺以及灸法的操作时间以及留针和艾灸的时间控制也是其一;如《儒门事亲》中记载,"一妇人,块病也,非孕也,俟晴明,当未食时,以针泻三阴交穴,不再旬,块已没矣";《针灸逢源》云,治疗痞块"痞之最坚处,或头或尾,或突或动处,但察其脉络所由者,皆当灸之"。《针灸逢源》云:"宜用灸以拔其结络之根……多灸为妙……火力所到,则其坚聚之气自然以渐解散,第灸痞之法非一次便能必效,须择其要处至三,连次陆续灸之,无有不愈者。"《医学入门》灸行间治痞块,并曰"灸一晚夕",方"觉腹中响动是验";《针灸集成》曰:"疟母:痰水及瘀血成块,腹胁胀而痛,每上下弦日,章门针后,即灸三七壮。"《儒门事亲》治疗"块病","俟晴明,当未食时,以针泻三阴交穴"。

古人对于灸法的位置也有一定的考究,如《古今医统》载:"积聚痞块,灸痞,灸背脊中命门穴两旁各四指许是穴,痞在左灸右,在右灸左。"《医学入门》治痞块,"用秆心量患人足大指齐,量至足后跟中住,将此秆从尾骨尖量至秆尽处,两傍各开一韭叶许,在左灸右,在右灸左"。《针灸集成》治"癥瘕",取"天枢百壮,章门、大肠俞、曲泉、曲池、对脐脊骨上三七壮,灸宜先阳后阴";《针灸逢源》治疗痞块,云"凡灸宜先上而后下"。

对于一些特殊治法也有相应的记载,比如药熨、烙法等。《寿世保元》以药熨治疗"腹内有痞者",所用药物有:皮硝、千金贴痞膏、鸽粪、大蒜、木鳖子肉等;《名医类案》治疗癥瘕,"以韭饼置痛处熨之";《太平圣惠方》的"三十六黄"中有用点烙法治疗本证的记载:"心下有气块者,难治,烙上管穴、心俞二穴、下廉二穴,次烙舌下黑脉。"《针灸集成》云:"腹中积聚气行上下……痛气随往随针,敷缸灸必以三棱针。"

以上就是从中医古籍中寻找总结关于恶性肿瘤治则治法的一些相关记载,中医博大精深,古人智慧超群,为后代医家治疗恶性肿瘤奠定了坚实基础,为现在临床的诊疗工作者提供着大量的理论文献和实践指导支持。

二、今论

关于肿瘤的发病因素包括癌毒、正虚、血瘀、痰凝、气滞等病因,临床确立了扶正固本法、清热解毒法、软坚化痰法、活血化瘀、理气解郁、以毒攻毒法等一系列恶性肿瘤的治疗大法。

对于恶性肿瘤,由于其病因不一,证情也颇复杂,有毒热为重者,有瘀血为主者,亦有痰结为先者等,类型各异,故施治之时,首先应"观其脉证,知犯何逆而随证治之",即根据肿瘤的类型、部位、体征的不同以及患者的个体差异,而对每个患者辨清其阴、阳、气、血之所虚,寒、热、痰、湿、瘀、郁之所在,从而调整机体,平衡阴阳,始能获得良好的疗效。

肿瘤为全身性的局部病变,病情复杂,常归属于多系统、多组织器官受累,虚实寒热夹杂，所以治疗肿瘤时，辨证论治加以整体观念灵活运用，将现代医药体系下的各大诸法配伍应用。

1. 扶正固本法

肿瘤属慢性消耗性疾病，尤其是肿瘤中晚期，多为虚证。肿瘤的显著特征是暗耗正气，临床发现大多数肿瘤患者在疾病治疗的不同阶段，机体均表现出不同程度的气血阴阳亏虚的症状。随着病情进展，正气亏虚逐渐加重，导致多数患者无法耐受放射治疗、化学治疗等较强的清瘤毒治疗方法。因此，对肿瘤患者阴阳气血的扶助补益与调节及改善患者的虚证状态显得十分重要。用扶正培本法，扶助人体正气，协调阴阳偏衰，补益人体虚弱状态，调整机体内环境，提高患者各项生理功能，加强抵御和祛除病邪的能力，抑制癌细胞的生长，为进一步治疗创造条件。并且值得注意的是，在扶正的同时，要注意扶正与祛邪的辩证关系。

肿瘤发病的最基本的病理特点是正虚邪实。因此，扶正培本治疗在肿瘤防治中较为重要，可贯穿于肿瘤的全程防治过程中，具体治疗方法包括益气补血、养阴生津、滋阴填精、温阳益肾、健脾养胃、柔肝等。临床运用时，首先应辨清阴阳气血盛衰，然后辨别五脏虚损及脏腑间相互关系，再根据病情轻重、病程长短、体虚程度、性别年龄等情况分别进行调治，不同情况下运用不同治疗方法，才能真正发挥补益作用。扶正培本的目的在于增强人体正气的抗病能力，达到正胜邪祛的目的。扶正培本治疗肿瘤的临床作用是多方面的，不仅可以提高临床疗效，延长生存期，减轻放疗及化疗的副反应，提高手术效果，而且可以治疗癌前病变，增强抗癌抑癌作用，提高机体免疫力等。扶正法源于《黄帝内经》"虚者补之""损者益之"。所谓扶正，就是扶助正气，增强体质，提高机体抗邪能力。正气，即元气、真气、或真元之气，其主要源于脏腑的化生，是人体生命存在和活动的统帅和动力，扶正，即保养正气，是根据人的不同体质及机能状态，分别予以补阴、补阳、补气、补血等治疗，历代医家有以培补肺脾肾作为扶正的主要内容。

扶正法是祖国传统医学主要治疗法则之一，属于八法中的补法。"一法之中，八法备焉，八法之中，百法备焉"。说明八法之间可根据不同病证相兼为用，变化无穷。"病变虽多，而法归于一"。这个"一"，就是"扶正（补法）祛邪（攻法）"之法，包括调补正气不足和防止正气损伤。扶正疗法适用于正气不足的多种虚损性疾病，尤其是在治疗肿瘤患者中更有重要的作用。通过益气养血、滋阴助阳等法则，补益人体正气不足，调节机体阴阳的盛衰，从而增强机体免疫能力，提高抵御和祛除病邪的能力，从而达到防治疾病的目的。扶正可以最大限度地保证患者机体的平衡，达到延长寿命和提高生存质量。

正气不足是恶性肿瘤的内在依据，事实上，正气不足贯穿于恶性肿瘤的始终。当六淫七情侵袭机体，浊邪停聚时，若机体正气充足，能祛邪外出，则癌毒不得产生，或即使产生，也能及时清除，使瘤邪消散于无形。若正气亏虚，阴阳失调，不能及时祛邪外出，致使浊邪长期停滞于体内时，则酿生癌毒，致生癌肿。总之，虚是肿瘤发生、发展的根本原因。正虚不仅是癌毒产生的前提，也是决定癌症发展过程的依据。在临床中，经常使用当归补血汤为基础方，以补益气血为所有治疗的基础，取义于有形之血不能速生，无形之气所当急固，气血生则正气旺，正气旺则可抗邪外出，正气充沛的基础上抗邪，则祛邪不伤正，扶正而不恋邪。

扶正法多从3个方面入手：第一补气养血，患者手术后或经放化疗，或病入晚期，每多气血虚弱，当宜补之。常用药物有红参、白晒参、党参、太子参、黄芪、当归、黄精、阿胶、制首乌、鸡血藤等。临证应配合健脾行气之品，如白术、茯苓、木香、陈皮等。第二滋阴生津，中晚期肿瘤患者以及化疗损害、放疗灼伤者，因其过度消耗，阴津亏损尤重，亟须滋阴生津，常用药物有沙参、生地黄、麦门冬、玄参、百合、知母、天花粉、石斛等，若见虚热之候，可配青蒿、丹皮、地骨皮、银柴胡、鳖甲之属。第三培元固本，肿瘤中晚期，或经放、化疗损伤，皆可伤及元气和脾肾，治宜培元固本。培元主用参类补气，温补以野山参、红参或白晒参；清补宜西洋参、太子参、沙参等。补肾药，制首乌、补骨脂、淫羊藿、山萸肉、枸杞子、女贞子等。健脾药，党参、山药、莲子、茯苓、白术、补骨脂等。临床研究发现中医扶正法治疗能显著提高晚期恶性肿瘤患者的生活质量，可增强机体的免疫功能，抑制癌细胞的生长，控制癌细胞的浸润和转移。在与放疗、化疗联用时，不仅能减轻放化疗的不良反应，而且能增加放化疗的近期疗效，延长生存期。因此"中医扶正法"可能具有独立的防治恶性肿瘤复发转移的功能。

现代临床医家在扶正祛邪的基础上结合恶性肿瘤的病因病机提出了温阳通滞法，运用阳和汤来治疗恶性肿瘤，其与扶正祛邪法有异曲同工之处。研究发现，蒋世卿认为恶性肿瘤为阴邪凝聚体内日久所致，其性属阴，当扶阳以制阴，治疗上应以温阳法为基本治疗原则，重用阳和汤，同时结合临床证候辨证加减，其治疗骨肉瘤及原发性恶性骨肿瘤疗效显著。陈丽等运用阳和汤加减治疗食管癌术后、非霍奇金淋巴瘤化疗后阳虚寒凝患者，可显著延缓病情的进展。此外，以阳和汤为基础联合中医特色疗法督灸或相关化疗方案，可明显改善癌症患者的主要临床症状，如发热、呕吐、食欲不振、术后疼痛、癌因性疲乏等，提高患者的生活质量。可见阳和汤在整个抗癌过程中发挥着调整机体状态、延缓病情进展的重要作用。

有学者认为瘤毒是元气异常化生的结果，应稳定元气化生的环境，阻止元气异常化生，预防瘤毒的产生。临床上可通过避六淫及七情的干扰，节饮食，扶正气，稳化生，从而对肿瘤的早期预防及防止术后复发起到重要作用。

在肿瘤疾病中，正确使用扶正培本法，要以辨证为依据，重视肾、脾、肺三脏。要依据病情选择适当的补益法。汪绮石《理虚元鉴》指出："治虚有三本，肺、脾、肾是也，肺为五脏之天，脾为百骸之母，肾为性命之根，治肺、治脾、治肾、治虚之道毕矣。"在运用补益剂时，要重视补肾精，益肺气。肾内寓元阴、元阳，是生命的本源，对各脏腑的生理功能起着激发和推动作用；肺司呼吸，调节气机升降，对维持生命活动亦起重要作用。同时要处处照顾脾胃，重视"胃气"的恢复，所谓"有胃气则生，无胃气则死"。晚期癌症患者，其病情发展多表现为一系列慢性衰弱状态，所以应用补益剂时，宜缓补而少用峻补，有些正气衰竭患者甚至"虚不受补"，宜平补而慎用温补。还应当注意，补气与补血不能截然分开，气血相互为用，气血亦相互资生，补血应佐以补气，补气应佐以补血。阳虚多寒者，补以甘温，清润不宜；阴虚多热者，补以甘寒，辛燥为忌。

在辨证论治的基础上，结合肿瘤患者久病正气虚弱、正虚邪恋的基本病机和反复放射治疗、化学治疗后余毒未清、毒邪内蕴的阶段病机，以及放射治疗、化学治疗期间毒邪伤正、生化无源所致的骨髓抑制等不良反应，灵活运用补益药。临床上常用益气、补血、滋阴、健脾、益肾等中药扶持正气，固本培元。扶正培本的方法很多，如补气养血、健脾和胃，补肾益精、养阳生津等。其中，益气者有党参、黄芪、黄精、人参、白术、怀山药、甘草等；补血有鸡血藤、当归、熟地黄、干地黄、白芍药、紫河车、龙眼肉、阿胶等，滋阴者龟甲、鳖甲、天花粉、知母、旱莲草、女贞子等；温阳者有制附子、肉桂、鹿茸、补骨脂、淫羊藿、菟丝子、锁阳、肉苁蓉、巴戟天等。

临床中除药补外，还应结合食补，选择与身体需要相应的补益食物，起到扶正抗癌，增强体质的作用。中医学一向强调饮食疗法，《素问脏气法时论》曾曰："毒药攻邪，五谷为养，五果为助，五畜为益，五菜为充，气味合而服之，以补益精气。"如在放疗期间，由于热灼伤阴，在饮食上可多补充些清凉补阴、甘寒生津的食物，如芦笋、甘蔗汁、蜂蜜、荸荠汁、白木耳、鳖肉等。化疗期间易出现骨髓抑制，在饮食上可以多补充足量的造血原料，如含铁的食物蔬菜、动物肝及健脾食物，如薏仁粥、芡实粥等。在药补的基础上结合食补，对身体的恢复十分有益。

2. 清热解毒法

"癌毒"是痰、热、瘀相互胶结、融合所形成的病理产物，是肿瘤发生发展的关键。癌毒既不同于外感六淫邪气，也不同于饮食失调、情志失节、劳倦体虚等内伤因素，而是在气血阴阳亏虚、脏腑功能失调的基础上，受到多种内外因素共同干预而成的一种独特的致病邪气。外邪侵犯、七情内伤、饮食不节、劳倦体虚等因素可致脏腑功能失常，以致气滞、湿阻、痰凝、血瘀；湿邪黏滞重着，使得病邪无以速消，气滞血瘀加重病邪的滞留，产生热邪依附于"痰、瘀、湿"等病理产物中，待人体正气亏虚、脏腑功能失常之时演变成癌毒。毒因邪而异生，邪因毒而鸱张，耗伤精血以自养，其致病常伴有隐匿性、凶险性、顽固性、异生性和消耗性，根据病邪病位不同，临床症状变化多端。在此基础上提出"热毒内蕴"是肿瘤发生的重要病因病机，清热解毒法选用泻热降火、清解泄毒药直接祛除病邪。热毒是恶性主要病因病理之一。临床确实可见火毒、肿瘤并存，特别是一些中、晚期肿瘤患者，常伴有局部肿块的灼热疼痛、发热或五心烦热、口渴尿赤、便秘或便溏泄泻、舌苔黄腻等热性证候，呈现出毒热内蕴或邪热瘀毒的表现。

如肠癌之便脓血；子宫颈癌臭秽五色带下、溢臭难闻；白血病吐衄发斑等。此或为邪热瘀毒，或为痰湿瘀滞化热之毒，或为阴虚之热毒，或为肿瘤坏死感染之毒，蕴积于体内或体表所致。故应以清热解毒为大法治疗。清热解毒药能控制和清除肿瘤周围的炎症和感染，能减轻症状，在恶性肿瘤某一阶段起到一定程度的控制发展作用。同时清热解毒药又具有较强的抗肿瘤活性，所以，清热解毒是治疗肿瘤的主要法则之一。

癌毒搏结体内，阻滞气机，络脉瘀滞，发为血瘀。临床常见有形之肿块坚硬，推之不动，或伴见皮下瘀斑瘀点，瘀血阻滞经络，不通则痛，可有肿块或瘀斑处刺痛，或郁而化热，热入阴分，或伴夜间发烧、烦躁、谵语。同时，癌毒日久，邪伤正气，气为血之帅，气行则血行，致正气虚而不能推动血行，亦可发为血瘀。瘀血滞于脉络或肌肤腠理，不通则痛，在使用化瘀解毒类药物的同时可酌情加理气止痛之品。如王不留行、穿山甲、延胡索、茺蔚子等。临床用药中还需注意，对有出血倾向或少量咯血患者，不能使用破血类活血化瘀药，而须选用兼有止血作用的化瘀药物，如炒蒲黄、三七、煅花蕊石、茜草根、仙鹤草等。方可选用鳖甲煎丸、化积丸、大黄䗪虫丸、桂枝茯苓丸等。

癌毒日久，痰毒瘀结于体内，日久亦可郁而化热。初起常以清热解毒为主，同时顾护阴气，以防火热伤津而致瘀热相搏。临床常见发热、口干、苔黄、脉数。若热入神昏，则可见烦躁、谵语，舌暗红、苔燥；热入营血，则见舌绛，皮下斑疹隐隐。临床辨证论治时根据不同部位及症状表现不同可选用不同药物治疗，包括半枝莲、猫爪草、狗舌草、白毛夏枯草、羊蹄根等。

恶性肿瘤，尤其是中晚期患者多伴有肿块、局部热痛、病变转移、发热口渴、便秘尿黄、舌苔黄腻，脉象弦数等毒热之象，肿瘤与毒热同时并存，治以清热解毒，并可防止邪热伤阴。常用药物如白花蛇舌草、半枝莲、重楼、土茯苓、肿节风、紫草、黄芩、黄连等。若热毒炽盛，阴液耗伤，宜配合滋阴凉血之品，如生地黄、水牛角、丹皮、赤芍等。清热解毒药因苦寒久服可败胃，当伍温药反佐如吴茱萸、肉桂等，亦可配理气和胃之品如陈皮、砂仁等。

现代药理研究发现清热解毒药可抑制肿瘤、诱导肿瘤细胞凋亡、调节免疫功能、阻断致癌物防突变、逆转肿瘤细胞的耐药性、保护和修复组织器官、镇静和镇痛等作用。有研究认为痰瘀是肿瘤转移的必要条件。中医认为"百病皆由痰作祟"。痰为机体代谢过程中的病理产物，痰浊阻滞体内，积块如坚，久之可形成癥瘕、积聚。恶性肿瘤的形成，以及发病后转变险恶，大都与痰毒有着密切的关系。在辨证论治基础上，配用化痰散结之半夏、瓜蒌、浙贝母、生牡蛎、黄药子、海藻、昆布等可提高疗效。中医学认为"久病入络""久病必瘀"，现代研究发现高凝状态是促进恶性肿瘤转移的重要因素，同时高凝状态对恶性肿瘤患者的预后也有重要影响。恶性肿瘤高凝状态与中医"瘀血""血瘀"有着密切的关系。故配用活血化瘀类药物如丹参、三七、赤芍、三棱、莪术、水蛭等可增效，医家临证尤重视水蛭的应用，破血药多伤气阴，唯水蛭味咸，乃水之精华生成，专入血分而不伤气，实为破瘀消癥之良品。气行则血行，气滞则血瘀，适当配合补气药和理气药如党参、黄芪、白术、柴胡、郁金、香附、枳壳等可提高活血化瘀的功效。现代药理研究证实活血化瘀药物可抑制癌基因表达、抑制肿瘤细胞增殖、抑制肿瘤血管生成、改善放化疗的增效减毒之效，逆转肿瘤的多种耐药。

清热解毒法为防治肿瘤的常用方法，但是属于攻邪治法范围，临证时还当辨清正邪之盛衰慎而投之。大多清热解毒药具有较好的抗肿瘤作用，在肿瘤的防治中，常常加用清热解毒之品如白花蛇舌草、半枝莲等，多可收到良好的效果。

楚小鸽学者通过实验发现，清热解毒方可能通过显著下调小鼠移植性肝癌模型中一些趋化因子表达，调控免疫分子从而控制炎性反应而发挥抗肿瘤的作用。

常用的清热解毒药物有虎杖、紫草、紫花地丁、蒲公英、鱼腥草、夏枯草、败酱草、穿心莲、金银花、连翘、白花蛇舌草、半枝莲、半边莲、龙葵、七叶一枝花、山豆根、板蓝根、黄芩、黄柏、苦参、龙胆草、石上柏、土茯苓、大青叶、马齿苋、鸦胆子等。

齐元富教授认为，热毒是肿瘤发生发展的重要原因，在肿瘤的发展过程中，热毒始终贯穿其中。人体正气亏虚，邪气亢盛，脏腑受损，气、火、痰、湿、瘀等多种因素结聚脏腑，而诸邪皆可化热，炼灼毒邪，久居人体，日久成瘤，因此热毒是肿瘤最重要的致病因素。在临床治疗过程中，肿瘤与热邪并存确为常见症状，尤其是晚期肿瘤患者，热毒更甚。肿瘤患者常多见发热、五心烦热、尿赤、大便秘结、局部肿块的红肿热痛等症状。由此可见，肿瘤的发生、发展与热毒关系密切。故齐元富教授在治疗肿瘤的过程中，多配伍清热解毒散结之品，如重楼、白花蛇舌草、白英、蛇莓等。齐元富教授认为，清热解毒药在治疗肿瘤的过程中，不仅可以达到对于肿瘤热毒症状的改善，更有延缓肿瘤发展、抑制肿瘤转移的作用。现代药理研究发现，清热解毒药通过抗炎杀菌、抗病毒、提高机体免疫能力等功效达到破坏肿瘤所处的微环境，并且可以通过调节肿瘤血管生成因子的表达以抑制肿瘤生长。在临床实际应用过程中，往往因为肿瘤的病因复杂多变，故应有所侧重，根据临床患者的辨证进行组方配伍。

医家在清热解毒法的基础上，根据恶性肿瘤的难治性、顽固性和凶险性等特点，以"癌毒"病机理论为核心，结合中医阴阳理论和补虚扶正理论，提出恶性肿瘤的发生、发展与机体的"正虚邪盛、阴阳俱损、癌毒顽劣猖獗"密切相关；恶性肿瘤复发和转移的根本是"正虚邪盛、阴阳俱损、癌毒深伏"；治疗上强调"抗癌不解毒、癌毒愈深，解毒不扶正、正气难存"，创新性提出和采用温滋解毒法辨治恶性肿瘤，发挥"温阳不伤阴、滋阴不碍阳、消解毒而不伤正气"之作用。温滋解毒法辨治恶性肿瘤是指在恶性肿瘤治疗中将温法、滋法和解毒法三法同用，发挥温滋同用、阴阳并调、消解癌毒、扶正驱邪之作用，最终达阴平阳秘、精神乃治、癌肿消散之目的。温法是指由温性药组成的方药，主要发挥温阳和温补作用，气属阳，故温阳包含温阳、护阳、固阳、回阳等之意；温补包含补阳、助阳、补气和益气等之意；气的功能加强后，因虚而致的气机失调也会得以纠正，故温法也包含行气和调气之意。滋法指由滋润药组成的方药，主要发挥滋阴、养血、生津和填精作用，包含护阴、存津、益阴、救阴等之意。温滋法包含阴阳并调、阴阳相生、阴阳互生、阳长阴复、阴中求阳等之意。解毒法是指由清热药、化痰药、祛湿药、活血药、散结药、化瘀药、泻下药等组成的方药，主要发挥清热解毒、化瘀解毒、祛湿解毒、化痰解毒和消癌散结等作用，包含软坚散结、化痰祛湿、活血化瘀、通腑泄热、以毒攻毒等之意。解毒法代表方，如解痰毒之二陈汤、涤痰汤、温胆汤等；解湿毒之五苓散、苓桂术甘汤、茯苓导水汤等；解郁毒之越鞠丸、柴胡疏肝散、逍遥散、五磨饮子等；解瘀毒之血府逐瘀汤、桂枝茯苓丸、抵挡汤、桃仁红花煎等；解热毒之泻心汤、黄连解毒汤、白虎汤等；解痰毒、热毒胶结之黄连温胆汤、清金化痰汤、越婢加半夏汤等；解瘀毒、热毒互结之桃核承气汤、大黄牡丹皮汤；解痰毒、湿毒胶结之二陈平胃散合三子养亲汤。

结合临床案例，不断比较、梳理和总结各方证之间的差异和针对病机的不同选用不同方药，如根据瘀毒病位上、中、下之不同分别选用通窍活血汤、血府逐瘀汤和膈下逐瘀汤；根据热毒病位主要在肺、胃、肝之不同，分别选用桑白皮汤或泻白散、玉女煎或清胃散、龙胆泻肝汤或黛蛤散；根据患者手术、放疗、化疗之后主要引起气机升降失常导致郁毒为主，水液代谢失常导致湿毒为主，血液运行失常导致瘀毒为主，分别选用大小柴胡汤侧重调节气机升降解郁毒，五苓散、茯苓导水汤侧重调节水液代谢解湿毒，桂枝茯苓丸、血府逐瘀汤侧重调节血液运行解瘀毒。

3. 软坚化痰法

古代医籍有"诸般怪症，皆属于痰"之说。痰乃津液停聚而成，随气运行，无不到，停滞不行，结聚成块则为痰核、痰瘤、肿块等症。某些肿瘤和肿瘤发展的某些阶段，治疗当以化痰除湿为主；处方用药时，凡有痰湿凝聚征象者皆可用之。化痰除湿法又常与理气、清热、软坚、通络、健脾、利水等法结合。因此，对于肿瘤的治疗，化痰除湿法具有重要意义。很多情况下，化痰除湿不仅可以减轻症状，而且可使肿瘤得以控制。痰凝郁结在肿瘤的病机中起重要作用。脾为生痰之源，肺为贮痰之器，肺主通调水道，脾主运化水湿，若肺脾失调，则水湿不化，津液郁滞，热化痰，痰邪停聚于脏腑、经络、组织之间而引起复杂的病理变化，从而出现多种复杂的临床症状，治疗上多往往以化痰软坚散结为主。我国应用中医药治疗癌症已有 2000 余年历史，在恶性肿瘤临床治疗上，化痰软坚散结法的运用可谓是源远流长，也积累许多宝贵的经验。对肿瘤的治疗应通过调整机体对它进行控制，而不一定必须把所有的癌细胞杀绝。带瘤生存，提高远期生存率改善生活质量是中医药的优势。

湿邪侵袭人体，缠绵难愈，其病势缓但病程较长，故临床在利湿泄浊的同时还应顾护脾肾之阴，以免久伤正气。临床可见腹胀便溏，不欲饮食，四肢困重。若湿邪下注，与癌毒夹杂，则可见小便频数，白带色白量多；若郁久化热，致湿热下注，则见小便黄，男性或可见阴囊潮湿，苔腻，脉滑。祛湿药如藿香、佩兰、砂仁、苍术、厚朴、茯苓、泽泻、六月雪、土茯苓等。

单用化痰除湿法治疗肿瘤者并不多见，实际上，化痰与软坚散结，除湿与健脾是密切相关的，许多化痰药有散结的功效，因而，在扶正培本、理气活血、健脾益肾、滋阴清热、软坚散结等法中常包含化痰除湿。化痰法与理气法合用称为理气化痰，用于气郁痰凝者；与清热药合用称为清热化痰法，用于痰火互结或热灼痰结者；与健脾药合用称为健脾化痰法，用于脾虚痰凝者；与活血药合用称为活血化痰法，用于血瘀痰结者等。湿有内外之分，外湿犯人，每与风邪、寒邪相兼，治疗采用祛风散寒除湿；内湿治疗当燥湿健脾。同时，根据湿聚部位不同分别采取芳香化湿、淡渗利湿、健脾除湿、温化水湿等法治之。

国医大师周仲瑛教授病机十三条有言"痰病多怪"。癌毒阻滞，津液输布不畅，聚而为痰浊。痰浊与癌毒胶结，亦可导致癌肿增长增大。此外，"痰之为物，随气升降，无处不到"，临床常见咳嗽、气喘、咯痰，痰多或少，但见喉间痰鸣或听诊可闻及肺间湿啰音；或痰聚成结，颈间、腹部、盆腔皮下常见结节或瘰疬；或风痰上扰清窍、中经络或脏腑，常伴见头晕头胀、突发肢体活动不利、偏瘫或嘴角流涎等症。临床除使用山慈姑、皂角刺等消癌药物散癌外，亦可多加引经药物，如半夏、陈皮、鱼腥草、金荞麦根、苦杏仁、桔梗、桑白皮、浙贝母等药治疗肺癌咳嗽咯痰，同时气能推动津液输布与排泄，因此可适当加陈皮、莱菔子、八月札等理气化痰药物，若痰从寒化，瘀阻经络，年深日久，则可酌加制附子、白芥子、制南星等温阳化痰之品。

治疗肿瘤多用软坚散结法治疗，以促使肿瘤石块软化、结块消散。软坚散结法适用于无名肿毒、不痒不痛、痰核瘰疬、乳腺包块、喘咳痰鸣、癥瘕积聚、脉滑苔腻、舌质晦黯等症。根据中医药理论和临床经验，味咸之中药大都具有软化坚块之作用，如牡蛎之咸涩，鳖甲之咸平，龟甲之甘咸，土鳖虫之咸寒，海藻之苦咸，海浮石之咸寒等，都有软坚作用。散结则常通过治疗产生聚结的病因而达到散结的目的，如清热散结药治热结，理气散结药治气结，化痰散结药治痰结等，应在临床上选择配合使用。常用软坚散结药物有，海蛤壳、夏枯草、莪术、半夏、胆南星、龟甲、鳖甲、牡蛎、海浮石、海藻、地龙、瓦楞子、昆布、瓜蒌等。

常用化痰除湿药有，杏仁、苍术、厚朴、茯苓、藿香、佩兰、生薏苡仁、独活、秦艽、威灵仙、穿山甲、徐长卿、木瓜、萆薢、海风藤、络石藤、猪苓、车前子、金钱草、防己等。瓜蒌、皂角刺、半夏、山慈姑、象贝母、葶苈子、青礞石、海浮石、前胡、马兜铃、白芥子、浙贝、连翘、瓦楞子、夏枯草、海藻等。

软坚散结法在肿瘤临床中应用很久，但单独作为主要治疗者很少，通常配合其他治疗肿瘤的法则使用，如软肾散结法常在扶正培本和攻逐邪气时兼顾使用，可增强治疗肿瘤效果，故而在防治中常加用软坚散结之品，以达到共同消除肿块之目的。

4. 活血化瘀法

血瘀是公认的恶性肿瘤病机之一，伴随着肿瘤发生发展的整个过程。有研究发现活血化瘀药物成分藏红花酸能抗氧化、抗增殖、促凋亡抑制胃癌的作用。临床观察表明，肿瘤患者普遍存在瘀血的表现。如体内或体表肿块经久不消，坚硬如石或凹凸不平；唇舌青紫或舌体、舌边及舌下有青紫点或静脉曲张；皮肤黝黑、有斑块、粗糙、肌肤甲错；局部疼痛、痛有定处、日轻夜重、脉涩等。针对瘀血而采用的活血化瘀是肿瘤的临床常用治法。活血化瘀法不但能祛邪消瘤，亦可配伍其他治法对瘀血引起的发热、瘀血阻络引起的出血、瘀阻经络所致的疼痛等症起到一定治疗效果。临床上对肿瘤患者施用活血化瘀法，可以起到多方面作用。

临床应用活血化瘀法、使用活血化瘀类药物时应根据辨证与辨病相结合的原则，同时参考实验研究结果，按肿瘤性质和部位不同选择适当的药物。我们的经验是，消化道肿瘤，一般常用穿山甲、土鳖虫、郁金、元胡、平地木等；肝癌加王不留行、急性子；胃癌、结肠癌加丹参、乳香、没药、水红花子、凌霄花等；肝癌加牡丹皮、五灵脂、姜黄等；胰腺癌加红花、赤芍药等；呼吸系统恶性肿瘤加桃仁、红花丹参、赤芍药、泽兰、石见穿等；骨肿瘤加自然铜、红梅梢、虎杖、牛膝、土鳖虫等；乳房、子宫及卵巢肿瘤加丹参、益母草、月季花、凌霄花、姜黄、泽兰、红花等；软组织肿瘤加三棱、莪术、穿山甲、水蛭等；淋巴系统恶性肿瘤加牡丹皮、桃仁、皂角刺等，鳞状细胞癌加王不留行、急性子、石见穿、牡丹皮等；腺癌加丹参、赤芍药、穿山甲、土鳖虫；分化不良（或未分化）癌加桃仁、红花、凌霄花、水蛭等；单发、原发灶者加穿山甲、土鳖虫、石见穿、王不留行、急性子；转移灶或伴有转移灶者加丹参、赤芍药、桃仁、三棱、红花、莪术、水蛭等。常用的活血化瘀药物有，莪术、蒲黄、泽兰、虎杖、五灵脂、王不留行、水蛭、全蝎、蜈蚣、斑蝥、土鳖虫、丹参、赤芍药、桃仁、红花、郁金、元胡、乳香、没药、三棱、水红花子、石见穿、血竭等。

在活血化瘀药的应用中，应注意活血化瘀药的剂量。正确掌握其剂量，是使用活血化瘀药发挥最大效用而避免或减少其不良反应的重要保证。一般而言，活血化瘀的药常用剂量通常用在初次用中药治疗的恶性肿瘤患者。临床应用活血化瘀法治疗肿瘤时，亦非单独作用。通常根据辨证，适当适时结合其他治法，如健脾益气、软坚散结等法，共同发挥协同作用。

由于毒生病络，瘤毒阻络，瘤毒传络亦是瘤毒的重要特点，病络一旦生成，不易去除，呈现瘀滞及过度增殖两种状态。依据"谨察阴阳之所在，以平为期"的中医治则，对病态的络脉，采取手术、介入方法以外，还应考虑改造病络状态，使其达到气血调和、络脉通达的平和状态，当在攻毒扶正的基础上选用虫类药物辨证治疗。李平指出，应根据毒生病络所呈现的两种不同状态以及虫类药物的不同属性，灵活选用。其据此将虫类药分为两大类，一类是通络药如水蛭、蛇类、土鳖虫、全蝎、地龙，适用于络脉瘀滞的状态；另一类是用于阻止病络过度增殖药，如蟾蜍皮、壁虎、斑蝥，适用于络道恣行，增生无制，亢而为害状态。同时，在临床具体运用中还需要分清疾病所处的阶段，疾病早期，正气尚未亏虚，可选用峻猛之品，但对于年老及久病体虚者，当适量配伍扶正药。晚期肿瘤患者多数正气不足，治疗中不耐一味猛烈攻伐，故使用虫类药应衰其大半而止。此外，由于虫类药物药性峻烈，具有一定毒性，有引起消化道出血及损害肝肾功能的风险，故应适时应用，掌握好剂量，注意配伍。

5. 理气解郁法

气机郁结是肿瘤发生、发展的重要病因病机，如《灵枢·百病始生》曰："卒然外中于寒，若内伤于忧愁，则气上逆……凝气蕴里而不散，津液涩渗，着而不去，而积皆成矣。"《金匮翼·积聚统论》曰："凡忧思郁怒，久不得解，多成此疾。"《外科正宗》曰："忧郁伤肝，思虑伤脾，积想在心，所愿不得者，致经络痞涩，聚结成核。"《诸病源候论·气病诸候·结气候》曰："结气病者，忧思所生也；心有所存，神有所止，气留而不行，故结于内。"《古今医统大全·郁证门》曰："郁为七情不舒，遂成郁结，既郁之久，变病多端。"一方面，情志抑郁、气机郁结会导致脏腑功能失调，气行受阻，日积月累而成积聚；另一方面，气机郁结，则水液代谢失常聚而生痰，血行受阻成血瘀，痰湿和血瘀又常导致积聚的形成，促进肿瘤的发生，因此，气机郁结是肿瘤发生的主要病。肿瘤发生以后，患者多有情绪低落、意志消沉等气郁表现，久之则脏腑功能失调、阴阳失衡导致正气不足，正气不足则免疫功能下降，进一步加剧肿瘤的发展。

此外，气机郁结可以聚痰、化热、生瘀，使肿瘤患者的病机多样化，并促使肿瘤进一步发展。姚志华等认为，理气解郁法应为治疗肿瘤主要治法，以调理气机为主。临床上升降散能广泛应用于恶性肿瘤的治疗，以调节气机而化肿瘤痰瘀、祛肿瘤热毒、补肿瘤内虚、散肿瘤邪实。史楠楠等认为，治疗肿瘤的主要治法为理气解郁法，主要以调理气机治疗，临床中恶性肿瘤治疗广泛应用升降散，通过祛肿瘤热毒、化肿瘤痰瘀、散肿瘤邪实、补肿瘤内虚而调节气机。

理气药在肿瘤治疗中十分重要。理气开郁治法亦临床上治疗肿瘤的重要手段之一。理气、开郁结常配伍清热解毒化瘀等药物治疗各种癌肿，用于治疗消化道肿瘤所致胸胁、脘腹胀痛等症，如肝癌、胃癌患者的气滞腹胀，肺癌、乳房癌的胸胁胀痛等。常用理气开郁药物：槟榔、沉香、苏梗、旋覆花、厚朴、川楝子、八月札、柴胡、木香、陈皮、青皮、枳壳、枳实、砂仁、玫瑰花、檀香、元胡、降香、丁香等。

在临床应用中，理气药常配伍于其他治法，往往根据病情兼夹的不同予以不同的配伍。如气滞兼血瘀，在使用理气药时，应配合丹参、赤芍药、桃仁、红花、三棱、莪术等活血化瘀药；气滞兼痰凝应配伍半夏、天南星、昆布、海藻等化痰软坚药；气滞兼湿阻，则配伍苍术、白术、薏苡仁、猪苓、茯苓等化湿利湿药；气虚兼气滞，应与黄芪、党参、甘草、扁豆等药合用。应当注意的是，理气药大多辛香而燥，重用、久用或运用不当，会有化燥、伤津、助火等弊病，只有配伍运用得当，才可防止这些不良反应的发生。

6. 以毒攻毒法

局部肿块的形成往往与毒邪结聚有关，而气滞、血瘀、痰凝、毒聚、水停等病理因素是各类毒邪能否结聚局部形成肿块的关键，所以肿瘤的形成，不论是由于气滞血瘀，还是由于痰凝湿聚或热毒内蕴或正气亏虚，久之增多能蕴积成母，毒邪结聚体内是肿瘤的根本病因之一。由于肿瘤形成缓慢，毒邪深居，非攻不克，所以临床常用性峻力猛的有毒之品，即据所谓"以毒攻毒"法。

肿瘤是正虚邪毒结于内，大多表现为阴毒内结，所以在应用攻毒法时，多采用辛温大热有毒之品以散结拔毒。临床中使用该法时，一定要依据中医理论，结合患者病情、体质等因素，掌握好毒药的剂量。正如《素问五常政大论》所曰："无使过之，伤其正也。"在使用攻毒药的同时，应照顾正气，合理配伍且注意药物的合理炮制，选择适宜剂型，这样既可以发挥其治癌作用，又可以减少其副作用。总之，以毒攻毒作为肿瘤治疗中的常用治法，临床中依据辨证结合其他的治法，能共同发挥抗癌之功。

常用的以毒攻毒药物：婆罗子、绞股蓝、红花、赤芍、莪术、土鳖虫、泽兰、乳香、没药、凌霄花、生蒲黄、水蛭、蜣螂虫、苏木、水红花子、望江南、石见穿、露蜂房、全蝎、壁虎、常山、生半夏、生南星、干漆、洋金花、生附子、乌头、独角莲、芫花、大戟、斑蝥、蜂房、全蝎、水蛭、羌活、蜈蚣、蟾蜍、土鳖虫、守宫、蓖麻仁、雄黄、硇砂、砒石、轻粉、瓜蒌皮、皂角刺、浙贝母、夏枯草、昆布、海藻、瓦楞子、海蛤壳、海浮石、鳖甲、半夏、山慈姑、青礞石、黄药子、泽漆、猫爪草等。

以毒攻毒法不失为防治肿瘤的有效方法之一，在辨证的基础上，以毒攻毒辨病治疗，临床多有效验，关键在于要掌握好"度"。在具体应用时，要适时顾护患者的正气，并以此为依据而确定以毒攻毒药的用量及使用时间长短，必要时可先扶正培本后攻邪，或在推下培本的基础上加用以毒攻毒药。

7. 辨证论治，综合治疗

辨病论治是针对疾病发生、发展自然规律给予防治，从根源上消除病因，以达到阻碍、延缓或截断疾病发展的目标，属病因治疗；辨证论治是对疾病发展过程中某一阶段患者所表现出来的临床症状进行治疗，主要目的为消除症状，属症状治疗。辨病与辨证是总体指导与阶段侧重的关系，是"面"对"点"、"共性"对"个性"的关系。辨病论治要求医者对疾病具有宏观的总体认识，辨证论治要求医者侧重考虑每名患者功能状态、情志及其自身环境等个体差异，因此我们提倡辨病与辨证相结合，有利于诊断的准确性和疗效的可靠性。

恶性肿瘤是指正常细胞在多种外因长期作用下发生质变，从而具有过度活跃增殖的特性，具有局部浸润及远处转移等特点，严重危害人类健康，中医治疗对其疗效确切。现代诊治技术的进步，使恶性肿瘤可以早期发现和早期治疗。在早期或治疗完成后，很多患者往往无任何不适主诉，中医四诊亦很难获得有价值的信息，辨证论治就会处于无症可辨的窘境，此时可通过辨病论治进行中医治疗。肿瘤患者经手术、化疗及放疗等西医治疗后，会因西医治疗的损伤性出现许多症状，此时可通过辨证论治进行治疗；而由于在接受相同治疗后，大部分患者会产生相似或相近的症状，其共性比较突出，即共同的病因、共同的病机、共同的表现，甚至在一定程度上也会呈现共同的证候，这时就应按临床规律性给予预防性治疗，亦属辨病论治的范畴。

临床症状不明显者多以辨病论治为主。发挥辨病论治对于病因治疗的优势，针对肿瘤痰瘀互结、结久成毒的特点，我们选取化瘀、化痰、解毒的组方，半夏、夏枯草、浙贝母均为化痰药，且常三药合用，以半夏燥湿化痰，以夏枯草疏肝化痰，以浙贝母清热化痰，肺脾之痰清，肝气舒达，则全身之痰亦清，此既治病求本，亦是辨病论治；化瘀药多选莪术、郁金、川芎、当归等，其中莪术、郁金具有破血化瘀的作用，也被现代药理学研究证明具有抗肿瘤的作用，抗肝癌、肺癌、宫颈癌等。莪术、郁金破血化瘀作用较强，在使用时多配伍党参等益气之品，防止其破血化瘀时伤及自身正气。川芎味辛，善于活血行气，配伍当归则对气血既能调行，也能补益，体现中药配伍相须的优势。山豆根、拳参及金荞麦等均为清热解毒药，其中拳参最常用，其性苦、涩、微寒，归肝经、肺经、大肠经，具有清热解毒、凉血止血的功效。现代药理学研究拳参可以提高免疫力从而抗癌，与中医扶正抗癌的治疗原则相合。临证时辨痰、瘀、毒之多寡，与用药呈相应比例，使组方既有原则性，又有变化性。以现代中药药理学作为基础，结合中医理论指导，合理选用抗肿瘤中药。肺癌，选择用龙葵、白英、金荞麦、马齿苋、川贝、浙贝；肝癌，多用拳参、莪术、蜂房、茵陈、郁金；乳腺癌，喜用王不留行、蒲公英、夏枯草、瓜蒌；颅内肿瘤，多用半夏、石上柏、拳参、苍耳子；膀胱癌，多用半枝莲、土茯苓、王不留行、马鞭草；皮肤癌，多用土茯苓、苦参；食管癌，选用威灵仙、黄药子、藤梨根；胃癌，选用半枝莲、白花蛇舌草、瓦楞子。白花蛇舌草及半枝莲为中药中的广谱抗肿瘤药，可应用于大多数肿瘤，但脾胃虚寒患者忌用，且两药比例为 2∶1 时效果最佳。

临床症状明显者多以辨证治疗为主。在应用手术、化疗、放疗等西医治疗方法后，患者会出现一系列明显的临床症状，这种情况适合应用中医辨证论治的方法治疗。另外肿瘤本身所表现的临床症状如胸痛、恶心等亦可采取辨证论治。手术治疗。术后创伤临床常见，创伤多见胃肠功能紊乱、身体疼痛，消化道肿瘤相较下更易于出现这种情况。应用中医辨证论治，这些症状多由脾胃不和、气血瘀滞引起，可以通过益气补血、活血化瘀等法治疗。具体组方大多以六君子汤进行治疗，临床证明以中药辅助治疗可有效改善症状，当然对于放化疗出现的副反应，经过中医独特的辨证理论体系的指导，也有很好的治疗效果。比如由于化疗引起的周围神经病变，属于中医范畴中的痹症，其病机大致可以概括为虚、寒、瘀，临床上选择黄芪桂枝五物汤，可以补气行血，温经散寒，达到治病求本的效果。

化学治疗。化疗是治疗肿瘤的重要方法，化疗药物大多会对细胞产生毒性，引起机体恶心、呕吐、腹胀、腹泻、骨髓抑制及肝肾功能损伤等不良反应。对此类不良反应可采取辨证论治，可以调和脾胃，减少骨髓抑制，缓解肝肾损伤。对于消化道反应严重的患者采用升清降浊的疗法，健脾升清、和胃降浊，治疗方剂如旋覆代赭汤；骨髓抑制的患者需要补益气血，保护肝肾，常用方剂如六味地黄丸、二至丸等；肝肾功能损伤患者多以补益肝肾、清热解毒为法治疗。放射治疗。中医认为放射线具有火热的特性，热毒之邪侵袭肺及肠道，易造成放射性肺炎及放射性肠炎。放射性炎症多属"早期属热伤脉络、晚期属瘀阻脉络"，多以益气生津、活血凉血为法治疗，方多以竹叶石膏汤或白头翁汤化裁治疗，在此基础上多加用凉血活血药物。

辨病辨证相结合扶正抗癌。患者可经过手术、化疗、放疗等西医治疗或中医多种治疗暂时控制肿瘤的发展，而机体则正气不足，状态虚弱，此时可辨病辨证相结合，扶正祛邪，以补益气血、健脾补肾为主，适当佐以抗肿瘤中药。

抓准主症随证选方遣药。主症是最能反映疾病病因、病理、病性的症状，是主要矛盾所在，也是临床辨证的关键因素，对其他所有症状起决定和影响的主要临床表现。笔者认为抓好主症，可指导处方用药，尽快解除患者主要病痛，增加治疗信心。恶性肿瘤因病情复杂、变化多端，往往寒热错杂，虚实夹杂，表里同病，局部症状及全身症状并见，许多肿瘤患者在寻求中医治疗时，疾病大多已进展为中晚期，除恶性肿瘤本身的临床表现外，往往合并高血压、冠状动脉性心脏病、糖尿病等多种疾病；还有部分患者经过手术、放疗、化疗等治疗后，出现多个系统、组织器官虚衰，给辨证论治增加了难度。故笔者在诊治恶性肿瘤时十分重视对主症的辨析。如疼痛应分清气积、血瘀、痰浊孰轻孰重，气积选柴胡疏肝散，酌加莪术、降香、延胡索；血瘀用桃红四物汤，合水蛭、土鳖虫、全蝎；痰浊以涤痰汤，配绞股蓝、青礞石、黄药子。其他如癌性发热，若在气分用白虎汤，可加柴胡、黄芩、连翘；邪在营血以清营汤，配以赤芍、紫草、丹参。恶性肿瘤除主症外，多伴心理不适及其他症状，故重视主症的同时，对伴随症状也应结合治疗。如伴有情绪低落、睡眠不安者，宜选逍遥散、酸枣仁汤化裁，可加入佛手、香附、夏枯草、半夏。研究表明，肿瘤患者抑郁症发病率较高，治疗恶性肿瘤相关性抑郁，可减轻患者焦虑情绪，提高生活质量，降低病死率。食欲不振者，可用保和丸加味，药如木香、砂仁、鸡内金、炒麦芽；素有胃疾，胃脘疼痛、痞闷反酸者，配半夏泻心汤加减，用吴茱萸、山柰、枳壳、竹茹；大便不通者，气虚配黄芪、肉苁蓉、白术、绞股蓝；肠道积滞配小承气汤化裁，可加用郁李仁、火麻仁、生山楂、炒神曲。

第二节　九补一攻法

九补一攻法是笔者根据多年临床经验、本病病因病机以及古今治法总结出的特殊经验治法。九补一攻法是指在治疗本病的穴位及中药的选择以补为主，攻为辅的攻补大致占比的形象比喻。"九补"是指选择补益药，如补益气血药为主药，可调补气血以扶正治疗本虚；"一攻"则是"攻积"的意思，是指其原发病是癥瘕积聚，选择软坚散结的药物以攻邪；穴位的选择亦是如此，以能补益气血的穴位为主，以能软坚散结的穴位为辅；即是九补一攻标本同治。

　　九补一攻法其本质也是中医八法中的补法和消法中的消导散结，中医八法作为中医疾病治疗的指导纲领，对相应的疾病进行治疗，起到以偏纠偏的作用。其中中医八法是指清代名医程钟龄所倡导的"八法"已成为中医治疗的经典之一。

　　所谓"八法"，即包括"汗、吐、下、和、温、清、补、消"等临床上常用的八种治法；"九补一攻"法中的"九补"所属的补法是指，是补益人体阴阳气血不足、津精亏损，或补益某一脏之虚损的一种治法。《素问·至要大论》中说："衰者补之、损者益之。"此法有振衰起废、补益气血阴阳之功。导致人体正气虚损的原因很多，有的是先天不足；或已届暮年，功能日损；或摄生不慎，真元暗耗；或暴病久病，由实转虚；或过用攻伐之药，失治误治。这些现象都可导致脏腑功能衰退，基础物质亏损，形成虚证。

　　一切虚损证候，不外乎气虚、血虚、阴虚、阳虚等四大类，治宜采用补气、补血、补阴、补阳等不同补法。有正补，即直接补益法，哪个脏腑虚弱就直入其中给予补益；有间接补益法，即根据五脏相生关系予以补益，如肺气虚弱而补脾使其培土生金；有气血兼补法，如大量失血导致血虚，可补气以摄血；有阴阳兼顾法，即阳虚自宜补阳，但应兼其补阴，使阳有所生。在运用补法时，要注意补中寓通，补而勿滞，如脾虚并兼气郁湿滞者，补脾勿忘行气除湿。运用补法要注意正邪关系，邪气正盛而用补法，有"闭门留寇"之患。注意明辨虚实真假，有些虚证的证象与实证无异，而有些实证的证象与虚证相似，如不明辨而误治，会适得其反，使病情加重。补法作用缓和，能增强体质，提高免疫力，但如用之不当，反而于身体无益，所以，要辨证施补，不可滥用。"九补一攻"法中的"一攻"所属的消法是指，包括消和消积两个方面，即能使肿块渐消、结石化除之治法。《素问·至真要大论》载："坚者削之，客者除之，坚者软之。"以消癥化结、渐消缓散的方法来达到治疗的目的。结的形成与气血津液流通受阻或成分改变有关，外感六淫，内伤七情，感受某种特异病邪，都是形成癥的诱因，而胆汁、尿液成分的改变也会形成结石。结有形，病性属实，时日长久，由实转虚；津血凝结成块，寒证较为常见，而结石之疾热证较多，故癥之证，寒热皆有之。治宜采用行气、活血、化痰、软坚、散结之法。血瘀成的，以活血化瘀、软坚散结为主，调气、行津为辅；痰结成块的，以化痰、软坚、散结为主，行气、活血为辅；液结成石的，化石较为困难，应以排石为上策。结属于器质性病变，即使药证相对，见效也很缓慢，因此，不可操之过急，"惟宜缓缓图之"。

　　中医理论认为，癌病由正气内虚、阴阳失调、外邪蕴结所致，属"虚劳""血劳"范畴，化疗所致机体损伤属药毒损伤，进一步加重正气虚损。临床会产生头晕乏力、面白神疲等症状，治疗宜用补气养血之法。肺癌化疗尤伤肺、脾、肾三脏，肺主一身之气，肺气虚则卫气不实，外邪易侵；脾主运化、主统血，脾气损则气血乏源；病久耗伤肾精，精亏则不化髓，髓亏则不生血，《黄帝内经·素问》有云，"肾之合骨也""肾不生则髓不满""肾生骨髓"，骨髓的盈与亏取决于肾精的盛与衰，药毒侵蚀三脏而为病。

故治疗中多采用益气生血、健脾补肾类中药，以提高机体免疫力、抑制化疗药物损伤。且已证实中医药辅助治疗对癌症及其治疗中的副反应有显著优势。

一、九补药

中医药抗肿瘤已有数千年的临床实践，其安全性和疗效得到普遍认可，其已经成为开发抗肿瘤药物的宝库，在辅助治疗肿瘤方面发挥着重要作用。

选用补药要因人而异，根据个人具体情况辨证施补。首先要根据个人体质来选择适合自己的补药。中医所说的补，是针对虚而言的，身体不虚就不需要补。身体虚弱如果是由疾病引起的，就要考虑病和正虚两方面的关系。是先治病，还是先补虚，或者是扶正祛邪双管齐下，这应当到医院去请教医生。人过中年后，如果各个脏器没有明显的器质性病变，又感到体力衰弱，精神不足，这就是虚症的表现，应当考虑如何进补的问题。各种虚症的表现不一样，有的人表现为消化力减弱，饮食减少，应当选择具有健脾调胃功能的药物；有的人出现心慌、气短、失眠健忘的症状，应当选择具有养心补脑类的中药。总之，在服用补药前既应当了解自身情况，又应当了解补药的性质。

选择具有补益作用的常用中草药和成药虚证有气虚、血虚、阴虚和阳虚的不同，对应的补益类中药根据功能，则可以分为补气、补血、补阴、补阳 4 类。

补气类的单味草药主要有人参、黄芪、白术、山药和黄精等，成药主要有四君子丸、补中益气丸、参苓白术丸、生脉饮等。气短、懒得说话、身体没劲、出虚汗、不愿吃东西等症状，可选用补气类药物。补血类单味草药主要有当归、熟地、白芍、首乌和阿胶，成药主要有人参归脾丸、九转黄精丹、人参养荣丸等。补血类中药主要适用于头晕眼花、面色萎黄、嘴唇指甲发白等症状的人。补阴类单味草药有沙参、麦门冬、石斛、百合、玉竹、枸杞子等，成药有六味地黄丸、左归丸、大补阴丸、河车大造丸等。这些药适用于口干唇红、潮热盗汗、形体消瘦、头昏耳鸣、腰酸遗精、心烦失眠的人。补阳类单味草药有鹿茸、补骨脂、仙茅、淫羊藿、巴戟天、锁阳和海马等，成药有金匮肾气丸、三肾丸、龟灵集、右归丸和青娥丸等。如若您的脸色苍白、手脚发凉、身体没劲、腰酸阳痿，就可选用补阳类中药。

补药从性质上讲，又可以分为平补类、峻补类、清补类和温补类。如果对自己的体质和虚症的程度了解不清，最好先选择作用和缓、性质平稳的平补类药物试服。不要一开始就选用人参、鹿茸类峻补药物，这样可以少出问题。上述是对正常机体出现虚证而提出的用药指导，对于恶性肿瘤患者所出现的虚证无非是两个方面：一方面是由于机体长时间被肿瘤消耗而出现的体虚，另一方面是由于对于肿瘤的治疗比如手术的金刃之伤或者放化疗导致的恶心呕吐、低蛋白血症之类的体虚，所以对于恶性肿瘤患者出现的虚证，我们对于补益药的用药方面就要遵循上述提到的九补一攻法，再对不同肿瘤所导致的虚证，进行辨证论治分析，选择适合患者证型的补益药，且采用比亚健康状态的虚证更大剂量的补益药，而临床上常用的九补补益药包括黄芪、人参、党参、白术、白芍等具有补气补血功效的中药，达到扶正的效果。

1. 黄芪

黄芪味甘、性微温，归肺经、脾经，具有补气升阳、固表止汗、利水消肿、生津养血、行滞通痹、托毒排脓、敛疮生肌等功效。主要成分是黄芪皂苷、黄芪多糖、黄酮类化合物及三萜类物质，还含有氨基酸、维生素、蛋白质、类胡萝卜素、叶酸、亚油酸和钙、铁、锌、硒等多种微量元素。黄芪的药理作用较为广泛，对气血虚弱、自汗、久泻脱肛、子宫脱垂、肾炎水肿、蛋白尿、糖尿病、慢性溃烂等具有很好的疗效。

中药黄芪是豆科植物蒙古黄芪和膜荚黄芪的根，主要产自内蒙古、黑龙江和山西，春、秋季采挖，除去泥土、须根和根头，晒干后入药。《本草新编》言其"味甘、气微温，气薄而味浓，可升可降，阳中之阳也，无毒。专补气。入手太阴、足太阴、手少阴之经。其功用甚多，而其独效者，尤在补血"。肿瘤的中医治疗强调扶正祛邪，即是说明对维持免疫系统稳定具有"扶正"作用，还可以直接杀伤肿瘤细胞具有"祛邪"作用，黄芪具有补气固表、利尿托毒、消肿排脓、敛疮生肌的功效，其扶正祛邪的特点尤宜于肿瘤的防治。《日华子本草》中已有黄芪"长肉，补血，破癥癖，瘰疬瘿赘，肠风"的叙述，证实了黄芪的抗肿瘤作用。其中现代药理学中黄芪抗肿瘤的作用主要是从黄芪可以增强机体免疫力和促进肿瘤细胞凋亡两方面进行阐述；细胞凋亡指为维持内环境稳定，由基因控制的细胞自主的有序的死亡，是一种主动过程，受到多种基因的调控，如Bcl-2家族、半胱氨酸蛋白酶家族、P53、癌基因等，而肿瘤细胞凋亡过程发生紊乱，凋亡机制受到抑制，易发生失控增长。中医认为"正气亏虚"是肿瘤发生的重要原因，而正气亏虚被认为是现代医学中的免疫力降低，而黄芪是具有扶正作用的要药。

2. 党参

党参为桔梗科党参、素花党参或川党参的干燥根，具有健脾益肺、养血生津之功效，常用于治疗脾肺气虚、气血不足、津伤口渴等症。党参提取物具有抗溃疡、增强机体免疫力、调节血糖、改善学习记忆功能、抗缺氧、抗肿瘤、抗菌、抗病毒、抗氧化以及抗疲劳等多种药理作用。党参水提液作用于人淋巴细胞时，对免疫球蛋白和白细胞介素IL-1均有刺激作用，可用于肿瘤的免疫治疗。党参多糖对小鼠单核巨噬细胞白血病细胞产生的NO具有明显的免疫刺激作用，能促进白血病细胞的吞噬功能，增加NO和干扰素γ的含量，提高脾脏指数以及IL的水平。其中党参对于恶性肿瘤的治疗主要有两个方面，一是增强机体免疫力，二是促进肿瘤细胞的凋亡。

党参寡糖可增加环磷酰胺致免疫缺陷小鼠的免疫器官指数、吞噬指数和免疫球蛋白的含量，刺激脾淋巴细胞的增殖，增强耳壳肿胀迟发型超敏反应。原发性支气管肺癌在恶性肿瘤中的发病率和死亡率均较高，据统计，全世界每年有约200万新发病例。化学药物治疗是治疗肺癌的主要手段之一，但使用化疗药会产生多种毒副反应，严重时甚至危及生命。而潞党参口服液可用于治疗化疗导致的肺脾气虚证，且近年来临床发现其对化疗后骨髓抑制有一定疗效，可维持白细胞计数水平。潞党参为党参之上品，《本草利害》言其"甘平，补中气，和脾胃，补肺，益气升津，微虚者宜之"和"上党所出者良"。潞党参口服液有补中益气、健脾益肺功效，肺脾健则气血充盛，中气足则邪不伤正。潞党参口服液能增强化疗患者的免疫功能，减轻骨髓抑制，维持 WBC 水平，提高临床疗效。现代药理学研究发现，潞党参中含有甾体类、苷类、酚酸类、木脂素类、多糖类等成分，其中党参多糖能不同程度地抑制恶性肿瘤细胞增殖，也可通过调节免疫系统，如激活巨噬细胞相关功能，减少肿瘤细胞，从而达到抗肿瘤效果。

3. 白芍

白芍为芍药干燥根，是临床较为常用的大宗药材。其作为药物应用始载于《神农本草经》，列为中品，"主邪气腹痛，除血痹，破坚积，治寒热疝瘕，止痛，利小便，益气"，基于上述功效，白芍常用于缓解月经不调，经行腹痛，崩漏，以及自汗、盗汗等症。白芍能养血敛阴，治妇科疾患，常与当归、熟地黄、川芎等药配合应用。本品如与桂枝同用，能协调营卫，用以治疗外感风寒、表虚自汗而恶风；与龙骨、牡蛎、浮小麦等药同用，可敛阴潜阳，用治阴虚阳浮所致的自汗、盗汗等症。用于肝气不和所致的胁痛、腹痛，以及手足拘挛疼痛等症。

白芍功能养血而柔肝，缓急而止痛，故可用于肝气不和所致的胸胁疼痛、腹痛及手足拘挛等症。治胁痛，常与柴胡、枳壳等同用；治腹痛及手足拘挛，常与甘草配伍；如治痢疾腹痛，可与黄连、木香等同用。用于肝阳亢盛所引起的头痛、眩晕。白芍生用，能敛阴而平抑肝阳，故可用于肝阳亢盛的头痛、眩晕等症，常与桑叶、菊花、钩藤、白蒺藜等同用。在中医理论中，白芍有养血的作用，可以治疗面色萎黄、面部色斑、无光泽。苦、酸，微寒。入肝经。养血敛阴，柔肝止痛，平肝阳。芍药水煎剂或芍药总苷具有明显镇痛作用；能调节机体的细胞免疫，体液免疫及巨噬细胞吞噬功能。芍药苷能解除实验动物肠管痉挛，调节子宫平滑肌。白芍提取物对实验动物的急性炎症及佐剂性关节炎有抗炎作用。芍药苷能预防实验动物的应激性胃溃疡。芍药苷能扩张冠状动脉，降血压。体外实验发现，白芍提取物能抑制血栓形成，抗血小板聚集。此外，白芍还能保肝、解毒、抗肿瘤、抗诱变、抗菌等作用。

4. 人参

人参作为我国传统的天然滋补健康食材，具有很高的药用价值，已有 2000 多年的食药同源历史，被称为"百草之王"。人参为五加科植物人参的干燥根或根茎。味甘、微苦，性温、平。归脾、肺、心经。有大补元气、复脉固脱、补脾益肺、生津养血、安神益智的功效。是我国应用广泛的传统中药，有保护神经系统、心血管系统和内分泌系统的作用。

人参具有多种生物活性成分，包括人参皂苷、多糖、生物碱、有机酸、黄酮和挥发油等。其中人参皂苷是人参中最重要的活性成分，具有广泛的生物学功效，如提高免疫力、护肝、神经保护、抗炎、抗肿瘤等。肿瘤是世界范围内常见的危害人民生命健康的疾病，发病率和死亡率高，是全球第二大死亡原因。恶性肿瘤给社会和家庭造成了巨大负担。目前恶性肿瘤的主要治疗手段是手术和放化疗，但手术治疗效果不佳且部分晚期患者发病时已不具备手术条件，放化疗容易引起严重的毒副作用。目前，大量研究结果表明人参总皂苷及单体对抑制肿瘤细胞增殖，促进肿瘤细胞凋亡，抑制肿瘤细胞转移和侵袭，阻断肿瘤血管生成，增强机体免疫能力，抗氧化应激，与化疗药物协同增效等方面具有重要作用。

人参是一种重要的食药同源植物，具有抗肿瘤、抗炎、抗疲劳及提高免疫力多种生理功能。人参皂苷是人参中最重要的活性成分，体内及体外实验证实人参皂苷具有显著的抗肿瘤活性，其中人参皂苷 Rg3 已经用于肿瘤患者辅助治疗的单体药物。研究表明人参皂苷的抗肿瘤活性是通过不同途径实现的，包括抑制肿瘤细胞增殖、诱导肿瘤细胞凋亡、抑制肿瘤细胞侵袭和转移、阻断肿瘤血管生成、增强机体免疫系统、抗氧化应激以及与化疗药物协同作用等

人参皂苷的抗肿瘤活性是通过不同机制实现的，包括抑制肿瘤细胞增殖、诱导肿瘤细胞凋亡、抑制肿瘤细胞侵袭和转移、阻断肿瘤血管生成、增强机体免疫系统、抵抗氧化应激以及与化疗药物的协同作用。目前仅有少数人参皂苷已经应用于临床治疗，大部分人参皂苷的研究仅局限于细胞及动物试验层面，极少进行临床试验，未被完全开发利用，并且关于人参皂苷与放化疗药物联合使用对于肿瘤治疗效果的临床研究仍较少。随着肿瘤患病率的不断提高，抗肿瘤药物的研发成为临床和科研工作者研究的重中之重。人参皂苷在肿瘤的发生、发展和转移等多个过程中可以进行调控，显示出较强的抗肿瘤潜力。作为一种天然的抗肿瘤药物，人参皂苷和由人参开发的功能性食品会对肿瘤的治疗和预防发挥越来越重要的作用。

5. 红参

2020 版《中国药典》记载红参为五加科植物人参的栽培品经蒸制后的干燥根和根茎。本品性温，味甘、微苦，具有大补元气、复脉固脱、益气摄血的功效，用于体虚欲脱、肢冷脉微、气不摄血、崩漏下血等症。

现代研究发现，人参作为名贵中药材之一，本身富含有多种成分，经蒸制后发生了一系列的变化，使红参中所含成分呈现多样性，文献报道红参的化学成分主要为皂苷类、挥发油类、糖类、氨基酸类、微量元素等，药理作用主要有增强免疫、抗肿瘤、抗氧化、抗衰老、抗疲劳、抗糖尿病、抗肝肾毒性等。

红参为人参常用炮制品之一，其化学成分主要有皂苷类、挥发油类、糖类、氨基酸类、微量元素等；药理作用研究发现红参主要具有增强免疫、抗肿瘤、抗氧化、抗衰老、抗疲劳、抗糖尿病、抗肝肾毒性作用等。红参在加工过程中会产生多种成分，如人参皂苷 Rg3、人参皂苷 Rh1、人参皂苷 Rh2、人参炔醇、精氨酸双糖苷、麦芽酚等，这会使得红参的某些药理作用增强。

人参二醇型皂苷 Rg3、Rh2 是鲜参在蒸制成为红参的过程中产生的稀有皂苷。据研究，人参皂苷 Rg3、Rh2 具有显著的抗肿瘤作用，人参皂苷 Rg3、Rh2 具有抗肿瘤新生血管形成以及抑制肿瘤细胞增殖、浸润和黏附的作用。此外，Rg3 还具有抗疲劳、舒张

血管、提高免疫力，降低糖尿病大鼠尿蛋白、保护肾功能等作用。Rh2 还具有抗过敏、抗动脉粥样硬化等作用。

蒸制之法会使红参生成一些稀有成分或特有成分，使其具有显著的抗肿瘤活性。研究发现红参中人参总皂苷、人参单体皂苷类及红参酸性多糖可增强免疫功能。有研究人员发现红参多糖可抑制白细胞数减少症、增强 NK 细胞活性，白细胞介素-2 活性对红参多糖具有剂量依赖性，浓度愈高，活性愈强，但当红参多糖浓度到达一定程度，白介素活性会有所下降。红参还可以抗氧化、抗衰老、抗疲劳、抗糖尿病等功效。

现代研究证实，红参与其他参类相比，最为突出的一个特点是抗肿瘤。概括地说，关于治癌剂的研究可分为两大类，一种是将癌细胞杀死的攻击性因子，另一种是使人体对癌症产生抵抗力的防御性因子。在抗肿瘤作用中，一方面红参对肿瘤细胞有直接的逆转作用，也就是说它可以在一定程度上将肿瘤细胞转化为正常的细胞；另一方面，红参不但可以逆转肿瘤细胞，还对肿瘤细胞有直接杀伤作用。

红参富含精氨酸和色氨酸。有报道说，高浓度的精氨酸和色氨酸，对肝癌和肺癌细胞有抑制作用；动物饲料中增加 10% 的精氨酸可以有效地抑制二甲苯胺的化学致癌作用；甘氨酸的高级脂肪酸酐可作为青霉素约 4 倍的抗菌能力。红参富含锗元素，许多研究结果表明，锗可以促进细胞新生，增加细胞分裂次数，延缓衰老。锗还能诱发干扰素的产生，并调动干扰素向癌细胞进攻。红参根中所含的锗为有机锗化物，以二羧乙基锗三氧化物的形式存在于根中。日本利用含锗药物治疗转移癌、肝癌、生殖系统癌、血癌等已显示了非凡的疗效。研究表明，红参中含有的硒，有一定的抗肿瘤作用。硒可通过体内代谢产物，特别是甲基化硒化合物抑制癌细胞生长。流行病学调查发现，硒缺乏地区肿瘤发病率明显提高。据研究，胃癌发病与缺硒有关。研究显示，红参对胃炎、胃溃疡有较好的治疗效果。

6. 白术

白术为菊科植物白术的干燥根茎，别名浙术、于术、种术、冬术等，以其根状茎入药，始载于《神农本草经》，味苦、甘，温，归脾、胃经，具有健脾益气、燥湿利水、止汗、安胎的功效，用于治疗脾虚食少、腹胀泄泻、痰饮眩悸、水肿、自汗、胎动不安等症状。白术生品辛燥之性太强，需经过炮制降低燥性、增强其健脾的能力，自古以来各医家便重视对白术的炮制方法应用，其经过不同方法炮制后在临床应用的侧重点也有所不同。白术的现代炮制方法主要有麸炒法、清炒法、土炒法，其炮制前后化学成分变化情况及药效变化是重要研究指标。白术的主要化学成分包括挥发油类、内酯类、多糖类、黄酮类、苷类等，目前白术的化学成分及药理作用研究多集中在挥发油类、内酯类、多糖类等成分。

白术应用较为广泛，在积术颗粒（丸）、四君子颗粒（丸）、参苓白术散（丸）、玉屏风胶囊（颗粒、口服液、袋泡茶）和补中益气丸（水丸、颗粒、合剂）等多种、多剂型中成药里都是重要原料。

白术中的化学成分类型包含倍半萜和三萜类、聚乙炔类、多糖类、香豆素和苯丙素类、黄酮和黄酮苷类、苯醌类、三萜类、甾体类及其他类。其中倍半萜类、聚乙炔类以及多糖类因其含量较为丰富、生物活性较为广泛，恶性肿瘤严重威胁人类的健康和生命，是人类死亡的主要病因之一，其发病率逐年上升，遂开发有效的新型抗癌药物是当前面临的医学研究难题之一。白术中的提取物包括挥发油、内酯类、多糖均具有良好的抗肿瘤活性，这在动物和细胞模型系统的实验研究中均得到验证。

白术具有一定的抗肿瘤作用，能够抑制癌细胞增殖并诱导其凋亡。白术健脾燥湿，莪术化瘀散结，两药配伍，攻补兼施。得益于攻坚而不伤正的特点，该药对广泛应用于多种肿瘤见痰瘀互结证者。缪希雍《本草经疏》言："若夫妇人、小儿气血两虚，脾胃素弱，而无积滞者，用之（莪术）反能损真气。"还指出"当与健脾开胃、补益元气药同用"。因此，白术配伍莪术的运用也见于诸多临床名家的报道，如陆拯采用白术反佐莪术取其健脾消癥的作用；朱南孙应用该配伍燥湿除痰而通经消积，消补相伍，用于治疗经闭、卵巢囊肿、子宫肌瘤、子宫内膜异位症等疾病；李乾构取两药健脾行气活血、消积散结除痞，用于治疗萎缩性胃炎等疾病。肿瘤患者可因情志、饮食、外邪等多种因素导致气滞血瘀痰凝之证，白术配伍莪术对上述病因病机有较强的针对性。有研究报道，白术可以调节肠胃功能、增强机体免疫力，其活性成分对多种肿瘤有抑制作用。

7. 生姜

生姜是姜科，属多年生单子叶草本植物的根茎，是常用的中药材，并可药食两用，作为特产经济作物在我国的中部、东南部至西南各省广为栽培，数千年以来一直被广泛用于日常生活中，并且在传统医学中也被大量使用了几百年。

生姜是一种多年生的草本植物，最早发现于亚洲的东南部等热带地区，现在世界各个国家均有种植，我国多分布于中部、东南部、西南部地区。姜在我国最早作为中草药广泛应用，因其具有止咳平喘、清热解表、温肺散寒等功效，同时也作为香料及蔬菜食用。生姜富含多种营养成分，含 $7.98\%\sim10.04\%$ 的粗蛋白、$5.785\%\sim8.88\%$ 的淀粉、$5.75\%\sim14.5\%$ 的脂类、$5.23\%\sim5.95\%$ 的纤维素及 $2.02\%\sim5.35\%$ 可溶性糖类。生姜具有解表散寒、温中止呕、化痰止咳等功效。《本草纲目》中记载："生姜气味辛、微温、无毒，外服去臭气，通神明，经五脏除风邪寒热，伤寒头痛鼻塞，咳逆上气，止咳吐，去痰下气。"

生姜为被子植物门单子叶植物纲姜目姜科姜属多年生草本植物，在我国栽培历史悠久。《论语》中记载"不撤姜食，不多食"，《名医别录》中也有"生姜，除风邪寒热，伤寒头痛，鼻塞……止呕吐"的记载。这表明自古以来，生姜便被作为一种食药同源的材料而广泛应用。随着科学技术的不断进步，人们对生姜的营养及功能成分进行了深入研究，进一步证实生姜有较高的药用价值和保健作用，并通过多种方法提取生姜中的有效成分，以促进生姜的精深加工和综合利用。随着对生姜药理学研究的深入，人们发现生姜活性物质提取物具有一定的抑制肿瘤细胞增殖作用。

近年来，生姜受到食品和制药行业的关注日益增加。生姜中所含的多种活性成分如黄酮类、姜黄素、姜辣素等具有开胃健脾、抗氧化、杀菌、抑制肿瘤等多种活性。在民间，人们常采用醋泡的方法对生姜进行炮制后食用，口感更为美味可口。根据中医理论，醋泡姜具有保护胃、抗炎、暖肺等功效，可减少水痰，控制呕吐，抗酸、抑菌，可用于治疗感冒、减肥。有研究比较分析了生姜与醋泡姜的抗氧化、抑菌与抗肿瘤活性，其中，醋泡姜姜油的清除 ABTS＋自由基、羟自由基能力和还原能力均强于生姜油，生姜乙醇提取物与醋泡姜乙醇提取物抗氧化能力相差不显著，总体上其乙醇提取物的抗氧化效果稍优于其挥发油。生姜的化学成分可分为挥发油、姜辣素和二苯基庚烷三大类。生姜的辛辣主要体现在姜辣素，其中姜辣素包括姜酚、姜烯酚和姜酮等成分，而姜酚类则是主要活性成分。国内外研究表明，姜酚类化合物的主要生物活性有止吐、抗肿瘤、抗氧化、免疫调节、抗炎等作用。但很少对生姜从上游的天然产物提取到下游活性实验的系统研究，而且大多数集中在抗炎、抗氧化方面，抗肿瘤研究则主要是以 6-姜酚和 6-姜烯酚为研究对象，以及对不同种类的乳腺癌研究也较少。姜酚在姜中含量低，不易分离，然而合成姜酚也存在一定难度，并且副产物多，到目前为止还没有较理想的姜酚合成方法。因此，从生姜中提取姜酚是目前最主要的获取姜酚的方法。目前姜酚的提取方法主要有水代法、有机溶剂浸提法、压榨法、酶解法以及超临界流体萃取法等。

姜酚类物质药理作用研究表明主要表现为抗炎和抗肿瘤活性。在姜的活性成分中，已广泛报道 6-姜酚和 6-姜烯酚在多种肿瘤细胞中通过抑制细胞增殖、迁移和侵袭或诱导凋亡发挥抗肿瘤活性。文献报道 10-姜酚具有抗卵巢癌、结肠癌、肺癌和前列腺癌细胞增殖或诱导凋亡的抗肿瘤活性，然而，8-姜酚和 10-姜酚的作用和分子机制对乳腺癌等其他肿瘤细胞的作用和研究甚少。本实验对姜酚的提取、分离、鉴定及活性筛选做了系统的研究，比较了不同姜酚类化合物对多种肿瘤细胞的活性。通过 MTT 法检测了 5 种姜酚类化合物体外抗肿瘤活性，其中 8-姜酚和 10-姜酚对 5 种肿瘤细胞株具有一定的抑制增殖作用，且对不同的肿瘤细胞其抑制效果有一定的差别。相对来说，对乳腺癌 MDA-MB-231、MCF-7 的抑制作用略强于其他肿瘤细胞株，说明其抑制肿瘤活性的作用有一定的选择性。

生姜的化学组成相当复杂，已证实的就有 100 多种，但综合而言可分为三大类：姜辣素、挥发性油类和二苯基庚烷，但不同地区以及不同品种的生姜其营养成分和化学成分也不尽相同。姜辣素、姜黄素、姜精油等功能成分在现代医药、生物、食品、化工等各个行业均有研究和应用生姜的化学组成复杂，含 194 种挥发油（其中多为脂肪烃）、85 种姜辣素和 28 种二苯基庚烷，传统治疗癌症的方式是采用中草药进行缓解，科学研究证明，生姜对于癌症的治疗和预防具有重大的贡献。姜酚具有细胞毒性，能调节与癌症有关的信号传导途径、诱导癌细胞凋亡、抑制癌细胞的生长和繁殖。

有大量研究证明了姜黄素具有显著的抗癌抗肿瘤效果，姜黄素可抑制头颈部癌、乳腺癌、肺癌等，主要作用机制包括抑制肿瘤细胞的繁殖和生长、诱导癌细胞的凋亡和调控其转移。有研究将姜黄素与脂质体、纳米颗粒等结合，显著提高了姜黄素的抗癌活性，而当姜黄素与其他活性物质如黄连素等的结合也呈现出比单个的物质更加显著的抗癌效果。从生姜中分离得到的中性生姜多糖在体外对小鼠单核巨噬细胞白血病细胞也表现出明显的免疫活性，在没有细胞毒性的条件下，巨噬细胞的增殖会显著增强，并且免疫物质的分泌也会随之增多。生姜多糖抗癌研究较少，但有充分的数据可以证实其强大的抗肿瘤能力，或许是一种潜在治疗和预防肿瘤的有效物质。

8. 当归

当归为伞形科植物当归的干燥根，是在临床中应用频率最高的中草药之一，别名有干归、山蕲、云归、秦归等，属于多年生草本，分布于西南和陕西、甘肃、湖北等地区。其性味为甘、温、辛，归心、脾、肝经，具有补血活血、抗炎、抗肿瘤、调经止痛和增强免疫等功效。在历代典籍中均有其药用作用的记载，如《神农本草经》《名医别录》《唐本草》《本草纲目》等。伞形科植物当归是常用传统中药，一般以黄棕褐色的圆柱形干燥根入药，广泛分布于世界各地，多用于妇女护理健康、保健、膳食补充和食物。当归始载于《神农本草经》，具有补血活血、调经止痛、润肠通便等作用，素有"十方九归"之称。当归多糖是一类天然高分子化合物，为当归主要活性物质，具有广泛药理作用，如促进造血功能、提高免疫能力、抗肿瘤、抗氧化等，其丰富的药理活性与其结构特征密切相关。

我国对当归的开发利用已有 3000 多年的历史，对于这味中草药，国内外许多学者产生了浓厚的兴趣，对当归的化学成分、药理作用和临床应用进行了大量的研究。为了方便广大学者，本文对当归的上述研究进行综述分析，以期提供科学有效的理论基础与依据。研究者通过多种分析仪器对当归进行分离、提取与检验，结果表明，当归所含有的化学成分主要包括挥发油、黄酮类、氨基酸、有机酸和多糖等，在丰富的临床实践中偶然发现当归对于肿瘤患者有一定的抗肿瘤作用，此作用还和当归的药物浓度紧密相关。有研究表明，当归挥发油可有效地抑制肺腺癌细胞的生长，并且随着当归挥发油浓度的升高，癌细胞数量减少得越快。通过研究当归挥发油作用于人体肺腺癌的影响，表明随着当归挥发油质量浓度升高，某些细胞的凋亡、死亡速度越快。根据这些相关实验，临床中可以给予肿瘤患者抗肿瘤的西药辅以有抗肿瘤药理作用的中药复方进行抗肿瘤治疗，以达到更快速、更有效、更舒适的治疗。

近年来，随着新技术不断涌现，当归多糖在提取分离纯化、活性机制、结构修饰等方面研究甚多，但其药理作用研究大部分都只在药效学，很少有构效关系的研究。为促进当归多糖更深入的应用，本文对当归多糖化学结构及药理作用进行了系统性的整理和归纳，并探究其可能存在结构和生物活性的关系，为今后当归多糖的实验研究和临床应用提供科学依据，也可为当归的综合开发应用提供理论参考。目前，肿瘤主要通过化疗、放疗、手术等方式治疗，常用药物为顺铂等，但这些治疗药物会对身体产生严重的不良反应，容易让患者对药物产生耐药性，导致机体免疫系统受到抑制，使患者难以坚持治疗。因此，寻找新的肿瘤治疗药物是迫切需要解决的问题。

中医学认为，防治肿瘤讲究扶正固本，可以通过直接促进肿瘤细胞凋亡或间接增强免疫功能来实现抗肿瘤作用。当归多糖的抗肿瘤作用在临床应用上具有显著疗效，并得到了高度认可。当归多糖抗肿瘤的作用具有多方位、多靶点的特点，一是通过增强机体免疫功能，如激活淋巴细胞和巨噬细胞、促进细胞因子分泌，发挥间接抗肿瘤作用；二是通过对肿瘤细胞内信号途径调节，抑制肿瘤细胞的生长、降低其迁徙力和黏附力，诱导细胞凋亡；三是通过联合用药，降低毒性增加疗效。当归多糖作为当归中的主要生物活性物质之一，具有毒副作用小、安全性好等优点。当归总多糖包含果胶多糖、中性多糖和弱酸性多糖。但是天然当归多糖由于产率低、分离纯化复杂等问题，致使现有的研究主要是针对当归的杂多糖或衍生物的生物活性。当归杂多糖是由阿拉伯糖、半乳糖和葡萄糖组成。现代药理研究表明，当归多糖不仅可以增强机体免疫功能、抗氧化等作用，还可以减轻人体重要器官的异常病变，具有抗肿瘤、防辐射、保肝等许多药理活性，应用价值巨大。深入探究当归多糖的结构是研究其生物活性的前提，不仅有助于其作用机制的深入研究，还有助于开发更加有效的类似物或者衍生物作为相应疾病治疗的新型药物。目前，当归多糖的结构特征和药理活性之间的构效关系处于初步探讨阶段，仍需要大量实验进行补充验证。为使当归多糖的化学成分及药理活性有更全面的了解，推动我国中药当归资源的开发利用，同时拓展研究当归多糖衍生物新功能，还需广大科研人员共同探索和努力。

黄芪和当归是传统中药，二者组成的药对是临床应用中常见的配伍形式。由黄芪和当归以配伍比 5：1 组成的当归补血汤，史载于金元时期的李东垣所著《内外伤辨惑论》，是益气补血、活血的名方。黄芪为豆科植物蒙古黄芪或膜荚黄芪的干燥根，味甘，性微温，归肺、脾经，功效为补气升阳、生津养血、固表止汗、行滞通痹、利水消肿、托毒排脓、敛疮生肌。当归为伞形科植物当归的干燥根，味甘、辛，性温，归肝、心、脾经，具有补血活血、调经止痛、润肠通便的功效。黄芪-当归在中医方剂中应用非常广泛，根据当归系列药对的中药应用数据分析，从中医方剂数据库中检索出同时含有黄芪、当归的有 2780 首方剂。另外，二者在现代中成药中也有十分广泛的应用，如补中益气丸、肾宝合剂、消栓口服液等。近年来，国内外对黄芪-当归开展了大量的研究，并取得一定成果。本文通过对黄芪-当归化学成分、药理作用及临床应用的研究进展进行综述，以期为该药对的进一步开发利用奠定扎实的基础。研究当归补血汤对荷瘤小鼠 EL-4 瘤株的抑制作用，发现其对肿瘤预防及早期治疗有一定疗效。在肉瘤 S180 小鼠中的实验研究表明当归补血汤能安全有效地抑制肉瘤 S180 的增殖，有很好的应用前景。建立荷瘤小鼠 Lewis 肺癌细胞动物模型，观察黄芪、当归联合治疗的抗肿瘤作用，发现二者联合使用可显著抑制肿瘤生长，防止体质量和骨骼肌的损失。另外，当归补血汤还能上调脱氧胞苷激酶，下调 P-糖蛋白表达来促进吉西他滨的抗肿瘤作用。

9. 五味子

五味子为木兰科植物五味子的干燥成熟果实，五味子的果实一般为球形，多呈不规则或扁形，多呈红色，果实油润，且表皮皱缩，果肉柔软，种子多呈肾形。

五味子始载于《神农本草经》，列为上品，味酸，性温，归肺、心、肾经，具有敛肺滋肾、生津敛汗、涩精止泻、宁心安神的功效，用于久嗽虚喘、梦遗滑精、遗尿尿频、久泻不止、自汗、盗汗、津伤口渴、短气脉虚、内热消渴、心悸失眠等症，临床运用广泛。

北五味子主要产于东北地区海拔1200～1700m的沟谷、溪旁、山坡，也分布于朝鲜和日本，而南五味子产于长江以南各省市地区。现代药理学研究表明，五味子有较好的保肝、抗肿瘤、镇静催眠、抗氧化、提高记忆力、提高免疫力、抗衰老、抑菌、抗炎、调节胃肠平滑肌等作用。秋季果实成熟时采摘，晒干或蒸后晒干，除去果梗和杂质。五味子主要成分有挥发油、有机酸、维生素、木脂素、三萜、倍半萜及多糖等，现代药理药效学已对此开展较深入研究。五味子主要富含联苯环烯类化合物木脂素，包括五味子乙素、五味子脂甲、五味子甲素、五味子脂乙、五味子醇乙等。此外，还有维生素C、树脂、鞣质及少量糖类。其叶、果实可提取芳香油，藤茎主要含有木脂素和三萜类化合物。

经现代药理学研究发现北五味子的果实含有五味子素及维生素C、树脂、鞣质及少量糖类。有敛肺、滋肾、生津、收汗、涩精之效。五味子的叶、果实可提取芳香油。种仁中的脂肪油可用于工业原料、润滑油。且我国中医药历史上，很多名老中医都认识到了五味子可以养五脏之气，比如唐代名医孙思邈认为"五月常服五味子以补五脏气，六月常服五味子，以益肺金之气，在上则滋源，在下则补肾"。

五味子具有收敛固涩、益气生津、补肾宁心的功效，用于久咳虚喘、梦遗滑精、遗尿尿频、久泻不止等症。五味子中具有药理作用的成分主要为木脂素、多糖、挥发油、黄酮和有机酸。其中五味子联苯环辛烯类木脂素和多糖为其药理研究的热点。现代研究表明，五味子药理作用主要为调节免疫、抗疲劳、抗抑郁、镇静催眠、护肝、降血糖和调血脂，且在保健食品中的应用逐年增多。对五味子常见药理作用，以及以五味子为原料的保健食品现状进行分析，以期为五味子的深入研究和产品开发提供思路。药物抗肿瘤一般是抑制肿瘤细胞迁移、增殖、侵袭、血管新生，以及对其他抗癌药物起到增效减毒的作用。试验研究表明，五味子与其他抗肿瘤药物联合用药效果更好，可以起到增效减毒的作用，更适合作为抗肿瘤药物的辅助药物。

五味子能增加机体吞噬能力，对人体子宫颈癌细胞培养株系JTC26，体外筛选有抑制作用；五味子素对癌细胞的增殖、DNA的合成和代谢均有一定的抑制活性；五味子果实提取物对白血病及体外培养的人鼻咽癌细胞有细胞毒作用。此外，五味子有增加肾上腺皮质功能、兴奋中枢、舒张血管、强心、护肝、降压、镇痛、镇咳、祛痰、促进代谢以及抗病毒、抗菌、增强网状内皮系统细胞吞噬功能等作用。内服：煎汤，6～12g；

或研末服，每次 1～3g。临床上常用于治疗肺癌、胃癌、白血病、多发性骨髓瘤等属肺气不足、肾精虚衰、阴津耗损或气阴两虚类的癌瘤。

五味子中含有的木脂素和多糖是抗肿瘤的主要活性成分。木脂素类主要通过影响细胞周期阻滞细胞增殖、调控细胞凋亡相关的基因蛋白表达促进细胞凋亡，从而抑制肿瘤细胞的生长。

研究表明，五味子的主要化学成分为木脂素类，其中五味子甲素（schisandrinA，SchA）为主要药理活性成分之一，具有良好的保肝、抗炎、抗肿瘤等作用，在胰腺癌、胆管癌、肝癌、乳腺癌等各种肿瘤中都表现出良好的抗肿瘤活性。随着传统中药在临床上的应用越来越广泛，中药在肿瘤的治疗过程中也扮演了重要的角色，不仅能增强放、化疗的效果，还能减轻其副作用。近年来，研究者们对于 SchA 在抗肿瘤方面的作用机制，分别从肿瘤细胞的增殖与凋亡、肿瘤细胞的侵袭与转移以及肿瘤细胞的耐药性、化疗敏感性等方面进行探讨和研究，并取得了一定的进展。本文对近年来的 SchA 抑制肿瘤生长和转移作用及其可能的机制研究进展进行综述，为该化合物的深入研究和开发、利用提供依据。

五味子乙素（SchizandrinB，SchB），属于木脂类，是中药五味子的活性成分之一。五味子乙素具有广泛的药理作用，包括抗氧化、抗炎、护肝、抗肿瘤等功效，同时具有较小的毒性。从目前的研究报道来看，五味子乙素主要通过抑制肿瘤细胞增殖、诱导肿瘤细胞凋亡、减弱肿瘤细胞侵袭力和抑制其转移、抑制肿瘤血管生成及清除氧自由基等方式来抑制肿瘤的生长及转移。关于五味子乙素抗肿瘤作用的报道在逐渐增多，然而目前还缺乏对五味子乙素抗肿瘤作用及其机制的系统认识，其对五味子乙素抗肿瘤作用及其分子机制进行归纳、总结和分析，以期为五味子乙素治疗肿瘤的临床应用提供参考。五味子乙素是从中药五味子中分离出来的化合物，具有作用广泛、毒性小等特点。然而，虽然目前已有大量的研究报道了五味子乙素的抗肿瘤活性，但是五味子乙素是否能开发成为一个抗肿瘤药物仍未知。

细胞凋亡是机体为维持内环境的稳定，在多基因严格下自主有序的灭亡过程。肿瘤的发生与细胞凋亡过程的无序或紊乱有直接或间接的关系。体内通过各种途径诱导肿瘤细胞凋亡，可以达到控制、治疗肿瘤的目的。五味子可以通过直接抑制肿瘤细胞分裂和基因表达等多种途径诱导肿瘤细胞凋亡。

有研究表明，五味子果实中去氧五味子素对人卵巢癌细胞系和肿瘤相关巨噬细胞的抗癌作用。肿瘤转移是指肿瘤细胞从原发部位脱落，经淋巴、血管或体腔等途径到达其他各个部位并继续生长成性质相同的继发瘤的过程，容易造成肿瘤复发，因而易导致治疗方面的失败。该过程与肿瘤细胞脱落、浸润、迁移、着床、新生血管生成等过程密切相关。中药抗肿瘤侵袭转移机制主要包括抑制蛋白酶对细胞外基质的降解、抑制肿瘤细胞的黏附迁移、抑制肿瘤血管生成、调节肿瘤转移相关基因表达等。五味子可以抑制肿瘤血管生长，血管形成及生长是肿瘤生长、转移的基础和关键环节，血管的生成受血管生成刺激因子和抑制因子共同作用，血管内皮生长因子是参与肿瘤血管生成的重要因子。

10. 灵芝

《本草纲目》记载："灵芝性平，味苦，无毒，主胸中结，益心气，补中，增智慧，不忘。"现代医学也对灵芝的药理学作用进行研究发掘，发现其具有免疫调节、保肝护肝、抗肿瘤及治疗心血管疾病等功效，其中灵芝的抗肿瘤功效最为人关注。其中灵芝的有效成分有灵芝多糖、三萜类和生物碱、核苷、蛋白质、嘌呤、甾醇及多肽氨基酸等生物活性成分。灵芝的药理作用很多，第一是抗肿瘤作用。癌症为全球医学所重点关注，各种治疗途径正在加紧研究，其中真菌的抗肿瘤的作用研究十分活跃。由于灵芝具有特殊的药理作用，其抗肿瘤功效一直是研究的热点和重点，而灵芝多糖是其发挥抗肿瘤作用的主要化学基础；其中抗肿瘤作用的直接机制就是对肿瘤细胞的直接毒性作用，第二是免疫调节作用。《本草纲目》记载灵芝"扶正固本"，体现出灵芝具有稳态调节和免疫调节作用。灵芝通过免疫调节维持机体内环境的稳定，提高机体适应内外环境变化的能力。大量研究发现灵芝多糖可增强机体免疫功能，提高肿瘤患者对化学治疗的耐受性，减轻化疗导致的白细胞减少。第三是降血糖、降血脂作用。现代研究发现，灵芝孢子的可溶性醇提取物对小鼠体内由四氧嘧啶诱发的肾上腺素升高有一定的阻滞作用，能够改善小鼠的糖耐量；灵芝多糖能够显著调节高血脂小鼠的血清中的总胆固醇、甘油三酯及低密度脂蛋白胆固醇，并能在一定程度上升高高密度脂蛋白胆固醇。第四是增强机体重要器官的功能作用。灵芝能调节免疫功能，提高机体重要器官如心、肺、肝、肾等的功能。研究发现灵芝具有护肝作用，灵芝可以减轻四氯化碳所诱发的慢性肝炎。灵芝子实体在中国古代被认为是灵丹妙药，可以起死回生，其作为一种名贵的中草药，目前在中国、日本、韩国等国家被广泛应用。

在现代医学中，灵芝已被用于预防和治疗各种疾病，如支气管炎、过敏、肝炎、高血压、免疫紊乱和癌症等。20世纪70年代，通过药理和临床研究，北京大学医学部探究灵芝"扶正固本"的作用机制，提出其可能与增强机体重要器官系统的功能，减轻各种致病因素对机体的损害，改善神经-内分泌-免疫系统的调节作用，增强机体的稳态调节能力，维持内环境稳定有关。此外，临床研究发现，灵芝制剂与化疗或放疗合用时，对一些肿瘤如胃癌、食管癌、肺癌、肝癌、膀胱癌、肾癌、大肠癌、前列腺癌和子宫癌等有较好的辅助治疗效果。当前我国应用较多的灵芝品种多为赤芝和紫芝，市场上灵芝产品主要有灵芝胶囊、灵芝茶及灵芝孢子粉、灵芝孢子油等，都是利用人工生产的灵芝原材料精深加工制成，既有保健品，也有药物制剂。随着科学技术的发展，很多企业开始运用前沿科技提取灵芝中的有效成分，生产高浓度的灵芝制剂。最终按照严格的中药标准炮制，达到药用水平，作为抗肿瘤以及化疗的辅助药物应用于临床，高浓度的灵芝制剂是实现灵芝抗肿瘤功效的重要基础。科技助力灵芝产业发展及实现产业增值，使灵芝及其重要活性成分在抗肿瘤乃至医疗健康中发挥更大的作用。

11. 冬虫夏草

虫草是一类寄生于昆虫、少数真菌或植物体的一类真菌的总称，隶属于虫草菌科、麦角菌科、线虫草菌科等，目前已鉴定出 750 余种，主要分布于亚洲、欧洲和北美。冬虫夏草、蛹虫草等药用虫草作为传统的名贵滋补中药已有数百年的历史，而随着研究的深入，越来越多的虫草被证明具有较高的药用价值，如蝉花虫草、粉被虫草、大团囊虫草、九州虫草、古尼虫草等至少 35 种虫草被报道含有药理活性成分，并从中分离出核苷、多糖、生物碱和酚类等 200 多种活性物质。

多糖是虫草重要的生物活性物质之一，含量丰富，是虫草产品开发和质量控制的主要目标。通常从虫草子实体、僵虫体、菌丝体中提取的多糖称为胞内多糖，从发酵液中提取的多糖称为胞外多糖，具有免疫调节、抗肿瘤、降血糖、抗氧化、抗纤维化、抗疲劳、肾脏保护和辐射防护等多种药理作用。虫草多糖生产周期短、易于分离纯化，具有较强的抗肿瘤活性，对肺癌、神经母细胞瘤、结肠癌、乳腺癌、黑色素瘤、宫颈癌等均有抑制作用，且具有毒性小、作用广、靶点多，以及明显的化疗增敏作用、降低化疗药物不良反应等优势，逐渐成为植物和动物等多糖产品的有效替代品，已在生物医学领域引起了极大关注，吸引了众多学者开展相关研究，并取得显著进展。多糖作为药用虫草的主要活性成分具有多种药理作用，尤其在抗肿瘤方面具有明显的抑制肿瘤生长和转移，诱发肿瘤细胞凋亡，刺激淋巴细胞发挥免疫效应，提高巨噬细胞、NK 细胞的肿瘤细胞吞噬、毒杀能力，发挥抗氧化、抗炎作用预防肿瘤发生，有效降低化疗药物的毒副作用和耐药性等功效，是一种安全性高、毒副作用小的抗肿瘤天然产物，可应用于临床或辅助治疗。

12. 黑果枸杞

黑果枸杞，属茄科，主要分布于我国西北地区，富含多糖、黄酮类物质、花青素、多酚等活性成分，具有增强免疫力、抗氧化、抗肿瘤、抗疲劳、防治阿尔兹海默病等功效。黑果枸杞中含有花青素、黄酮、多糖和甜菜碱等生物活性物质，这些活性物质已被直接或间接的药理试验证明具有抗肿瘤作用。不同提取方法得到的活性物质差异较大，会直接影响其抗肿瘤效果。

花青素具有抑制肿瘤生长的作用，主要是通过抗氧化、诱导转化、抗炎、调节信号转导通路来抑制肿瘤细胞增殖、促进肿瘤细胞凋亡、诱导细胞周期阻滞、诱导自噬、增加对化疗的敏感性和逆转肿瘤细胞耐药性等因素实现。多糖对肿瘤细胞的直接作用包括直接抑制肿瘤细胞生长、诱导肿瘤细胞凋亡、抑制肿瘤细胞诱导分化、改变肿瘤细胞膜的生化特征和影响肿瘤细胞内信号传递途径。黄酮类化合物是一类具有生理活性天然产物，广泛存在于植物中。在癌症防治过程中具有一定作用。

黑果枸杞中含有甜菜碱、花青素、多糖、黄酮类等多种活性物质，每一类活性物质在抗肿瘤方面都有一定作用。黑果枸杞中活性物质抗肿瘤的机制主要表现在两个方面：

一是通过抗氧化、清除自由基等方式直接抑制肿瘤细胞生长；二是通过激活巨噬细胞、活化淋巴细胞等增强机体免疫功能来抑制肿瘤。

二、一攻药

在总论中提到恶性肿瘤归属于中医癥瘕积聚的范畴，而在上述介绍九补一攻法中说到一攻指的就是攻积的意思，是对于癥瘕积聚的治法的总结，其中药的选择有在中医方面具有软坚散结、消痈散结、清热解毒等功效的药物，也有经过现代医学药理研究具有抗肿瘤作用，比如是抑制肿瘤细胞生长、加速肿瘤细胞凋亡的功效的药物；当然这其中有像白花蛇舌草、半枝莲等的广谱抗癌药，也有像壁虎、红豆杉等对于肺癌或某一种恶性肿瘤有特殊的治疗效果；这都能体现一攻药的攻积理念，临床上常用的一攻药有白花蛇舌草、山慈姑、蛇六谷、壁虎、夏枯草等。

1. 白花蛇舌草

白花蛇舌草味苦、淡，性寒。主要功效是清热解毒、消痈散结、利尿除湿。尤善治疗各种类型炎症。在临床实践中，发现白花蛇舌草若配伍得当，可治疗多种疾病。当代有研究人员指出，白花蛇舌草具备提升非特异性抗氧化等相关功能，在临床中，其被运用到对各类炎症与癌症施予治疗，且对于许多耐药类肿瘤细胞具备较优的功效。白花蛇舌草可以借助对讯号通路实施干预、阻碍能量代谢、诱导肿瘤细胞产生凋亡、阻碍肿瘤血管产生等各类机制以凸显出抗癌的功效。现代药理研究中发现白花蛇舌草可显著抑制人胃癌细胞 BGC-823 端粒酶活性，进而发挥抗肿瘤作用；还可抑制人肺巨细胞癌细胞株 PG 细胞端粒酶活性；还可显著抑制宫颈癌 HeLa 细胞端粒酶表达。

目前临床上血液病中对于白花蛇舌草的运用也是非常多的，比如对白血病细胞如急性粒细胞白血病细胞、急性淋巴性白血病细胞有抑制作用，其对于白血病中的一些细胞本身的发育都能够凸显出阻碍与引导凋亡等功效。现代很多医家认为白花蛇舌草是一种广谱抗癌药，所含抗瘤成分不是一种；而且其除能抑制肿瘤细胞外，还对肿瘤周围组织的淋巴细胞、中性粒细胞浸润、淋巴结、脾网状内皮细胞增生及肝中淋巴灶形成，枯氏细胞增生肥大有明显的抑制作用。

2. 半枝莲

半枝莲全草入药，具有清热解毒、活血祛瘀、消肿止痛、抗癌等功能。性寒味酸，全草含多种维生素、微量元素及氨基酸等成分。有凉血解毒，散瘀止痛，消肿和清热利湿之功效。

根据现代药理研究报道，半枝莲多糖对肝癌荷瘤小鼠具有明显抑瘤作用。半枝莲可抑制结直肠癌细胞迁移和侵袭，从而发挥抗癌作用。另有研究显示，半枝莲和白花蛇舌草配伍可降低肿瘤细胞糖酵解水平，抑制胰腺荷瘤小鼠肿瘤生长。在半枝莲提取物抑制胰腺癌模型大鼠肿瘤生长的机制的研究中显示，半枝莲提取物干预的胰腺癌大鼠肿瘤组织体积减小、重量减轻，且随半枝莲提取物浓度升高，肿瘤组织体积、重量下降幅度增大，说明半枝莲提取对胰腺癌组织的生长具有一定的抑制作用，且呈浓度依赖性，其原因可能是半枝莲提取物能够有效促进胰腺癌大鼠癌细胞凋亡，抑制癌组织的生长。胰腺癌的发生发展与细胞增殖、凋亡关系密切，其可促进胰腺癌细胞凋亡，抑制胰腺癌细胞增殖，抑制进一步扩散。

3. 山慈姑

山慈姑又名毛慈姑，始载于唐代的《本草拾遗》，系兰科植物的干燥假鳞茎，其药性甘、微辛，凉、寒，有小毒，归肝、脾经，具有清热解毒、化痰散结的功效。在《本草正义》中写道："消除皮里膜外之坚积也。"《本草再新》中写道："治烦热痰火，疮疔瘰痘，瘰疬结核。杀诸虫毒。"20 世纪 90 年代我国学者开始了对山慈姑的化学成分和药理作用的研究，发现其在抗肿瘤、降压、降血糖、降血脂、抗菌等方面均有疗效。

现代医学在对其抗肿瘤功效的研究中发现山慈姑对多种肿瘤如结直肠癌、乳腺癌、肝癌、甲状腺癌、胃癌等均有抑制作用。其抗肿瘤的作用机制主要是抑制肿瘤细胞增殖、诱导肿瘤细胞凋亡、细胞毒作用、抑制肿瘤细胞的侵袭和转移及抑制新生血管的生成等。有的医家通过细胞实验发现不同浓度山慈姑提取液能明显抑制人结直肠癌 SW480 细胞增殖并诱导凋亡，其作用机制可能与山慈姑提取物可呈剂量依赖性下调星形细胞上调基因-1 表达水平，进而调控 B 淋巴细胞瘤-2 相关蛋白的表达有关。也有实验研究用山慈姑含药血清干预肝癌 HepG2 细胞发现，山慈姑可通过调节相关蛋白的表达来促进肝癌 HepG2 细胞的凋亡，还可通过调控上皮细胞间质转化，抑制肝癌细胞的侵袭能力；还有的通过鸡胚尿囊血管生成模型实验发现山慈姑提取物能明显抑制人脐静脉细胞的增殖活性及鸡胚绒毛尿囊膜血管的新生成，从而达到抗肿瘤的目的，这表明山慈姑未来在血管生成抑制剂的研究与开发方面具有良好的发展前景。研究发现，山慈姑正丁醇提取物可降低大鼠肺泡巨噬细胞分泌的肿瘤坏死因子-α 和白介素 1β 的水平，从而在肺系相关疾病中发挥免疫调节作用。由此可见，山慈姑可通过抑制肿瘤细胞增殖、侵袭转移和新生血管生成，促进癌细胞凋亡及调节机体免疫等方面发挥抗肿瘤作用，其中山慈姑中含有菲类、酮类、糖苷类、联苯类、生物碱等化学成分，且通过细胞毒作用、诱导细胞凋亡、抑制细胞增殖、抑制血管生成、提高机体免疫来发挥其抗肿瘤的药理活性，目前其提取物、方剂等已广泛应用于临床多种肿瘤的治疗。

4. 蛇六谷

蛇六谷性寒，味辛、苦，有毒，归肺、脾、肝三经，具有解毒消积、化痰散结、行瘀止痛之效对痈肿、疔疮、毒蛇咬伤等有良好的疗效，临床广泛运用于中药复方配伍中；近代《中药大辞典》将蛇六谷列为抗肿瘤药物之一；蛇六谷对胰腺癌、肺癌、乳腺癌等肿瘤具有良好的抑制作用，彰显出其广阔的应用前景。

目前从蛇六谷中提取的石油醚萃取物、乙酸乙酯萃取物、魔芋葡甘露聚糖等具有明显的抗肿瘤活性，其机制与抑制肿瘤细胞增殖、转移，诱导肿瘤细胞凋亡，调节机体免疫力等密切相关。对于胰腺癌的治疗，钱祥等在治疗晚期胰腺癌患者时，应用蛇六谷首次剂量为 10g，如无不良反应可逐渐加至最大剂量 60g，后调至最小剂量，目的是以防副作用的产生，发现可抑制胰腺癌瘤体生长，部分瘤体相比以前有所缩小，并且减少对周围组织的压迫。

刘嘉湘教授对证属肝郁气滞胰腺癌患者，常在柴胡疏肝散的基础上加用蛇六谷、红藤、野葡萄藤等中药。张士舜教授在治疗胰腺癌时常选取蛇六谷、雷公藤、黄精、熟地、重楼、白英、藤梨根等中药，其中尤其重视蛇六谷的运用，常以蛇六谷为君药，最大剂量可增至80g，结果发现在改善患者症状的同时，胰腺癌肿瘤标志物含量有所下降。对于肺癌的治疗，徐振晔教授针对肺癌患者时善用中药蛇六谷，并常配伍清热解毒、化痰消积的方药如石上柏、干蟾皮、重楼、山慈姑、夏枯草等。李志丹等将收治的65例非小细胞肺癌晚期患者随机分为治疗组（33例）、对照组（32例），治疗组予自拟三蛇汤（方药组成：蛇六谷、白花蛇舌草、蛇霉各15g等）的基础上辨证施治（如证属肺脾气虚者加服四君子汤加减，证属阴虚内热者加服沙参麦冬汤加减，证属气阴两虚者加服生脉散加减，证属痰浊壅肺者加服二陈汤加减等），对照组予多西他赛化疗，疗程结束观察发现，治疗组患者咳嗽、咳痰、咳血等症状及生存质量的改善优于对照组，同时不良反应发生率低于对照组。常春阳等发现舒教授临证治疗肺癌患者善用药对，对证属痰毒互结者常予蛇六谷—蛇舌草，疗效确切。冯解语等分析田建辉教授治疗肺癌转移的中药用药规律时发现，对肺癌脑转移的患者，田教授常用的中草药是蛇六谷、生半夏、生天南星、天葵子、刺蒺藜、夏枯草、僵蚕等。对于乳腺癌的治疗，潘立群教授在治疗三阴性乳腺癌患者时，坚持扶正与祛邪并重，对祛邪药潘教授善用蛇六谷，一般用量20g，必要时可增至60g。陆德铭教授临证时发现乳腺癌患者多虚实夹杂，故常以乳癌术后方（方药组成：生黄芪、党参、白术、茯苓、南沙参、肉苁蓉、淫羊藿、巴戟天、石见穿、莪术等）配伍蛇六谷、半枝莲、夏枯草等清热解毒、活血化痰等中药，效果显著。对于其他肿瘤性疾病的治疗，王晞星教授在治疗脑肿瘤患者时，喜用角药（即三味药配成一组），常用蛇六谷、夏枯草、浙贝母为软坚散结角药。吴眉等对证属脾虚血瘀的肝癌患者予吴氏消瘤散加减（方药组成：蛇六谷、太子参、薏苡仁、漏芦、山慈姑、炙龟甲、炙鳖甲、玉米须、芦根、白茅根、白鲜皮各15g，白术、枳实、地肤子各9g，石打穿、石见穿、石上柏10g等）口服治疗，后患者肝区疼痛、皮肤瘙痒等症状改善明显。张士舜教授对证属痰湿内阻的胸膜间皮瘤患者，予蛇六谷（先煎60分钟）、猫尾木、葶苈子（包煎）、川贝、杏仁各10g，土贝母15g，云苓20g，党参50g，肺形草5g等煎药口服，后复诊症状改善明显，胸腔积液消失。

5. 蛇莓

蛇莓，味甘性苦寒，有小毒，入肝、肺、大肠经；具有清热解毒、散瘀消肿、凉血止血的功效。可用于感冒痢疾、热病惊痫、咽喉肿痛、咳嗽咯血、疔疮痈肿、湿疹黄疸、蛇虫咬伤、烫火伤等病证的治疗。现广泛用于恶性肿瘤的治疗，是中医肿瘤临床常用中药，有临床意义的解毒抗癌中药。

蛇莓可以抑制细胞增殖，细胞增殖是肿瘤生长的基础，抑制细胞增殖是治疗肿瘤的重要方法。

6. 壁虎

壁虎味咸、性寒，有小毒，具有祛风定惊、解毒散结的功效。壁虎在我国药用历史悠久，目前临床广泛用于各种肿瘤疾病的治疗，特别是对消化系统肿瘤的治疗效果最佳、具有毒副作用小等优点。

《本草纲目》的记载较为详尽："咸、寒，有小毒，主治中风瘫痪、手足不举，或历节风痛，及风痉惊痫、小儿疳痢、血积成痞、疬风瘰疬、疔蝎。""血积成痞，用壁虎一枚，白面和一鸭子大，包裹研烂，作饼烙熟食之，当下血块，不过三五次即愈，甚验。""瘰疬初起，用壁虎一枚，焙研，每日服半分，酒服。""反胃膈气，地塘虫（壁虎也）七个（砂锅炒焦），木香、人参、朱砂各一钱半，乳香一钱，为末，蜜丸梧子大。每服7丸，木香汤下，早晚各1服。"

中医认为气为血之帅，血随气行，气滞血瘀，遂成积聚肿块，说明肿瘤的形成与气滞血瘀有关。而疬风瘰疬近似于现代医学的头颈部肿瘤的淋巴转移、淋巴肉瘤、甲状腺瘤等，反胃膈气与现代医学的食管癌、胃癌等疾病症状相吻合。因此，《本草纲目》中记载的用壁虎治血积成痞、疬风瘰疬、反胃膈气均属现代医学的肿瘤范畴。

壁虎治疗食管癌效果突出，吴本端使用复方壁虎粉，用于治疗中晚期食管癌105例中，观察结果表明口服复方壁虎粉并结合放疗能够迅速缓解食管癌患者吞咽困难的痛苦，且未发现明显的毒副作用。贾敏采用壁虎联合化疗药物治疗晚期食管癌，结果表明，壁虎可以降低化疗药物的骨髓抑制，明显提高临床治疗效果，提高患者的生存质量。吴艳秋等采用含有壁虎的扶正降逆通幽汤治疗食管癌20例，根据长期观察结果显示，20例患者中有14例存活≥1年，一年生存率70%，二年生存率25%，且使用安全无毒副作用。壁虎治疗胃癌，金龙胶囊是目前已上市治疗胃癌的常用中成药之一，主要由鲜守宫、鲜蕲蛇、鲜金钱白花蛇3味动物药组成。其对胃癌化疗减毒的随机双盲、阳性对照多中心临床试验研究表明，金龙胶囊配合化疗治疗胃癌，可以改善患者化疗期间的脘腹胀闷等中医症状，提高患者的生存质量和免疫功能，对化疗的减毒作用明显，安全性良好。张良军采用复方守宫散与单纯化疗进行胃癌患者治疗对比研究，研究结果表明，复方守宫散能改善晚期或术后复发胃癌患者的临床症状，缓解患者的吞咽困难、胃部疼痛、饮食受限、口干以及味觉丧失等症状，且不良反应的发生率明显低于化疗组，可以提高患者的生存质量。壁虎治疗肝癌，邵明海等采用含有壁虎的养肝消瘤汤治疗原发性肝癌68例，研究结果表明，患者的临床症状有明显改善，肿瘤体积不断缩小，延长了患者生存期，可用于无法进行手术治疗的肝癌晚期患者。李冉等采用含有壁虎的龙虎抗癌免煎颗粒对24例肝癌患者进行治疗，研究结果表明，龙虎抗癌免煎颗粒能够显著改善介入射频消融治疗的患者中医证候、生活质量，稳定病情，且具有较好的安全性。高晓红采用含有壁虎的虎七散治疗原发性肝癌28例，研究结果表明，其能够有效缓解肝癌患者症状，提高患者的生存质量。

壁虎治疗肺癌效果突出，邢向荣等采用含有壁虎的保肺膏治疗Ⅲ—Ⅳ期肺癌患者48例，研究结果表明，其能够控制疾病发展，外周血T淋巴细胞显著增加，提高了患者机体的免疫力。袁坤采用含有壁虎的固肺消积饮联合支气管化疗灌注治疗老年局部晚期非小细胞肺癌27例，研究结果表明，其能改善患者生存质量及中医证候，减轻化疗灌注发生的毒副作用。尤海玲等采用含有壁虎的健脾润肺解毒汤治疗70例晚期非小细胞肺癌患者，研究结果表明，健脾润肺解毒汤联合化疗能够显著降低患者肿瘤标志物水平，减少毒副作用的发生率。蔡东林等采用含有壁虎的益气除痰散结方治疗非小细胞肺癌患者60例，研究结果表明，治疗组患者瘤体改善效果明显优于对照组，提高了患者的生活质量。中药壁虎治疗消化道肿瘤疗效显著，但其功效物质复杂，有待进一步对其展开深入研究。根据古籍记载"尾全者效佳"及临床用药发现含尾巴完整的壁虎粉剂入药治疗胃癌疗效最佳。

7. 仙鹤草

仙鹤草俗名龙芽草、老鹤嘴、石打穿等，最初记载于《图经本草》，来源于蔷薇科植物龙芽草，具有收敛止血、补虚止痢、解毒的功效。现代药理研究表明，仙鹤草在抗肿瘤、抗氧化、降血糖等方面有着良好效果，其中抗肿瘤作用相较于其他作用更为突出，临床上可用于治疗宫颈癌、肺癌、胰腺癌等多种肿瘤疾病，但较多用于肺癌的治疗。

近年来，通过对仙鹤草活性成分的研究，发现仙鹤草全草中含黄酮类化合物、间苯三酚衍生物、多糖、鞣质等化合物。仙鹤草可以抑制肿瘤血管的生成，其次仙鹤草具有免疫调节作用，仙鹤草发挥抗肿瘤作用主要是提取液中的相关成分可作用于肿瘤细胞和血管，直接杀伤相关肿瘤细胞，也可增强机体免疫力，达到间接抗肿瘤作用。临床上多用仙鹤草治疗肺癌相关疾病，降低了肿瘤的复发和转移，能显著提高患者生活质量，延长生存期。基于以上基础研究许多学者已将仙鹤草用于临床癌症患者当中，并取得了较好的疗效，仙鹤草是一味收敛止血、消肿生肌的良药，已开始应用于肺癌的相关治疗；由仙鹤草干蟾片、人参等组成的鹤蟾片，具有解毒除痰、凉血祛瘀的功效。许永东等将鹤蟾片作用于63例非小细胞肺癌患者，结果表明，鹤蟾片能明显改善患者生活质量，对于非小细胞肺癌有着明显的治疗作用。益肺解毒汤（仙鹤草、天门冬、麦门冬、太子参、制南星等）采用清热解毒、活血化瘀、益气养阴等方法组方，治疗肺癌取得较好的疗效。方灿途等研究发现，星夏涤痰饮联合化疗组患者生活质量明显优于单纯化疗患者。张超一将加味三仙汤（仙鹤草、仙茅、仙灵脾等）作用于宫颈癌化疗患者发现，加味三仙汤无明显毒副反应，同时具有明显的增效减毒作用，患者状况得到明显改善。党民卿发现，仙鹤草单方或复方对胃癌、直肠癌等胃肠道肿瘤均有较好的肿瘤抑制作用，且加速瘤体消散。

8. 蟾酥

蟾酥为蟾蜍科动物中华大蟾蜍的干燥分泌物，味辛，性温，有毒，归心经，最早记录于《名医别录》，具有解毒、止痛、开窍醒神的作用。蟾酥化学成分复杂，现代药理学研究表明，蟾酥具有良好的抗肿瘤作用，还具有强心、升压/降压双向调节血压、麻醉、解毒、镇痛、抑菌、增强免疫的药理活性，临床抗肿瘤药物如华蟾素注射液、蟾酥注射液、华蟾素片应用广泛。蟾酥在治疗肿瘤疾病过程中，影响多条通路多种靶点。蟾酥从古至今一直广泛用于临床，早在《本草纲目》中就记载到蟾酥"治发背疔疮，一切恶肿"，现如今市面上常见到的六神丸、救心丸、六灵解毒丸等都含有蟾酥，蟾酥在丹剂和丸剂中应用广泛。此外，以蟾酥为主成分的蟾酥注射剂和以华蟾毒精为主成分的华蟾素胶囊、华蟾素片都是临床治疗肿瘤疾病的常用药物，具有良好的治疗效果。王前程等研究得出当肝癌患者在行经动脉灌注蟾酥注射液后，患者症状减轻，生活质量明显提高，说明蟾酥可以很好地治疗肝癌。沈天白等探究了华蟾素胶囊治疗原发性肝癌的疗效，观察了 74 例患者的 12 项指标，发现治疗组的 40 例患者的指标与对照组比较明显好转，得出华蟾素胶囊有良好的抗肿瘤作用。

9. 重楼

重楼属植物隶属于百合科，共包括 24 个物种，其中，滇重楼或七叶一枝花的干燥根茎被统称为重楼，又名蚤休、草河车、白甘遂。在我国，重楼属植物常被种植于西南地区，主要取其干燥根及根茎入药，广泛用于解热、解毒、消肿、止血及治疗肝病。《中国药典·一部》收载，云南重楼或七叶一枝花的干燥根茎具有清热解毒、消肿止痛、凉肝定惊等功效。除此之外，其也被用于治疗创伤、脓肿、腮腺炎、乳腺炎等，亦可作为蛇咬的解毒剂。重楼之所以具有以上众多功效，主要是因为其提取物的复杂性及二次代谢物的多样性。目前已从重楼中分离出 50 多种二次代谢物，其主要活性成分为甾体皂苷类，包括重楼皂苷Ⅰ、Ⅱ、Ⅵ、Ⅶ等。随着研究的深入，重楼皂苷在抗肿瘤、抗心肌缺血、抗氧化、抗菌消炎、镇静止痛、止血、免疫调节、器官保护等方面亦显示了良好的效果。

重楼是中国传统的抗肿瘤药物，是甘芙乐胶囊、伯尔宁胶囊、娄连胶囊等中国专利抗肿瘤药物的成分之一，例如，含重楼成分的复方熊胆胶囊可用于鼻咽癌、食管癌、胃癌、直肠癌的辅助治疗。同时，多数文献报道，重楼皂苷也与其他药物联合应用，如重楼皂苷与姜黄联用可抑制肺癌细胞增殖，重楼皂苷Ⅰ联合恩杂鲁胺可协同抑制前列腺癌细胞生长。研究表明，重楼皂苷在抗肿瘤方面的作用尤为显著，不仅是云南白药、宫血宁胶囊、楼莲胶囊等 80 余种中成药的重要原料，而且常应用于临床抗肿瘤治疗。据报道，重楼皂苷在肺癌、直肠癌、胃癌、胰腺癌、乳腺癌、鼻咽癌、肝癌等多种恶性肿瘤中均表现出良好的抗肿瘤作用，主要作用机制包括抑制肿瘤细胞增殖和转移、诱导肿瘤细胞凋亡和分化、逆转肿瘤细胞多药耐药以及抗血管生成等。

10. 山豆根

山豆根为豆科植物广豆根的根，主产于广西、广东，别名山大豆根（《经验方》）、苦豆根。本药功效始载于《开宝本草》："主解诸药毒、止痛、消疮肿毒。"《本草经疏》

谓山豆根为解毒清热之上药;《本草求真》载"解咽喉肿痛第一要药"。近代临床常用于治疗咽喉肿痛、牙龈肿痛、湿热黄疸、湿热带下以及肿瘤等。

11. 夏枯草

夏枯草为唇形科植物夏枯草的干燥果穗,始载于《神农本草经》,味苦、辛,性寒,归肝、胆经,具有清肝明目、散结解毒的功效,主治目赤畏光、目珠疼痛、头痛眩晕、耳鸣、瘰疬瘿瘤、乳痈疖腮、痈疮肿毒等。《本草从新》中记载夏枯草"治瘰疬、鼠瘘、瘿瘤、症坚、乳痈、乳岩";《本草通玄》载"夏枯草,补养厥阴血脉,又能疏通结气;目痛、瘰疬皆系肝症,故建神功"。《本草正义》中书"消释坚凝,疏通窒滞""凡凝痰结气,风寒痹着,皆其专职"。《本草求真》有言"是以一切热郁肝经等证,得此治无不效,以其得藉解散之功耳"。夏枯草可宣泄肝胆火热之郁窒,通利血脉而疏通结气,可见古人对于夏枯草治疗肿瘤疾病已有了较深的研究。目前,国内外学者研究显示,已经从夏枯草中分离出多种化合物,可大致分为三萜类(齐墩果烷类,羽扇烷类以及乌索烷类)、黄酮类(芸香苷、芦丁、金丝桃苷、异荭草素、木犀草素、木犀草苷、槲皮素)、香豆素类(花内酯、七叶亭、莨菪亭)及其衍生物等。现代药理学研究表明,夏枯草具有抗氧化、抗炎、降压、降血糖、免疫调节、抗肿瘤的作用,对肺癌具有显著抑制作用。

夏枯草的不同化学成分可分别作用于阻滞细胞周期、抑制增殖、抑制血管新生、抗迁移、诱导自噬、诱导凋亡、逆转耐药等数种途径达到防治肿瘤的作用。相较于现代医学的抗肿瘤药物中的细胞毒性药物、血管抑制剂等毒性较大的药品,中药毒副作用小,联合放化疗时还可减轻其副作用,增敏增效,并且所需成分广泛存在于食物、中药之中,获取便利、提取容易、价格低廉,夏枯草将在肺癌治疗中发挥更重要的作用,中药也有望成为十分具有发展前景的抗肿瘤药物。

12. 绞股蓝

绞股蓝为多年生草质藤木,药食同源,又称甘蔓茶、七叶参、七叶胆、遍地生根、公罗锅底、超人参等。绞股蓝性寒、味苦,具有提高免疫力、抗衰老、保护肝脏、降血糖、调节血脂及抗肿瘤等药理活性。绞股蓝多糖为绞股蓝的活性成分之一,其活性研究主要集中于抗辐射、抗氧化、降血脂、降血糖、抗病毒、免疫调节及抗肿瘤等方面的功效。

13. 丹参-川芎

丹参为唇形科植物丹参的干燥根及根茎,始载于《神农本草经》,临床上主要用于治疗胸痹心痛、脘腹胁痛、癥瘕积聚、热痹疼痛、心烦不眠、月经不调、痛经经闭、疮疡肿痛等症。丹参含多种化学成分,主要分为两大类:一类是以丹参酮型二萜为主的二萜类脂溶性成分,另一类是以酚酸为主的水溶性成分。已有文献报道,丹参可作为天然抗癌剂,通过抑制癌细胞转移等发挥抗癌作用。川芎为伞形科植物川芎的干燥根茎,辛温香燥,走而不守,既能行散,上行可达巅顶;又入血分,下行可达血海,常用于活血行气，祛风止痛。川芎主要含有苯酚类化合物及川芎嗪等成分，已有文献报道，川芎可通过抑制癌基因表达发挥抗肿瘤作用。研究发现，提取两种药物主要有效成分制成的丹参川芎嗪注射液，用于肿瘤转移患者的辅助治疗，可以提高治疗有效率，减少不良反应，延长生存时间。丹参酮可减少促血管生成因子的分泌，抑制结直肠癌血管生成。

14. 天南星

天南星是天南星科天南星属植物。味苦辛，性温，有毒；是临床燥湿化痰、祛风止痉、散结消肿的常用药，外用治疗痈肿及蛇虫咬伤。近年来的研究表明，天南星具有良好的抗肿瘤活性。有研究发现天南星的醇提取液和水提取液均具有抗癌作用。还有医者通过研究中药天南星提取物诱导人肝癌细胞凋亡及其生化机制，发现天南星提取物有诱导细胞程序性死亡的作用。近年来，有研究采用小鼠腋下接种肿瘤细胞法测定天南星醇提物的抗肿瘤活性，结果揭示了中药天南星有可能通过增强机体的免疫力来实现其抗肿瘤活性。

15. 黄药子

黄药子，别名黄药、黄药根、苦药子、黄独根等，是薯蓣科植物黄独的干燥块茎，主产于湖北、湖南、江苏等地。秋冬两季采挖，切片，晒干，生用。黄药子性味苦，寒，有小毒，入肺、肝经。对于其功效，中医典籍《本草纲目》中记载"凉血、降火、消瘿、解毒"，既能清泻肺肝实火、化痰软坚而散结消瘿，治痰火凝结的瘿瘤，又能清热解毒、凉血消肿，治热毒诸证及血热出血。其药用历史悠久，疗效确切。

黄药子始载于宋代《开宝本草》，为薯蓣科植物黄独的块茎。其可治疗甲状腺疾病，其始载于唐代孙思邈的《千金要方·月令》："万州黄药子，可疗忽生瘿疾一二年者。"明代李时珍《本草纲目》记载其效能："凉血降火，消瘿解毒。"为后世治疗甲状腺疾病提供了理论依据。其药用历史悠久，作为一味具有独特性味和功效的中药，在中医药治疗甲状腺疾病中有着重要的作用。《本草拾遗》云："土芋蔓生，叶如豆，其根圆如卵，食后弥吐，人不可食。"可见，黄药子被认为具有毒性，其中《有毒中药大辞典》明确将黄药子纳入有毒中草药的行列。临床上，黄药子的煎汤内服常用量为3~9g。

《本经逢原》载："甘辛寒，小毒，不可溺灌，灌之则苦。"主入肺肝二经。苦味药能泻、能燥、能坚，具有清泻火热、泄降气逆、通泄大便、燥湿、坚阴（泻火存阴）等作用，所以临床上苦味药多用治热证、火证。苦寒可泻火、解毒、消肿、凉血、止痛等。故黄药子具有多种功效，如清热凉血、化痰散结、泻火解毒、消肿止痛、消瘿散结等。在甲状腺相关疾病的辨证论治中，多着眼于肝络，正如《知医比辨》云："五脏之病，肝气居多。"多选用黄药子清肝泻火止痛、化痰散结消瘿、利水通络消肿。自宋代《开宝本草》始载以来，黄药子临床多以块茎入药。古人对黄药子用量早有注释，如《本草经疏》记："药子之类，少服，止可外敷。"《扁鹊心书》也有黄药子散治缠喉风、颐颔肿及胸膈有痰的记载："汤水不下者：黄药子一两，为细末。每服一钱，白汤下，吐出顽痰。"《圣惠方》所载，黄药子治热病、毒气攻咽喉肿痛："黄药子一两，地龙一两（微炙），马牙消半两，上方捣细罗为散，以蜜水调下一钱。"《中药学》教材规定黄药子的用量为 5～15g，但黄药子有小毒，长期服用对肝脏会产生损害，需慎用，《中医内科学》教材建议，黄药子的一般剂量不宜超过 10g。因其有毒，长期服用会对肝、肾功能造成损害。

黄药子含有的化学物质众多，包括二萜内酯类、甾体皂苷、黄酮等多种物质。黄药子素甲、乙、丙及薯蓣皂苷对甲状腺腺瘤均有明显疗效。黄药子油对于抑制子宫颈癌有一定作用。

黄药子具有较广泛的抗肿瘤、抗炎、抗菌、抗氧化及免疫调节等功能，药理作用及临床应用广泛。其在发挥药理作用的同时，可能对肝肾组织会造成一定的损害。临床主要将黄药子用于治疗甲状腺疾病、消化道肿瘤、白血病、卵巢囊肿及皮肤黏膜疾病等。研究表明，黄药子能明显抑制肿瘤的生长，如胃癌、甲状腺癌、宫颈癌、肝癌及肉瘤细胞等，甲状腺腺瘤大多数为良性病变，少数为恶性病变，故目前手术切除患侧甲状腺为主要治疗手段。从中医的角度看，该病属"肉瘿"范畴。在治疗该病时运用了理气活血、化痰软坚的方法，用自拟的消瘿汤（海藻 15～30g，昆布 15～30g，生牡蛎 30g，夏枯草 15g，黄药子 9g 等）对患者进行治疗，起到了很好的效果。方中的黄药子及昆布、海藻、夏枯草为消瘿要药。

目前临床常用黄独注射液、复方黄独注射液、复方黄独片、复方黄独丸等制剂治疗多种恶性肿瘤。临床实践证明，黄药子联合其他中药治疗晚期恶性肿瘤所致的疼痛，具有止痛起效快，维持时间长，反复使用无明显依赖性和成瘾性，镇痛显著，无不良反应等特点。翟新华分析了两例肺癌患者的中医治疗情况。针对两例肺癌患者的临床表现，均采用了黄药子联合其他解毒散结、润肺养阴的药物进行治疗，发现患者胸闷、胸痛、咳痰等症状明显减轻，提高了患者生存质量。宇文亚在治疗消化道癌积累了一定的经验，其认为消化道癌的核心病机是毒瘀交阻、正气亏损，癌肿以气血痰湿瘀凝聚的病理形式结聚于胃肠而发病，在气血痰湿瘀中，以毒瘀交阻为核心。所以在治疗胃癌时，常使用解毒化瘀药，如黄药子、藤梨根、半枝莲等，临床实践证明这些药物对于胃癌的治疗有很好的疗效。

传统中药黄药子药用价值较高，现代临床常用来治疗胃癌等消化道肿瘤，但其毒性较大，临床报道多集中于肝损害方面。中药配伍减毒历史悠久，炮制则是增强药效之传统中医药独特技术。相关文献资料显示，黄药子具有确切的抗肿瘤活性，但其毒性反应也屡见报道，需要进行更为深入和全面的基础性研究，以明确其毒性反应的相关作用机制与其活性物质成分的内在联系。已有多项实验表明，黄药子配伍当归、五味子等药物之后其毒性可得到缓解，且相关机制相似，主要为增强机体的抗氧化能力并中和其毒性成分作用，进而增强机体对毒性成分的耐受、减轻毒性成分的蓄积。因此，应在中医药理论指导下，一方面，合理选用恰当的与之相配伍的药物进行研究，进一步挖掘可减毒的相关中药，使其减毒作用更为科学、易接受，运用中药炮制、合理配伍等方法，使其不良反应减轻，同时增强有效成分的含量，使其更有效、更安全、更广泛地应用于医疗实践。另一方面，通过多种体内外药理实验，进一步遴选黄药子的抗肿瘤有效物质成分，使其抗肿瘤作用得以充分发挥，实现其药用价值的有效合理利用。

16. 牡蛎

牡蛎，又名蛎黄、生蚝、海蛎子。属于牡蛎科动物，我国主要品种有长牡蛎、近江牡蛎或大连湾牡蛎等。其药用部位为肉和壳，其中牡蛎肉味咸、涩、微寒，归心、脾、肝、肾经，有平肝潜阳、软坚散结、收敛固涩之功效。牡蛎味咸平、气微寒，常与龙骨配伍。

柴胡加龙骨牡蛎汤原方仲景用于伤寒八九日，失治误下后导致的胸部胀满，烦扰惊惕，小便不利，言语失常，全身都沉重而不能转侧，治以和解少阳为主，辅以通阳泻实、坠痰镇惊。对于肿瘤性相关抑郁患者的治疗，遵循异病同治之法，方用柴胡加龙骨牡蛎汤加减。据《神农本草经》记载，牡蛎生用可平肝潜阳、软坚散结，煅用可收涩、制酸，为临床上应用最广泛的海洋药物。《本草纲目》则曰："化痰软坚，清热除湿，止心脾气痛，痢下赤白浊，消疝瘕积块，瘿疾结核。"本品咸涩微寒、质重沉降，生用为平肝潜阳之要药，尤其长于软坚散结，治痰核、瘰疬癥瘕之首选之要药；煅用则收敛固涩、止滑脱，用于各类滑脱症，又能制酸止痛，治胃痛泛酸。

在肿瘤相关抑郁症的治疗中，中医药成为日益关注的焦点。在诸多研究中发现柴胡加龙骨牡蛎汤在治疗肿瘤相关抑郁症中疗效确切，不良反应的发生较常规西药少。柴胡加龙骨牡蛎汤源自《伤寒论》方药组成：柴胡、桂枝、龙骨、牡蛎、黄芩、生姜、人参、桂枝、铅丹各一两半，半夏二合半，大黄二两，大枣六枚。有和解少阳、通阳泄热、重镇安神作用、明显的抗抑郁作用。现代药理学研究显示，柴胡加龙骨牡蛎汤可激活脑垂体内 MEK/ERK 信号通路，从而提高脑内单胺类神经递质包括多巴胺、5-HT 和去甲肾上腺素等及海马脑源性神经营养因子的表达水平，还可以调节下丘脑-垂体-肾上腺轴的功能从而起到抗抑郁的作用。抑郁症患者常伴睡眠障碍，有研究报道对于失眠的抑郁症患者的治疗加入龙骨、牡蛎，可明显改善患者睡眠质量。另外加入磁石可有效地改善患者心悸、心神不安等不适症状，增强镇静安神作用的同时，协助抗抑郁。实验证，明龙骨水煎液能够延长自由活动大鼠的总睡眠时间或是缩短戊巴比妥小鼠入睡时间并延长睡眠时间，具有镇静安神作用。

17. 蜈蚣

中药蜈蚣为蜈蚣科动物少棘蜈蚣的干燥体，蜈蚣主产于陕西、江苏、安徽、浙江、河南、湖北、湖南等地，此外，四川、广东、广西等地亦产。蜈蚣科动物哈氏蜈蚣、横棘蜈蚣、赤蜈蚣、墨江蜈蚣、黑头蜈蚣、多棘蜈蚣在地方上也做蜈蚣药用，但产量仅占药用蜈蚣产量的 2% 左右。蜈蚣性辛、温，有毒，归肝经，有熄风镇痉、通络止痛、攻毒散结之功效，常用于治疗肝风内动，痉挛抽搐，风湿顽痹，偏正头痛，疮疡，瘰疬。

现代研究表明，蜈蚣中含脂肪酸、肽类、糖类、蛋白质、氨基酸、胆甾醇和微量元素等化学成分，具有中枢抑制、抗惊厥、抗炎、镇痛、抗菌、抗肿瘤、血管及心肌保护等药理作用。蜈蚣及其组方临床应用广泛，可治疗风湿性关节炎、腰椎间盘突出和恶性肿瘤等疑难及危重病症。

蜈蚣是临床抗肿瘤常用药物之一，众多国内外研究均已证实其具有抗癌作用。其中，有学者首次证明蜈蚣提取物通过诱导细胞凋亡和调节表皮生长因子受体，从而抑制高表达细胞的增殖，发挥抗肿瘤细胞增殖能力。张锡纯《医学衷中参西录》云："蜈蚣，走窜之力最速，内而脏腑，外而经络，凡气血凝聚之处皆能开之。"现代药理学研究发现，蜈蚣可以抑制肿瘤细胞的增殖、诱导肿瘤细胞的凋亡、抑制肿瘤形成新生血管和提高机体的免疫功能，发挥其抗肿瘤的作用。

蜈蚣的抗肿瘤作用也被广泛运用于骨肿瘤的治疗，但因其具有毒性，临床中应严格把控其用量。虫类药在骨肿瘤的治疗中还有很多问题需要注意，大多数虫类药物性峻猛，攻邪之性强，要注重攻补兼施，灵活运用，注重配伍，恐伤正气；对于虫类药物的运用还要注意炮制及其剂量的把控，多数虫类药物具有较大毒性，一定要注重审时度势，因肿瘤患者多已正气亏损，免疫力低下，不能一味攻伐，要适可而止，避免攻伐太过，正气更伤，预防过敏反应。许多的虫类药物抗肿瘤成分及机制还未得到充分阐明，未来还需要更多的实验和临床研究去证实。随着医疗技术的不断发展，相信会有更多的虫类药物在今后的骨肿瘤治疗中发挥作用，为中西医结合治疗骨肿瘤做出贡献，发挥中医抗肿瘤的优势。

蜈蚣在临床上被广泛应用于肿瘤治疗，综合前人的研究发现，蜈蚣毒素、多糖、蜈蚣多肽、碱性蛋白、类组胺物质、多种提取物等均报道过有抗肿瘤活性。蜈蚣水提物在一定剂量范围内能有效抑制肿瘤细胞的生长，减轻实体瘤小鼠的瘤质量，具有显著的体内抗肿瘤活性。研究发现，蜈蚣小分子多肽类有效部位对肝癌细胞有明显的杀伤作用，并能促进肿瘤细胞凋亡和有效抑制肿瘤生长，表明在体外有确切的抗肿瘤功效。

蜈蚣临床应用于多种癌症治疗。目前认为，蜈蚣可能通过抑制血管生成、抑制肿瘤细胞增殖、诱导肿瘤细胞凋亡、调节免疫等多途径起到抑瘤作用。蜈蚣因其搜邪破瘀之力强大，具"以毒攻毒"之性，因此在临床上常被应用于治疗恶性肿瘤。国医大师朱良春总结自身运用虫类药物治疗肿瘤的经验，提出"扶正消癥法"，认为治疗肿瘤主要在于扶正、祛邪两个方面，因此常用全蝎、蜈蚣、鳖甲等"血肉有情之品"来治疗胃癌、肝癌、淋巴瘤、肺癌、肠癌等恶性肿瘤，效果颇佳。名医周仲瑛也持同样的观点，认为扶正祛邪当有主次轻重，癌毒凶猛，应攻消并施。治疗上常将攻毒药（蜈蚣、全蝎、地龙等虫类药物）与解毒药相合，以攻消毒邪。蒋士卿常将蜈蚣配伍全蝎治疗脑瘤、骨肿瘤、软组织肉瘤、胃癌、肝癌、胰腺癌，增强其攻毒散结、通络止痛之力。钟森应用蜈蚣配伍全蝎，认为二者皆归肝经，有穿透经络之效，既可散瘀消结，又可止痛，尤其后期的癌性疼痛。邬晓东自拟鳖甲蜈蚣汤（蜈蚣6条，鳖甲丹参、党参、白术等）治疗原发性肝癌，方中以蜈蚣、全蝎、守宫、白花蛇舌草、溪黄草清热攻毒。谭复成治肝癌用山慈姑、蜈蚣、莪术、田三七、牛黄、鳖甲、壁虎各等分研末，每日2次，每次3g开水送服。《日华子本草》记蜈蚣可"治癥癖"。《外科正宗》卷四记载"飞龙阿魏化坚膏：蟾酥丸药末1料，加金头蜈蚣5条（炙黄，去头足，研末），同乾坤一气膏24两同熬，化开搅和后敷于患处，可治失荣症及瘿瘤、乳岩、瘰疬、结毒初起坚硬如石但未破者"。《素问病机气宜保命集》卷中《疡科选粹》卷五所录"蜈蚣散：蜈蚣黄者1条，蜈蚣赤足者1条，研为细末"。《医学衷中参西录》中"逐风汤：生箭芪六钱，当归四钱，羌活二钱，独活二钱，全蝎二钱，全蜈蚣大者两条，煎汤服"。《解围元薮》卷四记载"小春膏：桐油1斤，黄丹4两，穿山甲1两，蜈蚣10条，白鹅毛2两，血余5钱，乳香1两，没药1两，血竭1两，车米1两，韶粉1两，桐油煎滚即入黄丹，随下穿山甲、又下蜈蚣、白鹅毛，血余再入，制成膏药后贴于患处，可治痛风寒湿"。《神枕方》中云："茶、蜈蚣。二味炙至香熟，捣筛为末，先以甘草汤洗净，敷之可治瘰疬溃疮。"古方蜈蚣入药既有单方，又有复方配伍，内服、外治俱齐，汤、膏、丸、散剂型多变，然限于度量衡条件，用药剂量均以条数计。蜈蚣含有蛋白质、肽类、糖类、脂肪酸、氨基酸、胆甾醇、微量元素等多种有效成分，其中蛋白质含量最丰富，64%左右，总脂7.2%，总氨基酸9%。现代药理学研究表明，蜈蚣有抗肿瘤、改善机体血液循环、增强胃肠功能、中枢抑制、镇静解痉、消炎止痛、增强机体免疫功能的作用。然而自古以来，蜈蚣一直被认为是有毒之虫，各类古籍、药典、医书皆谓之有毒，《神农本草经》更将其列为下品。蜈蚣的毒性主要来自其体内含有的2种类似蜂毒的成分，即组织胺样物质及溶血蛋白质，能引起机体麻痹甚至休克。现代药典大多记载蜈蚣煎服量宜在2～5g；研末吞服，每次0.5～1g；或入丸、散。外用适量，可研末用或油浸涂敷患处。本品有毒，用量不宜过大，孕妇忌服。

蜈蚣等虫类药物系"血肉有情之物"，具有走窜入络、循经入里、行气止痛之性，能搜剔逐邪，化瘀消痈，起攻毒散结之效。蜈蚣可通过抑制肿瘤细胞增殖、诱导肿瘤细胞凋亡、抑制肿瘤新生血管形成及改善机体免疫功能等途径发挥抗肿瘤作用。蜈蚣作为治疗肿瘤的传统中药材，为血肉有情之品，具有"以毒攻毒"之效，其通过抑制肿瘤细胞增殖、诱导肿瘤细胞凋亡、抑制肿瘤新生血管形成及改善机体免疫功能等途径发挥抗肿瘤作用，常应用于肝癌的临床治疗当中。随着对蜈蚣研究的不断深入，其毒副作用也越来越受到人们的关注，故临床用药多加注意。

18. 蔓荆子

蔓荆子是一种常用中药，又名蔓荆实、荆子、万荆子、蔓青子，始载于《神农本草经》，谓"蔓荆实，味苦，微寒"。为马鞭草科植物单叶蔓荆或蔓荆的干燥成熟果实，主产于东南地区。为辛凉解表常用药，具有疏散风热、清利头目、止痛等功效。多用于治疗风热感冒头痛、齿龈肿痛、目赤多泪、目暗不明、头晕目眩等。现代研究表明，蔓荆子含有黄酮及其苷类、挥发油、酚类、木质素类和萜类等多种化学成分，具有抗炎、镇痛、降血压、抗菌、祛痰、抗肿瘤等多方面的作用。

蔓荆子有效提取物，特别是紫花牡荆素具有多种药理活性，并且不断有研究证实其对多种肿瘤细胞均具有抗增殖的作用。蔓荆子黄素是从马鞭草科植物单叶蔓荆果实中提取的一种多甲氧基黄酮，是蔓荆子的主要活性成分，一直被用于抗炎和癌症治疗。现有研究表明，蔓荆子黄素通过抑制增殖、诱导周期阻滞和凋亡、抑制侵袭转移在乳腺癌、结肠癌、食管癌等多种恶性肿瘤中发挥广泛的抗癌药理活性。

19. 泽漆

泽漆，又名五朵云、五凤灵芝、猫儿眼睛草、绿叶绿花草等，为大戟科大戟属植物泽漆的干燥全草。首记载于《神农本草经》，泽漆性微寒，味辛、苦，有毒，归肺、小肠、大肠经。据《本草纲目》记载，泽漆有利水消肿、消痰退热、散结杀虫等功效。现代药理学研究表明，泽漆具有抗肿瘤、退热消炎、抑菌、平喘等效果，具有良好的利水消肿、消痰退热、散结杀虫等功效。临床用于治疗腹水、水肿、肺结核、颈淋巴结核、痰多喘咳、癣疮，民间还用于治疗宫颈癌、食管癌等，并具有一定疗效，因此泽漆是一味很有研究开发价值的药材。

目前，国内外学者已从中药泽漆中分离提取出多种化合物，其中符合类药五原则且生物利用度较好的活性分子超过 10 种。现代研究证实，泽漆除具有消炎、抗菌、杀虫、抗氧化等功效外，还具有明确的抗肿瘤作用。单药泽漆及泽漆与其他中药配伍对肺癌、肝癌、宫颈癌、食管癌等多种恶性肿瘤均有显著的抑制作用。目前，从泽漆中分离发现的 150 多种化学成分，主要包括黄酮类、萜类及多酚类等。其中，大戟素 M 被证实具有较强的肿瘤抑制作用。

研究表明，泽漆具有治疗癌症和抑制炎症的功效，并被应用于胰腺癌以及炎症的治疗。本研究通过建立 H22 荷瘤小鼠肝癌肿瘤模型，评价泽漆对肿瘤生长的抑制作用；建立二甲苯诱导的耳肿胀炎症模型，评价泽漆对荷瘤小鼠炎症的影响。本研究结果表明，与肿瘤模型组小鼠相比，泽漆给药组能够显著抑制小鼠的肿瘤体积生长，同时，与炎症模型组小鼠相比，泽漆给药组能够显著抑制二甲苯诱导炎症反应。

20. 鸦胆子

鸦胆子，别称苦榛子、小苦楝、老鸦胆、苦参子等，基源植物为苦木科鸦胆子属，干燥成熟果实入药，形态以灌木或小乔木居多，属苦木科常绿灌木或者小乔木，广泛分布于我国广东、广西、云南及东南亚地区。鸦胆子是我国的常用传统中药之一，始载于明清时期的《生草药性备药》，书中记为老鸦胆，对其描述为："味苦，凉血，去脾家疮，资牛毒，理跌打。"在《本草纲目拾遗》《本草正义》《中华本草》《中药志》等众多古籍中也均有记载，虽在历代医药专著中记载的名字各有不同，但多是根据其成熟时干燥果实的形态如乌鸦胆、呈黑色且味苦的特征命名。据载，鸦胆子味苦，性凉，且有小毒，主要功效为清热、燥湿、解毒等，可用于止痢疾、杀虫、截疟，以及对直肠癌、食管癌、大肠癌等多种癌症有抗肿瘤作用，还可外用于治疗赘疣、鸡眼等。

鸦胆子中含有多种活性成分，主要包括有苦木内酯类、生物碱类、三萜类、甾体类、苯丙素类、黄酮类等。现代药理研究表明，鸦胆子中的苦木内酯类成分是鸦胆子的一种特征成分，也是其具有抗肿瘤、抗炎、抗病毒、降血脂的药理作用的主要活性成分。早在 20 世纪 70 年代，我国便研制出了能够用于癌症治疗的鸦胆子静脉乳剂，而现今临床应用较广泛的还有含鸦胆子的胶囊、口服剂等。对鸦胆子的应用主要是提取鸦胆子油，将其制备成乳剂或软胶囊，广泛应用在各种癌症的辅助治疗方面。苦木素类化合物是鸦胆子中含量最高且活性最好的成分，特别是抗肿瘤作用和抗疟作用。

从九补一攻方面探讨中药抗肿瘤方面，中医是指扶正祛邪，扶正包括调补中气，祛邪包括软坚散结；西医可以概括为中药可以增强机体免疫力、抑制肿瘤细胞生长、抑制肿瘤细胞毒性等。

第三节　九补一攻医案

李某案

患者：李某，女，38 岁，2021 年 9 月 28 日初诊。

主诉：半年前行子宫内膜癌手术。

初诊：患者于半年前行子宫内膜癌手术，现左腿水肿，从髋肿至脚踝，手足心凉，心悸，胸闷气短，语声低微。

体格检查：舌暗苔白腻，舌体胖大，有齿痕，脉沉无力。

西医诊断：下肢淋巴水肿。

中医诊断：癥瘕积聚＋水肿（脾肾两虚）。

治法：补益脾肾，扶正祛邪，软坚散结。方拟为附桂肾气丸加减。

处方：败酱草 20g，蛇六谷 20g，蛇莓 20g，白花蛇舌草 20g，牛膝 20g，黄芪 60g，浮萍 20g，枳椇子 10g，炒白术 15g，白芍 15g，生姜 10g，黑顺片 10g，茯苓 20g，猪苓 15g，熟地黄 10g，制附子 10g。

10 剂，每日 2 次

2021 年 10 月 12 日复诊

服药 7 剂后，患者病情好转，左腿水肿减轻，无心悸，无头痛。舌淡红苔白，脉沉。内扶正，标实减，效不更方，再进 5 剂。培本为主，祛邪为辅助，以巩固疗效。

5 剂，每日 2 次

【病案分析】患者术后下肢淋巴水肿是由于术后损伤正气，日久则阳虚，津液输布受阻，则犯溢肌肤而成水肿，以及手术金刃直接损伤肾气及胞络，致肾阳气虚衰，不能化气行水，湿聚水停，泛滥肌肤，而成水肿，其本质是本虚标实。补法：熟地黄、制附子、黑顺片，温肾补阳、固本培元；黄芪、炒白术、白芍，补益气血，补气利水。

姜某案

患者：姜某，男，61 岁，2020 年 6 月 15 日初诊。

主诉：肺癌术后 3 个月。

初诊：干咳痰少，痰黏，痰中带有少量血丝，气促，口干口苦，胃纳一般，眠欠佳，大便干，小便可。

体格检查：舌质淡红，苔黄腻，脉弦滑。

西医诊断：肺癌。

中医诊断：癥瘕积聚（痰瘀热毒闭肺＋气阴亏虚）。

治法：化痰软坚散结、益气养阴为法。

处方：山海螺 30g，三七 10g，壁虎 6g，浙贝母 10g，鱼腥草 30g，仙鹤草 15g，蜈蚣 3 条，僵蚕 10g，皂角刺 15g，鹿衔草 15g，白花蛇舌草 20g，瓜蒌皮 10g，橘红 5g，黄芪 15g。

10 剂，每日 2 次

2021 年 6 月 30 日复诊

服药 7 剂后，患者病情好转，干咳减轻，后大便稍干，仍有口干，舌质淡红，苔黄略腻，脉弦滑。内扶正，标实减，上方加北沙参 15g、紫菀 10g、款冬花 10g，以养肺阴、降肺气，再进 5 剂，益气养阴为主，化痰软坚散结为辅助，以巩固疗效。

5 剂，每日 2 次

【病案分析】肺癌的病机多为正气不足，邪气内侵。其主要病机分为 3 条：外邪侵淫，邪积毒蕴；正气虚损，脏腑失调；痰湿内聚，痰瘀毒结。脾为生痰之源，肺为贮痰之器。脾主运化，脾虚运化失调，水谷精微不能生化输布，致湿聚生痰，留于脏腑；或饮食不节，水湿痰浊内聚，痰贮肺络，肺气宣降失常，痰凝气滞；或肾阳不足，失于蒸化水饮，水饮上犯于肺，酿湿生痰，进而导致气血瘀阻，毒聚邪留，郁结胸中，肿块逐渐形成。该病病位在肺，与肝、脾、肾三脏均相关。《医学汇编》言："正气虚则为岩。"《医宗必读》中说："积之成者，正气不足，而后邪气据之。"肺为娇脏，有久病必虚必瘀的生理特点，肺失宣降，可见痰瘀热毒交阻，肺气郁闭，宣降失施，气机不利，日久气阴两伤。临床上表现为干咳、咳血、胸痛、气喘、低热、消瘦等。方中煅牡蛎、浙贝母、皂角刺、壁虎、蜈蚣软坚散结，鹿衔草、三七活血化瘀，山海螺、鱼腥草、仙鹤草、白花蛇舌草清热解毒，橘红、半夏化痰止咳，蜜紫菀、蜜款冬花、桑白皮宣降肺气化痰，加黄芪、五味子、北沙参、石斛、白术等可益气养阴以固本。全方以益气养阴为主，攻伐、软坚散结为辅，攻补兼施，并注意固护脾胃，培土生金，共奏良效。

张某案

患者：张某，男，61 岁，2020 年 8 月 13 日初诊。

主诉：肺癌术后 2 个月。

初诊：近 1 个月来咳嗽、气急加剧，痰难咳，偶见痰血，舌謇不利，头痛，右眼不能外展，唇及头皮麻木，两手握力减弱。

体格检查：舌苔薄，质红，脉象细弦。

西医诊断：肺癌。

中医诊断：癥瘕积聚（痰瘀热毒闭肺＋气阴亏虚）。

治法：养阴清肺，解毒化痰为法。

处方：南沙参 12g，北沙参 12g，杏仁 9g，瓜蒌皮 15g，蛇六谷 30g，生南星 15g，香白芷 15g，苦参 15g，黄药子 30g，干蟾皮 12g，金银花 15g，地龙 12g，白花蛇舌草 30g，血余炭 15g，鸡内金 12g。

10 剂，每日 2 次

2021 年 8 月 28 日复诊

服药 10 剂后，患者病情好转，头痛及咳嗽均见减轻，痰略较畅，痰血未作。内扶正，标实减，效不更方，以养肺阴、祛邪毒，再进 5 剂，益气养阴为主，解毒化痰为辅助，以巩固疗效。

5 剂，每日 2 次

【病案分析】肺癌属中医学中的"肺积"，是一种全身属虚，局部属实的疾病，中医认为肺为娇脏，喜润恶燥，邪毒蕴肺，极易耗伤肺气，灼伤肺阴，造成阴虚内热的病理变化。故肺癌患者以阴虚及气阴两虚为多见。肺癌不外乎气滞、血瘀、痰凝毒聚。方中用沙参、天门冬、元参养阴润肺；鱼腥草、山海螺、白花蛇舌草、石上柏、金银花、白毛藤、苦参等清热解毒；夏枯草、海藻、生南星、生牡蛎、干蟾皮软坚化结；八月札、瓜蒌皮理气宽胸；故本方有补虚扶正，祛邪除积，标本兼顾的作用，治疗阴虚型肺癌有显著的疗效。

李某案

患者：李某，男，58 岁，2020 年 1 月 22 日初诊。

主诉：结肠腺癌，淋巴结转移。

初诊：形体消瘦，面色萎黄，神情倦怠，不欲饮食，腹部疼痛，大便干结。

体格检查：舌质淡红，苔少，脉细微弦。

西医诊断：结肠癌。

中医诊断：癥瘕积聚（癌毒瘀阻＋气血两虚）。

治法：补益气血、解毒化瘀为法。

处方：水杨梅根 30g，藤梨根 30g，菝葜 30g，半枝莲 30g，白花蛇舌草 30g，白英 30g，党参 15g，白术 15g，茯苓 15g，当归 15g，虎杖 20g，薏苡仁 20g，红藤 20g，红枣 20g。

10 剂，每日 2 次

2021 年 2 月 9 日复诊

服药 10 剂后，患者病情好转，体重增加，面色好转，精神较佳，纳食好转，腹痛减轻，大便转软，舌质淡红，苔薄白，脉细，标实减，效不更方，扶正气、祛邪毒，再进 5 剂，补益气血为主，解毒化瘀为辅助，以巩固疗效。

5 剂，每日 2 次

【病案分析】结肠癌是消化道恶性肿瘤中的常见疾病，其病因病机，外因为饮食不节，起居不时，寒温失节，风寒客肠，损伤肠胃，运化失司，湿热内生，热毒蕴结，流注大肠，结而成块；内因为忧思喜怒，脏腑失调，正气内虚，湿热邪毒，乘虚下注，浸淫肠道，气滞血瘀，凝结成积。故解毒化痰、清利湿热、理气行滞及补虚扶正等法为结肠癌的常用治疗方法。热毒蕴肠，则腹痛便秘；脾不健运，则神疲乏力，纳差；苔少，脉细，亦为脾虚之象。邪不去则正不安，故以祛邪扶正为法则。

方中水杨梅根、藤梨根、菝葜、半枝莲、白花蛇舌草、白英、红藤、虎杖清热解毒，祛邪抗癌；四君子汤加薏苡仁、红枣、当归健脾养血扶正。

金某案

患者：金某，女，63 岁，2020 年 4 月 7 日初诊。

主诉：间断腹部胀满 1 年，加重半个月。

初诊：患者缘于 1 年前无明显诱因出现腹部胀满，未引起重视，半个月前自觉症状加重，遂就诊，查 CT 示：肝癌；肝硬化，脾大，门静脉及脾静脉扩张，脾静脉较甚。肝功能检查示：ALT：82 U/L，AST：81 U/L，A/G：1.12，总胆红素：32.4μmol/L，丙肝抗体（＋）。骨髓穿刺示：继发性血小板减少症。刻下症：患者腹部胀满，纳食差，乏力，双下肢明显，便溏，每日行 3～4 次。

体格检查：上腹部有压痛，无反跳痛，舌质红，苔白，脉滑。

西医诊断：①肝癌。②肝硬化。③肝功能受损。④血小板减少症。

中医诊断：癥瘕积聚（肝郁脾虚湿阻）。

治法：疏肝健脾，化湿行气为法。

处方：茵陈 30g，茯苓 30g，薏苡仁 30g，佩兰 10g，泽泻 10g，郁金 10g，柴胡 10g，连翘 10g，生甘草 10g，旋覆花 10g，茜草 10g，升麻 10g，鳖甲 15g。

10 剂，每日 2 次

2021 年 4 月 22 日复诊

服药 10 剂后，患者病情好转，腹部胀满减轻，乏力略好转，仍有便溏，时头晕，舌红，苔薄黄，脉滑。查肝功能：ALT：76U/L，AST：93U/L，A/G：1.15，总胆红素：21.26μmol/L，血常规显示：WBC1.87×10^9/L，血小板 44×10^9/L，前方加侧柏叶 15g、紫菀 10g、白茅根 10g、地骨皮 15g，扶正祛邪，疏肝行气再进 5 剂，扶正祛邪为主，疏肝健脾辅助，以巩固疗效。

5 剂，每日 2 次

【病案分析】方中诸药有健脾化湿、疏肝理气之效。另方中旋覆花、茜草是笔者治疗某些肝硬化、肝癌常用的药物，其来源于《金匮要略》"旋覆花汤"，为治疗肝病之方，条文曰："肝着，其人常欲蹈其胸上，先未苦时，但欲饮热，旋覆花汤主之。""肝着"即肝脏气血郁滞不行之病，"常欲蹈其胸上"提示胸胁部憋闷不舒。方中以茜草代替新降，与旋覆花相配治疗血郁血瘀的肝硬化、肝癌有效。三诊诉便溏，笔者并非单纯止泻治疗，方中无收敛固涩之品，缘于患者舌红，苔薄黄，脉滑，有湿邪内阻之象，故用紫菀、白茅根、地骨皮利湿，使湿邪从小便而去，利小便所以实大便。肝癌、肝硬化、化疗后肝损害三病有共同特点，均不离开肝经，笔者用自拟方加减治疗以上病证均能取得一定疗效。

张某案

患者：张某，男，51 岁，2020 年 5 月 5 日初诊。

主诉：胃胀伴进食困难 10 个月余，加重 7 天。

初诊：患者于一年前无明显诱因出现腹痛，进食困难，遂于 2019 年 1 月 29 日于辽宁省肿瘤医院就诊，诊断为"胃癌"并行手术、放化疗治疗，部分食管及胃，上下残淋巴结病理示：瘤床处低分化腺癌，黏膜下可见腺癌浸润，术后症状改善，现胃脘胀满，进食困难，为求中医药治疗，遂来就诊，现症见：胃脘胀满，进食困难，腹胀，呕吐黏液，纳少，寐差，大便 2～3 日一行。

体格检查：舌暗红苔黄腻，脉弦滑。

西医诊断：胃癌。

中医诊断：癥瘕积聚（浊毒内蕴证）。

治法：化浊解毒，补益正气为法。

处方：白芍 30g，当归 9g，百合 12g，乌药 12g，川芎 9g，炒白术 6g，茯苓 15g，炒鸡内金 15g，豆蔻 12g，三七 2g，半枝莲 15g，半边莲 15g，茵陈 15g，黄连 12g，黄芩 12g，白花蛇舌草 15g，苦参 12g，板蓝根 15g，绞股蓝 12g，鸡骨草 15g，川朴 12g，枳实 12g，香附 15g，紫苏梗 15g，砂仁 15g，广木香 9g，蛇莓 12g，藤梨根 12g，冬凌草 12g，全蝎 9g，蜈蚣 3g，炒莱菔子 12g。

10 剂，每日 2 次

2020 年 5 月 20 日复诊

服药 10 剂后，患者病情好转，胃脘胀满缓解，进食困难减轻，腹胀稍减，仍诉进食后恶心，乏力，纳差，寐一般，大便 1～2 日一行，舌暗红苔中黄厚腻，脉弦滑。原方去冬凌草加黄芪 15g、焦麦芽 10g、焦神曲 10g、焦山楂 10g、焦槟榔 12g。以健脾和胃，扶正祛邪，再进 5 剂，补益正气为主，化浊解毒为辅助，以巩固疗效。

【病案分析】本例患者胃脘胀满为主要症状，故中医诊断为胃痞病。患者饮食不节，脾胃受损，水谷运化失调，日久酿生浊毒，浊毒内蕴，发为癌病。舌暗红苔黄腻，脉弦滑均为浊毒内蕴之象。在辨证与辨病的基础上遣方用药，认为患者初诊时浊毒内蕴以标实邪盛为主，故治以化浊解毒为原则，善用虫类药，认为酌加全蝎、蜈蚣等虫类之品破血逐瘀、解毒散结取得满意疗效。后期湿热浊毒已去大部分，故予黄芪补气健脾、焦三仙健脾和胃，顾护人体正气。对于胃癌患者，中医药显示出突出的优势，化浊解毒大法对癌毒本身有抑制作用，还可提高患者自身免疫力，正气存内，邪不可干，不但延长患者的生命，更提高了患者的生存质量，为肿瘤治疗提供了新的思路。

韩某案

患者：韩某，女47岁，2021年3月2日初诊。

主诉：行左乳腺癌改良根治术和前哨淋巴结活检术后3个月。

初诊：术后行阿霉素、环磷酰胺序贯紫杉醇化疗4个周期，放疗8次。现见咳嗽，遇气候变化更明显。纳食可，眠一般，大便偏干。

体格检查：舌质黯淡，苔白微厚，脉沉细。

西医诊断：乳腺癌。

中医诊断：乳岩（痰气交夹＋毒瘀内聚）。

治法：补益正气，理气化痰，解毒化瘀为法。

处方：炙黄芪30g，西洋参6g，灵芝12g，无花果10g，白花蛇舌草15g，丹参15g，乌梢蛇10g，蜈蚣1条，生甘草6g，陈皮10g，法半夏9g，浙贝母12g，鱼腥草15g，连翘15g，茯苓15g，白术12g，郁金12g，大黄（后下）5g。

10剂，每日2次

2020年3月17日复诊

服药10剂后，患者病情好转，咳嗽消失，易感冒情况改善，大便偏干情况较前明显缓解，眠差，舌质黯淡，苔白微厚，脉沉细。上方去鱼腥草、大黄，加合欢花15g、柏子仁15g、焦三仙各15g、薏苡仁15g、以补益正气、润肠通便，再进5剂，补益正气为主，理气化痰，解毒化瘀为辅助，以巩固疗效。

【病案分析】患者年近50，平素易感冒，现症见咳嗽，舌质黯淡，苔白微厚，脉沉细。故辨证为痰气交夹，毒瘀内聚。治疗时以扶正为主，兼加理气化痰，解毒化瘀。内服中药以康泰汤合二陈汤加减。方中黄芪、西洋参、灵芝扶助正气；无花果、白花蛇舌草、乌梢蛇、蜈蚣、丹参解毒化瘀；郁金、陈皮、半夏、浙贝母、鱼腥草，理气化痰止咳。患者大便偏干，故给予大黄泻下通便。二诊时患者咳嗽消失，大便干较前改善，出现睡眠欠佳，故去鱼腥草、大黄，加合欢花、柏子仁，安神定志，改善睡眠状况。效不更方，后期在此基础上加减治疗，以巩固疗效。

吴某案

患者：吴某，女，55岁，2020年9月10日初诊。

主诉：左甲状腺及颈部淋巴结肿大2个月余。

初诊：患者于6月底发现左侧颈部有肿物突起，自觉无疼痛，恶心，短时期消瘦、盗汗等症状，遂于8月5日行双侧甲状腺彩超检查示：左侧结节性甲状腺肿（甲状腺包膜光整，实质回声不均匀，在实质内见多个椭圆形低回声结节，较大一个约4.1cm×3.0cm），较大结节伴出血囊性变，诊断为甲状腺癌。症见：患者左颈部可扪及鸡蛋大小肿块，边缘光整，质地坚硬，有压痛，肤色正常，能伴随吞咽上下移动，颈淋巴结肿大。潮热，手脚心热，偶有偏头痛，纳可，大便时干时稀。

体格检查：舌头颜色偏暗，舌苔白腻，舌下脉络严重瘀阻，脉滑数。

西医诊断：甲状腺癌。

中医诊断：石瘿（痰瘀互结，气阴两虚）。

治法：祛痰化瘀，滋阴益气为法。

处方：浙贝母30g，牡蛎30g，玄参30g，海藻30g，昆布30g，蛤壳30g（先煎），夏枯草30g，连翘10g，法半夏30g，胆南星10g，炒芥子15g，穿破石30g，猫爪草30g，鳖甲30g，丹参30g，红花10g，水蛭6g，土鳖虫10g，熟大黄15g，桔梗10g，射干15g，僵蚕10g，厚朴15g，苏叶10g，茯苓15g，郁金15g，全蝎10g，蜈蚣3条，醋山甲粉3g，山慈姑15g，甘草10g，黄药子10g，木鳖子10g，青木香10g，栀子10g，柴胡25g，黄芩10g，青皮10g，三棱10g，莪术10g，陈皮15g，西洋参10g（另煎），铁皮石斛10g，黄芪30g，知母10g。

> 10剂，每日2次

2020年9月25日复诊

服药10剂后，患者病情好转，肿块质地较前稍变软，体积缩小。在原方加当归10g、川芎10g，以加强活血消瘿功效，再进5剂，补益正气为主，理气化痰，解毒化瘀为辅助，以巩固疗效。

【病案分析】本患者由情志不遂而致气郁痰凝血瘀而成，病久更现潮热，五心烦热，盗汗之症，故治以化瘀除痰，软坚散结，益气养阴之法。法半夏、茯苓、陈皮、胆南星、炒芥子以化痰，桔梗、射干、僵蚕、厚朴、苏叶、甘草以利咽化痰消肿；以丹参、红花、水蛭、土鳖虫、熟大黄、全蝎、蜈蚣活血化瘀，且以虫类药以通络；浙贝母、牡蛎、玄参、海藻、昆布、蛤壳、醋山甲、夏枯草、连翘、猫爪草、鳖甲、穿破石、山慈姑、郁金、黄药子、木鳖子、青木香大量软坚散结药以加大散结之功；柴胡、黄芩合小柴胡汤之意以治少阳头痛；青皮、三棱、莪术行气破气；西洋参、铁皮石斛、黄芪滋阴益气，知母、栀子、连翘以清热。

郑某案

患者：郑某，男，57 岁，2021 年 11 月 6 日初诊。

主诉：膀胱癌膀胱切除术后半年余。

初诊：患者精神疲倦，时腰痛，夜尿 4～5 次，易腹泻，纳眠可。

体格检查：舌暗苔白，脉沉弦有力。

西医诊断：膀胱癌。

中医诊断：癥瘕积聚（脾肾亏虚＋热毒内蕴）。

治法：补益脾肾，清热解毒，利尿通淋为法。

处方：半枝莲 30g，紫杉叶 15g，薏苡仁 60g，蒲公英 20g，海金沙 15g，赤芍 15g，蛇舌草 30g，琥珀 10g，女贞子 15g，半边莲 20g，茯苓 25g，山药 15g，益智仁 10g，乌药 12g。

　　　　　　　　　　　　　　　　　　　　　　　10 剂，每日 2 次

2021 年 11 月 21 日复诊

服药 10 剂后，患者病情好转，服药后患者精神好转，夜尿减少至 2～3 次，腰酸减轻，纳眠可，大便调，舌暗淡苔白，脉沉弦有力，效不更方，再进 5 剂，补益脾肾为主，清热解毒，利尿通淋为辅助，以巩固疗效。

【病案分析】膀胱癌起源于膀胱上皮组织和间质组织，是泌尿系最常见的一种恶性肿瘤。西医主要有手术及膀胱灌注化疗两大常用的治疗方法，但膀胱内灌注化疗效果不佳，故膀胱癌复发率高。中医在预防膀胱癌复发的治疗中有较大的优势，尤其是本案患者左肾已切除，肾功能减退，西医用药更为局限。中医学无膀胱癌之病名，但由其临床表现可从属中医学中的"尿血""血淋"等疾病，《素问·气厥论》有言："胞移热于膀胱，则癃溺血。"既往医家在膀胱癌的治疗上多从"热"论治，何主任在多年的临床实践中发现，膀胱癌的发病多为脾肾亏虚，毒邪内侵，气化失常，热毒久蕴化瘀，故临床治疗上在清热解毒、利尿通淋之外应不忘脾肾亏虚之本。本案患者一诊时虽邪实内伏，但其已行 3 次手术及术后膀胱灌注化疗，正虚并存，故在清热解毒、利尿通淋过程中不忘温肾健脾，用药中喜用薏苡仁、乌药温肾散寒，薏苡仁性兼收涩，可缩尿止遗，两者皆可治疗小便频数，薏苡仁甘淡性微凉，入脾肾二经，大量的薏苡仁健脾利尿通淋同时不伤正气。热毒久蕴成瘀，需佐以活血化瘀之品，喜用有通淋利尿功效之琥珀，兼清热凉血之赤芍，兼止血之三七，瘀甚者非虫类药物所不可达，故瘀结甚者，选用全蝎等剔邪通络，可见其遣方用药之微妙之处。

王某案

患者：王某，男，65 岁，2021 年 7 月 8 日初诊。

主诉：食管灼热感半年，加重 1 周。

初诊：患者因食管有烧灼感，去当地医院检查，经胃镜发现，食管中段新生物，病理活检为食管鳞状上皮癌。患者精神尚可，食管有烧灼感，反酸，少量呕血，无吞咽食物困难。

体格检查：舌淡苔白腻，脉沉细无力。

西医诊断：食管癌、

中医诊断：噎膈（胃失和降，热伤血络）。

治法：扶正祛邪，降逆化结为法。

处方：黄芩 15g，仙鹤草 30g，清半夏 30g，蒲公英 45g，败酱草 30g，生地榆 30g，天龙 30g，莪术 30g，生甘草 30g，金钱草 15g，煅瓦楞 30g，生姜 10g，大枣 10g。

10 剂，每日 2 次

2021 年 7 月 23 日复诊

服药 10 剂后，患者病情好转，食管烧灼感、反酸、咯血症状都已消失，效不更方，再进 5 剂，扶正祛邪为主，降逆化结为辅助，以巩固疗效。

【病案分析】中医无"食管"之名称，然其上连咽喉，下连胃腑，可将其视为水谷入胃的过道，归于胃腑的范畴。患者虽已确诊为食管癌，但早期症状不明显，并未出现吞咽食物困难，尚可正常饮食。主要症状反酸、食管烧灼感、呕血，皆是由于胃失和降、胃气上逆，带动胃酸反流食管所致，且已溃疡出血。遵循"有是证用是药"的原则，根据多年的临床经验开方用药。全方以半夏泻心汤为基础方，取其"辛开苦降，寒热平调"之意，调节中焦气体的升降，恢复脾胃的正常生理功能，胃降则酸亦不上犯。黄芩、黄连苦寒清泻胃热，干姜偏热且生姜降逆作用佳，故以"生姜"易"干姜"，又与半夏相合为小半夏汤，和胃降逆。仙鹤草为补虚强壮药，王老师经常用大剂量（30g以上）仙鹤草来代替人参和西洋参，临床效果极好。方中生甘草主要是用来清热解毒，亦可顾护中气、缓急止痛。重用黄芪以托毒生肌，与当归相配补气生血。白芷、白及都能够收敛止血、消肿生肌，与黄芪相须为用。蒲公英清热解毒、生肌止痛，凡是胃中有红肿溃烂出血的症状，皆可重用（30g以上）此药。败酱草能够祛腐生新，除了有清热解毒、祛瘀排脓的功效外，亦是一味制胃酸的良药，用量至少要20g。金钱草性味苦凉，有清肝胆湿热、利尿通淋的作用，治疗由肝胆湿热或胃热上冲而导致的反流性胃炎有奇效。生地榆清热解毒、凉血止血、消肿敛疮，主治各种出血。莪术开胃化食，帮助消化，可用于治疗胃癌，增进饮食，增强体质，稳定病情。天龙即壁虎，临床亦可炙焙研末或作散剂外用，是治疗消化道癌肿及颈部肿瘤的专药。二诊病症变化，又易方旋覆代赭汤加减，继续扶正祛邪。

各论

第一章　乳岩

乳岩的发病多是由于情志失调、饮食失节、冲任不调或先天禀赋不足引起机体阴阳平衡失调、脏腑失和所致；在经气虚弱的情况下，感受毒邪之气，阻塞经络，气滞血瘀，日久停痰结瘀，亦可导致乳岩。

九补一攻法是笔者根据多年临床经验、本病病因病机以及古今治法总结出的特殊经验治法；攻与补皆为调动人体自身抗癌潜能，攻补兼施，以补为主，以攻为辅。"九补"是指以补益气血、疏肝解郁、健脾开胃等方药为主，起到增强人体免疫力，扶正邪自退，养正积自消的作用；"一攻"则是"攻积"的意思，是指从发病原因"癥瘕积聚"入手，选择软坚散结的药物驱除体内邪气，扫荡癌毒凶焰，拨乱反正，邪去则正安；九补一攻法应注意攻邪勿伤正，一旦人体正气有亏，癌毒又成燎原之势。

笔者根据中医望闻问切、四诊合参对乳岩患者进行辨证论治。乳岩初期放疗、化疗患者，或晚期患者多因迁延失治，或久病攻多，出现气血耗伤过甚，正虚邪盛，见面黄肌瘦、气怯神疲、周身倦怠乏力、纳呆食少等症状，针对此类患者笔者善用"四君子汤""四物汤""八珍汤""十全大补汤"等"九补"法方加减，为补益气血之主方，气血是身体的动力来源，气旺则百骸资之以生，血旺则百骸资之以养，形体得充，则百邪难入。乳岩是女性最常见的恶性肿瘤之一，男性乳腺癌较少发生。女子以肝为先天，肝主疏泄，性喜条达而恶抑郁，乳岩多以情志不畅，所愿不遂，肝失条达，气机不畅所致。气郁则血瘀，气滞则血瘀，气血互结于乳房而发病，见乳房胀痛、生气易怒、胸闷胁胀、口苦咽干、默默不欲饮食等症状，针对此类患者笔者善用"小柴胡汤""逍遥散"等"九补"法方加减，为疏肝解郁、理气养血之主方，功在化瘀消瘕，肝气疏则积自消。笔者善用半枝莲、白花蛇舌草、绞股蓝、山慈姑、蛇六谷等抗肿瘤药物为"一攻"以祛除体内邪气，其均为抗癌之要药，起到清热解毒，消痛散积，攻癌破坚的作用。九补加一攻，扶正祛邪，解毒攻癌，正胜邪却。

放疗是通过放射线杀灭肿瘤细胞，化疗是给予化学药物控制肿瘤细胞的增长，无论是放疗还是化疗，都会对人体的正常细胞组织产生一定的影响，有少部分化疗患者出现红细胞降低、血小板降低等副作用，笔者善用红参益气摄血、大补元气。有一部分乳岩的发生，是与体内雌激素分泌过高有关的，笔者认为当归中的化学成分具有雌激素活性，在一定程度上能够促进雌激素分泌，因此此类患者应该禁用当归等药物，避免肿瘤继续发展。

第一节　概述

一、中西医病名的认识

（一）中医定义的病名

1. 乳岩

乳岩属于中医病名，是指发生在乳房部的恶性肿瘤，相当于西医所说的乳腺癌，其临床特点是乳房肿块质地坚硬如石，表面凹凸不平，边界不清，活动度差，推之不移，按之不痛，常于皮肤及周围组织粘连，病久乳头溢血，肿块溃烂，脓血污秽恶臭，疼痛日增，晚期皮肤可见溃烂凸如泛莲或菜花，呈橘皮样改变。是女性最常见的恶性肿瘤之一。

南宋·陈自明在其所著《妇人大全良方》中首次提出"乳岩"之名，其云："若初起，内结小核，或如鳖、棋子，不赤不痛。积之岁月渐大，巉岩崩破如熟石榴，或内溃深洞，此属肝脾郁怒，气血亏损，名曰乳岩。"自此，后世多沿用此说。宋代东轩居士所著《卫济宝书》（公元 1171 年），第一次使用了"癌"字。但从上下文看，与恶性肿瘤并不完全相符，很可能指痈疽的一种。真正用"癌"字称恶性肿瘤见之文献者，当首推公元 1264 年杨士瀛所著的《仁斋直指方论》。

今人称恶性肿疡为癌者，其名古已有之矣。如北宋·东轩居士《卫济宝书·卷上》云："痈疽五发，一曰癌。"南宋杨士瀛《仁斋直指方论·卷二十二》云："癌者，上高下深，岩穴之状，颗颗累垂，裂如瞽眼，其中带青，由是簇头，各露一舌，毒根深藏，穿孔通里，男子多发于腹，女子多发于乳。"即其例也。然此所谓"上高下深，岩穴之状"之"癌"者，其名本以"岩"为义，而其字出亦正作"岩"耳。

癌之名义本为岩，而癌之名字初作岩者，乃以癌字从喦，而喦即岩字也。《说文·山部》："喦，山岩也。从山、品。"徐铉曰："从品，象岩厓连属之形。"《正字通·山部》云："喦，通岩。"是其义也。

盖癌之为状，"高突如喦顶"（肿物嶙峋之形）"烂深如喦壑"（溃烂下陷之象），一似凹凸参差之山石状，故癌之一名初即为岩（喦）也。如《格致余论·乳硬论》云："若夫不得于夫，不得于舅姑，忧怒郁闷，昕夕积累，脾气消阻，肝气横逆，遂成隐核，如大棋子，不痛不痒，数十年后方为疮陷，名曰奶岩，以其疮形嵌凹似岩穴也。"《疡科心得集·卷下》云："夫肾岩翻花者……初起马口之内，生肉一粒，如竖肉之状，坚硬而痒，即有脂水……渐至龟头破烂，凸出凹进，痛楚难胜，甚或鲜血流注。"即沿用其本义本字而名为岩（喦）者。《本草纲目·主治·痈疽》云："穿山甲：乳痈、乳嵓，炮研酒服。"（按：嵓，即喦字）亦仍用其本义本字而名为岩（喦）者也。

《外科正宗》对乳岩的症状描述较为详细，如说："聚结成核，初如豆大，渐若棋子，半年一年，二载三载，不疼不痒，渐渐而大，始生疼痛，痛则无解，日后肿如堆栗，或如覆碗，紫色气秽，渐渐溃烂，深者如岩穴，凸者若泛莲，疼痛连心，出血则臭，其时五脏俱衰，四大不救，名曰乳岩。"

2．其他病名

乳岩在中医文献中又称为"（乳）石痈""乳癌""妒乳""乳中结核""奶岩""石奶""乳石""石榴翻花发""乳栗"等。最早描述本病的记载见于《肘后备急方治痈疽妒乳诸毒肿方》。该病早期被称为"（乳）石痈"，指痈疽之至牢有根而硬如石者，出自《肘后备急方》卷五。后称为乳癌，意为癌之发于乳房部位，东轩居士《卫济宝书》："乳癌，四十岁以上愈四五，若腐漏者三年死。"《丹溪心法》中乳岩又名石榴翻花发。《疡科心得集》又名乳巖。

（二）西医定义的病名

乳腺癌属于西医学名称，是乳腺上皮细胞在多种致癌因子的作用下，发生增殖失控的现象。疾病早期常表现为乳房肿块、乳头溢液、腋窝淋巴结肿大等症状，晚期可因癌细胞发生远处转移，出现多器官病变，直接威胁患者的生命。

（三）临床表现

1．中医

初起乳中结成小核如豆大，渐渐大如棋子，不疼不痒，不红不热，经年累月，渐渐长大，始感疼痛，痛即不休，未溃时，肿如堆粟，或如覆碗，色紫坚硬。渐渐溃烂，污水渗出，时出臭血。溃烂深如岩穴，疮口边缘不齐，或高凸如莲蓬，疼痛连心。有的初起时乳房发生肿块，肿块中央按之富有弹性，多在未溃前发现乳窍流血，后期溃烂无脓而出血，疮口中央凹陷，边缘坚硬。也有初起时乳晕部位发红，出现丘疹，表面腐烂而渗出血水，此后乳头逐渐凹陷，四周坚硬，皮色紫褐，后期乳头溃烂，乳房内则有坚硬的肿块。以上3种，在病的过程中常可在患侧颈部和腋下部位发现肿大的硬块，并与周围组织粘连。

2．西医

（1）早期症状。早期乳腺癌的症状多不明显，常以乳房肿块、乳房皮肤异常、乳头溢液、乳头或乳晕异常等局部症状为主，由于表现不明显，非常容易被忽视。下面详细描述不同的典型表现。

（2）乳房肿块。乳房肿块是乳腺癌早期最常见的症状。将乳腺以十字交叉分区，肿块常位于外上象限，其次是内上及乳头乳晕区，下方较少。肿块大小不一，以2～3cm大小比较常见，多为单侧单发、质硬、边缘不规则、表面欠光滑、活动度较差、不易被推动。大多数乳腺癌为无痛性肿块，少数病例伴有不同程度的隐痛或刺痛。

（3）乳房疼痛。乳腺疼痛虽可见于多种乳腺疾病，但疼痛并不是乳腺肿瘤的常见症状，不论良性或恶性乳腺肿瘤通常总是无痛的。由于疼痛发生较少，乳腺癌不易被早期发现。在早期乳腺癌中，偶有以疼痛为症状，疼痛常表现为乳腺刺痛、胀痛、隐痛、钝痛或牵拉感，侧卧时尤甚。如癌周伴有乳腺囊性增生也可出现周期性疼痛。有研究显示，绝经后女性出现乳腺疼痛并伴有腺体增厚者，乳腺癌检出率将增高。当然，肿瘤伴有炎症时可以有胀痛或压痛。晚期肿瘤若侵及神经或腋淋巴结肿大压迫或侵犯臂丛神经时可有肩部胀痛。

（4）乳房皮肤异常。皮肤粘连：乳腺位于深浅两筋膜之间，浅筋膜的浅层与皮肤相连，深层附于胸大肌浅面。浅筋膜在乳腺组织内形成小叶间隔，即乳房悬韧带。乳房肿块常易侵犯周围局部组织，出现多种体征，当肿块侵及腺体与皮肤之间的韧带时，可使之收缩、变短，牵拉皮肤形成凹陷，状如酒窝，故称"酒窝征"。当肿瘤较小时，可引起极轻微的皮肤粘连，不易察觉。此时，需在较好的采光条件下，轻托患乳，使其表面张力增大，在移动乳房时多可见肿瘤表面皮肤有轻微牵拉、凹陷等现象。酒窝征在乳腺癌较早时即可出现，在患侧手臂上下活动时更为明显。如有此症状者应警惕乳腺癌可能，良性肿瘤很少有此症状。

皮肤浅表静脉曲张：肿瘤体积较大或生长较快时，可使其表面皮肤变得非常薄，可出现皮肤表浅静脉怒张。在液晶热图和红外线扫描时更为清晰，常见于乳腺巨纤维腺瘤和分叶状囊肉瘤。在急性炎症期、妊娠期、哺乳期的肿瘤也常有浅表静脉曲张。

皮肤发红：急、慢性乳腺炎时，乳腺皮肤可有红肿。但在乳腺癌中，肿瘤接近皮肤表面时局部皮温升高，皮肤可发红，主要见于炎性乳腺癌。由于其皮下淋巴管全为癌栓所占可引起癌性淋巴管炎，此时皮肤颜色淡红到深红，开始比较局限，不久扩展至大部分乳房皮肤，同时伴皮肤水肿、增厚、皮肤温度升高等。

皮肤水肿：由于乳腺皮下淋巴管被肿瘤细胞阻塞或乳腺中央区被肿瘤细胞浸润，使乳腺淋巴管回流受阻，淋巴管内淋巴液积聚，造成淋巴水肿，皮肤变厚，毛囊口扩大、深陷而显示"橘皮样改变"。在肥胖、下垂的乳房常见其外下方有轻度皮肤水肿，如双侧对称，乃因局部循环障碍所致；如为单侧，则要慎重，提防癌瘤可能。

皮肤破溃：肿瘤发展到晚期，肿块长大，可使皮肤隆起，如血供不足，随着皮肤发红、变薄，可发生破溃。患者常伴疼痛，有时剧痛难忍。由于创面有大量的坏死组织及血性分泌物渗出，患者常因此出现消瘦、贫血征象。若合并细菌感染，气味难闻。

皮肤结节：当癌细胞浸润到皮内生长，可在主病灶周围形成散在的皮肤硬性结节，即"皮肤卫星结节"。它是癌细胞沿淋巴管、乳腺导管或皮下筋膜梁索直接浸润于皮肤所致。卫星结节可单个或数个，后者多呈分散分布。

铠甲癌：数个皮肤结节融合成片，覆盖整个患侧胸壁，并可延及腋窝至背部，甚至可超过胸骨中线，延伸到对侧胸壁。厚硬成板块的皮肤好似古代士兵所穿的铠甲，故称为铠甲癌。

（5）乳头、乳晕异常。当肿块侵犯乳头或乳晕下区时，可因牵拉乳头，使其凹陷、偏向，甚至完全缩入乳晕后方。乳腺癌患者若有乳头异常改变，通常表现为乳头回缩或乳头溃烂。

乳头回缩及朝向改变：当肿瘤侵及乳头或乳晕下区时，乳腺的纤维组织和导管系统可因此而缩短，牵拉乳头，乳头扁平、回缩、凹陷、朝向改变，直至完全缩入乳晕下，看不见乳头。乳腺癌所致的乳头下陷与先天性乳头内陷不同。后者经常可用手牵拉提出，而乳腺癌所致的乳头回缩不可能被拉出，而且凹陷的乳头下或周围可扪及肿块。乳腺癌患者患侧乳头常较健侧高。可能发生于早期乳腺癌，但有时也是晚期体征，主要取决于肿瘤的生长部位。当肿瘤在乳头下方或附近时，早期即可出现；若肿瘤位于乳腺深部组织中，距乳头较远时，出现这一体征通常已是晚期。

乳头的湿疹样改变：特殊类型的乳腺癌，如乳头湿疹样癌，表现为单侧乳头、乳晕及其周围皮肤瘙痒，出现红色斑片状湿疹样外观，乳头上皮增厚，表面多有渗出结痂或角化脱屑，揭去痂皮可见鲜红糜烂面，经久不愈，严重时可形成溃疡。当整个乳头受累后，可进一步侵及周围组织，随着病变的进展，乳头可因之而整个消失。部分患者也可先出现乳腺肿块，尔后出现乳头病变。

（6）乳头溢液。部分乳腺癌患者在非生理状态下（如妊娠和哺乳期），单侧乳房可出现乳头溢液，溢液可以是无色、乳白色、淡黄色、棕色、血色等。液体的性质多为血性、血清样、浆液性、脓性、乳汁样或水样。其中浆液性、水样和乳汁样溢液较为常见，血性溢液只占溢液病例的 10％；病变位于大导管时，溢液多呈血性；位于较小导管时，可为淡血性或浆液性；如血液在导管内停留过久，可呈暗褐色；导管内有炎症合并感染时，可混有脓汁，液化坏死组织可呈水样、乳汁样或棕色液；乳腺导管扩张症液体常为浆液性。血性溢液大多由良性病变引起，有少数乳腺癌亦可呈血性。生理性乳头溢液多为双侧性，其溢液常呈乳汁样或水样。溢液量可多可少，间隔时间也不一致。

（7）区域淋巴结肿大。腋窝淋巴结肿大：当乳腺癌发生癌细胞脱落时，可侵犯周围淋巴管，并向其局部淋巴引流区转移。初期患者多表现为同侧腋窝淋巴结肿大，较难触及，肿大的淋巴结尚可活动。随后，淋巴结常由小逐步增大，数目由少逐步增多；起初，肿大的淋巴结可以推动，最后相互融合固定。转移病变一般是累及胸肌外侧淋巴结，触之多较硬，不规则，活动度欠佳。当病情继续发展时，乳腺癌还可通过前胸壁和内乳淋巴网的相互交通，向对侧腋窝淋巴结转移，发生率约为 5％。晚期乳腺癌尚可有对侧锁骨上淋巴结转移的迹象。

肿大的淋巴结如果侵犯、压迫腋静脉常可使同侧上肢水肿；如侵及臂丛神经时常常引起肩部酸痛。检查腋窝淋巴结时，应使患侧上肢尽量放松，这样才可扪及腋顶。若能触及肿大淋巴结尚需注意淋巴结的数目、大小、质地、活动度及其表面情况，以和炎症、结核相鉴别。如果乳房内未及肿块，而以腋窝淋巴结肿大为第一症状而来就诊的比较少，当腋窝淋巴结肿大，病理证实是转移癌时，除仔细检查其淋巴引流区外，尚要排除肺和消化道的肿瘤。若病理提示是转移性腺癌，要注意"隐匿性乳腺癌"可能。

锁骨上淋巴结：转移淋巴结多位于左侧锁骨上窝或右侧锁骨上窝，病灶较硬，一般较小。

内乳淋巴结：转移常不显著，术前无确诊的方法，只有肿瘤生于乳房内半部时，则在超根治于手术时才能发现。

（8）伴随症状。乳腺癌患者中晚期会出现恶病质的表现，可伴有食欲不振、厌食、消瘦、乏力、贫血及发热等症状。部分患者可因转移出现转移灶的症状，以肺、胸膜、骨、肝、脑为主。

二、流行病学

乳腺癌常被称为"粉红杀手"，其发病率位居女性恶性肿瘤的首位，男性乳腺癌较为少见。随着医疗水平的提高，乳腺癌已成为疗效较佳的实体肿瘤之一。

据 2018 年国际癌症研究机构（IARC）调查的最新数据显示，乳腺癌在全球女性癌症中的发病率为 24.2%，位居女性癌症的首位，其中 52.9% 发生在发展中国家。在我国，乳腺癌的发病率呈逐年上升趋势，每年有 30 余万女性被诊断出乳腺癌。在东部沿海地区及经济发达的大城市，乳腺癌发病率上升尤其明显。从发病年龄来看，我国乳腺癌发病率从 20 岁以后开始逐渐上升，45～50 岁达到高值。随着新的治疗策略和方法的普及，全球乳腺癌的死亡率逐步下降。然而，在中国特别是在广大的农村地区，乳腺癌的死亡率下降趋势并不显著。国际癌症研究机构数据显示，2020 年全球有 210 万乳腺癌新发病例和近 70 万人死于乳腺癌。

2022 年 11 月，美国癌症协会、埃默里大学、威尔·康奈尔医学院的学者联合更新发表了《2022 年乳腺癌数据统计》，包括发病率、死亡率、生存率和乳腺钼靶筛查数据。研究显示，过去的 40 年中乳腺癌发病率呈上升趋势；近年来（2010—2019 年）发病率每年增加 0.5%，主要是早期乳腺癌和激素受体阳性乳腺癌增加为主。相反，虽近年来乳腺癌死亡率下降幅度较既往减缓（2011—2020 年每年下降 1.3%，2002—2011 年每年下降 1.9%），但自 1989 年死亡率稳步下降。总之，过去 30 年里（1989—2020年）乳腺癌死亡率下降了 43%，这意味着挽救了 46 万人的生命。

三、现代文献研究进展

乳腺癌是威胁女性健康较严重的恶性肿瘤之一。随着医学的发展，国内外科学家致力于研究出治疗乳腺癌的最佳方法。其中晚期乳腺癌难以治愈，面临巨大的临床需求。系统治疗是晚期乳腺癌的主要治疗手段，近年来随着新药研发加快，晚期乳腺癌（MBC）临床进展突飞猛进，临床证据的更新和临床诊疗路径也随之快速发生变化，值得注意的是患者的预后得到了显著改善。

（一）晚期 HER2 阳性乳腺癌

1. 靶向 HER2 抗体药物进展

2021 年确立了曲妥珠单抗＋帕妥珠单抗＋多西他赛作为 HER2＋MBC 患者一线标准治疗地位。近年来，越来越多的世界证据进一步支持双靶向治疗带来的生存获益。来自中国台湾的一项荟萃分析显示，抗 HER2 抗体和 TKI 药物虽然都可以抑制 HER2 下游信号，但抗 HER2 抗体得益于具有抗体依赖的细胞介导的细胞毒性作用（ADCC）等免疫作用，能够更显著延长总生存，体现了抗体药物对 HER2＋MBC 的独特价值。而临床数据显示，因经济及可及性等因素的影响，既往中国抗 HER2 抗体的使用受到限制。随着新药批准加快和医保政策的落地，抗 HER2 抗体的应用水平以期逐渐提高。同时，随着我国生物类似药研发技术的不断成熟，如曲妥珠单抗生物类似药 HLX02 的成功上市，也将进一步提高抗 HER2 靶向药物的可及性。

于此同时，抗 HER2 抗体也在给药方式方面进行优化。最近发表的研究验证了固定剂量皮下给药曲妥珠单抗＋帕妥珠单抗与静脉内用药具有相似的药代动力学和临床疗效，且更加便捷。该剂型已在美国获批上市，期待其在国内早日获批造福更多患者。此外，在三阳性乳腺癌患者的优化治疗选择上，中国学者发表的研究显示曲妥珠单抗联合内分泌治疗不劣于联合化疗的疗效，而且毒副反应更轻，生活质量更高，也再次验证了既往指南中对抗 HER2 联合内分泌的推荐。

2. 靶向 HER2 抗体偶联药物（ADC）药物进展

以往曲妥珠-DM1 偶联物（T-DM1）作为国际上 HER2＋MBC 的二线标准治疗。在 2021 年 ESMO 大会上公布的 DESTINY-Breast03 则将很快改变这一现状。其结果显示在 HER2＋MBC 二线治疗中，德喜曲妥珠单抗（T-DXd）的无进展生存时间（PFS）数据具有绝对优势，T-DXd 组的独立评估中位无进展生存期（PFS）尚未达到。此外，初步总生存期（OS）数据显示出 T-DXd 获益的强烈趋势。在 DESTINY-Breast03 公布后迅速被多个国际指南共识推荐作为新的二线标准，包括欧洲肿瘤内科学会（ESMO）MBC 指南、第 6 版晚期乳腺癌国际共识指南（ABC6 共识）和 NCCN 乳腺癌指南 2022 年第 1 版。刚刚结束的美国圣安东尼奥乳腺癌研讨会（SABCS）上还公布了 DESTINY-Breast03 脑转移亚组分析结果。在稳定脑转移的患者中，T-DXd 组和 T-DM1 组的中位 PFS 分别是 15.0 个月 vs 3.0 个月。颅内病灶评估结果显示 T-DXd 组 81％的患者颅内缩小超 30％，打破了既往认为大分子药物难以作用于脑转移的观念桎梏，提示 T-DXd 治疗在脑转移中的强大作用。

除 T-DXd 外，今年多个新型靶向 HER2-ADC 纷至沓来，将进一步为后线抗 HER2 治疗提供更多选择。同时，T-DXd 等靶向 HER2-ADC 也正在探索用于 HER2 低表达的疗效，值得期待。

3. 靶向 HER2 酪氨酸激酶抑制剂（TKI）药物进展

近年 SABCS 大会上公布了 OS 更新数据，显示吡咯替尼联合卡培他滨对比拉帕替尼联合卡培他滨，能够进一步带来 OS 的获益。其中吡咯替尼组的中位 OS 尚未达到。小分子 TKI 用于脑转移的数据获得持续关注，已经发表的研究证实了图卡替尼＋曲妥珠单抗＋卡培他滨方案在稳定性、活动性脑转移的疗效。今年公布的 NALA 研究的更新分析结果显示，泛 HER 家族抑制剂奈拉替尼＋卡培他滨也可对中枢神经系统（CNS）转移具有预防和治疗作用。ASCO2021 上公布的 PERMEATE 研究则提示吡咯替尼＋卡培他滨方案对于活动性脑转移的良好疗效。

（二）晚期 HR＋/HER2-乳腺癌

已经报道的临床研究数据已经证实了 CDK4/6 抑制剂作为 HR＋/HER2-乳腺癌患者的标准治疗。延长随访后报告的 OS 数据则进一步提供了有利的证据支撑。同时，在这一领域披露的更多新型靶向药物有望进一步克服内分泌耐药。

1. CDK4/6 抑制剂进展

2021 ASCO 和 ESMO 大会上，陆续公布了多个 CDK4/6 抑制剂更新的 OS 结果。总体来看，这些结果与既往结果一致证明了 CDK4/6 抑制剂用于 HR＋HER2-MBC 一线或二线治疗带来的 OS 获益。同时，首个国产原研的 CDK4/6 抑制剂 Dalpiciclib 的 DAWNA-1 研究结果也于今年 11 月在国际顶级期刊 Nature Medicine 上正式发表，结果显示 Dalpiciclib 可显著改善患者 PFS。Dalpiciclib 可以作为国内 CDK4/6 抑制剂新选择，将进一步提高药物可及性。此外，2021 年阿贝西利作为第一个纳入医保的 CDK4/6 抑制剂也将降低患者的经济负担。

2. PI3K-AKT-mTOR 信号传导通路阻断剂

多项研究证实 PI3K-AKT-mTOR 信号传导通路激活，与乳腺癌耐药有关。在 HR＋/HER2-ABC 患者中该信号通路发生突变激活的人群占 28%～46%，并且和不良预后相关。已经发表的 SOLAR-1 研究显示 Alpelisib 联合氟维司群可显著提高 PIK3CA 突变患者的中位 PFS。既往对于 CDK4/6 抑制剂经治后进展的患者的方案选择，尚缺少充足的临床证据。BYLieve 研究初步结果提示 Alpelisib 联合氟维司群用于 CDK4/6 抑制剂治疗进展后且具有 PIK3CA 突变的患者具有一定疗效，在一定程度上弥补了这部分的证据空白。

虽然过去一年 PI3K-AKT-mTOR 阻断剂取得了很多进展，但并不是所有这类药物都一帆风顺，SANDPIPER 研究和 IPATunity130 研究的失败提示这条通路还有很多未知需要进一步探索。

（三）晚期三阴性乳腺癌（mTNBC）

既往晚期三阴性乳腺癌是乳腺癌的治疗难点，近年来越来越的研究聚焦于此，也产生了很多有意义的结果，包括免疫治疗和新型 ADC 药物。

1. 免疫治疗进展

既往 IMpassion130 研究和 KEYNOTE-355 研究证实了免疫治疗联合化疗用于 PD-L1 阳性 mTNBC 一线治疗的价值。随后，IMpassion131 研究的失败再次增加了更多不确定的色彩。SAFIR02-BREAST IMMUNO 提示 PD-L1 单抗度伐利尤单抗维持治疗用于 mTNBC 的疗效。接受 6～8 个周期化疗未进展的 HER2-MBC 患者随机接受度伐利尤单抗或维持化疗。结果显示在总人群中，度伐利尤单抗未能改善 PFS。但探索性分析显示度伐利尤单抗可改善 TNBC 患者的 OS。

KEYNOTE-119 研究，探索帕博利珠单抗对比单药化疗用于 2～3 线 mTNBC 的疗效，但在意向治疗分析（ITT）人群和细胞程序性死亡-配体 1（PD-L1）人群中未能达到主要终点，进一步分析提示具有越高 PD-L1 表达的患者获益趋势越高。TAPUR 研究则探索了单药帕博利珠单抗用于高肿瘤突变负荷（HTMB）mTNBC 的初步疗效。提示对于既往经过多线治疗的晚期 mTNBC 且伴有 HTMB 的患者，单药帕博利珠单抗也是一种可选方案。

2. ADC 用于 mTNBC 进展

ASCENT 研究首次证明了 Trop-2 ADC 戈沙妥珠单抗可显著改善多线治疗耐药 mTNBC 患者的 PFS 和 OS，开起了新型 ADC 药物用于 mTNBC 的可能。随后多项不同靶点的 ADC 药物均在探索用于 mTNBC 的疗效和安全性，包括 SGNLVA-001、Da-to-DXd 和 HER3-DXd 等，正在进行的Ⅲ期临床研究同样值得期待。

3. 生物标志物分层治疗

三阴性乳腺癌具有很强的异质性，如何进行进一步分析或分类治疗一直在探索中。复旦大学附属肿瘤医院的研究提出了复旦分型，根据 TNBC 亚型和生物标志物分层，分配至不同的治疗方案，包括吡咯替尼＋卡培他滨、雄激素受体抑制＋CDK4/6 抑制剂、PD-1 抑制剂联合白蛋白紫杉醇、PARP 抑制剂、抗 VEGFR 药物、mTOR 抑制剂＋白蛋白紫杉醇等治疗。该研究为 TNBC 的精准治疗带来新的可能。

4. 中国三阴性乳腺癌胚系变异图谱

该研究利用复旦大学附属肿瘤医院 325 例三阴性乳腺癌患者全外显子测序数据，确定了中国人群三阴性乳腺癌种系变异谱，并分析了其生物学意义和临床意义。结果表明，中国三阴性乳腺癌患者具有独特的种系变异谱，并且显著影响肿瘤的临床特征和分子特征。综合种系与体细胞分析，有助于确定最可能受种系变异影响的三阴性乳腺癌患者，并有助于更精准地进行临床干预。该组中国患者 RAD51D 种系变异比例较高，可以作为治疗靶点，并用于指导三阴性乳腺癌的精准治疗。

（四）依维莫司降低绝经前激素受体阳性晚期乳腺癌进展和死亡风险

MIRACLE 研究力证依维莫司在绝经前激素受体阳性晚期乳腺癌中的临床价值。该研究是一项国内多中心、开放标签的Ⅱ期随机临床试验，入组了 199 例他莫昔芬进展的激素受体阳性 HER2 阴性晚期绝经前乳腺癌患者，其中依维莫司＋来曲唑组 101 例，来曲唑单药组为 98 例。来曲唑治疗进展后的患者，允许交叉接受依维莫司联合来曲唑治疗。其中大约有 88% 的患者存在继发或原发耐药。研究的主要终点是 PFS。研究结果显示，与单独接受来曲唑的患者相比，接受依维莫司联合来曲唑的患者获得更长的 PFS，可显著降低 36% 的疾病进展和死亡风险，证明依维莫司可以逆转来曲唑的耐药。

MIRACLE 研究是全球首个聚焦于绝经前激素受体阳性晚期乳腺癌 mTOR 抑制剂靶向治疗的临床试验，为依维莫司治疗中国绝经前乳腺癌患者提供了新的有力证据。

（五）免除环磷酰胺的化疗方案有利于年轻女性卵巢功能保护

SPECTRUM 研究是一项多中心非盲随机对照研究，于 2011 年 1 月—2016 年 12 月从全国 8 家医院入组 521 例雌激素受体阳性 HER2 阴性乳腺癌术后年轻女性患者（年龄中位 34 岁、四分距 31～38 岁），并按 1∶1 随机分为两组，其中 EC-wP 组（261 例）接受表柔比星＋环磷酰胺序贯每周紫杉醇的化疗方案，EP-wP 组（260 例）接受表柔比星＋紫杉醇序贯每周紫杉醇的化疗方案。全部患者化疗后原则上接受至少 5 年内分泌治疗，2 年后允许怀孕。

针对结果，意大利热那亚大学圣马蒂诺综合医院、美国哈佛大学达纳法伯癌症研究所发表同期评论：无环磷酰胺辅助化疗可能预防乳腺癌年轻女性的卵巢早衰和不育。因此，该前瞻研究结果首次证实，对于早期雌激素受体阳性 HER2 阴性乳腺癌术后年轻女性，无环磷酰胺辅助化疗方案的月经恢复率较高、无病生存率不低、总体生存率相似、妊娠成功率较高。

（六）GnRHa 用于乳腺癌化疗患者卵巢保护的中国证据

EGOFACT 研究是一项在上海交通大学附属第六人民医院和浙江省肿瘤医院进行的开放性临床随机试验，宗祥云教授团队首次前瞻性、随机对照地探讨了促性腺激素释放激素类似物（GnRHa）在中国乳腺癌化疗患者中的卵巢保护作用，提出了 GnRHa 的直接作用机制，并且为相关临床实践建立了一个可靠的 POI 量化指标——黄体生成素（AMH）＜0.5ng/mL。

入组患者为 18～49 岁的绝经前女性，患有可手术的Ⅰ～Ⅲ期乳腺癌。患者随机接受含 CTX 化疗±GnRHa（戈舍瑞林或亮丙瑞林）的（新）辅助治疗。主要研究终点是化疗后 12 个月的 POI 发生率，次要终点为总生存期（OS）和无瘤生存期（TFS）。

该研究表明，化疗联合 GnRHa 能够很大程度上减少卵巢功能损伤、保护卵巢储备以及促进卵巢功能恢复，提高 35 岁以下患者的无瘤生存率。并且本研究采用的 AMH 水平更具稳定性，且界定值经过严格的敏感性分析，提供了一个更简单、可靠的 POI 量化指标。EGOFACT 研究发现，在对绝经前乳腺癌患者进行化疗时给予 GnRHa 可降低 POI 风险，从而促进卵巢功能的恢复。

GnRHa 可以抑制乳腺癌的发展，提高绝经前乳腺癌患者的存活率，对年轻乳腺癌患者的卵巢功能有保护作用，并降低了化疗导致的早绝经期的风险，并提高化疗后月经恢复和妊娠率。

（七）无须手术治疗乳腺癌患者

2022 年 10 月 25 日，发表在 *The Lancet Oncology* 上的文章 *Eliminating breast surgery for invasive breast cancer in exceptional responders to neoadjuvant systemic therapy：a multicentre，single-arm，phase 2 trial*，评估了在接受化疗和放疗而无须手术后完全缓解的患者中乳腺癌复发的可能性。

结果表明，对新辅助化疗具有病理完全反应的早期乳腺癌患者可以跳过手术并接受标准放射治疗，疾病复发概率较低。随访的 31 名患者均对化疗有完全反应，在中位随访 26.4 个月后，没有一例乳腺肿瘤复发。这表明，在某些情况下，新药可以完全根除癌症，而且早期的结果表明，我们可以安全地消除这一选定的乳腺癌女性群体的手术。

第二节 诊断

一、中西医检查诊断

（一）中医检查诊断

1. 临床表现

发病年龄一般在 40~60 岁，绝经期妇女发病率相对较高。乳腺癌可分为一般类型乳腺癌及特殊类型乳腺癌。

（1）一般类型乳腺癌

一般类型乳腺癌常为乳房内触及无痛性肿块，边界不清，质地坚硬，表面不光滑，不易推动，常与皮肤粘连而呈现酒窝征，个别可伴乳头血性或水样溢液。后期随着癌肿逐渐增大，产生不同程度疼痛皮肤可呈橘皮样水肿、变色；病变周围可出现散在的小肿块，状如堆粟；乳头内缩或抬高，偶可见到皮肤溃疡。晚期出现乳房肿块溃烂，疮口边缘不整齐，中央凹陷似岩穴，有时外翻似菜花，有时渗紫红色血水，恶臭难闻。癌肿转移至腋下及锁骨上时，可触及散在、质硬无痛的核，以后渐大，互相粘连，融合成团，逐渐出现形体消瘦、面色苍白、憔悴等恶病质貌。

（2）特殊类型乳腺癌

炎性癌：临床少见，多发于青年妇女，半数发生在妊娠或哺乳期。起病急骤，乳房迅速增大，皮肤肿胀，色红或紫红，发热，但无明显的肿块。转移甚广，对侧乳房往往不久即被侵及，并很早出现腋窝部、颈骨上淋巴结肿大。本病恶性程度极高，病程较短，常于 1 年内死亡。

湿疹样癌：临床较少见，其发病占女性乳腺癌的 0.7%~3%。早期临床表现似慢性湿疮，乳头和乳晕的皮肤发红，轻度糜烂，有浆液渗出，有时覆盖着黄褐色的鳞屑状痂皮。病变的皮肤甚硬，与周围分界清楚。多数患者感到奇痒无比，或有轻微灼痛。中期为数年后病变蔓延到乳晕以外皮肤，色紫而硬，乳头凹陷。后期表现为溃后易于出血，逐渐乳头蚀落，疮口凹陷，边缘坚硬，乳房内也可出现坚硬的肿块。

2. 乳腺视诊

乳腺癌视察要在明亮的光线下进行，患者端坐，脱去上衣后将两侧乳房完全显露。观察两侧乳房的大小、形状、位置是否对称。乳房肿块较大时，可有乳房皮肤局限性隆起。皮下表浅部位的癌肿，由于侵犯 cooper's 韧带，可以出现"酒窝征"。观察两侧乳房的大小、形状、位置是否在同一水平线；是否有一侧乳头抬高或回缩；乳房表面有无凸起或凹陷，如有凹陷，可让患者两臂高举过头，或用手抬高乳房，是凹陷部分更为明显。观察皮肤有没有静脉曲张、水肿、发红及破溃。增长迅速的青春期腺纤维瘤或叶状囊肉瘤在乳房表面皮肤可出现静脉曲张。70%的炎性乳腺癌乳房皮肤呈暗红色，同时伴有橘皮样水肿。乳头受癌细胞侵犯时，乳头表面皮肤可能发生脱屑、糜烂、破溃等。

3. 乳腺触诊

医生进行规范查体，如进行浅表淋巴结的触诊或乳腺肿块触诊，患者也可以在科学指导下进行乳腺自查。触诊以前要先询问患者有没有乳腺疾病、家族有没有肿瘤史、月经婚姻史。患者立位与卧位相结合，根据需要选择。应先检查健侧乳房，再检查患侧，以便对比。正确的检查方法是四指并拢，用指腹平放在乳房上轻柔触摸，切勿用手指去抓捏，否则会将捏起的腺体组织误认为是乳腺肿块。其顺序是先触按整个乳房，然后按照一定顺序触按乳房的 4 个象限，内上、外上（不要遗漏腋尾部）、外下、内下象限，继而触按乳晕部，挤压乳头注意有无液体从乳窍溢出。最后触摸腋窝、锁骨下及锁骨上，检查区域淋巴结情况。如果肿物位置较深触及不清患者可以卧位；下垂的乳房或乳房较大时，检查者可用双合诊的方法进行检查。触诊时应注意以下几个问题：①发现乳房内有肿块时，应注意肿块的位置、数目、形状、大小、质地、边界、表面情况、活动度及有无压痛。②肿块是否与皮肤粘连，可用手指轻轻提起肿块附近的皮肤，以确定有无粘连。③检查乳房的时间最好选择在月经来潮的第 7～10 天，因为这段时间是乳房生理最平稳时期，如有病变容易被发现。④确定肿块的性质还需要结合年龄、病史及其他辅助检查结果。触诊的准确性取决于经验、手感、正确的检查方法等。

腋窝淋巴结、锁骨上下淋巴结的检查在乳房疾病诊断中也很重要。检查时医生与患者正对而立，用左手检查患者右侧，用右手检查患者左侧，并让患者将上臂靠近胸壁，前臂松弛放在检查者的手臂上。先查腋窝，再查锁骨上区域及锁骨下区域。腋下淋巴结区是乳腺的主要引流区域，也是乳腺癌最容易转移的部位，称为第一站淋巴结区。当乳腺癌肿块＞1cm 时，腋下淋巴结的转移率可高达 75％～80％。锁骨上淋巴结区为乳腺癌转移的第二站，如果乳腺癌患者发现锁骨上淋巴结转移，属于远处转移。检查锁骨上淋巴结时可以与患者对坐或站在患者的背后，沿锁骨胸骨端向胸锁乳突肌外缘顺序触摸，如触及肿大淋巴结，应注意其位置、数目、形状、大小、质地、边界、表面情况、活动度及有无压痛等。

触诊用于乳腺癌的初筛，判断初诊患者是否存在乳房异常迹象（如乳房肿块、乳房皮肤改变、乳头溢液等），以及淋巴结的情况。

4. 辅助检查

超声检查、钼靶 X 线片和磁共振等影像学检查是诊断乳腺癌的重要参考。典型的乳腺癌影像在超声检查可见实质性占位病变，形状不规则，边缘不齐，光点不均匀，血流丰富；钼靶 X 线片可见病变部位致密的肿块影，形态不规则，边缘呈现毛刺状或结节状，密度不均匀，或有不规则簇状钙化影；磁共振检查除观察肿块形态外，造影剂的使用更增加了影像诊断的准确性。病理检查是乳腺癌的最终确诊的依据。

（二）西医检查诊断

1. 超声波检查

乳腺超声是通过超声探头检查患者乳腺内部是否有病变，病变的大小、位置、血流以及是否有恶性的倾向。乳腺超声的检查比较简单，作为乳腺癌的初步筛查，使用率要高一些，检查的时候一般没有乳腺疼痛，是一种无创性检测方法，主要是利用超声波对乳腺检查，不具有放射性。年轻、妊娠、哺乳期妇女，可作为首选的影像学检查。超声可清晰显示乳腺的解剖层次，明确病灶位置。对乳腺囊性或实性肿块的鉴别有意义，乳腺良恶性病变的超声鉴别可在二维声像图基础上结合彩色多普勒观察血流情况，提高判断的准确性。

乳腺肿块内微小钙化、边缘毛刺征、纵横比大于1，癌症的可能性最大。通过半定量法和彩色扑灭技术，观察癌症血流峰值流速、彩色像素平均密度、血管平均密度，对鉴别良恶性肿瘤有很大帮助。穿入血管和MVD对乳腺癌的诊断具有较高的敏感性。

2. 乳腺磁共振（MRI）检查

乳腺磁共振是一种无放射性损伤的检查方式，具有良好的分辨率，能够三维立体观察乳房病变，对于乳房病变性质、病变范围都有极高的敏感度和较高的特异度，更好地显示病灶的大小、形态、位置及浸润范围，为疾病诊断和外科手术提供有价值的参考。

采用顺磁对比剂强化MIP乳癌重建显示率为100%。MRS强烈提示乳腺癌组织胆碱水平增高，水/脂肪比例明显大于正常组织，是诊断乳腺癌的重要标准。

3. CT检查

薄层扫描可发现直径0.2cm的癌灶，相关参数和乳腺癌增加的癌灶MVD密切相关。较好显示转移淋巴结情况。

4. X线检查

乳腺钼靶X线片是目前诊断乳腺疾病的首选检查方法，也是目前能检出临床尚不能触及的微小肿瘤的手段之一。乳腺钼靶就是通过X线进行检查，主要是了解乳腺内部钙化灶的问题，观察乳腺腺体结构、肿块、钙化情况，观察各种生理因素对乳腺结构的影响，具有一定的放射性，并不适用于短期反复进行检查。乳腺钼靶会受到仪器设备的限制，普及率并不是特别高，在检查时可能会导致乳腺有疼痛等症状，主要作为进一步协助诊断。

乳腺钼靶在分辨率上比较高，对乳腺癌钙化灶的检测最有优势，X线数字摄影有助于CAD。MWA和CMRP技术提高判断乳癌的可靠性。典型乳腺癌钼靶片表现为密度增高的肿块影，边界不规则，或有毛刺征，腺体结构扭曲，颗粒细小、密集的钙化等影像特征。

5. 红外热像图

通过数字化定量系统对乳癌热区温度进行温度量化分析，确定病变中心与周围组织的温差，判断肿块良、恶性。

6. 微创影像

对缺乏影像特征的微小病灶开展超声引导活检、3D-CE-PDU改善超声成像CT引导下活检定性。

7. 组织活检

乳腺癌诊断的金标准是组织活检的病理诊断。乳腺病理组织检查一般是指细针穿刺病理、粗针穿刺、手术切除标本等，采取的标本组织量依次增加。

组织活检用于疑似乳腺癌患者，影像学又不能明确的，可将肿块连同周围乳腺组织一同切除，做组织病理学检查。除了直接切除，还可以在超声引导下对肿块穿刺，取出少量肿块组织进行病理学检查。穿刺活检创面较小，但并不适合做，且穿刺的准确性可能会受到穿刺部位的影响。手术切除标本适合做术中冰冻病理，准确性较高，但需要进行手术切除，创面较大。有乳头溢液者，可做溢液涂片细胞学检查。乳头糜烂疑为湿疹样乳腺癌时，可做乳头糜烂部刮片或印片细胞学检查。

8. 乳腺癌肿瘤标志物检查

常见检查指标包括血清癌抗原 15-3（CA15-3）、血清癌胚抗原（CEA）、血清癌抗原 125（CA125）等，为确诊乳腺癌提供补充依据，及对术后复发、转移情况进行监控。

9. 免疫组化检查

常见的检查指标有 Ki-67、HER-2、ER、PR 等，用于确诊乳腺癌的分子类型，为后期治疗提供依据。ER、PR 阳性说明是激素依赖性乳腺癌，而 Ki-67、HER-2 阳性代表肿瘤的侵袭性高，容易复发转移。

二、鉴别诊断

（一）中医鉴别

1. 乳痈与炎性乳腺癌

（1）乳痈：乳痈相当于西医学的急性化脓性乳腺炎，是发生在乳房部的最常见的急性化脓性疾病。其临床特点是乳房结块，红肿热痛，溃后脓出稠厚，伴恶寒发热等全身症状。好发于产后 1 个月以内的哺乳妇女，尤以初产妇女为多见。发生于哺乳期的称"外吹乳痈"，占到全部乳痈病例的 90% 以上；发生于怀孕期（妊娠期）的称"内吹乳痈"；不论男女老幼，在非哺乳期和非妊娠期发生的称为"不乳儿乳痈"，临床少见。乳痈之名首见于晋代皇甫谧的《针灸甲乙经·卷十二·妇人杂病》："乳痈有热，三里主之。"古代文献中有称"妒乳""吹乳""乳毒"等。

诊断：初期乳房局部肿胀疼痛，乳汁排出不畅，或有结块；伴恶寒发热，头痛骨楚，或胸闷不舒，纳少泛恶，大便干结等。成脓期乳房结块逐渐增大，疼痛加重，或焮红灼热，同侧腋窝淋巴结肿大压痛；伴壮热不退，口渴喜饮，便秘溲赤；7～10d 成脓。

辅助检查：血常规、C-反应蛋白（CRP）、脓液培养等检查有助于明确病情。B超检查有助于确定脓肿形成与否和脓肿的位置、数目和范围。

（2）炎性乳腺癌：炎性乳腺癌多见于青年妇女，尤其是在妊娠期或哺乳期。患乳迅速肿胀变硬，常累及整个乳房的 1/3 以上。病变部位皮肤颜色暗红或紫红色，皮肤肿胀，毛孔深陷呈橘皮样改变，局部不痛或轻压痛。同侧腋窝淋巴结明显肿大，质硬固定。一般无恶寒发热等全身症状，不化脓，抗炎治疗无效。疾病进展较快，预后不良。

2. 乳发与乳岩

（1）乳发：乳发相当于西医学的乳房部蜂窝织炎或乳房坏疽，是发生在乳房且容易腐烂坏死的急性化脓性疾病。其临床特点是病变范围较乳痈大，局部焮红漫肿疼痛，迅速出现皮肉腐烂，病情较重，甚至可发生热毒内攻，多发生于哺乳期妇女。本病的发生多因火毒外侵，以及肝胃两经湿热蕴结乳房而成。乳痈火毒炽盛者亦可并发本病。

诊断：本病发病迅速，乳房部皮肤焮红漫肿，疼痛较重，毛孔深陷，伴见恶寒发热、苔黄、脉数。2～5天后皮肤湿烂，继而发黑溃腐，疼痛加重，伴见壮热口渴、舌苔黄腻、脉象弦数。若溃后腐肉渐脱，身热渐退，则疮口逐渐愈合。若正虚邪盛，毒邪内攻，可见高热神昏等症。

辅助检查：血常规显示白细胞总数及中性粒细胞比例明显增加。脓液或乳汁或血液细菌培养及药敏试验有助于选用抗生素。

（2）乳岩：发病年龄一般在40～60岁，绝经期妇女发病率相对较高。其临床特点是乳房肿块质地坚硬，凹凸不平，边界不清，推之不移，按之不痛，或乳头溢血，晚期可见溃烂凸如泛莲或菜花。是女性最常见的恶性肿瘤之一。

3. 粉刺性乳痈与乳岩

（1）粉刺性乳痈：粉刺性乳痈相当于西医学的浆细胞性乳腺炎、肉芽肿性乳腺炎、乳腺导管扩张症等，是发生于非哺乳期和非妊娠期妇女的慢性化脓性乳腺疾病。其临床特点是常有乳头凹陷或溢液，化脓溃破后脓液中夹有粉刺样物质，易反复发作，形成瘘管，经久难愈，全身症状较轻。历代文献中并无与之相符的疾病记载。1985年顾伯华主编的《实用中医外科学》中首次提出了"粉刺性乳痈"的病名。

诊断：本病单侧乳房发病多见，也可双侧发病。偶见男性。病变呈慢性经过，病程长达数月或数年。部分患者伴有先天性乳头全部或部分凹陷，并有白色带臭味的粉刺样分泌物或淡黄色油脂样分泌物。本病临床表现复杂多样，常见以下症状：

乳头溢液：乳头溢液可以是本病早期的一种表现。多表现为间歇性、自发性，并可持续较长时间。溢液性状多为浆液样，也有乳汁样、脓血性或血性，数量或多或少。先天性乳头凹陷者乳窍多有粉刺样物分泌，并带有臭味。

乳房肿块：乳房肿块是本病最为常见的表现。往往起病突然，发展迅速。乳房局部疼痛不适，有刺痛或钝痛，并发现肿块。肿块大小不等，肿块形状不规则，质地硬韧，表面可呈结节样，边界欠清，常与皮肤粘连，但无胸壁固定，可推移。继则肿块局部可出现红肿热痛，红肿范围迅速扩大，形成脓肿；有的乳房皮肤水肿，呈橘皮样变。可伴患侧腋下淋巴结肿大、压痛。一般无发热等全身症状。也有部分患者一直以乳房肿块为主诉，持续数年而始终无明显的红肿表现。

乳瘘脓肿：自溃或切开后，脓液夹有粉刺样物，常形成与乳头孔相通的瘘管，经久不愈，反复发作。

辅助检查：乳腺超声和磁共振检查有助于明确诊断，判断病变范围。一般脓液培养提示无细菌生长。乳腺病灶空心针穿刺组织病理学支持非特异性炎症性病变。

（2）乳岩（乳腺癌）：粉刺性乳痈在急性炎症期易误诊为炎性乳腺癌。炎性乳腺癌多见于妇女妊娠期及哺乳期，乳房迅速增大，发热，皮肤呈红色或紫红色弥漫性肿胀，无明显肿块，同侧腋窝淋巴结明显肿大，质硬固定。病变进展迅速，预后不良，甚至于发病数周后死亡。

4.乳痨与乳岩

（1）乳痨：乳痨相当于西医学的乳房结核，是发生在乳房部的慢性化脓性疾病，因其病变后期常有虚痨表现，故名乳痨。多见于20～40岁的已婚体弱妇女，并常有其他部位的结核病史。因溃后脓液稀薄如痰，故又名乳痰。其临床特点是肿块可一个或数个，质坚实，边界不清，多与皮肤粘连，肿块成脓时变软，溃破后形成瘘管，经久不愈。

诊断：本病初起乳中单个或数个结块，大小不等，边界不清，硬而不坚，推之可动，不痛或微痛，皮色不变，全身症状不明显。病情进展缓慢，数月后结块渐大，与皮肉相连，皮色不红或微红，肿块变软，形成脓肿；可有胸胁、腋下结块肿大；常伴潮热颧红、形瘦食少、夜寐盗汗等症。脓肿溃破后形成单个或数个溃疡，脓液稀薄呈败絮样，局部有潜行性空腔或窦道；伴身体瘦弱、潮热盗汗、食欲减退、神疲乏力等全身症状。

辅助检查：活动期血液红细胞沉降率加快，结核菌素试验呈阳性，脓液涂片可找到结核杆菌。必要时还可做病理切片检查，以明确诊断。

（2）乳岩：乳岩是乳房部恶性肿瘤，常见于40～60岁妇女，临床表现为乳房内无痛性肿块，逐渐增大，肿块坚硬如石，表面高低不平，出现溃疡呈菜花样，有恶臭味。针吸细胞学或病理切片检查可明确诊断。

5.乳癖与乳岩

（1）乳癖：乳癖相当于西医学的乳腺增生病，是乳腺组织的既非炎症也非肿瘤的良性增生性疾病。其临床特点是单侧或双侧乳房疼痛并出现肿块，乳痛和肿块与月经周期及情志变化密切相关。乳房肿块大小不等，形态不一，边界不清，质地不硬，活动度好。本病好发于25～45岁的中青年妇女，其发病率约占乳房疾病的75%，是临床上最常见的乳房疾病。历代文献中有"乳癖""乳中结核""乳痞"等病名。明代龚居中在《外科活人定本·卷二》中指出："乳癖，此症生于正乳之上，乃厥阴，阳明经之所属也……何谓之癖，若硬而不痛，如顽核之类。"首次将乳癖定义为乳房肿块。《医宗金鉴·外科心法要诀·胸乳部》称之为乳中结核，并阐述了其辨证论治，曰："初起气实者宜清肝解郁汤，气虚者宜香贝养荣汤。若郁结伤脾，食少不寐者，服归脾汤，外俱用木香饼灸法消之甚效。"

诊断：本病城市妇女的发病率高于农村妇女。社会经济地位高或受教育程度高、月经初潮年龄早、低孕产状况、初次怀孕年龄大、未哺乳和绝经迟的妇女为本病的高发人群。

乳房疼痛以胀痛为主，可有刺痛或牵拉痛。疼痛常在月经前加剧，经后疼痛减轻，或疼痛随情绪波动而变化，痛甚者不可触碰，行走或活动时也有乳痛。乳痛主要以乳房肿块处为甚，常涉及胸胁部或肩背部。有些患者还可伴有乳头疼痛和作痒，乳痛重者影响工作或生活。

乳房肿块可发生于单侧或双侧，大多位于乳房的外上象限，也可见于其他象限。肿块的质地中等或硬韧，表面光滑或呈颗粒状，活动度好，大多伴有压痛。肿块的大小不一，直径一般在1～2cm，大者可超过3cm。肿块的形态常可分为以下数种类型：

片块型肿块：呈厚薄不等的片块状、圆盘状或长圆形，数目不一，质地中等或有韧性，边界清，活动度良好。

结节型肿块：呈扁平或串珠状结节，形态不规则，边界欠清，质地中等或偏硬，活动度好。亦可见肿块呈米粒或砂粒样结节。

混合型肿块：有结节、条索、片块、砂粒样等多种形态肿块混合存在者。

弥漫型肿块：分布超过乳房3个象限以上者。乳房肿块可于经前期增大变硬，经后稍见缩小变软。个别患者可伴有乳头溢液，呈白色或黄绿色，或呈浆液状。乳房疼痛和乳房肿块可同时出现，也可先后出现，或以乳痛为主，或以乳房肿块为主。患者常伴有月经失调、心烦易怒等症状。

辅助检查：乳房超声检查、钼靶X线片有助于诊断和鉴别诊断。对于肿块较硬或较大者，可考虑做组织病理学检查。有研究发现，本病有一定的癌变倾向，尤其是有乳癌家族史的患者更应引起重视。

（2）乳岩：乳房肿块，多无疼痛，逐渐长大，肿块质地坚硬，表面高低不平，边界不整齐，常与皮肤粘连，活动度差，患侧淋巴结可肿大，后期溃破呈菜花样。

6. 乳疬与男性乳岩

（1）乳疬：乳疬相当于西医学的乳房异常发育症，是指男女儿童或中老年男性在乳晕部出现的疼痛性结块。其临床特点是乳晕中央有扁圆形肿块，质地中等，有轻压痛。《外科正宗·乳痈论》提出："男子乳疾与妇人微异，女损肝胃，男损肝肾。盖怒火房欲过度，以此肝虚血燥，肾虚精怯，血脉不得上行，肝经无以荣养，遂结肿痛。"

诊断：好发于50～70岁的中老年男性，10岁以前的女孩，13～17岁的男孩。乳房稍大或肥大，乳晕下有扁圆形肿块，一般发生于一侧，也可见于双侧，质地中等或稍硬，边缘清楚，活动良好，局部有轻度压痛或胀痛感。少数患者乳头有白色乳汁样分泌物，部分男性患者伴有女性化征象，如发音较高、面部无须、臀部宽阔、阴毛呈女性分布等特征。老年人或可有睾丸萎缩、前列腺肿瘤或肝硬化等。有些患者有长期使用雌性激素类药物史。部分患者肿块会自行消失。

实验室及辅助检查：针对可能病因进行肝功能、性激素等检测，乳房、卵巢、睾丸、前列腺等超声检查。

（2）男性乳岩：乳晕下有质硬无痛性肿块，并迅速增大，与皮肤及周围组织粘连固定，乳头内缩或破溃，血性乳头溢液，可伴有腋下淋巴结肿大质硬。必要时可做组织病理检查以确诊。

7. 乳核与乳岩

（1）乳核：乳核相当于西医学的乳腺纤维腺瘤，是指乳腺小叶内纤维组织和腺上皮的良性肿瘤。其临床特点是好发于 20～25 岁青年妇女，乳中结核，形如丸卵，边界清楚，表面光滑，推之活动。历代文献将本病归属"乳痞""乳中结核"等范畴。

诊断：肿块常单个发生，或可见多个在单侧或双侧乳房内同时或先后出现。肿块形状呈圆形或椭圆形，大小不一，边界清楚，质地坚实，表面光滑，与周围组织无粘连，活动度大，触诊常有滑脱感。肿块一般无疼痛感，少数可有轻微胀痛，但与月经无关。一般生长缓慢，妊娠期可迅速增大，应排除恶变可能。

辅助检查：超声检查可见肿块边界清楚和完整，有一层光滑的包膜，内部回声分布均匀，后方回声多数增强。钼靶 X 线片可见边缘整齐的圆形或椭圆形致密肿块影，边缘清楚，四周可见透亮带，偶见规整粗大的钙化点。

（2）乳岩：多发于 40～60 岁妇女，乳房肿块质地坚硬如石，表面高低不平，边界不清，活动度差，常与皮肤及周围组织粘连，皮肤可呈橘皮样改变，患侧淋巴结可肿大。必要时行活组织检查进行鉴别。

（二）西医鉴别

乳腺癌诊断时应与乳腺纤维腺瘤、慢性乳腺炎及脓肿、乳腺囊性增生病、炎细胞性乳腺炎、乳腺结核、乳腺恶性淋巴瘤等良性疾病相鉴别。

1. 乳腺纤维腺瘤

乳腺纤维腺瘤指腺上皮和纤维组织两种成分混合组成的良性肿瘤，好发于青年女性。除乳房肿块外，常无其他症状。肿块质硬，有弹性感，大多为圆形或椭圆形，形似橡皮球，表面光滑，边界清楚，活动度大，易推动，发展缓慢，不会伴发皮肤改变，无腋窝淋巴结肿大。组织病理学检查有助于鉴别。

2. 慢性乳腺炎及脓肿

慢性乳腺炎常有脓肿形成，触之为肿块，边缘不清，呈囊性感，可有轻压痛，与周围组织有轻度粘连感。

3. 乳腺囊性增生病

乳腺囊性增生病又名乳腺小叶增生症、纤维囊性病等，是指乳管及腺泡上皮增生伴有囊肿形成的良性疾病，发病率较高，常见于中年妇女。其典型症状为一侧或双侧周期性乳房胀痛和乳房肿块，与月经周期有关，月经前明显，月经后减轻。乳腺钼靶和超声检查有助于鉴别。

4. 浆细胞性乳腺炎

浆细胞性乳腺炎又称乳腺导管扩张症，是乳腺的一种慢性非细菌性炎症。多见于

30~40 岁的非哺乳期妇女。肿块常位于乳晕周围，质韧或硬，界线不清，乳房皮肤有不同程度的红、肿、热、痛，全身炎性反应轻微，可有皮肤粘连和乳头凹陷。60%以上浆细胞性乳腺炎呈急性炎症表现，肿块大时皮肤可呈橘皮样改变；40%的患者开始即为慢性炎症。常通过乳腺穿刺细胞学检查与乳腺癌进行鉴别。

5. 乳腺结核

乳腺结核是由结核杆菌所致乳腺组织的慢性炎症，局部表现为乳房内肿块，肿块质硬偏韧，部分区域可有囊性感。肿块边界有时不清楚，活动度可受限，可有疼痛，但无周期性。患者低热、盗汗，PPD 试验阳性。不典型结核者建议进行 B 超引导下穿刺，能够查到典型的干酪样坏死或找到结核菌。

6. 乳腺恶性淋巴瘤

乳腺恶性淋巴瘤表现为迅速增大的肿块，有时可占据整个乳房，肿块呈巨块或结节状、分叶状，边界清楚，质坚，有弹性，与皮肤及乳房等无粘连。

7. 乳管内乳头状瘤

乳管内乳头状瘤大多发生在 40~50 岁的妇女，75%发生在接近乳头的大乳管内，或发生在乳头附近与乳管相连的囊肿内，可单发也可多发。瘤体很小，但常带有绒毛及较多的薄壁血管，极易出血。临床多无疼痛，在非月经周期间自乳头溢出血性液体，肿块多摸不到，如果若扪查到肿块，多为几个毫米直径，位于乳晕区。乳瘤常呈圆形，质较硬，不与皮肤有粘连，可推动，轻压此肿瘤，即可有乳头血性溢液。

乳管内乳头状瘤为 6%~8%可癌变，故术前应做血管造影，以明确诊断。手术应切除彻底，以患病乳管及其周围腺体组织一并切除，以免后患。年龄较大的妇女，应做乳房单纯切除。

第三节　辨证论治

一、中医分型

1. 肝郁痰凝证

乳房部初起胀痛，引及两胁作胀，肿块皮色不变，质硬而边界不清；情志抑郁、沉默寡言或性情急躁，胸闷胁胀，口苦咽干，头晕目眩，或伴经前乳房作胀或少腹作胀；舌质红，舌苔薄白或薄黄，脉弦数。

2. 冲任失调证

乳房结块坚硬如石，表面不光滑；多见经期紊乱，素有经前期乳房胀痛，或提早绝经，大龄未婚或婚后从未生育或生育过多，或有多次流产史，或产后未哺乳；舌淡，苔薄，脉弦细。

3. 正虚毒盛证

乳房肿块扩大，溃后愈坚，渗流血水，状如山岩，形似莲蓬，淌水恶臭，不痛或剧痛，伴发热，便秘；精神萎靡，面色晦暗或苍白，饮食少进，心悸失眠；舌暗红或红绛、紫或有瘀斑，苔黄，脉强无力。

4. 气血两亏证

乳中结块溃烂，色紫暗，流水臭秽，或与胸壁粘连，推之不动，伴头晕耳鸣，神疲气短，面色苍白，夜寐不安。多见于癌肿晚期或手术、放化疗后，患者形体消瘦，面色萎黄或㿠白，头晕目眩，神倦乏力，少气懒言；术后切口皮瓣坏死糜烂，时流渗液，皮肤灰白，腐肉色暗不鲜；舌质淡，苔薄白，脉沉细弱。

5. 脾虚胃弱证

乳房结块，质硬不平，腋下有核，面色微黄，神疲乏力，纳少便溏。手术或放化疗后食欲不振，神疲肢软，恶心欲呕，肢肿倦怠，舌质淡，苔薄白，脉细弱。

除以上几种常见类型外，还可见到放化疗后胃阴虚，出现口腔烂、牙龈出血等症者。

二、西医分型

乳腺癌的分型有很多方法，目前国内采用的是病理组织分型方法和分子分型方法。

（一）病理组织分型

1. 非浸润性癌

又称为原位癌，是指病变仅局限于原发部位，未发生转移，可分为小叶原位癌、导管原位癌和乳头湿疹样乳腺癌，这种类型一般是属于早期，预后较好。

2. 浸润癌

指癌细胞发生浸润，并广泛侵犯周围组织，容易发生癌灶转移，又分为浸润性非特殊癌和浸润性特殊癌，判断预后需结合其他因素。

（1）浸润性非特殊癌：包括浸润性导管癌、浸润性小叶癌、硬癌、单纯癌等，这种类型一般分化比较低，预后较以上稍微差一些，它也是乳腺癌中最常见的类型，约占80%。

（2）浸润性特殊癌：包括乳头状癌、大汗腺癌、鳞状细胞癌、髓样癌、腺样囊腺癌、黏液腺癌等。这种变化类型一般也是比较高，预后也是比较好的一种。

（3）其他罕见癌：除上述常见的病理组织分型之外，还有一些罕见的乳腺癌，病理组织分型多源于肿瘤的镜下特征而非其生物学行为，如梭形细胞癌、印戒细胞癌等。

（二）分子分型

乳腺癌的分子分型就是采用免疫组织化学染色法对乳腺癌细胞表面4种抗原的表达进行检测，然后根据检测的结果进行分型的方法。这4种抗原包括，雌激素受体（简称ER）、孕激素受体（简称PR）、HER-2抗原和KI67增殖抗原。根据这4种抗原的表达情况将乳腺癌分成4种分子类型。

1. LuminalA型

当ER、PR均为阳性，HER-2阴性，KI67低表达，即阳性率小于14%，称为LuminalA 型。LuminalA 型乳腺癌是最常见的一种分子亚型,也是预后最好的一种分子亚型,对内分泌治疗是有效的,治疗上只需要给予内分泌治疗即可。

2. LuminalB 型

当 ER 阳性,PR 阴性,HER-2 阳性,KI67 高表达,即阳性率大于 14%,称为 LuminalB 型。LuminalB 型乳腺癌对内分泌治疗也是有效的,预后要稍差于 LuminalA 型乳腺癌,需要化疗联合内分泌治疗。

3. HER-2 阳性型

当 ER、PR 均为阴性,HER-2 阳性是属于 HER-2 阳性型,也叫 HER-2 过表达型乳腺癌。HER-2 阳性型乳腺癌对赫赛汀等靶向治疗是有效的,它的治疗是化疗联合赫赛汀为主的靶向治疗。

4. 三阴性乳腺癌

如果 ER、PR、HER-2 都是阴性的,称为三阴性乳腺癌。三阴性乳腺癌是这 4 种分子分型中预后最差的一种类型,治疗手段少,对内分泌治疗、靶向治疗等传统疗法疗效不佳。仅化疗效果好。免疫治疗也是治疗三阴性乳腺癌非常重要的手段,PD-L1 抑制剂联合化疗已经证实在治疗三阴性乳腺癌方面疗效不错。

分子分型的意义在于,不同分子类型的乳腺癌患者的预后和术后化疗、放疗、内分泌治疗以及靶向治疗方案都不一样。分子分型可以将这 4 种类型的患者区别开来,选择不同的治疗方案,做到精准治疗。

三、临床分期

乳腺癌的分期称为 TNM 分期。T 是代表原发癌瘤,N 是代表区域淋巴结,M 是代表远处转移,TNM 分期用于描述原发肿瘤的大小,以及肿瘤向附近淋巴结或身体其他部位的扩散。

1. 原发肿瘤(T)

Tx:原发肿瘤无法评估。

T0:无原发肿瘤的证据。

Tis:原位癌。

T1:肿瘤最大径≤20mm。

T2:肿瘤最大径>20mm 且≤50mm。

T3:肿瘤最大径>50mm。

T4:不论肿瘤大小,直接侵犯胸壁和(或)皮肤(溃疡或皮肤结节)。仅仅真皮浸润不纳 T4 范畴。

2. 区域淋巴结(N)

(1)临床分期:

Nx:区域淋巴结无法评估(如已被切除)。

N0:无区域淋巴结转移。

N1：同侧Ⅰ、Ⅱ水平腋窝淋巴结转移，可活动。

N2：同侧Ⅰ、Ⅱ水平腋窝淋巴结转移，固定或融合；或有同侧内乳淋巴结转移临床征象，无腋窝淋巴结转移临床征象。

N3：同侧锁骨下淋巴结（Ⅲ水平腋窝淋巴结）转移，伴或不伴有Ⅰ、Ⅱ水平腋窝淋巴结转受累；或有同侧内乳淋巴结转移临床征象，并伴有Ⅰ、Ⅱ水平腋窝淋巴结转移；或有同侧锁骨上淋巴结转移，伴或不伴有腋窝或内乳淋巴结受累。

（2）病理分期（pN）：

pNx：区域淋巴结无法评估（如已被切除，或因病理研究未被切除）。

pN0：组织学检查无区域淋巴结转移。

pN1：微转移；或1～3个腋窝淋巴结转移；和（或）前哨淋巴结活检发现内乳淋巴结转移，但无临床征象。

pN2：4～9个腋窝淋巴结转移；或无腋窝淋巴结转移，但内乳淋巴结转移（有临床征象）。

pN3：≥10个腋窝淋巴结转移；或锁骨下淋巴结（Ⅲ水平腋窝淋巴结）转移；或同侧内乳淋巴结转移（有临床征象），并有≥1个Ⅰ、Ⅱ水平腋窝淋巴结转移；或>3个腋窝淋巴结转移，且前哨淋巴结活检发现内乳淋巴结微转移或宏转移，但无临床征象；或同侧锁骨上淋巴结转移。

3. 远处转移（M）

M0：无远处转移的临床或影像学证据。

M1：通过传统的临床和影像学方法发现的远处转移，和（或）组织学证实超过0.2mm的远处转移。

临床分期：

0期：TisN0M0。

ⅠA期：T1bN0M0。

ⅠB期：T0N1miM0、T1N1miM0。

ⅡA期：T0N1cM0、T1N1M0、T2N0M0。

ⅡB期：T2N1M0、T3N0M0。

ⅢA期：T0N2M0、T1N2M0、T2N2M0、T3N1M0、T3N2M0。

ⅢB期：T4N0M0、T4N1M0、T4N2M0。

ⅢC期：任何TN3M0。

Ⅳ期：任何T、任何NM1。

四、中医治疗

早期诊断是乳岩治疗的关键，原则上以手术治疗为主。中医药治疗是乳腺癌综合治疗的重要部分，对晚期患者，特别是手术后患者有良好的调治作用，对放化疗有减毒增效作用，可提高患者生存质量，或延长生存期。

（一）内治疗法

1．肝郁痰凝证

治法：疏肝解郁，化痰散结。

方药：神效瓜蒌散合开郁散加减。

常用瓜蒌、当归、白芍、柴胡、白术、茯苓、郁金、香附等。疼痛明显者，加乳香、没药。

2．冲任失调证

治法：调摄冲任，理气散结。

方药：二仙汤合开郁散加减。

常用仙茅、仙灵脾、知母、黄柏、白术、茯苓、柴胡等。月经紊乱者，加当归、丹参、香附、郁金等；肿块坚硬者，加莪术、石见穿、蜂房、半枝莲等。

3．正虚毒盛证

治法：调补气血，清热解毒。

方药：八珍汤加减。常用黄芪、白术、茯苓、当归、熟地黄、白芍、甘草等，酌加半枝莲、白花蛇舌草、石见穿等清热解毒之品。肿块溃破出血者，加茜草、仙鹤草等；心悸失眠者，加五味子、川芎、麦门冬、灵芝等。

4．气血两亏证

治法：补益气血，宁心安神。

方药：人参养荣汤加味。

常用人参、黄芪、白术、白芍、当归、熟地黄、远志、五味子等，酌加半枝莲、龙葵、白花蛇舌草等清热解毒之品。

5．脾虚胃弱证

治法：健脾和胃。

方药：参苓白术散或理中汤加减。

常用黄芪、党参、白术、茯苓、干姜、甘草等。恶心呕吐者，加半夏、竹茹；胃脘胀满者，加八月札、莱菔子；便溏者，加薏苡仁、怀山药等。

除以上几种常见类型外，还可见到放化疗后胃阴虚，出现口腔糜烂、牙龈出血等症者，治宜清养胃阴，方用益胃汤加减。

（二）外治疗法

适用于有手术禁忌证，或已远处广泛转移，不适宜手术者。初起用阿魏消痞膏外贴；溃后用海浮散或红油膏外敷；坏死组织脱落后改用生肌玉红膏、生肌散外敷。

（三）其他疗法

1．手术治疗、化疗、放疗

手术仍是乳腺癌治疗的首选方法，近年来手术范围渐趋缩小，辅助采用化疗、放疗可进一步提高疗效。正确掌握适应证、合理治疗依然十分重要。

2. 内分泌治疗和靶向治疗

分别适用于 ER、PR 阳性和 HER-2 阳性患者。前者主要有雌激素拮抗剂、芳香化酶抑制剂、LH-RH 类似物等。后者目前主要采用曲妥珠单抗治疗。

五、西医治疗

乳腺癌是一种恶性程度比较高的女性疾病，乳腺癌的治疗方式是根据疾病的具体分期、患者的自身状态来判断的，联合运用多种治疗手段，兼顾局部治疗和全身治疗，以提高疗效和改善患者的生活质量。早期乳腺癌基本上是以手术切除治疗为主，手术之后配合医生进行放疗或者化疗；如果是晚期乳腺癌患者，可以考虑保守治疗，比如药物治疗、介入治疗或者放射治疗等，若有转移需根据肿瘤转移情况进行治疗；另外乳腺癌的患者也可以进行内分泌治疗或者是进行生物化学疗法治疗。

（一）药物治疗

根据药物的作用机制不同，将药物治疗分为化学药物治疗、内分泌治疗（激素治疗）以及靶向治疗。

1. 化学药物治疗

简称化疗，是通过使用细胞毒性药物杀灭癌细胞的全身治疗手段，可分为辅助化疗和新辅助化疗。

（1）辅助化疗：指在手术后所做的全身化疗，目的在于杀灭手术无法清除的微小病灶，减少癌灶转移复发，提高患者生存率。适用于浸润性乳腺癌伴腋窝淋巴结转移者。对于腋窝淋巴结阴性而有高危复发因素者，也适合应用术后辅助化疗。

（2）新辅助化疗：指在实施局部治疗方法（如手术或放疗）前所做的全身化疗，以期先通过化疗使肿瘤缩小，再通过手术或放疗等治疗方法治愈肿瘤。此种方法适用于肿块较大（>5cm）、腋窝淋巴结转移、有保乳意愿但肿瘤大小与乳房体积比例大难以保乳等患者。

（3）化疗药物：治疗乳腺癌的化疗药物一般都是通过改变或抑制癌细胞的生化代谢过程，从而干扰癌细胞的繁殖，以蒽环类和紫杉醇类为主。

蒽环类药物：常见药物包括多柔比星、表柔比星、吡柔比星等。该类药物改变抑制癌细胞生化代谢过程，从而干扰癌细胞增殖，适用于肿瘤小于 2cm、淋巴结阳性、激素受体阴性、HER-2 阳性的患者。常见不良反应包括心脏毒性（多柔比星最严重）、骨髓抑制、消化道反应等。

紫杉类药物：常见药物包括紫杉醇、多西他赛等。该类药物通过改变抑制癌细胞生化代谢过程，从而干扰癌细胞增殖。常见不良反应包括骨髓抑制、过敏反应、皮肤反应（红斑）、胃肠道反应等。

其他：临床常用药物包括环磷酰胺、5-氟尿嘧啶，口服药物卡培他滨等。

2. 内分泌治疗

（1）内分泌治疗：通过去除或阻断激素的作用，以阻止癌细胞生长。与化疗相比，内分泌治疗具有疗效确切、毒性小、使用方便、无须住院、患者易于接受等优点，虽起效慢，但缓解期长，特别适合于激素受体（ER/PR）阳性的各期乳腺癌患者。

（2）内分泌治疗药物：

抗雌激素药物：常见药物包括三苯氧胺（又名他莫昔芬）、托瑞米芬等，可降低乳腺癌术后复发及转移，减少对侧乳腺癌的发生率。临床上适用于绝经前和绝经后妇女，常见副作用包括潮热、恶心、呕吐、静脉血栓形成、眼部副作用、阴道干燥或分泌物增多。

芳香化酶抑制剂：常见药物包括来曲唑、阿那曲唑、依西美坦等，可降低雌二醇，达到治疗乳腺癌的目的。临床上适用于绝经后妇女，治疗效果优于他莫昔芬，常见副作用以骨性病变为主，如骨质疏松、关节疼痛等。

其他：临床常用内分泌药物还包括黄体生成素释放激素类似物戈舍瑞林和亮丙瑞林，雌激素灭活剂氟维司群等。

3. 靶向治疗

靶向治疗是指手术以后应用特殊药物，针对乳腺癌特殊病理类型进行选择性杀灭，通过特异性干扰，进而阻断肿瘤生长的治疗手段，既可以消灭肿瘤，也可以减少不必要的组织、脏器损伤，副作用也相对来说较小。与化疗相比，其对正常细胞的影响较小，治疗过程中患者的耐受性较好，适用于 HER-2 阳性的乳腺癌患者。

（1）靶向治疗药物：主要药物有曲妥珠单抗、帕妥珠单抗、T-DM1（恩美曲妥珠单抗）、拉帕替尼、吡咯替尼等。根据病情不同，可分别与化疗联合或序贯，用于新辅助、辅助和晚期乳腺癌的治疗。有时也可与内分泌药物联合使用。其中曲妥珠单抗和帕托珠单抗，用于乳腺癌的辅助治疗及晚期一线治疗。拉帕替尼和吡咯替尼，用于晚期乳腺癌的二线治疗。

曲妥珠单抗：曲妥珠单抗是抗 HER-2 的单克隆抗体，它通过将自己附着在 HER-2 上来阻止人体表皮生长因子在 HER-2 上的附着，从而阻断癌细胞的生长，曲妥珠单抗还可以刺激身体自身的免疫细胞去摧毁癌细胞。本品适用于 HER-2 阳性的转移性乳腺癌，作为单一药物治疗已接受过一个或多个化疗方案的转移性乳腺癌；与紫杉醇或者多西他赛联合，用于未接受化疗的转移性乳腺癌患者；接受了手术，含蒽环类抗生素辅助化疗和放疗后的 HER-2 过度表达乳腺癌的辅助治疗。禁止用于儿童肌肉注射。

帕妥珠单抗：帕妥珠单抗（Pertuzumab，也被称作 2C4，商品名）是一种单克隆抗体。它是第一个被称作"HER 二聚化抑制剂"的单克隆抗体。通过结合 HER-2，阻滞了 HER-2 与其他 HER 受体的杂二聚，从而减缓了肿瘤的生长。

（二）放射治疗

1. 放射治疗

放射治疗是通过放射线杀灭癌细胞的局部治疗手段，常与外科手术或化疗搭配使用，以减少肿瘤转移及复发，提高患者生存率。一般放疗适用于晚期乳腺癌病情不稳定，术后存在肿瘤复发风险，以及病灶已经转移或者复发的患者。乳腺癌的放疗治疗，主要根据病情发展、综合治疗的进程等进行，包括术前放疗、术后放疗、复发放疗。

（1）术前放疗：术前放疗可降低癌细胞的活性，减小癌症复发与转移的概率，进而可以达到稳定病情、提高手术效果的目的。

（2）术后放疗：乳腺癌具有转移或者复发的可能性，通常乳腺癌患者术后需要配合放疗治疗，比如照射乳房、锁骨上部、腋窝附近等区域的淋巴结，以减少癌症病灶的复发与转移，改善患者的生存时间。

（3）复发放疗：放疗对于乳腺癌复发，以及癌细胞向锁骨上淋巴结转移等具有较好的治疗效果，可以尽可能减轻疼痛，提高患者的生存质量。

虽然放疗治疗较好，但手术治疗仍然是乳腺癌治疗的根本策略，建议符合乳腺癌手术指征的患者尽早进行手术治疗。

2．放疗适应证

（1）术前放疗适应证：①原发灶较大，估计直接手术有困难者。②肿瘤生长迅速，短期内明显增长者。③原发灶有明显皮肤水肿，或胸肌粘连者。④腋淋巴结较大或与皮肤及周围组织有明显粘连者。⑤应用术前化疗肿瘤退缩不理想的病例。⑥争取手术切除的炎性乳腺癌患者。

（2）术后放疗适应证：①单纯乳房切除术后。②根治术后病理报告有腋中群或腋上群淋巴结转移者。③病理证实乳内淋巴结转移的病例（照射锁骨上区）。④根治术后病理证实转移性淋巴结占检查的淋巴结总数一半以上或有 4 个以上淋巴结转移者。⑤原发灶位于乳房中央或内侧者做根治术后，尤其有腋淋巴结转移者。

（3）保留乳房术后放射治疗：①乳腺单发病灶，最大径≤4cm。②乳房大小适中。③腋窝淋巴结无转移或有单个活动的肿大淋巴结。④患者自愿。

3．放疗方法

（1）常规体外照射：乳腺癌放射治疗分为根治或改良根治术后放射治疗和保留乳腺的术后放射治疗，其中保留乳腺的术后放射治疗又分为体外放射治疗和插植放射治疗。

放射源：淋巴引流区的照射应以 ^{60}Coγ 射线或高能 X 射线和适当能量的电子线混合或单用电子线照射。乳腺或胸壁切线照射可采用高能 X 射线或 ^{60}Coγ 射线，可用半束照射。

照射范围及技术：患者仰卧于乳腺放射治疗专用托架上，患侧上肢上举固定，头偏向健侧。

①乳房切线照射：乳房切线照射分内外两个切线野加楔形板，上界在第 2 肋间（设锁骨上野时）或平胸骨切迹处（不设锁骨上下野时），下界在乳腺下沟下 1.5～2.0cm，内切界可设在中线（不包括内乳区时）或过中线向健侧 3cm（包括内乳区时），或与内乳野邻接。外切界在腋中线水平，切线深度包括乳腺底部胸壁和部分肺组织，切肺深度

一般要求在 3cm 之内，切线野的高度要超过乳头 2cm 以上。②内乳区照射：内界在胸骨中线，上界与锁骨野下界相连，下界达第 4 肋上缘，野宽 5cm。③锁骨上下野照射：上界平环甲膜，下界平第 2 前肋，内界沿胸锁乳突肌内缘下达胸廓入口沿中线向下，外界在肱骨头内缘。为了避开脊髓和喉头，照射右侧时机架角为 5°～10°；照射左侧时机架角为 350°～355°。

分割方式和照射剂量：区域性淋巴结预防性照射时，每次 1.8～2.0Gy，每日 1 次，每周 5 次，参考点剂量为 50Gy/25～28 次/5～5.5 周。胸壁照射可用适当能量的电子线照射，亦可用 ^{60}Coγ 射线或高能 X 线做切线照射。预防量 50～55Gy/25～28 次/5～6 周。保留乳房术后照射乳房时，内外切线野同照，每次 1.8～2.0Gy，每日 1 次，每周 5 次，中平面剂量为 45～50Gy/23～25 次/5 周，然后缩野采用适当能量的电子线对瘤床追加照射 10～15Gy。

瘤床追加野的设计：可采用 B 超、CT 或 MRI 定位，或根据术前钼靶片及术中放置银夹定位。对于无以上资料者，建议沿切口外放 3cm。

（2）组织间插植放射治疗：对切缘阳性拒绝再手术者，或肿瘤位置较深者，可采用 192Ir 插植放射治疗。

（三）手术治疗

手术治疗仍是乳腺癌患者的首选治疗方案，术式有多种，对其选择尚乏统一意见，总的发展趋势是尽量减少手术破坏，在设备条件允许下对早期乳腺癌患者尽力保留乳房外形，无论选用何种术式，都必须严格掌握以根治为主，保留功能及外形为辅的原则。全身情况差、主要脏器有严重疾病、老年体弱不能耐受等患者禁忌使用手术治疗。手术方式的选择应综合评估乳腺癌分期和患者身体情况。

1. 保留乳房手术

手术切除范围为肿瘤及肿瘤周围 1～2cm 的组织。适用于早期乳腺癌，且有保留乳房需求的患者，肿瘤最大直径≤3cm，且术后能够保留适宜的乳房体积和良好的乳房外形的患者。

保乳术保留大部分乳房，可以提高生活质量，改善患侧上肢功能，减少手术并发症，同时获得与改良根治术的"传统"方法相同的长期生存率。

2. 全乳房切除术

手术切除范围为整个乳房，包括腋尾部及胸大肌筋膜。适用于原位癌、微小癌及年迈体弱不宜做根治术的患者。

3. 乳腺癌根治术和扩大根治术

乳腺癌根治术是将整个患病的乳腺连同癌瘤周围 5cm 宽的皮肤、乳腺周围脂肪组织、胸大肌、胸小肌和其筋膜以及腋窝、锁骨下所有脂肪组织和淋巴结整块切除，能较彻底地清扫局部癌肿组织及有癌转移的腋下淋巴结，基本达到局部治愈的目的，术后局部复发率较低。扩大根治术除上述范围外，还须切除胸廓内动静脉及周围的淋巴结。因切除范围太大，目前多已弃之不用。

4. 改良根治术

相对于根治术，此种方法的区别在于是否切除胸大肌和胸小肌。此种方法因保留的胸部肌肉，术后外观效果较好，是目前常用的手术方式。

（四）免疫治疗

免疫功能的强弱与肿瘤的发生发展相互制约，免疫治疗是近年来针对乳腺癌在内的所有恶性肿瘤的一种较为热门的治疗方式，不同于以往的生物治疗，其是用适当的方法增强或调整机体对肿瘤细胞的免疫应答反应，激活人体的免疫系统，依靠自身的免疫机能杀灭癌细胞和肿瘤组织，达到控制肿瘤细胞增长的一种治疗方式，有些可达到较为惊人的效果。通常化疗、内分泌治疗、靶向治疗只是针对肿瘤细胞，而免疫治疗在真正意义上是通过增强机体的免疫系统杀死肿瘤细胞的一种方式。所以免疫治疗有望成为继手术、放疗、化疗、靶向治疗后肿瘤治疗领域的一场新革新。

乳腺癌免疫治疗分为主动免疫治疗和被动免疫治疗，主动免疫治疗目前仍在研究阶段，被动免疫治疗是目前临床上常用的免疫治疗方式。

1. 主动免疫治疗

通过激活乳腺癌患者自身的免疫功能，使其主动控制和杀伤肿瘤细胞，如肿瘤细胞疫苗、多肽或蛋白疫苗，目前仍然在研究阶段。

2. 被动免疫治疗

被动免疫治疗是向乳腺癌患者输注具有抗肿瘤作用的各种免疫效应细胞、细胞因子或抗体，直接杀伤肿瘤或激发体内抗肿瘤反应，达到治疗肿瘤的目的。临床上常用的是抗体靶向免疫治疗，常用的药物有曲妥珠单克隆抗体、帕妥珠单克隆抗体等，适用具有高复发风险的 HER-2 阳性早期乳腺癌患者的辅助治疗，通过静脉用药进行治疗，特异性强，敏感性高。

乳腺癌发病率稳步上升，但死亡率却有所下降，这归因于乳腺癌早期诊断以及手术技术和放化疗水平的提高。此外，新的靶向药物治疗也显著地提高了乳腺癌患者的生存期。对于肿块较大不宜行保乳手术治疗的患者，术前可辅助化疗、HER2 靶向治疗或激素治疗减轻肿瘤负荷，为保乳手术创造条件。局部晚期乳腺癌患者，在接受根治性乳房切除术前最好辅助化疗。对于有红斑和水肿症状的炎性乳腺癌患者，最佳的治疗就是术前辅助化疗，然后根据情况选择手术或放疗。晚期乳腺癌选择化疗的主要目的是减轻患者症状、控制疾病进展、提高生存期。在化疗方案的选择上，还应注意化疗所引起的毒副作用，最大限度地降低治疗的毒性。转移性乳腺癌仍然无法治愈，但可通过治疗提高患者生存期和生活质量。

第四节 预防与调护

一、并发症

1. 术后最常见的并发症

皮瓣下积血、皮缘坏死、皮下积液、上肢淋巴水肿等。

2. 化疗常见的并发症

胃肠道反应（如恶心、呕吐）、骨髓抑制、心脏毒性、严重脱发、口腔黏膜出血、免疫力低下等。

3. 放疗常见的并发症

皮肤损伤、皮下组织纤维化、乳房纤维化、放射性肺炎等。

4. 中晚期

部分中晚期患者可发生肿瘤转移，会出现恶病质的表现，伴有食欲不振、厌食、消瘦、乏力、贫血及发热等症状，以转移到肺、胸膜、骨、肝、脑为主。

（1）肺及胸膜转移：肺是乳腺癌常见的转移部位，常表现为双侧多发性结节。患者可出现咳嗽、呼吸困难、咯血、胸痛等症状。胸膜转移主要表现为咳嗽、疲乏、虚弱、呼吸困难，部分患者有胸痛。

（2）骨转移：骨转移最易受累的部位依次为脊柱、肋骨、骨盆及长骨，亦可出现在肩胛骨、颅骨等部位，主要表现为骨痛、高钙血症、碱性磷酸酶升高、乳酸脱氢酶升高等。

（3）肝转移：肝转移灶较小时，并无特殊症状，当肿块较大，或范围较广时可出现肝大、肝区疼痛、食欲下降、腹胀等，晚期可出现黄疸、腹水等症状。

（4）脑转移：脑转移主要表现为脑膜及脑实质转移。脑实质转移的临床表现主要有颅内压增高，表现为头痛、呕吐和视神经乳头水肿，可出现癫痫发作。脑膜转移主要表现有脑膜刺激征、颅神经受累、颅内压增高等。

二、预防

乳腺癌是女性第一高发的恶性肿瘤，乳腺癌的病原包括吸烟、肥胖、有家族史或遗传因素等，乳腺癌的预防需针对病因，具体如下。

（1）注意饮食，肥胖是诱发乳腺癌的危险因素之一。合理的饮食习惯，包括控制动物脂肪和动物蛋白的摄入量，少食高盐食物，适当摄取植物性的脂肪，同时也要限制烟熏食品、罐头食品的摄入，一定要多吃生鲜的食品，增加膳食纤维等，多食用谷类、蔬菜及豆类，保持身体在合适的体重范围内。

（2）避免吸烟和饮酒，吸烟会引起多种癌变，乳腺癌也不例外。同时饮酒跟乳腺癌也有一定的关系。

（3）穿着，有的女性朋友喜欢穿文胸，文胸穿得太紧了，长时间的穿戴可能会影响局部的淋巴液回流，不能及时排出有害的物质，导致正常的细胞发生癌变。

（4）适当的运动，通过运动可以控制体重、减肥，另外，通过运动可以使女性维持在合适的激素水平。

（5）远离电离辐射，乳房对于电离辐射还是很敏感的，所以要远离电子辐射。

（6）不滥用外源性的激素，长期使用含有雌激素的化妆品，长期服用避孕药，更年期的女性用雌激素替代，都会增加乳腺癌的风险。

（7）提倡适龄婚育，不做人工流产，提倡母乳喂养，晚婚、流产都是诱发乳腺癌的危险因素。

（8）要定期体检，排查家族史或遗传基因。如果有乳腺疾病，要积极治疗乳腺的疾病，不乱用外源性的雌激素药物。

（9）经常按摩乳房，轻轻按摩乳房，可使过量的体液再回到淋巴系统。按摩时，先将肥皂液涂在乳房上，沿着乳房表面旋转手指，画约一个硬币大小的圆，然后用手将乳房压入再弹起，这对防止乳房不适很有好处。

（10）要建立良好的生活方式，调整好生活节奏，保持心情的愉悦。

（11）适当体育锻炼，积极参加社会的活动，减少精神紧张等心理因素，保持心态平和。

第五节　医案

一、笔者医案

韩某案

患者：韩某，女，34 岁，2022 年 10 月 28 日初诊。

主诉：乳腺癌术后 2 个月。

初诊：患者乳腺癌术后 2 个月，化疗 1 个疗程，现倦怠乏力，食欲不振，胃脘痞闷，嗳气，面部痤疮，胸闷气短，睡眠易醒，醒后难以入睡，失眠多梦。

体格检查：舌暗有瘀斑伴齿痕，脉沉细。

辅助检查：①肝功能十一项＋肾功能检测：总胆红素 4.38×μmol/L↓、γ-谷氨酰转肽酶 59.47μ/L↑、尿酸 357.63μmol/L↑。②血常规：白细胞数目 28.37×10^9/L↑、中性粒细胞数目 24.95×10^9/L↑、单核细胞数目 1.5×10^9/L↑。

西医诊断：乳腺癌术后 2 个月。

中医诊断：乳岩（肝气犯胃，脾胃不和）。

治法：疏肝理气，健脾开胃。方拟为小柴胡汤合参苓白术散加减。

处方：柴胡 15g，清半夏 10g，生姜 10g，大枣 30g，黄芩 10g，党参 15g，茯苓 25g，麸炒白术 20g，陈皮 15g，木香 10g，砂仁 15g，焦山楂 20g，炒麦芽 20g，焦六神曲 20g，半枝莲 15g，白花蛇舌草 20g，绞股蓝 20g，山慈姑 10g，蛇六谷 20g。

14 剂，每日 2 次

2022 年 11 月 14 日复诊

服药 14 剂后，患者病情好转，现乏力见好，食欲见好，偶有夜热早凉。舌红少苔，脉细数。11 月 3 日复查肝功能十一项＋肾功能检测：总胆红素、尿酸均正常，γ-谷氨酰转肽酶仍高。血常规：各项指标均正常。疏肝理气，滋阴清热，原方加减后继续口服。

处方：柴胡 15g，大枣 30g，黄芩 10g，党参 15g，茯苓 25g，麸炒白术 20g，陈皮 15g，焦山楂 20g，炒麦芽 20g，焦六神曲 20g，半枝莲 15g，白花蛇舌草 20g，绞股蓝 20g，山慈姑 10g，蛇六谷 20g，厚朴 15g，白芍 20g，知母 20g，鳖甲 20g，青蒿 15g，地骨皮 15g。

14 剂，每日 2 次

2022 年 11 月 25 日三诊

服药 14 剂后，患者病情好转，复查肝功能十一项＋肾功能检测：总胆红素、尿酸均正常，γ-谷氨酰转肽酶接近正常值。血常规：各项指标均正常。患者自行停药。

【病案分析】患者为乳腺癌术后化疗一个疗程中，该化疗药的不良反应作用于胃肠，患者邪气犯胃，脾胃不和，故倦怠乏力，食欲不振、胃脘痞闷，嗳气；邪扰心神，故胸闷气短，睡眠易醒，醒后难以入睡，失眠多梦。张教授用"九补一攻"法，"九补"以参苓白术散补气健脾，调气和胃，配以小柴胡汤疏肝理气，配以"焦三仙"消食健脾，《黄帝内经·素问·逆调论》曰"胃不和则卧不安"，健脾胃以安心神；"一攻"以半枝莲、白花蛇舌草、绞股蓝、山慈姑、蛇六谷等抗肿瘤药物驱除体内邪气。"九补"加"一攻"治以疏肝理气，补气健脾，和胃安神，扶正祛邪。

刘某案

患者：刘某，女，39 岁，2022 年 11 月 7 日初诊。

主诉：倦怠乏力一周。

初诊：患者 2016 年行乳腺癌手术（三阴型），2022 年 10 月 28 日于中国医大一院行子宫内息肉切除术，现倦怠乏力，面色萎黄，形体肥胖，少气懒言，脱发，多汗，二便尚可。

体格检查：舌淡苔白厚腻，脉弦滑。

西医诊断：乳腺癌术后 6 年，子宫内息肉术后 10 天。

中医诊断：乳岩（气血两虚）。

治法：益气补血，扶正祛邪。方拟为八珍汤合小柴胡汤加减。

处方：黄芪 60g，薏苡仁 30g，赤小豆 30g，党参 20g，茯苓 30g，麸炒白术 30g，炙甘草 10g，生地黄 20g，白芍 30g，川芎 10g，制何首乌 15g，枳椇子 20g，北柴胡 15g，黄芩 15g，清半夏 10g，蒲公英 20g，半枝莲 15g，白花蛇舌草 20g，绞股蓝 20g，蛇六谷 20g。

14 剂，每日 2 次

2022 年 11 月 21 日复诊

服药 14 剂后，患者病情好转，现倦怠乏力见好，面色见好，仍形体肥胖，自汗，动则汗出，夜寐尚可。舌淡红苔黄，脉沉无力。益气补血，原方加减后继续口服。

处方：黄芪 60g，薏苡仁 30g，赤小豆 30g，党参 20g，茯苓 30g，麸炒白术 30g，炙甘草 10g，生地黄 20g，白芍 30g，川芎 10g，制何首乌 15g，枳椇子 20g，北柴胡 15g，黄芩 15g，清半夏 10g，蒲公英 20g，半枝莲 15g，白花蛇舌草 20g，绞股蓝 20g，蛇六谷 20g，浮小麦 30g。

14 剂，每日 2 次

2022 年 12 月 5 日三诊

服药 14 剂后，患者病情明显好转，舌淡红苔腻微黄，脉沉细。效不更方，再服用 14 剂。益气补血，以巩固疗效。

处方：黄芪 60g，薏苡仁 30g，赤小豆 30g，党参 20g，茯苓 30g，麸炒白术 30g，炙甘草 10g，生地黄 20g，白芍 30g，川芎 10g，制何首乌 15g，枳椇子 20g，北柴胡 15g，黄芩 15g，清半夏 10g，蒲公英 20g，半枝莲 15g，白花蛇舌草 20g，绞股蓝 20g，蛇六谷 20g，浮小麦 30g。

【病案分析】患者本为乳腺癌患者，正气虚，又行子宫内息肉切除术，耗伤人体津血，元气大伤，故倦怠乏力，面色萎黄，形体肥胖，少气懒言，气虚自汗。张教授善用"九补一攻"法，"九补"以八珍汤调补气血，配以小柴胡汤疏肝理气；"一攻"以蒲公英、半枝莲、白花蛇舌草、绞股蓝、蛇六谷等抗肿瘤药物驱除体内邪气。"九补"加"一攻"治以益气补血，扶正祛邪。

二、其他医案

毛某案

患者：毛某，女，62 岁，退休，2008 年 10 月 23 日初诊。

主诉：右乳癌术后半年余。

初诊：因"右乳癌术后半年余"就诊，患者因右乳肿块于 2008 年 4 月在肿瘤医院行右乳癌改良根治术，术后病理示：右乳浸润性导管癌，肿瘤大小 2.5cmAln/6（＋），er（＋），pr（＋＋），neu（－），术后 CEF 化疗 6 次，已完成，未行放疗，阿那曲唑内分泌治疗中。现神疲乏力，四肢时有酸痛，胃纳欠佳，寐安，两便调，神清，精神可，右乳缺如，左乳未及明显肿块。

体格检查：舌淡，苔薄，脉濡细。

西医诊断：右乳癌术后。

中医诊断：乳癌（脾肾两虚）。

治法：健脾益肾，活血解毒。

处方：生黄芪 30g，党参 12g，白术 9g，茯苓 12g，南沙参 15g，枸杞子 15g，淫羊藿 15g，山茱萸 9g，肉苁蓉 12g，三棱 15g，莪术 30g，蜂房 12g，石见穿 30g，补骨脂 18g，川续断 12g，制黄精 12g，紫苏梗 12g。

14 剂，每日 2 次

2008 年 10 月 30 日复诊

服药后患者自觉精神好转，神疲乏力、四肢酸痛症状均较前明显好转。胃纳转佳，寐安，两便调，舌淡，苔白腻，脉濡细。

处方：生黄芪 30g，党参 12g，白术 9g，茯苓 12g，南沙参 15g，枸杞子 15g，淫羊藿 15g，山萸肉 9g，肉苁蓉 12g，三棱 15g，莪术 30g，蜂房 12g，石见穿 30g，补骨脂 18g，川续断 12g，制黄精 12g，紫苏梗 12g，生仁 30g，灵芝 30g。

14 剂，每日 2 次

【病案分析】乳腺癌术后患者治疗首当扶正，兼顾祛邪，所谓"先安未受邪之地"。《东宝医鉴》中记载："不必治癌，补其阴阳气血，自可带病延年。"肾乃先天之本，为一身精气藏纳之所，肾主骨生髓，肾阳虚衰，温煦失职，骨失充养，则见四肢酸痛；脾为后天之本，乃水谷精微化生之源，脾失健运，化源不足，脏腑失于濡养，则神疲乏力，因此扶正当以益气健脾温阳补肾为主，故方中取生黄芪、党参、白术、茯苓等益气健脾；肉苁蓉、山茱萸、淫羊藿等温肾助阳，从而扶助正气以治根本。另外，乳腺癌患者虽经手术、放化疗等治疗，但癌毒其性顽劣，余毒终不能尽除，潜伏体内，当机体正气亏虚时，伏邪余毒则复发走窜，故以三棱、莪术活血化瘀攻坚使肿块消散于无形，改善局部组织的血液循环，缓解患者的"高凝"状态，减少癌细胞着床机会以降低复发和转移，并配合蜂房、石见穿等清热解毒抗肿瘤。

王某案

患者：王某，女，70 岁，2018 年 7 月 30 日初诊。

主诉：右乳肿块 8 个月。

初诊：患者 2016 年 12 月 29 日因"右乳肿块 8 月"于外院行右侧乳腺癌改良根治术，术后病理示：浸润性导管癌，部分为导管内癌（大小约 8cm×5cm×5cm），右侧腋窝淋巴结（6/11）见转移性癌，右乳头见癌累及。免疫组化：ER（75%，+++）、PR（<25%，+）、Her-2（-）、Ki-67（30%，+）。CEF 化疗方案结束，现来曲唑 1qd 口服内分泌治疗中。患者曾于第 21 次放疗时，右胸壁术口局部破溃，遂中止放疗。就诊时已愈溃口处再次破溃 3 个月余，创面干燥少津，边缘形如缸口，局部红肿，迁延不愈，无疼痛，无发热，胃纳可，夜寐安，二便调。

体格检查：舌暗红，苔薄，脉弦细。

西医诊断：右乳恶性肿瘤术后右胸壁放射性溃疡。

中医诊断：乳岩（气阴两虚兼有血瘀）。

治法：益气养阴，活血化瘀。

处方：黄芪 15g，党参 10g，白术 10g，茯苓 10g，淫羊藿 15g，肉苁蓉 12g，山茱萸 9g，南沙参 12g，枸杞子 12g，石见穿 15g，蜂房 6g，莪术 15g，太子参 15g，生地黄 12g。

7 剂，每日 2 次

同时配合外治法，先予彻底清除创面松浮腐肉，再行红油膏厚贴法敷于创面，以祛腐生新，同时取创面松浮腐肉渗出物进行细菌培养＋药敏鉴定。

2018 年 8 月 6 日复诊

患者溃口较前减小，创缘较前变薄，红肿减轻，松浮脓腐尽脱，创面颜色红活润泽，触之稍有疼痛，无发热，胃纳可，夜寐安，二便调，舌暗红，苔薄，脉弦细。8 月 3 日细菌培养结果提示：铜绿假单胞菌检出；万华教授遂根据药敏结果，以庆大霉素外敷创面，继之以生肌敛疮之白玉膏贴敷，隔天交替使用，内服方药守原方不变，内调益气扶正，活血祛瘀以固本，外治解毒、生肌、敛疮并用，共奏调气和血，标本兼治之功效。服至 28 剂，溃口愈合。

【病案分析】黄芪为补气要药，能补气而行滞，党参性质和平，不燥不腻，二者相须，为肺脾气虚常用之药，白术、茯苓，一燥一平，补益后天之气；淫羊藿、肉苁蓉、山茱萸、枸杞子补益肝肾，取意肝肾同源、精血同源，并调摄冲任；莪术、石见穿、蜂房活血化瘀，散结消肿；太子参、南沙参、生地益气养阴；全方药物配伍静中有动，气血同调，阴阳兼顾，对年逾古稀之人尤为切合病症。针对局部溃口细菌感染，敷以敏感的抗菌药物，药专力捷，并在适当的阶段灵活、合理地应用祛腐生肌之外用油膏，独出心裁，内外结合，标本兼治。

第二章　肺积

　　肺积，是呼吸系统最常见的恶性肿瘤，虽然确切病因并未明确，但是认为肺积的发生与吸烟、大气污染、电离辐射以及遗传等因素有着一定的关系。中医认为肺癌的病因主要分为外因和内因，外因主要是六淫之邪，就是风、寒、暑、湿、燥、火，还有烟毒秽气等外侵；内因主要是饮食不节、七情内伤、劳倦过度等损伤肺、脾、肾等脏器气血功能，最终导致肺积。

　　九补一攻法是笔者根据多年临床经验、本病病因病机以及古今治法总结出的特殊经验治法；攻补兼施，以补为主，以攻为辅。"九补"是指以养阴清肺，滋阴润燥等方为主，补肺气，扶得一分正气，便退却一分邪气；"一攻"则是"攻积"，用解毒攻癌之品驱除体内邪气，用攻不可犹豫，杀得一分邪毒，即保得一分正气。

　　笔者根据中医望闻问切、四诊合参对肺积患者进行辨证论治。肺积患者多为咳嗽气喘，痰中带血，舌红少苔，脉细数，此由肺肾阴亏所致，肺乃肾之母，肺虚及肾，病久则肺肾阴虚，阴虚生内热，针对此类患者笔者善用"百合固金汤""养阴清肺汤"等"九补"法方加减，为养阴清肺、润肺止咳之主方，可使阴血渐充、虚火自清、痰化咳止。笔者善用半枝莲、白花蛇舌草、绞股蓝、山慈姑、蒲公英、金银花、鱼腥草、穿心莲、石上柏等抗肿瘤药物为"一攻"以驱除体内邪气，清热解毒，消痛散积，攻癌破坚。九补加一攻，扶正祛邪，解毒攻癌。

　　白附子是一种化痰止咳平喘的中药，为天南星科植物独角莲的干燥块茎，笔者团队的相关研究证明白附子对肺积有很好的治疗效果，解毒散结，攻癌消痛，此药为笔者治疗肺积的常用特定药。

第一节　概述

一、中西医定义病名对应

（一）中医定义的病名

　　在中医里并没有关于肺癌的明确诊断，目前多数人认为肺癌的中医诊断统一为肺积。肺积是以咳嗽、胸痛、咯血、周身倦怠乏力为主要临床表现的疾病。

　　"肺积"为古病名，五积之一，又名息贲，指肺之积证，以寒热、喘息、咳嗽，右胁下有包块，大小如杯为常见症。关于肺积的记载，最早见于中医经典《黄帝内经》，古人认为肺积为正虚邪侵，气机不通，痰血互搏于肺，导致肺中产生结块而形成肺积。《难经·五十四难》："肺之积，名曰息贲。"《脉经·平五脏积聚脉证》："诊得肺积脉浮而毛，按之辟易，胁下气逆，背相引痛，少气，善忘，目瞑，皮肤寒……主皮中时痛，如虱喙之状，甚者如针刺，时痒，其色白。"杨玄操曰："息，长也。贲，鬲也。言肺在鬲也，其气不行，渐长而通于鬲，故曰息贲。一曰：贲，聚也，言其渐长而聚蓄。"（《难经集注》）

（二）西医定义的病名

原发性支气管肺癌，简称肺癌，起源于气管、支气管黏膜或腺体，是最常见的肺部原发性恶性肿瘤。绝大多数肺癌起源于支气管黏膜上皮，故亦称支气管肺癌。肺癌无传染性，但具有一定的家族聚集性和遗传易感性。肺癌可向四周乃至全身扩散。肺癌的分布情况右肺多于左肺，上叶多于下叶，从主支气管到细支气管均可发生癌肿。根据肿瘤发生的解剖学部位分类，起源于主支气管、肺叶支气管的肺癌，位置靠近肺门者，称为中央型肺癌；起源于肺段支气管以下的肺癌，位置在肺的周围部分者，称为周围型肺癌。根据组织病理学特点不同，可分为非小细胞癌和小细胞癌。其中非小细胞肺癌主要分为腺癌、鳞癌和大细胞肺癌。

（三）临床表现

肺癌的临床表现比较复杂，症状和体征的有无、轻重以及出现的早晚，取决于肿瘤发生部位、病理类型、有无转移及有无并发症，以及患者的反应程度和耐受性的差异。肺癌早期症状常较轻微，甚至可无任何不适。中央型肺癌症状出现早且重，周围型肺癌症状出现晚且较轻，甚至无症状，常在体检时被发现。

1. 局部症状

局部症状是指由肿瘤本身在局部生长时刺激、阻塞、浸润和压迫组织所引起的症状。

（1）咳嗽：咳嗽是最常见早期的症状，常为无痰或少痰的刺激性干咳，当肿瘤引发支气管狭窄后可加重咳嗽；多为持续性，呈高调金属音性咳嗽或刺激性呛咳。黏液型腺癌可有大量黏液痰；伴有继发感染时，痰量增加，且呈黏液脓性。以咳嗽为首发症状者占 35%～75%。

肺癌所致的咳嗽可能与支气管黏液分泌的改变、阻塞性肺炎、胸膜侵犯、肺不张及其他胸内合并症有关。肿瘤生长于管径较大、对外来刺激敏感的段以上支气管黏膜时，可产生类似异物样刺激引起的咳嗽，典型的表现为阵发性刺激性干咳，一般止咳药常不易控制。肿瘤生长在段以下较细小支气管黏膜时，咳嗽多不明显，甚至无咳嗽。对于吸烟或患慢支气管炎的患者，如咳嗽程度加重，次数变频，咳嗽性质改变如呈高音调金属音时，尤其在老年人，要高度警惕肺癌的可能性。

（2）痰中带血或咯血：痰中带血或咯血亦是肺癌的常见症状，多见于中央型肺癌，以此为首发症状者约占 30%。由于肿瘤组织血供丰富，质地脆，剧咳时血管破裂而致出血，咳血亦可能由肿瘤局部坏死或血管炎引起。肺癌咳血的特征为间断性或持续性、反复少量的痰中带血丝，或少量咯血，偶因较大血管破裂、大的空洞形成或肿瘤破溃入支气管与肺血管而导致难以控制的大咯血。

（3）胸痛：常表现为胸部不规则的隐痛或钝痛，与肿瘤的转移或直接侵犯胸壁有关；以胸痛为首发症状者约占25％。大多数情况下，周围型肺癌侵犯壁层胸膜或胸壁，可引起尖锐而断续的胸膜性疼痛，若继续发展，则演变为恒定的钻痛。难以定位的轻度的胸部不适有时与中央型肺癌侵犯纵隔或累及血管、支气管周围神经有关，而恶性胸腔积液患者有25％诉胸部钝痛。持续尖锐剧烈、不易为药物所控制的胸痛，则常提示已有广泛的胸膜或胸壁侵犯。肩部或胸背部持续性疼痛提示肺叶内侧近纵隔部位有肿瘤外侵可能。

（4）胸闷气短、呼吸困难：约有10％的患者以此为首发症状，表现为胸闷气短、喘息、呼吸困难，偶尔表现为喘鸣，听诊时可发现局限性或单侧哮鸣音。多见于中央型肺癌，特别是肺功能较差的患者。引起呼吸困难的原因主要包括：①肺癌晚期，纵隔淋巴结广泛转移，压迫气管、隆突或主支气管时，可出现气急，甚至窒息症状。②大量胸腔积液时压迫肺组织并使纵隔严重移位，或有心包积液时，也可出现胸闷、气急、呼吸困难，但抽液后症状可缓解。③弥漫性细支气管肺泡癌和支气管播散性腺癌，使呼吸面积减少，气体弥散功能障碍，导致严重的通气/血流比值失调，引起呼吸困难逐渐加重，常伴有发绀。④其他，包括阻塞性肺炎、肺不张、淋巴管炎性肺癌、肿瘤微栓塞、上气道阻塞、自发性气胸以及合并慢性肺疾病如COPD。

（5）声音嘶哑：有5％～18％的肺癌患者以声音嘶哑为第一主诉，通常伴随有咳嗽。声音嘶哑一般提示直接的纵隔侵犯或淋巴结长大累及同侧喉返神经而致左侧声带麻痹。声带麻痹亦可引起程度不同的上气道梗阻。

2．全身症状

（1）发热：以此首发症状者占20％～30％。肺癌所致的发热原因有两种，一为炎性发热，中央型肺癌肿瘤生长时，常先阻塞段或支气管开口，引起相应的肺叶或肺段阻塞性肺炎或不张而出现发热，但多在38℃左右，很少超过39℃，抗生素治疗可能奏效，阴影可能吸收，但因分泌物引流不畅，常反复发作，约1/3的患者可在短时间内反复在同一部位发生肺炎。周围型肺癌多在晚期因肿瘤压迫邻近肺组织引起炎症时而发热。二为癌性发热，多由肿瘤坏死组织被机体吸收所致，此种发热抗炎药物治疗无效，激素类或吲哚类药物有一定疗效。

（2）消瘦和恶病质：肺癌晚期由于感染、疼痛所致食欲减退，肿瘤生长和毒素引起消耗增加，以及体内TNF、Leptin等细胞因子水平增高，可引起严重的消瘦、贫血、恶病质。

二、流行病学

肺癌是起源于肺部支气管黏膜或腺体的恶性肿瘤，发病率和死亡率增长最快，对人群健康和生命威胁最大的恶性肿瘤之一。我国是肺癌发病率和死亡率最高的国家之一。

近50年来许多国家都报道肺癌的发病率和死亡率均明显增高，男性肺癌发病率和死亡率均占所有恶性肿瘤的第一位，女性发病率占第二位，死亡率占第二位。肺癌的病因至今尚不完全明确，大量资料表明，长期大量吸烟与肺癌的发生有非常密切的关系。已有的研究证明，长期大量吸烟者患肺癌的概率是不吸烟者的10~20倍，开始吸烟的年龄越小，患肺癌的概率越高。此外，吸烟不仅直接影响本人的身体健康，还对周围人群的健康产生不良影响，导致被动吸烟者肺癌患病率明显增加。城市居民肺癌的发病率比农村高，这可能与城市大气污染和烟尘中含有致癌物质有关。因此应该提倡不吸烟，并加强城市环境卫生工作。

2019年9月，英国研究人员开发出一种结合血液检测和计算机断层扫描成像（CT）的新型检测技术，可更早、更准确地检测出肺癌，有助于患者尽早开始治疗。2022年3月，肺癌领域创新药物布格替尼正式获得国家药品监督管理局（nmpa）批准，单药适用于间变性淋巴瘤激酶（alk）阳性的局部晚期或转移性的非小细胞肺癌（nsclc）患者的治疗。

三、现代文献研究进展

（一）科学家建立一种实现肺癌检测、分型及伴随诊断的技术平台

近日，美国斯坦福大学研究团队基于游离DNA测序的多基因表达水平分析建立了无细胞DNA测序的表观遗传表达推断（EPIC-seq）技术平台，通过对几十个基因表达水平的检测，可以同时实现肿瘤的检测、分型和伴随诊断。

研究团队分析发现基因启动子相关游离DNA的长度多样性越丰富则基因的表达越活跃，因此通过高通量测序分析游离DNA可同时获得几十个基因的转录水平相关信息，进而实现更高灵敏度、更高特异性的疾病检测、分型，同时对药物作用靶点进行分析实现伴随诊断。该研究分析了87位肺癌患者和87名健康人的外周血液样本，成功实现了肺癌的检测、分型和免疫检查点药物的伴随诊断。

该研究为基因转录水平的多靶标联合检测拓宽了思路，同时也为提升临床肿瘤诊断特异性和灵敏度提供了更优的技术平台，是一种具备应用潜力的检测方法。

（二）非小细胞肺癌对EGFR抑制剂的耐药性的新发现

来自印第安纳州西拉斐特生物学系的研究者们强调了赖氨酸甲基转移酶5C（KMT5C）的丧失是通过促进LINC01510/MET轴而导致EGFRi耐药的关键事件，提供了有助于改善NSCLC治疗的见解。

在这项研究中，研究者发现表观遗传因子KMT5C缺失会导致NSCLC对多种EG-FRIs产生耐药性，包括erlotinib、gefitinib、afatinib和osimertinib。

这项研究的结果描述了KMT5C的缺失通过一种新的机制在NSCLC细胞中赋予了EGFRi耐药性。KMT5C的丢失取消了致癌的长非编码RNA LINC01510上的H4K20me3修饰，导致LINC01510的转录增强。LINC01510反过来作为癌基因MET的正转录调节因子，从而导致MET上调，这是埃洛替尼获得性耐药的主要机制。

（三）血液 TMB 有望成为肺癌免疫治疗预测性生物标志物

由罗氏 Daniel Klass 领衔的研究团队基于 bTMB，设计了肺 TMB 面板，用于检测 I～IV 期 NSCLC 患者。结果显示：当以 tTMB 临界值 16mut/Mb 为判定标准时，1.1Mb 的肺 TMB 面板具有高度准确的 TMB 检测响应性，阳性预测值（PPV）为 95%，相当于 bTMB 的 42mut/Mb；但 bTMB 的阳性符合率（PPA）相对较低，为 32%。但在 IV 期 NSCLC 患者中，且 cfDNA 输入量至少为 20ng 时，bTMB 的 PPA 可以提高到 63%，并且可以将检测面板最小化到 577kb。

这一结果有望使 bTMB 成为 NSCLC 患者免疫治疗的预测性生物标志物。

（四）阿替利珠单抗治疗非小细胞肺癌的生物标志物

发表在 Nature Medicine 上的一篇题为 *Blood-based tumor mutational burden as a biomarker for atezolizumab in non-small cell lung cancer：the phase 2 B-F1RST trial* 学术论文进行了 B-F1RST（NCT02848651）2 期试验，评估了 bTMB 作为一线阿替利珠单抗单药治疗局部晚期或转移期 IIIB～IVB 非小细胞肺癌（$n = 152$）的预测性生物标志物。

研究发现，在 bTMB≥16 组与 bTMB<16 组中，调查者评估的 PFS 没有统计学意义。然而，bTMB≥16 与较高的 ORR 有关，而且 ORR 随着 bTMB 截止值的增加而改善。且没有看到新的安全信号。在探索性分析中，最大体细胞等位基因频率（MSAF）<1% 的患者比 MSAF≥1% 的患者的 ORR 更高。然而，进一步的分析表明，这种效应是由更好的基线预后而不是由 MSAF 本身驱动的。在 36.5 个月的随访中，对 OS 的探索性分析发现，bTMB≥16 与 bTMB<16 相关的 OS 更长。

因此，需要进一步研究和优化检测方法，以开发 bTMB 作为免疫疗法的预测性、独立的生物标志物或与其他生物标志物一起使用。

（五）一种新型模型或能帮助检测并抵御人类肺癌的复发

来自密苏里大学医学院等机构的科学家们通过研究识别出了一种研究循环肿瘤细胞活动和易感性的过程，循环肿瘤细胞主要与 NSCLC 患者机体的癌症复发密切相关。

医学博士 Jussuf Kaifi 说道，这些循环肿瘤细胞具有增强的转移潜能，而这些研究模型也显示出，这些细胞簇与癌症复发之间存在一定的关联。这些研究发现表明，液体活检模型或许有望作为一种非常有价值的工具来帮助研究并预测个别患者在局部肺癌组织被切除后未来疾病复发和转移的风险或可能性。

本文研究结果表明，循环肿瘤细胞衍生的异种移植模型或许值得进一步开发和研究，从而帮助发现更加个体化的疗法策略，从而帮助抵御非转移性的 NSCLC 患者机体的肿瘤微转移。

（六）肠道微生物可预测晚期非小细胞肺癌生存率

发表在 *Nat Med* 上的一篇题为 *Intestinal Akkermansia muciniphila predicts clinical response to PD-1 blockade in patients with advanced non-small-cell lung cancer* 的

研究性论文发现 Akk 可以预测晚期 NSCLC 患者的 12 个月生存率。

该项研究提出，Akk 的相对丰度可以作为 PD-1 阻断免疫治疗患者预后好坏的可靠生物标志物。

（七）《晚期非小细胞肺癌抗血管生成药物治疗中国专家共识（2022 版）》发布

由中国临床肿瘤学会（CSCO）血管靶向治疗专家委员会及非小细胞肺癌委员会组织、并广泛征求了全国专家同道意见制定的《晚期非小细胞肺癌抗血管生成药物治疗中国专家共识（2022 版）》（以下简称《共识》）于 2022 年 9 月 27 日在线发布会成功召开。《共识》汇总了晚期非小细胞肺癌（NSCLC）高质量的循证医学证据，以及经专家广泛认可的临床经验，提出了一系列切实可行的指导意见。随着近年来小分子靶向药物和免疫治疗应用经验的积累，《共识》增加了小分子靶向药物，如血管内皮生长因子（VEGF）抑制剂贝伐珠单抗 bevacizumab、重组人血管内皮抑制素、小分子多靶点酪氨酸激酶抑制剂（TKI）安罗替尼 anlotinib 等在免疫治疗方面的新进展。

（八）cfDNA 甲基化状态助力小细胞肺癌诊断和分型

英国曼彻斯特大学的 Caroline Dive、Dominic G. Rothwell 和来自美国纪念斯隆-凯特琳癌症中心的 Charles M. Rudin 带领的团队，就研发了一套无创性、灵敏且应用范围广泛的检测全基因组 DNA 甲基化的流程，通过检测患者外周血游离 DNA（cfDNA）甲基化情况，指导 SCLC 分期、分型鉴定以及疾病监控，研究发表在了 *Nature Cancer* 上。

（九）口腔菌是肺癌的风向标

美国国家癌症研究所的 Emily Vogtmann 教授领衔的团队开展了一项关于口腔菌群与肺癌关系的最大的前瞻性研究。他们发现，口腔菌群与肺癌关系密切，更高的微生物多样性与更低的肺癌风险相关，特定的口腔菌群如乏养菌属（Abiotrophia）、乳酸杆菌属、链球菌属与肺癌风险呈正相关，尤其是在鳞状细胞癌患者和曾吸烟者中。

（十）利用特殊的基因标签或能预测肺癌患者对化疗的反应

一篇发表在国际杂志 *Nature Communications* 上题为 *RAS oncogenic activity predicts response to chemotherapy and outcome in lung adenocarcinoma* 的研究报告中，通过研究开发了一种方法或能帮助预测是否肺癌患者会对化疗产生反应，其主要依据肿瘤中的哪些基因被开启表达。

本文研究结果表明，利用致癌特性的 KRAS 转录活性而并非遗传改变特征来对患者进行分层或许能帮助临床医生进行临床决策的制定。

第二节　诊断

一、中医检查诊断

1. 临床诊断

主要临床表现为咳嗽、咯血和血痰、胸痛、气短、发热等。

肺积较早出现的症状通常为咳嗽，患者可有长时间干咳、咳吐少量黏稠白痰或间断性少量血痰，热毒犯肺时可咳吐脓血痰；病情严重者可出现大咯血等危急症。由于肿块压迫胸腔，故患者会有胸闷、气短、压迫感或胸腔钝痛难忍等临床症状。肺积的中医诊断主要集中在依据脉象及症状进行诊断。《金匮要略·五脏风寒积聚病脉证并治》载："诸积之法，脉来细而附骨，乃积也。"提出了积病的脉象为"细而附骨"。肺积相似症状的记载主要表现为咯血、胸痛、喘息、暗哑等，如《圣济总录》载"肺积息贲气胀满咳嗽，涕唾脓血"和《济生方》曰："息贲之状，在右肋下，覆大如杯，喘息奔溢，是为肺积。"《景岳全书·积聚论治》载："劳嗽，声哑，声不能出或喘息气促者，此肺脏积也，必死。"依据上述的诊断标准，可明确本病的诊断。

二、西医检查诊断

对于肺癌的诊断检查，临床上常用的方法有以下几种。

1. 影像学检查

（1）X线检查：X线检查是诊断肺癌最常用的重要手段。通过X线检查可以了解肺癌的部位和大小。但分辨率低，不易检出肺部微小结节和隐蔽部位的病灶，对早期肺癌的检出有一定的局限性。常见肺癌X线胸片特征类型表现如下。

中央型肺癌：肿瘤生长在主支气管、叶或段支气管。①直接征象：向管腔内生长可引起支气管阻塞征象。多为一侧肺门类圆形阴影，边缘毛糙，可有分叶或切迹，与肺不张或阻塞性肺炎并存时，下缘可表现为倒S状影像，是右上叶中央型肺癌的典型征象。②间接征象：由于肿瘤在支气管内生长，可使支气管部分或完全阻塞，形成局限性肺气肿、肺不张、阻塞性肺炎和继发性肺脓肿等征象。

周围型肺癌：肿瘤发生在段以下支气管。早期多呈局限性小斑片状阴影，边缘不清，密度较淡，也可呈结节、球状、网状阴影或磨玻璃影，易误诊为炎症或结核。随着肿瘤增大，阴影逐渐增大，密度增高，呈圆形或类圆形，边缘常呈分叶状，伴有脐凹征或细毛刺，常有胸膜牵拉。如肿瘤向肺门淋巴结转移，可见引流淋巴管增粗成条索状阴影伴肺门淋巴结增大。癌组织坏死与支气管相通后，表现为厚壁，偏心，内缘凹凸不平的癌性空洞。继发感染时，空洞内可出现液平。腺癌经支气管播散后，可表现为类似支气管肺炎的斑片状浸润阴影。侵犯胸膜时，引起胸腔积液。侵犯肋骨则引起骨质破坏。

（2）胸部电子计算机体层扫描（CT）：具有更高的分辨率，可发现肺微小病变和普通X线胸片难以显示的部位（如位于心脏后、脊柱旁、肺尖、肋膈角及肋骨头等）。增强CT能敏感地检出肺门及纵隔淋巴结肿大，有助于肺癌的临床分期。螺旋式CT可显示直径<5mm的小结节、中央气道内和第6～7级支气管及小血管，明确病灶与周围气道和血管的关系。低剂量CT可以有效发现早期肺癌，已经取代X线胸片成为较敏感的肺结节评估工具。CT引导下经皮肺病灶穿刺活检是重要的组织学诊断技术。应用CT模拟成像功能，可以引导支气管镜在气道内或经支气管壁进行病灶的活检。

（3）磁共振显像（MRI）：与CT相比，在明确肿瘤与大血管之间的关系、发现脑实质或脑膜转移上有优越性，而在发现肺部小病灶（＜5mm）方面则不如 CT 敏感。

（4）核素闪烁显像：

骨 γ 闪烁显像：可以了解有无骨转移，其敏感性、特异性和准确性分别为 91％、88％和 89％。

若采用核素标记生长抑素类似物显像则更有助于 SCLC 的分期诊断。核素标记的抗 CEA 抗体静脉注射后的显像，可提高胸腔内淋巴结转移的检出率。

正电子发射断层显像（PET）和 PET-CT：PET 通过跟踪正电子核素标记的化合物在体内的转移与转变，显示代谢物质在体内的生理变化，能无创性地显示人体内部组织与器官的功能，并可定量分析。PET-CT 是将 PET 和 CT 整合在一起，患者在检查时经过快速的全身扫描，可以同时获得 CT 解剖图像和 PET 功能代谢图像，可同时获得生物代谢信息和精准的解剖定位，对发现早期肺癌和其他部位的转移灶，以及肿瘤分期与疗效评价均优于任何现有的其他影像学检查。需要注意 PET-CT 阳性的患者仍然需要细胞学或病理学检查进行最终确诊。

2．内镜检查

（1）支气管镜检查：支气管镜检查是诊断肺癌的一个重要措施。通过支气管镜可直接窥察支气管内膜及管腔的病理变化情况。窥见癌肿或癌性浸润者，可采取组织供病理切片检查，或吸取支气管分泌物作细胞学检查，以明确诊断和判定组织学类型。

（2）胸腔镜：在胸腔镜下对肺部微小病变、可疑淋巴结、胸膜、心包等组织进行病灶切除送检等，可对肺癌进行准确诊断和临床分期，适用于经支气管镜检查和经皮肺内病灶穿刺活检无法取得病理标本或合并胸膜病变的诊断，可观察胸膜有无转移病变。

（3）纵隔镜：是目前临床评价肺癌纵隔淋巴结状态的金标准，主要用于伴有纵隔淋巴结转移，不适合手术治疗，又不能通过其他方法进行病理诊断的病例。可作为确诊肺癌和手术前评估淋巴结分期的方法。

3．病理学检测

（1）细胞学检查：多数原发性肺癌患者在痰液中可找到脱落的癌细胞，并可判定癌细胞的组织学类型。因此痰细胞学检查是肺癌普查和诊断的一种简便有效的方法。中央型肺癌痰细胞学检查的阳性率可达 70％～90％，周围型肺癌痰检的阳性率则为 50％左右，因此痰细胞学检查阴性者不能排除肺癌的可能性。

（2）组织学检查：对肺活体组织进行检查，是确诊肺癌的金标准。

4．其他检测

（1）放射性核素检查：67Ga-枸橼酸盐等放射性药物对肺癌及其转移病灶有亲和力，静脉注射后能在癌肿中浓聚，可用于肺癌的定位，显示癌病的范围，阳性率可达 90％左右。

（2）剖胸探查术：肺部肿块经多种方法检查和短期试探性治疗仍未能明确病变的性质，肺癌的可能性又不能排除，如患者全身情况许可，应作剖胸探查术。术中根据病变情况及病理组织检查结果,给予相应治疗。这样可避免延误病情致使肺癌病例失去早期治疗的时机。

(3)肿瘤标志物检测:迄今尚无诊断敏感性和特异性高的肿瘤标志物。癌胚抗原(CEA)、神经特异性烯醇酶(NSE)、细胞角蛋白19片段(CYFRA21-1)、胃泌素释放肽前体(ProGRP)和鳞状细胞癌抗原(SCC-Ag)检测或联合检测时,对肺癌的诊断和病情的监测有一定参考价值。

(4)肺癌的基因诊断及其他:肺癌的发生认为是由于原癌基因的激活和抑癌基因的缺失所致,因此癌基因产物如c-myc基因扩增,ras基因突变,抑癌基因Rb、p53异常等有助于诊断早期肺癌。同时,基因检测可识别靶向药物最佳用药人群。

目前主要检测NSCLC患者EGFR基因突变、间变性淋巴瘤激酶(ALK)融合基因和ROS1融合基因重排等。还可检测耐药基因,如EGFR耐药突变的T790M、C797S等。当难以获取肿瘤组织标本时,可采用外周血游离肿瘤DNA(cell-free tumor DNA,ctDNA)作为补充标本评估基因突变状态,即所谓的"液体活检"。抗程序性细胞死亡蛋白配体-1(PD-L1)免疫组化检测可筛选对免疫检查点抑制剂(immune-checkpoint-inhibitor)可能获益的NSCLC患者。

肺癌病例按肿瘤发生部位、病理类型和病程早晚等不同情况,在临床上呈现的症状和X线征象也多种多样,极易与其他肺部疾病混淆。因此,肺癌特别是早期病例的鉴别诊断,对早期诊断早期治疗具有重要意义。

三、鉴别诊断

(一)中医鉴别

1. 肺痈

肺痈是肺叶生疮,形成脓疡,临床是以咳嗽、胸痛、发热,咳吐腥臭浊痰,甚则脓血相兼为主要表现的病症,属内痈之一。为急性病,病程较短。西医学中的支气管扩张合并感染、肺脓肿属本病范畴。诊断如下:①发病急骤,常突然寒战高热、胸痛咳嗽,咳吐黏浊痰,继则咳痰多如脓,有腥味,或脓血相兼。②有感受外邪的病史,且往往有原肺系其他痼疾。③传统诊断方法。a. 验痰法:脓血浊痰吐入水中,沉者是痈脓,浮者是痰。b. 验口味:口嚼生黄豆或生豆汁不觉有腥味者。c. 验爪甲:可见"爪甲紫而带弯",指端呈鼓杵样。④血液白细胞总数、胸部X线片及支气管碘油造影,纤维支气管镜检查有助于诊断。

2. 肺痨

肺痨是以咳嗽、咯血、潮热、盗汗及身体逐渐消瘦为主要表现的病症。由痨虫感染肺脏所致,具有传染性。西医学中的肺结核属本病范畴。诊断如下:①咳嗽、咯血、潮热、盗汗、身体明显消瘦。②常有与肺痨患者的长期接触史。③痰涂片或培养是诊断肺痨的最可靠依据。X线摄片有助于了解病情的发展程度。血沉、结核菌素试验有助于诊断。

3. 肺胀

肺胀是多种慢性肺系疾病反复发作，迁延不愈，导致肺气胀满，不能敛降的一种病证，临床以喘息气促，咳嗽咳痰，胸部膨满，胸闷如塞，或唇甲紫绀，心悸浮肿，甚至出现喘脱、昏迷为主要表现。相当于西医的慢性阻塞性肺疾病、慢性肺源性心脏病等。诊断如下：①有长期慢性喘咳病史及反复发作史；发病年龄多为老年，中青年少见。典型的临床表现为喘息气促、咳嗽咳痰、胸部膨满、胸闷如塞、心悸等，以喘、咳、痰、胀为特征。②病程缠绵，时轻时重，日久可见面色晦暗、唇甲紫绀、脘腹胀满、肢体水肿，甚或喘脱等危重证候，病重可并发神昏、动风或出血等症。③常因外感而诱发，其中以寒邪为主，过劳、暴怒、炎热也可诱发本病。④肺功能、肺部 CT 检查有助于本病的诊断。

4. 肺痿

肺痿是以咳吐浊唾涎沫为主要临床表现的病证，多由其他肺系疾病（如久咳、久喘等）迁延不愈或失治误治后，耗伤肺气、灼伤肺津，致使肺虚，津气亏损失于濡养，导致肺叶痿弱不用而得，为肺脏的慢性虚损性疾患。西医学中的间质性肺疾病、慢性阻塞性肺疾病、支气管扩张、肺纤维化等发展到一定阶段均属本病范畴。诊断如下：①有多种慢性肺系疾病史，久病体虚。②临床以咳吐浊唾涎沫为主要症状。唾呈细沫稠黏，或白如雪，或带白丝，咳嗽，或不咳，气息短，或动则气喘。③常伴有面色白，或青苍、形体瘦削、神疲、头晕，或时有寒热等全身证候。④肺部高分辨 CT、血气分析等检查有助于本病的诊断。

（二）西医鉴别

1. 肺结核

肺结核尤其是肺结核瘤（球）应与周围型肺癌相鉴别。肺结核瘤（球）较多见于青年患者，病程较长，少见痰带血，痰中发现结核菌。影像学上多呈圆形，见于上叶尖或后段，体积较小，直径不超过 5cm，边界光滑，密度不匀可见钙化。结核瘤（球）的周围常有散在的结核病灶称为卫星灶。周围型肺癌多见于 40 岁以上患者，痰带血较多见，痰中癌细胞阳性者达 40%～50%。X 线胸片肿瘤常呈分叶状，边缘不整齐，有小毛刺影及胸膜皱缩，生长较快。在一些慢性肺结核病例中，可在肺结核基础上发生肺癌，必须进一步做痰液细胞学和支气管镜检查，必要时施行剖胸探查术。

2. 肺部感染

肺部感染有时难与肺癌阻塞支气管引起的阻塞性肺炎相鉴别。但如肺炎多次发作在同一部位，则应提高警惕，应高度怀疑有肿瘤堵塞所致，应取患者痰液做细胞学检查和进行纤维光导支气管镜检查，在有些病例，肺部炎症部分吸收，剩余炎症被纤维组织包裹形成结节或炎性假瘤时，很难与周围型肺癌鉴别，对可疑病例应施行剖胸探查术。

3. 肺部良性肿瘤

肺部良性肿瘤如结构瘤、软骨瘤、纤维瘤等都较少见，但都须与周围型肺癌相鉴别，良性肿瘤病程较长，临床上大多无症状，X线片上常呈圆形块影，边缘整齐，没有毛刺，也不呈分叶状。支气管腺瘤是一种低度恶性的肿瘤，常发生在年轻妇女，因此临床上常有肺部感染和咯血等症状，经纤维支气管镜检查常能作出诊断。病理学检查是鉴别的关键。

4. 纵隔恶性淋巴瘤（淋巴肉瘤及霍奇金病）

临床上常有咳嗽、发热等症状，影像学显示纵隔影增宽，且呈分叶状，有时难以与中央型肺癌相鉴别。如果有锁骨上或腋窝下淋巴结肿大，应做活检明确诊断。淋巴肉瘤对放射治疗特别敏感，对可疑病例可试用小剂量放射治疗，可使肿块明显缩小。这种试验性治疗有助于淋巴肉瘤诊断。

5. 肺脓肿

组织化脓形成空洞，容易与癌性空洞混淆。肺脓肿起病急，以寒战、高热、咳嗽、咳大量脓臭痰等感染症状为重，但肺癌仅在继发坏死后出现感染症状。病理学检查有无癌细胞，是鉴别的关键。

6. 肺隐球菌病

病变呈结节状，有多发和单发之分，需要与肺癌结节鉴别。该病患者既往常饲养鸽子或有鸽粪接触史，血清隐球菌抗原检测阳性，病理学检查见病原体可明确诊断。

第三节　辨证论治

一、中医分型

1. 阴虚内热证

症见咳嗽不畅，胸胁胀满，咳痰不爽，胸痛彻背，痛有定处，有时痰中带血，气急，潮热盗汗，口干，头晕耳鸣，心烦口干，尿赤便结，舌红绛、舌有瘀斑或斑点，脉弦或细弦。

2. 气阴两虚证

症见咳嗽少痰，或干咳，咳声低微，或痰少带血，面色萎黄暗淡，气短神疲乏力，纳呆肉削，自汗盗汗，口干，舌质淡红，苔白干或无苔，脉细弱。

3. 气滞血瘀证

症见咳嗽不畅，胸胁胀满，咳痰不爽，胸痛彻背，痛有定处，有时痰中带血，气急，口干，便秘，舌有瘀斑或瘀点，脉弦或细弦。

4. 脾虚痰湿证

症见咳嗽痰多，胸闷气短，疲乏懒言，食少纳呆，形体消瘦，腹胀，大便溏泄，舌质淡或淡胖，可伴有齿印，苔白腻，脉滑或弦滑。

5. 阴阳两虚证

症见咳嗽气急，动则喘促，倦怠乏力，腰脊冷，腰膝酸软，夜间尿频，口干，舌质淡红，脉沉细弱。

二、西医分型

（一）按解剖学部位分类

1. 中央型肺癌

发生在段及以上支气管的肺癌，以鳞状上皮细胞癌和小细胞肺癌较多见。

2. 周围型肺癌

发生在段支气管以下的肺癌，以腺癌较多见。

（二）按组织病理学分类

肺癌的组织病理学分为非小细胞肺癌和小细胞肺癌两大类，其中，非小细胞肺癌最为常见，约占肺癌总发病率的 85%。

1. 非小细胞肺癌（non-small cell lung cancer，NSCLC）

（1）鳞状上皮细胞癌（简称鳞癌）：目前分为角化型、非角化型和基底细胞样型鳞状上皮细胞癌。

典型的鳞癌显示来源于支气管上皮的鳞状上皮细胞化生，常有细胞角化和（或）细胞间桥；非角化型鳞癌因缺乏细胞角化和（或）细胞间桥，常需免疫组化证实存在鳞状分化；基底细胞样型鳞癌，其基底细胞样癌细胞成分至少 $>50\%$。免疫组化染色癌细胞 CK5/6、p40 和 p63 阳性。

鳞癌多起源于段或亚段的支气管黏膜，并有向管腔内生长的倾向，早期常引起支气管狭窄，导致肺不张或阻塞性肺炎。癌组织易变性、坏死，形成空洞或癌性肺脓肿。常见于老年男性。一般生长较慢，转移晚，手术切除机会较多，5年生存率较高，但对化疗和放疗敏感性不如小细胞肺癌。

（2）腺癌：①原位腺癌（adenocarc inomain situ，AIS），旧称细支气管肺泡癌（BAC），直径≤3cm。②微浸润性腺癌（minimally invasive adenocarcinoma，MIA），直径≤3cm，浸润间质最大直径≤5mm，无脉管和胸膜侵犯。③浸润性腺癌（包括旧称的非黏液性BAC），包括贴壁样生长为主型（浸润间质最大直径>5mm）、腺泡为主型、乳头状为主型、微乳头为主型和实性癌伴黏液形成型。④浸润性腺癌变异型：包括黏液型、胶样型、胎儿型和肠型腺癌。腺癌可分为黏液型、非黏液型或黏液/非黏液混合型。免疫组化染色癌细胞表达 CK7、甲状腺转录因子（TTF-1）和 Napsin A。

腺癌是肺癌最常见的类型。女性多见，主要起源于支气管黏液腺，可发生于细小支气管或中央气道，临床多表现为周围型。腺癌可在气管外生长，也可循肺泡壁蔓延，常在肺边缘部形成直径 2～4cm 的结节或肿块。由于腺癌富含血管，局部浸润和血行转移较早，易累及胸膜引起胸腔积液。

（3）大细胞癌：大细胞癌是一种未分化的非小细胞癌，较为少见，占肺癌的 10% 以下，其在细胞学和组织结构及免疫表型等方面缺乏小细胞癌、腺癌或鳞癌的特征。诊断大细胞癌只用手术切除的标本，不适用小活检和细胞学标本。免疫组化及黏液染色鳞状上皮样及腺样分化标志物阴性。大细胞癌的转移较晚，手术切除机会较大。

（4）其他：腺鳞癌、肉瘤样癌、淋巴上皮瘤样癌、NUT（the nuclear protein of the testis）癌、唾液腺型癌（腺样囊性癌、黏液表皮样癌）等。

2. 小细胞肺癌（small cell lung cancer，SCLC）

肺神经内分泌肿瘤包括类癌、非典型类癌、小细胞癌和大细胞神经内分泌癌。SCLC 是一种低分化的神经内分泌肿瘤，包括小细胞癌和复合性小细胞癌。小细胞癌细胞小，圆形或卵圆形，胞质少，细胞边缘不清。核呈细颗粒状或深染，核仁缺乏或不明显，核分裂常见。小细胞肺癌细胞质内含有神经内分泌颗粒，具有内分泌和化学受体功能，能分泌 5-羟色胺、儿茶酚胺、组胺、激肽等物质，可引起类癌综合征（carcinoid syndrome）。癌细胞常表达神经内分泌标志物如 CD56、神经细胞黏附分子、突触素和嗜铬粒蛋白。Ki-67 免疫组化对区分 SCLC 和类癌有很大帮助，SCLC 的 Ki-67 增殖指数通常为 50%～100%。

SCLC 以增殖快速和早期广泛转移为特征，初次确诊时 60%～88% 已有脑、肝、骨或肾上腺等转移，只有约 1/3 患者局限于胸内。SCLC 多为中央型，典型表现为肺门肿块和肿大的纵隔淋巴结引起的咳嗽和呼吸困难。SCLC 对化疗和放疗较敏感。

在所有上皮细胞来源的肺癌中，鳞癌、腺癌、大细胞癌和小细胞癌是主要类型的肺癌，约占所有肺癌的 90%。

三、临床分期

1. TNM 分期

在临床上，TNM 分期是按肺癌发生部位、大小及扩散程度的一种临床分期。1985 年第四届肺癌国际会议公布的肺癌分期标准为：T 代表原发肿瘤的大小，N 代表淋巴结转移的情况，M 代表远处转移的情况，具体分期如下：

T：代表原发肿瘤。

Tx：支气管-肺分泌物中找到癌细胞，X 线检查（-），纤维支气管镜检查（-）。

T0：找不到原发灶。Tis：原位癌。

T1：肿瘤≤3cm，无周围转移。

T2：肿瘤≥3cm，或向肺门扩散伴肺不张。

T3：肿瘤已累及胸膜、横膈及纵隔或距隆突不到 2cm。

T4：肿瘤已侵犯纵隔、心脏、大血管、食管、椎体、隆突或出现胸水。

N：代表所属淋巴结。

N0：无淋巴结转移。

N1：支气管周围或同侧肺门淋巴结转移。

N2：同侧纵隔或隆突下淋巴结转移。

N3：对侧肺门、纵隔或斜角肌、锁骨上淋巴结转移。

M：代表远处转移。

M0：无远处转移。

M1：有远处转移。肺癌分期。隐性癌（TxN0M0）。原位癌（TisN0M0）。

2. 临床分期

Ⅰ期肺癌：如果肺部肿瘤≤5cm，并且不伴有淋巴结转移，就属于Ⅰ期肺癌。

Ⅱ期肺癌：如果肺部肿瘤大小在5～7cm，不伴有淋巴结转移，或者仅有N1淋巴结转移，就属于Ⅱ期的肺癌。

Ⅲ期肺癌：如果肿瘤伴有N1、N2或者N3淋巴结转移，就属于Ⅲ期的肺癌。

Ⅳ期肺癌：无论肺部病灶的大小和淋巴结转移的情况，如果出现了远处器官的转移，则属于Ⅳ期的肺癌，也就是晚期的肺癌。

3. 分期对应

Ⅰ期：（T1-2N0M0）。

Ⅱ期：（T1-2N1M0）。

ⅢA期：（T3N0M0；T1-3N2M0）。

ⅢB期：（T1-4N3M0；T4N1M0）。

Ⅳ期：（T1-4N1-3M1）。

四、中医治疗

1. 阴虚内热证

治法：养阴清热。

方药：百合固金汤合清骨散加减。

熟地黄15g，生地黄15g，麦门冬15g，贝母6g，百合30g，当归15g，桔梗10g，地骨皮15g，秦艽15g，知母15g，银柴胡10g，甘草10g。

2. 气阴两虚证

治法：益气养阴。

方药：沙参麦冬汤合增液汤加减。

沙参30g，天门冬15g，麦冬15g，五味子10g，生地黄15g，玉竹15g，扁豆15g，薏苡仁15g，贝母6g，牡蛎15g，生黄芪30g，夏枯草15g，猪苓15g，茯苓15g，鱼腥草30g，甘草10g。

3. 气滞血瘀证

治法：行气化瘀。

方药：血府逐瘀汤加减。

桃仁10g，红花10g，当归15g，赤芍15g，白芍15g，柴胡15g，枳壳6g，桔梗10g，川芎10g，酒大黄6g，鳖甲10g，干蟾皮6g，山慈姑10g，鱼腥草30g，甘草10g。

4. 脾虚痰湿证

治法：健脾燥湿，益气化痰。

方药：二陈汤合四君子汤加减。

党参 15g，白术 15g，猪苓 15g，茯苓 15g，陈皮 15g，清半夏 10g，白僵蚕 15g，紫苏子 10g，白芥子 10g，莱菔子 15g，贝母 6g，硇砂 0.1g，甘草 10g。

5. 阴阳两虚证

治法：温肾滋阴。

方药：右归丸合左归丸加减。

熟地黄 15g，山药 30g，山茱萸 15g，肉桂 10g，当归 15g，女贞子 15g，黄精 15g，鹿角胶 6g，杜仲 10g，枸杞子 15g，仙鹤草 30g，甘草 10g。

五、西医治疗

（一）化学治疗

化疗是肺癌的主要治疗方法，90％以上的肺癌需要接受化疗治疗。化疗对小细胞肺癌的疗效无论早期或晚期均较肯定，甚至有约 1％的早期小细胞肺癌通过化疗治愈。化疗也是治疗非小细胞肺癌的主要手段，化疗治疗非小细胞肺癌的肿瘤缓解率为 40％～50％。化疗一般不能治愈非小细胞肺癌，只能延长患者生存和改善生活质量。化疗分为治疗性化疗和辅助性化疗。化疗需根据肺癌组织学类型不同选用不同的化疗药物和不同的化疗方案。化疗除能杀死肿瘤细胞外，对人体正常细胞也有损害，因此化疗需要在肿瘤专科医生指导下进行。近年化疗在肺癌中的作用已不再限于不能手术的晚期肺癌患者，而常作为全身治疗列入肺癌的综合治疗方案。化疗会抑制骨髓造血系统，主要是白细胞和血小板的下降，可以应用粒细胞集落刺激因子和血小板刺激因子治疗。化疗分为治疗性化疗和辅助性化疗。

化疗应当严格掌握适应证，充分考虑患者的疾病分期、体力状况、自身意愿、药物不良反应、生活质量等，避免治疗过度或治疗不足。如患者体力状况评分≤2 分，重要脏器功能可耐受者可给予化疗。常用的药物包括铂类（顺铂、卡铂）、吉西他滨、培美曲塞、紫杉类（紫杉醇、多西他赛）、长春瑞滨、依托泊苷和喜树碱类似物（伊立替康）等。目前一线化疗推荐含铂的两药联合方案，二线化疗推荐多西他赛或培美曲塞单药治疗。一般治疗 2 个周期后评估疗效，密切监测及防治不良反应，并酌情调整药物和（或）剂量。

（二）放射治疗

1. 治疗原则

放疗对小细胞肺癌疗效最佳，鳞状细胞癌次之，腺癌最差。肺癌放疗照射野应包括原发灶、淋巴结转移的纵隔区。同时要辅以药物治疗。鳞状细胞癌对射线有中等度的敏感性，病变以局部侵犯为主，转移相对较慢，故多用根治治疗。腺癌对射线敏感性差，且容易血道转移，故较少采用单纯放射治疗。放疗是一种局部治疗，常常需要联合化疗。放疗与化疗的联合可以视患者的情况不同，采取同步放化疗或交替放化疗的方法。

2. 放疗的分类

根据治疗的目的不同分为根治治疗、姑息治疗、术前新辅助放疗、术后辅助放疗及腔内放疗等。

　　3. 放疗的并发症

　　肺癌放疗的并发症包括，放射性肺炎、放射性食管炎、放射性肺纤维化和放射性脊髓炎。上述放射治疗相关并发症与放疗剂量存在正相关关系，同时也存在个体差异性。

　　（三）靶向治疗

　　靶向治疗是以肿瘤组织或细胞的驱动基因变异以及肿瘤相关信号通路的特异性分子为靶点，利用分子靶向药物特异性阻断该靶点的生物学功能，选择性地从分子水平逆转肿瘤细胞的恶性生物学行为，从而达到抑制肿瘤生长甚至使肿瘤消退的目的。目前靶向治疗主要应用于非小细胞肺癌中的腺癌患者，例如以 EGFR 突变阳性为靶点 EGFR-酪氨酸激酶抑制剂（EGFR-TKI）的厄洛替尼（erlotinib）、吉非替尼（gefitinib）、阿法替尼（afatinib）、奥希替尼（osimertinib），ALK 重排阳性为靶点的克唑替尼（crizotinib）、艾乐替尼（alectinib）、色瑞替尼（ceritinib）等和 ROS1 重排阳性为靶点的克唑替尼可用于一线治疗或化疗后的维持治疗，对不适合根治性治疗局部晚期和转移的 NSCLC 有显著的治疗作用，并可延长患者的生存期。靶向治疗成功的关键是选择特异性的标靶人群。此外，以肿瘤血管生成为靶点的贝伐珠单抗（bevacizumab），联合化疗能明显提高晚期 NSCLC 的化疗效果并延长肿瘤中位进展时间。采用针对免疫检查点 PD-L1 的单克隆抗体可抑制 PD-1 与肿瘤细胞表面的 PD-L1 结合，产生一系列抗肿瘤的免疫作用，也有一定的治疗效果。

　　（四）外科治疗

　　外科治疗是肺癌首选和最主要的治疗方法，也是唯一能使肺癌治愈的治疗方法。外科手术治疗肺癌的目的是：①完全切除肺癌原发病灶及转移淋巴结，达到临床治愈。②切除肿瘤的绝大部分，为其他治疗创造有利条件，即减瘤手术。

　　减状手术，适合于少数患者，如难治性胸膜腔和心包积液，通过切除胸膜和心包种植结节，切除部分心包和胸膜，治愈或缓解心包和胸膜腔积液导致的临床症状，延长生命或改善生活质量。减状手术需同时作局部和全身化疗。外科手术治疗常常需在术前或术后作辅助化疗、放疗治疗，以提高外科手术的治愈率和患者的生存率。肺癌外科治疗的五年生存率为 30%～44%；外科手术治疗的死亡率为 1%～2%。

　　1. 手术适应证

　　肺癌外科治疗主要适合于早中期（Ⅰ～Ⅱ期）肺癌、Ⅲa 期肺癌和肿瘤局限在一侧胸腔的部分选择性的Ⅲb 期肺癌。包括：①Ⅰ、Ⅱ期肺癌。②Ⅲa 期非小细胞肺癌。③病变局限于一侧胸腔，能完全切除的部分Ⅲb 期非小细胞肺癌。④Ⅲa 期及部分Ⅲb 期肺癌，经术前新辅助化疗后降期的患者。⑤伴有孤立性转移（颅内、肾上腺或肝脏）的非小细胞肺癌，如果原发肿瘤和转移瘤均适合于外科治疗，又无外科手术禁忌证，并能达到原发肿瘤和转移瘤完全切除者。⑥诊断明确的非小细胞Ⅲb 期肺癌，肿瘤侵犯心包、大血管、膈肌、气管隆突，经各种检查排除了远处或/和微转移，病变局限，患者无生理性手术禁忌证，能够达到肿瘤受侵组织器官完全切除者。

2. 手术禁忌证

①已有广泛转移的Ⅳ期肺癌。②伴有多组融合性纵隔淋巴结转移，尤其是侵袭性纵隔淋巴结转移者。③伴有对侧肺门或纵隔淋巴结转移的Ⅲb期肺癌。④伴有严重内脏功能不全，不能耐受外科手术者。⑤患有出血性疾病，又不能纠正者。

3. 肺癌外科手术术式的选择

手术切除的原则为彻底切除原发灶和胸腔内有可能转移的淋巴结，且尽可能保留正常的肺组织，全肺切除术宜慎重。

（1）肺楔形及局部切除术：是指楔形癌块切除及部分肺段切除。主要适合于体积较小、年老体弱、肺功能差或癌分化好恶性度较低的早期肺癌。

（2）肺段切除术：是解剖肺段的切除术。主要适合于老年、心肺功能较差的周围型孤立性早期肺癌，或病变局限的位于肺癌根部的部分中心型肺癌。

（3）肺叶切除术：肺叶切除术适合于肺癌局限于一个肺叶内的周围型和部分中心型肺癌，中心型肺癌必须保证支气管残端无癌残留。如果肺癌累及两叶或中间支气管可行上中叶或下中叶两叶肺切除术。

（4）支气管袖状成型肺叶切除术：这种术式主要适合于肺癌位于肺叶支气管或中间支气管开口的中心型肺癌。该术式的好处是既达到了肺癌的完全切除，又保留了健康的肺组织。

（5）支气管肺动脉袖状成型肺叶切除术：这种术式主要适合于肺癌位于肺叶支气管或中间支气管开口、肺癌同时侵犯肺动脉干的中心型肺癌。手术除需要进行支气管切除重建外，还需要同时进行肺动脉干的切除重建。该术式的好处是既达到了肺癌的完全切除，又保留了健康的肺组织。

（6）气管隆突切除重建术：肺瘤超过主支气管累及隆突或气管侧壁但未超过2cm时，可作气管隆突切除重建术或袖式全肺切除，若还保留一叶肺叶时，应力争保留肺叶的气管隆突切除重建术。

（7）全肺切除术：全肺切除术是指一侧全肺，即右侧或左侧全肺切除术，主要适合于心肺功能良好、病变较为广泛、年龄较轻，不适合于肺叶或袖式肺叶切除术的肺癌。全肺切除术的并发症发生率和死亡率均较高，患者的远期生存率和生活质量均不如肺叶切除术，故需严格把握手术适应证。

4. 复发性肺癌的外科治疗

复发性肺癌包括外科手术后局部残留癌的复发和肺部新发生的第二个原发性肺癌。对于支气管残端残留癌复发，应争取再手术，施行支气管袖状成形切除残留癌。

对于肺癌完全切除术后发生的第二个原发性肺癌，只要肺癌适合于外科治疗，患者内脏功能能耐受再手术治疗，同时也不存在外科技术上的问题，就应该考虑再施行开胸手术切除复发性肺癌。

（五）介入治疗

1. 支气管动脉灌注化疗

适用于失去手术指征，全身化疗无效的晚期患者。此方法毒副作用小，可缓解症状，减轻患者痛苦。

2. 经支气管镜介入治疗

（1）血卟啉染料激光治疗和 YAG 激光切除治疗：切除气道腔内肿瘤，解除气道阻塞和控制出血，可延长患者的生存期。

（2）经支气管镜行腔内放疗：可缓解肿瘤引起的阻塞和咯血症状。

（3）超声引导下的介入治疗：可直接将抗癌药物等注入肿瘤组织内。

（六）新方法

2019 年 9 月，英国研究人员开发出一种结合血液检测和计算机断层扫描成像（CT）的新型检测技术，可更早、更准确地检测出肺癌，有助于患者尽早开始治疗。

英国格拉斯哥大学等机构研究人员开展了一个大型肺癌早期诊断临床试验项目，有超过 1.2 万名志愿者参加，他们年龄在 50～75 岁，从各方面因素估计是两年内患肺癌风险较高的人群。研究人员联合使用了他们开发的血液检测技术和 CT 检测技术，发现能以较高的准确度检测出那些肺癌早期的患者。研究人员说，新技术的一个优势是，由于结合了血液检测信息，做 CT 检测时所需的成像数量仅为正常数量的约 1/3，这意味着患者会接受较少的辐射。

第四节　预防与调护

一、并发症

（一）肺外症状

由于肺癌所产生的某些特殊活性物质（包括激素、抗原、酶等），患者可出现一种或多种肺外症状，常可出现在其他症状之前，并且可随肿瘤的消长而消退或出现，临床上以肺源性骨关节增生症较多见。

1. 肺源性骨关节增生症

临床上主要表现为杵状指（趾），长骨远端骨膜增生，新骨形成，受累关节肿胀、疼痛和触痛。长骨以胫腓骨、肱骨和掌骨，关节以膝、踝、腕等大关节较多见。杵状指、趾发生率约 29%，主要见于鳞癌；增生性骨关节病发生率为 1%～10%，主要见于腺癌，小细胞癌很少有此种表现。确切的病因尚不完全清楚，可能与雌激素、生长激素或神经功能有关，手术切除癌肿后可获缓解或消退，复发时又可出现。

2. 与肿瘤有关的异位激素分泌综合征

约 10% 患者可出现此类症状，可作为首发症状出现。另有一些患者虽无临床症状，但可检测出一种或几种血浆异位激素增高。此类症状多见于小细胞肺癌。

（1）异位促肾上腺皮质激素（ACTH）分泌综合征：由于肿瘤分泌 ACTH 或类肾上腺皮质激素释放因子活性物质，使血浆皮质醇增高。临床症状与柯兴氏综合征大致相似，可有进行性肌无力、周围性水肿、高血压、糖尿病、低钾性碱中毒等，其特点为病程进展快，可出现严重的精神障碍，伴有皮肤色素沉着，而向心性肥胖、多血质、紫纹多不明显。该综合征多见于肺腺癌及小细胞肺癌。

（2）异位促性腺激素分泌综合征：由于肿瘤自主性分泌 LH 及 HCG 而刺激性腺类固醇分泌所致。多表现为男性双侧或单侧乳腺发育，可发生于各种细胞类型的肺癌，以未分化癌和小细胞癌多见。偶可见阴茎异常勃起，除与激素异常分泌有关外，也可能因阴茎血管栓塞所致。

（3）异位甲状旁腺激素分泌综合征：是由于肿瘤分泌甲状旁腺激素或一种溶骨物质（多肽）所致。临床上以高血钙、低血磷为特点，症状有食欲减退、恶心、呕吐、腹痛、烦渴、体重下降、心动过速、心律不齐、烦躁不安和精神错乱等。多见于鳞癌。

（4）异位胰岛素分泌综合征：临床表现为亚急性低血糖综合征，如精神错乱、幻觉、头痛等。其原因可能与肿瘤大量消耗葡萄糖、分泌类似胰岛素活性的体液物质或分泌胰岛素释放多肽等有关。

（5）类癌综合征：是由于肿瘤分泌 5-羟色胺所致。表现为支气管痉挛性哮喘、皮肤潮红、阵发性心动过速和水样腹泻等。多见于腺癌和燕麦细胞癌。

（6）神经-肌肉综合征（Eaton-Lambert 综合征）：是因肿瘤分泌箭毒性样物质所致。表现为随意肌力减退和极易疲劳。多见于小细胞未分化癌。其他尚有周围性神经病、脊根节细胞与神经退行性变、亚急性小脑变性、皮质变性、多发性肌炎等，可出现肢端疼痛无力、眩晕、眼球震颤、共济失调、步履困难及痴呆。

（7）异位生长激素综合征：表现为肥大性骨关节病，多见于腺癌和未分化癌。

（8）抗利尿激素分泌异常综合征：是由于癌组织分泌大量的 ADH 或具有抗利尿作用的多肽物质所致。其主要临床特点为低钠血症，伴有血清和细胞外液低渗透压（＜270 mOsm/L）、肾脏持续排纳、尿渗透压大于血浆渗透压（尿比重＞1.200）和水中毒。多见于小细胞肺癌。

3．其他表现

（1）皮肤病变：黑棘皮病和皮肤炎多见于腺癌，皮肤色素沉着是由于肿瘤分泌黑色素细胞刺激素（MSH）所致，多见于小细胞癌。其他尚有硬皮病、掌跖皮肤过度角化症等。

（2）心血管系统：种类型的肺癌均可凝血机制异常，出现游走性静脉栓塞、静脉炎和非细菌性栓塞性心内膜炎，可在肺癌确诊前数月出现。

（3）血液学系统：可有慢性贫血、紫癜、红细胞增多、类白血病样反应。可能为铁质吸收减少、红细胞生成障碍寿命缩短、毛细血管性渗血性贫血等原因所致。此外，各种细胞类型的肺癌均可出现 DIC，可能与肿瘤释放促凝血因子有关。肺鳞癌患者可伴有紫癜。

（二）外侵和转移症状

1．淋巴结转移

最常见的是纵隔淋巴结和锁骨上淋巴结，多在病灶同侧，少数可在对侧，多为较坚硬，单个或多个结节，有时可为首发的主诉而就诊。气管旁或隆突下淋巴结肿大可压迫气道，出现胸闷。气急甚至窒息。压迫食管可出现吞咽困难。

2．胸膜受侵和转移

胸膜是肺癌常见的侵犯和转移部位，包括直接侵犯和种植性转移。临床表现因有无胸腔积液及胸水的多寡而异，胸水的成因除直接侵犯和转移外，还包括淋巴结的阻塞以及伴发的阻塞性肺炎和肺不张。常见的症状有呼吸困难、咳嗽、胸闷与胸痛等，亦可完全无任何症状；查体时可见肋间饱满、肋间增宽、呼吸音减低、语颤减低、叩诊实音、纵隔移位等。胸水可为浆液性、浆液血性或血性，多数为渗出液，恶性胸水的特点为增长速度快，多呈血性。极为罕见的肺癌可发生自发性气胸，其机制为胸膜的直接侵犯和阻塞性肺气肿破裂，多见于鳞癌，预后不良。

3．上腔静脉综合征（Superior Vena Cava Syndrome，SVCS）

肿瘤直接侵犯或纵隔淋巴结转移压迫上腔静脉，或腔内的栓塞，使其狭窄或闭塞，造成血液回流障碍，出现一系列症状和体征，如头痛、颜面部水肿、颈胸部静脉曲张、压力增高、呼吸困难、咳嗽、胸痛以及吞咽困难，亦常有弯腰时晕厥或眩晕等。前胸部和上腹部静脉可代偿性曲张，反映上腔静脉阻塞的时间和阻塞的解剖位置。上腔静脉阻塞的症状和体征与其部位有关。若一侧无名静脉阻塞，头面、颈部的血流可通过对侧无名静脉回流心脏，临床症状较轻。若上腔静脉阻塞发生在奇静脉入口以下部位，除了上述静脉扩张，尚有腹部静脉怒张，血液以此途径流入下腔静脉。若阻塞发展迅速，可出现脑水肿而有头痛、嗜睡、激惹和意识状态的改变。

4．肾脏转移

死于肺癌的患者约 35％发现有肾脏转移，亦是肺癌手术切除后 1 个月内死亡患者的最常见转移部位。大多数肾脏转移无临床症状，有时可表现为腰痛及肾功能不全。

5．消化道转移

肝转移可表现为食欲减退、肝区疼痛，有时伴有恶心，血清 γ-GT 常呈阳性，AKP呈进行性增高，查体时可发现肝脏肿大，质硬、结节感。小细胞肺癌好发胰腺转移，可出现胰腺炎症状或阻塞性黄疸。各种细胞类型的肺癌都可转移到肝脏、胃肠道、肾上腺和腹膜后淋巴结，临床多无症状，常在查体时被发现。

6．骨转移

肺癌骨转移的常见部位有肋骨、椎骨、髂骨、股骨等，但以同侧肋骨和椎骨较多见，表现为局部疼痛并有定点压痛、叩痛。脊柱转移可压迫椎管导致阻塞或压迫症状。关节受累可出现关节腔积液，穿刺可能查到癌细胞。

7. 中枢神经系统症状

（1）脑、脑膜和脊髓转移：发生率约 10%，其症状可因转移部位不同而异。常见的症状为颅内压增高表现，如头痛、恶心、呕吐以及精神状态的改变等，少见的症状有癫痫发作、脑神经受累、偏瘫、共济失调、失语和突然昏厥等。脑膜转移不如脑转移常见，常发生于小细胞肺癌患者中，其症状与脑转移相似。

（2）脑病和小脑皮质变性：脑病的主要表现为痴呆、精神病和器质性病变，小脑皮质变性表现为急性或亚急性肢体功能障碍，四肢行动困难、动作震颤、发音困难、眩晕等。有报道肿瘤切除后上述症状可获缓解。

8. 心脏受侵和转移

肺癌累及心脏并不少见，尤多见于中央型肺癌。肿瘤可通过直接蔓延侵及心脏，亦可以淋巴管逆行播散，阻塞心脏的引流淋巴管引起心包积液，发展较慢者可无症状，或仅有心前区、肋弓下或上腹部疼痛。发展较快者可呈典型的心包填塞症状，如心急、心悸、颈面部静脉怒张、心界扩大、心音低远、肝大、腹水等。

9. 周围神经系统症状

癌肿压迫或侵犯颈交感神经引起 Horner 氏综合征，其特点为病侧瞳孔缩小，上睑下垂、眼球内陷和颜面部无汗等。压迫或侵犯臂丛神经时引起臂丛神经压迫症，表现为同侧上肢烧灼样放射性疼痛、局部感觉异常和营养性萎缩。肿瘤侵犯膈神经时，可造成膈肌麻痹，出现胸闷、气急，X 线透视下可见有膈肌矛盾运动。压迫或侵犯喉返神经时，可致声带麻痹出现声音嘶哑。肺尖部肿瘤（肺上沟瘤）侵犯颈 8 和胸 1 神经、臂丛神经、交感神经节以及邻近的肋骨，引起剧烈肩臂疼痛、感觉异常，一侧臂轻瘫或无力、肌肉萎缩，即所谓 Pancoast 综合征。

二、预防

肺癌是可以预防的，也是可以控制的。已有的研究表明，西方发达国家通过控烟和保护环境后，近年来肺癌的发病率和死亡率已明显下降。肺癌的预防可分为三级预防，一级预防是病因干预；二级预防是肺癌的筛查和早期诊断，达到肺癌的早诊早治；三级预防为康复预防。肺癌的预防需要从平时生活点点滴滴开始。

1. 禁止和控制吸烟

国外的研究已经证明戒烟能明显降低肺癌的发生率，且戒烟越早肺癌发病率降低越明显。因此，戒烟是预防肺癌最有效的途径，与此同时还要避免被动吸烟。

2. 保护环境

已有的研究证明，大气污染、沉降指数、烟雾指数、苯并（a）芘等暴露剂量与肺癌的发生率呈正相关关系，保护环境、减少大气污染是降低肺癌发病率的重要措施。针对空气污染，家内可备空气净化器，出门可戴防雾霾口罩进行预防。远离致癌的环境，开抽油烟机预防厨房油烟。限制城市机动车的发展，改进机动车的燃烧设备，减少有毒气体的排出。

3. 职业因素的预防

许多职业致癌物增加肺癌发病率已经得到公认，减少职业致癌物的暴露就能降低肺癌发病率。

4. 科学饮食

少吃辛辣、油腻、肥甘、厚腻、生冷、硬等刺激性食物及生痰伤肺之物，如辣椒、生葱蒜、肥肉、油炸食品等；多吃富含维生素 A 及维生素 C 的食物及清肺润肺食物，如胡萝卜、葡萄、百合、山慈姑、炒杏仁、白果、核桃仁、芦笋、罗汉果、枇杷、梨等，可以预防肺癌。

5. 定期体检

积极治疗肺结核以及支气管炎等肺部疾病，积极进行规范体检和治疗，不要拖延；如果有肺癌家族史，需每年定期到医院进行检查。

6. 心情愉悦

要保持良好心态，不要生气，遇事要冷静，也不要急躁，更不要生闷气，要保持乐观积极向上的心态。作息时间要规律，不要熬夜，不要长期保持一个姿势，要加强锻炼。

第五节　医案

李某案

患者：李某，男，59 岁，2022 年 10 月 3 日初诊。

主诉：肺癌 4 年，化疗中。

初诊：患者肺癌确诊 4 年，化疗后周身倦怠乏力，无咳嗽，无胸闷气短症状，现症见食欲不振，矢气多，无便秘。

体格检查：舌暗红有瘀斑苔微黄，脉沉细无力。

西医诊断：肺小细胞癌化疗中。

中医诊断：肺积（肺肾阴亏，脾胃不和）。

治法：养阴清肺，解毒散邪。方拟为百合固金汤合养阴清肺汤加减。

处方：黄芪 60g，百合 20g，生地黄 30g，北沙参 20g，麦门冬 20g，桔梗 15g，牡丹皮 10g，石斛 15g，重楼 6g，甘草 30g，前胡 20g，党参 20g，化橘红 20g，浙贝母 15g，紫苏子 15g，蒲公英 20g，金银花 20g，鱼腥草 20g，穿心莲 20g，半枝莲 15g，白花蛇舌草 20g，石上柏 10g。

14 剂，每日 2 次

2022 年 11 月 2 日复诊

服药 14 剂后，患者病情好转，停药半个月后继续服药，现乏力好转，仍食欲不振。舌暗红苔腻微黄，脉沉细。滋阴润肺，原方加减后继续口服。

处方：黄芪 60g，百合 20g，生地黄 30g，北沙参 20g，麦门冬 20g，桔梗 15g，牡丹皮 10g，石斛 15g，重楼 6g，甘草 30g，前胡 20g，党参 20g，化橘红 20g，浙贝母 15g，紫苏子 15g，蒲公英 20g，金银花 20g，半枝莲 15g，白花蛇舌草 20g，石上柏 10g，焦山楂 20g，炒六神曲 20g，炒麦芽 20g。

21 剂，每日 2 次

【病案分析】中医认为癌症的发生以脏腑功能虚弱为主要病因，肺癌的病灶在肺，患者疾病日久肺气阴虚，故周身倦怠乏力，"九补"以黄芪、党参补益肺气，以百合固金汤合养阴清肺汤加减方养阴清肺，滋阴润燥；"一攻"以蒲公英、金银花、鱼腥草、穿心莲、半枝莲、白花蛇舌草、石上柏解毒抗癌，消积化瘀，抑制肿瘤进展；化疗后食欲不振，矢气多，二诊又予以焦三仙健脾开胃，行气消积，保护胃气。"九补"加"一攻"治以养阴清肺，解毒散邪。

杨某案

患者：杨某，女，60 岁，2021 年 6 月 3 日初诊。

主诉：肺腺癌 5 年。

初诊：患者肺腺癌 5 年，未做手术，放疗联合化疗治疗。现症见咳嗽，咽干咽痒，干咳少痰，周身倦怠乏力，心悸胸闷气短，饮食尚可，睡眠尚可，便溏。

体格检查：舌暗红苔黄干，脉沉细。

辅助检查：①胸部 CT 平扫：左肺门旁占位性病变，肺 Ca 伴肺不张，右肺下叶微小结节，肺气肿。②头部 CT 平扫：未见异常。

西医诊断：肺腺癌。

中医诊断：肺积（肺气虚弱，阴虚肺燥，气血双亏）。

治法：补肺纳气，养阴清肺，益气补血。方拟为八珍汤合养阴清肺汤加减。

处方：白术 15g，茯苓 20g，炙甘草 10g，当归 10g，白芍 20g，川芎 10g，生地黄 30g，玄参 15g，麦门冬 20g，浙贝母 10g，连翘 15g，白花蛇舌草 30g，绞股蓝 10g，半枝莲 15g，山慈姑 15g，苦参 15g，鱼腥草 20g，太子参 15g，穿心莲 20g，黄连 15g，黄芩 10g，大青叶 15g，野菊花 15g，射干 10g，金银花 15g。

28 剂，每日 2 次

2021 年 10 月 28 日复诊

服药 28 剂后，患者病情好转，停药数月后继续服药，现乏力好转，仍食欲不振。舌暗红苔腻微黄，脉沉细。滋阴润肺，原方加减后继续口服。

处方：白术 15g，茯苓 20g，炙甘草 10g，当归 10g，白芍 20g，川芎 10g，生地黄 30g，玄参 15g，麦门冬 20g，浙贝母 10g，连翘 15g，白花蛇舌草 30g，绞股蓝 10g，半枝莲 15g，山慈姑 15g，太子参 15g，黄芩 10g，野菊花 15g，射干 10g，金银花 15g，黄芪 40g，桔梗 20g，石上柏 20g。

14 剂，每日 2 次

2021 年 11 月 18 日三诊

服药 14 剂后，患者病情好转，现化疗后偶有失眠多梦，睡后易醒，醒后难以入睡。舌暗红苔腻微黄，脉细数。滋阴润肺，原方加减后继续口服。

处方：白术 15g，茯苓 20g，炙甘草 10g，当归 10g，白芍 20g，川芎 10g，生地黄 30g，玄参 15g，麦门冬 20g，浙贝母 10g，连翘 15g，白花蛇舌草 30g，绞股蓝 10g，半枝莲 15g，山慈姑 15g，太子参 15g，野菊花 15g，黄芪 40g，桔梗 20g，石上柏 20g，炒酸枣仁 25g，柏子仁 15g，茯神 30g，灵芝 15g，磁石 25g，蛇六谷 20g。

14 剂，每日 2 次

【病案分析】患者正气虚损，阴阳失调，六淫之邪乘虚而入，邪滞于肺，导致肺脏功能失调，肺气阻郁，宣降失司，气机不利，血行受阻，津液失于输布，患者疾病日久肺气阴虚，故咳嗽、咽干咽痒、干咳少痰、周身倦怠乏力；化疗后肺气虚弱，阴虚肺燥，气血双亏。"九补"以八珍汤益气补血，以养阴清肺汤滋阴润燥、养阴清肺；"一攻"以连翘、白花蛇舌草、绞股蓝、半枝莲、山慈姑、苦参、鱼腥草、太子参、穿心莲、黄连、黄芩、大青叶、野菊花、射干、金银花清热解毒，抗癌散结；化疗后失眠多梦，睡后易醒，醒后难以入睡，以炒酸枣仁、柏子仁、茯神、灵芝、磁石等养心安神。"九补"加"一攻"治以补肺纳气，养阴清肺，益气补血。

第三章　前列腺癌

前列腺癌中医可归于"癥瘕""癃闭""血尿"等疾病，发病多与痰浊、血瘀、寒凝等因素相关。《素问·奇病论》载："胞络者，系于肾。"前列腺癌发病与肾密切相关，或因少阴虚寒伏藏于肾络，早期病变隐匿难觉，及至男子"精少，肾脏衰，形体皆极"，或内外风寒毒邪相合，造成痰浊、寒凝阻滞血脉，经气不行，痰浊、血瘀、寒凝、癌毒等胶着难解，终成伏毒，邪毒积聚，日久成疾。故本病在治疗中首重温补肾阳，化痰行瘀，佐以清热。

九补一攻法是笔者根据多年临床经验、本病病因病机以及古今治法总结出的特殊经验治法。九补一攻法是指在治疗本病的穴位及中药的选择以补为主，攻为辅的攻补大致占比的形象比喻。"九补"是指选择补益药，如补益气血药为主药，可调补气血以扶正治疗本虚；"一攻"则是"攻积"的意思，是指其原发病是癥瘕积聚，选择软坚散结的药物以攻邪；穴位的选择亦是如此，以能补益气血的穴位为主，以能软坚散结的穴位为辅；即是九补一攻标本同治。

针对前列腺癌的治疗，组方上用补骨脂、仙茅、狗脊、桂枝、女贞子、菟丝子补益肾阳，炒山药脾肾双补。湿热之邪贯穿疾病始终，用柴胡和黄柏疏理气机、分消下焦湿热，白芍柔肝养血以敛汗助眠，仙鹤草、刘寄奴、威灵仙、桑枝、伸筋草祛风除湿、活血止痛。在诊疗前列腺癌的过程中，笔者采用独创的九补一攻法为基础，培补脾肾治本，法以温补肾阳为主，兼以化痰行瘀，清热，攻伐有节，祛邪不伤正。

第一节　概述

一、中西医病名定义

在生命体发育和衰老的过程中，细胞在特定的信号调控下有序地进行生长、分化和（或）凋亡。然而，细胞分裂过程中自然积累的突变和许多外界因素，如射线、化学致癌物、病毒等诱导的突变可导致癌基因激活、抑癌基因失活，从而破坏了正常的细胞调控网络，引起细胞异常增殖与持续分裂，导致肿瘤产生。

前列腺癌（prostate cancer，PCa）指发生于前列腺腺体的恶性肿瘤，是一种常见的、易发于中老年男性泌尿系统的恶性肿瘤，在疾病早期常常具有隐匿性。是前列腺腺泡细胞异常无序生长的结果，常起源于前列腺的背侧叶。前列腺癌可分为腺癌（腺泡腺癌）、导管腺癌、尿路上皮癌、鳞状细胞癌、腺鳞癌，其中腺癌占95％以上。研究表明，在对前列腺癌患者5年的随访中有10％～20％会发展为去势抵抗性前列腺癌（castration-resistant prostate cancer，CRPC），其中 84％会发生转移，而转移去势抵抗性前列腺癌（metastatic castration-resistant prostatecancer，mCRPC）5 年生存率仅 31％。前列腺癌是前列腺上皮细胞恶性增生所致的一种泌尿系肿瘤，以尿频、尿急、尿流缓慢、尿线中断以及逐渐出现排尿困难为主要表现，严重者可出现尿失禁、尿血和尿潴留等，并伴有前列腺硬结、会阴疼痛等不适。临床表现，早期症状多不明显，常有短时的尿频及夜尿。随着病情的发展可出现尿流变细、尿程延长、尿痛及尿潴留。晚期则可见血尿和疼痛。如有背痛，则常标志着已有转移。晚期前列腺癌可沿淋巴管和血管转移播散，侵及骨骼，如骨盆、腰椎、股骨等，亦可侵及内脏，如肺、肝等。

中医古籍并无本病的记载，但根据其临床表现及病机，可归于"癥瘕""癃闭""血尿"等疾病。诸多医家论述其病位在男子胞（即精室），发病多与痰浊、血瘀、寒凝等因素相关。《素问·奇病论》载："胞络者，系于肾。"前列腺癌发病与肾密切相关，或因少阴虚寒伏藏于肾络，早期病变隐匿难觉，及至男子"精少，肾脏衰，形体皆极"，或内外风寒毒邪相合，造成痰浊、寒凝阻滞血脉，经气不行，痰浊、血瘀、寒凝、癌毒等胶着难解，终成伏毒，邪毒积聚，日久成疾，与现代医学遗传学中的基因突变表现存在较多相似之处。

前列腺临近膀胱与尿道，前列腺癌作为实体肿瘤，直肠指检常呈现不规则肿大，故其病变时多出现下尿路梗阻症状，如排尿不畅、排尿刺激等，与中医"癃闭"症状相近。"膀胱不利为癃"最早由《黄帝内经》提出，而后《诸病源候论》中将"小便难""小便不通""小便不利"等病症统称为癃闭，明代楼英在《医学纲目》中对其详述："癃闭合而言之一病也，分而言之，有暴久之殊。盖闭者暴病，为溺闭，点滴不出，俗名小便不通是也。癃者久病为溺癃，淋漓点滴而出，一日数十次或百次。"在西医学中，本病临床症状与前列腺良性增生常难以区分，前列腺癌病变早期症状大多不明显，晚期肿瘤侵犯尿道常因下尿路梗阻而引起排尿困难，主要表现为尿流变细、尿痛、尿频等，有时出现血尿。而前列腺良性增生常表现为尿道梗阻、夜尿次数增多、排尿困难等，部分伴有血尿。在《中医内科学》中将前列腺良性增生明确归属于中医"癃闭"范畴。综上，虽然中医古籍没有前列腺癌的记载，但结合其前列腺增生明显，尿道梗阻压迫引起排尿困难等临床症状及体征，可归为中医学"癃闭"范畴。

二、流行病学

前列腺癌是目前全球男性发病率第二高的恶性肿瘤，居男性癌症死因的第五位。根据国际癌症研究机构（International Agency for Research onCancer，IARC）的统计，2018 年全球前列腺癌新发病例估计 127.6 万例，约 35.9 万例患者死于前列腺癌，世界人口标化发病率（age-standardized in-cidence rate by world standard population，ASIRW）和世界人口标化死亡率（age-standardized mortalityrate by world standard population，ASMRW）分别为 29.3/10 万和 7.6/10 万。当前，我国前列腺癌发病率仍处于较低水平，但近些年已呈显著上升趋势。随着人口老龄化、饮食及生活方式的改变，我国前列腺癌的发病形势不容乐观，以下为中国前列腺癌的发病及死亡现状：

2015 年全国肿瘤登记地区资料显示，前列腺癌位列男性恶性肿瘤发病率第 6 位，占男性恶性肿瘤发病构成的 3.35%；位列男性恶性肿瘤死亡率第 10 位，占男性恶性肿瘤死亡构成的 2.1%。研究估计，2015 年我国新发男性前列腺癌病例约为 7.2 万，世界人口标化发病率为 6.47/10 万，中国人口标化发病率（age-standardized incidence rateby Chinese standard population，ASIRC）为 6.59/10 万；约有 3.1 万例死亡病例，世界人口标化死亡率为 2.65/10 万，中国人口标化死亡率（age-standard-ized mortality rate by Chinese standard population，ASMRC）为 2.61/10 万。在全国肿瘤登记地区中，前列腺癌位于目前中国男性泌尿生殖系统恶性肿瘤发病第一位，高于膀胱癌。

GLOBOCAN 研究估计，与欧美国家相比，我国前列腺癌发病率较低（ASIRW 美国 75.7/10 万，法国 99.0/10 万），前列腺癌新发患者占全球患者的比例也较低（中国 7.8%，美国 16.7%，法国 5.1%），但前列腺癌死亡患者占全球比例却远远超出西方国家（中国 14.5%，美国 8%，法国 2.5%）。从东亚地区发病死亡现状来看，东亚男性前列腺癌发病率普遍低于欧美国家（东亚地区 ASIRW13.9/10 万，ASMRW4.7/10 万），但日本、韩国等发达国家的前列腺癌发病率显著高于我国（ASIRW 日本 35.4/10 万，韩国 36.2/10 万），而死亡率则差别不大（ASMRW 日本 4.4/10 万，韩国 4.7/10 万）。

我国前列腺癌发病率还处于较低水平，随着社会经济的发展、预期寿命的提高、生活方式的转变以及医疗卫生水平改善，前列腺癌发病率近些年上升趋势明显。前列腺癌的发病具有明显的地区差异性及年龄相关性，城市高于农村，经济发达地区高于落后地区。我国前列腺癌的生存预后与发达国家还有差距，而前列腺癌的发病原因尚不详，目前认为是多种危险因素作用的结果。早期诊治可显著改善治疗效果及预后，晚期患者通常预后不佳，当前可根据各地区不同特点开展 PSA 筛查、早诊早治以改善生存预后。我国逐渐步入人口老龄化社会，前列腺癌的疾病负担将进一步升高，在未来肿瘤防控中应当重点关注。

第二节 诊断

一、诊断标准

（一）前列腺癌的临床特点

1. 前列腺癌的肿瘤情况

患者发生前列腺癌的诊断，主要是前列腺肿瘤的检测，其中包括癌肉瘤、叶状瘤、恶性黑色素瘤和副节瘤等，但是在诊断的过程中如何辨认癌细胞、其他肿瘤和其他细胞是主要的诊断难点。由于人体中存在着部分良性的腺体本身就存在基底细胞缺失，所以在进行前列腺癌的诊断时不能完全依据这个指标进行判定，必须通过将前列腺癌的形态特点和改变的情况与免疫组化的结果结合起来进行综合分析和考虑，加强对比，才能够进行准确的诊断，可以利用 P63 在染色的作用下，基底细胞核着色但是其分泌细胞不着色的特点进行分析和研究，对患者的前列腺癌进行良好的早期诊断和治疗。

2. 前列腺癌的神经内分泌细胞

在患者发生前列腺癌后，神经内的分泌细胞会有所增加，在临床研究中发现，神经内的分泌细胞发生神经炎样长树枝状的形态学演变，会对患者的利尿激素分泌造成影响，在患者发生癌症、肿瘤等情况时，这种现象表现较为明显。所以在诊断的过程中，可以通过对患者其他病情状况的排除来确定患者是否患有前列腺癌。

3. 前列腺癌周围的神经浸润性

大部分患者在发生前列腺癌之后，其前列腺癌周围的神经浸润性升高是重要的检测表现形态之一，因此对患者前列腺附近的神经浸润性进行检测是判断其是否为前列腺癌的有效方式之一。

（二）实验室诊断

现行的实验室诊断主要应用前列腺特异性抗原（prostate-specific antigen，PSA），而 PSA 对前列腺癌的特异度较低。穿刺活检为诊断前列腺癌的金标准，而穿刺作为一种有创的检测手段，不仅给患者带来一定的心理负担和经济压力，还存在一定的风险。面对这种现状，致力于发现一些敏感度和特异度更高的生物标志物，成为各国学者研究的重点。

1. 前列腺酸性磷酸酶

前列腺酸性磷酸酶（acid phosphatase prostate，ACP）是一种由前列腺上皮细胞溶酶体产生的，能水解前列腺外分泌磷酸酯的糖蛋白分泌物。当前列腺病变累及血清-前列腺屏障时，可在前列腺癌患者的血清中检测到 ACP 明显升高，其升高的幅度基本与病情平行。在 1980 年临床多通过 ACP 诊断前列腺癌，但随着研究深入，发现 ACP 可在人体多种癌症中广泛表达，其诊断前列腺癌的特异度及灵敏度较差，且不能用于早期诊断。目前 ACP 仍可用于前列腺癌的复发、转移及预后的监测中，与临床中常用的前列腺特异性抗原相比，ACP 的优势在于可更加精准的提示肿瘤的微转移，其中抗酒石酸酸性磷酸酶与前列腺特异性抗原等指标联合应用可用于预测前列腺癌的骨转移。ACP还可用于评估前列腺癌的治疗效果，监测 ACP 水平变化具有重要临床意义。

2. 前列腺特异性抗原

前列腺特异性抗原是一种由前列腺腺泡细胞所产生的特异性糖蛋白，只存在于人体的前列腺中，具有较强的器官特异性，可在前列腺癌患者的血清中检测到前列腺特异性抗原浓度的升高。1985 年后因其敏感性较 ACP 优越，前列腺特异性抗原逐渐取代 ACP应用于临床，20 世纪 80 年代末引入我国，并沿用至今。随着近年的研究越来越多，前列腺特异性抗原的局限性逐渐体现出来。在一项荟萃分析中指出，前列腺特异性抗原的阳性预测值仅为 25%。血液中前列腺特异性抗原增高可能由前列腺炎、良性前列腺增生、前列腺癌等多种疾病导致，因此前列腺特异性抗原对前列腺癌的疾病特异性较弱，较难应用于前列腺疾病的鉴别诊断中。同时临床对前列腺特异性抗原处于灰区（$4 \sim 10\mu g/L$）的患者诊断难度较大，这些患者经穿刺后诊断为前列腺癌的仅为30%，近七成的患者承受了过度穿刺的痛苦。目前学者们的研究方向主要为前列腺特异性抗原与其他新型指标的联合应用，以求获得更高的灵敏度与特异度，如前列腺特异性抗原和MRI的联合应用可将单独应用前列腺特异性抗原的特异度提高至84%。

3. 前列腺特异性抗原前体及其衍生指标

前列腺特异性抗原同源异构体2型是前列腺特异性抗原的一种裂解速度较慢且相对稳定的前体性物质，其产生由前列腺特异性抗原的最原始形态在人类激肽释放酶2型作用下降解而来，其浓度在前列腺癌组织和前列腺癌患者的血清中是明显升高的。前列腺特异性抗原同源异构体2型百分比和前列腺健康指数是基于前列腺特异性抗原同源异构体2型结合总前列腺特异性抗原和游离前列腺特异性抗原衍生出的辅助诊断指标，目前尚未广泛应用于临床常规检测中。有学者指出，前列腺特异性抗原同源异构体2型，前列腺特异性抗原同源异构体2型百分比 和 PHI 经过受试者工作特征曲线检验分析，三项指标联合应用对前列腺癌的诊断具有较高的准确性。由于前列腺特异性抗原同源异构体2型与前列腺癌具有较强的相关性，在血清前列腺特异性抗原处于灰区时，则可应用前列腺特异性抗原同源异构体2型进行鉴别诊断。前列腺特异性抗原同源异构体2型还可用于评估前列腺癌的恶性程度和侵袭性的强弱，研究中指出 GS 评分较高（GS≥8分）的患者，在发病初期的前列腺特异性抗原同源异构体2型血清浓度已经有了明显的升高，且病理分期高的患者前列腺特异性抗原同源异构体2型水平要明显高于病理分期较低的患者。

4. 前列腺特异性膜抗原

前列腺特异性膜抗原（prostate specific mem-brane antigen，PSMA）是一种可表达在正常人和前列腺癌患者的前列腺上皮细胞膜上的糖蛋白，可在患者的血清中被检测。PSMA 的浓度受激素调节，转化生长因子（transforming growth factor，TGF）、表皮细胞生长因子（epidermal growth factor，EGF）、纤维细胞生长因子（fibroblast growth factors，FGF）可使其 mRNA 表达上调，5-α-双氢睾酮使其 mRNA 表达下调。早期前列腺癌患者血清中 PSMA 浓度极低，因此 PSMA 较少被应用于前列腺癌的早期诊断，但近期研究表明运用 RT-PCR 来检测 PSMA mRNA 对临床判断前列腺癌的血性播散、肿瘤的复发和进展，具有较高的灵敏度。PSMA 在非前列腺癌如膀胱癌、食管癌中的表达较低，具有一定的鉴别诊断价值。在影像学中，可通过 PSMA 与 PET（正电子发射型计算机断层显像）相结合的方法，来精准定位癌灶的分布，尤其可用于微小病灶的发现和肿瘤的分期分级。

（三）前列腺癌的一般诊断方法

1. 血液检测

由于患者在发生大多数疾病后，血液中的细胞含量和构成会发生不同的变化，所以对患者进行血液检测是诊断前列腺癌的重要方式之一。第一，可以对患者进行游离前列腺特异性抗原、总前列腺特异性抗原与游离前列腺特异性抗原的百分比进行检测，有调查研究表明，血液中总前列腺特异性抗原与游离前列腺特异性抗原的百分比较低是前列腺癌患者才具有的情况，因此可以通过这一指标对患者是否患有前列腺癌进行分析与诊断。第二，可以对患者的早期前列腺癌抗原进行检测，由于早期前列腺癌抗原物质只存在于前列腺癌细胞之中，并且在细胞碎裂，早期前列腺癌抗原进入到血液中之后，会呈现出极高的特异性表现。所以在对患者进行血液检测的过程中，只需要检测其中是否含有早期前列腺癌抗原就能够很好地确定患者是否患有前列腺癌疾病。第三，可以对患者血液中的蛋白进行检测，和早期前列腺癌抗原物质类似，相关蛋白的异常也是只会出现于前列腺癌细胞中的物质，并且其特异性也极高，因此可以通过对患者血液中的 ERG 蛋白情况进行检测判断患者是否患有前列腺癌疾病。第四，可以对患者血液中的 miRNA 含量进行检测，根据研究分析发展，前列腺癌患者血液中的 miRNA-141 的表现数值比普通人高几十倍，特异性显著。因此可以用来对患者进行早期的前列腺癌的检测和诊断。第五，可以对患者血液中的外分泌体进行检测，外分泌体使患者体内细胞向外分泌，发生抗肿瘤免疫作用的物质。所以对外分泌体进行分析和观察，能够很好地分辨患者的肿瘤和前列腺癌情况，达到对患者早期的肿瘤或者前列腺癌的诊断，在其尚未发生转移和扩散作用的情况下进行及时、有效的治疗。

2. 尿液检测

对患者进行尿液检测是有效的诊断方法之一。首先可以对患者进行肌氨酸的检测，这种物质是人们在能量的代谢中的重要物质，在进行尿液检测时能够方便、快捷地将其检测出来。有实验研究显示，在对比前列腺癌患者与正常人的尿液样本时发现，前列腺癌患者尿液中的肌氨酸含量要显著高于正常人，因此通过检测尿液中肌氨酸含量的方式，能够较早地发现患者的前列腺癌症状，进行尽早地控制和治疗。其次可以对患者尿液中基质金属蛋白酶9进行检测，由于患者发生前列腺癌之后，细胞外基质会发生一定程度的降解，而基质金属蛋白酶9是细胞外基质降解的重要介质，其产生作用后会进入到尿液中，特异性较强，因此可以通过对尿液中的基质金属蛋白酶9进行检测，分析患者是否患有前列腺癌，提高诊断的及时性、有效性和准确性。另外可以通过对患者尿液中的基因进行分析，诊断患者的前列腺癌情况，以此判断患者是否患有前列腺癌，达到尽早发现、尽早控制、尽早治疗的效果，为前列腺癌患者的生命健康安全提供更加有效的保障，提高对患者早期前列腺癌的检测能力。

3. 精液检测

患者在发生前列腺癌之后，其精液的组成也有着一定的改变。一方面患者在发生前列腺癌疾病后，其精液中的有关基因就会出现甲基化，有研究发现，普通人的精液和前列腺组织中是不存在有关基因甲基化情况的，因此对患者的精液进行检测，通过分析其中是否存在有关基因甲基化使诊断患者前列腺癌的有效方式之一。另一方面是人体中的循环游离 DNA 在患者发生前列腺癌后会出现甲基化现象，而前列腺会定期分泌循环游离 DNA 到精液之中，因此在对患者的精液进行分析检测的过程中，通过对其中的循环游离 DNA 因子进行检查，观察其是否存在甲基化的现象，就能够对患者是否患有前列腺癌进行较为准确的判断，使患者能够得到及时的治疗，疾病治愈，恢复健康的概率就更大，能够有效地降低因为前列腺癌死亡的患者数量，提高治疗的效果和水平。

4. 前列腺系统穿刺活检

使用前列腺系统穿刺活检的方式是目前医学中确诊患者前列腺癌的重要方式之一，但是穿刺活检的方式对患者的身体伤害较大，所以一般只用于检测高度疑似前列腺癌的患者。在进行穿刺活检的研究过程中，有 6 点、8 点、11 点以及 13 点 4 种检测方式，其中检测的点数越多，检测的准确性也越大，但是同时对患者身体的伤害也越大。目前一般使用 6 点检测法对患者进行检测，因为其检测准确率虽然有一定程度降低，但是不易于对患者的身体造成伤害，同时对于发生前列腺癌转移等症状的患者，6 点检测也能取得很好的检测结果，避免患者受创后恢复缓慢，造成其他不良反应和并发症。另外对于患者有其他严重病症，可能生存期比前列腺癌短的患者也不必进行前列腺癌的穿刺活检，避免再次对患者造成损伤，进一步缩短患者的生存期。

（四）影像学诊断

1. 经直肠超声检查

经直肠超声检查是通过在患者的前列腺及前列腺周围的组织进行回声判断的方式，检查患者是否存在肿瘤，但是因为不同区域的低回声或高回声可能造成因素是多样的，比如造成低回声的区域也有可能是因为患者的前列腺炎、前列腺萎缩等情况，所以这种方式取得效果并不明显，而如果只对患者异常的低回声区进行抽样活检，则有极大的可能不能发现前列腺癌的病变，使患者错过早期的检查和治疗的最佳阶段，因此还需要对患者前列腺组织的不同区域进行活检，操作较为烦琐复杂。

2. CT 检查

CT 检查的方式对于患者的早期前列腺癌并不能取得良好的效果，但其优势在于能够发现患者的肿瘤情况并对其进行分期判断，对于肿瘤类疾病或者由于前列腺癌导致的肿瘤能够及时发现，分析肿瘤的情况并进行有效的治疗。

3. MRI 检查

对患者进行 MRI 检查能够有效地发现患者的前列腺癌疾病是否发生转移，对于患者的病情状况能够有效地进行分析和研究，同时利用 MRI 的光谱线，对患者是否存在前列腺癌也有着一定的判断作用，在一定程度上能够检测出患者的前列腺癌情况。

二、病因病机

（一）传统医学病因病机

前列腺癌归属于中医学淋证、癃闭、尿血、癥瘕等范畴。中医学认为前列腺癌的发生主要责之饮食、情志、邪毒与正虚。《黄帝内经》云："肾藏精，主生殖，开窍于前后二阴。"《灵枢·经脉》描述足厥阴肝经："循股阴……环阴器……夹胃，属肝。"结合前列腺位置临近膀胱与尿道，说明其由肾所主，肝经从此而巡，与脾胃关系亦密切。《黄帝内经》："男子七八……肾脏衰，形体皆极。"《圣济总录》言："瘤之为义……气血……郁结壅塞，则乘虚投隙，瘤所以生。"中医认为邪正盛衰不仅决定发病的虚实还影响着预后与转归，前列腺癌患者多为老年男性，其发病内因在于本虚，正气亏虚气血不行则邪气留恋于下焦，日久成癥最终癌变。本病病因病机临床尚未统一，魏睦新教授提出本病既有肝郁气滞之实，又有脾肾亏损之虚，气滞痰瘀阻络所致。贾英杰教授在多年临证中总结出"黜浊培本"理论，总结出"虚、毒、瘀、湿"为"正气内虚，毒瘀并存"病机的核心。陈志强教授主张本病以正虚为本，虚实夹杂，通过分期论治总结出前列腺癌早期多正盛邪实，晚期正气亏虚邪气更盛，至终末期正衰邪盛。王晞星教授则提倡本病因着眼于肾，尤其是肾阴的亏虚。李佩文教授主张前列腺癌患者本已肾脏虚衰，加之癌毒久郁化火伤阴，最终导致阴阳两虚。综上可知，本虚标实作为前列腺癌主要病机被诸多医家所认可。虚以肾、脾、肝等脏腑正气亏虚为主，实以瘀、毒、湿、热、痰等病理产物及外邪为主。

前列腺癌的发病责之内因和外因，内因为正气不足，病起始于肾，可传变至肺脾，外因为六淫邪气、疫毒、湿热、痰瘀凝结，或嗜食肥甘炙煿之物助湿生热等。本病内因在于正气不足，尤以情志、饮食等伤及脾肾，或先天不足致其亏虚为关键，外因以感受六淫邪气、瘟毒或湿热为主，最终形成瘀血、痰湿、湿热及瘀毒等病理产物，发为前列腺癌，邪气久稽则正虚，终成虚实夹杂证。

（二）现代医学促进因素

前列腺癌具有异质性，具体的致病因素尚不明确，但有较为确定的3个因素分别是高龄、遗传和种族。①前列腺癌致病的最重要的单一因素是高龄，在50岁以下的男性中前列腺癌的总发病率较低，占所有患者的<0.1%，>65岁的男性占患者的85%。年龄增长引起一系列机体衰老相关的反应，如氧化应激、炎症、端粒缩短等均促进前列腺癌发生。②遗传因素如染色体突变、易感基因以及表观遗传学的改变等促进前列腺癌发生，如Tp53等肿瘤抑制基因突变。另外，前列腺癌的表观遗传学改变之一为组蛋白甲基化，如组蛋白H3的赖氨酸残基27的三甲基化，由晚期疾病和转移的关键致癌驱动因子组蛋白甲基转移酶Ezh2介导。③不同人种的前列腺癌发病率不同，其中亚洲男性发病率最低，这不但与遗传易感性有关，而且与饮食、生活方式和环境因素有关。美国国家癌症研究所数据显示，非洲裔美国男性前列腺癌发病率更高，在非洲裔美国男性中染色体8q24变异更为常见。同时，非洲裔美国男性中细胞凋亡基因如BCL2和肿瘤抑制基因诸如EphB2的变异率更高。

第三节　辨证论治

一、中医辨证分型

根据各医家论述，主要从以下 10 个证型辨证治疗前列腺癌。

（一）肾阴虚证

前列腺癌好发于老年男性，脏腑虚衰先天之本不足以充养五脏六腑，手术、放化疗等更损正气致肾水不足、肝木偏亢，多见虚烦、盗汗、遗精等症，临床常选用滋阴补肾方治之，如六味地黄汤、知柏地黄汤等。采用中医内外疗法治疗肾阴虚为主、伴有瘀毒互结的晚期前列腺癌，方用六味地黄汤加减配合针灸，临床症状改善明显。

宋代钱乙《小儿药证直诀·下卷》首记六味地黄丸，李中梓云："肾乃先天之本，肾水不足则以六味地黄丸滋养肾阴。"知柏地黄汤首载于清代吴谦《医宗金鉴》，以六味地黄丸合知母、黄柏成方，具有滋阴补肾、清热降火的作用。现代药理研究示，该类方具有增强机体免疫、抗肿瘤作用，临床在肝肾阴虚型晚期前列腺癌的治疗上取得了较好疗效。

（二）肾阳虚证

老年男性多肾精亏虚，天癸枯竭，日久损及元阳，则形成肾阳虚证。伴见畏寒肢冷、便溏、水肿等症，临床常用金匮肾气汤、济生肾气丸等补肾助阳方治之。临床研究发现，金匮肾气汤加减联合内分泌治疗肾阳虚型晚期前列腺癌能有效降低患者血清 PSA 含量，在改善临床症状及提高生活质量方面疗效显著。运用济生肾气丸治疗肾阳气虚型前列腺癌取得了良好疗效，经治疗患者潮热、疼痛等临床症状改善明显。

金匮肾气汤，原名八味肾气丸，水煎即为汤，本方出自于汉代张仲景《金匮要略》："虚劳腰痛，少腹拘急，小便不利者，八味肾气丸主之。"济生肾气丸原名加味肾气丸，源于宋代严用和《严氏济生方·水肿》，其功效在于温肾化气，利水消肿。现代药理实验证明，两方均可从多方面改善膀胱内压力、调节代谢、增强免疫功能，对多种前列腺疾病有效。临床广泛应用于前列腺癌肾阳虚证的辨证论治。

（三）气血亏虚证

前列腺癌患者本已正气亏虚，行根治术、放化疗后气血耗伤于内而成气血亏虚证，常见疲乏、心悸、排尿无力等，临床多以圣愈汤等治之。主培护正气、带瘤生存，运用圣愈散化裁治疗前列腺癌根治术后气血不足之证，药后 PSA 稳定、尿失禁及乏力等症状明显改善，疗效显著。晚期前列腺癌逐渐从邪实转变为以"气血亏虚"为主的虚实夹杂状态，有研究显示，以圣愈汤加减治疗气血亏虚、毒瘀互结型晚期前列腺癌，药后乏力、腰酸等症减轻，前列腺肿物较前减小，临床疗效突出。

圣愈汤出自《兰室秘藏·疮疡门》，后世医家多沿袭朱丹溪之方，本方以四物汤为基础，广泛运用于气血亏虚证。多种研究证实圣愈汤有减轻化疗毒副作用的功效，能增强机体免疫力、抗氧化，可用于放化疗后所致的气血亏损之证。临床对于气血亏虚型前列腺癌疗效突出。

（四）脾肾亏虚证

《景岳全书》云："脾肾不足……多有积聚之病。"后天气血生化的关键在于脾胃运化，前列腺癌患者平素饮食不节或受手术、放化疗等影响，脾胃多有损伤，患者多见乏力、尿频尿急、食少便溏等症，临床常用四君子汤及其系列汤方加减应用于脾肾亏虚型前列腺癌。有学者探究六君子汤加味联合内分泌疗法对晚期前列腺癌的疗效，发现健脾益气法对患者的生活质量有显著改善与提高，值得推广；针对激素难治性前列腺癌，以四君子汤加味联合西药治之，乏力、纳差、排尿困难等症显著改善，表明调理脾胃法有益于患者生活质量恢复，对难治性前列腺癌有良效；针对前列腺癌术后脾胃虚弱患者，从调补后天脾胃着手，运用香砂六君子汤治之，先后天同补温补心肾，以四君子汤、生脉散、桂枝加龙骨牡蛎汤合真武汤加减。

四君子汤首见于《太平惠民和剂局方》，补气同时兼有燥湿健运之功。合半夏、陈皮用治气虚痰饮，名六君子汤；再合砂仁、藿香用于气虚兼呕，名香砂六君子汤。现代药理研究发现四君子系列方能有效发挥抗肿瘤作用，临床上辨证加减广泛应用于脾肾亏虚型前列腺癌。

（五）膀胱湿热证

前列腺癌患者脾肾亏虚，既易内生湿邪，又易外感湿热毒邪，邪气聚于下焦结成肿块，郁久形成湿热下注之证。患者多见小便频数、色黄，尿道灼热等。治当清热燥湿，化瘀解毒，临床常用二妙散、萆薢胜湿汤等清利湿热以治之。运用二妙散化裁配合炉甘石洗剂治疗湿热下注型前列腺癌，尿频、尿痛、阴囊红肿瘙痒等症缓解，大便成形，疗效迅速；萆薢渗湿汤合西药治疗湿热蕴结型前列腺癌，疗效良好，临床症状改善明显。

元代危亦林《世医得效方》首载苍术散，朱丹溪于《丹溪心法》中更名为二妙散，功擅清热化湿，是临床湿热下注基础方。萆薢渗湿汤出自清代高秉钧《疡科心得集·补遗》，现代常用于湿热下注、气血阻滞所引起的阴疮、慢性前列腺炎等症。现代药理表明上述古方中清热利湿类中药大多具有抗炎、镇痛、护肾、增强免疫力等功效，对膀胱湿热型前列腺癌起到良好的治疗效果。

（六）阳虚毒结证

巢元方言："积聚者，由寒气在内所生也"，此外亦有"阳化气，阴成形"之论，故肿瘤属阴证范畴者可用温阳散寒法。前列腺癌患者阳虚日久，气、血、津液等流滞不行，形成瘀血、痰浊等病例产物，多见疼痛、舌下络脉瘀曲等症状，临床常用阳和汤加减联合化痰、祛瘀等方治之。有研究显示运用阳和汤加减联合氟他胺治疗晚期前列腺癌，用药 12 周后患者前列腺特异性抗原等指标明显转愈，说明阳和汤对晚期阳虚寒凝型前列腺癌能够发挥缓解疼痛、改善症状的作用；症状身恶寒而口干的前列腺癌患者，辨证属阳虚痰凝、瘀毒互结证，调用阳和汤为主合引火汤、真武汤、下瘀血汤加减治疗，方中阳和汤行温阳散寒之功，合引火汤以解相火上炎，余方兼顾痰瘀阻滞下焦，症状亦减轻良多。

阳和汤首记于清代王洪绪《外科证治全生集》，有温阳补血、散寒通滞之功，临床用治一切阴疽。后世医家据中医辨证论治、证同治亦同思想，将其广泛用于恶性肿瘤的辅助治疗。阳和汤治疗前列腺癌取得良好的临床疗效，说明了用其治肿瘤具有适用性。

（七）肝肾亏虚型

素体亏虚、年老体衰或房事不节等可致肝肾亏虚，外邪趁虚而入，留滞不去而蕴结生瘤，因此主张使用六味地黄汤加女贞子、墨旱莲、鳖甲、枸杞子等化裁治疗，以补肝肾兼解毒；郁仁存治疗此型患者重视肾阴，采用滋补肝肾、泻火解毒法，主用六味地黄汤化裁。

（八）气阴两虚型

前列腺癌早期多气阴两伤，采用南北方化裁，重在益气养阴，疗效显著；有研究发现生脉散治疗气阴两虚型前列腺癌的效果，发现生脉散可以抑制 PSA 的上升，显著改善患者的尿频、尿急、尿痛及排尿困难、盗汗等症状。

（九）瘀毒互结型

瘀的形成在于湿热阻碍气机、血液运行不畅，且癌毒久稽不去，与热互结而成此型，治疗上主用膈下逐瘀汤化裁，加白花蛇舌草、半枝莲及薏苡仁解毒抗癌；有案例治疗此型患者，主用前列消癥汤合四物汤化裁，消瘀祛毒兼顾。

（十）痰湿瘀结型

王琦教授认为前列腺癌中期积块不消，致使前列腺液排泄不畅，可致痰瘀互结，此时前列腺多质硬如石，治以散肿溃坚汤化痰软坚。总之，临床疾病复杂，往往证候兼夹，临证更要不拘一证，以实际辨证为准，以各型基础用药为借鉴，扶正祛邪兼顾。

二、治疗方式

（一）常规治疗方式

1. 根治性前列腺切除术

根治性前列腺切除术（radical prostatectomy，RP）是治疗局限性前列腺癌的标准方法，当有必要进行扩大的盆腔淋巴结切除术时，常为患者行盆腔淋巴结切除。目前 RP 可以通过开放、腹腔镜或机器人辅助等方法进行。有关研究认为，强调 RP 仍然是局限性前列腺癌最重要的治疗方式之一，对于预期寿命≥10 年且低至中度风险的局限性前列腺癌患者，都推荐首选 RP 进行治疗。目前，RP 经过几十年的发展，已完成由传统开放式到腹腔镜术再到机器人辅助腹腔镜前列腺癌根治术的转变。近年来，机器人辅助腹腔镜前列腺癌根治术与传统腹腔镜手术相比，疗效及安全性相关的比较也成为临床学者们的研究热点。但目前无明确证据支持哪一种术式更具有优势，所以，对于手术方式仍未做差异化推荐。

2. 内分泌治疗

内分泌治疗包括去势（手术去势或药物去势）治疗和抗雄激素治疗两种。手术去势通过切除双侧睾丸来降低雄激素达到治疗效果，考虑到手术的创伤性，目前已不推荐常规使用手术去势。对于转移性前列腺癌患者，雄激素剥夺治疗（androgen deprivation therapy，ADT）依然是一线标准治疗方案。推荐对于低瘤负荷转移性激素敏感性前列腺癌首选单纯 ADT 治疗，而对于高瘤负荷转移性激素敏感性前列腺癌，推荐在 ADT 治疗的基础上，联合其他内分泌药物进行治疗；推荐对转移性前列腺癌有症状患者，提供 ADT 治疗，以减轻症状并降低脊髓压迫等严重后遗症的风险；对于临床局限性、有区域淋巴结转移和有远处转移的去势初治前列腺癌，推荐使用 ADT 进行治疗指南则推荐在有淋巴结转移的病例中优先使用 ADT 进行治疗；对于去势抵抗性前列腺癌的治疗，推荐首选内分泌药物进行治疗。目前阿比特龙和恩杂鲁胺均被推荐应用于转移性去势抵抗性前列腺癌的治疗；阿帕他胺被推荐用于非转移性去势抵抗性前列腺癌的治疗。

3. 放射治疗

前列腺癌的放射治疗主要包括根治性放射治疗、术后辅助和挽救性放疗以及转移性癌的姑息性放疗。对预后不良的中等风险组、高/极高风险组前列腺癌患者，可考虑进行预防性淋巴结照射；对有区域淋巴结转移的前列腺癌患者，进行淋巴结照射治疗；对术后 PSA＞0.1ng/mL、病理分期为 T3、有精囊侵犯但无淋巴结转移的前列腺癌患者，推荐辅助放疗进行治疗；在局限性和局部进展期前列腺癌患者中使用放射治疗效果较好；对于局限性极低危、低危及部分经过选择的中危前列腺癌患者，若无近期经尿道前列腺切除史且 IPSS 评分良好的患者，可推荐行低剂量近距离放射治疗；对于可以检出 PSA，但缺乏癌症扩散的证据的前列腺癌患者，可行辅助性/补救性放疗；对于存在远处转移的患者，可进行姑息性放疗。

4. 化疗

化疗常作为一种辅助治疗手段，多西他赛则是目前最常用的化疗药物。对于首次治疗、能耐受化疗的转移性前列腺癌患者，首推 ADT 联合多西他赛进行治疗。

（二）分期论治前列腺癌的中医药治疗策略

在现代医学的治疗背景下，肿瘤患者的诊治过程主要包括围手术期、辅助放化疗期、随访观察期和晚期姑息期共 4 个时期。在以上各阶段中，前列腺癌中医药的分期治疗可从改善患者尿失禁、减轻放化疗毒副反应、预防肿瘤复发转移、改善肿瘤相关并发症症状和提高生活质量等方面入手。

1. 手术后期

早期前列腺癌患者可行前列腺癌根治性手术治疗。治疗前列腺癌的根治性手术的术式包括开放性经会阴及经耻骨后前列腺癌根治术、腹腔镜前列腺癌根治术以及机器人辅助腹腔镜前列腺癌根治术等。前列腺癌根治术往往用于可能治愈的前列腺癌患者，但是否适宜手术要从肿瘤的临床分期、患者的预期寿命以及总体健康状况进行综合评价。手术后期的患者多为气血亏虚证，多伴随一些长期并发症，如大小便失禁、性功能丧失等。此期患者肿瘤负荷已基本解除，应尽快扶助正气以提升机体自身免疫力，促进术后快速康复。应以益气养血、收敛固涩为其治则，常用方药可选四君子汤、四物汤、六味地黄丸、金樱子散等中医药在改善患者尿失禁方面具有独特优势。尿失禁属中医"遗尿"范畴，中医药多从脾肾论治。脾主肌肉，益气健脾可以促进膀胱括约肌功能的恢复；肾主水，司膀胱之开阖，老年患者常肾气亏虚，补益肾气可以增强肾气固摄、升提、温化膀胱的功能，有助于控尿功能的恢复。前列腺癌手术后期的尿失禁患者可辨证为中气不足证和肾阳不足证。中气不足证常表现为小便失禁、下腹坠胀、精神倦怠、面色无华、食欲不振、少气懒言、舌嫩苔厚、脉虚等，应以补中益气为治法，代表方为补中益气汤加减。肾阳不足证往往表现为面色㿠白、形寒肢冷、神疲乏力、小便清长、夜尿频多、五更泄泻、舌淡而胖、脉虚等，应以补肾温阳、化气行水为治法，代表方为金匮肾气丸加减。

2. 放射治疗期

局限性的前列腺癌病灶或转移灶可采用放射治疗（放疗），包括外照射治疗和粒子植入治疗等。放疗后患者的并发症包括倦怠乏力、纳呆便溏、小便频数且排尿困难、放疗部位皮肤干燥易敏感、毛发脱落等。放疗的射线可归属中医的热（火）毒之邪，可耗气伤阴，损伤机体津液，此期患者多辨证为气阴两伤证或热毒炽盛证。放疗期间，患者的肿瘤负荷仍然存在，不宜使用毒性较大的解毒抗癌中药，以免加剧正气损耗。应当以益气养阴、清热解毒为治则，常用中药包括太子参、沙参、黄精、玉竹、山茱萸、天花粉等。再根据并发症表现的不同，选择相应的治法。以异常疲倦乏力或毛发脱落为主症时，治宜滋补肝肾，可选用枸杞子、女贞子、何首乌、山茱萸、菟丝子、补骨脂等中药加减组方。以腹泻为主症时，可根据辨证选用参苓白术散、香连丸及四神丸等加减治疗。炎症反应明显者，治宜清热利湿解毒，可选用土茯苓、生地榆、车前子、车前草、薏苡仁、瞿麦、灯芯草等中药加减组方治疗。放疗引起的放射性肠炎可归属中医的"痢疾""泄泻""肠澼"等范畴，辨证以阴虚瘀热证为主者，可选用犀角地黄汤加减治疗；辨证以大肠湿热证为主者，可选用葛根芩连汤加减治疗。

3. 内分泌治疗期

内分泌治疗的主要途径有去势、采用阻断雄激素与雄激素受体结合的药物（如雄激素受体拮抗剂恩杂鲁胺）、抑制肾上腺来源的雄激素合成及抑制睾酮转化为双氢睾酮、应用雄激素生物合成抑制剂（如醋酸阿比特龙）等。睾酮是人体最重要的雄性激素，可有力保障正常男性的生长发育，具有增强性欲、改善勃起功能、提高肌肉质量、减少脂肪组织、增强体力和增加骨密度等作用。中医认为睾酮为"先天之精"，脏腑功能的正常发挥有赖于"先天之精"的温煦和气化作用。当去势治疗后，"先天之精"的产生和作用途径被阻断，不能发挥正常的生理功能，导致机体脏腑失和、阴阳失调，从而产生一系列的病理表现。因此，肝肾不足、疏泄失常、气机郁滞、阴阳失衡是去势抵抗性前列腺癌的主要病机。处于内分泌治疗期的晚期前列腺癌，可分为激素依赖性和去势抵抗性两类，此期中医药干预的主要作用如下：①缓解激素依赖性患者内分泌治疗后的不良反应。ADT 所致的常见不良反应有贫血及其引起的全身乏力、代谢综合征和血管收缩症状。贫血及其引起的全身乏力在中医可辨为气血亏虚、脾虚生化乏源之证，治疗可采用益气养血健脾之法，选用四物汤、八珍汤、四君子汤、补中益气汤等加减治疗。代谢综合征和血管收缩症状表现为面红潮热、烘热汗出、急躁易怒、失眠易惊、男性乳房发育等，此乃因 ADT 后激素水平改变所致。对此中医可辨为阴阳失调、营卫不和之证，治疗当以养阴清热、调和营卫、宁心安神为法，可选六味地黄丸加减。另可配伍沙参、麦门冬、五味子、玉竹、生地黄、鳖甲、淮小麦、地骨皮、白芍、酸枣仁等中药加减治疗。②延缓激素依赖性向去势抵抗性前列腺癌（包括激素非依赖性前列腺癌和激素难治性前列腺癌）转变的时间。因内分泌治疗（ADT）有效期不长，激素依赖性前列腺癌患者后期几乎都发展为去势抵抗性前列腺癌，其中位转化时间为 18～24 个月。现代医学对此病程演变暂无有效应对措施。中医药在此期可以发挥一定作用。中医认为，ADT 使"先天之精"的产生和作用途径被阻断，使机体不能发挥正常的生理功能，导致脏腑失和、阴阳失调，此时肝肾不足、疏泄失常、气机郁滞、阴阳失衡是其主要病机，治疗当以疏肝解郁、调和阴阳、扶正祛邪为法，可选逍遥散、小柴胡汤等加减治疗。

4. 化学治疗期

内分泌治疗（ADT）失败的患者可行化学治疗（化疗）。常用的静脉化疗药物如多西他赛等易引起中性粒细胞减少症、肝功能损伤、过敏反应、骨髓抑制、肢体麻木、恶心呕吐、呃逆、纳呆便溏、倦怠乏力等毒副作用。中医认为此类毒副反应多因正气受损、气机升降失调、脾胃功能减退所致。此期使用中医药治疗应以增加患者化疗通过率、缓解化疗不适症状为主，不宜加入毒性较大的抗癌中药，以免增加肝肾负担。当以健脾益气为治则，代表方为四君子汤，常配伍姜半夏、代赭石、佛手、黄芪等中药。

（三）中医古方治疗

中医特色在于辨证论治，取得疗效的精髓在于方药配伍。中医古方配伍精妙至今仍为临床遣方用药提供思路。虽然中医没有前列腺癌这一病名，但临床各医家在诊疗中将"辨病"与"辨证"相结合，谨守机，随证立方，极大地扩展了中医古方的治疗范围，使中医古方治疗前列腺癌取得了令人满意且安全可靠的疗效，充分显示了中医治疗前列腺癌的良好前景。但也不乏一些问题，其一，目前中医古方多运用于前列腺癌晚期，主张带瘤生存，以提高患者生存质量为主，没能发挥中医未病先防的观念；其二，前列腺癌的中医辨证分型及诊疗方案尚不完善，临床用药方面，应用最多的为补肾类药，但前列腺癌具有雄激素敏感性，有医家提出应慎用补肾阳药物，目前亦尚未形成统一共识；其三，目前中医古方治疗前列腺癌的研究逐渐增多，但多数集中在对单一方的疗效探究，且存在古方疗效突出但临床应用较少的情况，缺乏大样本量的随机对照研究及临床应用推广。综上，中医药治疗前列腺癌仍处于探索期，今后的研究中应秉承中医治未病理念，积极寻求早期干预控制前列腺恶性肿瘤的发生发展；结合现代药理研究，辨证用药过程中不可拘泥于补肾阳药，可通过补脾胃之气达到以后天滋先天之功；在临床实践中对中医古方进行应用拓展，最终目的是学习长期以来的临床经验，不断丰富和拓宽临床遣方用药的思路，同时应当积极看待中西医结合治疗本病的优势，取长补短共同治愈前列腺癌。

（四）中成药治疗

部分前列腺癌患者对汤剂口味不耐受，影响治疗依从性，而中成药较汤剂携带服用方便，弥补了汤剂的缺陷。有医者认为气血失调、寒热错杂是前列腺癌的基本病机，自制芪蓝方，药用黄芪、胡卢巴、绞股蓝、土茯苓及蛇蜕，功在寒热并用、调和气血。在应用有效的前提下，更将此方开发为芪蓝胶囊，作为中成药服务于临床。研究证明，芪蓝胶囊可以通过抑制血管内皮生长因子-α、缺氧诱导因子-1α、基质金属蛋白酶-1蛋白的表达，使前列腺癌组织中血管生成拟态（某些高度恶性肿瘤细胞模拟内皮依赖性血管的形态结构形成的一种血液供应模式，在前列腺癌的发生、发展中发挥着重要作用）的形成受到抑制，影响肿瘤自身血液供应系统的生长和发展过程，发挥治疗效果；经实验证明五苓胶囊（泽泻、茯苓、猪苓、桂枝、炒白术）可以通过降低相关基因表达对前列腺癌起到治疗作用。此外，相关研究认为泽桂癃爽胶囊（泽兰、皂角刺、肉桂）及菊藻丸（菊花、海藻、三棱、金银花、漏芦、蜈蚣、山慈姑等）均可有效降低患者PSA，延缓病情进展，改善尿路梗阻状况。

（五）中药联合针灸治疗

针刺和艾灸均具有补益与疏通之效，对于前列腺癌肝脾肾不足、痰瘀毒阻滞的病因病机具有针对性。针灸的镇痛效果，对于前列腺癌伴发骨转移患者，除延缓癌症进展外，还可有效缓解骨痛。有临床研究将68例前列腺癌患者随机分为治疗组和对照组各34例，均予全雄激素阻断治疗，对照组加用止痛药，治疗组加用针刺及加味芪凌骨专方治疗，针刺以足三里、关元及阿是穴为基本穴位，辨证加用其他穴位，3个月后，治疗组的血清碱性磷酸酶水平、疲乏、恶心呕吐及失眠的维度评分均较对照组低，表明针药结合可以显著改善晚期前列腺癌患者生活质量；另有采用益气固元针法（选穴：肾俞、关元俞、次髎、会阳、气海俞、秩边）治疗前列腺癌和根治术后尿失禁，亦取得较好效果。

（六）中西医结合治疗

西医内分泌治疗与中医辨证治疗联合，能够弥补各自不足，有助于提高前列腺癌的临床治疗效果。有临床研究将80例肾阴虚型晚期前列腺癌患者随机分为对照组和观察组各40例，对照组予以西药治疗，观察组在此基础上加用知柏地黄汤，治疗3个月后中西医结合治疗组患者的症状较西药组有更显著改善，且患者精子质量及膀胱功能均有显著提高，随访1年的生存率亦较西药组高。此外，相关研究采用耳穴压豆与唑来膦酸联合的方法显著改善了前列腺癌伴骨转移患者的疼痛症状。

第四节　预防与调护

一、慎用破血消癥或毒性较强的中药

前列腺癌患者使用中药治疗时已多属中晚期，多经历了手术、内分泌治疗或放化疗等，此时患者往往表现为阴阳失调、正气亏虚之证，同时又伴有一系列毒副反应和并发症。因此中医药治疗的主要目的在于减毒增效、改善患者临床症状，不可过度使用破血消癥或毒性较强的中药。

二、慎用或不用补肾（阳）中药

迄今为止，"补肾（阳）"仍然是大多数中医药工作者对晚期前列腺癌的基本治法。但前列腺癌不同于其他癌症，前列腺癌属于雄激素依赖性病症，外源性雄激素的补充对前列腺癌的发展非但起不到治疗作用，反而会加快疾病的进展。二仙汤、右归丸等中药复方，以及鹿茸、肉苁蓉、淫羊藿、菟丝子、鹿角霜等中药均具有雄激素样或促雄激素样作用，使用后均可明显提高患者的睾酮水平。因此，在治疗时应慎用或不用以上类似的补肾（阳）药物，以免加重病情的发展。

第五节　医案

李某案

患者：李某，68岁，2018年7月8日初诊。

主诉：发现前列腺癌骨转移3个月余，周身乏力不适1周。

初诊：患者于2018年3月体检发现前列腺肿物，查总前列腺特异抗原（tPSA）为14.982μg/L，游离前列腺特异抗原（fPSA）为2.893μg/L，之后病理确诊为前列腺癌，Gleason评分共8分，磁共振增强检查提示右侧髋部骨转移，予放疗＋内分泌治疗（比卡鲁胺片）。反复头晕10天。经上述治疗3个月后，髋部及耻骨处刺痛愈加明显，夜晚更甚，畏寒肢冷，神疲劳倦，面白乏力，大便稀溏，小便频但艰涩难出，伴失眠多梦，纳差，腹部坠胀感，语声低微，活动受限。

体格检查：舌色黯淡，苔白，舌下可见瘀点，脉沉细。

直肠指诊：前列腺中央沟模糊近消失，右侧触及质硬结节。

西医诊断：前列腺癌。

中医诊断：癃闭（脾肾阳虚、寒凝血瘀证）。

治法：扶阳固正，散寒祛瘀通络。方以益肾通癃方合失笑散加减。

处方：肉苁蓉15g，鹿角胶15g，五灵脂8g，蒲黄8g，补骨脂15g，黄芪20g，人参10g，麻黄9g，干姜6g，半枝莲15g，肉桂10g，山药15g，全蝎5g，制附片10g，

菟丝子 15g，徐长卿 15g，白花蛇舌草 15g，泽泻 12g，石斛 12g，甘草 10g。

14 剂，每日 2 次

2018 年 7 月 23 日复诊

患者精神明显好转，自诉畏寒肢冷、神疲劳倦、面白乏力、腹部坠胀等症状较前缓解，纳寐较前好转，活动受限较前减轻，小便频次减少，尿清，但艰涩难出同前，髋部及耻骨区胀痛，刺痛减轻，大便可，舌脉同前，但舌下瘀点较前减少。复查 tPSA 0.371μg/L，fPSA 0.018μg/L。守前方加杜仲 15g、续断 15g 以补肝肾强筋骨，加制天南星 10g 以通络止痛。

14 剂，每日 2 次

【病案分析】前列腺癌早期无明显症状，至中晚期临床症状凸显，常因前列腺癌瘤生长而出现排尿相关症状，表现为便溺困难、尿失禁、尿血等，若出现前列腺癌骨转移往往发生骨骼疼痛，甚至发生脊髓压迫、病理性骨折等不良事件，内分泌治疗亦多存在性功能障碍、乳房女性化、胃肠道反应等不良反应。本案为前列腺癌伴骨转移，属疾病晚期，首诊以脾肾阳虚为本，瘀毒久积、阳虚寒凝、邪郁下焦为标，处方以益肾通癃汤合失笑散加减，治以扶阳固正、散寒祛瘀通络，采用诸多温阳类药物升举阳气，激活其"阳化气"功能，使阴翳得消，同时全蝎、五灵脂、蒲黄配伍化瘀散结，予黄芪、石斛等顾护胃之阴液，全方体现扶正不留邪、祛邪不伤正。二诊时患者部分症状已有改善，舌下瘀点较前减少，考虑阳气稍复，患者已存在骨转移，守前方加杜仲、续断以补肝肾强筋骨，加制天南星以通络止痛，缓解癌瘤破坏骨质。三诊时患者诸多症状有较明显的改善，考虑此时患者下焦瘀毒基本祛除，主要矛盾为正虚，治以补脾益肾、调整阴阳。同时患者每次就诊均予检查其 tPSA 及 fPSA，经中医药辨证治疗后其 tPSA 及 fPSA 数值持续降低，亦未发生雄激素抵抗情况。在"阳化气、阴成形"理论的指导下，在辨治上重视整体辨证与温阳化气，不仅缓解了前列腺癌患者的主观症状，同时改善其机体耐受性及治疗造成的不良反应，显著提升其生活质量。

张某案

患者：张某，男，68 岁，2020 年 10 月 12 日初诊。

主诉：前列腺癌并多发左侧髋部骨转移 1 年余。

初诊：患者 1 年前因排尿不畅伴腰痛于当地医院查前列腺特异抗原 45，磁共振增强提示：前列腺癌并多发左侧髋部骨转移，予内分泌治疗。现觉腰骶及会阴刺痛，夜尿 5～6 次，畏寒肢冷，纳寐一般，患者有慢性支气管炎病史 30 余年，平日轻嗽多痰，痰稀色白，气短易乏。

体格检查：患者面色暗沉，舌暗红有瘀斑，苔薄白，脉沉涩。

肛门指检：前列腺中央沟消失，右侧可扪及肿块，质硬。

西医诊断：前列腺癌。

中医诊断：癥瘕（肺气亏虚、痰瘀互结证）。

治法：温肺化痰、逐瘀消癥。方以甘草干姜汤合桂枝茯苓丸化裁。

处方：炙甘草 10g，干姜 10g，炙紫菀 15g，五味子 10g，半夏 9g，桂枝 10g，茯苓 30g，赤芍 30g，牡丹皮 10g，桃仁 8g，川牛膝 15g，怀山药 15g。

14 剂，每日 2 次

2020 年 10 月 26 日二诊

患者诉腰骶会阴刺痛减轻，夜尿 1～2 次，畏寒肢冷改善，咳嗽咳痰减少，舌脉似前，效不更张，前方加刘寄奴 15g。

14 剂，每日 2 次

2020 年 11 月 9 日三诊

患者排尿较前通畅，腰骶及会阴偶感疼痛，夜尿 1 次，手足较前温热，无咳嗽，咳痰较少。舌偏暗、瘀斑缩小，苔薄，脉细涩。前方去刘寄奴、桃仁，加当归、生黄芪各 15g。此后患者定期复诊，随证加减处方，3 个月后患者病情稳定，腰骶及会阴部疼痛明显缓解，小便无明显异常，咳嗽咳痰频率明显降低。

14 剂，每日 2 次

【病案分析】前列腺癌在中医学中归属于"癥瘕""淋证"等范畴，前列腺癌肿的发生与痰、湿、瘀、毒均有密切关系。"怪病多由痰作祟"，若气血失和，壅塞郁结，则瘀血易阻滞经络，痰浊瘀血互结，久而亦形成癥瘕。患者有慢性支气管炎病史 30 余年，久咳伤肺，肺气虚损，《素问·六节藏象论》曰"肺者，气之本"，张景岳在《景岳全书·辩丹溪》中云："气不足便是寒。"患者肺气不足，导致气无所主，寒从中生，肺中寒冷，肺通调水道功能失常，膀胱气化不利则见排尿障碍；肺朝百脉，主治节，辅心行血，肺气不充导致气血不畅，血液不能通达四肢温养全身，故见畏寒肢冷；患者年过六旬，脾肾已亏，脾虚失运，水液停滞，久蕴成痰，储痰于肺，肺宣发肃降功能失司，停于上焦则见咳嗽咳痰，停于下焦则与湿浊瘀结，加之气血不畅，故易形成癌肿；肺气不足则肾气化生不足，腰府失养，脉瘀不畅，"不通则痛，不荣则痛"，故见腰骶及会阴部疼痛。《金匮要略·肺痿肺痈咳嗽上气病脉证治第七》第五条言："肺痿吐涎沫而不咳者，其人不渴，必遗尿，小便数，所以然者，以上虚不能制下故也。此为肺中冷，必眩，多涎唾，甘草干姜汤以温之。"本案处方中炙甘草、干姜共为君药，甘草味甘，性平，甘缓益气，且甘胜于辛，此在取甘守而津回之功。干姜味辛，性热，辛则发散，可温阳升清，且干姜须炮制，守而不走，避免走散耗气，既可缓和干姜之峻烈，更可防劫阴之弊，以护其阴。气味辛甘发散为阳，因此使干姜与炙甘草配伍，既可温肺散寒，又可益气生津。辅以炙紫菀温润苦泄，止咳祛痰；五味子酸温敛肺，益气化痰；半夏辛散燥湿，降气消痰。三者共为臣药可使肺阳渐兴，肺气渐充，复得其养。桂枝茯苓丸中桂枝为君，温通经脉，活血消癥；桃仁、丹皮为臣，消瘀血、破血结；佐以芍药养血和营，以茯苓健脾气、渗湿气。二诊时加刘寄奴破血通经、化瘀利水；三诊时患者急痛已除，去刘寄奴、桃仁，加黄芪健脾益气扶正、培土生金，当归补血活血、散瘀而不伤阴。

王某案

患者：王某，男，73 岁，2020 年 6 月 22 日就诊。

主诉：前列腺癌骨转移 1 个月余。

初诊：患者因"乳房胀痛"于 2020 年 5 月于当地医院完善相关检查示前列腺占位。遂于 2020 年 6 月行直肠前列腺穿刺活检术，病理示前列腺癌。ECT 显示：考虑骨转移瘤。后行前列腺癌切除术，术后病理示：（前列腺左上）前列腺癌，Gleason 分级：5＋4＝9 分，肿瘤约占前列腺组织体积 30%。（前列腺左中）前列腺癌，Gleason 分级：4＋5＝9 分，肿瘤约占前列腺组织体积 40%。（前列腺左下）前列腺癌，Gleason 分级：4＋4＝8 分，肿瘤约占前列腺组织体积 30%。（前列腺右上）前列腺癌，Gleason 分级：5＋4＝9 分，肿瘤约占前列腺组织体积 50%。（前列腺右中）前列腺癌，Gleason 分级：4＋3＝7 分，肿瘤约占前列腺组织体积 10%。（前列腺右下）前列腺增生。后定期予"醋酸戈舍瑞林缓释植入剂（商品名：诺雷得）＋比卡鲁胺片（商品名：康士德）"内分泌治疗。现症见：小便频数，体质量近 4 个月减轻 5 kg，偶见咳嗽，自述肺部结节，纳眠可，大便调，体力可。

体格检查：舌质淡红，苔黄腻，脉弦。

西医诊断：前列腺癌；转移性骨肿瘤。

中医诊断：淋证（湿热下注证）。

治法：清热利尿，解毒散结。

处方：金钱草 30g，白茅根 30g，炒山药 30g，太子参 45g，女贞子 30g，菟丝子 30g，黄柏 12g，重楼 15g，白花蛇舌草 15g，白前 30g，蜜百部 30g，黄芩 12g，桔梗 15g，甘草 15g。

28 剂，每日 2 次

2020 年 7 月 20 日二诊

患者自述小便频数明显好转，纳眠可，大便调，体力可，体质量平稳。舌质淡红，苔薄黄，脉弦滑。2020 年 7 月 1 日肺部 CT 示：双肺少许纤维灶；左肺类结节，直径约 5 mm。西医诊断：前列腺癌；转移性骨肿瘤。中医诊断：淋证，辨证：湿热下注证。予上方加黄精 12g，枸杞子 15g，蛇莓 5g，白英 15g。

28 剂，每日 2 次

【病案分析】患者老年男性，年老体弱，脾肾亏虚，正气不足，湿热之邪郁结下焦，瘀毒痰湿相互搏结，发为本病。初诊患者自述小便频数症状明显，体质量下降明显，苔黄腻，辨为湿热下注证。本病湿热为标，脾肾亏虚为本，本阶段以标实为主，故应用大量清热利尿、解毒散结之药，如黄柏、金钱草、白花蛇舌草、重楼、白茅根、甘草，以利小便清下焦湿热邪毒。补虚用炒山药、太子参、女贞子、菟丝子以培补脾肾之气，固本以制尿频。患者患有肺结节，症状虽不明显，但病因病机多为痰热之邪闭阻肺脏，肺为贮痰之器，日久搏结而成有形之邪，故予白前、蜜百部、黄芩、桔梗以清热解毒化痰散结以治肺结节，整方标本兼治共奏扶正抗肿瘤之功。二诊时患者自述服药后尿频基本消失，而苔薄黄脉弦滑，提示湿热未尽，遂原方继服，加用蛇莓、白英清热解毒抗肿瘤。湿邪日久伤阴耗精，故加用酒黄精、枸杞子以滋养阴精。三诊时患者自述无明显不适，症状明显缓解，本阶段以脾肾亏虚为主，而湿热之邪仍存在，仍需清热燥湿解毒、抗肿瘤防止其进展，故初诊方加蜂房、半枝莲解毒抗肿瘤，益智仁、金樱子温肾缩尿以补肾固精。

丁某案

患者：丁某，男，67 岁，2020 年 8 月 24 日就诊。

主诉：前列腺癌术后 20 余天。

初诊：前列腺癌术后 20 余天。患者 2020 年 5 月体检显示前列腺特异性抗原（PSA）升高，2020 年 6 月 29 日检查显示，总前列腺特异性抗原（TPSA）：13.6ng/mL，游离前列腺特异性抗原（f-PSA）：1.39ng/mL，诊断为前列腺癌待排。2020 年 7 月行前列腺癌根治术，术后病理示：前列腺腺癌。术后未行治疗。现症见：乏力、汗多，双膝疼痛，平卧时显著，眠浅、入睡困难，纳可，二便调，体质量近期平稳。

体格检查：舌质淡红，苔薄白，脉弦细。

西医诊断：前列腺癌。

中医诊断：淋证（肾阳不足证）。

治法：温补肾阳。

处方：柴胡 15g，黄柏 12g，补骨脂 30g，仙茅 12g，桂枝 15g，女贞子 30g，菟丝子 30g，炒山药 30g，仙鹤草 30g，刘寄奴 30g，狗脊 30g，威灵仙 30g，桑枝 30g，伸筋草 30g，白芍 45g。

21 剂，每日 2 次

2020 年 10 月 26 日二诊

乏力，下肢发凉，右下肢尤甚，睡眠浅、入睡困难，小便淋沥，偶见尿痛，双膝疼痛减轻，汗多缓解，纳可，大便调，体质量近期平稳。舌质淡红，苔薄白脉弦。西医诊断：前列腺癌。中医诊断：淋证；辨证：肾阳不足证。予上方加百合 30g，远志 15g，天麻 15g，首乌藤 30g。

21 剂，每日 2 次

2020 年 10 月 28 日三诊

双膝疼痛减轻，偶见头痛，双下肢瘙痒，乏力，纳眠可，二便调，体质量近期平稳。舌质淡红，苔薄白，脉弦。西医诊断：前列腺癌。中医诊断：淋证；辨证：肾阳不足证。予初诊方，狗脊改为 45g。

21 剂，每日 2 次

【病案分析】患者老年男性，因查体发现 PSA 升高诊断为前列腺癌，后行前列腺癌根治术。初诊时乏力、汗多，苔薄白，脉弦细，辨证为肾阳不足证。手术后脾肾亏虚，而本病病位在肾，尤以肾阳不足为多。患者以肾虚为主，故组方上用补骨脂、仙茅、狗脊、桂枝、女贞子、菟丝子补益肾阳，炒山药脾肾双补。湿热之邪贯穿疾病始终，患者无明显症状，仅用柴胡和黄柏疏理气机、分消下焦湿热，白芍柔肝养血以敛汗助眠，仙鹤草、刘寄奴、威灵仙、桑枝、伸筋草祛风除湿、活血止痛以缓解双膝疼痛和下肢症状。二诊时患者下肢发凉、乏力，而小便淋沥，继续补益肾阳，清下焦湿热。睡眠浅、入睡困难的情况较为严重，故予百合、远志、天麻、首乌藤安神助眠。三诊时患者睡眠、小便情况缓解，故去助眠中药，增加狗脊剂量，以培补脾肾治本。

第四章　结直肠癌

结直肠癌中医可归于"肠覃""积聚""脏毒"等范畴，其致病因素主要有湿、痰、瘀、毒、火、寒等，与脾虚或脾肾俱虚密切相关。《医宗必读》："积之成者，正气不足，而后邪气踞之。"古人早已认识到正气不足，胃肠亏虚，邪气积聚是结直肠癌发生的核心病机。《诸病源候论·积聚癥结候》载有："积聚癥结者，是五脏六腑之气已积聚于内，重因饮食不节，寒温不调，邪气重沓，牢癥盘结者也，若久即成癥。"《景岳全书·积聚》："积聚之病，凡饮食、血气、风寒之属，皆能致之，但日积日聚，当详辨也。"在正气不足的基础上，多种病因共同作用下，邪气积聚于局部，形成积聚是结直肠癌发生的病因病机。结直肠癌的病位在大肠，随着病情发展可累及脾、胃、肝、肾等脏腑；病性属于本虚标实，脾肾亏虚、气血不足等是其本，湿热、痰浊、瘀血、火毒等为其标；初期以邪实为主，后期则多见正虚或虚实夹杂。

九补一攻法是笔者根据多年临床经验、本病病因病机以及古今治法总结出的特殊经验治法。九补一攻法是指在治疗本病的穴位及中药的选择以补为主、攻为辅的攻补大致占比的形象比喻。"九补"是指选择补益药，如补益气血药为主药，可调补气血以扶正治疗本虚；"一攻"则是"攻积"的意思，是指其原发病是癥瘕积聚，选择软坚散结的药物以攻邪；穴位的选择亦是如此，以能补益气血的穴位为主，以能软坚散结的穴位为辅；即是九补一攻标本同治。

针对结直肠癌的治疗，组方上用人参、白术、山药补气健脾，茯苓健脾渗湿，辅以苍术、黄柏清利下焦湿热，柴胡、延胡索疏肝行气止痛，调畅情志。在诊疗结直肠癌的过程中，笔者采用独创的九补一攻法为基础，法以温补脾肾，补中益气，健脾养血。

第一节　概述

一、中西医结合病名定义

结直肠癌（Colorectal Cancer，CRC）包括结肠癌和直肠癌，是消化道常见的恶性肿瘤之一，又称大肠癌。结直肠癌的病因目前仍尚不明确，其发生发展，可能跟多方面因素相关，如遗传、环境和生活方式等。结直肠癌家族史、炎症性肠病（溃疡性结肠炎和克罗恩病）、红肉和加工肉类的摄入皆与结直肠癌发病风险增高有关，糖尿病、肥胖及吸烟人群的结直肠癌发病风险也会相对增高，大量饮酒可能是结直肠癌的危险因素之一。此外，研究也证实通过保持良好的生活方式，可降低结直肠癌的发病风险。结直肠癌已经严重影响了人类的健康，在全球造成巨大公共卫生问题，该病发病率在一些发达国家和地区常常位居前列，随着经济和营养转型、生活方式西化、人口老龄化等，部分发展中国家的结直肠癌发病率亦快速上升。

二、流行病学

据国际癌症研究机构统计，2018 年全世界共有 180 万新发病例的结直肠癌患者及 88 万的死亡病例，结直肠癌的发病率、死亡率分别高居第 3 位、第 2 位，严重威胁着人类的生命健康质量。国家癌症中心发布的癌症统计报告显示，我国结直肠癌发病和死亡总体仍呈现出上升趋势，并且存在明显的性别差异和地区差异。随着群众健康体检意识的加强以及肠镜等筛查手段的普及，结直肠癌的检出率和发病率呈现年轻化和上升的趋势，但多数患者确诊时已属中晚期状态，难以获得最佳有效治疗，因肿瘤转移和复发导致死亡的结直肠癌患者更是高达 30％。2021 年中国结直肠肿瘤综合预防共识意见已经明确指出，通过筛查可以预防和早诊早治结直肠癌，降低结直肠癌的发病率和病死率。据相关研究预测，到 2030 年，结肠癌和直肠癌的发病率将分别增加 90.0％和 124.2％，20～34 岁和 35～49 岁可能会分别增加 27.7％和 46.0％。研究表明，我国的结直肠癌筛查覆盖不全面，结直肠癌的早诊早治率低，病死率高，对社会经济的负担较大。这可能与我国人口众多、地域广阔、部分地区之间医疗资源分配不均、结直肠癌筛查的健康教育未完全普及，因此群众的筛查意识薄弱有关。因此，我国在普及结直肠癌筛查，以提高结直肠癌早诊早治、降低相关死亡率方面，还面临着重大挑战。总体上，结直肠癌的发病率男性高于女性，东部地区发病率最高，其次为西部地区和中部地区，城市地区高于农村地区。

三、结直肠癌诊断和治疗

结直肠癌作为消化系统常见恶性肿瘤，包括两部分组成，其一为直肠癌，其一为结肠癌。我国结直肠癌约有 50％以上好发于直肠，20％好发于乙状结肠，其余依次为盲肠、升结肠、降结肠和横结肠。结直肠癌患者在疾病早期时，可无明显临床症状，病情发展到一定程度才出现排便习惯和大便性状的改变、腹痛或腹部不适、腹部包块、肠梗阻以及全身症状等，全身症状包括消瘦、乏力、头晕、四肢水肿等。在接诊结直肠癌患者时，应进行详细的体格检查，如一般状况评价、腹部视诊和触诊、全身浅表淋巴结，特别是腹股沟及锁骨上淋巴结，对疑似大肠癌患者需常规做直肠指检。相关实验室检查包括血常规、尿常规、大便常规、肿瘤标记物等生化检查。虽然肿瘤标记物如癌胚抗原水平在结直肠癌中可能升高，但并不能诊断结直肠癌，而常被用作治疗后随访和监测的工具。目前，内镜检查仍然是诊断结直肠癌的首选方法，病理活检是明确结直肠癌占位性质和治疗的依据，另需要根据临床实际情况，对患者进行胸部、全腹部和盆腔 CT 增强扫描等影像学检查。对于临床确诊为复发或转移性的结直肠癌患者，推荐进行相关基因突变检测，以便指导结直肠癌的靶向治疗。

（一）结直肠癌的现代医学诊断

CRC 的诊断金标准是组织病理学、临床症状、直肠指检、粪便隐血试验、内镜检查、计算机断层扫描成像、磁共振成像、直肠腔内超声、血清癌胚抗原、糖类抗原 19-9 检测是传统的结直肠癌诊断和筛查的重要方法。目前结直肠癌的发病率及死亡率逐年升高，Ⅰ 期结直肠癌的五年生存率可达 90％，而 Ⅳ 期结直肠癌的五年生存率仅为 14％，早期诊断及治疗可以有效降低结直肠癌的死亡率，显著改善结直肠癌患者的预后，而简便快速准确的无创筛查方法也变得越来越重要。虽然肠镜检查为无创检查，但患者筛查的依从性较差，而其余检查的诊断敏感性和特异性均较差。血液检测方便快捷，用血液标志物筛查和诊断早期结直肠癌，筛查者的参与度和依从性高。也可采用基于组学的方法进行结直肠癌的早期诊断与筛查。

结直肠癌在影像学方面的检查可大致分为以下四部分：CT、MRI、PET/CT、PET/MRI。正电子断层扫描-核磁共振成像（PET/MRI）作为当今应用于临床的先进影像设备，PET/MRI 是将能够提供人体生理代谢、分子水平的 PET 和能够提供组织功能及解剖形态信息的 MRI 融合互补，不仅填补了传统影像检查对结直肠癌早期发现、确诊、分期及术后评估的漏洞，而且对结直肠癌的预后随诊及患者后期生存质量也具有重要意义。因此影像学检查在结直肠癌的诊疗过程中扮演着重要角色。

1. CT 检查

CT 因其具有精确、空间分辨率高、成像时间短等优势，已成为临床常用的影像学检查方式。在结直肠癌术前诊断中，CT 平扫与增强扫描可准确判定结直肠癌浸润及转移情况，准确定位病变区域，为手术方案提供精确的影像学依据。CT 扫描三维成像能够清晰分辨正常状态结直肠的 3 层解剖结构，对结直肠癌病变发生的具体位置、体积大小、形态表现及浸润情况均能够充分显示。但是，CT 检查在结直肠癌病变出现的早期阶段不能够对病灶存在的部位和病变具体情况进行准确的鉴别，具有一定的局限性。CT 结肠镜（CT colonography，CTC）对早期结直肠癌具有较高的检出率，且安全性和耐受性较内镜更高。CT 结肠镜是一种仿真内镜，其软组织对比度相对差一点，且对肠壁各层结构无法进行区分，因此在对肿瘤浸润深度进行评估时几乎不会被采用。目前的指南仍然推荐 MRI 或内镜超声作为首选的评估方法。肿瘤检出方面，结肠镜是公认的最精准的检查方法，CTC 常作为无法完成结肠镜检查的替代检查方法。多层螺旋 CT 广泛应用于结直肠癌的检查，且诊断效能较高，在 M 分期的准确率较高为 92.65％，T 期最高为 94.18％，N 期分期准确率为 80.88％，多层螺旋 CT 扫描由于扫描时间较短，故极大减少了因胃肠蠕动等不自主活动导致的运动伪影，进而增加了图像清晰度，能准确的地判断病变范围，也能对淋巴结的大小进行准确测量，大大降低了淋巴结转移的假阳性率，且 TNM 分期的各期准确度都较高（$P < 0.05$），淋巴结的良恶性诊断因其多样化的特点一直是影像诊断中的一个难点，无法用统一的标准进行衡量，所以 N 期的分期准确率在 TNM 分期中是较低的。

2. MRI 检查

磁共振成像（nuclear magnetic resonance imaging，MRI）的多参数、多序列成像

技术，具有较高的软组织分辨力，是一种诊断准确性较高的影像技术，且对被检查者无创。MRI 目前是直肠癌（由于结肠肠道准备及活动度较大，相对较少应用）最推荐、准确性最高且最常用的影像诊断技术。其中直肠高分辨率 MRI（high-resolution magnetic resonance imaging，HRMRI）扫描可以清楚判断直肠癌的局部浸润情况，为术前分期提供可靠依据。快速成像序列的应用对结直肠部位的 MRI 扫描质量明显提高，其极大减少了因为呼吸和肠蠕动而引起的运动伪影，进而提高了 MRI 对结直肠癌的诊断效能。通过 T2WI 脂肪抑制序列可将直肠周围丰富的脂肪组织信号消减掉，从而可以清晰观察肿瘤向肠壁外侵犯的程度。动态增强检查也是 MRI 对病灶性质判断的一种有力手段，根据病灶强化程度判断肿瘤性质，还可以清晰显示肿瘤边界，有利于判断肿瘤在肠壁的浸润深度及结直肠周围脂肪受侵犯程度。在磁共振功能成像中，扩散加权成像（diffusion weighted imaging，DWI）有很大的使用价值，合适的 b 值能较好地显示肿瘤组织扩散受限程度，以利于直肠癌诊断。有研究发现 DWI 在高 b 值情况下结直肠癌诊断价值较高，其敏感性及特异性比低 b 值的高，瘤体在 DWI 上呈明显高信号，周围正常肠壁及脂肪间隙呈低信号，对比度显著提高。MRI 功能成像技术的层出不穷，MRI 成像技术在恶性肿瘤临床诊治及预后全面评估方面扮演重要角色。

3. PET/CT 检查

20 世纪 80 年代 PET 开始出现并逐渐应用于临床，标志着影像诊断进入了分子时代，但 PET 在解剖细节及病灶定位上仍存在缺陷，由此 PET/CT 多模成像应运而生。18F-FDG 是通过聚集于代谢旺盛的肿瘤实体组织而显像的类葡萄糖示踪剂，被用于原发灶发现、肿瘤分期及代谢检测评估等的放射性药物，也是 PET/CT 目前最常用结直肠癌显像的示踪剂。PET/CT 是将功能代谢显像和解剖形态成像相融合，在肿瘤早期代谢水平异常的情况下即可探测到病灶（远早于肿瘤形态学变化），而且一次显像可获得全身病灶的情况，不易遗漏远处转移的病灶，18F-FDG PET/CT 广泛应用于多种恶性肿瘤的诊断、分期、疗效评价及预后预测等。结直肠癌在 PET/CT 显像时，表现为肿瘤原发灶的 18F-FDG 异常高浓聚。对于结直肠癌的初诊患者来说，常伴有局部淋巴结的异常浓聚，提示局部淋巴结转移。在小径淋巴结定性诊断方面，18F-FDG PET/CT 的诊断效能较高，也是 PET/CT 检查相比于其他检查的一大优势。虽然 18F-FDG PET/CT 在结直肠癌诊治中虽然也存在假阳性和假阴性的问题，但是 18F-FDG PET/CT 显像在结直肠癌患者术后局部复发的诊断上具有明显优势 18F-FDG PET/CT 显像在探测结直肠癌术后远处转移方面具有比传统影像检查有更高的敏感度，对临床治疗有很好的指导意义。

4. PET/MRI 检查

PET/MRI 的发展及优势，随着 PET/CT 在临床的广泛应用以及人类医疗需求的提高，其局限性也逐渐显露，例如，CT 辐射剂量高，软组织分辨力低等。PET/MRI 的出现标志着多模成像时代进入了新阶段。PET/MRI 双模成像通过使用 18F-FDG 显像剂一次性扫描同步获得全身 PET 及 MRI 影像，从而为临床诊疗提供疾病的形态和功能代谢的双重特性。PET 探测器环与 MRI 扫描架的完全整合，使得"完全集成式"PET、MRI 结合由想法进入了实践。近年来 PET/MRI 的相关技术也取得了较大的进展。多模态 PET/MRI 与单模的 PET 或 MRI 比较成像的优点主要体现在：①PET 的分子功能成像和 MRI 的解剖成像实现病灶的定性与定位。②MRI 多参数、多序列成像、多功能成像与 PET 图像互相检验病灶。③ MRI 图像对 PET 图像的衰减和运动校正具有重要作用。④PET 绝对定量信息对新的 MRI 成像序列和造影剂有验证作用。实现 PET 代谢功能信息与 MRI 组织结构信息可在时间和空间上精确融合。MRI 完全避免了 CT 全身扫描成像的辐射剂量，更适合于对儿童或同一患者的多次成像。

　　PET/MRI 用于原发肿瘤的分期，目前 PET/MRI 已广泛用于结直肠癌研究，由于 PET/MRI 具有较高的软组织分辨率，在 T2WI 图像上可以清楚地显示直肠壁的三层结构，黏膜层和黏膜下层表现为相对高信号，肌层表现为中间的相对低信号，肠周脂肪表现为高信号。能清晰显示结直肠正常解剖结构及肿瘤大小、部位、浸润程度及邻近器官受累情况等；PET/MRI 中的 MRI 部分可以通过肿瘤的分期和浸润深度作为手术计划提供准确信息。虽然 MRI 是 T 分期的参考标准，但 18F-FDG PET 与 MRI 结合可以帮助病变的检测原发肿瘤的边缘轮廓。PET 和 MRI 同时评估可以更精确判定肿瘤的浸润深度。MRI 对于原发肿瘤的分期是有限的。MRI 的好处之一就是结直肠癌患者淋巴结的检出率。有 Meta 分析显示，PET/MRI 对结直肠肿瘤 T 分期的诊断敏感度为 87%，特异度为 75%。DWI 诊断淋巴结转移具有高敏感性、低特异性，PET 诊断淋巴结转移具有高特异性、低敏感性，二者的联合使用可能会对转移淋巴结的诊断提供更准确而全面的信息。另外，由于 DWI 对病灶的敏感性较高，对于一些 DWI 敏感的良性肿瘤可以通过评价 FDG 代谢情况来起到一定的校正作用。有研究表明，经 DWI 发现了很多 T2WI 没有发现的转移淋巴结（161 枚比 114 枚），提高了对小的转移淋巴结的识别能力。当淋巴结测量大于 1cm 时，易表现为恶性，但当淋巴结小于 1cm 大于 5mm 时，MRI 特异性降低。虽然对于淋巴结特征的研究不如 MRI 那样广泛，PET 的高代谢似乎具有更高的特异性。因此，结合 PET 和 MRI 可能有助于更好地描述盆腔小淋巴结的特征。DWI 对盆腔淋巴结的诊断价值有一定的局限性，相比而言，吸收 18F-FDG 的 PET 对于结节的表征更有价值。PET/MRI 的另一个优势是 PET 采集与 MRI 序列同时进行对骨盆小的直肠淋巴结有较高的敏感性，特别是小于 5mm 的淋巴结。目前，尚没有确定的 18F-FDG PET 摄取 SUV 值分割结直肠周围阳性诊断节点。

　　PET/MRI 用于远处转移，在结直肠癌的远处转移的评估中，PET/MRI 特别对肝脏分期非常有价值，因为肝脏是一个转移性疾病的常见部位，MRI 是肝脏影像学的参考标准。肝脏 MRI 是鉴别结肠癌肝转移的首选影像学方法。一项回顾性研究结果显示，PET/MRI 可能有助于结直肠癌患者的治疗策略选择更合适的治疗方法，PET/MRI 检查后，有 21% 的患者治疗策略发生改变。亦有发现整体 PET/MRI 检查在结直肠癌转移灶的检测中提供了额外的价值，并有助于对一些解剖部位的不确定病灶（包括不确定大小的淋巴结和小肝转移）的进一步定性。

PET/MRI 用于评估治疗后疗效评估，虽然 MRI 经常用于手术术后及放化疗的疗效评估，MRI 作为检查手段有很多局限性。肿瘤、淋巴结大小的改变并不符合，DWI 往往受到治疗的限制，因此结合 18F-FDG PET 可能会改善反应表征。已确定肿瘤 SU-Vmax 的百分比变化和新辅助治疗后的 DWI（明显弥散系数）是预后的测量指标。尽管 SUVmax 很好建立，它可能不反映的异质性肿瘤。基于容量的 PET 参数，如代谢肿瘤体积和总病灶糖酵解有显著性差异，用来测量整个体内的代谢活动肿瘤的质量。代谢肿瘤体积代表了双重特征肿瘤的体积及肿瘤组织对 FDG 的吸收程度。总病灶糖酵解被认为是一个更精确的参数相对于 SUVmean 和代谢肿瘤体积。一项初步研究表明较高的 SUVmax/ADCmin 比值会提示肿瘤的恶性度较高，统计学分析 SUV 与 ADC 呈显著负相关。尚不清楚 DWI 与 SUV 的相关性是否具有诊断意义，因为 DWI 与纤维化和胞外变化有更多相关性，而 SUV 则与细胞内代谢相关。如何使用 MRI 和 PET 来提高肿瘤诊断率尚未明确定义，但通常通过 18F-FDG PET 和 DWI、T2WI 成像变化判断是否存在肿瘤病变征象。但在仅基于 MRI 的情况下，在代谢方面可能会有大小、扩散变化与程度之间等多种不一致。18F-FDG PET 结合 MRI 在鉴别远处肿瘤及复发方面也很有价值，可能有助于鉴别治疗后瘢痕、结缔组织反应、残留肿瘤或局部复发。目前临床肿瘤学指南不包括代谢评估对治疗的反应。有研究 18F-FDG PET/MRI 诊断复发的敏感性为 94%，特异性为 94%，阳性/阴性预测值为 97%，准确性为 90%，并得出 18F-FDG PET/MRI 对直肠癌复发及转移有重要意义，虽然没有与 MRI 或 PET 解释相比较。当前直肠癌的非手术治疗是一个日益增长的趋势，因此，评估治疗反应，特别是病理反应方面的特点是非常关键的。

（二）现代医家对结直肠癌的认识

孙桂芝认为，肠癌本质是本虚标实，脾肾亏虚为关键病机，局部湿、毒、瘀互结是肠癌发展的病理基础。早期以湿热毒瘀互结多见，经手术、放疗、化疗后阴阳气血亏虚，应予扶正固本。常以六君子汤、六味地黄汤为健脾补肾基础方。

杨宇飞认为，结直肠癌分期不同，各阶段病机亦不同，但贯穿始终的核心病机是正虚为本，邪气为标。脾虚为始动因素，肝郁为进展因素，脾肾亏虚是根本因素。各种因素导致气滞、血瘀、痰凝、热毒留连于经脉，长期不解时会在局部脉络形成闭阻，使正气不能达局部，从而形成肿瘤，为病之标。治疗予益气健脾以扶正，解毒通络以祛邪。

刘沈林认为，正气不足是结直肠癌发生的内在条件，癌毒滞留是根本原因。正虚基础上，多种病因长期刺激，自内而生癌毒，可表现为气滞、血瘀等。治疗结直肠癌以健脾消癥为基本法则，健脾扶正为基础，辅以祛邪消癥。

（三）结直肠癌的治疗

目前对于结直肠癌的治疗多种多样，包括手术治疗、中医中药治疗、化疗、放疗、免疫抑制剂治疗等。虽然研究表明采用中西医结合方法综合治疗结直肠癌，在术后调护、提高患者免疫功能和抗病能力、放化疗减毒与增效、减少复发转移、延长生存期等方面均有良好表现。但手术仍是结直肠癌获得根治的唯一方法。辨证论治是中医治疗的核心思想，尽管目前中医界对于结直肠癌中医辨证分型的研究众多、也有相关规范陆续颁布实施，但根据文献检索的结果显示，结直肠癌中医证型的分类由于个人经验、地域、专家观点的不同，仍然存在证名混乱、表述各异的问题，这对于指导临床结直肠癌的中医辨证论治造成了一定困扰。

1. 手术治疗

手术治疗主要是通过精细的手术操作锐性切除肿瘤，是效果最确切的局部治疗。手术根据肿瘤位置、分期、细胞分级、体型以及控便能力等因素综合选择。手术方式可分为传统开腹根治性手术、腹腔镜下手术、经自然腔道取标本手术（NOSES）等。当前我国临床上常用术式有：腹会阴切除术（Miles 手术）；低位前切除术（Dixon 手术）；经腹直肠癌切除、近端造口、远端封闭手术（Hartmann 手术），要综合患者具体情况进行选择。现对各类手术疗法作以下介绍。

（1）传统开腹根治性手术：我国临床上早期治疗 CRC 的最常用术式就是传统开腹根治性手术，通过大量临床实践已经证实其具有良好的近远期疗效，能够有效降低 CRC 患者病死率。但根据长期临床观察发现，该术式存在患者术中出血多、创伤面较大、术后有较多并发症等缺点，并且合并有基础疾病的高龄患者往往难以耐受。

（2）腹腔镜下手术：与传统的开腹手术相比，腹腔镜结直肠癌根治术具有以下特点：①微创，手术创伤面积小。②出血少。③对患者造成的伤害小，不良反应小。腹腔镜辅助直肠癌手术容易区分脏器且由于出血少视野清晰，可减轻手术创伤并改善生存质量，减少感染和转移的风险，提高患者的安全性。目前我国引进的达芬奇机器人手术系统，具有更灵活方便、手术时间缩短和同新型信息技术紧密结合等优势，有着极其广阔的发展前景。综上所述，腹腔镜下手术治疗是未来腹腔疾病治疗的趋势，未来的腹腔镜手术发展也会越来越精细化、智能化，成本也会大大下降。

（3）NOSES：NOSES 是近年来新兴的经自然腔道取标本的腹壁无切口微创手术，也符合今后微创治疗的趋势。其中 NOSES 低位直肠癌改良 BACON 术作为 NOSES 的一种，避免了腹部辅助切口，不会出现吻合口瘘，而且完整保留了肛门结构。极大地减少了对患者的创伤，使患者术后得以快速康复，有学者认为此术式是最安全的终极保肛术式。

2. 放射治疗

通过放射线的聚焦杀灭照射野的肿瘤细胞，属于局部治疗。围术期的术前新辅助放疗可提高治愈的机会，姑息放疗可缓解症状。大规模随机临床实验显示，若影像学评估存在肿瘤浸润较深、直肠系膜筋膜受累等高危因素，术前新辅助放疗可缩小肿瘤并降低分期，有助于提高肿瘤的手术切除率并且降低其局部复发率。根据可切除的进展期结直肠癌围手术期治疗专家共识（2019）在肿瘤缩小为重要目标的前提下；对距肛缘 5cm 以内的低位直肠癌及 T4 期直肠癌倾向于使用长程放疗。并且推荐在长程放疗结束后 5～12 周进行手术，在短程放疗后 3～7 天或延迟至 4～8 周手术。对于无法根治的晚期和复发患者多采用姑息化疗方案缓解局部症状。

3. 化学治疗

利用肿瘤细胞对化学药品的高敏感性，选择性杀灭肿瘤。给药途径有全身静脉给药、术后腹腔热灌注化疗等。目前我国以卡培他滨联合奥沙利铂为 CRC 化疗的主要方案，以全身静脉化疗或口服给药为主。

（1）术前新辅助化疗：新辅助化疗同样也可以使肿瘤降期，提高手术切除率、保肛率，并降低淋巴结转移率。推荐使用奥沙利铂为基础的方案，疗程为 2～3 个月。

（2）术后辅助系统性化疗：结肠癌术后辅助化疗方案包括奥沙利铂联合氟尿嘧啶（5-FU）类方案或卡培他滨＋奥沙利铂方案和氟尿嘧啶类单药方案［5-FU/亚叶酸钙（LV）或卡培他滨］。推荐开始辅助系统性化疗的时间为结肠癌术后的 3～4 周。共识还认为辅助系统性化疗如果开始时间迟于术后 6 周，则获益会减少。

（3）姑息化疗：对于晚期无法根治的直肠癌，姑息化疗控制肿瘤进展和延长生存时间。

（4）免疫治疗：人类 CRC 免疫治疗经过数十年的发展，由 DC 疫苗到过继性 T 细胞治疗，再发展到免疫检查点抑制剂，最后又发展为当今的联合治疗。目前，对于 CRC 患者的免疫治疗也逐步开展，已经由转移性肿瘤的后线治疗拓展为一线治疗和早期阶段的新辅助治疗。在未来，MSSCRC 患者对免疫检查点抑制剂的耐药性的逆转可能由联合免疫治疗实现，从而扩大其在 CRC 中的应用范围。

（5）其他治疗：对于不能手术的直肠癌形成梗阻患者，可采用烧灼、激光或冰冻等局部疗法，或通过放置金属支架或使用肠梗阻导管来减轻梗阻。另外上所述的化疗方案联合抗血管内皮生长因子抗体（贝伐珠单抗）或抗表皮生长因子受体抗体（西妥昔单抗或帕尼单抗）用于不可切除、晚期或复发转移性 CRC 的一线治疗取得了较好疗效。

（6）结直肠癌肝转移的治疗：在所有 CRC 患者的病程中，超过 50% 的患者会出现肝转移，同时其也是 CRC 患者最主要的死亡原因。当前对于结直肠肝转移的治疗主要可分为手术治疗和非手术治疗。

手术治疗手段：手术治疗是目前唯一能治愈结直肠癌肝转移患者的手段，也是单发的转移性肿瘤最有效的治疗方法。近年来有学者提出了保留实质的肝切除术手术，其原则为完全切除肿瘤（切缘距肿瘤＞1cm），并且最大限度地保留健康肝组织。

非手术治疗手段：对不适应手术切除的结直肠肝转移癌或者术中发现不能手术切除的患者，通过对患者全身状况和原发肿瘤的合理评估，可选用区域灌注化疗、微波固化、射频消融、冷冻及放射等局部治疗，部分患者经治疗后转移病灶可缩小，肿瘤数目较少，延长生存时间。

四、结直肠癌的中医认识

结直肠癌在古代文献中并无确切的病名，中医学中对结直肠癌的认识可追溯到《黄帝内经》，中医将其归属于"肠覃""积聚""脏毒""锁肛痔""肠风""下痢""肠澼""肠瓣""腹痛伏梁""便血""肠痈疽"等范畴，认为结直肠癌是一种全身性疾病。

《灵枢·水胀》中对于肠覃的描述与结直肠癌表现十分相似，在西汉时期已认识到结直肠癌主要表现是大便出血。《素问·阴阳别论》："结阴者，便血一升。"到宋代，通过分辨便血颜色，区别"肠风""脏毒"不同的病因，《普济本事方》："如下清血色鲜者，肠风也。血浊而色黯者，脏毒也。"同时期，总结出恶性肿瘤的特征，提出以"癌"命名，《仁斋直指方论》中："癌者，上高下深，岩穴之状，颗颗累垂，裂如瞽眼，其中带青，由是簇头，各露一舌，毒根深藏，穿孔通里。"到清代，对结直肠癌的部位已有准确的认识，并根据病位和症状，用"盘肠痔""锁肛痔"等病名。《灵枢·五变》中提到："人之善肠中积聚者……如此，则肠胃弱，恶则邪气留止，积聚乃伤。"《医宗必读》："积之成者，正气不足，而后邪气踞之。"古人早已认识到正气不足，胃肠亏虚，邪气积聚是结直肠癌发生的核心病机。《诸病源候论·积聚痼结候》载有："积聚痼结者，是五脏六腑之气已积聚于内，重因饮食不节，寒温不调，邪气重沓，牢痼盘结者也，若久即成癥。"《景岳全书·积聚》："积聚之病，凡饮食、血气、风寒之属，皆能致之，但日积日聚，当详辨也。"在正气不足的基础上，多种病因共同作用下，邪气积聚于局部，形成积聚是结直肠癌发生的病因病机。《素问·六正纪元大论》："大积大聚，其可犯也，衰其大半而止，过者死。"提出治疗积聚，应以攻伐为主，但不可过度。《丹溪心法》说："凡积病不可用下药，徒损真气，病亦不去，当用消积，药使之融化，则根除矣。"提出以消法治积。

中医学认为，大肠癌的形成不外乎与内、外两因素方面相关，多因正气内虚，脏腑失调，复加饮食、生活起居不节，或情志不遂，或感受外邪侵袭，使脾胃升降失常，气机不通畅，痰浊内生，痰、瘀、毒相搏结，痹阻大肠络脉，日久邪毒结聚而成瘤块。结直肠癌的病位在大肠，随着病情发展可累及脾、胃、肝、肾等脏腑；病性属于本虚标实，脾肾亏虚、气血不足等是其本，湿热、痰浊、瘀血、火毒等为其标；初期以邪实为主，后期则多见正虚或虚实夹杂。

结直肠癌由于正气不足、脾胃虚弱，感受外邪、忧思抑郁、饮食不节，导致脾胃失和，湿浊内生，郁而化热，湿热下注，浸淫肠道，气机阻滞，血运不畅，瘀毒内停，痰、湿、瘀、毒互结，日久形成积块而发病，总属本虚标实之证，正气虚弱、脾肾两亏为本，湿热下注、火毒内蕴、气滞血瘀为标。其致病因素主要有湿、痰、瘀、毒、火、寒等，与脾虚或脾肾俱虚密切相关。《古今图书集成医部全录》中记载："壮人无积，虚人则有之。由于脾胃怯弱，气血两衰，四时有感，皆能成积。"说明结直肠癌病变之根本在于脾脏功能失常，邪毒侵袭为外因。结直肠癌也因情志、饮食等发生，如《外科正宗·脏毒论》云："又有生平性情暴急，纵食膏粱，或兼补术，蕴毒结于脏腑，火热流注肛门，结而为肿。"病机在于脾虚主运化功能失调，或肾阳不足不能温煦脾阳所形成的脾肾亏虚，导致水谷精微的运化输布失常，湿浊内生下迫大肠，毒邪入侵，湿、瘀、毒等壅蓄不散，正气虚弱，邪气渐盛。最终大肠传导失司，脏腑功能紊乱，机体阴阳失调，病理产物积聚成块形成结直肠癌。

中医治疗一直是我国的特色和优势。目前已有许多研究表明，传统中医药结合现代医学手段综合治疗结直肠癌，在放化疗减毒与增效、提高患者免疫功能和抗病能力、术后调护、减少复发转移、延长生存期等方面均显示出了一定的优势。根据中医学理论可知，辨证论治是中医治疗的核心观念。因此，临床上使用中医药治疗结直肠癌时，辨证分型的准确性至关重要。虽然目前中医界有关结直肠癌中医辨证分型的研究众多，我国也在不同层面陆续发布了有关结直肠癌中医辨证分型的规范。如 2000 年版《肿瘤科专病中医临床诊治》将其划分为气滞血瘀证、湿热蕴结证、脾肾阳虚证、气血两虚证和肝肾阴虚证 5 种证型。由中华中医药学会发布的 2008 年版《肿瘤中医诊疗指南》将其分为肝肾阴虚证、气血两虚证、脾肾阳虚证、瘀毒内阻证、湿热蕴结证和脾虚气滞证 6 种证型。但是根据文献检索发现，结直肠癌中医证型仍然存在着证名混乱、表述各异的问题，并未完全遵循有关规范进行划分的问题。

中医证型是中医对某一疾病的病理概括，证型的不同反映了患者特定阶段不同的病理概括，是中医施治的基础。大肠癌是恶性肿瘤中的常见病、多发病，现代医学根据其病理分期、病变性质等，采取以手术治疗为主，结合放疗、化疗、靶向治疗及生物免疫等综合治疗手段，治疗效果较为显著，但也不可避免地产生了一系列副作用，特别是对于晚期的大肠癌患者，治疗效果并不理想。中医药治疗大肠癌的优势主要体现在增效减毒、缓解临床症状、改善生活质量、抑制肿瘤复发和转移以及增强患者免疫力等方面。有研究者基于回顾性分析探讨中药治疗大肠癌的用药规律，发现大肠癌的中医证型以瘀毒内阻证和脾虚气滞证为主，治疗当以扶正补虚、清热解毒、活血化瘀为主，临床联合中医药治疗，可延长大肠癌根治术后患者的无病生存期和五年生存率以及晚期带瘤患者的无进展生存期和总生存期。有临床研究表明，健脾扶正祛瘀解毒方联合方案在近期疗效方面虽未见明显优势，但在改善患者症状、提升患者生活质量、减轻化疗毒副反应方面，要优于单纯化疗。又有相关研究发现注射用薏苡仁油联合治疗大肠癌术后患者，能延长 PFS，提高患者免疫功能和生存质量，减轻化疗药物的不良反应，降低相关肿瘤标志物的水平。

五、结直肠癌的预后

（一）治疗原则

1. 未病先防，预防炎症癌变

《素问·评热病论》上说："正气存内，邪不可干，邪之所凑，其气必虚。"由此可见，疾病的发生发展，外因只是诱发条件，内在的自身条件至关重要。炎症性结直肠癌的发生发展是复杂、多途径的过程，在癌症未形成时，提高机体抵抗能力，采取中药复方、针灸、灌肠等方式，可以有效治疗溃疡性结肠炎。如此，利用中医"治未病"的思想可避免炎症长期反复发作，从根源上控制溃疡性结肠炎相关性结直肠癌。

2. 健脾养肾，调节脏腑功能

中医认为结直肠癌的发生责之脾或脾肾，脾失健运，湿热内停，损伤肠络，致使湿热、毒聚、血瘀在肠道日久积聚成块所致癌变。若癌变已经发生，利用中医整体观念、辨证论治的特点，增强脾脏运化水谷精微等生理功能，预防"邪盛"所致的"正气更虚"，可以延缓病情的恶变。调节脏腑功能，减慢进展，则有益于提高患者的生活质量。

（二）预防肠炎癌变

扶正解毒理论指导下的中医药防治慢性肠炎癌变具有较好的临床疗效，如能早期干预调节人体气血阴阳，抑制慢性肠炎症状，维持肠道内环境稳态，对于预防肠炎癌变具有重要价值。有研究表明黄芪白术汤具有显著的抗癌作用，该方由黄芪和白术组成，白术能调节免疫力，有抗肿瘤和抗氧化作用；黄芪具有抗炎和抗癌特性，其发挥抗癌作用的主要成分黄芪甲苷可增强西妥昔单抗介导的增殖抑制，并促进人结肠癌细胞系的自噬。黄芪白术汤可显著降低肠炎癌变模型小鼠死亡率，并防止结直肠癌的发生和发展，这一作用可能通过抑制人白介素受体 6 受体 α/信号传导子和转录激活子 3/凋亡抑制基因 Surbivin/细胞周期蛋白 D1 信号通路来实现。诸多具有清热燥湿功效的中药及其单体成分可改善肠道炎症，防治炎性癌变，如复方苍术合剂可显著改善大鼠结肠充血、水肿等炎性症状，减小溃疡面积，明显提高血清与结肠组织中超氧化物歧化酶活性、抑制丙二醛含量，其作用可能与抗氧化、抑制肠道氧化应激损伤密切相关。黄芩汤可通过调节辅助 T 细胞 Th1/Th2 细胞平衡，改善湿热型溃疡性结肠炎大鼠的炎症反应。

骨髓源性抑制细胞（Myeloid derived suppressor cells，MDSCs）是恶性肿瘤免疫抑制微环境的核心成分，其积累是关联炎症与癌症的重要因素，与癌症分期、肿瘤负担和 CRC 患者生存预后密切相关。扶正解毒类中医药可通过调控 MDSCs 进而抑制慢性肠炎癌变进展。如参苓白术散是健脾经典方剂，能在一定程度上改善结直肠癌术后脾虚证，与其增加自然杀伤细胞数量有关。

（三）减轻放化疗不良反应

减轻放化疗不良反应扶正解毒理论的应用不仅体现在防治肠炎癌变，还体现在放化疗增敏作用和减低放化疗不良反应方面。放化疗期间，因放疗产生的热邪与毒邪，导致恶心呕吐、口干、便秘、烦躁、失眠、白细胞降低等临床症状，可采用益气养阴、补血润燥、健脾补肾等以扶正为主的治法，分别予沙参、麦门冬、枸杞子、生地黄、肉苁蓉、葛根、大枣等药物；适当配伍黄连、茯苓、白花蛇舌草、金银花等清热解毒药物。针对化疗引起的恶心呕吐、便秘等消化系统症状，白细胞降低、骨髓造血系统抑制等血液系统症状，排尿困难等泌尿系统症状，失眠、焦虑等神经系统症状，可随症采用益气温阳、补血活血、养心安神等扶正之法，同时配伍半枝莲、苦参、白花蛇舌草、蛇莓等具抗癌毒作用的药物祛邪。总之，放化疗阶段的中医药干预应结合具体的放疗、化疗进程和患者的身体状况，灵活运用扶正气与祛毒邪的治法。

（四）防止 CRC 复发

通过中医药扶正干预改善 CRC 患者术后正气亏损的状态，同时调整机体阴阳平衡、气机升降，维持肠道内环境稳态，避免痰、湿、热、瘀等毒邪产生，从而防止术后 CRC 复发。研究指出，为提高 CRC 术后患者生存期，改善生活质量，应将扶正抗癌贯穿治疗始终，扶正以健脾为主，祛邪以理气化痰、清热消痈为主。研究表明，扶正类方药联合化疗能防止 CRC 复发，提高患者生活质量。健脾消癌饮配合化疗拮抗 CRC 术后复发转移的疗效，对比单纯化疗，结果提示健脾消癌饮配合化疗可防止 CRC 术后复发转移，延长生存期。

（五）防止 CRC 转移

CRC 发生转移的现代机制尚不明确，中医药认为 CRC 发生转移的根本在于正气虚损，导致湿、热、痰、瘀等交互作用，形成代谢紊乱、乏氧、炎性驱化因子聚集等局部转移的微环境，一旦内环境发生癌变，癌毒细胞随着血流转移扎根到远处则形成远端转移病灶。中医药扶正解毒理论防止肠癌转移的根本在于调控稳定肠道微环境及人体的阴阳平衡，从而防止转移微环境及癌毒的形成。扶正抑癌方（黄芪、薏苡仁、仙鹤草、苦参、大黄等）能降低结肠癌细胞的侵袭、运动能力，从而抑制肝转移发生和移瘤生长。有实验采用人大肠癌移植瘤小鼠，研究健脾复方抑制大肠癌瘤块血管内皮生长因子 mRNA 和微血管密度的表达，结果表明以扶正为主的健脾复方有抑制肿瘤生长、复发、转移的潜能。健脾解毒方能显著抑制裸鼠原位结直肠肿瘤的肝、肺转移，并以剂量依赖性方式显著延长荷瘤小鼠的存活时间，其作用与抑制结直肠癌上皮间质转化相关。

肠癌转移涉及多个不同层面的机制，包括细胞黏附、迁移、侵袭及血管生成等，同时，肠道内环境及机体内环境失衡均会影响肠癌细胞存活、增殖及转移。因此，扶正解毒理论指导下的中医药防治肠癌转移，应结合肠癌转移的不同环节，以及影响肠癌转移的肠道内环境，进行综合调理以平衡肠道内环境，防止其局部及远端转移发生。

（六）预防药物

1. 维生素（vitamin）

根据研究显示，服用 VA、VC、VE、叶酸，钙和多种维生素的人，结肠癌的风险很低，最显著的是 VA 和多种维生素。

（1）维生素 A（VA）：通过流行病学和实验研究发现，VA 可以降低结肠癌的发病率。VA 及其衍生物可以控制肿瘤的发生和发展。VA 调节细胞分化，增殖和凋亡及抗氧化以抑制癌发生。它还具有恢复已经分化为癌细胞的标准化过渡细胞的特殊作用。

（2）β-胡萝卜素：作为 VA 的前体，β-胡萝卜素具有捕获自由基和改善身体抗氧化活性的功能。研究证实，β-胡萝卜素具有抗癌作用，效果比 VA 好。根据 LaVec－chia C 等得出的结论，胡萝卜素对结直肠癌有保护作用。OR 值为 0.65，并且 β-胡萝卜素可使人群结肠癌的发生率减少 39%。

（3）维生素 C（VC）：通过研究发现，VC 通过参与体内的氧化还原反应和减少肠道中的致突变物和致癌物来预防结肠癌。根据 LaVec-chia C 在意大利的一项病例对照研究中，VC 可以减少 14％的人群中患结肠癌的风险。

（4）维生素 D（VD）与钙剂：体内 VD 活性形式是 la，25-（OH)$_2$D$_3$，其通过调节基因转录来调节细胞分化、增殖和生长，最终抑制肿瘤细胞的增殖。体外研究和流行病学可以证明钙能预防结直肠癌。Negri E 的病例对照研究证实，VD 和钙可用作结肠癌的保护因子，OR 值分别为 0.93、0.85。通过一系列研究证实 VD 可以作为细胞分化诱导剂用其位于细胞上的受体影响端粒酶的活性实现抗肿瘤效果。同时钙的作用机制是通过与大肠内的胆汁酸结合抑制了大肠黏膜上皮细胞的增殖和癌变。

（5）维生素 E（VE）：VE 的强抗氧化功能可以抑制体内自由基的生成，减少细胞癌发生来抑制肿瘤细胞的生长和增殖。加拿大的一项病例对照研究得出结直肠癌发病的 OR 值为 0.53。研究表明，VE 是一种高效的脂溶性细胞内抗氧化剂，对癌症患者具有保护作用，长期使用可作为一级预防措施。

（6）叶酸：研究表明，长期缺乏叶酸会使胃肠道上皮细胞核变性增加，致使癌前病变。根据流行病学数据和临床试验，叶酸可以控制癌变，使癌症发病率下降。Giovan-nuci E 等表明叶酸在结肠癌中起着重要的保护作用，尤其是酗酒者。

2. 非甾体类抗炎药（NSAIDs）

抑制环氧合酶（COX，又称环加氧酶）在花生四烯酸的代谢中，前列腺素（PGs）合成的减少是 NSAIDs 的抗炎机制。有研究发现 NSAID 通过抑制细胞增殖，加速细胞凋亡，降低肿瘤发生的风险。肠吸收细胞标志物蔗糖异构酶和潘氏细胞标志物溶菌酶 mRNA 和蛋白表达下调，表明非选择性 COX-2 抑制剂阿司匹林干预后，结肠癌细胞分化成杯状细胞的成熟表型，抑制结肠癌中肠道分化标志物的表达，进而抑制细胞增殖。虽然临床上非选择性 COX-2 抑制剂对胃肠道有轻微不良反应，但由于选择性 COX-2 抑制剂和新合成的 NO-NSAIDs 的高效率和轻微反应，故 NSAIDs 应用前景较大。

3. 他汀类

他汀类是羟甲基戊二酰辅酶 A 还原酶的竞争性抑制剂，是目前用于治疗血脂异常最有效的药物。但近年大量研究证实其还有非调血脂的作用，尤其是抗肿瘤。他汀类药物抑制类异戊二烯中间体的合成，使蛋白质的翻译后修饰被抑制，并且通过诱导细胞凋亡，抑制细胞增殖和抗血管生成来实现抗肿瘤作用。流行病学数据表明，长期使用他汀类药物治疗结肠癌比无他汀类药物低 47％。目前，他汀类药物对抑制肿瘤主要表现在细胞水平，通过影响多种信号传递和细胞周期达到预防肿瘤的效果。同时，他汀类药物对正常细胞几乎没有影响，因此是一种很有前景的抗肿瘤药物。

4. 分子靶向药物

（1）表皮生长因子抑制剂：表皮生长因子在许多肿瘤细胞可以过度表达或者突变，影响着肿瘤的发生发展，故成为肿瘤治疗的靶向位点之一。表皮生长因子抑制剂中的西妥昔单抗是特异性表皮生长因子抑制剂的抗体药物，抑制受体的作用，从而抑制肿瘤，其适用于表达型的结肠癌，但是有胃肠道等不良反应。

（2）过氧化物酶增殖物激活受体：过氧化物酶增殖物激活受体γ从属核受体超家族，参与配体依赖性核转录因子。研究表明生理情况下它主要存在于脂类代谢旺盛的组织中，如大肠等，参与调控脂肪代谢、诱导脂肪细胞终末分化。过氧化物酶增殖物激活受体γ在结直肠癌细胞系中表达，过氧化物酶增殖物激活受体γ可通过诱导细胞凋亡和细胞周期停滞来抑制相关细胞的生长。因此过氧化物酶增殖物激活受体γ可能为人类结肠癌的一个新的治疗靶点。

5. 激素替代治疗法

激素调节体内激素平衡可有效抑制肿瘤的增殖。根据流行病学数据，男性结直肠癌发病率、死亡率都超过女性；绝经后女性使用激素替代治疗能够将患大肠癌的风险降低近 30%～40%，对使用时间超过 11 年者更加明显。但激素替代治疗有增加心血管疾病等严重并发症的不良反应，故在临床上不能大范围推广。

6. 抗生素类药物

抗生素中的丝裂霉素是由链球菌产生的抗生素，其可以与腺嘌呤上第六位氧和鸟嘌呤上第七位氮交叉连接起烷化剂作用，抑制 DNA 合成，还可导致 DNA 单链断裂和染色体断裂，用于预防和治疗结肠癌。但它可能引起骨髓抑制等不良反应，不能与多柔比星同时使用，否则会增加心脏毒性。

第二节　治疗

一、结肠癌的概念

结肠癌是临床上常见的消化系统恶性肿瘤，癌症发病率排名及死亡率均排名前三。目前，临床上治疗结肠癌方法有手术、放化疗等，但存在预后性差，易产生耐药性等不足。因此结肠癌治疗方案的优化和治疗靶点的寻找势在必行。中医药以多靶点、多途径的作用以及低不良反应在疾病的治疗中具有显著优势，尤其毒副作用小的优点在肿瘤治疗方面发挥了巨大优势，不仅在治疗结肠癌方面取得较好疗效，还可以延长患者的生存期，提高生活质量。结肠癌组织中的新生血管能为结肠癌细胞的持续生长提供营养物质和氧气，从而为结肠癌细胞的侵袭转移和增殖提供有利条件，是目前结肠癌领域的研究热点。

结肠癌是消化系统最常见的恶性肿瘤之一，其发病机制涉及遗传、环境、饮食及精神等因素，高发率不亚于肝癌和肾癌。随着人民生活水平的提高、饮食习惯的改变、人口老龄化进程的加剧和吸烟等危险因素的蔓延，CRC 死亡率呈上升趋势。目前，CRC 在全球癌症发病谱中排第 3 位，约占 10%；死因谱中排第 2 位，约占 9.4%。有研究表明，CRC 发病率也在逐渐年轻化。目前临床治疗常以手术、化疗、放疗、生物治疗等综合治疗手段为主，但均存在针对性低、毒副作用大、患者经济负担重且依从性差等问题，从而导致治疗中途被迫停止或疗效欠佳。而中药及其有效成分对 CRC 患者在改善症状、延长生存期限、调节免疫功能和提高生活质量等方面具有独特的、不可取代的优势。

结肠癌在中医学中属"肠积""肠蕈""肠风""脏毒"等疾病范畴，其转移与复发与血管新生密切相关。中医学认为肿瘤血管生成的前提是癌毒积聚，由于机体邪气内生，逐渐积聚形成癌毒，癌毒可消耗人体正气，造成机体脏腑功能失调，气血津液运行受阻，津液不能正常输布则留结为痰，血液不能正常运行则停留为瘀，癌毒与痰、瘀搏结形成肿块。因此，解毒、扶正、活血、化痰等治则是紧扣结肠癌血管生成病机的重要治疗原则。近年来，众多学者从清热解毒、健脾补肾、补气养血、化痰散结、活血通络等方面对结肠癌进行治疗研究，并取得了长足进展。

结肠癌早期特异性症状不明显，发生、发展极其隐秘，这是导致其发病率和死亡率久久居高不下的重要原因之一。从 2020 年全球癌症统计数据中可以看出，仅在 2020 年全球结直肠癌新发确诊病例约占总新发癌症病例总数的 1/10。其次结肠癌导致的全年累计死亡人数更是突破百万大关，仅次于肺癌。且多数病例因早期症状不典型未予以重视从而错失手术治疗的最佳时机，在确诊时已出现侵犯周边或远处组织的迹象。结肠癌的发病率和死亡率在世界范围不同区域内差异显著，造成这一差异的主要原因是国家间的经济发展指数和对健康的重视程度差距亦相差甚远，人类发展水平和趋势之间亦存在明显的梯度，这同样表明国家间的差距正在扩大和负担也在逐渐增加。尤其在世界大部分中低收入的国家中形势仍不容乐观，结肠癌的发病率和死亡率仍呈逐年上升的趋势。但在居世界最高之列的高度发达国家中，结肠癌的发病率和死亡率近年来趋于稳定，甚至处于有所下降的趋势，这可能是由于发达国家的人民对健康的认识程度愈发重视以及更多结肠癌筛查项目的普及引起，但结肠癌的高发病率和死亡率给社会所带来的负担仍越来越重。手术和化疗长期以来一直是癌症患者的首选治疗方式，然而结肠癌的预后一直不尽如人意，尤其是对于转移性病变的患者。有研究表明就生存期而言，发生转移的结直肠癌患者生存率仅仅约为 12%，较未发生转移者降低了近 50%。目前靶向治疗是一种新兴的可选方法，且已成功证实可延长结肠癌患者的总体生存期，提高生存质量。其中以表皮生长因子受体（EGFR）拮抗剂为代表的药物已成为转移性结肠癌治疗的另一选择，这也使得结肠癌免疫治疗成功开启了新篇章。

（一）结肠癌的中医治疗

1. 论证治疗

相关研究指出，根据患者的临床症状，将结肠癌分为脾虚湿聚型和热毒壅滞型，脾虚湿聚型结肠癌患者以消肿祛毒为本，热毒壅滞型结肠癌患者主要以活血消毒、祛热解毒为根本，主要服用的汤剂选择黄连解毒汤治疗。中医认为脾肾两虚是癌症向恶性发展的重要原因，采用补肾健脾法治疗结肠癌能够有效地降低结肠癌的复发和转移。

2. 结肠癌针灸治疗

研究发现，取患者足三里、关元、天枢、内关等穴位进行针灸，再配合中药进行治疗。直肠癌患者术后肠麻痹的治疗效果显著。结肠癌患者使用针灸进行治疗，首先针刺二间、阳溪穴位，起到调节湿寒的功效，加上艾灸治疗有调节虚实的作用。使用针灸治疗的结肠癌患者，腹痛、便秘、腹泻乏力等并发症显著降低，是一种治疗结肠癌安全有效的手段。

3. 结肠癌中药制剂的治疗

川芎素可以有效地抑制结肠癌细胞的增殖，呈浓度依赖性，并且随着浓度的升高，其抑制效果越来越明显。艾迪注射液主要是由人参、黄芪、斑蝥等提炼产生，结合化疗治疗结肠癌，能够有效地提高 KPS 评分。刘瑛等研究指出，复方苦参注射液在治疗结肠癌中，可以有效地控制患者病变进展率，缓解患者的病情，延长患者的生存时间，降低不良反应发生率，联合化疗治疗，能够提高患者对化疗药物的耐受性，从而促进患者生活质量的提高。

（二）结肠癌的西药治疗

1. 结肠癌的化疗

大多数的结肠癌患者在手术后会有转移和复发情况发生，只有小部分的早期结肠癌患者不需要化疗，大部分患者，包括晚期、手术患者均需要化疗。化疗是结肠癌患者综合治疗的重要手段，结肠癌对化疗药物的敏感性较差，目前结肠癌的临床化疗应用首先是，术前、手术中，辅助肿瘤切除并且能够减少扩散 。其次，DukesC 和 DukesB 时期的直肠癌患者，提高病灶切除率，同时在患者术后辅助化疗。此外针对晚期不能够进行手术的患者，采取姑息化疗。

（1）结肠癌患者全身静脉联合化疗：目前结肠癌患者采用的化疗方案采用的是世界标准疗法，即 5-FU/四氢叶酸联合用药，以 5-FU 为治疗基础，调节剂是四氢叶酸，起增强效应剂 5-FU 的作用，已经有大量的研究加以证实。伊立替康是由日本开发研究，其治疗效果得到广泛的认可。其主要特点是伊立替康是一种喜树碱的半合成衍生物，具有一定的水溶性，其作用效果较为独特，可以促进拓扑异构酶Ⅰ失去活性，DNA 发生单链断裂，并且是不可逆的，从而导致死亡，并且伊立替康和 5-FU、顺铂联合使用，没有交叉耐药作用。

（2）结肠癌患者腹腔化疗：结肠癌患者进行腹腔化疗需要满足以下适应证：已经侵及浆膜处于进展期根治手术结肠癌者；原发病灶切除进行姑息性治疗的患者；手术后患者腹腔复发、肝转移不能再次进行手术患者；腹腔癌转移患者或者癌症侵袭周围器官患者；结肠癌患者有恶性腹水患者。癌症向肺、脑等重要器官转移，伴有严重的心血管疾病、肝肾功能不全患者不适合进行腹腔化疗。有研究指出，结肠癌患者腹腔化疗需要的药物剂量要大于全身静脉化疗，并且降低了患者腹膜表面肿瘤复发率，但是对生存率的影响无差异。

2. 结肠癌的基因治疗

基因治疗是通过基因工程进行校正、修复与癌症相关的变异基因，或者将一些细胞的生物学特性改变，提高宿主细胞的抗病作用，实现治疗癌症、肿瘤的效果。目前临床医学中对结肠癌进行基因治疗的主要途径有：通过自杀基因进行治疗；通过原癌、抑癌基因进行治疗；基因免疫治疗；采用多种基因联合进行治疗。基因治疗的重中之重是怎样将外源基因导进对应的靶细胞中，并且能够有效安全地进行表达。常用的是一种将病毒设为载体进行介导，另一种是通过非病毒载体进行转导。但是基因治疗仍属于研究阶段，有一部分已经进行临床试验，随着医疗技术和临床医学的不断发展，基因治疗在结肠癌的治疗中发挥着关键性的作用。

3. 结肠癌的生物及免疫治疗

所谓生物治疗是经过体外补充细胞活性因子，或者诱导细胞活性因子等途径，调节生物反应。肿瘤浸润淋巴细胞体外研究实验中将其从肿瘤中分离后进行培养，发现肿瘤浸润淋巴细胞具有体外特异性杀伤功能。细胞介素-2 对 TIL 的无能状态有解除作用，同时在抗原提呈中具有促进效果，促进 T 细胞发生反应。患者经过化疗后能够提高 TIL 的导向作用，促进其向肿瘤部位聚集进行转导，提高 TIL 对肿瘤细胞的杀伤能力。有研究指出，DukesC 期结肠癌患者在根治术后采用 TIL 免疫治疗结合化疗进行治疗，研究结果显示，TIL 免疫治疗后患者的免疫功能有显著的改善效果，提高了患者的 3 年存活率，降低了患者在 3 年内的 TIL 免疫治疗。通过研究说明中期、晚期患者在进行根治治疗后采用 TIL 免疫治疗有治疗效果，对延长结肠癌患者的生存具有重要意义。

第三节　辨证论治

直肠癌发生在乙状结肠与直肠交界处至齿状线之间，是消化道常见的恶性肿瘤之一。直肠癌早期无明显的临床症状，或表现的症状不明显仅伴有少量的便血及排便习惯改变等，多不易引起患者注意，这使诊治具有很大的难度，延误诊断时常发生。一旦确诊直肠癌后，应根据临床分期选择治疗，目前手术是外科治疗直肠癌的最有效方式，临床多联合化疗、放疗、新辅助放化疗及中医药等多模式治疗。

古代中医典籍中没有明确的关于直肠癌的记载，但有关于"肠风""肠积""脏毒"等与其症状相似的病症的记录。《灵枢·五变》中提到："人之善病肠中积聚者，肠胃寒温不欠，邪气稍至，聚而不散，大聚乃成 。"《外科大成》中将类似于直肠癌的疾病称为"锁肛痔"，并将其临床表现描述为肛门处肿物，外部质地坚硬，有脓水流出，伴有大便形状改变。且在当时已认识到直肠癌属于终身性疾病，对其治疗认为"此无治法""治之无益"。直肠癌的病位在肠腑，该疾病的发生多与肝、肾、脾密切相关。中医医家对直肠癌的病因病机各有看法。隋代名医巢元方认为直肠癌的病因在于寒温失调，饮食不节，感受风邪，日久不愈，肠道虚弱，则出现痢疾、泄泻。国医大师周仲瑛认为在机体虚弱的前提下，癌毒内袭肠道，出现寒凝、血瘀、热毒等病理物质，形成有形之邪。郁仁存教授提出"内虚"学说，其认为直肠癌的发病有内因和外因两方面，正气亏虚使邪气留滞，脏腑功能失调，导致邪气氤氲化为癌毒。孙桂芝教授认为情志、饮食、久染肠疾等导致毒聚于肠道，正气亏虚，无法推动大肠传导，最终导致肿瘤发生。综上，结直肠癌的发病多因正气亏虚，实邪内聚，日久肿块聚生，总病机为本虚标实，虚实夹杂。

一、直肠癌证候分型

当代医家对直肠癌的病因认识不同，因此对于该疾病的辨证分型也各不相同，目前对于直肠癌的辨证分型未达到一致，但根据各自分型施治于直肠癌患者均获得良好疗效。曹文等收集了患者的临床资料和中医四诊信息，根据分析结果，归纳总结直肠癌的证候分型共分为湿热内蕴、脾肾阳虚、肝肾阴虚、气血双亏、淤毒内阻、脾虚湿困、气滞血瘀七个证型，其中湿热内蕴、脾肾阳虚、肝肾阴虚是最常见的证型。陈智耶等结合了多位学者的观点，将直肠癌的证候分型分为血虚肠燥、瘀血阻滞、肝郁气滞、肠道湿热四个证型，其中血虚肠燥与阴虚质有关，瘀血阻滞与血瘀质有关，肝郁气滞与气郁质有关，肠道湿热与痰湿质有关。阮善明等通过研究发现，直肠癌患者手术前的证型多为气滞血瘀和湿热内蕴，而手术后的证型多为气血两虚和肝肾阴虚，可见手术治疗会使实证相对减少，虚证增多。总的来说，辨证分型是中医治疗直肠癌的特色之处，其与医师的临床经验有关，存在一定的主观性，但各家都对中医证候的分型做到标本虚实兼顾，对于中医证候的不断探索并结合实验室检查，使中医辨证更加客观。

二、直肠癌的治疗

（一）联合直肠癌根治术（Miles术）

联合直肠癌根治术从1908年问世后，一直是直肠癌根治术中一种经久不衰的术式，特点是于左下腹做永久性乙状结肠单腔造口。Miles手术切除范围很大，根治效果好，适用于局部晚期直肠癌。但用于直肠癌早期可获得更好的生存率。因切除范围很大，对周围正常组织器官会存在不同程度的损伤，因永久性的肠造口、会阴部创伤，术后疼痛较明显且恢复时间长，术后易出现肠梗阻、造口处狭窄等并发症。由于造口手术改变了原有的通道，患者排便、排尿功能明显受影响，导致生活质量极大程度上降低。手术时应正确处理造口、准确估计病变范围和切除范围，保障患者术后生活和生存质量。

（二）直肠癌切除术（Dixon术）

直肠癌切除术是一种保留肛门的直肠癌根治术，1939年由美国的Dixon首次报道。手术原则是以根治性切除为前提，同时保留肛门，维持排便方式，降低盆腔神经受损率，较好地保留患者排尿和性功能，比较Miles术具有创口小、术中失血少及住院时间短等优势，复发率与生存率与Miles术无明显差异。随着吻合器的应用，Dixon术的适应范围也逐渐向中下段直肠癌扩大，该手术吻合口在齿状线附近，吻合口复发是术后局部复发率最高的，手术必须注意吻合口渗漏问题，可通过术中使用生物纸予创面止血、减少渗液，对预防术后的并发症，降低局部复发，能起到一定作用。

（三）癌切除术（Hartmann 术）

癌切除术又名"近端造口、远端封闭手术"，由于手术创口小，术后康复快，从而拓展了直肠癌手术的诊治范围，提高了患者的生存率，手术适合于高龄、肥胖等全身状况较差者，不能承受根治术治疗者，术前有急性梗阻不适与经腹直肠癌切除术者，伴有心脏病、脑梗死等伴随疾病或已经有转移的直肠癌患者，是老年和虚弱的直肠癌患者有效的手术方式。Hartmann 术避免了会阴部分伤口，降低了复发率和死亡率，且手术时间比前切除术和腹会阴切除术短，Hartmann 手术具有有效性和安全性，但会造成永久性造口，改变患者排便方式，出现盆腔并发症。

（四）括约肌间切除术（inter sphincteric resection，ISR）

括约肌间切除术于 1992 年被 Braun 等首次提出，随着医疗技术不断发展，腹腔镜 ISR 在低位直肠癌的治疗中应用日益广泛。ISR 特点是保肛同时获得 2cm 安全远切端，通过牺牲一部分或全部括约肌，既能有效根治直肠肿瘤，又能保留肛门的完整，避免永久性肠造口。部分内括约肌切除较完全内括约肌切除术后排便功能更好，在腹部不适和心理方面有明显改善。但 ISR 在保留肛门的同时，肛门功能较术前变差，并且出现排便功能障碍及切除后综合征，研究发现 12 个月后困扰基本消失。术后进行预防性回肠造口，可减少吻合口漏、盆腔感染等常见并发症的发生。

（五）切除术手术

该术切口较小，对患者器官产生的刺激小，治疗效果较好，术后恢复快，局部复发率较低，且保留了肛门的正常形态，患者的生活质量较高。适合于早期直肠癌瘤体较小，局限于黏膜或黏膜下层，肿瘤分化程度高，高龄伴有其他疾病及对根治手术耐受低的患者。术后并发症的发生率低于根治术。

（六）肛管吻合术（Parks 术）

肛管吻合术于 1972 年由 Parks 提出，为经肛门进行结肠肛管吻合的术式，吻合口在肛管直肠环或齿状线位置以上，该手术保留了肛管直肠环的整体结构，保存了肛门的功能。适于肿瘤距肛门 5cm 以上，肿瘤远切端达 2～3cm 的患者。术后早期会发生排便功能不良，复发率低，但常见吻合口漏发生。改良 Parks 术能有效防止吻合口漏的发生率，且对比 Miles 术住院时间较短，并发症和住院费用较低，且术后恢复更好更快。

（七）镜直肠癌切除术

镜直肠癌切除术的手术视野范围更加清晰，从而减少术中损伤盆腔神经，保护患者排尿功能。适用于非转移性疾病的新辅助和辅助治疗Ⅱ期、Ⅲ期。优势在于缩小手术切口和减轻术后疼痛。相比于开放性手术，腹腔镜切除术具有并发症发生率低、住院时间短、肠道功能恢复速度快等优点。腹腔镜使超低位吻合的实现具有可能性，但因为直肠位置的独特性，运用腹腔镜治疗时应保持严谨。

（八）氟尿嘧啶（FOLFOX）

是直肠癌辅助化疗的常用药物，常通过静脉给药。化疗能使病灶缩小，对周围及远处的淋巴转移能起到控制作用，但放疗对肿瘤的缩小只是短暂作用。一般配合手术治疗，在肿瘤切除术前可通过化疗降低分期，从辅助治疗获得显著无病生存期和总生存期的好处。一项Ⅲ期试验中，Ⅱ期或Ⅲ期直肠癌患者手术配合卡培他滨或5-FU治疗，结果表明，卡培他滨5年总生存率和3年无病生存期（75.7％和75.2％）高于5-FU（66.6％和66.6％）。对于能管理自我口服化疗药物的患者，可服用卡培他滨替代5-FU输注。

（九）术前和术后放疗

相比较总生存率相似，分别为59.6％和59.9％，局部复发率分别为7.1％和10.1％。术前放疗较术后放疗具有三方面的优势：①能减小肿瘤体积有助于手术切除，增加保留括约肌手术的概率。②降低并发症，避免术后粘连所致盆腔内小肠放射性损伤的发生。③增加切除组织与健康肠道进行吻合的可能性。当前治疗标准：同时进行氟嘧啶化疗，6～10周后进行全系膜切除，或短疗程术前放疗（连续5天），并在2～5天内立即手术，与长期化疗相比，短期放疗拥有时间短、低毒性、高依从性、成本低的优势。短期放疗术后较单纯手术治疗有更好的局部控制，防止复发。

第四节　医案

高某案

患者：高某，女，77岁，2019年3月12日初诊。

主诉：结肠癌术后化疗后5个月，便血1周。

初诊：5个月前大便性状改变，腹泻与便秘交替于外院就诊，在外院行肠镜检查并活检诊断为结肠腺癌，予以手术治疗，随后行化疗6周期，定期复查提示病情稳定。近1周来大便带血，自服云南白药效果欠佳，来我科门诊就诊。刻诊：患者间断头晕，乏力气短，面色萎黄，纳差食少，食后肛门坠胀欲便，大便稀溏，日3次，便后时有少许淡红色血液，睡眠可，小便正常，舌淡苔白，脉细弱无力。

西医诊断：结肠癌术后化疗后。

中医诊断：肠覃（中气不足，脾不统血证）。

治法：补中益气，健脾养血，予以补中益气汤加减。

处方：生晒参6g，黄芪30g，麸炒白术15g，茯苓15g，陈皮15g，当归10g，柴胡6g，炒鸡内金15g，升麻15g，血余炭15g，仙鹤草15g，甘草6g。

5剂，每日2次

2019年4月2日二诊

头晕，乏力气短较前稍好转，便血量减少，唯便后有淡红色血液3～4滴，大便仍稀溏，日 1 次，肛门坠胀，伴有打嗝反酸，舌脉基本如前。继以原方加用白及 6g，柿蒂 15g。

5 剂，每日 2 次

2019 年 4 月 20 日三诊

乏力气短明显好转，便血消失，纳食增加，打嗝反酸减轻，仍时有腹胀，继以原方加麸炒枳实 15g。

5 剂，每日 2 次

【病案分析】患者因结肠癌行手术及化疗，"攻伐"之后，导致机体脾胃受损，中气不足。脾虚失运，气血生化乏源，出现面色萎黄，纳差食少，大便稀溏；脾气虚弱，中气下陷，故见乏力气短，食后肛门坠胀欲便；脾不统血，气失统摄，血无所归，血无所统而溢于脉外，出现大便下血；脾气虚，则精血化生不利，清窍失养，故头晕。《丹溪心法》云："下血……久不愈者，后用温剂，必兼升举。"补中益气汤加减补中益气，健脾养血，加以茯苓健脾渗湿，鸡内金健脾消食，佐以血余炭、仙鹤草收敛止血，标本同治，以收捷效。二诊气短乏力较前减轻，伴有打嗝反酸，为脾胃升降失调，加用白及护胃敛酸，柿蒂和胃降逆。三诊中气渐复，便血消失，气机不通固见腹胀，予以枳实宽中行气，气机得畅。此案从脾论治便血，脾主运化和统血，脾气足则血得摄，便血得止。

李某案

患者：李某，女，76 岁，2019 年 6 月 10 日初诊。

主诉：结肠癌术后 3 个月，便血 1 个月。

初诊：3 个月前因大便性状改变于外院就诊，行肠镜检查并病理活检示结肠腺癌，予以行手术切除治疗，定期复查及随访未见肿瘤进展。近 1 个月来间断便血，血色紫黯，自服黄连素片未好转。神疲乏力，气短下坠，食欲不佳，大便稀溏，便血紫黯、每日 2 次，腹部隐痛，喜热饮，失眠多梦，小便可，舌淡红苔白，脉沉细。

西医诊断：结肠癌术后。

中医诊断：肠覃（脾阳受损，中气不足，失于统血）。

治法：治以益气温阳，健脾养血。予以补中益气汤合黄土汤加减。

处方：党参 30g，黄芪 30g，炒白术 15g，陈皮 15g，当归 10g，升麻 10g，柴胡 10g，炒六神曲 15g，制附片 10g（先煎），阿胶 6g（烊化），地榆炭 15g，白及 10g，甘草 6g。

5 剂，每日 2 次

2019 年 7 月 2 日二诊

乏力气短较前好转，便血较前减少，仍失眠多梦，舌脉同前，原方基础上加酸枣仁 15g。

5 剂，每日 2 次

2019 年 8 月 12 日三诊

乏力气短、睡眠及腹部隐痛均明显好转，大便仍稀溏，偶见便血，舌淡红苔薄白，脉细，复查血常规 Hb120g/L。继以原方去制附片和阿胶，加山药 15g，薏苡仁 30g。

5 剂，每日 2 次

【病案分析】患者以神疲乏力，气短下坠，大便稀溏，便血紫黯，腹部隐痛，喜热饮为主要临床表现，中医辨证为脾阳受损，中气不足，失于统血。《难经·三十七难》云："邪在五脏，则阴脉不和；阴脉不和，则血留之；血留之，则阴脉盛矣。阴气太盛，则阳气不得相营也。"即脏腑阴气太盛，阳气难以温煦。血为中焦所化，脾胃虚弱，不能统摄血行，渐生离经之血。此案其病机为术后脾胃受损，脾气不足，故神疲乏力，气短下坠，大便稀溏；加之常口服黄连素片，致脾胃虚寒，脾阳受损，中气不足，脾不统血，血溢肠内，致便血紫黯；中焦有寒，不能温养肠胃，气机失和而腹部隐痛，喜热饮；脾气虚弱，心神不宁，而见失眠多梦。治以益气温阳，健脾养血，予补中益气汤合黄土汤加减，益气温阳，健脾养血，佐以少许收敛止血之品以助药力。二诊脾气渐复，便血减少，失眠多梦，继以原方，加以酸枣仁养心安神。患者脾虚日久湿邪留滞，故见便溏，加强健脾利湿之效，药以对证，获得良效。

胡某案

患者：胡某，女性，44 岁，2014 年 6 月 17 日首诊。

主诉：大便次数频多，不成形。

初诊：Ⅱ期，2014 年 5 月行经腹会阴直肠癌根治术（中－低分化腺癌）。大便次数频多，不成形，肛门异物感明显，尾骶部疼痛，NRS 2～3 分，不能平卧与坐位。虚劳乏力，便次频多，溏结不调。

体格检查：舌淡、苔浊腻。

西医诊断：腹会阴直肠癌根治术后。

中医诊断：大肠癌（气血亏虚，兼见湿浊证）。

治法：以补气养血，利湿泄浊为治。

处方：太子参、薏苡仁、无花果各 30g，白术、当归、芡实、半夏、黄柏、苍术、枳壳、佩兰各 12g，延胡索、茯苓、藤梨根各 15g，甘草 3g。

14 剂，每日 2 次

2014 年 7 月 1 日二诊

服药后自觉气力渐复，大便渐成形。前方加制大黄、郁李仁、丹参。

14 剂，每日 2 次

2014 年 8 月 5 日三诊

服药后疼痛改善明显，能平卧及久坐，但排便不爽，便次频多。前方去制大黄、丹参，加山药、杏仁。

14 剂，每日 2 次

【病案分析】此例重在治症以促进术后康复。直肠癌术后出现的大便不调与尾骶部疼痛等症状，临床处理较为棘手，且严重影响患者生活质量，不利于术后康复。柴师认为直肠癌术后正气损伤，余毒下阻。脾胃为后天之本，脾胃虚弱，失于运化，因而出现大便不调；余毒阻滞于大肠，阻滞下焦气机，不通则痛，因而尾骶部疼痛。即以四君、山药补气健脾，辅以苍术、黄柏清利下焦湿热，柴胡、延胡索疏肝行气止痛，调畅情志。柴师运用此法不仅守护已虚之正气，而且通利下焦使邪有出路，因此治疗肠癌术后患者颇为得当。即所谓"扶正为本，祛邪有度"。嗣后再诊时，疼痛缓解，排便改善，知其恢复尚可，治当注重行气通便，以促康复，故以"肺与大肠相表里"为据，加宣肺通便之品玉竹、杏仁，宣上以通下。

吴某案

患者：吴某，女，77 岁，2017 年 9 月 25 日初诊。

主诉：检查发现乙状结肠癌 3 年余。

初诊：患者 2014 年 6 月肠镜检查发现乙状结肠癌，2014 年 8 月 13 日行根治术，病理提示Ⅲb 期，术后行 8 周期辅助化疗。2015 年 4 月胸部 CT：右肺上叶磨玻璃影，最大直径 0.5cm；2017 年 9 月 24 日胸部 CT：双肺多发密度稍高影，大者位于右肺上叶，大小约 2.2cm×1.4cm。较 2015 年 4 月增大，考虑双肺转移，2015 年 4 月进入Ⅳ期。二代基因检测 KRAS 突变。患者拒绝接受西医标准化疗，求治于中医。刻诊：乏力 5 级，咳嗽，时有白痰；多汗，口干口渴多饮；心烦急躁，腰背酸痛，晨起眼睑水肿；纳可，时有腹胀，时反酸，眠差，大便黏腻，1 次/d，夜尿 2 次；舌淡苔薄黄，脉弦；2017 年 9 月 12 日查癌胚抗原（CEA）为 13。KPS 评分：70 分。

西医诊断：乙状结肠癌。

中医诊断：大肠癌（脾肾亏虚，痰湿内停证）。

治法：温补脾肾、化痰祛湿。

处方：黄芪 15g，党参 10g，茯神 10g，麸炒白术 10g，炒苍术 10g，酸枣仁 15g，女贞子 10g，墨旱莲 10g，大枣 10g，红豆杉 6g，土茯苓 15g，苦参 15g，砂仁 6g，木香 6g。

70 剂，每日 2 次

2017 年 12 月 7 日二诊

上方服用 2 个月余，乏力减轻至 3 级，咳嗽咳痰已无；大便稀，不能控制，4～5 次/d；纳可，泛酸；眠差，夜尿 4～5 次；KPS 评分：70 分。舌淡，苔薄黄，脉弦。辨证为脾肾亏虚，痰瘀内结。予前方去红豆杉、土茯苓、苦参，加伏龙肝 30g，芡实 15g，鬼箭羽 15g，石见穿 15g，黄连 6g，吴茱萸 3g。

60 剂，每日 2 次

2018 年 3 月 26 日三诊

乏力 3 级，无咳嗽咳痰，大便基本成形，3 次/d，夜尿 3 次，纳可，泛酸减轻，眠差。体重稳定，KPS 评分：70 分。继以前方加减治疗。

后患者多次复诊，中药汤药扶正以四君子汤合二至丸，解毒抗癌药以红豆杉、土茯苓、鬼箭羽、石见穿、石上柏等药中 2～4 味，中成药选华蟾素片、安替可胶囊、消癌平滴丸、威麦宁胶囊中之 1 种。

每 2～3 个月查肺 CT，每月查 CEA 行疗效评价，以病灶大小、CEA、主要症状为疗效评价标准。

至 2019 年 10 月纯中医治疗已 25 个月，肺转移灶稳定。Ⅳ期生存期已 54 个月，生活质量较高。

【病案分析】患者老年，加之手术、化疗后，患者正气受挫，邪气结聚，治疗宜扶正祛邪并举，而以扶正为主、祛邪为辅；故以四君子汤健脾益气，二至丸滋补肝肾，以红豆杉、土茯苓清热燥湿，解毒抗癌；联合华蟾素片增强解毒抗癌之力。二诊，患者夜尿多，腹泻，泛酸，眠差。证属脾肾亏虚，以芡实固肾缩尿，伏龙肝温脾止泻，左金丸和胃抑酸，鬼箭羽、石见穿化瘀解毒。三诊患者大便次数多、夜尿多、反酸等症状改善。纯中医治疗取得满意效果。

第五章　肝癌

肝癌属于慢性消耗性疾病，为局部实，整体虚，而且随着疾病的进展，邪渐实正渐虚，且肝脾肾等各脏腑功能日益虚弱，正气无以抗邪，则病灶转移的可能性也会增大。故而以九补一攻法作为肝癌治疗的主要原则，"九补"法当贯穿病程始终，疾病初起之时亦应补正，尽可能维持机体脏腑的正常功能，一方面取"正胜邪自安"之意，存留正气再图祛邪，于肝癌中后期更需如此；另一方面，改善患者机体状况，提高患者免疫力，可以使肝癌患者临床症状减轻，帮助其建立良好心态。对于手术后患者，虑其大伤元气，自当补气补血，尽快培补恢复正气，方以八珍六君之类，药用党参、白术、黄芪、当归、阿胶、熟地黄、山茱萸、肉苁蓉之类。对"一攻"法的药物的选用上，多以活血化瘀、清热解毒、软坚散结为法，药用祛瘀之莪术、三棱、桃仁、红花等；解毒之蜈蚣、水蛭、守宫、全蝎、斑蝥、白花蛇舌草、半枝莲等；软坚之法半夏、贝母、胆南星等。而放疗患者多以"热邪"伤阴为患，临床当以滋阴养血为主，方用一贯煎加减。化疗患者毒邪伤正，多致气血不和，脾胃受伤，须当临床辨证加减用药。

第一节　概述

肝癌即肝脏恶性肿瘤，可分为原发性和继发性两大类。原发性肝脏恶性肿瘤起源于肝脏的上皮或间叶组织，前者称为原发性肝癌，是我国高发的、危害极大的恶性肿瘤；后者称为肉瘤，与原发性肝癌相比较为少见。继发性或称转移性肝癌系指全身多个器官起源的恶性肿瘤侵犯至肝脏，一般多见于胃、胆道、胰腺、结直肠、卵巢、子宫、肺、乳腺等器官恶性肿瘤的肝转移。原发性肝癌的病因及确切分子机制尚不完全清楚，目前认为其发病是多因素、多步骤的复杂过程，受环境和饮食双重因素影响。流行病学及实验研究资料表明，乙型肝炎病毒（HBV）和丙型肝炎病毒（HCV）感染、黄曲霉素、饮水污染、酒精、肝硬化、性激素、亚硝胺类物质、微量元素等都与肝癌发病相关。继发性肝癌（转移性肝癌）可通过不同途径，如随血液、淋巴液转移或直接浸润肝脏而形成该病。

一、中医病名的认识

祖国医学中并无原发性肝癌病名的记载，据其典型临床表现，当归于中医"癥气""肝积""积聚""胁痛""鼓胀"等病范畴。其中《黄帝内经》最早记载了肝癌病症。如《灵枢·胀论》："鼓胀何如？岐伯曰：腹胀身皆大，大与腹胀等也。色苍黄，腹筋起，此其候也。"又如《中藏经》描述："积聚癥瘕杂虫者，皆五脏六腑真气失而邪气并……

交合而成也。积者系于脏也。"《诸病源候论》记载："诊得肝积，脉弦而细，两胁下痛，邪走心下。"《医宗必读》中描述："肝胀者，胁下满而痛引小腹。"现代中医提出使用肝癌的病名，古代文献中记载的肝癌症状符合临床上常见的肝癌表现（肝脏肿大、胁部胀痛、腹胀、体重下降、黄疸和腹水）。

1. 癥瘕

癥瘕指的是位于腹部，按之硬胀，或固定不动，或推移可动的肿块。《诸病源候论·癥瘕诸病候》："癥瘕者，聚结在内，渐染生长。盘牢不移动者，是癥也，言其形状，可征验也。若积引岁月，人即柴瘦，腹转大，诊其脉弦而伏，其症不转动者，必死。"上文描述了癥瘕是肿块早期不大，逐渐增大，肿块固定不移，随着疾病的发展，后期以形体消瘦，腹部胀大为主要表现。《景岳全书》又将癥和瘕加以区分，其按之坚硬推之不动者为癥，按之无形推之可移者为瘕。

2. 积聚

积聚是以腹内结块，或痛或胀为主要表现的病证。积聚之名，最早可见于《素问·灵枢》，而在《金匮要略》进一步阐述："积者，脏病也，终不移；聚者，腑病也，发作有时，辗转痛移，为可治。"明确了积聚与癥瘕类似，不移者为积，可移者为聚，疼痛剧烈，严重时可能出现转移。《诸病源候论》："积聚者，或左右胁下如覆杯；或脐上下如臂，或胃脘间覆大如盘……故云寒疝积聚也。"肝癌肿块随着疾病的发展，肿块可不断增大，到达脐或脐下，后期出现腹部胀大等症状，可理解为现代医学中的肝硬化、脾肿大等表现。

3. 鼓胀

鼓胀指腹部胀大，皮色苍黄，腹部青筋暴露为主要临床表现的一种疾病。《素问》中关于鼓胀的描写与肝癌后腹水的临床表现同出一辙，"腹胀身皆大，大与肤胀等也，色苍黄，腹筋起，此其候也"。《医方考》中也有相类似的说明，"鼓胀者，腹皮虚大，鼓之坚基而有声也"。描述了鼓胀的表现为腹部日渐肿大，叩之音变，类似于现代医学中肝癌后期并发出现腹腔积液，查体过程中可闻及移动性浊音。

4. 黄疸

黄疸是主要表现为目黄、身黄、尿黄的一种肝胆疾病。《黄帝内经》中强调黄疸主要以倦怠乏力，身目小便黄为主要临床表现，"溺黄赤，安卧者，目黄者，身痛而色微黄，齿垢黄，爪甲上黄，黄疸也"。《金匮要略》不仅对于黄疸进行分类，而且将其症状表现加以完善，"腹满，身萎黄，躁不得睡，属黄家"。提示患者在上述症状的基础上，后期往往因湿热蒸腾，上扰心神而致烦躁不安，难以入睡。

5. 肥气

肥气同癥瘕、积聚症状相类似，以胁下肿块为主要表现。《黄帝内经》："肝脉微急者为肥气，在胁下，若覆杯。"而在《难经》中区分五积之名的同时，将肥气病因归属于肝，"肝之积，名曰肥气"。《济生方》关于肥气的描述与肝相关，"肥气之状……其病两胁下痛，牵引小腹……男子为积疝，女子为瘕聚"。盖因肥气起病于肝，肝经循行不利，且肝经绕阴器、过小腹，故发此病。

二、流行病学

肝癌是造成居民因癌症死亡的常见原因，其死亡率居全球癌症死亡的第 4 位。流行病学及实验研究资料表明，乙型肝炎病毒（HBV）和丙型肝炎病毒（HCV）感染、黄曲霉素、饮水污染、酒精、肝硬化、性激素、亚硝胺类物质、微量元素等都与肝癌发病相关。继发性肝癌（转移性肝癌）可通过不同途径，如随血液、淋巴液转移或直接浸润肝脏而形成该病。肝癌是全球常见的恶性肿瘤，其发病呈明显的地区差异。蒙古国位于俄罗斯和中国之间的北亚，是世界上人口密度最低的国家之一，但其也是全球肝癌发病率最高的国家，这与该地区高 HBV 感染率（11.8%）、高 HCV 感染率（15.6%），及其与丁型肝炎病毒共同感染密切相关，研究发现在蒙古国 10%～25% 的人至少感染一种病毒。此外，研究发现饮酒也是导致蒙古国肝癌高发的主要原因。亚洲地区具有较高的肝癌发病率，可能与高 HBV 流行率、高 HCV 流行率以及黄曲霉毒素暴露有关。例如，韩国肝癌高发与 HBV 感染密切相关，依赖于乙型肝炎疫苗（以下简称乙肝疫苗）的全国范围内免费接种，韩国的 HBV 感染率呈大幅下降趋势；而日本肝癌发病率高主要归因于 HCV 感染。在西方地区，肝癌的发病率较低，但随着危险因素的变化，如与肥胖、糖尿病以及与代谢综合征相关的非酒精性脂肪肝的患病率增高，西方国家的肝癌发病率有增加的趋势。

研究发现大部分地区男性的肝癌发病率显著大于女性，虽然目前导致这一现象的潜在机制尚未明确，但研究认为造成这种差异的原因可能与激素水平、接触危险因素的暴露程度不同有关。例如女性的饮酒率通常低于男性，据世界卫生组织估计，中国男性 15 岁以上的重度饮酒率为 36.3%，女性仅为 8.6%，其他国家如日本、加拿大等男性饮酒率也均显著大于女性的饮酒率。此外，雌激素可能对肝癌具有保护作用，而雄激素可能是肝癌的危险因素。肝癌的发病数和死亡数也呈现年龄差异。0～5 岁肝癌发病数较高，可能是肝母细胞瘤（多认为是胚胎性肿瘤）5 岁后少见。65 岁后肝癌的发病数和死亡数减少，但肝癌的发病率和死亡率仍随年龄而逐步增加。年龄和性别是判断肝癌高危人群的重要变量，应对不同年龄组、不同性别采取针对性的防控措施。

三、病因病机

（一）中医病因病机

1. 正气不足

《医宗必读·积聚》中提及 "积之成者，正气不足，而后邪气踞之"；《景岳全书》所言 "但使元气无伤，何虞衰败？元气既损，贵在复之而已。常见今人之病，亦惟元气有伤，而后邪气得以犯之"，可见肿瘤的发生，是由于人体的正气不足，脏腑功能紊乱而出现痰凝、气滞、血瘀等一系列病理变化而形成肿瘤。正如《黄帝内经》中所言 "正气内存，邪不可干"。

2. 病邪侵袭

《灵枢·百病始生》云："积之始生，得寒乃生，厥乃成积也；虚邪之中人也……留而不去，传舍于肠胃之外，募原之间，留着于脉，稽留而不去，息而成积。"说明寒邪客于经脉，导致气血凝滞，日久而成积证。《证治汇补·胁痛》曾谓："至于湿热郁火，劳役房色而病者，间亦有之。"指出湿热邪气侵袭肝胆，而致肝胆疏泄失常，气机不通而亦致胁痛。《诸病源候论·积聚病诸候》："诸脏受邪，初未能为积聚，留滞不去，乃成积聚。"指出脏腑受邪，留置不去，而成积聚，并发为肝积。

3. 情志因素

《金匮翼·胁痛统论》说："肝郁胁痛者，悲哀恼怒，郁伤肝气。"《杂病源流犀烛·肝病源流》又说："气郁，由大怒气逆，或谋虑不决，皆令肝火动甚，以致肤胁肋痛。"肝气郁结日久，导致气郁化火，以致胁肋疼痛。《济生方·积聚论治》所说："忧、思、喜、怒之气，人之所不能无者，过则伤乎五脏……留结而为五积。"可见情志抑郁恼怒，可致肝脉不舒，气机阻滞，不通则痛，发为胁痛。情志致病，首先病及气分，使肝气不舒，脾气郁结，导致肝脾气机阻滞。继则由气及血，使血行不畅，经隧不利，脉络瘀阻。若偏重于影响气机的运行，则为聚；气血瘀滞，日积月累，凝结成块则为积。

4. 它病转归

《难经》言："肺之积，名曰息贲，在右胁下，覆大如杯，久不已，令人洒淅寒热……心病传肺，肺当传肝……故留结为积。"当肺病日久传肝，湿痰凝滞，脉络瘀阻，日久不愈，而发为积证。其他疾病，如黄疸经久不退，湿邪留恋，阻滞气血；或感染血吸虫，虫阻脉道，肝脾气血不畅，脉络瘀阻，日久均可转归为积证。

（二）西医病因病机

肝癌的病因及确切分子机制迄今尚未完全明确，任何因素所引起的慢性肝病的发生，都可能在肝癌发生和发展过程中起着重要的作用。在亚洲地区，尤其是我们国家，肝癌多在病毒性肝炎、肝硬化的基础上发展而来，在肝癌的患者当中90%以上有乙型或者丙型肝炎病毒感染的背景。此外，黄曲霉素、口服避孕药、性激素改变、饮水污染、酒精性肝硬化、Wilson病、亚硝胺类物质、微量元素及遗传等因素都与肝癌发病相关。

1. 肝硬化与肝癌的关系

我国肝癌的发生主要与肝炎后肝硬化有关。而在全球范围内，原发性肝癌主要是发生在肝硬化的基础之上。有文献报道称，对因肝硬化而死亡的患者进行尸检，发现12%以上的原发性肝癌的检出率。而国内对结节型肝硬化进行尸检，肝癌的检出率为55.9%。第二军医大学对其1000例手术切除患者的标本进行研究发现，肝硬化伴有肝癌的标本率为68%，其中以小结节型肝硬化最多见，占54.4%。而大结节型肝硬化和混合型肝硬化分别占16.3%和29.3%。在肝硬化并发的肝癌中以乙型肝炎、丙型肝炎的结节性肝硬化并发肝癌多见，而胆汁性、血吸虫性、酒精性、淡血性肝硬化较少合并肝癌，这说明不同类型的肝硬化患者肝癌的发生率也不同。究其原因，可能与肝硬化癌变的机制有关：第一种机制为，作为一种癌前病变的肝硬化疾病，可以因增生、间质变性而形成癌变；第二种机制为，肝硬化时，致癌因子对肝细胞更加敏感，引起肝细胞的损伤，进一步发生 DNA 复制，从而产生永久改变的异常细胞，形成癌变。但是有些慢性肝炎也可以不经过肝硬化阶段，直接导致肝癌，HBV 或 HCV 感染所致肝细胞损害是肝硬化肝癌发生的基础。当 HBV 感染宿主肝细胞后，以基因整合形式存在于宿主细胞内，并不造成肝细胞的坏死和增生，则可能在短时间内，不发生肝硬化而直接导致肝癌。

2. 乙型肝炎病毒、丙型肝炎病毒与肝癌的关系

我们在 HBsAg 阳性、慢性肝炎、肝硬化的家庭可以见到 HCC 的家族聚集现象。说明除了遗传因素外，HBV 感染也是主要的致癌因素；肝癌细胞的 DNA 中常常发现整合有 HBV-DNA 的碱基序列；HBV 被认为是一个始发因子，动物实验和人体研究均显示 HBV 可以直接导致肝癌的发生；HBV-DNA 整合到肝细胞的 DNA 后，可能通过活化癌基因或者抑制抑癌基因的活性来起到致癌作用。整合在肝细胞的 HBVX 基因所产生的 X 蛋白具有反式激活功能，X 蛋白可以通过激活某些细胞调控基因的转录而导致肝癌。lkeda 研究发现慢性 HCV 在肝硬化发生导致 HCC 的危险性要大于 HBV 性肝硬化约 3 倍。HCV 由于高复制率和很低的校正能力，使得 HCV 免于被消灭，易转为慢性持续感染，从而引起持续的肝细胞变性和坏死，为其致癌的机制之一，而这种致癌并非 HCV 直接转化肝细胞作用，而是在细胞生长和分化中起间接作用，如活化生长因子通过激活癌基因而起作用。抗 HCV 阳性的肝癌患者，其肝组织中检出 HCV 序列，证明了 HCV 感染与肝脏发生癌变机制的假说。但近年来，与输血和使用生物制品有关的 HCV 感染有增多趋势，并可能导致某些 HBsAg 阴性肝癌的发生，因此对 HCV 应积极预防和诊治。

3. 黄曲霉素与肝癌的关系

黄曲霉毒素产生于黄曲霉菌（aspergillus flavus，AF），可分为黄曲霉素 B（AFB）和黄曲霉素 G（AFG）。前者又分为 AFB1 和 AFB2，后者分为 AFGI 和 AFG2。其中 AFB1 可以在肝脏转化为一种环氧化物，与 DNA 分子的鸟吟碱基在 N7 位共价键结合，干扰 DNA 的正常转录，其肝毒性最强，它与 HBV 具有协同致癌作用，从而导致 HCC 发生，在人类还没有发现其可以直接致癌的证据。在 HBV-DNA 整合的肝细胞中发现 AF 的堆积，用探针标记技术已检测到肝癌组织中的 AF-DNA 加成物。HBV-DNA 的整合以及 AF 与 DNA 的加成，可能是肝细胞癌变的始动因子和促进因子。在某些肝癌高发区，玉米、花生、大米中，有 60% 以上遭到 AF 污染。在沿海地区因为气候的因素导致食物很容易发生霉变，而在霉变食物中如花生、大米中可以发现有大量的黄曲霉毒素。用酶联法检测食物中 AFBI 的含量及人体黄曲霉毒素 MI（AFMI）的排出量，发现与肝癌死亡率呈正相关。对大量 HCC 患者抑制基因 P53 的检测发现，其密码子 249 第

3 位碱基 G～T 发生转变，提示 P53 中这一特异取代，可能是 AFT 导致基因改变的特征。

4. 口服避孕药和雄激素与肝癌的关系

1971 年首次报道口服避孕药可以引起肝脏腺瘤。在实验研究中，给亚美尼亚仓鼠皮下植入 15mg 己烯雌酚小丸，几个月内发生 HCC；如果同时给予对雌激素有拮抗作用的他莫昔芬（三苯氧胺），则可以预防 HCC 的发生。这说明在 HCC 的发生过程中雌激素可能起着重要的作用。在美国，口服避孕药其雌激素含量比我国高出 8 倍，这导致良性的肝腺瘤的发生，而且也可能会发展成为 HCC，当终止药物的服用后，肝癌会退缩。也有研究发现肝癌是雄激素依赖性的肿瘤，HCC 组织中雄激素受体相对于雌激素受体较多，而在临床中我们发现 HCC 男性患者明显高于女性，这在一定程度上说明 HCC 的发生可能与雄激素有关。

5. 环境因素与肝癌的关系

高发地区水土中硝酸盐及亚硝酸盐的含量较高，铜、锌、镍含量高，钼含量较低。有相关研究提示肝癌的发病率与土壤及农作物中缺硒有关。目前通过改饮深井水，减少亚硝酸胺摄入，增加硒等微量元素的摄入可降低肝癌的发病率。

6. 饮酒与肝癌的关系

肝癌的发生是一个多因素综合作用的结果，尚无明确的证据表明饮酒与肝癌有直接关系，乙醇至多是 HBV、AF 等诱发肝癌的辅助因子，确切的病因和机制尚待进一步的研究。

7. 遗传因素与肝癌的关系

在 HCC 高发的地区有时会有家族性聚集的现象出现，这可能与肝炎病毒因子通过垂直传播有关，但具体的机制尚待进一步去考证。肝癌的发生是一个多因素综合作用的疾病过程，其病因和机制尚不完全清楚。本病病情发展迅速，病死率高。其致病原因复杂，不同地区致癌和促癌因素亦不相同，需进一步研究。

四、临床症状

（一）原发性肝癌

症状：早期肝癌常无特异性症状。中晚期肝癌的症状则较多，常见的临床表现有肝区疼痛、腹胀、纳差、乏力、消瘦，进行性肝肿大或上腹包块等；部分患者有低热、黄疸、腹泻、上消化道出血、肝癌破裂后出现急腹症表现等。也有症状不明显或仅表现为转移灶的症状。

体征：早期肝癌常无明显阳性体征或仅类似肝硬化体征。中晚期肝癌通常出现肝大、黄疸、腹水等体征。此外，合并肝硬化者有肝掌、蜘蛛痣、男性乳腺增大、下肢水肿等。发生肝外转移时可出现各转移部位相应的体征。

（二）继发性肝癌

原发肿瘤的临床表现主要见于无肝病病史的患者，肝脏转移尚属早期，未出现相应症状，而原发肿瘤症状明显多属中晚期。此类患者的继发性肝癌多在原发治疗的检查、随访中发现。

继发性肝癌：患者多主诉上腹或肝区闷胀不适或隐痛，随着病情发展，患者出现乏力、食欲差、消瘦或发热等，体检时在中上腹部可扪及肿大的肝脏或质地坚硬有触痛的硬结节，晚期患者可出现贫血、黄疸和腹水等。此类患者的临床表现类似于原发性肝癌，但一般发展相对缓慢，程度也相对较轻，多在做肝脏各种检查时怀疑转移可能，进一步检查或在手术探查时发现原发肿瘤，部分患者经多种检查无法找到原发癌灶。既有原发肿瘤，也有继发性肝癌，主要见于原发肿瘤及肝脏转移癌均已非早期，患者除肝脏的类似于原发性肝癌的症状、体征外，同时有原发肿瘤引起的临床表现，如结肠癌、直肠癌肝转移时可同时伴有排便习惯、粪便性状的改变以及便血等。

第二节　诊断

一、辅助检查

（一）生化检查

生化学检查包括肝功能、甲胎蛋白、癌胚抗原及相关糖蛋白、p73 等。

1. 甲胎蛋白

甲胎蛋白（AFP）是一种糖蛋白，为特异性比较强的肝细胞癌的肿瘤标记物，敏感度可达 71.4%，特异度为 100%。AFP200ng/mL 持续 8 周、400ng/mL 持续 4 周，可以考虑肝癌。100～200ng/mL，要注意与肝炎再生性增高相鉴别，还要考虑到与 ALP、ASP、GGT 有相伴行关系。利用植物血凝素结合试验，可提高 AFP 对肝癌的特异性。AFP 的凝集素亲和性分析，能提高其对 HCC 的特异性。

2. 其他生化学指标

血清岩藻糖苷酶（AFU）、p73、癌胚抗原（CEA）、CA19-9、CA125、γ-谷氨酰转移酶同工酶Ⅱ、异常 γ-凝血酶原、α1-抗胰蛋白酶（AAT）、碱性磷酸酶同工酶（ALP-1）等，与 AFP 联合检查可提高 HCC 的诊断率，由 72.2%提高到 93.7%，有助于诊断的确立。

（二）影像学检查

要充分理解各种影像学检查的特征，以便进行有效的选择。对于<1.0cm 小肝癌的鉴别诊断，常需要多种影像学检查的联合应用才能确诊。

1. B 型超声

B 超：B 型超声波检查可测出 2～3cm 以上的肝癌，对早期定位诊断甚有价值。已成为诊断的主要手段之一。

2. CT

多排螺旋 CT 是肝癌检查的重要手段，其敏感性为 61%，特异性为 66%。CT 平扫可见低密度病灶，增强可见增强病灶，早期为高密度，晚期为低密度，周围包膜为高密度。小的高分化 HCC 多在增强扫描晚期观察到低密度区域。

3. MRI

MRI 能提高小肝癌的检出率，其敏感性为 75%，特异性为 76%。MRI 对肝脏局灶性增生结节、肝腺瘤有鉴别诊断的意义。典型 HCC 的 T_1 像有高－低信号多种表现，T_2 像为明显高信号。与之相鉴别的海绵状血管瘤，在 T_1 像出现明显高信号，是 MRI 的特征性表现。

4. PET-CT

正电子发射计算机断层成像-CT（PET-CT）是功能分子成像技术，反映了肝癌的生化代谢信息和解剖学的精确定位。

5. 肝脏数字减影血管造影

肝脏数字减影血管造影（DSA）检查浓度分辨率高，能较好地对小 HCC 同时进行诊断和治疗，是决定治疗方案前的重要检查步骤。

（三）肝脏活体病理检查

在各种检查仍然不能明确肝癌诊断时，可经肝脏穿刺取活体病理，进行组织病理学检查。在 B 超引导下的肝脏穿刺，成功率很高，并发症少见。

二、诊断标准与临床分期

目前国内应用较多的是 2001 年中国抗癌协会肝癌专业委员会制定的诊断标准和临床分期。

（一）原发性肝癌的临床诊断标准

（1）AFP＞400ng/mL，能排除妊娠、生殖系胚胎源性肿瘤、活动性肝病及转移性肝癌，并能触及肿大、坚硬及有大结节状肿块的肝脏或影像学检查有肝癌特征的占位性病变者。

（2）AFP400ng/mL，能排除妊娠、生殖系胚胎源性肿瘤、活动性肝病及转移性肝癌，并有两种影像学检查有肝癌特征的占位性病变或有两种肝癌标志物（DCP、GGTⅡ、AFU、CA19-9 等）阳性及一种影像学检查有肝癌特征的占位性病变者。

（3）有肝癌的临床表现并有肯定的肝外转移病灶（包括肉眼可见的血性腹水或在其中发现癌细胞）并能排除转移性肝癌者。

（二）原发性肝癌的临床分期标准

Ⅰa 单个肿瘤直径≤3cm，无癌栓、腹腔淋巴结及远处转移；ChildA。

Ⅰb 单个或两个肿瘤直径之和≤5cm，在半肝，无癌栓、腹腔淋巴结及远处转移；Child A。

Ⅱa 单个或两个肿瘤直径之和≤10cm，在半肝或两个肿瘤直径之和≤5cm，在左右两半肝，无癌栓、腹腔淋巴结及远处转移；ChildA。

Ⅱb 单个或多个肿瘤直径之和＞10cm，在半肝或多个肿瘤直径之和＞5cm，在左右两半肝，无癌栓、腹腔淋巴结及远处转移；ChildA。有门静脉分支、肝静脉或胆管癌栓和/或 ChildB。

Ⅲa 肿瘤情况不论，有门静脉主干或下腔静脉癌栓、腹腔淋巴结或远处转移之一；ChildA 或 B。

Ⅲb 肿瘤情况不论，癌栓、转移情况不论；ChildC。

三、肝癌的鉴别诊断

原发性肝癌的发病率在恶性肿瘤中占第 5 位，由于其恶性程度高，患者的生存期短，因而受到医学界的高度重视。目前，在临床上虽然比较重视对肝炎、肝硬化等肝病患者的定期检测，但我们也应该看到，有些患肝内良性占位性病变的患者被误诊为原发性肝癌的现象也不乏其例。有的因误诊还被错误地实施了介入治疗、化疗、肝切除手术、肝移植等。这不仅给患者的身心健康造成严重的损伤，同时也使其蒙受重大的经济损失。那么，在临床上有哪些疾病容易被误诊为肝癌呢？

1. 肝硬化结节

肝硬化结节是最容易被误诊为肝癌的病变之一。由于大多数原发性肝癌都是在肝硬化的基础上发生的，而肝硬化较重的患者，其肝实质会出现大量的增生结节。而这种结节与早期肝癌在影像学上是较难区分的，同时这两种病的患者又都可伴有甲胎蛋白的升高。从组织学上看，肝硬化结节可分为一般增生性结节、不典型增生性结节和未分化结节，其中只有未分化结节从病理学上看是属于癌前病变。然而，未分化结节的肝硬化若发展到肝癌则需要数月至数年不等的时间.

2. 肝血管瘤

肝血管瘤和肝癌都是血管较为丰富的占位性病变，经彩色多普勒超声诊断仪检查和 CrI 增强扫描检查，两者都会显示丰富的血流信号。因此两者容易混。但肝血管瘤一般生长缓慢，病程较长。该病患者过去一般没有慢性肝病病史，也没有乏力、纳差、腹胀等症状，更不会出现肝掌、蜘蛛痣、黄疸、双下肢水肿等体征。

3. 非均匀性脂肪肝

脂肪肝患者的肝脏大多在超声影像下会显示前强后衰的亮肝现象。而部分该病患者的肝实质内则可呈现不均质的脂肪堆积现象，在 CT 扫描影像中其值较低，有时难以与肝癌区分开。但这种脂肪肝（非均匀性脂肪肝）患者在临床上不会有肝癌患者的全身表现，如腹胀、腹泻、右侧肝区不适、消瘦等，也不会伴有甲胎蛋白（AFP）和 γ-谷氨酰转肽酶（γ-GT）增高等现象。

4. 肝肉芽肿

一些女性患者由于口服避孕药，或受到寄生虫感染，或自身免疫功能发生紊乱等原因，其肝脏会出现一个孤立、光滑、完整的结节。这种结节在影像学上有时难以与肝癌相区别。

5. 肝脓肿

肝脓肿是机体某一部位受到感染后，通过血源性播散而在肝脏发生的病变，患者有乏力、纳差、低热、消瘦、肝区不适等临床表现。肝浓肿在超声影像下显示为低回声光点，在发病初期或脓肿较小的情况下是难以与肝癌相区别的。

6. 肝内钙化灶

有些人在受到结核杆菌、寄生虫或特异性微生物的感染后，虽经治疗可以痊愈，但痊愈后在其肝脏上会形成钙化灶。这种钙化灶在超声影像下可显示强回声光点，容易与肝癌相混。

7. 药物性肝损伤

药物性肝损伤是药物不良反应的一种表现形式。由于一部分药物性肝损伤患者在做超声检查时，其肝脏可出现团块状的不均匀回声，同时还伴有肝功能检查各项生化酶的升高和 AFP 的显著上升，所以容易与肝癌相混。

第三节　辨证论治

一、中医分型

根据肝癌的病因病机，临床表现及转归规律的认识，目前多数认为，分气滞血瘀、脾虚湿困、肝胆湿热、肝肾阴虚四型为宜，并应根据临床变化，加减应用。

（一）气滞血瘀型

（1）主证：两胁胀痛或刺痛，胸闷，纳呆，腹胀，乏力，上腹触及肿块，质硬不平。舌质淡红或偏暗，边有瘀斑，苔薄白或薄黄，脉弦细，或涩，或平。此型以单纯型Ⅱ期居多。

（2）治则：疏肝理气，活血祛瘀。

（3）方药：小柴胡汤合大黄䗪虫丸加减。

柴胡 9g，黄芩 12g，郁金 15g，制香附 15g，地虫 6g，赤芍 12g，白芍 12g，半枝莲 30g，白花蛇舌草 30g，炙鳖甲 15g，白术 15g，生山楂 15g，神曲 15g，甘草 3g。

（4）分析：肝性喜条达，主疏泄。情志抑郁，肝疏泄功能失常，致肝气郁结，肝郁气滞，气滞则血凝，气滞日久，必致血瘀。瘀血凝结腹中，聚而成癥，肚腹结块推之不移，见气滞血瘀诸证。故方用柴胡、郁金、香附疏肝理气，解郁止痛；佐以白术、山楂、神曲、甘草健脾和中助消化，使气机得舒，胀满得解，饮食得增；赤芍、白芍凉血柔肝；炙鳖甲、半枝莲、白花蛇舌草活血软坚，养阴清热解毒，使瘀血得化，结块得消。肝癌血瘀证较常见，一般以活血化瘀药或活血兼有止血作用的药物治之。活血破血药应慎用或不用，因可有促使肝癌破裂及上消化道出血之虑，必须使用时可与扶正药同用。

（二）脾虚湿困型

（1）主证：神疲乏力，纳呆消瘦，腹胀腹泻，胁痛便溏，肢浮足肿或有腹水。舌淡或暗淡，苔白腻，脉弦滑或濡滑。此型以硬化型或单纯型晚期伴腹水者多见。

（2）治则：健脾理气，化湿软坚。

（3）方药：香砂六君子汤加减。

党参 12g，白术 15g，茯苓 15g，薏苡仁 30g，陈皮 6g，半夏 9g，木香 6g，八月札 15g，泽泻 15g，生山楂 15g，神曲 15g，煅瓦楞 20g。

（4）分析：李杲在《脾胃论》中指出，脾虚可致上腹肿块，肝区疼痛。从临床看，肝癌而呈脾虚者亦为常见。反之，肝气横逆，侵犯脾胃，亦可导致脾胃虚弱，脾失健运，引起水湿停留等脾虚诸证。故健脾理气为治疗肝癌常用之法，可提高机体免疫水平，保护肝功能，改善体内代谢水平，使全身状态保持较好，对癌细胞也有一定影响。健脾理气药与放疗、化疗同用，可增强疗效，减轻毒副反应，并有助于阻断癌变过程。方用香砂六君子汤健脾理气，佐以泽泻、神曲等消导化湿之品，以助功效；生山楂消导兼有化癌生新作用；煅瓦楞和胃软坚。古人云："轻可去实。"即本方之义。

（三）肝胆湿热型

（1）主证：口苦口干，纳呆腹胀，尿黄而短赤，或见黄疸发热，右胁疼痛，大便干结。舌质红或红绛，苔黄腻，脉弦或弦滑而数。此型多属炎症型，或晚期伴黄疸者。

（2）治则：清利肝胆湿热。

（3）方药：茵陈蒿汤加减。

茵陈 15g、生山 10g，金钱草 30g，田基黄 30g，八月札 30g，生薏苡仁 30g，茯苓 15g，赤芍 15～30g，生山楂 15g、半夏 12g，生麦芽 30g。

（4）分析：感受外邪，内伤七情，肝气郁结，郁久化火，或过食甘肥，饮酒过度，滋生湿热，郁火与湿热蕴积于内，发为黄疸，见湿热诸证。茵陈、山为清化肝胆湿热之良药，佐以金钱草、田基黄利胆清热；八月札、薏苡仁、茯苓理气散结，健脾疏肝，淡渗利湿，更有助于湿热之排泄；赤芍清热凉血，活血消肿；半夏燥湿化痰，消癥散结；山楂、麦芽消导以佐化湿。肝癌患者常有脾虚，大黄需慎用或不用，以免重虚其脾也。

（四）肝肾阴虚型

（1）主证：口干咽燥，或有五心烦热，低热盗汗，形体消瘦，腰酸脚软，肌肉酸痛。舌红绛质干、少苔或光剥，脉细弦或细数。硬化型晚期多见。

（2）治则：滋阴清热，养血柔肝。

（3）方药：滋水清肝饮加减。

生地 30g，石斛 30g，当归 9g，白芍 12g，怀山药 15g，丹皮 15g，泽泻 15g，芦根 30g，白茅根 30g，佛手 12g，藿香 6g，佩兰 6g，地骨皮 15g。

（4）分析：肝体阴而用阳。肝阳、肝气的正常疏泄功能，属肝之"用"；肝阴、肝血为肝之体。"肝用常有余""肝体常不足"，肝病的特点易耗伤阴血，虚火内生，或血虚，终至气阴两虚。肝癌至气阴两虚，往往已达终末期。故方中用大量生地、石斛、芦根、茅根以养阴生津；当归、白芍养血柔肝；丹皮、地骨皮清虚热，凉血化癌积；怀山药益气健脾；泽泻、佛手、藿香、佩兰稍佐运化，以渗湿，谓邪有出处之义。

（五）随症加减

肝癌的临床表现错综复杂，临床辨证须根据主要症状加减用药。

低热加青蒿、鳖甲、银柴胡、地骨皮、丹皮、白薇等。

高热加生石膏、知母、寒水石、滑石、羚羊角粉等。

黄疸加茵陈、金钱草、虎杖、龙胆草、赤芍等。

出血加仙鹤草、生地榆、槐花、白茅根、参三七、花蕊石、云南白药等。

疼痛加降真香、延胡索、郁金、白屈菜、徐长卿，或外贴镇痛消肿膏及蟾皮等。

腹胀加广木香、厚朴、大腹皮、枳实、佛手片等。

腹水加泽泻、车前子、猪苓、玉米须、地枯萝等。

恶心呕吐加半夏、竹茹、旋覆花、代赭石等。

腹泻便溏加苍术、炒扁豆、怀山药、草蔻仁、赤石脂等。

二、辨证论治中的注意点

（一）扶正与祛邪扶正

机体可以依靠免疫功能来抑制或消灭肿瘤细胞"养正积自消"。但养正必须辨明气血阴阳，有的放矢。扶正必须顾及胃气，补气之中可少加软坚之味，则气血活而坚破自消。祛邪，"坚者削之，结者散之，血实者决之，中满者泻之""有故无殒，亦无殒也。"因此，祛邪宜注意胃气和整体，否则"用时则暂快，药过则依然""徒伤胃气……反以速其危"。祛邪是治病的重要手段，邪祛则正气自复。祛邪与扶正不可偏废，补中正气消残，则任受补。《黄帝内经》云："衰其大半而已。"这些均是根据邪正消长而灵活运用之规范。数日，然后攻伐，腰攻腰补，以平为期。上海中山医院报道，肝癌治疗时只攻不补，一年生存率 0.5%；攻补兼施（偏攻），一年生存率 17.1%；西药攻，中药补，一年生存率 33.1%。

（二）辨病与辨证

"一病有一病之毒"。辨病是找出矛盾的普遍性，辨证是找出矛盾的特殊性，并可审证求因。辨证可以改善症状，辨病可取远期疗效，辨证与辨病相结合，疗效可望提高。上海顾不荣主任提倡肝癌三辨，即辨虚扶正，辨证祛邪，辨病选药，在治疗肝癌方面有独到之处。

（三）注意邪正消长

灵活运用《医宗必读》云："初者，病邪初起，正气尚强，邪气尚浅，则任受攻。中者，受病渐久，邪气较深，正气较弱，任受且攻且补。末者，病魔侵凌，正气消残，则任受补。"《黄帝内经》云："衰其大半而已。"这些均是根据邪正消长而灵活运用之规范。

（四）从脏理论探讨肝癌的治法

（1）疏肝气，"肝主疏泄"。肝失条达则胀而痛，气滞血癥，积块已成，当以行气和血，消癌化癥为治。

（2）调营卫，"肝藏血"。行血不可太猛，破血逐癌之品，非可轻率乱投，宜根据患者的体质病情，制定相应的剂量，疗程和配伍方法。治肝癌只攻不补（指活血化癌），出血率为 39.8％，攻补兼施（偏攻），出血率为 20.2％；攻补兼施（偏补）则为 12.2％。这些都是值得注意的经验教训。

（3）理脾胃，"见肝之病，当先实脾""损其肝者缓其中""胃主受纳，六以通为补。"苦寒之品剂量应有所掌握，攻邪慎香燥化火动血之品，用补宜补而不。大凡患者饮食良好，则可攻伐受补益，预后甚为乐观，此乃"有胃气则生也"。胃癌是中国常见的恶性肿瘤之一，在中国其发病率居各类肿瘤的首位。在胃的恶性肿瘤中，腺癌占95％，这也是最常见的消化道恶性肿瘤，乃至名列人类所有恶性肿瘤之前茅。早期胃癌多无症状或仅有轻微症状。当临床症状明显时，病变已属晚期。因此，要十分警惕胃癌的早期症状，以免延误诊治。

第四节　预防与调护

肝癌的并发症主要由肝癌本身或并存的肝硬化引起，常见于病程晚期，常是致死的主要原因，主要有肝性脑病、消化道出血、肝癌结节破裂、肝功能衰竭、感染等。

（一）肝性脑病

肝性脑病又称为肝昏迷或门－体分流性脑病，为肝癌终末期的并发症，占死亡的34.9％。它是指肝病进行性发展，肝功能严重减退，伴有（或）广泛门－体静脉短路时出现的神经系统症状和体征等。

肝性脑病症状：①脑病表现，如意识障碍、智能损害、神经肌肉功能障碍，根据症状、体征轻重可分为四级。②肝病表现，如肝功能减退、衰竭，伴有门静脉高压症。前者常表现有黄疸、肝臭、出血倾向等。门静脉高压症表现为门－体侧支循环形成、腹水、脾大、脾功能亢进。有些患者有门体静脉吻合术史。③其他，包括各种基础疾病以及肝病的并发症的表现。

（二）消化道出血

占死亡原因的 15.1％。合并肝硬化或门静脉、肝静脉癌栓者，可因门静脉高压而引起食管或胃底静脉曲张破裂出血，也可因胃肠黏膜糜烂、凝血机制障碍等而出血。上消化道出血是肝癌最常见的严重并发症，也是导致肝癌死亡最主要原因。导致上消化道出血的原因有：

（1）食管－胃底静脉曲张：食管－胃底静脉曲张是导致肝癌上消化道出血的最主要原因。

（2）凝血机制障碍：肝癌患者由于正常肝组织减少，肝脏合成的凝血因子减少，凝血机制发生障碍；同时，由于脾功能亢进，血小板破坏增加，凝血机制也会发生障碍。此外，癌栓进入血液后，很容易引起急性弥散性血管内凝血（DIC），造成消化道出血。

（3）胃肠黏膜糜烂：肝癌患者由于门静脉高压，常造成胃肠道淤血，黏膜水肿糜烂，引起出血。

（三）肝癌结节破裂出血

发生率为9%～14%。肝癌组织坏死、液化可致自发破裂或因外力而破裂。

（四）血性胸腹水

低蛋白血症、门静脉高压和癌细胞浸润腹膜是产生腹水的主要机制，门静脉高压是肝硬化发展的必然结果；合并肝癌，肝癌侵犯门静脉或肝静脉形成癌栓导致门静脉高压急剧发展，引起难以治疗的腹水。肝癌结节破裂或肝癌腹膜转移可引起血性腹水。靠近隔面的肝癌可直接浸润隔、胸腔，或通过血道或淋巴道转移引起血性胸水，以右侧较为常见。肝硬化患者出现血性胸腹水，可提示肝癌的存在。

（五）肝性昏迷

肝性昏迷是肝癌终末期的表现，为肝癌病例死亡的主要原因之一，一般认为与肝癌组织严重损害肝实质造成肝功能衰竭有关。此外，晚期肝癌易并发上消化道出血、感染或电解质紊乱等，从而诱发肝性昏迷的发生。

（六）继发感染

因癌肿长期的消耗，患者抵抗力减弱，尤其在放射和化学治疗后血白细胞计数下降者，易并发各种感染，如肺炎、肠道感染、真菌感染等。

（七）肝癌并发感染及癌性发热

对癌性发热要与感染所致的发热相鉴别，前者抗菌治疗无效且除发热外并无其他明显不适症状，患者对解热镇痛药反应良好。

未病先防，对于肿瘤病来讲，未病先防就是指在肿瘤未发生之前，针对可能会引发肿瘤的诸多因素，采取适当干预措施，阻断、延缓疾病的发生。

一、病因预防（一级预防）

（一）乙肝疫苗

原发性肝癌的一级预防可通过全球的乙肝疫苗实现，世界卫生组织建议所有新生儿和高风险人群接种乙肝疫苗，因为围产期和产后早期传播是全球HBV感染的一个重要原因。乙肝感染的预防是我国预防原发性肝癌的首要措施，普遍实现新生儿接种乙肝疫苗预防乙肝。与原发性肝癌相关的乙肝感染形式是垂直传播，包括宫内感染、产时感染、产后感染。中国台湾学者经过20年的随访研究表明，接种乙肝疫苗的小孩群体中原发性肝癌发生率下降了70%。宫内感染后果最为严重，因为乙肝疫苗接种往往对于这类婴儿无效，而且90%以上发展成慢性感染状态，25%发生肝硬化、原发性肝癌。因此，预防宫内感染尤为重要，准备生育的HBV感染者应做HBV DNA检查，去专业机构行抗病毒治疗，可以避免90%的宫内感染。在妊娠期中开始抗病毒治疗，核苷类似物的应用对阻断HBV母婴垂直传播也是有益和安全的，例如拉米夫定。另外，感染乙肝高危风险人群如医务工作者，注射吸毒者，有多位性伴侣者等应该接种乙肝疫苗。

（二）预防丙肝

目前虽然没有丙肝疫苗，但是丙肝的发病率呈下降趋势，这是由于血制品和捐献器官得到严格筛选。另外，丙肝发病率大大降低也得益于传染病法的颁布和公共卫生措施的有效落实。由于丙肝导致肝硬化、原发性肝癌发生率更高，因此慎用血制品，杜绝医源性感染，远离毒品，防止血液传播是预防丙肝的主要措施。

（三）控制黄曲霉毒素摄入

减少暴露于黄曲霉毒素有利于降低原发性肝癌发病率。黄曲霉毒素的预防干预涉及政府和个体，政府干预包括采取粮食收获前后的措施，即主要控制黄曲霉毒素霉变的问题；而个体水平的干预包括膳食的改变以避免污染食物的摄入。在我国，原发性肝癌高发区已经使用水稻取代玉米等作为主食，由于食物霉变的减少，肝癌发病率大幅度下降。

（四）饮用水治理

流行病学资料表明，我国一些地区人群原发性肝癌的发生可能与池塘水、沟塘水和河水中的微囊藻毒素相关，微囊藻毒素可能是致肝癌的促进因子。随着工业化的发展，水体污染加剧，藻毒素污染有进一步加重的趋势。另外，地面水或沟塘水由于富营养化，适于藻类生长，而常规水处理工艺对微囊藻毒素的去除效果有限，虽然正常情况下自来水中微囊藻毒素均能达到甚至低于世界卫生组织的推荐值，但如果在水华暴发时这问题就很难处理。应该改善居民用水条件，尽量不饮用池塘水、河沟水，有条件者饮用自来水。而对于环境污染的治理，提高环保意识等公共卫生问题也值得关注。

（五）戒酒、戒烟

在合并病毒性肝炎、糖尿病时，吸烟会增加原发性肝癌的发病率。大量及长期饮酒可以导致酒精性肝炎及肝硬化，最终导致原发性肝癌，中国目前有超过 500 万的饮酒者，这一数目正在逐渐增加，饮酒对原发性肝癌患者的长期生存也有明显影响。因此，早期戒酒、戒烟是预防原发性肝癌的必要措施。

（六）化学因子的预防

1. 亚硝基

预防亚硝基化合物对人体健康的危害，可以从两方面着手：一是减少摄入亚硝胺及其前体物硝酸盐及亚硝酸盐的量；二是阻断亚硝胺在体内的合成。暴晒粮食及饮水可使已形成的亚硝基化合物光解破坏，并减少细菌及霉类，以避免促进亚硝基化合物合成作用。烘烤啤酒麦芽和干燥豆类食品时，尽量用间接加热方式以减少亚硝胺形成。合理而有效地使用氮肥，避免使用化工污水灌溉农田。改进食物贮藏和加工的方法，如腌制蔬菜时，腌 1 个月后再食用，食用前要冲洗干净。

2. 硒

大多数的研究表明硒能预防原发性肝癌的发生，而且对于硒缺乏的肝病患者进行补硒治疗对肝病也是有利的。研究结果表明，服用硒盐的人群与不服用硒盐的人群比较，

1年后两组的血硒水平有显著差异，表明补硒可以增加血硒浓度。

动物实验证明，微量元素硒可以阻断大鼠原发性肝癌的发生。对于不缺乏硒的肝病患者进行补硒是否也有预防原发性肝癌作用，还需要进一步研究。

（七）其他

人感染血吸虫会导致原发性肝癌，因此，要避免血吸虫的感染，减少接触血吸虫病疫水，下水做好防护工作。

少吃生鱼片、油炸、腌制食物等是减少原发性肝癌发生的重要因素。

病例对照研究表明，维生素 D 对原发性肝癌的治疗是有利的，维生素 D 的补充显著提高干扰素联合利巴韦林在慢性丙型肝炎患者中的抗病毒疗效。

另外，糖尿病和肥胖是肝病和肝癌的危险因素，控制血糖、减肥、增加体育锻炼在预防肝癌中同样重要。

二、早期诊治

（一）高危人群的筛查

早期诊断原发性肝癌对提高生存率非常重要。肝癌病灶从影像学不能察觉到生长到 2cm 需要 4～12 个月，为了早期发现 3cm 的病灶，肝癌筛查的时间应在 6 个月左右。常规筛查手段是血清甲胎蛋白（AFP）测定和超声影像检查。AFP 检测灵敏度为 39％～64％，特异度为 76％～91％，正确预测率只有 9％～32％。超声影像检查是更有效的普查手段，对于 HBsAg 携带者其灵敏度达 71％，特异度达 93％。

（二）早期治疗

原发性肝癌的二级预防是指发病学的预防。已有报道，抗病毒治疗，减少体内乙肝病毒载量能减少原发性肝癌的发生。长期的随访数据显示，仅有干扰素和拉米夫定在原发性肝癌二级预防中起作用。慢性感染 HBV 或 HCV 者，选择抗病毒治疗是唯一的用来预防或延缓原发性肝癌发生的有效方法。早期抗病毒治疗有助于延缓疾病的进程，降低肝癌的发生。

干扰素 α 适合年轻患者、肝功能代偿和乙型肝炎病毒基因 A 型者。普通干扰素和聚乙二醇干扰素具有抗病毒、抗肿瘤及免疫调节的功能。干扰素与细胞表面受体结合，诱导细胞产生多种抗病毒蛋白，从而抑制病毒在细胞内的复制。干扰素抗肿瘤的作用包括增强自然杀伤细胞活性，清除早期恶变细胞，抑制恶变细胞增殖，避免正常细胞死亡。

干扰素 α 可预防 HBV 相关的原发性肝癌的发生。Meta 分析结果表明，普通干扰素治疗慢性乙型肝炎患者，在 HBeAg 血清学转换率、HBeAg 消失率、肝硬化发生率和原发性肝癌发生率均优于未经干扰素治疗者。当 HBV 相关性肝癌患者处于肝硬化失代偿期，禁止使用干扰素治疗，因为干扰素的不良反应会限制其长期临床应用；而口服核苷类似物更适用于晚期肝病者，能够显著延缓肝硬化进程和降低原发性肝癌的发生。虽然干扰素有严格的适应证和禁忌证，且不良反应较多，失代偿期肝硬化的患者不能使用，但对于肝功能较好及肝硬化不明显的原发性肝癌切除的患者，应首选干扰素。另外，HBV 复制是导致肿瘤复发的重要原因，使用干扰素既可降低病毒载量，又具有抗肿瘤作用，能够显著提高生存率。已有研究表明，大剂量干扰素对于原发性肝癌根治性切除术后的复发和转移具有抑制作用，在其前瞻性临床随机分组试验也证实长疗程干扰素可明显降低原发性肝癌切除术后复发的风险。

随机双盲临床试验结果表明，慢性乙型肝炎伴明显肝纤维化和失代偿期肝硬化患者经拉米夫定治疗 3 年可降低肝癌的发生率。一项多中心实验研究中也表明，长期服用拉米夫定或恩替卡韦可以降低乙肝肝硬化患者的肝癌发生。

慢性丙型肝炎患者推荐的抗病毒治疗是干扰素联合利巴韦林，在获得持续病毒应答并且没有进展到肝硬化患者中，肝癌发病率降低。失代偿期肝硬化准备肝移植的患者，仍应保留干扰素加利巴韦林疗法，以预防移植后 HCV 复发。

第五节　医案

医案 1：赵某，男，23 岁，工人。

初诊：1984 年 10 月 2 日。患者于 1981 年 5 月始觉脘腹不适，上腹部经常疼痛。自服胃舒平后缓解。而后形体消瘦，疼痛延至右肋，且右肋及剑突下可扪及一巨块，按之坚硬疼痛。1984 年 9 月出现全身黄疸，腹水。遂在南京市某肿瘤医院做放射性核素肝扫描示：肝占位性病变；甲胎试验阳性；诊断为肝癌。

患者面色灰暗，形体消瘦，肌肤枯槁，中脘癖块隆起，大如覆盘，坚硬不移，按之痛剧，腹大如鼓，中下腹按之荡漾，身目皆黄，每日食量 150g，小便短黄，尿量 480mL/24h，大便时结时溏，舌苔白厚，质暗，脉涩滞。证属气机不畅，血癌积聚，脾不健运，土不制水，发为癖黄。治以行气消瘀，软坚散结，健脾利水，解毒抗癌之法。

处方：茵陈 30g、白花蛇舌草 30g、半枝莲 30g、半边莲 30g、醋鳖甲 30g、茯苓 25g、丹参 25g、白术 15g、北沙参 15g、昆布 15g、海藻各 15g、当归 12g、白芍 12g、泽泻 12g、枳实 12g、土鳖虫 9g、三棱 9g、莪术 9g、鸡内金 9g。水煎服，每日 1 剂。

二诊：服上方 10 剂后，纳食增加，腹胀痛较前减轻，精神略振，舌脉同前。继服上方。

三诊：上方共服 30 剂后，脘腹癖明显缩小，凹凸不平征象难以扪及，食欲增加，纳食由每日 150g 增加 600g，腹水消退，诸症显好。然气滞瘀结，痛疾难拔，邪实正虚。续以上方加黄芪 30g，绞股蓝 20g，以扶正祛邪。

四诊：按原意继续辨治 1 年余，临床症状消失，肿块明显缩小。1985 年底在南京某肿瘤医院复查放射性核素肝扫描示肝硬化；甲胎试验阴性。1986 年 5 月起恢复工作。

病案分析：本案肝癌，腹部癌块巨大，坚硬不移，缘于气机不畅，血瘀积聚中焦，瘀毒内陷肝脏脉道，故患者早有癥积存在。而癥积之凝成，更使脾胃健运失职，土不制水，水饮停聚，形成水。瘀毒内攻，水热逼蒸，因而出现黄疸。《诸病源候论》载"气水饮停滞，结聚成癥；因热气相搏，则郁蒸不散，故胁下满痛而发黄，名曰癥黄"之机制，颇为合拍，病势选驱险途，邪实正虚，乃攻补兼施而奏效。

医案 2：叶某，男，46 岁，2010 年 3 月 3 日初诊。

主诉：反复上腹部胀满 8 个月余，身目黄染 1 个月余。

病史：患者于 2009 年 6 月开始无明显诱因下出现上腹部胀满，伴纳差乏力，恶心呕吐，7 月 16 日在某医院行腹部 CT 示："肝左叶原发性肝癌并门脉癌栓，肝硬化，脾肿大，少量腹水。"患者分别于 2009 年 7 月 22 日、2009 年 8 月 27 日、2009 年 10 月 15 日在某医院行 3 次肝 TACE 术。患者 1 个月前开始出现身目黄染，小便黄，现为求进一步治疗前来笔者所在医院门诊。症见：疲倦乏力，腹胀，食后尤甚，口干口苦，双下肢凹陷性水肿，小便黄，量少，大便不通。舌红苔少，脉弦细。

查体：全身皮肤黏膜及巩膜黄染，无出血点，胸前可见蜘蛛痣，未见肝掌。全腹膨隆，腹部未扪及包块，无压痛及反跳痛，肝于剑突下 5cm 可触及，质硬，胁肋下未及，肝区叩击痛（＋），移动性浊音（＋），双下肢凹陷性水肿。

诊断：中医：肝癌病，黄疸病——肝肾阴虚证。西医：原发性肝癌并门静脉癌栓形成（Ⅲa 期）。

治则：滋阴柔肝，清肝利湿。

方药：女贞子 20g，旱莲草 20g，山萸肉 15g，绵茵陈 20g，山栀子 15g，白芍 15g，半枝莲 30g，石上柏 30g，柴胡 12g，丹参 20g，党参 30g，厚朴 15g。7 剂，水煎服，每日 1 剂。

同时辅以中药灌肠祛瘀泻浊、利水消肿，处方：大黄 20g，绵茵陈 20g，山栀子 15g，蒲公英 30g，当归 15g，半枝莲 30g，金银花 20g，红花 15g，赤芍 20g，黄芪 30g。水煎服，外用灌肠。

二诊（2010 年 3 月 10 日）：1 周后患者身目黄染较前减轻，腹胀及双下水浮肿缓解，胃纳改善，大便溏，烦躁口苦，夜寐欠安，舌绛红苔薄黄，脉弦细。证属湿热蕴结、肝郁气滞，治宜清肝解郁、祛湿退黄，方用茵陈五苓散合小柴胡汤加减，处方：大黄 15g，茵陈蒿 15g，栀子 15g，茯苓 20g，猪苓 20g，白术 15g，柴胡 15g，黄芩 15g，白芍 15g，半枝莲 30g，车前草 15g。10 剂，水煎服，每日 1 剂。

三诊（2010 年 3 月 20 日）：身黄、尿黄明显减轻，患者精神良好，胃纳、睡眠佳，仍口干口苦，小便偏黄，大便正常，体重较初诊时增加 2.5kg。舌质红绛，苔薄黄，脉弦滑。证属湿热未除，夹有肝热血瘀，宜清肝利胆、祛瘀消癥并用，药用茵陈蒿汤合下瘀血方加减。处方：茵陈蒿 20g，栀子 15g，大黄 10g，桃仁 10g，土鳖 6g，茯苓 20g，半枝莲 30g，溪黄草 30g，猪苓 15g，党参 30g，白芍 15g，石上柏 30g。10 剂，水煎服，每日 1 剂。

经治疗后患者精神体力好转，腹胀、黄疸、双下肢水肿较前明显缓解，胃纳改善，治疗效果良好。

病案分析：本例原发性肝癌以黄疸、水肿为主要症状，初诊时辨证属肝肾阴虚。张仲景《金匮要略》论"黄疸"病因提到："黄家所得，从湿得之。"由于饮食不节，酒食过度，脏腑不和水谷相并，复为风湿所搏，瘀结不散，热气郁蒸，湿热熏蒸肝胆，胆汁不循常道，泛溢肌肤，下注膀胱而身黄溺黄；湿热蕴久，加之肝火内灼，久则致肝肾阴虚，舌红苔少，脉弦细为肝肾阴虚之象。周师常谓："留得一份阴液，便留下一份生机。"故拟方以滋阴柔肝与清肝祛湿并用，方中以女贞子、旱莲草、山萸肉、白芍等滋阴柔肝，补益肝肾；以绵茵陈、栀子等利湿退黄；辅以半枝莲、石上柏祛瘀解毒；柴胡、丹参、厚朴等疏肝行气、活血祛瘀等。其中，周老师对白芍运用颇有心得，《本经》早有记载芍药"利小便"，张仲景真武汤方用白芍亦取其利小便之用。且张锡纯《医学衷中参西录》称其"善滋阴养血，退热除烦，能收敛上焦浮越之热，下行自小便泻出，为阴虚有热小便不利之要药"，对于肝肾阴虚之水肿用之颇为相宜。

二诊时患者身目黄染较前减轻，精神体力好转，胃纳稍增，但烦躁口苦，夜寐不安，此为肝郁所致，故用茵陈蒿汤合小柴胡汤加减。其中柴胡疏肝木，使得半表之邪得从外宣；黄芩清湿热，使半里之邪得从内彻。柴胡、黄芩相配具有疏肝清热，调理一身气机之功效。

三诊时患者身黄、尿黄明显减轻，仍口干口苦，小便偏黄，舌质红绛，苔薄黄，脉弦滑。《金匮要略》云："脾色必黄，瘀热以行。"辨证为湿热瘀血互结，故以茵陈蒿汤合下瘀血方加减，以茵陈蒿汤清热祛湿，下瘀血方破血逐瘀。

医案3：卢某，男，63岁，2001年12月5日首诊。

主诉：既往有肝炎、肝硬化病史，因纳差、消瘦、乏力。

病史：于2001年5月10日在某医院检查发现"肝占位"，于2001年5月15日在某肿瘤医院确诊为原发性肝癌。CT提示：右肝有1个低密度灶，大小6.8cm×4.2cm。于2001年5月、6月、7月在肿瘤医院介入治疗3次。于2001年12月5日到北京某医院就诊。CT提示：肝硬化，肝癌介入治疗后改变，仍有残余病灶存在，大小4.0cm×2.0cm。HBsAg（＋），AFP正常，肝功能正常。右背部不适，上腹胀满，纳差，消瘦，乏力，舌红少苔，脉沉细数。

诊断：癥瘕（西医称为原发性肝癌）。

辨证：肝肾阴虚，兼气滞血瘀。

治则：滋补肝肾，疏肝祛瘀，软坚散结。

方药：沙参15g，生地10g，麦门冬10g，枸杞子15g，女贞子15g，凌霄花15g，郁金10g，鳖甲15g，龟板15g，藤梨根15g。15剂。每日1剂。每剂煎2次，合在一起约400mL，分早、晚2次服。方中沙参、生地、麦门冬、枸杞子、女贞子滋补肝肾，养阴生津；凌霄花、郁金疏肝解郁，行气活血；鳖甲、龟板软坚散结，同时健脾开胃，抗肿瘤。

2002年7月10日复诊：食欲转佳，稍感腹胀，矢气多，大便偏干，舌红少苔，脉沉细。上方加玉竹10g，炒莱菔子30g，牛膝10g。15剂。每日1剂，每剂煎2次合在一起约400mL，分早、晚2次服。

2003年8月6日三诊：复查CT病灶较前缩小：3.2cm×2.0cm。纳可，心烦，睡眠欠佳；大便先干；舌红少苔，脉沉细。调整处方如下：天门冬10g，麦门冬10g，生地10g，当归10g，沙参15g，凌霄花15g，白花蛇舌草30g，藤梨根15g，金荞麦30g，鳖甲15g等。15剂。煎、服药方法同上。

2004年12月29日四诊：复查CT病灶稳定，未见进展；饮食增加，睡眠佳，精神好；胸肋有胀感，有时呃逆；舌红少苔，脉沉细。拟以逍遥散化裁：炒柴胡10g，杭白芍15g，炒白术15g，土茯苓30g，太子参15g，绿萼梅15g，凌霄花15g，姜黄10g，焦山楂10g，鳖甲15g等。15剂。煎、服药方法同上。

2009年2月16日五诊：复查CT病灶2.0cm×2.0cm，基本钙化。患者精神好，饮食正常，在农村能够干一般农活，骑自行车可行10km不感觉劳累。继续给予滋补肝肾，清热解毒，软坚消瘤治疗：麦门冬10g，五味子10g，生熟地各10g，山萸肉10g，茯苓15g，山药20g，莲子肉12g，女贞子15g，金荞麦15g，凌霄花15g等。15剂。

病案分析：本例患者经西医介入治疗后仍有残留病灶，初诊时患者一般状况不佳。经四诊合参，辨为肝肾阴虚，兼痰瘀互结，热毒浸淫。治疗上自始至终贯彻滋补肝肾、疏肝解郁、清热解毒、软坚散结以及健脾开胃的原则。肿瘤乃"大病"，病情错综复杂，因而用"大方"。药味虽多却组织严谨，多而不乱，攻补兼施，曲尽病情，照顾周全。经中药治疗7年余，病灶缩小，全身情况显著改善，效果较理想。

医案4：郁某，男，48岁。2008年2月11日初诊。

患者乙肝肝硬化病史多年，于2006年6月体检时发现AFP升高，查CT示"肝方叶4×4cm占位"。遂于2006年6月27日在上海市某肝胆专科医院行肝方叶肿瘤切除术＋胆囊切除术，术中门静脉未及癌栓，术中顺利。术后病理示：肝细胞癌。2006年8月于上海当地某医院行介入治疗1次。2006年11月22日复查上腹部CT示：①肝癌术后改变，未见明显复发及转移征象。②肝硬化；门脉高压；脾大；胃底及食管下段轻度静脉曲张。2007年3月复查上腹部CT示：肝癌术后改变，部分肝内胆管轻度扩张，脾脏肿大，胆囊切除。近半月自觉乏力明显，故寻求中医药治疗。

刻诊：乏力，纳可，二便尚调。

中医诊断：肝癌（肝郁脾虚）。

西医诊断：原发性肝癌，肝方叶肿瘤切除术后，肝细胞癌，乙肝后肝硬化。

治法：疏肝健脾，益气养精，解毒散结。

方药：肝岩舒方加减：炒党参15g，炒白术9g，茯苓15g，生薏苡仁30g，半枝莲30g，岩柏30g，干皮9g，七叶一枝花15g，八月札15g，枳壳15g，砂仁9g，蔻仁9g，柴胡15g，生黄芪30g，扁豆30g，怀山药30g，灵芝30g，川续断30g，淫羊藿15g，鸡内金 12g。患者长期服用肝岩舒方加减，病情稳定。2008 年 9 月 3 日复查上腹部 CT 示：①肝癌术后改变，未见明显复发及转移征象。②肝硬化；门脉高压；脾大；胃底及食管下段轻度静脉曲张，胆囊切除。2009 年 3 月，患者出现肝区不适、乏力，纳可，二便尚调，夜寐安。舌淡苔少腻，脉细。查腹部 MRI 示：肝癌术后、胆囊术后改变，肝多发小囊肿可能大，建议结合超声，脾大。予更改治法及方药。

治法：益气养精，解毒散结，行气活血，清热利湿方药：肝岩舒方加减。生黄芪改用 50g，加丹参 30g，延胡索 30g，金铃子 9g，扁豆 30g，砂仁 6g，蔻仁 6g，郁金 15g，虎杖 9g。

2009 年 9 月 21 日复查上腹部 CT 示：肝癌术后改变；肝右叶多发小低密度灶，请与老片对照；肝硬化表现，脾大；胆囊结构显示不清。至我院查上腹部 MRI 示：结合病史肝癌术后改变，肝硬化、脾大，肝脏多发小囊肿，胆囊结构不明确，胆总管扩张。肝区仍胀痛，伴有乏力，纳可，二便尚调，夜寐安。舌淡红，苔稍腻，脉细。予调整处方，上方加怀山药 15g、木香 9g。

此后患者长期口服中药，随访至今，病情稳定，肝区不适及乏力显著改善。

病案分析：患者肝恶性肿瘤术后，以肝岩舒方为基础，灵活加减变化，该方扶正祛邪并举；以黄芪、党参、灵芝等益气养精，充实精气，先安未受邪之地，又以岩柏、干蟾皮、白花蛇舌草、八月札等抑癌解毒，使癌毒无力自壮，无法侵及他处。其中八月札既有抗癌功效，又可疏肝行气，与金铃子等搭配改善肝区不适症状，辨病、辨证兼顾，为肝癌要药。

第六章　胃癌

　　胃癌是一种因虚致病、因虚致实、本虚标实的疾病，与阴阳气血之盛衰密切相关。以九补一攻法为指导原则来纠正邪盛正衰，以调整机体阴阳平衡，最终达到治疗肿瘤的目的。"九补"在增强机体抗病能力的同时为祛邪创造条件；"一攻"则在攻夺邪实的基础上保护正气，九补一攻相辅相成。中药治疗肿瘤的机制在于多靶点作用，对肿瘤细胞的杀伤作用缓和而持久，需长期用药方能体现抗癌疗效，其最大的优势在于扶助正气，增强机体免疫力。但若一味补益则有助邪之弊，因此应在扶正的基础上，审证求因，有针对性地适当佐以活血化瘀、清热解毒、软坚散结、抗癌祛邪类中药。但前提是患者正气尚充，能够耐受攻伐。如胃癌在西医手术切除后或合并化疗、局部放疗后，以中医"九补"法为主，应用四君子汤（人参、白术、茯苓、甘草）和参苓白术散（党参、白术、茯苓、甘草、山药、白扁豆、莲子肉、桔梗、陈皮、薏苡仁、砂仁等），使脾虚气弱，消化力弱，腹胀食少，肠鸣泄泻，面色萎黄，发语声低，四肢无力，脉象细软等，补气健脾后逐步恢复。若脾胃虚弱，饮食不消，胸痞脘闷，或吐或泻，四肢无力，形体消瘦，脉象虚弱，应用参苓白术散后胃肠功能恢复。放疗治疗后常出现毒热过盛，煎灼阴液的症状，治疗应用"一攻"法，用金银花、连翘、蒲公英、生地、元参、麦门冬等药物以清热解毒，生津润燥。九补一攻相配减少了胃癌患者放、化疗和手术治疗的毒副作用，防止了并发症的发生，增强了患者机体的自身抗癌免疫功能，提高了生存质量和生存率。

第一节　概述

　　胃癌是最常见的消化道恶性肿瘤之一，其发病率和死亡率在不同国家、不同地区、不同人种都存在一定的差异，即使同一人群其发病的流行病学特点也不尽相同。胃癌的病因和发病机制目前尚未完全阐明，导致其发病的潜在危险因素众多，如遗传因素、幽门螺杆菌感染、生活和饮食习惯、精神心理因素等都会影响胃癌的发病。研究胃癌的流行病学，了解胃癌的地理、年龄等分布特征，研究引发胃癌的潜在危险因素，有助于我们早期干预和筛查，制定相应的防治策略，采用合理有效的治疗手段，改善胃癌患者的预后，降低胃癌的发病率和病死率具有重要的指导意义。

一、中医病名认识

　　古代中医文献中没有胃癌这个病名，但是通过临床病象的描述，胃癌可归属于中医胃脘痛、伏梁、反胃、噎膈、癥瘕、积聚等范畴，有关症状描述最早见于《黄帝内经》，如《素问·阴阳别论》："三阳结,谓之隔。"《素问·至真要大论》："胃脘当心而痛,上支两胁,甚则呕吐,咽不通。"《灵枢·邪气脏府病形》曰:"胃病者,腹胀,胃脘当心而痛……隔咽不通,食饮不下。"《灵枢·邪气脏病形》:"心脉……微缓为伏梁,在心下,上下行,时唾血。"《济生方》中对"伏梁"有了进一步的描述,说:"伏梁之状,起于脐下,其大如臂,上至心下,犹梁之横架于胸膈者,是为心积……其病腹热面赤,咽干心烦,甚则吐血,令人食少肌瘦。"心下,即剑突下,胃之部位。文中这些描述与中晚期胃癌表现的疼痛、食少、进食梗阻、呕血、消瘦和胃脘部肿块(心下至脐)相吻合。《诸病源候论》中指出了"伏梁"预后不良,曰"心之积,名曰伏梁……诊得心积脉,沉而芤,时上下无常处。病悸,腹中热,面赤而咽干,心烦,掌中热,甚即唾血,身瘛。夏瘥冬剧,唾脓血者死。又其脉牢强急者生,虚弱急者死"。张仲景《金匮要略》谓:"朝食暮吐,暮食朝吐,宿谷不化,名曰胃反。脉紧而涩,其病难治。"此与胃癌晚期幽门梗阻的情况相似。《灵枢·百病始生》:"留而不去,传舍于肠胃之外,募原之间,留着于脉,稽留而不去,息而成积。"《诸病源候论》:"积聚痼结者,是五脏六腑之气,已积聚于内,重因饮食不节,寒温不调,邪气重沓,牢痼盘结者也。若久即成症。"医籍中所描述的病症与晚期胃癌出现肿块时的症状相似,同时也阐述了其产生的病因与病机,对后世研究胃癌的发病和治疗有重要意义。国家质量技术监督局颁布的中华人民共和国国家标准《中医临床诊疗术语疾病部分》将中医胃癌定义为:胃癌,可能与生活环境、饮食因素、胃的慢性病变刺激有关,痰浊邪毒瘀血积聚胃脘,日久恶变而成。以进行性胃脘痛、食少、消瘦、便血等为常见症状,发生于胃脘的癌病类疾病。

二、流行病学

胃癌(gastric cancer,GC)是世界范围内最常见的癌症之一,尤其是在东亚地区。在美国,每年约有 22 220 例患者被诊断为胃癌,其中 10 990 人预计会死亡。在中国,胃癌的发病率为 679.1/10 万人,死亡率为 498/10 万人。胃癌的发病率因地理区域而不同。东亚、东欧和南美洲的发病率最高,而北美和部分非洲地区发病率最低。70%以上的胃癌发生于发展中国家,无论是发达国家还是发展中国家,胃癌在男性中都比女性中更常见。同一地区的不同族群发病率也有显著差异。已在数个国家观察到胃癌发病率和死亡率均存在南北差异,北方地区的死亡风险要高于南方地区。这种梯度在北半球特别显著,而在南半球,南方地区的死亡风险趋于更高。日本似乎也存在这种南北差异,东北辖区的胃癌死亡率和发病率更高。在英格兰和威尔士整个国家的死亡率和发病率有两倍的差异,南部和东部地区较低,北部和西部地区较高,这一点在威尔士西北地区尤其显著。在中国,各省间胃癌发病率和死亡率也有差异(一般是北方很高,南方相对低)。似乎地理纬度越高与患胃癌风险越大相关。

三、病因病机

(一)中医病因病机

胃癌之病因虽众,然不离外感内伤两类。外因皆由六浮邪毒所致,内因多与饮食不节、情志劳倦、久病大病、误治伤正和禀赋不足等诸方面因素有关。故导致本病的发生是多种因素综合作用的结果。早期胃癌常见胃痛，朱丹溪在《脉因证治》中阐述其病因时曰："劳役太甚，饮食失节，中气不足，或寒邪乘虚而客之，或久不散郁而生热，或素有热，虚热相搏，结郁胃脘而痛。或有实热痰饮，或气与食相郁不散，停结胃口而痛。"随着病情进展，胃癌出现"积聚""反胃"时，往往已成中晚期。巢元方在《诸病源候论》中说："积聚痛结者，是五脏六之气已积聚于内，重因饮食不节，寒温不调，邪气重查，牢痛盘结者也，若久即。"张介宾在《景岳全书》中也认为："积聚之病，凡饮食气血风寒之属，皆能致之。"对于"反胃"，张仲景在《金质要略》中曾言："以其发汗，令阳微，隔气虚，脉数，数为客热，不能消谷，胃中虚冷故也。脉弦者虚也。胃气无余，朝食暮吐，暮食朝吐，变为胃反。"《诸病源候论》也指出："荣卫俱虚，其气血不足，停水积饮在胃则脏冷，脏冷则脾不磨，脾不磨宿食不化，其气逆而成胃反也。"由上述论述可知，诸多致病因素作用于机体后，则产生一系列病理变化，最后导致胃癌。现将其病因病机具体分述如下。

1. 外感因素

六淫毒邪内侵，正气不足以祛邪，致使外邪久留不去，伤及脏，阻气机，气血不畅，痰湿内生，瘀血留，而成积聚，发为本病。《灵枢·五变》中说："肠胃之间，寒温不次，邪气稍至，蓄积留止，大聚乃起，由寒气在内所生也，气血虚弱，风邪搏于脏腑，寒多则气涩，气涩则生积聚也。"张介宾在《景岳全书》中也认为："风寒外感之邪，亦能成积，如经云虚邪之中人也，留而不去传舍于肠胃之外，募原之间，留著于脉，息而成积。"且进一步指出："风以致积，积成而证已非风。故治此者，当治其所留。"明确了肿瘤发生的因果关系和治疗方向。

2. 情志因素

忧思伤脾，脾伤则气结，气结而津液不能输布，聚而成痰；恼怒伤肝，肝伤则气郁，气郁则血液不能畅行。痰瘀互结，垂塞腔道，阻隔胃气，而引起进食艰塞难下，或食入良久反吐。如《素问·通评虚实论》说："隔绝闭塞，上下不通，则暴忧之病也。"肝气郁，常可横逆犯胃侮脾，以致肝胃不和；气郁过久，则可化火伤阴，损及脉络，而见胃痛、吐血、便黑等症。

3. 饮食因素

饮酒过度，或多食辛香燥热之品，胃有积热，热久伤阴，以致阴液亏损，津枯血燥，擦热停聚，胃干槁，发为本病。饮食不节，损伤脾胃，失其运化功能，气血无以化生，而致气血两亏；久则阳气亦衰，而见脾胃虚寒的表现。如《局方发挥》说："积而久也，血液俱耗，胃干槁……其槁在下，与胃为近，食虽可入，难尽入胃，良久复出……曰反胃。"《景岳全书·反胃》亦说："以酷饮无度，伤于酒湿，或以纵食生冷，败其真阳……总之无非内伤之甚，致损胃气而然。"

4. 素体因素

正气虚弱是形成肿瘤的内在根据，胃癌的发病多先有气血亏损、脾胃虚弱损伤，在此基础上复因情志失调，饮食失节，而致痰气瘀热搏结，津枯血槁，发为本病。诚如《医宗必读·反胃噎膈》所说："大抵气血亏虚，复因悲思忧恚，则脾胃受伤、血液渐耗，郁气生痰，痰则塞而不通，气则上而不下，妨碍道路，饮食难进，噎塞所由成也。脾胃虚伤，运行失职，不能腐熟五谷，变化精微，朝食暮吐，暮食朝吐，食虽入胃，复反而出，反胃所由成也。"素体真阳不足，火不生土，脾胃虚寒，不能消化谷食，日久亦可发生本病，所以有"食入反出，是无火也"之说。

（二）西医病因病机

西医认为胃癌的发生有两大危险因素。一是个体因素，也即体质因素，如：①血型因素中，型血发病率高。②胃癌有家庭聚集性。③精神因素。④患有慢性萎缩性胃炎、胃溃疡、胃息肉等疾病。二是环境因素，如：①化学性因素中的微量元素缺乏或过高，水中高含 SO_2 和/或 Se 硝酸盐类等。②微生物污染因素，如真菌、细菌等污染。③饮食因素，如经常食用新鲜蔬菜、水果及蛋白类食物有保护作用，而多食高淀粉、重盐、腌渍、熏炸食品及不良饮食行为。此外还与患者所处的社会经济状况、职业、生活习惯、烟酒嗜好等因素有关

三、临床表现

胃癌患者早期多无症状，后逐渐出现明显症状，如上腹部不适、胃部疼痛、食后饱胀、消瘦、乏力、呕吐、消化道出血等。

（一）症状

（1）胃部疼痛是胃癌最常见也最易被忽视的症状，即使是早期胃癌的患者大部分也均有胃部疼痛的症状。胃癌穿孔时可引起剧烈腹痛。

（2）食欲减退、消瘦、乏力，多数患者出现食后饱胀、嗳气、胃部不适、食欲下降和厌食肉类食物。当肿瘤进展，出现贫血、消瘦、营养不良甚至引发恶病质等表现。

（3）恶心、呕吐，因肿瘤增大引起梗阻或胃功能紊乱，早期仅有食后饱胀及轻度恶心。贲门部肿瘤早期可出现进食哽噎感，随病情发展出现食物反流及吞咽困难。胃窦部癌引起幽门梗阻时可呕吐有腐败臭味的隔夜食物。

（4）出血和黑便，早期胃癌一般有少量出血，小量出血仅有大便潜血阳性；当合并有溃疡或肿瘤侵及血管破溃时，可有较大量出血，鲜血被胃酸作用而变成咖啡色或褐色，此时患者常可呕出咖啡样液及排出柏油样黑便。亦可能合并急性胃穿孔。

（5）其他症状，可因缺乏胃酸或胃排空过快而致腹泻，有时可有便秘及下腹不适；有些患者甚至可以先出现转移灶的症状，如脐部或卵巢的肿块等。

（二）体征

绝大多数胃癌患者无明显体征，部分患者有上腹部轻度压痛。位于幽门窦或胃体的进展期胃癌有时可扪及肿块，肿块常呈结节状、质硬，当肿瘤向邻近脏器或组织浸润

时，肿块常固定而不能推动，女性患者在中下腹扪及肿块，常提示为 krukenberg 瘤可能。当胃癌发生肝转移时，可在肿大的肝脏触及结节状块物。当腹腔转移肿块压迫胆总管时可发生梗阻性黄疸。有幽门梗阻者上腹部可见扩张之胃型，并可闻及振水声，癌肿通过胸导管转移可出现左锁骨上淋巴结肿大。晚期胃癌有盆腔种植时，直肠指检于膀胱（子宫）直肠窝内可扪及结节。有腹膜转移时可出现腹水。小肠或系膜转移使肠腔缩窄可导致部分或完全性肠梗阻。癌肿穿孔导致弥漫性腹膜炎时出现腹肌板样硬、腹部压痛等腹膜刺激症状，亦可浸润邻近腔道脏器而形成内瘘。

第二节　诊断

一、胃癌的检查诊断

胃癌一般早期无或仅有轻微症状，表现为上腹部不适，食欲不振，体重减轻。随病情的发展症状可增多，但不典型，常出现类似胃炎或胃溃疡症状，大多数患者体征不明显，40.1% 进展期胃癌可有贫血，24% 可扪及腹部包块。由于胃癌的临床症状不典型、不明显，相较于其他胃肠疾病没有明显特异性，所以早期诊断极为不易，极易被忽视，大多数胃癌患者确诊时已经是中晚期。而中晚期胃癌患者的生存率明显低于早期胃癌。早发现、早治疗，对改善胃癌患者的预后有重大意义。据统计，中国早期胃癌仅占 10% 左右，极大影响了胃癌的生存率。目前胃癌的诊断主要根据临床表现、体格检查及特殊检查，如胃镜、影像学检查，如 X 线钡餐 B 超、CT、MR、PET/CT，腹腔镜探查和分子诊断等。

定性诊断，普通电子内镜是目前诊断胃癌最常用、最有效的方法，目前，电子内镜已广泛应用于国内外临床，它可以直接观察胃内形态变化，了解病变的部位并可以取病变组织活检病理检查确诊胃癌。内镜诊断胃癌的准确率较高，Bustamante 等在研究中报道，内镜加活组织检查诊断胃癌的敏感性为 82%，特异性为 95%。但是，由于内镜检查前制酸剂的使用、患者就诊时间的延迟、早期胃癌的内镜表现缺乏特征性、内镜医师对早期胃癌在普通内镜下的表现缺乏认识等原因，仍有一小部分早期胃癌患者在初次内镜检查的时候被漏诊。

传统内镜仍然是最主要的检查方法，但是有一定的漏诊率。超声内镜以及超声内镜下细针抽吸活组织检查，是目前发展很快、技术很全面的检查方法，在早期胃癌诊断和术前分期中具有重要价值。色素内镜常常和放大内镜技术结合，从而明显提高早期胃癌诊断的敏感性和特异性，有广泛的临床应用前景，将来有可能在胃癌及其他胃黏膜病变的诊断中成为常规的检查方法。荧光内镜诊断早期胃癌有一定的优越性，但是技术尚不完善，特异性不高，临床应用有一定的局限性。红外电子内镜由于能够对胃黏膜下血管进行观察，在早期胃癌诊断以及肿瘤的浸润程度确定中有独特的作用。窄谱成像技术结合放大内镜能够观察消化道黏膜上皮结构和黏膜表面的微血管形态，有希望在内镜下得到早期胃癌的病理学诊断，但是目前还不能取代传统的病理活组织检查。共聚焦激光显微内镜能够显示消化道黏膜及黏膜下的组织结构，对胃癌及癌前病变作出在体的即时诊断，但是目前还在研究阶段，广泛应用于临床还需要进一步研究。

X线钡餐检查仍是目前诊断胃癌的主要方法之一，可以鉴别胃的良恶性病变、病变部位及范围，用以胃癌诊断及指导手术范围。气钡双重对比方法改进了传统上消化道造影法，明显提高了早期胃癌的诊断率。当我们在X线检查中疑为早期胃癌时也可和胃镜细胞学等方面的检查结合起来，以提高早期胃癌的诊断率。

胃黏膜活检即通常我们所说的"取一块肉"，是在胃镜检查下实施的一种检查方法，检查者在观察胃黏膜情况时，发现有可疑病变如肿块、黏膜粗糙、色泽异常、息肉、小隆起、结节、溃疡、糜烂、异常充血等情况时，将活检钳插入胃镜，钳取数小块黏膜做活检，并仔细记录所取部位。对黏膜下病变还可采用针吸活检细胞学检查，由于所取黏膜很小，一般无不适感觉，也无并发症。

B超的基本原理是根据超声的脉冲反射来检查深部组织的病变。主要优点是费用低廉，无辐射等不良影响，而且可进行多平面、多角度探测，无痛苦，无创伤，重复性好，比较准确，以前多用于实质性脏器如肝、胆、脾、胰、肾等检查。由于胃是人体内最大的空腔器官，空腹时胃内气体仅 50mL 左右，当饮水或进餐后可增至 500mL。此外，胃腔内又有大量黏液，黏液的黏稠度也不一样，其中大部分附着在胃黏膜的表面。由于声波对气体具有全反射的特性，尤其黏液的黏滞性，产生较大的声阻抗，从而干扰并掩盖了真正从胃黏膜反射回来的声波，使 B 超难于在体外对胃进行探查。

CT 是电子计算机断层摄影的简称，是将电子计算机与 X 线扫描结合起来，由电子计算机将扫描信号储存，转换成图像，从而判断疾病的性质。磁共振成像是根据有磁矩的原子核在磁场作用下能产生能级间跃迁的原理而采用的一项新检查技术，是通过体外高频磁场作用，由体内物质向周围环境辐射能量产生信号实现的，成像过程与图像重建和 CT 相近，只是 MRI 既不靠外界的辐射、吸收与反射，也不靠放射性物质在体内的辐射，而是利用外磁场和物体的相互作用来成像，高能磁场对人体无害。近 10 年来 CT 及 MRI 已广泛应用于脑、肝、肺等部位的肿瘤检查，一般对大小在 1cm 以上的肿瘤就能显示出来。但是由于早期胃癌局限于胃黏膜层和黏膜下层，通常较小，而且与胃壁密度差别不大，所以 CT 及 MRI 对早期胃癌的诊断受到一定的限制，故不作为胃癌诊断的首选方法。适用于中晚期胃癌患者，可查明病变的范围，也能为已确诊胃癌的患者确定手术方案提供资料，弥补了胃镜和钡剂检查的不足。

二、胃癌的辅助检查

（1）肿瘤标志物是指患某种肿瘤时，其体内有某种特异物质出现，可以通过检测肿瘤标记物来发现肿瘤。如患肝癌时往往能查到甲胎蛋白（AFP），AFP 为肝癌的肿瘤标志物。但目前临床所用的胃癌肿瘤标志物特异性不高，主要有 CEA、CA19-9、CA50、CA15-3、CA724 等，几种肿瘤标志物联合检测可提高零癌的阳性检测率。

（2）铁蛋白（FS）是一种分子量较大的含铁蛋白，主要存在于肝脏、脾脏和骨髓，主要的生理功能是储存铁元素，同时在机体合成含铁物质时提供铁。血清中含有微量的铁蛋白，在正常条件下，含量稳定。在肝细胞损害的情况下，血清铁蛋白的储存量降低，铁蛋白的转移速度减慢。肿瘤细胞可使合成铁蛋白异构体增多，释放增多，释放速度加快等。近年来的研究表明，血清铁蛋白是一个敏感的肿瘤辅助诊断指标，尤其是肿瘤早期诊断，可以联合其他肿瘤标志物，提高肿瘤的检出率。血清铁蛋白水平是随治疗效果的好坏而变化的，因此血清铁蛋白的测定在临床的应用越来越受到重视。

（3）血红蛋白可以判断有无贫血。如发现不明原因的贫血，应首先考虑胃癌的可能性。因为发生胃癌时，胃酸往往减少，因而影响铁质的吸收，或因慢性失血，肿瘤毒素影响骨髓造血功能等而致贫血。

（4）大便隐血试验化验上常称 OB 试验。本试验是判断消化道有无少量出血的最简便和最常用的方法。一般胃癌隐血阳性率在 80% 左右，早期胃癌阳性率也在 30% 左右。如发现大便变黑或有异常时，可留点标本送到医院的化验室查一查是否系出血。确定大便隐血阳性后一定要弄清是何处出血，什么原因，以免延误病情。特别是胃癌患者，往往因为出血量小，一般不在意或不重视，以致延误诊治。

（5）幽门螺杆菌（Hp）自 1983 年通过胃镜取活检标本分离培养成功以来，Hp 感染的诊断已有了许多方法，包括有细菌学、病理学、血清学、放射性核素示踪、分子生物学等。但总的讲来，从标本采集角度看，可以分为侵袭性和非侵袭性两大类。侵袭性方法主要指必须通过胃镜取活检标本检查的方法，是目前消化病学科的常规方法。它包括细菌的分离培养和直接涂片、快速尿素酶试验、药敏试验。非侵袭性方法主要指不通过胃镜取活检标本诊断 Hp 标本感染的方法。这类方法包括血清学和放射性核素跟踪两大类，如尿素呼气试验、尿氨排出试验、幽门螺杆菌抗体检测。患者如感觉胃部不适，应到大医院去作幽门螺杆菌感染检查，以便及早用药，及早从消化道清除幽门螺杆菌，以防止发展成严重的胃部疾病。

三、胃癌的鉴别诊断

早期胃癌症状较进展期轻微，甚至无任何症状、体征。进展期据国内资料统计其初期症状以上腹痛、食欲减退、消瘦最为常见，其他尚有恶心呕吐、上消化道出血和吞咽困难等。出现症状 1 年就诊的约占 67.4%。但这些症状无特异性，长期存在，酷似胃炎及消化性溃疡，且可能与这些良性病变共存或在此基础上癌变，则更易误诊和漏诊。因此从早期症状中发现问题，准确鉴别是降低误、漏诊率的关键。

1. 上腹痛

胃癌初期最常见症状之一，上腹痛开始轻微或伴有腹胀，无特异性，极易被忽略。疼痛可为间歇性呈钝痛或胀痛，进食后可加重，碱性药物不能缓解。疼痛可渐进性加重，胃癌累及幽门区可出现呕吐，而溃疡型胃癌疼痛可有节律性。临床需与下列疾病鉴别。

（1）胃炎：慢性胃炎疼痛无节律性及周期性，以消化不良症状为主，进食无关，餐后常有饱胀不适和烧灼感，少数患者伴有反酸、嗳气等。疼痛多为隐痛，时隐时现，长期存在，胃镜检查可明确诊断。

（2）消化性溃疡：最重要的特征是反复发作，具有明显周期性及节律性，上部溃疡呈餐后痛。幽门溃疡为空腹痛，夜间痛常见。碱性药物可缓解疼痛，全身症状轻，钡餐、胃镜检查有特征性表现。

（3）胃恶性淋巴瘤与胃平滑肌肉瘤：上腹痛可为其最常见症状，早期缺乏特异性，仅表现为消化不良，进展期表现为贫血、消瘦及上腹部包块，鉴别诊断主要依靠B超、CT和胃镜等。

（4）胆囊炎：持续性右上腹部钝痛，可向右肩部放射，伴有腹胀、恶心、嗳气，急性发作时可有阵发性绞痛、发热、黄疸，超声及造影能够明确诊断。

（5）慢性胰腺炎：腹痛同样为胰腺炎最常见症状，常为上腹部深部疼痛，具有穿透性，进食后加重夜间可发作。可放射至腰背部，反复发作。急性期可出现黄疸，发热，血、尿淀粉酶升高，超声、CT有诊断价值。

2. 食欲减退及消瘦

恶性肿瘤是消瘦的常见原因，部分胃癌食欲不振为首发症状，肿瘤早期即可引起胃肠功能紊乱，导致摄入不足，代谢消耗增加，出现消瘦、乏力、贫血及营养不良。其他消化系统疾病如慢性胃炎，肝病，肠道肿瘤亦可出现食欲不振及消瘦，其鉴别除有赖于各器官系统疾患特有的症状、体征外，当患者年龄较大，不明原因消瘦时应警惕恶性肿瘤的存在。如无肯定发现，应定期随访观察症状变化以期及时发现。

3. 恶心、呕吐

胃癌早期即可表现为恶心，发展至中、晚期，特别是胃下部癌包括胃窦癌及幽门管癌，出现幽门梗阻（癌肿堵塞或水肿），恶心、呕吐可为常见症。尤其是餐后隔夜或数餐后呕吐宿食，以及夜间呕吐等，吐前常伴有明显腹痛，吐后腹痛仍然存在，应警惕胃癌。而活动性消化性溃疡可因幽门充血、水肿、痉挛致餐后呕吐，呕吐物一般无隔夜宿食，且吐后腹痛可缓解。肠梗阻表现为进食或不进食均可出现频繁剧烈呕吐，根据梗阻部位不同呕吐物成分可不同。腹部X线平片，超声和造影等可鉴别。

4. 上消化道出血及黑便

资料统计，上消化道出血临床最常见的原因依次为，消化性溃疡，食管胃底静脉曲张破裂，急性胃黏膜病变和胃癌等。胃癌多为少量出血，早期即可出现黑便，长期少量出血表现为大便潜血持续阳性并引起贫血，常伴有食欲不振、上腹痛、消瘦等。中老年患者既往胃病史，持续便潜血阳性，出血量贫血不符应警惕胃癌。上消化道出血可为胃体癌首发症状，溃疡型胃癌侵蚀大血管时可出现剧烈呕血和柏油便。

（1）消化性溃疡：本病消化道出血居首位。十二指肠溃疡占绝大多数。一般为静脉出血，表现为黑便或柏油便，出血量大时可为鲜血。出血前数日腹痛加重，碱性药物缓解不佳，血时有强烈恶心感，血后疼痛可消退，确诊依靠胃镜。

（2）食管及胃底静脉曲张破裂出血：肝硬化门脉高压失代偿期表现，可合并黄疸，腹水，脾肿大，常痛性大量呕血，多有肝炎病史。

（3）急性胃黏膜病变：包括烂性胃炎和应激性溃疡，多存在诱发因素，如进食药物或应激刺激。出血为其主要表现，常为反复少量多次出血，应激性溃疡多发生于疾病的2～15天。胃镜检查显示多发溃疡，表浅不规则，直径0.5～1.0cm，基底干净，好发于胃底和胃体。

（4）胃恶性淋巴瘤与胃平滑肌肉瘤：反复持续少量出血较为常见，部分可为首发症状，常伴有疼痛、包块及贫血症状。

（5）胆道出血：表现为右上腹或剑突下阵发性绞痛，疼痛缓解后可出现便血或呕血，呕血呈细条状，可触及肿大胆囊，可伴有发热、寒战、黄疸等。胆石症、肿瘤和创伤为其原因。

5．吞咽困难

表现为吞咽费力，过程延长或无法吞咽食物。胃上部癌吞咽困难为其最具特征性表现，常为首发症状，表现为渐进性吞咽困难，常伴有恶心和烧灼感，久之出现食欲下降及消瘦，钡餐、内镜均可明确诊断。

（1）食管癌：吞咽时胸骨后烧灼感，呈针刺样疼痛，伴有轻度哽噎，食物滞留感，进展期呈进行性吞咽困难，X线造影及食管镜可明确诊断。

（2）食管胃上部平滑肌瘤：呈缓慢进行性、间歇性吞咽困难，食管内异物感，胸闷，食管镜或胃镜为主要诊断手段。

（3）食管贲门失弛缓症：吞咽困难为本病最常见及最早出现的症状，可突然出现，症状反复，病程长，与食物及精神刺激相关，夜间反流常见。钡餐、造影示食管下段呈"鸟嘴样"改变。

6．上腹部包块

临床上最多见的即是肿瘤性包块，恶性肿瘤居多，病情较复杂，鉴别诊断困难。胃癌患者部分可在中上腹部相当于胃投影区任何部位触及肿块，以右上腹最多见。胃体癌肿块常位于中线附近，实性，结节样，边界不清，外型不规则，表面粗糙，质硬等，多为原发肿瘤。晚期肿块向周围组织浸润而固定。发生转移时可在腹腔、盆腔、直肠、子宫（膀胱）隐窝、脐部等处触及肿块，临床上发现上腹部肿物应注意与下列疾病鉴别。

（1）胃平滑肌瘤（肉瘤）：病程长，肿瘤较大，有沉重感，呈球形或椭圆形，好发于胃上部，表面光滑，活动度好，肉瘤表面不光滑，肿瘤较大时可引起溃疡坏死及出血、梗阻。腔内型肿瘤做X线、胃镜有相应表现，腔外型肿瘤做CT、MRI有诊断意义。

（2）胃恶性淋巴瘤：是除胃癌外最常见的胃部恶性肿瘤，多发于胃窦及幽门前区，绝大多数为非霍奇金淋巴瘤，除上腹痛、消瘦外，有 1/3 的患者可触及肿物。贫血及穿孔等较多见。X 线诊断率低，内镜需深部活检有时可明确诊断，部分需剖腹探查。

（3）胰腺肿物：包括炎性肿物、囊性癌肿等。炎性肿物可追问到上腹剧痛，发热，恶心、呕吐及黄疸等急性炎症肿块位于左上腹或脐部；边界不清，有压痛；血淀粉酶可升高；CT 检查可发现胰腺钙化、水肿等。囊肿以假性囊肿多见，继发于胰腺炎或外伤后，好发于胰体尾部，肿块位于中上腹偏左，囊性感，表面光滑。B 超、CT 检查胰腺结构不清，囊性肿物单发或多发，血淀粉酶可升高或正常。胰腺癌多起始于胰头部，囊腺癌多位于体、尾部。以进行性黄疸，持续性腹痛为主症，能触及肿块者多数已为晚期。

（4）结肠肿块：特别是结肠癌，一般位置较深，轮廓不规则，质地坚硬，有沉重感，表面不光滑，临床上常有上腹胀痛，大便习惯改变，潜血持续阳性，或慢性贫血征象，部分患者可合并梗阻症状。钡灌肠及肠镜可明确诊断。但当胃癌侵及横结肠或横结肠癌累及胃体时可造成诊断困难，甚至需剖腹探察。

（5）左肝癌：既往有病毒性肝炎史，肝区疼痛，食欲减退，消瘦，腹胀。查体肝区有压痛及不规则肿块，AFP 升高。B 超及 CT 发现左肝占位病变。

（6）消化性溃疡：肿块少见，当溃疡穿孔形成局限包裹时可触及包块。患者多有间歇性发热，无规律性疼痛；制酸剂效果差。查体肿块有压痛，可追问到溃疡穿孔史。

（7）其他：如肠系膜肿块，小肠肿瘤及胆系肿块等临床少见，胃部症状不明显，鉴别较容易。

第三节　辨证论治

一、中医分型

胃癌多属于中医的噎膈、反胃、胃脘痛、积聚等范畴，在辨证论治时首先应辨其新久及病因，察其标本虚实，权衡病情之轻重，根据不同阶段的不同表现，采取不同的措施。

（一）辨证要点

（1）辨证候虚实：初病多实，久病多虚。痰湿凝结，瘀毒内阻，肝胃不和者属实；胃热伤阴，脾胃虚寒，气血不足者属虚。胃痛剧烈，胃脘胀满，呕吐痰涎，瘕块拒按，形体消瘦不显，脉实有力者属实；胃脘隐痛，绵绵不止，喜揉喜按，乏力气短，五心烦热，形体消瘦，脉弱无力者属虚。

（2）辨胃气有无：胃癌若恶心呕吐不严重，食欲食量尚可，形体不消瘦或消瘦不显，精神旺盛，面色有泽者，有胃气而病轻；胃癌而恶心呕吐严重，食欲减退，食量显著减少，或不能食，食入即吐，形体消瘦呈进行性加重，精神萎靡，面色无华者，无胃气而病重。

（二）治疗原则

胃癌的治疗以扶正祛邪，标本兼顾为基本原则。治疗过程中应始终注意顾护胃气，根据虚实、病程等不同情况进行辨证论治。

（三）分证论治

1. 肝胃不和

证候：胃脘发现包块，胀满疼痛，嗳气腐臭，恶心呕吐，常因情志失调而加重，两胁胀满，善太息，烦躁易怒，舌红苔薄，脉弦。

证候分析：肝气郁结，横逆犯胃，肝胃不和，气机不利，气痰瘀互结，形成包块，故胃脘胀满疼痛，常因情志失调而加重。胃失和降，浊气上逆，故嗳气腐臭，恶心呕吐。肝失疏泄，故两胁胀满，善太息。烦躁易怒，舌红，为肝郁化热之征。脉弦主肝胃不和。

治法：疏肝和胃，降逆止痛。

方药：逍遥散合参赭培气汤加减。

前方柴胡、薄荷疏肝解郁；当归、白芍、甘草养血柔肝，缓急止痛；白术、茯苓健脾。后方生赭石、半夏、柿霜降逆化痰和胃；党参、当归、天门冬扶正补虚；知母清热散结；肉苁蓉补肾敛冲，助胃气以下降。常加三棱、莪术以活血调气。

2. 胃热伤阴

证候：胃脘结块灼热而痛，干呕，食欲减退，食后痛甚，五心烦热，潮热盗汗，口干，形瘦颧红，大便干结，舌红少苔，脉细数。

证候分析：气郁化火或湿热日久伤阴，胃失濡养，故结块灼热而痛，绵绵不休。胃失濡养，失于和降，则干呕，食欲减退，食后痛甚。阴虚则火旺，故五心烦热，潮热盗汗，两颧发红。阴津亏虚，津液不能上承，故口干。形体失养故形瘦。肠腑失润，腑气不降，故大便干结。舌红少苔，脉细数，为胃热伤阴之象。

治法：清热养阴。

方药：麦门冬汤或竹叶石膏汤加减。

前方麦门冬养阴清热；半夏降逆和胃；人参、粳米、大枣、甘草补脾益胃和中。用于胃癌胃阴亏虚，和降失司，恶心呕吐者。

后方竹叶、石膏清热除烦；半夏降逆止呕；人参、麦门冬、甘草、粳米益气养阴。用于胃热未清，气阴两亏，口干心烦，气逆欲呕者。

若热毒内结者，可加半边莲、蒲公英、白花蛇舌草；阴虚内热明显者，加石斛、女贞子、地骨皮等。

3. 痰湿凝结

证候：胃脘结块，痞闷疼痛，恶心食少，呕吐痰涎，四肢沉重，口黏不渴，大便溏薄，小便短少，舌体胖大，有齿痕，舌苔白腻，脉弦滑。

证候分析：脾失健运，痰湿内生；或肝郁乘脾，气滞痰凝，痰湿凝结胃腑，胃之通降失调，故胃脘结块，痞闷疼痛，恶心食少，呕吐痰涎。脾为湿困，故四肢沉重。脾胃运化失调，水湿不运，故口黏不渴，大便溏薄，小便短少。舌脉均为痰湿内阻之征象。

治法：健脾燥湿，化痰散结。

方药：开郁二陈汤加减。

方中半夏、茯苓、苍术燥湿化痰，和胃降逆；陈皮、青皮、香附、木香疏肝解郁，行气止痛；川芎、莪术化瘀散结；槟榔消食导滞。

4. 瘀毒内阻

证候：胃脘结块，刺痛剧烈，固定不移，入夜尤甚，痞块拒按，恶心呕吐，形体消瘦，面色黧黑，大便色黑，舌质紫暗，有瘀斑瘀点，脉细涩。

证候分析：瘀毒内阻于胃，胃络不通，故胃脘结块，刺痛剧烈，固定不移，入夜尤甚，痞块拒按。胃失和降，气逆于上，故恶心呕吐。瘀血内阻，新血不生，形体失养，故形体消瘦，面色黧黑。瘀毒阻滞胃络，血溢脉外，随大便而下，故大便色黑。舌脉均为瘀毒内阻之象。

治法：解毒祛瘀，活血止痛。

方药：失笑散合膈下逐瘀汤加减。

前方蒲黄、五灵脂活血化瘀止痛。后方五灵脂、延胡索、当归、川芎、赤芍、牡丹皮、桃仁、红花活血化瘀；乌药、香附、枳壳行气止痛。可加蒲公英、白花蛇舌草、半枝莲、土鳖虫以解毒祛瘀。

5. 脾胃虚寒

证候：胃脘结块，绵绵作痛，喜温喜按，食入经久复吐，神疲乏力，面色萎黄，形寒肢冷，大便溏薄，小便短少，面浮肢肿，舌淡胖，有齿痕，舌苔薄腻，脉沉细弱。

证候分析：结块病久，正气损伤，脾胃虚寒，胃失温养，故胃脘绵绵作痛，喜温喜按。脾胃虚寒，升运纳降无力，故食少经久复吐。脾阳虚弱，气血衰少，失于温养，故神疲乏力，面色萎黄，形寒肢冷。脾阳虚弱，运化失常，故大便溏薄。水湿内停，则小便短少，面浮肢肿。舌脉均为脾胃虚寒兼湿之象。

治法：温中散寒，健脾和胃。

方药：理中汤加味。

方中人参、白术健脾益气；干姜温中散寒；甘草益气和中。可加黄芪、太子参、山药、扁豆增强益气之功，加高良姜、荜茇、附子、肉桂等增强温中散寒之功。水肿者，加茯苓、薏苡仁、桂枝等以健脾化湿利水；或酌加化瘀消癥之品。

6. 气血两亏

证候：胃癌晚期，肿块增大，胃痛绵绵不止，纳食呆顿，恶心呕吐，形体显著消瘦，面色苍白无华，神疲乏力，肌肤甲错，甚或大量呕血、便血，舌淡苔薄，脉芤或细而无力。

证候分析：邪毒内结日久，损伤正气，或脾胃功能失调日久，气血生化无源，以致气血亏虚，胃失其养，故胃痛绵绵不止。瘀毒内结愈甚，则肿块增大。胃气无力和降，故纳食呆顿，恶心呕吐。气血亏虚，化源衰少，形体失养，故形体显著消瘦，面色苍白无华，神疲乏力，肌肤甲错。瘀毒内结，气虚不摄，血液不循常道，故大量呕血、便血。舌脉均为气血亏虚之象。

治法：益气养血。

方药：十全大补汤加减。

方中八珍汤气血并补，黄芪补气，肉桂鼓舞气血生长。

（四）其他疗法

单验方：

（1）六神丸，每次 10～15 粒，空腹温开水送服，1 日 4 次。服后卧床休息，7 日为 1 个疗程，连服 4 个疗程。停化疗、放疗期间应用，可缓解病症。

（2）炒土鳖虫、炒全蝎、红参等量，共研细末，每剂 1.5g。治胃癌疼痛不止。

二、西医分型

与中医不同，西医按具体形态分型。

1. 早期胃癌

早期胃癌不论范围大小，早期病变仅限于黏膜及黏膜下层。可分隆起型（息肉型）、浅表型（胃炎型）和凹陷型（溃疡型）3 型。Ⅱ型中又分Ⅱa（隆起表浅型），Ⅱb（平坦表浅型）及Ⅱc（凹陷表浅型）3 个亚型。以上各型可有不同的组合。如Ⅱc＋Ⅱa、Ⅱc＋Ⅲ等。早期胃癌中直径在 5～10mm 者称小胃癌，直径＜5mm 称微小胃癌。早期胃癌和进展期胃癌均可出现上消化道出血，常为黑便。少部分早期胃癌可表现为轻微的上消化道出血症状，即黑便或持续大便隐血阳性。

2. 中晚期胃癌

中晚期胃癌也称进展型胃癌，癌性病变侵及肌层或全层，常有转移。

（1）蕈伞型（或息肉样型）：约占晚期胃癌的 1/4，癌肿局限，主要向腔内生长，呈结节状、息肉状，表面粗糙如菜花，中央有糜烂、溃疡，亦称结节蕈伞型。癌肿呈盘状，边缘高起，中央有溃疡者称盘状蕈伞型。

胃窦小弯后壁有一肿物突出胃腔，略呈分叶状，表面不平呈颗粒状，并见有糜烂。肿物基部稍狭小，呈亚蒂型，周围黏膜未见明显浸润。

（2）溃疡型：约占晚期胃癌的 1/4。又分为局限溃疡型和浸润溃疡型，前者的特征为癌肿局限，呈盘状，中央坏死。常有较大而深的溃疡；溃疡底一般不平，边缘隆起呈堤状或火山口状，癌肿向深层浸润，常伴出血、穿孔。浸润溃疡型的特征为癌肿呈浸润性生长，常形成明显向周围及深部浸润的肿块，中央坏死形成溃疡，常较早侵及浆膜或发生淋巴结转移。

（3）浸润型：此型也分为两种，一种为局限浸润型，癌组织浸润胃壁各层，多限于胃窦部，浸润的胃壁增厚变硬，皱襞消失，多无明显溃疡和结节。浸润局限于胃的一部分者，称"局限浸润型"。另一种是弥漫浸润型，又称皮革胃，癌组织在黏膜下扩展，侵及各层，范围广，使胃腔变小，胃壁厚而僵硬，黏膜仍可存在，可有充血水肿而无溃疡。

（4）混合型：同时并存上述类型的两种或两种以上病变者。

（5）多发癌：癌组织呈多灶性，互不相连。如在萎缩性胃炎基础上发生的胃癌即可能属于此型，且多在胃体上部。

根据组织结构可分为4型：①腺癌：包括乳头状腺癌、管状腺癌与黏液腺癌，根据其分化程度分为高分化、中分化与低分化3种。②未分化癌。③黏液癌（印戒细胞癌）。④特殊类型癌：包括腺鳞癌、鳞状细胞癌、类癌等。根据组织发生方面可分为两型：①肠型：癌起源于肠腺化皮，癌组织分化较好，具体形态多为蕈伞型。②胃型：癌起源于胃固有黏膜，包括未分化癌与黏液癌，癌组织分化较差，具体形态多为溃疡型和弥漫浸润型。

第四节　预防与调护

与胃溃疡类似，胃癌的主要并发症是出血、便阻及穿孔。此外由于肿瘤浸润生长及转移，可出现相应并发症。

（1）消化道出血：出血的发生率约为30%，出血不一定是晚期胃癌的表现，胃癌早期也可有出血。有时出血是胃癌的首发症状。胃癌的出血多数为小量出血，或表现为粪隐血持续阳性。当肿瘤侵及较大血管时，或黏膜下层血管受到广泛浸润破坏时可发生大量呕血或黑粪。通常的止血药物对胃癌出血效果不佳，死亡率较高。

（2）幽门或贲门梗阻：胃窦部胃癌常合并幽门梗阻，表现为食后上腹部饱胀、呕吐，呕吐出恶臭之宿食。查体上腹部见扩张之胃型、闻及振水声。如病灶位于贲门部，则可发生进行性吞困难，严重梗阻者进食流质亦有阻感。

（3）穿孔：比良性溃疡少见，多发生于幽门前区的溃疡型癌。癌肿穿孔致弥漫性腹膜炎，可出现腹肌板样僵硬、腹部压痛等腹膜刺激症状。

（4）原发灶直接浸润压迫胆总管，或肿大的淋巴结转移压迫胆总管，可发生梗阻性黄疸。大便呈陶土色。

（5）胃癌浸润可与肠道形成瘘管，见排出不消化食物。胃癌引起的上述并发症多以急腹症出现，需与胃溃疡、胆石症、肠梗阻等病症鉴别，诊疗相对复杂，治疗效果不佳。

胃癌预防的关键在于早期发现。普查是早期发现胃癌的一个重要措施，凡年龄在40岁以上，有较长时间胃病史者，或近几个月出现明显胃部症状者，应列为普查对象。避免暴饮暴食，少吃刺激性食物及熏制避免暴饮暴食，少吃刺激性食品，可能对胃癌的预防也有些帮助。对长期治疗无效的胃溃疡或大于2cm的胃息肉的患者均应及时手术治疗，积极控制幽门螺杆菌感染，萎缩性胃炎的患者应定期随访做胃镜检查，都具有一定的预防意义。

一、良好的饮食习惯

避免进食粗糙食物，如玉米、高粱和小麦等带有较硬外壳，进食时对上消化道黏膜有机械性损伤作用，如同时伴有蛋白质和脂肪摄入不足，则使受损黏膜不能及时修复。少吃或不吃盐腌食物，咸鱼、火腿、腊肉等含有较多的盐，有损胃黏膜的完整性，如同时有其他致癌物质存在，可促进胃癌的发生。每天进食食盐一般要低于10g。多吃新鲜蔬菜和水果，多饮牛奶，这些食物含维生素，可参与修复机体的天然防癌屏障，阻止化学致癌物在体内的合成。少吃烟熏、油炸和烘烤食物。鱼肉和禽类的熏炸和烘烤等工序中可使3, 4-苯并（a）芘含量增加，因此要少吃，以清炖、红烧为好。改进饮食习惯和方式。要按时进食，避免暴饮暴食，食物不能过烫，进食不宜过快，进食时情绪愉快；不饮烈酒，不抽烟。

二、高危人群的普查

1. 重视胃癌家族史

特别注意弥漫型胃癌的家族史，检测 P53 基因有改变的人，对其进行初筛检查的监测，定期查体。

2. 积极治疗胃癌前期患者

癌前期病变有恶性变的倾向，如果及时进行癌前的阻断治疗是预防肿瘤的重要方法之一，已被国内外学者重视。特别是慢性萎缩性胃炎、胃黏膜异型增生、幽门螺杆菌感染的患者。

（1）有的学者提出，如有下列 3 种情况的胃黏膜异型增生者可作为手术适应证：慢性萎缩性胃炎伴有重度肠上皮化生或糜烂性病变，经病理活检证实为重度异型增生者。胃溃疡、胃息肉，经活检证实为重度异型增生者；以上几种胃的疾病虽经活检没有诊断为重度异型增生，但有中度异型增生，且临床病史长、反复发作，经保守治疗不见好转而逐渐加重者。

（2）维生素 A 维胺脂可使胃黏膜异型增生退变回复，但随着病程的进展，这种可能性也逐渐变小。

三、早发现、早治疗

1. 自我检查

凡中年或中年以上，过去一向健康，渐有顽固的食欲不振与消化不良、进行性消瘦或多年患胃溃疡、胃炎的患者，症状变得明显，规律性消失，或者家族中有胃癌患者，应及时进行详细检查，方有利于早期发现。早期胃癌 70％以上可毫无症状，有的患者可表现为乏力、厌食、恶心、呕吐、消瘦、贫血、水肿、发热、便秘、皮肤干燥、毛发脱落等。早期胃癌无任何体征，到中晚期时上腹部压痛最常见，癌肿破溃时表现为大便潜血试验阳性。若发现有警告信号，必须进一步检查，以免漏诊。另外，青年如出现上腹部疼痛伴梗阻或上消化道出血及贫血时，应想到患本病的可能。

2. 定期查体

胃癌的发病过程时间较长，一般认为人的胃癌从病因接触到发病需要 10～20 年以上的时间。年龄从 35 岁起特别是 45 岁以后，发病率明显上升。降低胃癌死亡率的最有效的方法是早期发现病灶，定期体检有利于早期发现和早期诊断胃癌及其癌前疾病。针对胃癌高危人群及普通人群的胃癌筛查情况，可以发现一些无症状的早期胃癌患者，符合条件的人群应积极参与这些筛查工作。因此，建议患有胃癌前病变者（胃液减少或缺乏、萎缩性胃炎、胃溃疡、胃息肉）要定期查体，以利早期发现。

第五节　医案

医案 1：叶某，男，31 岁。2009 年 10 月 30 日初诊。

患者 2009 年 9 月行胃镜示：胃癌。遂于 2009 年 10 月 12 日在行远端胃癌根治术（远端胃大部切除术），术后病理示"肿瘤组织弥漫分布，浸润至浆膜层，胃底后壁低分化腺癌，部分印戒细胞癌"。患者因术后精神疲乏，伴有皮肤荨麻疹，加之素体亏虚，未能耐受放化疗，遂寻求中医治疗。

初诊：神疲乏力，皮肤荨麻疹，纳可，二便尚调，夜寐尚安。舌淡苔腻，脉细。

中医诊断：胃癌（脾气虚）。

西医诊断：胃癌术后，腺癌，部分印戒细胞癌，淋巴结转移。

治法：益气健脾，养血疏风。

方药：党参 15g，白术 12g，茯苓 15g，八月札 15g，枳壳 15g，绿萼梅 9g，木香 9g，藤梨根 30g，野葡萄藤 30g，生薏苡仁 30g，川黄连 4.5g，生黄芪 60g，天龙 6g，鸡内金 12g，炒谷芽 30g，炒麦芽 30g，砂仁 6g，蔻仁 6g，白鲜皮 24g。

二诊（2010 年 4 月 6 日）：患者连服中药半年后，症状改善，荨麻疹未复发，遂于 2009 年 11 月 12 日于某综合医院行艾素＋CF＋5-Fu 化疗 1 个疗程，因不能耐受化疗之苦，遂停止化疗。2009 年 2 月 16 日患者因病情进展于上海市某肿瘤医院行 ECF 化疗（法玛新 80mg＋DDP120mg＋5-FU0.63g）。2009 年 12 月 25 日查腹部 CT 示：①部分横结肠壁略厚。②后腹膜小淋巴结影。2010 年 1 月 12 日－2 月 18 日于某肿瘤医院行腹部放疗 1 个疗程，同期口服希罗达 4 周。患者因病情进展遂至门诊寻求中医治疗。

现证见：神疲乏力，纳可，二便尚调，夜寐尚安。舌淡，苔稍腻，脉细。

方药：党参 12g，白术 9g，茯苓 15g，生薏苡仁 30g，八月札 15g，生黄芪 30g，当归 9g，红藤 15g，野葡萄藤 30g，菝葜 30g，天龙 9g，乌药 9g，绞股蓝 15g，佛手 15g，木香 9g，炒谷芽 30g，炒麦芽 30g，鸡内金 12g。

继服上方加味治疗。患者基本上 2 个月左右来院诊治 1 次。目前健康生存达 6 年之久。

病案分析：患者初诊来时有明显乏力，皮肤荨麻疹，舌淡，苔稍腻，脉细。胃为水谷气血之海，主受纳与腐熟水谷。由于患者胃部受损，胃腐熟水谷，化生气血功能受到限制，精不养神，故见明显乏力。气血生化不足，发于肌肤，血虚生风，则生荨麻疹；水湿停，则舌质淡，苔稍腻。患者体内正气不足，气血不能正常运化，脾气亏虚，正气虚而外邪乘虚而入，湿毒与外邪互结固于体内日久而成此证。四诊合参即可辨证为"脾气虚证"。治拟益气健脾，养血疏风，血荣则风自止。正如《景岳全书·杂证谟·反胃》："治反胃之法，当辨其新久及所致之因，或因酷饮无度，伤于酒湿；或以纵食生冷，败其真阳；或因七情忧郁，竭其中气，总之，无非内伤之甚，致损胃气而然。故凡治此者，必宜以扶助正气，健脾养胃为主。"所以治疗胃癌根本是恢复脾之健用，顾护胃气，故重用党参、黄芪、白术、薏苡仁等健脾养胃之药。

医案2：王某，女，38岁，2021年3月10日就诊。

主诉：上腹部疼痛半年。

病史：患者半年前出现上腹部疼痛，伴有烧心、吐酸。2个月前行胃镜及组织活检提示：胃腺癌。腹部CT提示：淋巴结转移。后做手术切除，术后给予化疗。目前患者仍有上腹部疼痛，伴有乏力，面色微黄，消瘦。舌红苔薄白，脉细。

辅助检查：术后病理：胃腺癌。

西医诊断：胃癌术后。

中医诊断：内科癌病（肝郁脾虚，气滞血瘀）。

治法：疏肝和胃，健脾益气，抗癌止痛。

方药：四逆散、四君子汤合失笑散加味。

柴胡15g，枳壳10g，白芍24g，甘草10g，党参30g，茯苓15g，炒白术15g，蒲黄10g（包煎），五灵脂10g，黄芪30g，灵芝10g，薏苡仁30g，藤梨根20g，半枝莲20g，白花蛇舌草20g，王不留行10g，厚朴12g，醋延胡索20g。5剂，每日1剂，水煎两次，早晚分服。

二诊（2021年3月15日）：服上药后症状减轻，未再胃脘疼痛。但大便次数增多，纳可，小便正常，舌脉同上。上方去厚朴加芡实30g，莲子30g，炮姜10g。7剂，每日1剂，水煎两次，早晚分服。

三诊（2021年3月22日）：服上药后症状减轻，未再腹泻，是有上腹部不适，舌淡红，苔薄白，脉细。调整方剂如下：党参15g，茯苓15g，炒白术15g，甘草10g，半枝莲20g，全蝎9g，黄芪30g，灵芝15g，薏苡仁30g，芡实30g，白花蛇舌草20g，炮姜10g。10剂，每日1剂，水煎两次，早晚分服。

病案分析：患者胃痛日久，后经检查诊断胃癌多发转移，属恶性肿瘤晚期，后因手术创伤及化疗，身体亏虚，伴有气滞血瘀症状，证属肝郁脾虚、气滞血瘀。气机不畅，气血运行乏力，瘀血阻于胃络，不通则痛，故而表现为局部胃痛，脾胃虚弱，气血生化乏源，故乏力、纳少、面色微黄、消瘦，舌红苔薄白，脉细，为脾胃虚弱之征象。治疗疏肝和胃、健脾益气，佐以抗癌止痛。方中四逆散合延胡索、厚朴等药，以疏肝理气通络；蒲黄、五灵脂为失笑散，合王不留行活血化瘀止痛；四君子汤合黄芪、灵芝、薏苡仁健脾益气，配合藤梨根、半枝莲、白花蛇舌草辅助抗肿瘤、散结止痛。全方标本兼治，有效改善患者临床症状。二诊患者出现腹泻，考虑患者脾胃虚弱，药物寒凉，不耐攻伐，故上方去厚朴，加炮姜、芡实、莲子以温中健脾止泻。三诊患者症状改善，调整方药，以健脾护胃为主进行施治，增强患者体质。

医案 3：刘某某，女，36 岁，2021 年 1 月 12 日就诊。

主诉：胃癌术后 2 个月。

病史：患者 2 个月前查体发现胃部肿物，即刻住院行手术治疗，手术及术后病理证实胃腺癌，术后恢复可。现化疗 2 次，目前感上腹部不适，乏力，肠鸣，排气多，大便干。舌质红，苔薄白，脉弦细。

辅助检查：病理示：胃腺癌。

西医诊断：胃癌。

中医诊断：内科癌病（脾胃亏虚）。

治法：健脾益气和胃，抗癌。

方药：香砂六君子汤加味。

木香 10g，砂仁 6g，陈皮 10g，半夏 10g，党参 15g，炒白术 15g，茯苓 15g，甘草 10g，黄芪 30g，灵芝 15g，猪苓 30g，广藿香 10g，薏苡仁 30g，半枝莲 20g，白花蛇舌草 20g，炒王不留行 12g。10 剂，每日 1 剂，水煎两次，早晚分服。

二诊（2021 年 2 月 16 日）：服上药后症状平妥，目前仍有阵发性上腹部疼痛，轻微烧心，鼻塞，纳可，二便正常。舌红苔薄白，脉弦。上方去藿香，加五灵脂 10g，蒲黄 10g，延胡索 15g，全蝎 9g。10 剂，每日 1 剂，水煎两次，早晚分服。

三诊（2021 年 3 月 10 日）：服上药后症状减轻，7 天前再次行化疗，无明显恶心、呕吐、纳差等症状，轻微面黄，乏力。舌红、苔薄黄，脉细。上方继服，10 剂，水煎服，每日 1 剂。

病案分析：患者胃癌术后化疗后，脾胃功能受损，脾胃虚弱，水谷精微无力运化，气血生化不足，气血亏虚，故见乏力、肠鸣、大便干等症状，故治疗以香砂六君子汤健脾益气、行气和胃；配黄芪、灵芝、猪苓、薏苡仁、藿香助健脾益气醒胃之力，增强患者免疫之力，佐以半枝莲、白花蛇舌草、王不留行抗癌止痛。诸方合用，动静相宜，补而不滞，温而不燥，有健脾益气和胃抗癌之功。二诊患者上腹部疼痛，考虑有气滞血瘀之征象，故去藿香，加五灵脂、蒲黄、全蝎、延胡索，以活血化瘀、通络止痛。服药后症状减轻。三诊患者化疗后继续以调补脾胃，固护正气为主，兼加抗肿瘤药物祛邪，扶正祛邪，改善患者生活质量，延长患者生存时间，并为下一步化疗奠定良好基础。

医案 4　章某男，45 岁。

初诊：1995 年 8 月 20 日。诉当年 1 月份因急腹痛而在南京市某医院行剖腹探查示：

胃小弯有 2cm×1.5cm 急性穿孔。病理切片报告：胃腺癌。乃予缝合修补。术后迅即产生腹水，曾用化疗（具体药物不详），鲜效。遂来我院就诊，病见患者腹部膨满而胀，形体消瘦，面色萎黄，疲倦乏力，神磨头昏，大便干结，小便短少，舌质淡，苔黄厚腻，脉细缓。体检：患者体重 49kg，腹围 68cm，腹部有移动性浊音及波震感，肝脾未触及，两侧锁骨上有蚕豆大肿大淋巴结，左腋窝有核桃大肿大淋巴结，不活动无压痛，此乃水湿互结，正虚邪留，病在中焦。治以健脾利湿，解毒散结。

处方：白花蛇舌草 30g，黄毛耳草 30g，喜树果 30g，薏苡仁 30g，党参 30g，半枝莲 60g，炒白术 20g，茯苓 20g，鸡血藤 20g，泽泻 12g，枳壳 12g，制附子 10g，菝葜 30g。

患者坚持服上方中药加减治疗 4 年余，症状逐渐减轻，体力增加，腹水消失，临床无腹水征。腹围由 68cm 减至 62cm，腹部 B 超检查腹水阴性，颈部及腋窝淋巴结未触及，体重由 49kg 增至 54kg。

续服中药，继续观察。现临床症状基本消失，恢复正常工作，治疗至今已存活 7 年 4 个月。

病案分析：患者胃癌伴腹水，癌积内结，脾虚血癌，气不化水，水湿互结，正虚邪留，病在中焦，故治拟健脾利湿，解毒散结之法。用党参、白术、茯苓、薏苡仁等健脾益气，淡渗利湿，扶正抗癌；鸡血藤配枳壳行气活血以消癌；半枝莲、白花蛇舌草、黄毛耳草、喜树果、薏苡仁解毒抗癌；附子配泽泻温阳利水、扶正祛邪，标本兼顾，疗效昭彰。

方中黄毛耳草属茜草科耳草属植物黄毛耳草的全草。味苦而性凉。功能清热利湿，解毒消肿。《福建中草药》载其"治湿热水肿"，患者苔黄厚腻，正切湿热内聚之病机。喜树果抗癌，散结，破血化癌药理研究表明，喜树果的醇提取物对动物移植性肿瘤，均有一定抑制作用。喜树果中所含喜树碱及其衍生物，具有较强的抗癌活性。本案用药少而精取效迅而捷，全凭妙手攻砭，足见卓尔不群。

第七章　食管癌

笔者在治疗食管癌疾病有自己独特的治疗方法,采用九补一攻法来治疗食管癌取得了不错的效果,中医上讲噎膈的致病原因主要有七情内伤、饮食不节、年老精衰等,导致食管阻隔,窄隘不通而产生本病,中医分型分为痰气阻滞、瘀血内结、阴虚内热、气虚阳微 4 种,笔者以健脾补肾、滋阴润燥、清热解毒、理气化瘀、化痰软坚等作为治疗食管癌的总治则。其中健脾益气为重中之重,穴位及中药的选择大多也是以补为主,以攻为辅。但同时也要根据食管癌患者分期不同,辨证用药:早期患者全身情况良好,应该以祛邪为主、扶正为辅;中期患者病情稍重,肿瘤较大者宜扶正祛邪同时并举;晚期患者因身体虚弱,肿瘤大多转移,多有气血亏虚之征象,应以扶正为主,祛邪为辅。而且在用药中特意强调要保护脾胃,切忌使用例如白花蛇舌草、半边莲等寒性药物,易克伐胃气,损伤脾胃,多采用如茯苓、白术、山楂等药物来顾护胃气。

本章节主要阐述目前食管癌中西医各自的病因病机和治疗特点,以及笔者采用九补一攻法治疗食管癌的用药思路和使用规律。

第一节　概述

一、中医病名的认识

食管癌是指发生于食管黏膜的恶性肿瘤,是人类较为常见的恶性肿瘤之一。食管癌病理类型最多的是鳞癌,其次是未分化癌,较少见的是腺癌、腺鳞癌和小细胞癌。我国是食管癌发病率和病死率较高的国家,好发于中、老年人,男性发病率高于女性。早期食管癌无特异的症状,有时有轻微的吞咽不适,进食停滞感、异物感、烧灼感或微痛,胸骨后不适,或呃逆、嗳气、剑突下或上腹部不适等,中晚期患者常有进行性吞咽困难、呕吐黏液或背部隐痛不适、声音嘶哑、体重减轻等,有些有锁骨上淋巴结肿大等其他转移的症状和体征。

食管癌属于中医学的"噎膈"范畴。《素问·阴阳别论》曰:"三阳结,谓之膈";《素问·通评虚实论篇》曰:"隔塞闭绝,上下不通,则暴忧之病也。"隋代巢元方《诸病源候论》将噎膈分为气、忧、食、劳、思五噎,忧、恚、气、寒、热五膈;明代张景岳《景岳全书》曰:"噎膈一证,必以忧愁思虑,积劳积郁,或酒色过度,损伤而成。"治噎膈大法,当以脾肾为主;清代叶天士《临证指南医案·噎膈反胃》描述该疾病为"气滞痰聚日拥,清阳莫展,肮管窄隘,不能食物,噎膈渐至矣"。

二、流行病学

食管癌是人类较常见的消化道恶性肿瘤之一。其总的流行特征表现为,不同地区、国家、种族、性别和不同时期的食管癌发病率和死亡率有明显差异。全球五大洲以亚、非、拉一些国家和地区发病较高,欧美和大洋洲发病偏低,我国更是食管癌的高发区,与最低的西非相差 20 倍。据我国科学工作者考证,2000 多年前豫西一带已有食管癌发病的记载,如战国时期的地理著作《山海经》(公元前 475—前 221 年成书)《五藏山经·中次七经》反映堵山(今河南省西部一带山区)有患"咽"病者。新中国成立后,我国政府高度重视食管癌的防治研究,我国卫生行政部门组织几次空前大型的恶性肿瘤死亡调查,从而也彻底摸清了我国食管癌的流行情况,发现我国有几个食管癌高发区。为了解除高发区群众的疾苦,为了研究食管癌的病因和根治办法,20 世纪 70 年代初我国各级卫生行政部门组织广大医务人员和科研工作者深入高发区进行食管癌的普查普治、病因学和流行病学研究,当时河南林县、河北磁县、山西阳城县、四川盐亭县、湖北钟祥县和新疆新源县等地建立了食管癌现场防治点,经过 30 多年的积极防治,目前,这些地方已经看到了食管癌发病率和死亡率下降的趋势。

(一)年龄分布

年龄不同,食管癌的发病率和死亡率也有很大差异。从我国食管癌死亡回顾调查结果来看,35 岁以前死亡率很低,35 岁以后,随着年龄的增长其死亡率也急剧上升,我国食管癌平均死亡年龄 63.49 岁(男性 63.04 岁,女性 64.31 岁),可见食管癌主要危害中老年人群。食管癌不同发病地区的年龄死亡率曲线大体相似,高发区人群比低发区人群发病率和死亡率一般表现曲线左移。如我国高发区食管癌发病率和死亡率比低发区提前 10 年左右,低发区 45 岁年龄组以前死亡率较低,45 岁以后,随着年龄的增大,其死亡率也明显上升。

(二)性别分布

食管癌人群分布特点是食管癌的发病率和死亡率性比例(男:女)随着地区不同而分布不同,一般食管癌性比例男性高于女性,高发区性比例较小,低发区偏大。全球食管癌发病率性比例(男 11.6/10 万;女 4.7/10 万)为 2.44,我国性比例(男 27.2/10 万;女 12.0/10 万)为 2.26。我国试点市、县食管癌最高发区河北省磁县发病率性比例(男性 133.9/10 万;女性 105.1/10 万)为 1.27,最低发区广西扶绥性比例(男性 2.3/10 万;0.8/10 万)为 2.87;国外高发区在南非性比例(男 38.2/10 万;女 22.6/10 万)为 1.69,低发区东欧(男 6.2/10 万;女 0.9/10 万)为 6.8。我国试点市、县中,农村地区最高的是山东省临朐县,为 4.22,性比例最低的是河北省磁县,为 1.27,性比例最高的城市为哈尔滨市,为 2.75,最低的是武汉市,为 2.21,农村地区大于城市。但是,男女性比例也有特殊情况,也有女性高于男性的地区,例如,广东省梅州市也属于食管癌相对高发区,女性食管癌死亡率高于男性,比例为 1.6 : 1。

（三）职业分布

职业与食管癌发病和死亡相关性不明显。我国一些资料统计，农业人口比城市人口多发，Kwan 也报告农民比商人和工人多见。广东省南澳县（海岛县）是食管癌高发区，岛上的居民有渔民、盐民和农民 3 种职业，其中渔民发病率较高，认为可能与吃鱼露有关。国外不少调查研究，认为食管癌发病与酿酒业、金属加工业、接触石棉和铅工作有关，Mahboubi 等报告伊朗北部里海沿岸贡巴德和古尔甘地区土库曼妇女食管癌高发，可能与编织地毯、经常吸入羊毛纤维有关。

三、病因病机

（一）中医病因病机

噎膈的致病原因主要有七情内伤、饮食不节、年老精衰等，导致食管阻隔，窄隘不通而产生本病。

1. 饮食不节

过食肥甘辛辣，或饮食过热、过快，食物粗糙，或进食霉变之物。酒食不节，伤及食管，损伤胃气，痰浊血瘀阻于食管而成噎膈。或气郁化火、痰瘀生热、胃肠积热，火热伤津，津亏液耗，食管失于濡养而成噎膈。食管干涩则吞咽梗涩而痛，胃肠津亏热结则口干咽燥，大便干结。

2. 七情内伤

以妄为常，忧思恼怒过度。忧思伤脾，气结于内，水湿不运，滋生痰浊，或恼怒伤肝，气滞郁结，痰气搏结，阻于食管则吞咽困难，胸膈痞满，甚至疼痛，气滞痰阻，胃失和降则嗳气呃逆，呕吐痰涎，气结津不上承，兼有郁热伤津则口干咽燥，舌偏红，苔黄腻，脉弦滑。痰气交阻，脉道不利，或痰热伤津，血燥而凝，瘀血内结，阻滞食管，食管狭窄则吞咽梗阻，饮食难下或食入即吐，甚至水饮难进，胸膈疼痛，固定不移。终伤血溢则呕吐如赤豆汁，或便血。病久，阴血更伤，肠失濡润则大便坚如羊屎。

3. 素体亏虚、年老体弱

真阴不足、命门火衰。房劳过度，真阴亏损，年老肾虚，命门火衰，精血渐枯，食管失养致病。病久阴损及阳，脾胃阳虚，饮食无以受纳和运化，津液输布无权则饮食难下，泛吐清涎。若脾肾亏虚，蒸化失司，精神疲惫，面浮足肿，面色㿠白，形寒气短，舌淡苔白，脉细弱。食管癌的发病机制总属气郁、痰火、血瘀交结，阻隔于食管、胃脘。病位在食管，为胃所主，与肝、脾、肾三脏密切相关。基本病机是脾胃肝肾功能失调，导致筋枯血燥，气郁、痰阻血瘀互结，而致食管干涩，食管、贲门狭窄。病理因素主要为痰瘀与气结。病理性质为本虚标实，本虚指阴津损伤，渐致阴津干涸，脾肾亏虚，甚至气虚阳微。标实乃气滞、痰火、血瘀阻塞食管，食管狭窄。

（二）西医病因病机

1. 化学因素

近年来，研究证实亚硝胺是所有食管癌致癌因素中最强、最稳定的成分，其在动物实验中有着最高的诱发食管癌的能力。某些食物，如腌制食品、烧烤食品、油炸食品、真菌污染的谷物或土豆，均含有较高比例的亚硝胺。有研究显示，维生素C、维生素A、核黄素等可阻断胺类的亚硝基化，从而抑制体内亚硝胺的生成。但腌制食品是人类发展史上最有创造性的食品，它的易保存和醇香美味深受现代和古代人喜爱。现在的西班牙和意大利火腿是烟熏肉类的典范，但没有见到西班牙和意大利食管癌高发。因此，食管癌是一个多因素诱发的产物，尤其是在亚硝胺食品中的伴随食物成分可能也起到了很大作用。另外，我们的腌制环境也很重要，这还需要我们进一步研究。

2. 生物因素

真菌：在动物试验中，霉变玉米中的黄曲霉菌、镰刀菌、白地霉菌等，其产生的曲霉毒素有着明确的动物致癌性。曲霉毒素还可与亚硝胺类协同，增强致癌性。目前认为，真菌引起的真菌性食管炎及食物污染，是诱发食管癌的重要途径。因其广泛存在于霉变的食品中，曾被认为是我国某些高发病地区的主要致癌因素之一。

病毒：过去曾认为人乳头状瘤病毒（HPV）与食管癌无关，但随着高敏感性的分子学技术的发展，已发现15％的食管鳞癌患者中，含有HPV-16或HPV-18病毒，10％的瘤体内含有异常HPV基因型，因此，HPV的致癌性需进一步研究。另有关于EB病毒可诱发食管癌的报道。

3. 遗传及一般因素

我国高发区60％的患者有家族史，家族聚集现象特别明显，即使高发区人口迁移至非高发区，这些移民及其后代仍会保持非常高的食管癌发病率。如新加坡的发病率较高，被认为与我国高发区移民有关。福建莆田客家人也是中原移民的后裔，其食管癌发病率也明显高于周围地区。但目前尚不能证实遗传因素的作用，关键是没有找到确切的食管癌相关发病基因。有人提出有家族史的食管癌患者的死亡率明显高于无家族史者。食管鳞癌发病与年龄有关，发病率随年龄的增加而增高，40岁以下者均见，发病率在40岁以上呈直线上升趋势，80％在50岁以上发病，70岁达到高峰。目前食管癌的发病高龄化现象越来越明显，目前发病平均年龄在65岁左右，而20年前，食管癌患者的平均年龄要降低5岁以上。因此，在高发区60岁以上的老年人应常规每年进行胃镜检查。

4. 食管癌的其他高危因素

以往有胃手术史者，约占食管癌患者的0.6％；1％～2％甚至更多的有头颈部恶性肿瘤史的患者可同时或异时性发生食管癌，年发生率为3％～7％。因此一名患者被诊断为下咽癌或喉癌时，一定要在治疗前对食管做仔细评估，排除同时患有食管癌的风险、龋齿、系统性硬化症等也被认为是危险因素；放疗引起的放射性食管炎，可增加食管癌的发生率，如同时有化学治疗，更易引发食管癌。食管化学烧伤患者也是食管癌的高发人群。

四、临床症状

（一）食管癌的症状和体征

早期食管癌无特异的症状，有些有轻微的吞咽不适，进食停滞感、异物感、烧灼感或微痛，胸骨后不适，或者呃逆、嗳气，剑突下或上腹部不适等，中晚期患者常有进行性吞咽困难、呕吐黏液或食物、胸骨后或背部隐痛不适、出血、声音嘶哑、体重减轻等。

1. 早期食管癌的症状

吞咽干性食物时有轻微的梗阻感：一般占51％～63％，多不引起注意，可自行消失和复发，不影响进食。常在患者情绪激动时发生，故易被误认为是功能性症状。当这种现象逐渐加重且频率增多时，要高度怀疑食管癌。

吞咽时胸骨后闷胀隐痛不适感：与食管癌早期的黏膜糜烂和浅溃疡有关。表现为咽下食物时有胸骨后或剑突下疼痛，其性质可呈烧灼样、针刺样或牵拉样，以咽下粗糙、灼热或有刺激性食物时尤为明显。初期呈间歇性，当癌肿侵及附近组织或有穿孔时，就会有剧烈而持续的疼痛。疼痛部位常不完全与食管内病变部位一致。疼痛多可被解痉剂暂时缓解。

食管内异物感：20％左右的患者在吞咽时有食管内的异物感。

食物滞留感：咽下食物或饮水时，有食物下行缓慢并滞留的感觉以及胸骨后紧缩感或食物黏附于食管壁等感觉，食毕消失。症状发生的部位多与食管内病变部位一致。

早期食管癌的症状轻微，很少引起患者重视。这些症状开始时为间歇出现，时轻时重，时间可长可短，往往反复达数月、1～2年或更长时间，患者直到中晚期出现进行性吞咽困难时才引起重视。

2. 中、晚期食管癌的症状

进行性吞咽困难是中晚期食管癌最典型的症状。一般患者初起时只在进食干硬食物时出现吞咽障碍，也可能是间歇性的吞咽困难，以后则进半流质、流质食物时亦有此症状，呈进行性加重，最后可发展至滴水不入。由于食管具有良好的弹性及扩张能力，一般出现明显吞咽困难时，肿瘤常已侵犯食管周径2/3以上，此时常伴有食管周围组织浸润和淋巴结转移。部分患者症状发展缓慢，时轻时重。有的患者甚至到了晚期，吞咽困难仍不十分严重。吞咽困难的程度随着食管癌病理类型的不同而差异很大。如缩窄型、髓质型吞咽困难明显，而腔内型则较轻。其原因是前者肿瘤多累及食管全层，管壁僵硬、管腔狭窄明显，因而吞咽困难症状明显，而后者肿瘤多以沿食管的纵轴扩张为主。在肿瘤侵犯管腔的1/3～1/2周，甚至2/3周时，未受累的食管仍可以正常扩张，液体和固体食物易于通过，因而吞咽困难症状轻。当病变部位发生感染、进食不当或过度疲劳时，症状加重，经短期禁食、补液、抗感染治疗后或坏死组织脱落时症状可明显减轻，但并非肿瘤真正好转。吞咽困难的严重程度与肿瘤大小、手术切除率和生存率并无一定的平行关系。

吐大量沫状黏液为食管癌的另一常见症状，这是由于食管癌的浸润和炎症引起食管腺与唾液腺分泌增加所致的。每日量达 1000mL 以上，严重时可达 1500～3000mL。呕吐量与梗阻的程度有关。呕吐物主要为沫状黏液，其中可能有食物残渣，有的混有陈旧血迹，甚至有恶臭味。其原因是食管呈不完全或完全梗阻状态，食管腺体和唾液腺的分泌液仅有少部分吞咽入胃，这些液体积存于肿瘤上方的食管腔内，当液体太多时便会借食管壁的逆蠕动而反流出来，并常会被吸入呼吸道，引起阵发性呛咳，严重时可引起吸入性肺炎。

胸骨后或背部持续性钝痛常提示食管癌已有外侵，引起食管周围炎、纵隔炎，但也可以是肿瘤引起食管深层溃疡所致。约有 10％的病例咽下时出现疼痛，晚期可达 20％。疼痛的特点是吞咽时发作或使之加剧，随病情发展而加重，可伴有吞咽困难。疼痛的性质与早期病例不同，疼痛较重，为隐痛、刺痛或灼痛，并与病变部位相吻合。若疼痛加剧，伴发热，常预示肿瘤穿孔。

食管癌患者有时也会因呕血或黑便就诊，肿瘤可浸润大血管特别是胸主动脉而造成致死性出血，对于有穿透性溃疡的患者特别是 CT 检查肿瘤侵犯胸主动脉者，应警惕大出血。

3. 终末期症状和并发症

恶病质、脱水、全身衰竭，此系食管梗阻滴水难入和全身消耗所致，常伴有贫血、水、电解质紊乱。

肿瘤侵犯并穿透食管，累及气管、纵隔、支气管、肺门、心包、大血管等，引起纵隔炎、脓肿、肺炎、气管—食管瘘、大出血等。

全身广泛转移引起相应的症状，如肝、肺、脑等重要脏器转移，引起黄疸、腹水、昏迷、全身水肿、呼吸困难等；纵隔、锁骨上淋巴结或全身皮下转移，引起声带麻痹、气管压迫、呼吸困难、疼痛等，出现颈部包块、皮下结节等体征。

早期患者无明显异常体征，晚期患者临床可有恶病质，锁骨上可触及淋巴结肿大。偶见骨关节病和杵状指（趾）。部分患者可触及肝大（肝转移）或出现胸腔积液的体征。通过血行转移所引起的内脏转移在初诊患者虽可高达 25％，但很少出现临床症状及体征。

（二）不同病理类型食管癌各自的特点

1. 鳞状细胞癌

鳞状细胞癌为食管癌最常见的组织学类型。镜下，癌细胞呈巢状分布，与间质界限清楚。分化好的鳞状细胞癌，细胞间可见细胞间桥，在癌巢的中心可出现层状的角化物，称为角化珠或癌珠，分化差的鳞状细胞癌无角化珠，无细胞间桥，细胞异型性明显，并可见较多的核分裂象。根据分化程度，一般将鳞状细胞癌分为高、中、低分化 3 级。高分化鳞状细胞癌中多数细胞为体积大、分化好、有角化的癌细胞，少部分为小的基底型癌细胞，这些小细胞位于癌巢的边缘。癌细胞具有向鳞状上皮表层、棘细胞层和基底细胞层方向分化的能力，癌巢可见细胞层次的分化。低分化鳞状细胞癌主要由基底型细胞组成，常缺乏细胞间桥及细胞层次分化。中分化鳞状细胞癌介于两者之间。放化疗后食管鳞状细胞癌的变化，放疗或化疗后鳞状细胞癌在组织学形态上常出现特征性改变，早期可见癌细胞连接缺乏或松弛。以后，肿瘤细胞几乎完全消失，仅剩纤维区域，其中可见一些嗜伊红致密包含小体或核碎裂的细胞。围绕角化物可形成肉芽肿性反应。复发时，癌细胞多呈未分化表现。

2. 疣状癌

为高分化鳞状细胞癌的一种亚型。肿瘤大体上呈外生性、疣状、菜花样或乳头状，组织学上与其他部位的疣状癌类似，癌细胞异型性小，呈乳头状、叶状结构，表面有厚的角化及不完全角化层，角化层向乳头间表皮深层明显延伸。食管疣状癌生长缓慢，呈局部浸润，转移能力低。

3. 梭形细胞癌

梭形细胞癌为具有肉瘤样梭形细胞成分的鳞状细胞癌，是低分化鳞状细胞癌的一种变异型。在有关文献中曾被称作癌肉瘤、息肉样癌、假肉瘤样鳞状细胞癌、鳞状细胞癌伴有梭形细胞间质等。大体上通常为息肉状肿瘤，镜下观察具有上皮细胞的形态特征的癌细胞成分往往比较少，常限于少数原位癌或浅表浸润癌部位。肿瘤大部分组织呈现由肉瘤样梭形细胞构成的多形性肉瘤样结构，类似于软组织恶性纤维组织细胞瘤，有时伴有局灶性软骨、骨或横纹肌分化。上皮与间质成分的比例在不同病例中不尽相同。本型食管癌需要与肉瘤或癌肉瘤进行鉴别。

4. 腺癌

食管腺癌约占食管癌的 10%。腺癌多发生在食管下段，可伴有腺上皮的异型增生。食管腺癌起源于食管上段先天异位的胃黏膜或食管腺。从组织学上食管腺癌多为高或中等分化的乳头状或管状腺癌。少数为低分化腺癌，肿瘤细胞呈弥漫性生长，腺体结构极少，有时可见印戒细胞。另外，偶可见黏液腺癌。若腺癌中出现小灶性鳞状上皮化生时仍应诊断为腺癌，但在诊断报告中应进行描述。值得注意的是，食管下段进展期腺癌和胃癌播散累及食管的鉴别诊断是非常困难的。

5. 腺鳞癌

腺鳞癌是由具有腺管状结构的腺癌成分与具有实性癌巢结构的鳞状细胞癌成分混合形成的肿瘤，腺癌和鳞癌成分可相互混杂，亦可具有较明确的界限。

6. 黏液表皮样癌

黏液表皮样癌在食管中少见，可能来源于食管腺导管上皮化生。黏液表皮样癌在组织学上可以见到鳞状细胞、黏液分泌细胞及介于两者之间的中间细胞同时存在。鳞状细胞成分常呈串状或多层团状，位于黏液分泌细胞之下，角化现象少见，没有角化珠出现，此点与腺鳞癌不同。食管黏液表皮样癌与唾液腺黏液表皮样肿瘤相似，但细胞分化程度常较唾液腺黏液表皮样癌高。

7. 腺样囊性癌

腺样囊性癌来源于食管腺，在食管中少见。镜下观察腺样囊性癌由类似正常黏液腺导管的上皮细胞和肌上皮型细胞的癌细胞构成，具有筛状结构特征。肿瘤细胞形成小导管样、小梁样或大的实性团，分散在囊腔周围，类似于唾液腺中的相同肿瘤。腺样囊性癌应与基底细胞鳞状细胞癌鉴别，后者为高度恶性的鳞状细胞癌，两者在形态上容易混淆。基底细胞鳞状细胞癌可有原始腺体结构的分化，其主要特点为周围细胞呈栅栏状排列，在圆形的腺腔周有丰富的基底膜样物质沉积，可用层粘连蛋白免疫组织化学方法显示。

8. 小细胞癌

食管小细胞癌在生物学、免疫组织化学、超微结构及临床行为上都与肺小细胞癌相似。肿瘤细胞小、有深染的圆形或卵圆形核，胞质极少，也可见体积稍大、胞质较多的中等细胞。肿瘤细胞形成实性片巢状。食管小细胞癌肿瘤成分多比较单一，但少数病例可有鳞状细胞癌灶或腺癌灶存在。食管小细胞癌对 NSE、突触素、嗜铬颗粒及 Leu7 呈阳性反应。有些病例可产生降钙素和 ACTH。本型食管癌的诊断应首先排除肺小细胞癌的转移。

9. 其他

除上述类型外，还有未分化癌、类癌、混合性外分泌－内分泌癌、淋巴上皮瘤样癌等类型。

第二节　诊断

一、辅助检查

（一）影像学检查

（1）X 线检查：食管钡餐检查可观察食管的蠕动情况、食管壁的舒张程度、食管黏膜的改变、食管的充盈缺损以及梗阻程度。食管蠕动停顿、逆蠕动，食管壁僵硬、不能充分扩张，食管黏膜紊乱、中断和破坏，食管腔狭窄等均提示食管癌的可能。目前普遍采用的是气钡双重造影法，该方法在确定病变范围、病变与全胃的关系、病变的表面性状等方面具有独特优势

（2）内镜诊断：临床高度怀疑食管癌者可做食管镜检查，其形态表现为病变处黏膜充血水肿或苍白水肿，糜烂、溃疡或呈菜花状，触之易出血，黏膜中断，食管壁较硬，肿瘤部位管腔狭窄，严重时食管镜难以通过。

（3）超声内镜检查：超声内镜是内镜与超声的结合，既可以观察食管病变，又能进行超声扫描，显示食管壁的层次及周围结构。应用食管超声内镜检查的主要目的是客观判断食管癌浸润深度。因其对癌周是否有肿大淋巴结的诊断准确率达 80% 左右，所以对外科制定合理的手术方案，特别是内镜下早期食管癌治疗适应证的选择及疗效判定有重要参考价值。

（二）细胞学、病理学诊断

食管镜检查可了解病变部位、分型，还可活检病理诊断，明确组织学分类；胸腔

镜、腹腔镜检查可在直视下观察肿瘤外侵与邻近脏器关系，淋巴结的大小及切除活检，有助于判定分期和确定治疗方案，为有创检查，必要时应用；淋巴结活检，如颈部锁骨上淋巴结肿大应行活检，以明确转移及病理类型。

（1）细胞学诊断：应用食管细胞采集器进行分段拉网细胞学检查诊断食管癌的阳性率可达 90％以上。食管脱落细胞学检查结合 X 线钡餐检查可作为食管癌的诊断依据。

（2）组织病理诊断及分型：食管癌分为鳞状细胞癌、腺癌、小细胞未分化癌和癌肉瘤。其中鳞状细胞癌占 90％以上，腺癌约占 5％，小细胞未分化癌更少见。早期食管癌可分为隐伏型（充血型）、糜烂型、斑块型和乳头型，其中以斑块型最为多见（癌细胞分化较好），糜烂型次之（癌细胞分化较差）。隐伏型是食管癌最早期的表现，多为原位癌，乳头型病变较晚，但一般分化较好。晚期食管癌可分为 4 型，即髓质型、蕈伞型、溃疡型和缩窄型。其中髓质型多见，约占 60％。

（三）生物标记物及免疫组织化学诊断

目前食管癌的生物标志物特异性均不甚理想，常用的有 CEA 及 CA19-9，对食管癌诊断符合率均不超过 50％。

二、诊断标准与临床分期

（一）早期食管癌的表现

食管壁全层分为黏膜、黏膜下层、肌层和外膜。早期食管癌是指癌肿仅累及食管黏膜、黏膜下层。此时，病变所致的黏膜皱改变细微，食管的通畅度无明显受阻，因此单依靠 X 线钡餐检查很难诊断。早期食管癌可能观察到的征象有黏膜稍增粗扭曲，连续性欠佳。局部小溃疡形成，食管轮廓欠光整，较毛糙。当检查者经过仔细观察，发现上述征象时，应建议患者进一步进行消化道内镜检查以明确诊断。

（二）中晚期食管癌的表现

中晚期食管癌指癌肿已累及肌层或达外膜以外，在 X 线餐造影中可有明确的表现。病理上，中晚期食管癌分 5 型，即髓质型、蕈伞型、溃疡型、硬化型和腔内型。其中较多见的为溃疡型和髓质型。以往常将中晚期食管癌在 X 线检查中的表现依据病理分型分为 5 类，但学者在实际工作中发现很难完全依据 X 线检查中的各种表现与病理分型相匹配。中晚期食管癌 X 线钡餐检查的主要征象，充盈像剂达到病变段时，食管轮廓变得不规则，管腔狭窄，狭窄常不对称，腔内出现充盈缺损，此种表现多出现于髓质型食管癌。黏膜像表现为正常黏膜皱中断，黏膜纹理杂乱、破坏，几乎所有的食管癌都会出现此征象。龛影的出现，表现为较大不规则的长形领剂充盈区，与食管长轴一致，周围可见不规则水肿透亮带，称为半月征，此表现多见于溃疡型 4 管腔严重狭窄，呈线状，剂通过受阻，上方食管扩张，此表现多见于硬化型。S 病变区管壁硬，蠕动减弱或消失，此表现均会出现

食管穿孔或食管瘘为中晚期食管癌及手术后可能出现的并发症。X 线钡餐造影时，可见高密度的对比剂进入邻近气管，使支气管显影。若癌肿侵入纵隔，则可表现为对比

剂在瘘口周围不规则分布。当临床疑有穿孔时，应注意改用碘液进行观察。

（三）分期

对食管癌进行分期临床上采用的是最新版的食管癌 TNM 分期，T 是指原发肿瘤的分期、N 主要是淋巴结转移的问题、M 主要是指有无其他远处转移。根据 TNM 分期可将食管癌分为 0 期、Ⅰ期、Ⅱ期、Ⅲ期、Ⅳ期，其中，0～Ⅰ期为早期食管癌，Ⅱ～Ⅲ期为中期食管癌，Ⅳ期为晚期食管癌。

0 期：为早期食管癌，此时在食管最内层可以发现异形细胞，可能会发展成为癌细胞。

Ⅰ期：为早期食管癌，此时的食管癌没有区域的淋巴结转移，也没有远处转移，肿瘤病变局限于黏膜和黏膜下层。

Ⅱ期：为中期食管癌，此时的食管癌指的是肿瘤的病变侵犯到了食管肌层，但没有远处转移，有区域淋巴结转移。

Ⅲ期：为中期食管癌，此时期的病变已经侵犯到食管外膜或食管外的周围组织，但还没有远处转移，有区域淋巴结转移。

Ⅳ期：为晚期食管癌，此时期已发生远处转移的食管癌病变，包括淋巴结和周围器官。

三、食管癌的鉴别诊断

（1）食管－贲门失弛缓症：吞咽困难也可是本病的主要症状，但是本病到达一定程度后吞咽困难不再加重，情绪波动可以加重症状。食管测压对本病的诊断有重要价值。

（2）食管良性狭窄：可由误吞腐蚀剂、食管灼伤、异物损伤、慢性溃疡的瘢痕引起，内镜下直视活检可以明确诊断。

（3）食管良性肿瘤：主要为少见的平滑肌瘤。吞咽困难较轻，进展慢、病程长。食管钡餐、内镜以及超声内镜有助于诊断。

（4）食管周围器官病变：如纵隔肿瘤、主动脉瘤、甲状腺肿大、心脏大等均可造成食管不同程度的狭窄，食管钡餐有助于鉴别。

（5）癔球症：又称"梅核气"。多见于青年女性，时有咽部异物感，但对进食无妨碍，其发病常与精神因素有关。

第三节　辨证论治

一、辨证要点

（一）辨病位

本病病位在食管，但与脾、胃、肝、肾密切相关。一般而言，吞咽困难，梗阻不顺，胸膈憋闷，随情志变化而有所增减者，病在食管、胃与肝；食物难下，艰涩不顺，形体消瘦，口咽干燥，舌红少津者，病在食管、肝与肾；病变日久，吞咽困难日重，呕吐清水，面白肢冷，病在食管、脾与肾。

（二）辨虚实

病初多实，继则虚实夹杂多见，终致气衰阳微，正气大虚。吞咽梗阻不顺，胸脘痞闷，痰多食少，苔腻脉滑者，为早期偏于气结，血瘀未甚，证属痰气交阻，多表现为邪实正不衰；饮食难下，呕吐物色如赤豆汁，胸膈疼痛，肌肤枯燥，舌紫有瘀点、瘀斑，脉细涩者以及食入不下，入而复出，形体消瘦，口干咽燥，烦热便干，舌红少津，脉细弦数者，均为中期痰瘀交阻、津伤热结，证属瘀血内结、津亏热结，表现为虚实夹杂；水饮不下，呕吐黏液，畏寒肢冷，面浮肢肿，舌胖脉弱者，为后期阴津枯竭，气血两伤证属气虚阳微，多表现以虚为主。

（三）辨在噎在膈

噎以食物吞咽受阻为特征，或食物尚可咽下。膈是由噎逐渐发展而成食物格拒不下，由不能咽下固体食物发展到不能咽下流质饮食，胸骨后疼痛，大便不通，并伴有神衰消瘦、面容憔悴等全身衰竭表现。

二、治疗原则

根据患者肿瘤情况及体质状况，合理使用健脾补肾、滋阴润燥、清热解毒、理气化瘀、化痰软坚等方法是食管癌治疗的总原则。初期以标实为主，宜理气、消瘀、化痰、降火等为主，中晚期本虚多见，宜滋阴润燥，健脾补肾，补气温阳为法，但临床上，扶正祛邪应有机结合，两者兼顾，不可偏废。目前食管癌的治疗模式，有单一手术，单纯放疗，放、化疗综合治疗或手术结合放、化疗等多种治疗方案。食管癌的治疗总策略取决于食管癌的治疗前临床分期、患者的一般情况和肿瘤所在部位，其中肿瘤的临床分期是最主要的参考因素。原发病灶的部位是局部治疗方法选择的一项重要临床参考依据，不同部位食管癌的治疗选择有较大的差异，一般颈段和上胸段的食管癌手术创伤大，并发症发生率高，而放疗的损伤相对较小，放疗的疗效优于手术，应该以放疗为首选。下段食管癌易发生胃旁和腹腔淋巴结转移，放疗的疗效相对较差，而手术的疗效较好，应该以手术治疗为首选。中胸段食管癌放疗与手术的疗效相当，应根据具体情况选择放疗、手术或者综合治疗。缩窄型食管癌、食管完全梗阻、有出血和穿孔倾向者应首选手术治疗。食管癌最佳治疗模式的选择仍然在不断探索之中。

三、中医分型

（一）痰气阻滞

主症：食入不畅，吞咽不顺，时有嗳气不舒，胸膈痞闷，伴有隐痛，口干，舌淡质红，舌苔薄白，脉细弦。

证候分析：本型多为病变初起，情志不畅，肝失调达，肝郁气滞，气滞血瘀，阻滞于食管，则见吞咽不利；"见肝之病，知肝传脾"，肝郁乘脾则纳食不行，脉弦细；肝经布胸胁，肝郁则胸胁胀闷；舌质淡红，舌苔薄白，脉细弦为痰气互阻之佐证。

治法：开郁降气，化痰散结。

方药：旋覆代赭汤（《伤寒论》）合四逆散（《伤寒论》）加减。

旋覆花 15g，代赭石 15g，柴胡 15g，枳壳 15g，郁金 15g，陈皮 10g，半夏 15g，山豆根 10g，草河车 15g，白芍 15g，露蜂房 10g。

方中以旋覆花降气消痰、代赭石重镇降逆为君，枳壳、郁金、白芍疏肝开郁，露蜂房除痰散结、陈皮、半夏祛湿化痰为臣药；山豆根、草河车解毒散结为佐；柴胡和解理气为使。

若疼痛明显者，加延胡索；口干、津伤明显者，加玄参、石斛；吞咽困难甚者，加威灵仙、赤芍。

（二）瘀血内结

主症：吞咽梗阻，胸膈疼痛，痛有定处，饮食难下，或食入即吐，甚至滴水难下，面色晦滞，形体消瘦，肌肤枯燥，大便坚如羊屎，或吐出物如赤豆汁，或便血，舌紫暗，或舌红少津，脉细涩。

证候分析：七情内伤，嗜酒无度，或过食肥甘辛辣，致生痰化瘀，日久痰瘀互结于食管成积，表现为吞咽困难，甚则饮水难下，食后即吐，吐物如豆汁。"不通则痛"，食管走行于胸骨后，积块阻滞于食管，可引起胸背部疼痛。血瘀化热，煎熬津液，致大便燥结，小便黄赤。肌肤甲错为血瘀之特征。舌质暗红，少津或有瘀斑瘀点，黄白苔，脉细涩或细滑为血瘀痰滞之候。

治法：祛瘀散结，化痰解毒。

方药：血府逐瘀汤（《医林改错》）加减。

桃仁 15g，红花 15g，当归 15g，川芎 10g，赤芍 15g，生地 15g，柴胡 15g，枳壳 5g，桔梗 15g，半夏 15g，胆南星 10g。

方中以桃仁、红花、当归活血祛瘀为君药；川芎、赤芍活血、行气为臣药；生地、当归养血和血为佐药；柴胡、枳壳、桔梗理气共为使药。酌加半夏、胆南星以化痰散结。

胸背痛甚者，加延胡索；便干者，加郁李仁、火麻仁；口干舌红者，加黄连、麦门冬、知母；合并出血者，加三七、白及、血余炭。

（三）阴虚内热

主症：进食噎塞不顺，咽喉干痛，潮热盗汗，五心烦热，大便秘结，舌干红少苔，或舌有裂纹，脉细而数。

证候分析：本型多见于年迈肾虚，或病变日久入于阴络，伤阴化热者。肿块日久渐大，则进食噎塞不顺；阴虚化热伤津，则见咽喉干痛，潮热盗汗，五心烦热，大便秘结；舌干红少苔，或舌有裂纹，脉细而数为阴虚内热之候。

治法：滋阴润燥，清热生津。

方药：一贯煎（《柳州医话》）合养胃汤（《温病条辨》）加减。

沙参 30g，生地 15g，麦门冬 15g，枸杞子 15g，当归 15g，川楝子 10g，石斛 15g，玉竹 15g，女贞子 20g，旱莲草 20g，知母 15g，黄柏 15g。

方中以沙参、生地滋养肝肾为君药；麦门冬、枸杞子滋阴养肝以加强养阴作用为臣药；当归养血活血为佐药；川楝子疏肝泻热为使药。阴虚口干者，加石斛、玉竹滋养胃津，女贞子、旱莲草滋肾育阴，知母、黄柏滋阴清热。

嗳气明显者，加陈皮、半夏、旋覆花、茯苓以和胃降逆；潮热盗汗明显者，加地骨皮、知母、鳖甲；肠中燥结、大便不通者，加大黄、全瓜蒌。

（四）气虚阳微

主症：长期吞咽受阻，梗阻不断加重，饮食不下，面色㿠白，形寒气短，面浮足肿，泛吐清涎，腹胀便溏，舌淡苔白，脉虚细无力。

证候分析：疾病日久，元气大伤，阳气衰微，肿块结聚，故饮食不下；脾肾阳虚，温煦失职，则泛吐清涎或泡沫；阳虚则寒，故形寒肢冷，面色苍白；阳虚水泛，则面足水肿。正气虚衰，故形体消瘦，乏气力短；舌质淡，脉虚细无力为气虚阳微之佐证。

治法：益气养血，温阳开结。

方药：当归补血汤（《内外伤辨惑论》）合桂枝人参汤（《伤寒论》）加减。

黄芪 30g，党参 15g，白术 15g，熟地 20g，白芍 15g，干姜 15g，桂枝 15g，半夏 15g，当归 10g，肉苁蓉 15g。

方中以黄芪、党参、白术补脾益气为君药；当归、熟地、白芍补血和营为臣药；干姜温运中阳为佐药；桂枝温通经络为使药。气逆呃逆者，用威灵仙、丁香、柿蒂；呕吐黏痰者，加陈皮、胆南星、青礞石；出血者，加仙鹤草、露蜂房、白及、三七；畏寒肢冷明显者，加炮附子；呕吐清水较多者，用吴茱萸、黄连。

四、治疗

（一）针灸治疗

食管癌的针灸治疗主要包括穴位针刺疗法和穴位照射疗法。针刺穴位选用内关、膈俞、胃俞、天突、中脘、公孙、足三里等，亦可随证加减，如痰多便秘加天枢、大肠俞、丰隆；痞塞加大陵等。病灶在颈段者加扶突、气舍、风门等，在中段者加气户、俞府、承满、肺俞、心俞等，在下段者加期门、不容、承满、梁门等，胸骨后痛配华盖，背痛配外关、后溪，进食困难或滴水不进重刺内关，食管内出血配尺泽、列缺、曲泽，痰多灸大椎、中府、中魁、针风门、肺俞、列缺、合谷。以上均采用毫针针刺，平补平泻每天 1 次。针刺治疗食管癌可有效解除梗阻症状。穴位照射疗法是用激光照射穴位，主要穴位为膈俞、中脘、巨阙、足三里等。这种方法是现代科技与古老针刺疗法相结合的一种新疗法，效果还有待探索。另外尚有穴位注射疗法。

（二）西医治疗

本病的根治关键在于对食管癌的早期诊断。治疗方法包括手术、放疗、化疗、内镜下治疗和综合治疗。

1. 手术治疗

外科手术是治疗食管癌尤其是早期食管癌的首选方法。患者一经确诊在身体允许的条件下应立即进行手术。根据病情可分为姑息手术和根治手术两种。姑息手术主要针对晚期不能根治或放疗后患者，包括食管胃转流术胃造瘘术、食管腔内置食管术等。根治性手术原则上应切除食管大部分，切除范围至少距肿瘤5cm。食管癌的外科手术措施主要有经左胸后外侧入路经右胸和上腹正中入路和经胸部、腹部及颈部入路。由于食管癌淋巴结最易转移至双侧气管旁、贲门旁淋巴结或喉返神经旁淋巴结，日本学者首先提出了三野淋巴结清扫，但我国部分学者认为这种方法损伤较大，且并发症发生率高，比如可能造成喉返神经损伤，所以目前仍然主要进行胸部和腹腔二野淋巴结清扫。随着医疗技术的不断提高和医疗设备的更新，微创手术也逐渐被用于治疗食管癌，并且因为其呼吸系统并发症的发生率和死亡率较低，微创手术被认为是一种更安全可靠的治疗方式。有些学者提出在食管癌患者进行肿瘤食管切除术后，用管状胃代替食管发挥功能。更有部分学者提出研究一种理想状态的人工食管。

2. 放射治疗

主要适用于手术难度大的上段食管癌和不能切除的中、下段食管癌。上段食管癌放疗效果不亚于手术，故放疗作为首选。手术前放疗可使癌块缩小，提高癌块的切除率和患者的存活率。放射治疗是治疗食管癌有效、主要、安全的手段之一。放射治疗是通过电离辐射作用对肿瘤进行治疗，目的在于通过精确的辐射剂量在杀死肿瘤细胞的同时尽量减少正常组织以及细胞的受损程度。放射治疗分为体外放射和腔内放射。体外放射是食管癌放疗的主要方式，高能X线通过体表对食管病变进行照射，至多每天1次，每周5次。腔内放射通过导管经鼻腔送达食管腔病变部位照射，有利于保护正常组织，增强局部肿瘤控制率。目前一般为增强治疗效果，采用综合放疗，例如术前放疗、术后控制性放疗、单纯性减轻痛苦放疗。但放疗时易出现多种并发症，如放射性食管炎、放射性气管炎、骨髓抑制等，治疗时应注意防治。

3. 化疗

化疗是晚期食管癌及食管癌术后控制病情进展、预防复发的主要手段，但目前尚无标准方案，常用的化学药物有阿霉素（ADM）、5-氟尿嘧啶（5-FU）、甲氨蝶呤（MTX）、顺铂（DDP）、开普拓（CPT-11）等。2011年，NCCN指南推荐包括顺铂、5-FU、紫杉类等药物为基础的联合化疗。目前在食管癌常用的化疗方案中，DF（5-FU联合DDP）方案被认为是较理想的联合化疗方案，DDP能增加乏氧细胞敏感性，抑制亚致死性损伤的修复和潜在致死性损伤的修复；5-FU可杀死肿瘤细胞，改变肿瘤细胞增殖动力学，增强放射敏感性。近紫杉类联合化疗法在治疗食管癌方面取得了令人鼓舞的效果。

4. 内镜介入治疗

对于高龄或因其他疾病不能行外科手术的早期食管癌患者，内镜治疗是一种有效的手段。早期食管癌的治疗方式有以下两种：①内镜下黏膜切除术：适用于病灶＜2cm，无淋巴转移的黏膜内癌。②内镜下消融术：虽有一定疗效，但缺点是治疗后不能得到标本用于病理检查。进展期食管癌的内镜治疗方式有以下 3 种：①单纯扩张：方法简单，但作用时间短且需反复扩张；对病变范围广泛者常无法应用。②食管内支架置放术：是在内镜直视下放置合金或塑胶的支架，是治疗食管癌性狭窄的一种姑息疗法，可达到较长时间缓解梗阻，提高生活质量的目的；但上端食管癌与食管胃连接部肿瘤不易放置。③内镜下实施癌肿消融术等。

5. 综合治疗

通常是手术、放疗、化疗、靶向治疗、中医中药、介入治疗等其他营养支持对症治疗，各种治疗措施可同时进行也可序贯应用，能提高食管癌的治愈率或局部控制率，减少远处转移，提高生活质量，延长生存期。

第四节　预防与调护

一、预防

在日常生活中，首要的是积极预防食管癌的发生。《黄帝内经》云："圣人不治已病治未病，不治已乱治未乱。"关键是保养人体正气。一是要坚持身体锻炼，增强体质，提高机体防病御邪的能力，是有效预防的重要途径。二是要注意饮食调养，规律生活，做到饮食有节，清洁卫生，不偏食，改变不良的生活习惯，如不吸烟、不酗酒，不过食肥甘厚腻、陈腐变质、腌烤辛辣之品等，尤其是尽量减少烫食。三是要重视精神调节，中医学认为"百病皆生于气"，气郁则诸郁成，气行则诸郁消。保持愉悦的心情，减少不良的精神刺激和避免过度的情绪波动，是配合治疗，防止恶化，延长生命的关键。鼓励患者树立战胜疾病的信心，消除患者紧张恐惧的心理，主动配合，积极接受治疗。实践证明，癌症患者，能面对现实，不恐惧，不紧张，治疗的效果和愈后均较好或生命的延续期均较长。四是对高发区和高诱因的患者，应定期查体，争取做到早发现，早治疗。

二、调护

在食管癌的诊疗、调摄中应重视中医中药的作用。手术、放疗、化疗等方式虽对癌细胞的抑制和杀灭具有治疗作用，但都不同程度地损伤了人体正气，故中医中药在食管癌治疗中的作用越来越受到重视和广泛应用。治疗食管癌时要注意保护脾胃。"有胃气则生，无胃气则死"，脾胃为后天之本，气血生化之源。在食管癌治疗中调养胃气是癌症调养较为重要的环节。临床处方用药切忌一味抗癌，伐伤脾胃。具体来讲，一是用药要注意保护脾胃，比如常用的抗癌药物通常采用破血逐瘀、清热解毒之法，如白花蛇舌草、半枝莲等性质寒凉，易克伐胃气，不可大队过量使用，以免损伤脾胃。二是在治疗用药中应常配伍一些健脾和胃药物，如茯苓、白术、山楂等以顾护胃气。三是在治疗过程中要注意饮食的适宜，切忌荤腥厚味，大肆蛮补，阻碍脾胃对饮食的消化、吸收。另外，有研究指出，食管癌病初愈后，须戒粥饭与房欲。新病初愈，骤与粥饭，则易致邪恋不去，而房欲则耗气伤精，损伤正气。如李中梓指出："反胃新愈，切不可便与粥饭，每日用人参一两、陈皮三钱、焦仓米三钱煎汤细呷之，后可小试陈米饮及糜粥。如仓廪未固，骤贮米谷，往往败事，多致不救。"沈金鳌指出："一年内切禁房欲，若犯之，必复发旧症而死，此所屡见者，非虚言也。"

第五节　病案

李某案

患者：李某，女，33岁，2020年9月18日诊治。

主诉：吞咽困难，头晕乏力，恶心呕吐4天。

初诊：食管中段病灶长7cm，肿瘤明显外侵，穿透纤维膜与主动脉粘连，肺门及纵隔淋巴结均见转移，白细胞明显下降，精神不振，四肢逆冷，口中多黏液，仅能进少许流汁饮食。

体格检查：舌苔白腻，质稍淡，脉软无力。

西医诊断：食管癌。

中医诊断：噎膈（阴阳两虚）。

治法：健脾益气，调补阴阳，佐以清热解毒之法。

处方：党参、白术、茯苓、黄芪、枸杞子、黄精、白参、白毛藤、白花蛇舌草、桂枝、甘草、生姜、大枣，水煎服，每日1剂。并配合云南白药间断服用。

18剂，每日2次

2020年10月30日复诊

药后患者疼痛慢慢得以缓解，饮食渐渐通畅，黏液减少，饭量增加。因有效，原方稍作化裁，继续坚持服用，食管X线片，病灶缩小一大半，精神、体力明显好转，体重增加，并逐渐恢复到正常。

【病案分析】患者素体虚弱，又经手术刺激，使体内阴阳俱伤，脾气虚损，舌苔白且腻亦能说明脾虚湿困，在元气未复之际又使用放疗，遂致阴阳两虚。故采取健脾益气，调补阴阳之法。

张某案

患者：张某，男，63岁。2020年7月20日初诊。

主诉：食入哽噎感2个月余。

初诊：患者出现咽部不适，声音嘶哑，进食时有轻度哽噎感，口淡无味，纳呆食少，形体消瘦，神疲乏力。

体格检查：舌质略暗、苔白厚腻，脉弦滑。

西医诊断：食管癌。

中医诊断：噎膈。

治法：健脾益气，化瘀消积。方用枳朴六君汤加味。

处方：党参、茯苓、女贞子、生薏苡仁、白术、陈皮、半夏、枳壳、厚朴、乌梢蛇、土鳖虫、重楼、黄芪、蜈蚣。

10剂，每日2次

2020年8月1日复诊

患者纳食有所增加，神疲乏力稍有改善，但进食仍有梗塞，声音嘶哑，口干欲饮，二便调，舌质略暗，苔白厚腻，脉弦滑。仍以上方加麦门冬、沙参、石斛、僵蚕、浙贝母，予21剂。前后以上方加减服用半年余，声音嘶哑、进食哽噎感完全消失。后做钡透检查，肿物消失。后改为每2日1剂，再服3个月，巩固疗效。

【病案分析】患者舌质暗淡说明有血瘀征象，苔白腻说明脾虚有痰湿，症属脾气虚弱，湿瘀互结。宜当健脾益气，化瘀消积。

张某案

患者：张某，男，36岁。2019年9月10日初诊。

主诉：2019年9月出现进食困难，胸骨后疼痛。

初诊：食管拉网检查发现鳞癌细胞，X线片检查证实为食管中段癌，食管管腔高度狭窄。来我科就诊时只能进流食，胸骨后疼痛加重，形体消瘦。

体格检查：舌紫暗，苔黄腻，脉弦数。

西医诊断：食管癌。

中医诊断：噎膈（气虚血瘀证）。

治法：养阴益气，宽胸降逆，化痰散结，解毒化瘀。

处方：沙参20g，麦门冬15g，太子参20g，瓜蒌20g，薤白9g，半夏9g，急性子12g，威灵仙20g，半枝莲30g，胆南星9g，草河车20g，山慈姑15g，陈皮9g，鸡内金12g，焦三仙各20g，薏苡仁20g。配合针灸：选天突、膻中、止呕、内关（双）、足三里（双）等穴，强刺激，不留针。

10剂，每日2次

2019年10月1日复诊

患者能进软食，疼痛减轻。体力恢复，体重增长6kg，能食面条、馄饨、水泡饭及半流饮食等，生活自理。

【病案分析】对中晚期食管癌患者，在用药过程中应注意病情轻重和病期早晚及患者的体质强弱。早期患者全身情况良好，应以祛邪为主，扶正为辅。中期患者病情稍重，肿瘤较大者，宜攻补兼施，扶正祛邪同时并举。晚期患者因身体虚弱，肿瘤广泛转移多有气血双亏，应以扶正为主，祛邪为辅，并需随时注意调理脾胃以增进食欲、增强体质。此患者证属气虚血瘀，伴有阴虚，故采用养阴补气、化痰散瘀的治疗方法。

赵某案

患者：赵某，男，64 岁，农民。2019 年 4 月 20 日初诊。

主诉：患者进食哽噎 2 月，最近 1 周只能进流食。

初诊：胸部明显疼痛，吞咽更加不畅，且伴疼痛，口干咽燥，午后低热，胸骨后疼痛半年，体质虚弱。

体格检查：舌质红，苔黄腻，脉细数略滑。

西医诊断：食管中下段鳞状细胞癌。

中医诊断：噎膈。

治法：清热解毒、生津润燥、宽胸理气、健脾和胃。

处方：金银花 30g，决明子 15g，天花粉 30g，麦门冬 20g，瓜蒌 30g，薤白 9g，半夏 9g，焦三仙各 15g，丝瓜络 20g，急性子 9g，鸡血藤 30g，元胡 9g，水煎服。

10 剂，每日 2 次

2019 年 5 月 1 日复诊

药后疼痛有减，吞咽较前稍顺畅，但泛吐黏液较多，又加贝母 9g，海藻 9g，旋覆花 9g（包煎）等。以后至放疗后期，血红蛋白、白细胞略有下降，原方加黄芪 40g、黄精 20g、枸杞子 15g 等，使全程放疗顺利完成。治疗后肿物有缩小，达 PR（部分缓解）。放疗后继续予中药治疗，治则以健脾益气、解毒散结、宽胸理气为主，改方如下：黄芪 30g，鸡血藤 30g，薏苡仁 30g，白术 9g，茯苓 9g，焦三仙各 15g，瓜蒌 30g，木香 6g，檀香 6g，金银花 20g，海藻 15g，山慈姑 15g，半枝莲 30g 等，患者病情长期稳定。

张某案

患者：张某，男，66 岁。2019 年 5 月 7 日初诊。

主诉：进行性吞咽困难伴进食灼痛 3 个月，声音嘶哑 1 周来诊。

初诊：上腹部时有疼痛，吐白色黏液，查体发现右锁骨上淋巴结肿大，质硬不移。食管餐造影提示食管下段狭窄，充盈缺损 6cm，病理学检查发现鳞癌，纵隔、锁骨上淋巴结转移，无法手术，治以中药加化疗。

体格检查：舌质紫红，脉细数。

西医诊断：食管癌。

中医诊断：噎膈。

治法：化瘀解毒、健脾化痰、和胃降逆。

方药：化疗药用丝裂霉素、氟尿嘧啶、顺铂，中药为鸡血藤 30g，白术 9g，薏苡仁 30g，威灵仙 20g，夏枯草 9g，山豆根 9g，急性子 15g，瓜蒌 30g，丹参 20g，龙葵 20g，山慈姑 15g，女贞子 15g，枸杞子 15g，菟丝子 15g 等加减，同时服冬凌草煎剂。

16 剂，每日 2 次

2019 年 7 月 8 日复诊

吞咽基本正常，能进普食，无明显疼痛，右锁骨上淋巴结缩小，但声音嘶哑未改善，X 线片见食管狭窄为 2cm。此后连续多年复查以及来我科服中药，除声音嘶哑外，无其他不适，能正常饮食及生活，治疗后病情稳定 5 年余。

【病案分析】食管癌化疗不敏感，生存时间短，痛苦较大。经过中西医结合治疗能提高疗效，延长生存期。中医辨证食管癌可分为，瘀毒气滞型、痰湿型、阴虚型、气虚型及气血双亏型，结合证型辨证施治，并配合化疗，不仅提高疗效，还减轻副反应，且在化疗后长期坚持服中药，可使肿瘤继续缩小或稳定，症状改善，使患者长期生存。冬凌草是唇形科香茶菜属植物，是我国民间治疗肿瘤的一种草药，实验证明，对多种动物移植性肿瘤有抑制作用。

赵某案

患者：赵某，男，43 岁，工人。2019 年 1 月 12 日入院。

主诉：吞咽困难一周多，伴有疼痛。

初诊：食管 X 线片示，食管中下段 1/3 第 6 椎体处有长 3cm 残缺不规则充盈缺损，黏膜粗乱。进硬食偶尔有阻挡，须水冲即下，同时咽痛，身体逐渐消瘦，吐黏液多，胸背痛，大便干，现面色苍黄，消瘦呈恶病质，口黏无味，有烟酒嗜好 20 年。

体格检查：舌质红，脉细数。

西医诊断：食管癌下 1/3 髓质型。

中医诊断：噎膈。

治法：清热解毒，养阴润燥，散郁宽胸，软坚消肿。

方药：方 1：清火散郁汤。金银花 30g，连翘、葛花、全瓜蒌各 15g，茯苓、知母、陈皮、半夏、炒枳壳、乌梅肉、薤白各 10g，青黛 6g。水煎服，每日 1 剂。

方 2：神农丸，每晚 1 次，每次 8～10 粒。

2019 年 4 月 1 日复诊

服上方治疗 3 个月，进软饭顺畅，不吐黏液胸背痛消失，精神体力倍增。出院后停汤药，带噎症丸继续服用痊愈。

【病案分析】患者形体消瘦，舌质红，脉细数属于阴虚之证，同时伴有大便干结，宜当养阴润燥，故用清火散郁汤，同时又可以达到软坚散结的效果。

李某案

患者：李某，男，47 岁。2020 年 8 月 4 日初诊。

主诉：以吞咽不利，进食有噎感 2 个月余而求诊。

初诊：日进食 150～200g，且只能进流食，伴有进行性消瘦，胸背疼痛，固定不移，偶有锥刺样痛感，反胃、恶心，时有呕吐（为胃内容物），胸脘痞闷。

体格检查：脉弦细涩，舌质红有瘀斑、苔薄。

西医诊断：食管癌。

中医诊断：噎膈。

治法：活血化瘀，疏肝理气。

方药：丹参 10g，白术 10g，土贝母 10g，白花蛇舌草 12g，广木香 12g，蜈蚣 4 条，土鳖虫 10g，全蝎 10g。

每日 1 剂，连服 4～5 剂

2020 年 9 月 16 日复诊

服前方 1 个半月，自觉哽咽感减轻，精神好转，饮食增加，每日进食 300～350g。见其原癌变局部管壁较前光滑，钡餐通过良好，继用前方加减治疗服药年余。

2021 年 2 月 4 日复诊

诸症消失，饮食增加，日进食 500g 左右，无噎涩及其他不适。拍片复查，食管局部管壁光滑无缺损，黏膜纹完全恢复正常，钡剂通过无阻。

【病案分析】患者胸痛固定且有锥刺样痛感，说明有瘀证，同时伴有呕吐恶心，辨证为瘀血内阻，气机不利，宜当活血化瘀，疏肝理气，故采用活血理气的药物。

王某案

患者：王某，男，54 岁。2020 年 2 月 14 日来诊。

主诉：1 周内进普食有时需要饮水送下，伴有胸骨后微痛。

初诊：进食发噎，症状时隐时现，自觉进食发噎频繁，同时胸骨后微痛，食管造影发现食管中上段充盈缺损，约 7cm，病变上端食管腔扩张，食管镜检查，距门齿 25cm 处发现食管壁充血糜烂呈结节状凹凸不平，易出血，只能进半流食，呕吐黏液。胸背烧灼样疼痛，消瘦明显，痛苦表情，大便干，已 1 周未解大便。

体格检查：脉弦细，舌质红有裂纹，苔少剥脱。

西医诊断：食管癌。

中医诊断：噎膈。

治法：活血化瘀，滋阴润燥（桃红四物汤和二术玉灵丹加减）。

方药：桃仁 10g，生地 12g，当归 10g，白术 10g，郁金 10g，丹参 10g，蜂房 6g，枸杞子 15g，女贞子 15g，半枝莲 15g，火麻仁 15g。

每日 1 剂，连服 7 剂。

2020 年 4 月 15 日复诊

胸骨痛未见好转，呕吐黏液比前好转，大便已解，量少干黑，脉弦细、苔薄，舌红。原方加全瓜蒌 30g，炙大黄 5g。连服 14 剂，给予加味西黄散 3g，加蜂蜜少许调

· 343 ·

匀，含服，一日 2 次。

2020 年 10 月 20 日复诊

诉进食发噎好转，能进软食，胸背疼痛减轻，大便已通，精神好转，体力较前有所增加，脉弦细，苔黄。舌红，患者要求带药回当地治疗。方：生黄芪、威灵仙、夏枯草、蒲公英、紫花地丁各 60g，生首乌、半枝莲、白花蛇舌草、太子参各 100g，生半夏、露蜂房、枸杞子各 30g，水煎浓缩成膏。将人工牛黄散加入药膏中，再加蜂蜜 500g搅。每次两茶匙，1 日 3 次，服药 3 个月后症状大有好转。

【病案分析】根据患者情况，舌红有裂纹，苔少有剥落，说明机体津液亏损，结合其他情况中医辨证为瘀毒内阻，津液亏虚，故应活血化瘀，滋阴润燥。

第八章　宫颈癌

　　笔者采用九补一攻法治疗妇女子宫颈癌（宫颈癌）也取得了不错的成效，中医上讲子宫颈癌与肝、脾、肾三脏密切相关，主要是由于脏腑失调、气血不和，气机阻滞，瘀血内停所致。临床分型分为气滞血瘀、痰湿瘀结、湿热瘀阻、肾虚血瘀4种。宫颈癌在临床上常以虚实夹杂，标本互见，笔者在治疗过程中多根据病程长短、病情轻重、标本缓急、初中末3期的不同确定扶正与祛邪的主次。目前临床上患者实证多以湿热、瘀血为主；虚证多以阴虚为主。故笔者治疗上实证以清热利湿，祛邪为主；血瘀内阻者，以活血化瘀为主，祛邪与扶正并重；而癌毒可贯穿于疾病的发展始终，治宜解毒散结为主；阴虚者，多以滋养肝肾阴液为主。总的来说九补一攻法思想贯穿治疗始终，但应注意攻邪勿要伤正，扶正不宜太过滋腻。同时顾护胃气应贯穿治疗的始终。

　　本章节主要阐述目前子宫颈癌中西医各自的病因病机和治疗特点，以及笔者采用九补一攻法治疗宫颈癌的用药思路和使用规律。

第一节　概述

一、中医病名的认识

　　中医学虽无宫颈癌的病名，但类似宫颈癌症状的记载，则散见于历代文献中。可归属于中医的"带下病""崩中""胞门积结"等范畴。西医子宫颈癌又称子宫颈浸润癌，是指子宫颈上皮细胞发生癌变，并穿透基底膜浸润间质组织，是全世界妇女最常见的恶性生殖道肿瘤。在我国近20年来由于肿瘤三级预防的广泛开展，妇女卫生状况的改善，发病率明显下降，但仍在妇女生殖器恶性肿瘤中居首位。人乳头状瘤状病毒（HPV）感染、单纯疱疹Ⅱ型病毒感染、性生活过早、性混乱、早育、多产、吸烟等是宫颈癌发病的危险因素。常见组织病理类型以鳞状细胞癌多见，其次是腺癌。据资料统计，鳞癌占70%左右，腺癌占20%左右，腺鳞癌及其他类型如未分化癌、恶性淋巴瘤、恶性黑色素瘤等占10%左右。由于治疗技术的提高及方法的改进，子宫颈癌总的五年生存率已达60%～65%，其死亡率已由20世纪70年代的10/10万左右下降至90年代的3/10万～4/10万。子宫颈癌未能适当治疗仅能存活2～5年。目前宫颈癌的治疗，多采用中药协同手术、化疗、放疗相结合，取得满意疗效，早期患者五年生存率可达95%～100%，中晚期患者五年生存率可达40%～73%。宫颈癌的转移途径主要是直接蔓延和淋巴转移，肿瘤直接向邻近组织和器官蔓延，侵犯宫体、两侧宫旁、盆壁、阴道，晚期也可侵犯结肠和直肠。淋巴转移，肿瘤可转移至闭孔、髂内外淋巴结，髂总、腹主动脉旁、腹股沟深部等淋巴结,晚期可见锁骨上淋巴结转移。血行转移较少见。盆腔、子宫残端是宫颈癌易复发的部位。本病的预后主要与临床分期、肿瘤大小、浸润范围、淋巴结转移、组织学类型、病理分级和治疗方法等因素有关。

隋代巢元方在《诸病源候论》中提出:"带下病者,由劳伤血气,损伤冲脉任脉,致令其血与秽液相兼带而下也。""崩中之病,是伤冲任之脉,冲任气虚,不能统治经血,故忽然崩下……伤损之人,五脏皆虚者,故五色随崩俱下。""若经血未尽而合阴阳,即令妇人血脉挛急,小腹重急支满……结牢恶血不除,月水不时,或月前或月后,因生积聚,如怀胎状。"清代傅青主在《傅青主女科》中则把带下分为"白带""青带""黄带""黑带""赤带"进行辨证施治。金·李东垣指出:"妇人崩中者,由脏腑损伤冲任二脉,气血俱虚故也。二脉为经脉之海,血气之行,外循经络,内荣脏腑。若劳动过极,脏腑俱伤,冲任之气虚不能制约其经血,故忽然而下,谓之崩中暴下。"

明代张景岳《妇人规》更提出"交接出血而痛",这与现代医学描述宫颈癌的主症之一"接触性出血"相一致。由于本病与冲任密切相关,冲任之脉系于肝肾,冲为血海,故辨治与肝、脾、肾三脏密切相关。"凡妇人交接即出血者,多由阴气薄弱,肾之不固,或阴分有火而然。若脾虚气陷,不能摄血者,宜补中益气汤,或补阴益气煎;若脾肾虚弱,阴气不固者,宜寿脾煎、归脾汤;若肝肾阴虚不守者,宜固阴煎;若阴火动血者,宜保阴煎。"

二、流行病学

子宫颈癌(宫颈癌)是最常见的妇科恶性肿瘤之一,在全球妇女恶性肿瘤发病率中居第二位,仅次于乳腺癌。在发展中国家则居首位,在发达国家低于乳腺癌、子宫内膜癌,居第三位。据世界范围内统计,每年约有 50 万的宫颈癌新发病例,占所有癌症新发病例的 5%,其中绝大多数病例来自发展中国家。我国每年新发病例 14 万,约占世界宫颈癌新发病例的 28.8%,为我国妇女生殖道恶性肿瘤第一位。

近年来,国内外在宫颈癌的病因学方面做了大量的工作,研究中发现了许多与宫颈癌发生相关的危险因素。概括来讲,主要包括以下三方面:第一类是行为危险因素,诸如性生活过早、多个性伴侣、口服避孕药、吸烟、多孕多产、社会经济地位低下、营养不良及配偶性混乱等,第二类是生物学因素,包括细菌、病毒和衣原体等各种微生物的感染,第三类是遗传易感性,目前仅有少量研究表明,宫颈癌可能存在着家族聚集现象宫颈癌的发生和发展是一个与多种因素有关的复杂病理过程。诸多危险因素中,99.7%的宫颈癌病例是由人乳头状瘤病毒(HPV)的感染引起的,高危型 HPV 持续感染目前被认为是宫颈癌的主要原因。所以越来越多的学者认为,宫颈癌是感染性疾病。HPV可以通过基因整合和对宿主细胞基因组的不稳定性、细胞周期、细胞凋亡及端粒酶活性产生影响等多种机制导致宫颈上皮的恶性转化。随着细胞学筛查宫颈癌的广泛普及,以及 HPV 疫苗的应用,部分发达国家的宫颈癌病死率已经降至过去的 50%,但是近年来全球仍有大部分国家宫颈癌发病率有明显增高及年轻化的趋势,严重威胁着广大妇女的健康。这与国家和地区的基础卫生设施密切相关。

中国防治宫颈癌的形势仍然十分严峻，新发宫颈癌病例 13.3 万，约占世界新发病例总数的 30%。中国每年有 2 万～3 万妇女死于宫颈癌；尽管我国宫颈癌的死亡率下降 68.4%，从癌症死因的第一位降至第六位。但中西部地区尤其是广大农村，其发病率和死亡率几十年来居高不下，如山西阳城县宫颈癌死亡率高达 36/10 万；湖北五峰土家族自治县第三次死亡回顾抽样调查结果分析显示，宫颈癌死亡率在恶性肿瘤中居第一位 333/10 万，明显高于世界平均水平（8/10 万）。宫颈癌总 5 年生存率改善甚微，几十年来徘徊在 50% 左右。由于 HPV 感染及 CIN 发病显著上升，宫颈癌发病可能增加。宫颈癌有年轻化倾向，35 岁以下妇女的宫颈癌发病率每年以 2%～3% 的速度增加。有资料表明，35 岁以下的宫颈癌患者占全部宫颈癌患者的 11.2%。

三、病因病机

（一）中医病因病机

本病的发生主要源于脏腑失调，气血不和，气机阻滞，瘀血内停，气聚为瘕血结为癥，因新产、经行不慎，伤于风冷，或情志内伤所致。临床常见的病因有气滞、痰湿、毒热、血瘀。

（1）气滞血瘀：情志内伤，肝气郁结，阻滞经脉，血行受阻，气聚血凝，积而成块；或经行产后，血室正开，风寒侵袭，血脉凝涩不行，邪气与余血相搏结，积聚成块，逐渐增大而成瘕。

（2）痰湿瘀结：脾阳不振，饮食不节，脾失健运，水湿不化，凝而为痰，痰浊与气血相搏，凝滞气血，痰湿瘀结，积聚不散，日久渐生瘕。

（3）湿热瘀阻：经行产后，胞脉空虚，正气不足，湿热之邪内侵，与余血相结滞留于冲任胞宫，气血循行不利，湿热瘀阻不化，久而渐生瘕。

（4）肾虚血瘀：肾藏精，主生殖，妇人以血为本，气血之根在于肾。若先天肾气不足或后天伤肾，肾虚则气血瘀滞而为肾虚血瘀，或瘀血久积，化精乏源，亦可成肾虚血瘀，阻滞冲任胞宫，日久渐成消瘦。

总之，本病多以正虚冲任失调为本，湿毒凝聚为标。毒邪趁机体内虚外侵，客于胞门，渐生渐长，坚实不移，溃疡糜烂，表现出种种实证迹象。另外，人体又因癌肿侵袭导致机体功能失常，有乏力、出血、进行性消瘦等虚证表现。

（二）西医病因病机

（1）性生活过早：早婚、早年分娩、多产、密产发病率高。18 岁以前有性生活者为性生活过早。早婚指 20 岁以前结婚者，其发病率高，约占宫颈癌患者的 50%。未婚及未产妇女宫颈癌发病率明显降低。

（2）性生活紊乱：多次结婚史，发病率高。第二次结婚者宫颈癌发病率为初婚者的 5 倍。

（3）慢性宫颈炎：长期刺激发病率高。宫颈炎患者发病率为正常人的 4.7 倍。

（4）细菌病毒感染：可能是诱发宫颈癌的重要因素。近来发现性交感染的某些病毒，如，人类疱疹病毒Ⅰ型（HSV-2）、人类乳头状病毒（HPV）、人巨细胞病毒（CMV）可能与宫颈癌发病有关。宫颈癌患者血清抗HPV-2抗体，阳性率达80%～100%，正常对照仅20%，宫颈癌组织中可检查出CMV的DNA片段。

（5）其他：如性激素失调、男性包皮垢刺激、遗传因素、社会经济状况和精神创伤等因素也可有一定关系。也有报道指出，母亲为安胎在怀孕期间服用己烯雌酚，生下的女儿在成年时容易患子宫颈癌。另外，吸烟、长期服用避孕药丸可能会增加宫颈癌发病的危险。子宫颈细胞发育不良也可以转变为早期癌。

四、临床症状

（一）宫颈癌的症状和体征

临床症状的轻重与病情早晚有关，宫颈上皮内瘤变及镜下早期浸润癌一般无症状，多在普查中发现。Ⅰb期和以后各期最早出现的症状主要有无痛性阴道出血和阴道排液。

1. 症状

阴道出血：常为接触性出血，多见于性生活或妇科检查以后。出血量可多可少。早期出血量一般较少，晚期病灶较大时，可表现为出血量多甚至大出血。年轻患者也有表现为经期延长、周期缩短、经量增多等。绝经后妇女表现为绝经后出血等。

阴道排液：最初量不多，呈白色或淡黄色，无臭味。随着癌组织破溃和继发感染，阴道可排出大量米汤样、脓性或脓血性液体，伴恶臭。宫颈黏液性腺癌患者，由于癌灶分泌大量黏液，常有大量水样或黏液样阴道排液。

疼痛：宫颈癌早期主要表现为性生活时下腹部、腰骶部疼痛，中晚期则出现腰骶部持续性疼痛，可向下肢放射。

晚期症状：癌瘤侵犯盆腔结缔组织，压迫膀胱、直肠和坐骨神经以及影响淋巴和静脉回流时，可出现尿频、尿急、肛门坠胀、便秘、下腹痛、坐骨神经痛、下肢肿痛等癌瘤压迫或侵犯输尿管时，可出现肾盂积水、尿毒症。终末期因长期消耗常出现恶病质。

伴发症状：宫颈癌病程较久时有可能引起贫血，出现面色和口唇苍白、指甲苍白、疲乏无力、头晕等症状；肿瘤病灶压迫或侵犯膀胱，引起尿频、尿急、尿血等症状，侵犯和压迫直肠时出现便秘、便血等症状。

后期衰竭：宫颈癌疾病后期患者出现消瘦、贫血、发热和全身衰竭等。

2. 体征

宫颈增生呈糜烂状，可见癌灶呈菜花状、结节状、溃疡或空洞形成，宫颈管型癌症（宫颈腺癌），宫颈可呈桶状，但宫颈表面可光滑或轻度糜烂，未见明显癌灶。菜花状癌组织质脆，触之易出血。表面覆盖有灰色坏死组织。

宫体一般大小正常，若癌灶侵犯子宫，宫体可能增大、固定。

宫旁组织癌肿浸润主韧带、宫韧带，可使其增厚，呈结节状质硬、不规则，形成团块直达盆壁、固定。

阴道和穹隆部癌灶侵犯阴道及阴道穹隆部，检查时肉眼可见癌灶组织增厚、质硬，缺乏弹性等。

（二）不同病理类型宫颈癌有各自的临床特点

1. 微小浸润癌

只有在宫颈锥切活检边缘阴性，或子宫颈切除或全宫切除后才能做出宫颈癌ⅠA期的诊断。如果是宫颈上皮瘤样病变（CIN）级宫颈锥切边缘阳性或浸润癌，需要再做一次宫颈锥切或者按ⅠB期处理。在确定治疗前应该做阴道镜检查排除相关的阴道上皮内瘤变（VAIN）。

ⅠA期推荐经腹或经阴道子宫全切术。如果同时存在阴道上皮内瘤变应该切除相应的阴道段。如果患者有生育要求，可行宫颈锥切，术后 4 个月、10 个月随访追踪宫颈细胞学抹片。如果这两次宫颈细胞学抹片均呈阴性，以后每年进行一次宫颈抹片检查。

ⅠA期宫颈癌有潜在的淋巴结转移概率，治疗方案应该包括盆腔淋巴结切除术。推荐的治疗是改良广泛子宫切除术（Ⅰ型子宫切除术）加盆腔淋巴结切除术。如果没有淋巴血管区域浸润，可以考虑行筋膜外子宫切除术和盆腔淋巴结切除术。

要求保留生育功能者，可选择以下治疗方案。

（1）大范围的宫颈锥切活检，加腹膜外或腹腔镜下淋巴结切除术。

（2）广泛宫颈切除术，加腹膜外或腹腔镜下淋巴结切除术。

2. 浸润癌

ⅠB和ⅠA期（肿瘤直径<4cm）早期宫颈癌（ⅠB、ⅠA <4cm）采用手术或放疗的预后均良好。合用手术和放疗并发症将增加。为了减少并发症的发生，初始治疗方案时应该避免合用广泛手术和放射治疗。

ⅠB和ⅠA期（肿瘤直径>4cm）。

（1）放化疗。

（2）广泛子宫切除术和双侧盆腔淋巴结切除术，术后通常需要加辅助放疗。

（3）新辅助化疗（3 个疗程的以铂类为基础的快速输注化疗），随后进行广泛子宫切除术和盆腔淋巴结切除术加或不加术后辅助放疗或放化疗。

3. 晚期宫颈癌（包括ⅠB、ⅣA 期）

标准的初始治疗是放疗，包括盆腔外照射和腔内近距离放疗联合同期化疗。ⅣA期患者癌症没有浸润到盆壁，特别是合并有膀胱阴道瘘或直肠阴道瘘者，初始治疗可选盆腔脏器清除术。

4. ⅣB期或复发疾病

广泛手术治疗后局部复发，广泛手术后局部复发的宫颈癌患者是放疗的指征，应考虑在放疗同时加用 5-Fu 和（或）顺铂化疗，或许可以改善预后；在经选择的没有浸润到盆壁（特别是有瘘管存在）的患者，盆腔脏器清除术可以作为一个替代根治性放疗及同期化疗的选择。

初始手术后局部复发的治疗选择，初始手术后盆腔局部复发的患者可以选择根治性放疗或盆腔脏器清除术。根治性放疗（＋同期化疗）可能可以治愈一部分初始手术后盆腔孤立复发病灶的患者。

根治性放疗后局部复发，病灶直径 2cm 局限于宫颈者适合做广泛子宫切除术。虽然病死率高，但一些患者可以治愈而且不需要造瘘。中央型复发侵犯膀胱和（或）直肠，没有腹腔内或骨盆外扩散的证据，在盆壁与肿瘤间有可以切割的空间的患者，是适合做盆腔脏器清除术的潜在患者。单侧下肢水肿、坐骨神经痛和输尿管阻塞三联征几乎总是提示存在不能切除的盆壁浸润，应予姑息治疗。

第二节　诊断

一、辅助检查

宫颈癌的诊断一般包括了解病史、一般查体、妇科查体、组织病理学检查、影像学检查等。

（一）宫颈/阴道细胞学涂片检查

它是目前发现子宫颈癌前病变（宫颈上皮内瘤样病变，CIN）和早期子宫颈癌的主要手段，特别是对临床体征不明显的早期病变的诊断（宫颈/阴道细胞学诊断 Bethesda 报告）。阴道细胞涂片无损伤、简单易行，如有怀疑，可以多次重复，是筛查早期宫颈癌的较好方法。

（二）HPV 检测

1974 年 ZurHausen 首次提出 HPV 感染与宫颈肿瘤密切相关，经过多年研究，2004 年，国际癌症研究署（IARC）发表声明，HPV 是宫颈癌前病变及宫颈癌发生的必要因素。依据 HPV 与癌瘤的关系，可将 HPV 分类为高危型及低危型。高危型 HPV 是宫颈癌的首要病因，宫颈癌的早诊早治及病情监测需包括高危型 HPV 检测。

（三）腔镜检查

（1）阴道镜检查：阴道镜可将病变放大 6～40 倍，因此在直视下早期发现宫颈的癌前病变及细小病灶，提高宫颈活检的阳性率，是宫颈癌前病变及早期宫颈癌诊断的必须方法。

（2）膀胱镜、直肠镜检查：临床可疑膀胱或直肠受侵者应行相应腔镜检查。

（四）宫颈活检

宫颈活检组织病理学检查是宫颈癌诊断的金标准。早期宫颈癌应该在阴道镜指导下取活检，对阴道镜检查不满意或病变伸入宫颈管者应行宫颈管刮术以提高活检的阳性率。所有宫颈癌都必须有病理组织切片证实并区分肿瘤的病理类型和分级。

（五）宫颈细胞学筛查

宫颈脱落细胞涂片检查已成为筛选宫颈上皮异常的一种主要方法。巴氏涂片是常用的早期发现宫颈病变的方法。若宫颈刮片细胞学检查巴氏 Ⅲ 级或 Ⅲ 级以上、TBS 分类为鳞状上皮瘤，均应在阴道镜观察下选择可疑癌变区行宫颈活检组织检查。

（六）影像学诊断

X 线主要用于观察肿块的形状、边缘特征、密度、大小，钙化点的大小、形态、分布及导管的改变等，从而进行诊断和鉴别诊断。B 超能明确区分密度不同的乳腺和病变组织，显示彩色血流，观察淋巴结的分布和形态等。乳腺 B 超及数字化钼靶摄影可作为乳腺癌诊断的主要辅助手段。常规行胸部 X 线正侧位 B 超，除外乳腺癌常见远处转移以利于准确分期。MRI 对于乳腺癌的确诊及临床分期具有重要价值。术前乳腺 MRI 检查是排除多中心或多灶性微小病变的重要检查手段。

（七）其他相关诊断方法

碘试验：正常宫颈鳞状上皮含糖原，糖原和碘混合后产生深赤褐色或深棕色，不染色为阳性结果，说明鳞状上皮不含糖原。但碘试验对癌无特异性，只能发现不含糖原的上皮。不成熟的化生上皮通常不被染色。

二、诊断标准与临床分期

（一）诊断标准

（1）早期宫颈癌：常常无明显的症状和体征，宫颈可光滑或难与宫颈柱状上皮异位相区别的糜烂状，颈管型的宫颈癌患者常因宫颈外观正常而易漏诊或误诊。早期宫颈癌的症状表现如下：①阴道分泌物增多：大多数宫颈癌患者有不同程度的阴道分泌物增多，这是最常见的宫颈癌早期症状，多发生在阴道流血之前。初期由于宫颈癌组织的刺激，宫颈腺体分泌功能亢进，产生黏液样白带，可以没有任何气味。随着宫颈癌的癌瘤的生长，宫颈癌继发感染、坏死，则分泌物的量增多，如淘米水样或混杂血液，并带有臭味。②阴道流血：宫颈癌早期症状表现为少量血性白带及接触性阴道流血，开始常为性交、排便、活动或妇科检查后出血。宫颈癌患者阴道流血在初期多为少量。

（2）晚期宫颈癌：宫颈癌晚期出血量增多，呈间断性或持续性，甚至出现大出血，个别患者可以发生出血性休克；早期阴道排液呈黏性、浆液性或稀薄水样，随后可呈米汤样，常混有血液，有腥臭味。晚期肿瘤坏死并感染，白带呈浑浊黄色或脓样，有恶臭；疼痛常为宫颈癌晚期的表现。癌瘤浸润宫旁组织，可出现下腹部胀痛或钝痛。如侵犯盆腔结缔组织、骨盆而至压迫或侵犯神经丛极大的神经干，可出现腰部、下腹及骶部持续性疼痛，逐渐加重，难以忍受，并向臀部及大腿放射。

晚期癌肿压迫或侵犯膀胱，常表现为尿频、尿急、血尿等泌尿道症状甚至发生膀胱阴道瘘。双侧输尿管受压并梗阻，可产生尿毒症。当癌肿压迫或侵犯直肠时，可引起肛门坠胀，便秘，里急后重，便血或直肠阴道瘘。癌肿压迫露血管时，可导致下肢水肿。同时，疾病后期的患者可以出现消瘦、贫血、发热、恶病质等。

（二）临床分期

宫颈癌主要分为 4 期，正常的子宫结构主要由上端较为宽大的子宫体，以及下端较为狭小的子宫颈构成。而宫颈癌发生于子宫颈外口的肿瘤，可分为原发型和继发型两种。通常所说的宫颈癌指的是原发宫颈癌，一般分为 4 期，具体分期如下。

0 期：也称原位癌，是指癌症病变只局限在宫颈的黏膜层，没有侵犯到间质。

Ⅰ期：指癌症已出现间质的浸润，可为Ⅰa 期和Ⅰb 期。Ⅰa 期是病灶无法通过肉眼观察，只有在显微镜下才能看到，而Ⅰb 期肉眼已经能够看到病灶。

Ⅱ期：是指癌症已超出宫颈范围，出现宫旁和阴道的转移。Ⅱ期又分为Ⅱa 期和Ⅱb 期，Ⅱa 期是指宫旁的转移没有到达盆壁，且还未下移至阴道的下 1/3。Ⅱb 期则说明宫旁的转移已到达盆壁，且已转移下移至阴道的 1/3。

Ⅲ期：指癌症病变已超出盆腔的范围。

Ⅳ期：指已出现身体远处的转移，比如肺转移。

三、宫颈癌的鉴别诊断

1. 宫颈糜烂

子宫颈外口周围有颗粒状糜烂，触之易出血，仔细检查糜烂质地不硬，而癌变质地较硬，有怀疑时可做宫颈刮片或取活检。

2. 子宫颈内膜外翻

较易出血，有时外翻的黏膜过度增生，表面也可呈现高低不平，与早期溃疡型子宫颈癌不易鉴别，根据子宫颈内膜外翻边缘较为整齐，内膜外翻区域弹性好，周围组织无浸润以及当阴道窥器向外退出时外翻面消失，故可与子宫颈癌相鉴别。

3. 宫颈息肉

息肉为炎变，但宫颈恶性肿瘤有时呈息肉状，故凡有息肉应切除，并送病检。

4. 宫颈结核

较少见，外观宫颈糜烂、溃疡、乳头状或息肉样生长，好发于年轻妇女，伴有不育史、月经异常，结合活检可确诊。

5. 宫腔或宫颈黏膜下肌瘤

当肌瘤脱入阴道，伴感染坏死，双合诊时可扪及瘤蒂，质硬均匀不脆，无癌瘤的侵蚀感。

6. 子宫内膜癌

有不规则阴道出血及白带增多，检查时可发现子宫增大，颈腔变大，宫颈正常或轻度糜烂。可行分段刮宫病理检查加以鉴别。

第三节　辨证论治

一、辨证要点

1. 辨舌苔

舌质暗或有瘀斑，苔薄白，脉弦或涩为肝郁气滞，冲任失调；舌质红，苔黄腻，脉滑数或弦数为肝经湿热，毒蕴下焦，舌质淡，苔白腻，脉沉细或弦细而涩为肝肾阴虚，瘀毒内蕴。

2. 辨标本

局部临床表现为出血、带下，多为标；以肝肾亏虚，冲任失调为本。及气、血、阴、阳之虚，尤以放化疗后阴亏液耗，精血亏虚为多见。故临床辨证肝肾阴虚之证常见，症见头晕目眩，口苦咽干，五心烦热，少腹及腰骶腿痛，便秘，赤白带下，气味恶臭，舌质红，苔薄白，脉象弦细或细数。

3. 辨月经、带下的量、色、质、味

临床需根据患者的月经、带下的量、色、质、味辨明寒热虚实。

4. 辨病程的初、中、末阶段的邪正盛衰

临床上根据病史的长短，邪正盛衰，可将该病分为初、中、末 3 期。初期，病灶局限，主要表现为下焦湿热的一系列症状，此时邪气尚浅，正气未伤，以实证为主；中期，血瘀日甚，疼痛明显，邪气渐深，正气耗损，虚实夹杂；末期，主要表现为气血耗伤，肝肾津液枯竭，为邪气炽盛，正气消残，为正虚邪实证，此期多见于晚期远处转移患者。

5. 辨邪实情况

本病邪实主要表现为"湿热""瘀血"的不同，再结合临床患者月经、带下的量、色、质、味的不同情况及疼痛的部位、性质、程度、发生及持续时间，并结合舌诊、脉诊的特点辨明湿热血瘀之证。湿热证多见胸闷不舒，胃纳不佳，口苦而干，心烦低热，少腹疼痛，月经不调，带下绵绵。而血瘀证则见精神烦躁，面色晦暗，赤白带下，伴有恶臭，盆部固定性疼痛，窜及腰骶部，舌质紫暗，或有瘀点、瘀斑，脉沉或涩。

6. 辨正虚性质及所属的脏腑

本病的发病部位多在下焦，病变脏腑多与肝、肾两脏关系密切，可见于疾病的末期；而论及气血阴阳状况。月经先期，量多，色深红，质稠者，或带下黄浊，异味，多属血热证；月经后期，量少，有血块者或带下清稀无臭，多属血寒；月经先期，经期延长，量多，色淡红，质稀者，多属气虚；月经后期，量少，色淡，质稀者，多属血虚；若伴形寒怕冷，多属阳虚；若伴口干，形瘦，颧红，潮热，多属阴虚；月经后期，量少，色暗红，挟小血块，伴小腹胀痛者，多属气滞；月经或多或少，色紫暗，挟多量血块，伴痛经者，多属血瘀。

二、治疗原则

宫颈癌的病因病机复杂，临床常虚实夹杂，标本互见，常以肝肾阴虚为本，"湿热""瘀血""癌毒"为标，治疗过程中应根据病程长短，病情轻重，标本缓急，初、中、末3期的不同确定扶正与祛邪的主次。

1. 实则清利，虚则补益

本病的发生主要是由于机体正气不足，外感六淫之邪、内伤七情，或房事不节、饮食内伤，导致脏腑功能失调，瘀血、湿浊、痰饮、气滞等有形之邪凝结不散，停聚小腹，日月相积逐渐形成。由于病程日久，正气虚弱，湿浊、痰饮郁久化热，又与瘀血、癌毒相互兼夹相互影响，更加耗伤阴液。因此患者临床实证多以湿热、瘀血、癌毒为主；虚证多以阴虚为主。治疗上应遵循实则清利、虚则补益的原则辨证施治。实证以湿热下注为主者，多见于疾病发展早期，治宜清热利湿，祛邪为主；以血瘀内阻者，多见于疾病发展的中期，治宜活血化瘀为主，祛邪与扶正并重；而癌毒可贯穿于疾病的发展始终，治宜解毒散结；以阴虚表现为著者，多以肝肾阴虚为主，治宜滋养肝肾阴液，多见于疾病发展的后期，故宜以扶正为主，佐以祛邪法。

2. 攻补兼施，顾护胃气

宫颈癌在辨证治疗过程中，应根据邪正盛衰情况，酌情予以扶正祛邪治法，但应注意攻邪勿要伤正，扶正不宜太过滋腻。此外，顾护胃气应贯穿治疗的始终。

3. 辨证辨病相结合，酌情选用抑瘤药物

在辨证用药时，酌情选用经现代药理学研究证实具有明确抑制肿瘤增殖作用的药物，解毒散结，"祛邪以扶正"，可以增加中医药的治疗效果。

三、中医分型

（一）肝郁气滞

主症：白带增多，微黄夹血，阴道流血夹瘀块；情志郁闷，心烦易怒，胸闷脘胀，或小腹痛，舌苔薄白或有瘀点，脉涩或弦。

证候分析：宫颈属冲任之脉，冲脉隶属于肝，肝气郁结则见情志郁闷，胸胁作胀或小腹胀痛；肝木乘脾，湿浊下注则成白带；舌苔白或有瘀点脉弦，为肝郁脾虚，气机失调之候。

治法：疏肝解郁，凉血解毒。

方药：逍遥散（《太平惠民和剂局方》）加减。

柴胡 15g，当归 9g，白芍 15g，白术 15g，茯苓 25g，炙甘草 12g，丹皮 6g，栀子 9g。

方中柴胡疏肝解郁，使肝气得以条达为君药；白芍酸苦微寒，养而敛阴柔肝缓急，当归辛苦温养血和血，归芍与柴胡同用，补肝体而助肝用，使血和则肝和，共为臣药；白术茯苓、甘草健脾益气，实土抑木，使营血生化有源，共为佐药。若肝郁化火，症见头晕目赤者，加菊花、珍珠母、苦丁茶；出血不止者，加延胡索 15g，川楝子 15g。

（二）湿热瘀毒

主证：带下增多，赤白相兼，色黄如胀，或如米泔，阴道流血，暗紫或有瘀块，口苦咽干，腰酸困痛，尿黄便干，舌红苔黄腻，脉滑数。

证候分析：本型为外受湿热邪毒成瘀，损伤冲任，带脉失约，故带下量多色如米泔，污秽腥臭，湿热下注则尿黄便干；督脉失护则腰酸困痛；舌红苔黄或腻，脉滑数为湿热之象。

治法：清热化湿，解毒散结。

方药：八正散（《太平惠民和剂局方》）。

车前子9g，瞿麦9g，萹蓄9g，滑石9g，栀子9g，甘草9g，木通9g，大黄9g。方中以瞿麦、萹蓄清热泻火，利水通淋为君药；木通、滑石、车前子清热利湿通淋，共为臣药；大黄清热泻火，导湿热下行，为佐药；甘草调和诸药而止茎中作痛，为使药。疼痛出血明显者，加用仙鹤草、土茯苓、莪术等凉血祛瘀。

（三）肝肾阴虚

主症：阴道不规则出血，量多色红，头晕耳鸣，腰背酸痛，手足心热，低热盗汗，舌红少苔，脉细数或沉细。

证候分析：冲任受损，肝肾两亏，临床表现为头晕耳鸣，腰背酸痛；湿热瘀毒耗伤阴液，阴虚则生内热，症见手足心热，低热盗汗，舌红少苔，脉细数；热伤冲任，可见带下增多，阴道不规则出血。

治法：养阴清热，滋补肝肾。

方药：知柏地黄丸（《小儿药证直诀》）。

熟地24g，山茱萸12g，山药12g，泽泻9g，丹皮9g，茯苓9g，知母6g，黄柏6g。

方用熟地滋肾养肝为君药；山茱萸、山药滋肾补肾为臣药；佐以泽泻肾降浊，丹皮配山茱萸泻肝火，茯苓配山药渗脾湿，知母、黄柏滋肾泻火，共奏滋养肝肾，滋阴降火之功。热象明显者，加用草河车、山慈姑等凉血解毒。

（四）脾肾阳虚

主症：白带清稀而多，崩中漏下，面目水肿，神疲乏力，腰酸背痛，四肢畏冷，纳食量少，大便溏薄，小便清长，四肢不温，舌淡胖，苔白润，脉沉细或细弱。

证候分析：宫颈癌后期脾肾虚损，阳气受损，脾主运化，肾主水液，脾肾阳虚则水湿潴留致面目水肿，神疲乏力，纳食甚少，大便薄，小便清长，脾主四肢，脾阳不振致四肢不温；命门火衰，固摄无权，故见小便清长，舌淡胖，苔白润，脉沉细或细弱为阳虚之舌脉。

治法：温肾健脾，祛寒散结。

方药：附子理中丸（《太平惠民和剂局方》）。

干姜9g，附子9g，人参9g，白术9g，甘草9g。

附子理中丸是在理中丸方基础上加入一味附子所成，方中附子大辛大热，与干姜配伍温阳散寒，以消阴翳，参术益气健脾，诸药合用，共奏温阳散寒，益气健脾之功。腰膝酸痛者，加狗脊 15g，桑寄生 15g，续断 10g。

四、治疗

（一）针灸治疗

1. ［主穴］承浆、中极、曲骨、子宫、气冲、天枢、曲泉。

［配穴］中脘、足三里、阴陵泉（加强食欲）；列缺、太渊、气海、关元（增强体力）。

［针法］以平补平泻手法，留针 15～20 分钟，每日 1 次，针刺 10～12 次为 1 个疗程。适用于宫颈癌。

2. ［主穴］石门、中极、关元、带脉、天枢、地机、三阴交、足三里。

［配穴］有崩漏者灸中极、关元、地机等穴。

［针法］采用导气法，留针 20 分钟。

3. ［主穴］气海、子宫、蠡沟、三阴交。

［针法］针刺，以平补平泻手法为主，留针 15～20 分钟，每日 1 次，针刺 10～12 次为 1 个疗程。适用于宫颈癌。

（二）西医治疗

宫颈癌的治疗主要是手术、放疗及化疗。采用放疗与手术相结合，或手术与化疗相结合，放疗与化疗相结合的综合治疗，可提高疗效。

（1）手术治疗：手术治疗是早期宫颈癌的主要治疗方法。手术方式有，宫颈锥切术、子宫全切术、次广泛子宫全切术、广泛性子宫全切术。

（2）放射治疗：放疗也是宫颈癌的主要治疗手段。放疗可用于各期宫颈浸润性癌的治疗，早期宫颈癌放疗的效果与手术治疗相当，部分Ⅳ期及术后复发的宫颈癌接受放疗仍可取一定的治疗效果。放射治疗包括体外盆腔照射和腔内照射两部分。

（3）化学治疗：目前宫颈癌单纯化疗尚不能达到完全根治的效果。化疗对晚期宫颈癌及复发患者有一定姑息性治疗作用，对于用单纯放疗或手术治疗预后较差患者，化疗作为综合性治疗的一部分具有积极的治疗作用。全身化疗多采用以顺铂为基础的联合治疗。

第四节　预防和调护

"上医治未病"最早源自于《黄帝内经》为治理管理的意思，"治未病"即采取相应的措施，防止疾病的发生发展，其主要思想是未病先防和既病防变。宫颈癌是恶性肿瘤中唯一具有"三个唯一"特点的癌症，即唯一病因明确的癌症、唯一可以早期预防和治疗的癌症、唯一可以消灭的癌症。"邪之所凑，其气必虚"，湿热邪毒长期刺激宫颈，加之机体正气虚，脏腑功能衰弱，气血运行不畅，筋脉腠理稀疏，外染邪毒，易发为病。正气虚，不能鼓邪外出，邪气搏结于子宫胞门发为赘生物，正虚邪恋，缠绵难愈，则反复发作。因此，积极改变不良行为习惯、生活方式，早筛查早诊断，积极治疗 HPV 感染、CIN 等对宫颈癌的预防有重要意义。

一、预防

（1）提倡晚婚和优生。推迟性生活的开始年龄，减少生育次数，均可降低宫颈癌的发病机会。

（2）积极预防并治疗宫颈糜烂和慢性子宫颈炎等症。分娩时注意避免宫颈裂伤，如有裂伤，应及时修补。

（3）注意性卫生和经期卫生。适当节制性生活，月经期和产褥期不宜性交，注意双方生殖器官的清洁卫生，性交时最好佩戴安全套，减少并杜绝多个性伴侣。

（4）男方有包茎或包皮过长者，应注意局部清洗，最好做包皮环切术，这样不仅能减少妻子患子宫颈癌的危险，也能预防自身阴茎癌的发生。

（5）对宫颈癌高危人群，包括性生活过早、过多，以及生育过早、过多、过密的女性，有乱交、滥交，多个性伴侣和不洁性生活史的女性，卫生条件落后，性保健知识缺乏地区的女性，有宫颈糜烂、撕裂、慢性炎症及阴道感染等症的女性，配偶有包皮过长或包茎的女性应特别重视定期普查。

（6）坚持做好女性卫生保健工作，定期开展以防癌为主的妇科病普查。40 岁以上者，最好每年普查 1 次，以早发现，早治疗。

（7）若腹部有包块，应定期复诊，注意观察肿块物的生长速度及性质变化。一旦明确为恶性肿瘤，应按恶性肿瘤及早诊治，采取有效的综合治疗措施。

（8）饮食宜富含高蛋白，如瘦肉、禽、蛋类食物，以增强体质。忌食辛辣之品。

（9）给予患者精神安慰，调畅情志，消除紧张、忧虑、恐惧等心理，使其保持心情舒畅。

二、调护

（1）情志调护：应避免精神紧张、情绪过激，保持开朗、乐观的心境。若确诊为宫颈癌后，要克服焦虑、悲伤、恐惧的心理，树立同癌症作斗争的信心。

（2）饮食调护：饮食应多样化，不可偏食或不节，尽可能选择新鲜的水果蔬菜，常吃豆类和粗杂粮。忌烟酒，少吃韭菜、生葱、辛辣食物等。

（3）生活调护：要保持良好的生活习惯，做到起居有常，不妄劳作，经常参加适度的体育活动。

第五节　医案

李某案

患者：李某，女，44 岁。2019 年 11 月 16 日初诊。

主诉：子宫颈低分化鳞癌放化疗后 4 个月。

初诊：手术中见双髂总动脉旁均可见 4cm×4cm 肿大淋巴结，为多个淋巴结融合，切除其中 3 个淋巴结送病理，诊断为转移癌，未切除子宫，腹腔无腹水。左锁骨上下及腹膜后多发淋巴结肿大，考虑为多发淋巴结转移，盆腔少量积液。患者乏力，下肢酸痛，腰酸。

体格检查：苔白略厚，脉弦滑。

西医诊断：子宫颈鳞癌Ⅰb（低分化）。

中医诊断：胞门积结（气虚血瘀）。

治法：补气活血祛湿。

处方：炙黄芪 30g，炒白术 20g，柴胡 10g，赤芍 15g，生薏苡仁 40g，猪苓 20g，茯苓 20g，穿山甲 10g，夏枯草 15g，枸杞子 30g，鸡血藤 30g，当归 10g，半枝莲 20g，龙葵 20g，海藻 15g。

16 剂，每日 2 次

2019 年 12 月 21 日复诊

服药后腰酸及大腿酸痛明显减轻，左锁骨上下及腹膜后淋巴结较前明显缩小，无盆腔积液。目前轻微腰酸，食纳可，二便调舌暗，苔薄白，脉滑略弦。精神好转，食纳可，二便调。舌暗，苔薄白，脉滑略弦。处方：原方减鸡血藤、枸杞子，加丹参 20g，山慈姑 20g，蛇莓 20g。60 剂，水煎服阴道冲洗方。

王某案

患者：王某，女，24 岁。2019 年 6 月 10 日初诊。

主诉：患者下腹坠胀不适，阴道不规则出血半年。

初诊：神疲乏力，经期紊乱，月经量少，白带色黄有味，经行腹痛纳差，大便稍干。

体格检查：舌质紫，苔薄黄腻，舌下络脉粗紫，脉细滑涩。

西医诊断：宫颈癌。

中医诊断：鳞瘤。

治法：化痰祛瘀，清利湿热。温胆汤加减。

处方：竹茹 10g，茯苓 10g，陈皮 10g，枳壳 10g，石菖蒲 10g，郁金 10g，白花蛇舌草 30g，蒲公英 10g，白扁豆 10g，焦三仙 30g，生鸡内金 30g，丹参 30g，浙贝母粉 5g，野菊花 10g，灵芝 10g，赤芍 10g，牡丹皮 10g，知母 10g，黄柏 10g。

每日 1 剂，水煎分 2 次服。

2019 年 7 月 15 日复诊

上方服 30 剂后，腹痛减轻，纳可，白带正常，苔薄白，舌质暗红，脉沉细，口干不欲饮，此为阴虚之象，瘀血仍存，处方：枸杞子 10g，野菊花 10g，生地黄 10g，黄精 10g，生杜仲 10g，桑寄生 10g，菟丝子 10g，泽兰 10g，续断 10g，白花蛇舌草 30g，白扁豆 10g，仙鹤草 10g，川牛膝 10g，天花粉 15g，浙贝母 10g，山慈姑 10g，桃仁 20g，灵芝 10g，鸡血 15g，伸筋草 10g，芦根 15g。

每日 1 剂，水煎分 2 次服。

【病案分析】痰阻中焦故纳谷不香，湿热闭于胞脉则白带多有味，经行腹痛，舌质紫暗，舌下络脉粗紫属血瘀，化疗、手术伤及元气及脾胃，故神疲乏力。病位在胞脉，证属痰瘀互结，湿热下注。

赵某案

患者：赵某，女，44 岁。2019 年 4 月 5 日初诊。

主诉：阴道少量出血，解便困难且疼痛。

初诊：危重病容，形瘦骨立，气息微弱，面色苍白而水肿，呻吟床笫，呼号无力。每日痛苦难忍，注射吗啡，饮食大为减少，今以流食维持。全身症状逐渐出现无力、衰弱、消瘦、阴道分泌物增多，大便时肛门剧烈疼痛，以致大汗，痛苦异常。

体格检查：舌苔光嫩而有齿印，脉象沉细无力。

西医诊断：子宫颈癌。

中医诊断：胞门积结。

治法：调补气血，祛瘀生新。

处方：青皮炭 10g，橘核 10g，广皮炭 10g，蚕砂（皂角子 10g 炒焦同布包）10g，盐荔核 10g，川楝子 10g（醋炒），炒枳实 5g，杭白芍（柴胡 6g 同炒）12g，升麻 3g，炒枳壳 5g，党参 10g，当归 12g，乌药 6g，仙鹤草 25g，炙甘草 5g。另用槐蕈 30g，苏木 30g。煮汤代水煎药。

2019 年 5 月 3 日复诊

痛楚有所缓解，余症同前，而吗啡注射仍不能停，脉象舌苔无改变，再以前方加力。第一诊原方继续服用，加开丸药方。处方：瓦楞子 30g，晚蚕砂 15g，牡蛎 30g，乌药 15g，白芍 30g，柴胡 8g，木香 5g，鹿角胶 30g，白术 12g，三棱 12g，青皮 10g，白术 25g，醋元胡 15g，沉香 3g，炙甘草 27g，酒当归 15g。共研细末，炼蜜为丸，早晚各服 6g。

2019 年 6 月 12 日三诊

疼痛继续减轻，葡萄糖及维生素未停，脉象虽仍沉细，较前有力，精神已显和缓，气血调和，本元稳固，除旧即可生新。处方：盐橘核 10g，青皮炭 6g，晚蚕砂（皂角子 10g，炒焦用布包）10g，盐荔核 10g，广皮炭 6g，炒枳实 5g，川楝子 10g（醋炒），制乳没各 6g，炒枳壳 5g，乌药 6g，炒远志 10g，云茯苓 6g，炒地榆 10g，醋元胡 10g，云茯神 6g，木蝴蝶 15g，野白术 10g，瓦楞子（海浮石 10g 用布包）25g，醋柴胡 5g。

2019 年 7 月 15 日四诊

疼痛大减,自觉较前轻松舒适,已停止注射吗啡,当服完第 3 剂后,觉阴道堵塞感旋即挑出核桃大球形糜烂肉样组织一块,状如蜂房,质硬。饮食略增,可进半流食物,脉象已有起色,光嫩之舌质已转红润,元气已有来复之象,调气血,扶正气,调摄冲任,祛瘀生新。处方:盐橘核 10g,炒枳实 5g,川楝子 10g(醋炒),盐荔核 10g,炒枳壳 5g,醋柴胡 10g,青皮炭 6g,炒地榆 10g,陈皮炭 6g,炒远志 10g,白术 6g,云茯苓 10g,油当归 12g,威灵仙 12g,杭白芍(柴胡 5g 同炒)10g,台乌药 6g,五味子 6g,炙甘草 5g。

在此期间,再去肿瘤医院妇瘤组检查,据述宫颈癌已完全治愈,自此每年检查 1 次,迄今未发现转移病灶及复发现象。

王某案

患者:王某,女,48 岁。2018 年 3 月 21 日初诊。

主诉:阴道间断少量流血,腹痛难忍两周。

初诊:阴道流血及白带增多,气味腥臭,腰腹坠痛有包块,腹痛不休,昼日畏寒肢冷,入夜五心烦热,面色苍白,全身水肿,精神萎靡,语声轻微,呼吸急促,腹部膨隆按之尚软,唯右下腹右髂棘上缘至耻骨联合上可触及约 16cm×10cm 大的斜行包块,质地坚硬,触痛明显,移动性差。

体格检查:舌淡质嫩,苔薄白,脉沉而细数。

西医诊断:宫颈癌三期。

中医诊断:胞门积结。

治法:补益气血,软坚散结(血盘回生汤)。

方药:三棱 20g,黄柏 15g,黄芩 10g,桂枝 20g,牡丹皮 15g,赤芍 15g,红花 15g,桃仁 15g,败酱草 20g,白头翁 20g,半枝莲 20g。

水煎服,早晚各 1 次,每日 1 剂。

2018 年 4 月 25 日复诊

经查宫颈光滑,质地变软,触痛减轻,按之略移,精神转佳。浮肿消退,积块缩小至 5cm×3cm,血红蛋白升至 5.3g,白带极少,自觉症状均失。共服药 30 余剂。

【病案分析】该病为中医所称"血蛊"之类。患者虽然气血阴阳皆虚,但此为标也,而病因血瘀则为本。其标虽急,但以其本为根。根据"不破不立""邪去正自安"的原则,故不与黄芪四物等补其气血,而以自拟"血蛊回生汤"加减以攻邪,外用"阿魏化积膏"以软坚化积。

李某案

患者:李某,女,57 岁,已婚。2020 年 11 月 1 日初诊。

主诉:腿痛难忍,行走困难 3 个月。

初诊：患者左腿疼痛，之前曾有阴道排液，量多色黄，腿痛腓骨下端明显，左腿为重，行走不便。形体羸瘦，面色枯白，声息怯弱，阴道少量排液色黄。

体格检查：舌苔垢腻，脉沉弦而数。

西医诊断：子宫体癌。

中医诊断：胞门积结。

治法：清除湿毒，宜通经络。

方药：忍冬藤 20g，忍冬花 20g，连翘 10g，蒲公英 30g，败酱草 30g，薏苡仁 15g，萹蓄 12g，五加皮 10g，桑寄生 30g，生白芍 15g，全蝎 3g，海藻 10g，昆布 10g。小金丹 6 粒，随药吞服。

2022 年 12 月 3 日复诊

【病案分析】综观脉证，此属湿热内盛蕴积成毒，搏结肝胆，下注冲任，伤及带脉，浸淫胞宫胞脉所致。放疗后正气受损，肝胆湿毒搏结更甚，筋络血脉受困加深，故腿痛加重。主要方药如下：上方随证加减，入晚即感上身发热加青蒿；手足发麻加车前草；左腿夜间抽筋加伸筋草；头晕加夏枯草，出入为方。共诊 18 次，服药 53 剂，治疗约 9 个月（当中曾停药 4 个月），病基本痊愈，腿痛消失，阴道黄水已无，后经肿瘤医院检查，结果为，"涂片镜检未见癌细胞"，步腹如常，身体健壮，数年未发。

黄某案

患者：黄某，女，62 岁。2019 年 1 月 13 日初诊。

主诉：腿痛难忍，小腹胀痛 2 周余。

初诊：宫颈切片报告：宫颈鳞癌Ⅰ级；阴道分泌物涂片找到癌细胞。赤带下红外，伴小腹作胀，倦怠乏力，精神欠佳。

体格检查：舌红少苔，脉细数滑。

西医诊断：宫颈鳞癌Ⅰ级。

中医诊断：胞门积结（气滞血瘀）。

治法：清热解毒，活血化瘀，健脾固肾，扶正祛邪。

方药：人参 60g，半枝莲 12g，枸杞子 12g，焦枣仁 12g，白芷 9g，白毛藤 15g，金银花 15g，棕榈炭 15g，生熟地黄各 15g，仙鹤草 30g，黄连 0.9g，水煎服。

2019 年 5 月 2 日复诊

服上药后下血止，带下减，腹胀也减，但时有反复，续方加减的药物有，紫草、莲房炭、炒阿胶、藕节、血余炭、地榆炭、赤石脂、山荣英、补骨脂、续断、侧柏叶、十灰丸等。患者服药两年，临床症状基本消失。

【病案分析】根据患者各种征象，中医辨证为热毒内结，气滞血瘀，脾胃不固，血溢妄行，邪实正虚，故应采用扶正祛邪、解毒祛瘀的药物。

刘某案

患者：刘某，女，40 岁。2019 年 12 月 2 日初诊。

主诉：腹部疼痛，腰背酸痛 1 周余。

初诊：患者时腹部疼痛，腰背酸痛，乏力明显，双下肢酸胀，纳食一般，眠差，二便调，精神欠佳。

体格检查：舌淡苔薄白，脉细涩。

西医诊断：宫颈癌放化疗后。

中医诊断：胞门积结（气虚血瘀）。

治法：益气健脾，活机化瘀。

方药：黄芪 30g，党参 30g，炒白术 15g，陈皮 12g，延胡索 30g，川楝子 9g，白花蛇舌草 30g，猫爪草 12g，清半夏 12g，夏枯草 20g，重楼 15g，乌药 15g，刘寄奴 12g，甘草 6g。

14 剂，水煎服，每日 1 剂

2019 年 12 月 26 日复诊

患者仍乏力，眠差易醒，纳改善，二便调，舌淡苔薄白，脉细涩。方药：上方加鸡内金 20g，焦三仙各 15g，改黄芪 45g，酸枣仁 45g。患者服药平妥，后定期于门诊行中医药治疗。

【病案分析】患者虽为中年女性，但平素体虚，加之手术、放化疗等治疗易耗气伤血，机体失于濡养故乏力。气能载血，气虚则血滞，不通则痛故偶有腹痛。治以益气健脾，活血化瘀。方中重用黄芪、党参、炒白术等健脾益气行血；延胡索、川楝子活血行气止痛；蛇舌草、清半夏、猫爪草清热解毒，散结消肿；乌药、刘寄奴活血化瘀；炒枣仁、生龙牡镇心安神，后者兼有软坚散结之效；焦三仙、鸡内金消食化滞，增进食欲；甘草调和诸药。

孙某案

患者：孙某，女，56 岁。2019 年 2 月 11 日初诊。

主诉：宫颈癌放疗后小腹冷痛。

初诊：小腹刺痛，乏力感明显，睡眠差，食欲欠佳，腹胀，伴尿频、尿失禁，精神一般，情绪悲痛。

体格检查：舌淡红，苔薄黄，脉沉细。

西医诊断：宫颈放化疗后（放射性结肠炎）。

中医诊断：胞门积结（肝郁脾虚）。

治法：疏肝补脾，扶正抗瘤。

方药：香附 20g，郁金 10g，茯苓 20g，苍术 20g，川楝子 15g，荔枝核 15g，当归 20g，半枝莲 20g，枳壳 20g，莲子 15g，山慈姑 10g，党参 20g，鸡内金 15g，白花蛇舌草 15g，砂仁 10g，乌药 20g，合欢花 15g，首乌藤 20g，益智仁 20g。

15 剂，水煎服，每日 1 剂

2019 年 2 月 28 日复诊

患者精神良好，情志较前稍好，小腹冷刺痛明显缓解，乏力，腹胀症状减轻，睡眠尚可，食欲欠佳，尿频、尿失禁症状消失。前方去益智仁、川楝子，加白术、白芍各 20g。15 剂，1 剂/天，水煎 300mL，分早、晚 2 次温服。服此方后复诊，诸症好转，效不更方，继续服用。

【病案分析】本病属宫颈癌放化疗后出现放射性结肠炎的并发症，患者年过半百，长期情志不舒，肝气郁滞，气郁不畅可犯脾土，且经放化疗损伤胃气，胃气不和，脾胃气虚，气血生化无源，故致本病。自拟扶正抗瘤方加减疏肝解郁、扶正抗瘤、健脾和胃。方中香附、郁金、川楝子、枳壳疏肝行气止痛；荔枝核、半枝莲、山慈姑、白花蛇舌草合用抗癌解毒、软坚散结、活血通络；合欢皮、首乌藤共用，安神解郁、养血通络；益智仁温脾暖肾、固精缩尿；茯苓、苍术清利湿热；肝郁兼有脾虚，当先实脾，使脾不受邪，能御木之克，故加鸡内金、砂仁调理胃气；酌加乌药顺气止痛，温肾散寒；党参、当归补气养血扶正。二诊时诸证缓解，考虑川楝子对肝肾功有影响，去川楝子，加白芍平肝止痛；食欲欠佳，加白术，取自枳术丸，和枳壳合用健脾开胃、行气消痞；尿频、尿失禁症状消失，去益智仁，余药不变；治疗时鼓励患者建立抵抗疾病的信心，保持乐观的心态。治法注重疏肝行气，辅以解毒抗癌、顾护脾胃，临床取得良好疗效。

第九章　甲状腺癌

甲状腺癌中医称为"石瘿"，其发病多从肝郁得来，肝郁则冲任失调，任脉上至咽喉，且"肝为女子先天"，故本病多见于女性。情志不遂，肝郁不舒，气滞不行而生痰致瘀；肝郁日久，郁热内生，故本病在治疗中首重疏肝解郁，化痰行瘀，佐以清热。

九补一攻法是导师张立德教授根据多年临床经验、本病病因病机以及古今治法总结出的特殊经验治法。九补一攻法是指在治疗本病的穴位及中药的选择以补为主，攻为辅的攻补大致占比的形象比喻。"九补"是指选择补益药，如补益气血药为主药，可调补气血以扶正治疗本虚；"一攻"则是"攻积"的意思，是指其原发病是癥瘕积聚，选择软坚散结的药物以攻邪；穴位的选择亦是如此，以能补益气血的穴位为主，以能软坚散结的穴位为辅；即是九补一攻标本同治。

针对甲状腺癌的治疗，导师张立德教授善用柴胡、香附等疏肝行气解郁为切入点，另常用丹参、三七活血化瘀，消瘰丸配夏枯草等化痰软坚散结，山萸肉滋肝肾，配桂枝、薤白等通阳行气、散结，还常用炮姜、砂仁、苏荷梗健脾宽中理气，如患者有阴虚火旺，心胸烦闷，加炒枣仁、黄连、百合等。在诊疗甲状腺癌的过程中，张立德教授采用独创的九补一攻法为基础，从肝、脾二脏入手，兼顾其肾，法以疏肝行气解郁为主，兼以化痰行瘀，清热，攻伐有节，祛邪不伤正。

第一节　概述

甲状腺癌是最常见的甲状腺恶性肿瘤，绝大部分起源于滤泡上皮细胞，约占全身恶性肿瘤的 1%。本病多发生于女性，7～20 岁和 40～64 岁为两个发病高峰期。早期临床表现不明显，多无自觉症状，颈部肿块往往为非对称性硬块。肿块易较早产生压迫症状，如声音嘶哑、呼吸不畅、吞咽困难，或局部压痛等颈静脉受压时，可出现患侧静脉怒张与面部水肿等体征。甲状腺肿大伴有单侧声带麻痹，为甲状腺癌的典型特征之一。在中医学中本证属于"瘿瘤""石瘿"范畴。中医学对瘿病的认识源远流长，早在公元前 3 世纪，我国已有关于瘿病的记载。如《庄子·德充符》已有"瘿"的病名。历代医家一致认为水土因素、情志内伤是导致本病发生的重要因素。如《吕氏春秋·尽数》云："轻水所，多秃与瘿人。"指出瘿病的发病与地理环境密切相关。《圣济总录》中有"（瘿病）妇女多有之，缘忧患有甚于男子也"等描述，指出女性是此病高发人群。宋代陈无择著《三因方》对瘿瘤予以分类：坚硬不可移者名石瘿；皮色不变者即为肉瘿；静脉露著者名筋瘿，赤脉交络者名血瘿；随忧愁消长者名气瘿。其中的石瘿相当于现代医学的甲状腺癌。

一、中医病名的认识

（一）瘿瘤

瘿瘤的瘿是甲状腺疾病的总称。是指颈前喉结两侧肿大的一类疾病，其特点是发于甲状腺部，或为漫肿或为结块，或有灼痛，多数皮色不变。临床上常见的有气瘿、肉瘿、石瘿以及瘿痈四种。

瘤是瘀血、痰滞、浊气停留于机体组织间而产生的结块。其特点是局限性的肿块多发生于体表。发展缓慢，一般没有自觉症状。临床上有气瘤、血瘤、筋瘤、肉瘤、骨瘤、脂瘤，相当于西医部分的体表良性肿瘤。

（二）石瘿

石瘿颈前单个肿块，表面凹凸不平，生长迅速，推之不移，质坚如石，随吞咽动作移动度小。多见于 40 岁以上的患者，女性多于男性，或既往有肉瘿病史，颈前多年存在的肿块生长迅速，质地坚硬如石，表面凹凸不平，并可出现吞咽时移动受限。可伴有疼痛，若颈丛神经浅支受侵，则耳、枕、肩部剧痛。若肿块压迫，引起喉头移位或侵犯喉部神经时，可引起呼吸或吞咽困难，甚或发生声音嘶哑。若侵蚀气管造成溃疡时，可有咳血。颈部静脉受压时，可发生颈部静脉怒张与面部水肿。

石瘿的淋巴结转移较为常见，有时颈部出现的淋巴结肿大，往往是一些微小而不易触及的乳头状腺癌的最初体征。血行转移多出现在肺和骨。

二、甲状腺癌流行病学

甲状腺癌是内分泌系统和头颈部肿瘤中最常见的恶性肿瘤，其主要病理分型分为乳头状癌和滤泡状癌。近 30 年，除非洲地区因疾病诊断技术受限之外，世界大多数地区甲状腺癌发病率呈持续上升趋势。2012 年，全球甲状腺癌新发病例数约为 298 000 例，死亡例数 40 000 例，虽有 37% 的新发病例来自欧美地区，但死亡主要发生在亚洲。我国甲状腺癌新发病例数占全球新发病例数的 15.6%，死亡数占 13.8%。2013 年中国肿瘤登记数据显示，2010 年全国甲状腺癌发病率为 4.12/10 万，男性 1.93/10 万，女性 6.42/10 万；同期全国甲状腺癌死亡率为 0.34/10 万，男性 0.23/10 万，女性 0.46/10 万。

第三次全国肿瘤死因调查显示，我国东、中、西部地区甲状腺癌死亡率稍有不同，东部最高，西部其次，中部最低。在城市中辽宁省大连市的甲状腺癌发病率最高，在农村中福建省长乐市的发病率最高，这 2 个地区均位于我国沿海。

全国城市甲状腺癌发病率及死亡率均高于农村地区，2010 年城市甲状腺癌发病率为 5.34/10 万，农村为 2.88/10 万，城市标化发病率为农村的 1.85 倍；城市甲状腺癌死亡率为 0.43/10 万，农村为 0.26/10 万，城市标化死亡率为农村的 1.4 倍。近 20 年，我国甲状腺癌发病率一直呈上升趋势。中国肿瘤登记数据显示，2003—2009 年甲状腺癌发病率逐年上升，死亡率较为稳定。国内多个肿瘤监测点数据显示地区甲状腺癌发病率在近年内有所增加，如浙江省嘉善县男性甲状腺癌标化发病率由 1988—2002 年的 0.48/10 万上升至 2003—2012 年 2.15/10 万，女性标化发病率由 1.21/10 万快速上升至 8.30/10 万。

三、甲状腺癌的病因病机

（一）中医学对甲状腺癌病因病机的认识

中医认为，本病与情志内伤、饮食和水土失宜以及体质因素密切相关，是形成本病的重要原因。患者长期忿郁恼怒或忧思郁虑，致肝气郁结，气滞血瘀；肝旺侮土，脾失健运，湿痰内生。气滞血瘀与湿痰互结于颈部而成石瘿。或饮食失调，或居住高原山区，水土失宜，致脾失健运，水湿不化，聚而生痰，痰阻气机，痰气瘀结；或感山岚水气，不能濡养筋脉，致气血郁滞，津液内停，凝聚成痰，气血痰饮郁结，形成瘿肿，年深日久，遂生恶变。因气滞、痰凝、血瘀三者壅结颈前是石瘿形成的基本病理，且部分患者还表现为痰气郁结，郁而化火的病理变化。故本病早期以实证者居多，但病久耗伤气血，阴精受损，病常由实转虚，其中尤以阴虚、气虚为多见，以致成为虚中有实，实中有虚之虚实夹杂证。

（二）西医对甲状腺癌病因病机的认识

甲状腺癌的病因现在尚没有完全明确，其发生与多种因素有关。像放射性的损害，如 X 线的外照射；再一个就是致甲状腺肿的物质；第三个是促甲状腺素，也就是 TSH 的刺激；还有一些遗传因素等。甲状腺癌的患者因为缺碘会导致体内的 TSH 升高，TSH 能刺激甲状腺细胞的增生，先引起甲状腺的弥漫性肿大，而后形成结节腺癌、甲状腺癌等。颈部的外照射是人类甲状腺的肯定原因，有很多的报道，青少年甲状腺癌中有很多 50%～70% 的都有颈部放射治疗史，而且近年也有放射性碘治疗甲亢后，导致甲状腺癌的病例的文献报道，说明它跟这些放射性的物质的照射有关。还有一个就是遗传因素，在部分甲状腺髓样癌里可以有一些肠癌的遗传病，甚至在一些甲状腺癌的患者中间，常可以问到一些家族史，这些都是可以导致甲状腺癌的。另外还有一个就是缺碘，缺碘也是有好多报道，尤其是在 20 世纪初有人提出有关缺碘可导致甲状腺癌的观点。也有一些近来考虑一些人体像雌激素，跟甲状腺癌研究提示有关，雌激素因为可以影响甲状腺的生长，主要是通过促使垂体释放 TSH 而作用于甲状腺。至于它是不是直接引起甲状腺癌，现在尚不完全明确。

四、甲状腺癌的临床症状

（一）甲状腺肿大或结节

甲状腺肿大或结节为常见症状，早期发现甲状腺内有坚硬之结节，可随吞咽上下移动。

（二）压迫症状

大的肿瘤常可压迫气管，使气管移位，并有不同程度的呼吸障碍症状。当肿瘤侵犯气管时可产生呼吸困难或咯血；当肿瘤压迫食管，可引起吞咽障碍；当肿瘤侵犯喉返神经可出现声音嘶哑。

（三）颈淋巴结肿大

最常见部位是颈深上、中、下淋巴结，该处可摸到肿大淋巴结。

第二节　诊断

一、甲状腺癌相关检查

（一）实验室检查

1. 实验室常规检查

目的是了解患者的一般状况以及是否需要采取相应的治疗措施，包括血常规、肝肾功能、甲状腺功能等。如需进行有创检查或手术治疗的患者，还需要凝血功能、病毒指标等检查。对需要将促甲状腺激素（thyroid stimulating hormone，TSH）抑制到低于正常参考范围下限的DTC患者（特别是绝经后妇女），根据医疗条件酌情评估治疗前基础骨矿化状态并定期监测；可选用血清钙/磷、24小时尿钙/磷、骨转换生化标志物测定。

2. 甲状腺激素、甲状腺自身抗体及肿瘤标志物检查

（1）甲状腺激素检测：包括血液中甲状腺素（thyroxine，T4）、三碘甲状腺原氨酸（triiodothyronine，T3）、游离T4（freethyroxine，FT4）和游离T3（free triiodothyronine，FT3）以及TSH的测定。TSH检测是明确甲状腺功能的重要初筛试验。在进行TSH抑制治疗的甲状腺癌患者中，也需要定期检测血甲状腺激素水平，并根据检测结果调整左甲状腺素（levo-thyroxine，L-T4）。

（2）甲状腺自身抗体检测：自身免疫性甲状腺疾病相关的自身抗体主要有抗甲状腺球蛋白抗体（anti-thyroglobulin antibodies，TgAb）、甲状腺过氧化物酶抗体（thyroid peroxidase antibodies，TPOAb）和TSH受体抗体（thyrotropinreceptor antibody，TRAb）。在DTC患者中，TgAb是甲状腺球蛋白（thyroglobulin，Tg）的一个重要的辅助实验。血清Tg水平还受到TgAb水平的影响，当TgAb存在时，会降低血清Tg的化学发光免疫分析方法检测值，影响通过Tg监测病情的准确性。因此，建议测定血清Tg时同时检测TgAb。甲状腺过氧化物酶（thyroid peroxidase，TPO）是甲状腺激素合成过程中的关键酶，TPOAb的出现通常早于甲状腺功能紊乱，参与桥本甲状腺炎和萎缩性甲状腺炎发病中的组织破坏过程，引起临床上甲减症状。TRAb检测结果阳性提示患者存在针对TSH受体的自身抗体。

（3）甲状腺癌肿瘤标志物检测：包括甲状腺球蛋白（thyroglobulin，Tg）、降钙素和癌胚抗原（carcinoembryonic antigen，CEA）。Tg是甲状腺产生的特异性蛋白，但血清Tg测定对鉴别甲状腺结节良恶性缺乏特异性价值。因此，临床上一般不将血清Tg

测定用于 DTC 的术前诊断。DTC 患者治疗后的随访阶段，血清 Tg 变化是判别患者是否出现肿瘤复发的重要手段，可将血清 Tg 用于监测 DTC 术后的复发和转移。对于已清除全部甲状腺组织的 DTC 患者，血清 Tg 升高提示有肿瘤复发可能，应进一步检查。对于未完全切除甲状腺的 DTC 患者，仍然建议术后定期（每 6 个月）测定血清 Tg，术后血清 Tg 水平呈持续升高趋势者，应考虑甲状腺组织或肿瘤生长，需结合颈部超声等其他检查进一步评估。DTC 随访中的血清 Tg 测定包括基础 Tg 测定（TSH 抑制状态下）和 TSH 刺激后（TSH＞30mU/L）的 Tg 测定。为更准确地反映病情，可通过停用 L-T4 或应用重组人促甲状腺素（recombinant human thyrotropin，rhTSH）的方法，使血清 TSH 水平升高至＞30mU/L，之后再行 Tg 检测，即 TSH 刺激后的 Tg 测定。停用 L-T4 和使用 rhTSH 后测得的 Tg 水平具有高度的一致性。复发风险分层为中、高危的 DTC 患者，必要时可检测 TSH 刺激后 Tg。

应注意，Tg 应该与 TgAb 同时检测。如果 TgAb 升高，则无法通过 Tg 判断 DTC 有无复发。如果 DTC 细胞的分化程度低，不能合成和分泌 Tg 或产生的 Tg 有缺陷，也无法用 Tg 进行随访。对查体可触及的以及超声发现的可疑颈部淋巴结，淋巴结穿刺针洗脱液的 Tg 水平测定，可提高发现 DTC 淋巴结转移的敏感性。MTC 患者建议在治疗前同时检测血清降钙素和 CEA，并在治疗后定期监测血清水平变化，如果超过正常范围并持续增高，特别是当降钙素 ≥150pg/mL 时，应高度怀疑病情有进展或复发。血清降钙素和 CEA 检测，有助于髓样癌患者的疗效评估和病情监测。

（4）用于诊断的相关分子检测：经细针抽吸（fine-needle aspiration，FNA）仍不能确定良恶性的甲状腺结节，可对穿刺标本进行分子标记物检测，如 BRAF 突变、RAS 突变、RET/PTC 重排等，有助于提高确诊率。检测术前穿刺标本的 BRAF 突变状况，还有助于甲状腺乳头状癌的诊断和临床预后预测，便于制订个体化的诊治方案。

（二）影像学检查

1. 超声检查

（1）结节的良恶性鉴别：超声检查简便无创，用于甲状腺结节检查特异性和敏感性较高，能清晰地显示结节的边界、形态、大小及内部结构等信息，是甲状腺首选的影像学检查，推荐所有临床触诊或机会性筛查等方式发现甲状腺结节的患者均进行高分辨率颈部超声检查。颈部超声检查应确定甲状腺结节的大小、数量、位置、囊实性、形状、边界、钙化、血供及与周围组织的关系，同时评估颈部有无异常淋巴结及其部位、大小、形态、血流和结构特点等。甲状腺结节恶性征象中特异性较高的为，微小钙化、边缘不规则、纵横比＞1；其他恶性征象包括，实性低回声结节、晕圈缺如、甲状腺外侵犯、伴有颈部淋巴结异常超声征象等。颈部淋巴结异常征象主要包括，淋巴结内部出现微钙化、囊性变、高回声、周边血流，此外还包括淋巴结呈圆形、边界不规则或模糊、内部回声不均、淋巴门消失或皮髓质分界不清等。对甲状腺结节及淋巴结的鉴别能力与超声医生的临床经验相关。甲状腺影像报告和数据系统（thyroid imaging reporting and data system，TI-RADS）对甲状腺结节恶性程度进行评估，有助于规范甲状腺超声报告，建议在有条件的情况下采用。但目前 TIRADS 分类并未统一。

（2）超声引导下细针抽吸活检：细针抽吸活检（fine-needle aspiration biopsy，FNAB）利用细针对甲状腺结节进行穿刺，获取细胞成分，通过细胞学诊断病灶性质。超声引导可提高取材成功率和诊断准确率，同时有利于穿刺过程中对重要组织结构的保护及判断穿刺后有无血肿，推荐作为进一步确定甲状腺结节良恶性的诊断方法。

FNAB 可分为加负压和无负压 FNA，临床工作中可酌情选择或联合使用。为提高 FNAB 的准确性，可采取下列方法：在同一结节的多个部位重复穿刺取材；在超声提示可疑征象的部分取材；在囊实性结节的实性部位取材，同时可进行囊液细胞学检查。①甲状腺结节超声引导下 FNAB（ultrasound-guided FNAB，US-FNAB）的适应证：直径＞1cm 的甲状腺结节，超声评估有恶性征象者，推荐进行 US-FNAB；直径≤1cm 的甲状腺结节，不推荐常规行穿刺活检，但若存在以下情况之一，可考虑 US-FNAB：超声提示甲状腺结节有恶性征象；超声所见颈部淋巴结异常；童年期有颈部放射线照射史或辐射污染接触史；有甲状腺癌家族史或甲状腺癌综合征病史，氟－18－氟代脱氧葡萄糖（18F-fluorodeoxyglucose，18F-FDG）显像阳性；血清钙素水平异常升高。②US-FNAB 的排除指征，经甲状腺核素显像证实为有自主摄取功能的热结节；超声检查提示为纯囊性的结节。③甲状腺结节 US-FNAB 的禁忌证具有出血倾向，出、凝血时间显著延长，凝血酶原活动度明显减低；穿刺针途径可能损伤邻近重要器官；长期服用抗凝药；频繁咳嗽、吞咽等难以配合者；拒绝有创检查者；穿刺部位感染，须治疗后方可穿刺。女性月经期为相对禁忌证。

（3）随访中的超声检查：对于未行手术治疗的患者超声随访中应注意原结节体积是否增大或出现前述恶性征象。结节体积增大指结节体积增大 50% 以上或至少有 2 条径线增加超过 20%（且超过 2mm），此时有 FNAB 的适应证；对于囊实性结节应根据实性部分的生长情况决定是否进行 FNAB。对于甲状腺术后患者随访中应注意扫查术床区是否存在实性占位及颈部淋巴结是否有恶性表现。超声对术床良性病变和复发病灶鉴别困难，对颈部淋巴结的评价同术前。术后可疑颈部淋巴结的穿刺指征：对于最小径大于 8mm 且超声提示异常的淋巴结，可考虑细针穿刺物细胞学检查＋洗脱液检测 Tg 水平；对于小于 8mm 的淋巴结在没有增长或威胁到周围重要结构时可随访观察。

2. CT

正常甲状腺含碘量高，与周围组织密度明显不同，CT 平扫即可清楚显示甲状腺，注射对比剂后，对比度更加良好。CT 扫描对评价甲状腺肿瘤的范围、与周围重要结构如气管、食管、颈动脉的关系及有无淋巴结转移有重要价值。由于甲状腺病变可伸入上纵隔或出现纵隔淋巴结肿大，故扫描范围应常规包括上纵隔。CT 对中央组淋巴结、上纵隔组淋巴结和咽后组淋巴结观察具有优势，并可对胸骨后甲状腺病变、较大病变以及其与周围结构的关系进行观察，可清晰显示各种形态大小的钙化灶，但对于最大径≤

5mm 结节及弥漫性病变合并结节的患者观察欠佳。对于复发甲状腺癌，CT 可了解残留甲状腺情况、评估病灶的位置和与周围组织的关系，评估转移淋巴结的大小、位置、评估有无肺转移等。如无碘对比剂使用禁忌证，对于甲状腺病变应常规行增强扫描。薄层图像可以显示较小的病灶和清晰显示病变与周围组织、器官的关系。

3. MRI

组织分辨率高，可以多方位、多参数成像，可评价病变范围及与周围重要结构的关系。通过动态增强扫描、弥散加权成像等功能成像可对结节良、恶性进行评估。其不足在于对钙化不敏感，检查时间长，易受呼吸和吞咽动作影响，故甲状腺 MRI 检查不如超声及增强 CT 检查普及，目前在甲状腺的影像检查方面应用不多。

二、甲状腺癌的组织学分类

根据 WHO 的定义，甲状腺肿瘤的组织学分类主要分为，原发性上皮肿瘤、原发性非上皮肿瘤与继发性肿瘤。

1. 原发性上皮肿瘤

（1）滤泡上皮肿瘤。

良性：滤泡性腺瘤。交界性：恶性潜能未定的滤泡性肿瘤、恶性潜能未定的高分化肿瘤、具有乳头状核特征的非浸润性滤泡性肿瘤、透明变梁状肿瘤。恶性：甲状腺癌，包括：①分化型甲状腺癌，PTC、FTC、嗜酸细胞癌。②PDTC。③ATC。

（2）MTC。

（3）滤泡上皮与滤泡旁细胞混合性肿瘤。

2. 原发性非上皮肿瘤

（1）副节瘤和间叶性肿瘤。

（2）淋巴造血系统肿瘤。

（3）生殖细胞肿瘤。

（4）其他。

3. 继发性肿瘤

甲状腺具有两种不同的内分泌细胞，具有不同的功能。约 95% 的甲状腺肿瘤来源于甲状腺滤泡上皮，其余的多来源于甲状腺滤泡旁细胞。滤泡上皮与滤泡旁细胞混合性肿瘤十分罕见，同时含有滤泡上皮与滤泡旁细胞来源的肿瘤细胞，在组织来源上是否作为一种独立的甲状腺肿瘤尚有争议。甲状腺淋巴瘤是最常见的甲状腺非上皮来源肿瘤，可独立发生于甲状腺，亦可为全身淋巴系统肿瘤的一部分。甲状腺肉瘤、继发性甲状腺恶性肿瘤等在临床中较少见。

（一）PTC 及其亚型

PTC 是最常见的滤泡上皮起源的具有特征性 PTC 核特征的恶性上皮性肿瘤。经典型 PTC 具有两种基本形态特点，乳头和浸润/PTC 核特征，核分裂象罕见，沙粒样钙化较为常见，主要位于淋巴管或间质。文献报道 20%～40% 的病例会出现鳞状化生。

常见淋巴管侵犯；血管侵犯不常见，但也可出现。免疫表型：TG、TTF1、PAX8 及广谱 CK 阳性；CK20、CT 及神经内分泌标记通常阴性。滤泡亚型约占 PTC 的 40％，主要以滤泡性生长方式为主，具有经典型 PTC 的核型。PTC 分为 14 个亚型，包括微小PTC、包裹型、滤泡亚型、弥漫硬化型、筛状－桑葚样型、高细胞亚型、柱状细胞亚型、靴钉型、实性/梁状型、嗜酸细胞型、沃辛瘤样型、透明细胞型、梭形细胞型、乳头状癌伴纤维瘤病/筋膜炎样间质。一般认为高细胞型、鞋钉型、柱状细胞型和实性型为侵袭性 PTC，基因型相对复杂，预后较经典型差。

（1）弥漫硬化型：多见于年轻女性患者，双侧或单侧甲状腺腺叶弥漫性增大受累，具有自身免疫性甲状腺炎的血清学特点。形态学特点常见显著硬化，大量砂砾体，慢性淋巴细胞性甲状腺炎背景，肿瘤细胞巢常呈实性，伴广泛鳞状化生，容易侵犯甲状腺内淋巴管及甲状腺外组织。分子检测 RET 重排常见，而 BARF 突变罕见。10％～15％的病例发生远处转移，最常见转移至肺。无病生存期较短，但死亡率与普通型无明显差别。

（2）高细胞亚型：≥30％癌细胞高度是宽度的 2～3 倍以上，有丰富的嗜酸性质及典型的 PTC 核型特征，常呈单行或平行排列。常见于年龄较大患者，侵袭性比经典型强，更容易发生甲状腺外侵犯及远处转移。大多数病例有 BRAF 突变（60％～95％）。

（3）柱状细胞亚型：这种罕见亚型由假复层柱状细胞构成，常缺乏典型的 PTC 核特征，偶可显示核下空泡及透明胞质，类似于子宫内膜癌或肠型腺癌。部分病例免疫组化染色 CDX2 阳性。TTF1 不同程度阳性。预后可能与肿瘤大小、腺外扩散相关，而与类型本身无关。

（4）筛状－桑葚样亚型：这种亚型被认为是甲状腺癌的一种独特亚型，几乎只发生于女性，通常与家族性腺瘤性息肉病相关，具有 APC 基因胚系突变，也可出现散发性病例。散发性病例通常为单发病灶，预后很好，只需腺叶切除即可。而家族性常为多发病灶，并常可检查到结肠息肉病，需进行 APC 基因检测。肿瘤通常包裹性病变，具有筛状、滤泡、乳头、梁状、实性及桑葚样结构等混合的生长方式，包膜/血管侵犯常见。筛状结构的腔隙大而不圆，缺乏腔内胶质。核并非特别透明。免疫染色 TTF1 常斑驳阳性。TG 局灶或弱阳性。β联蛋白显示特征性核阳性。桑葚样结构表达广谱 CK，但不表达 p63、TG、TTF1、ER、β联蛋白和 CK19。

（5）靴钉型：PTC 的罕见亚型，具有侵袭性行为且预后相对较差。诊断要求至少30％的肿瘤细胞呈现靴钉样微乳头状特征。出现少量的靴钉样微乳头状结构也有重要意义，应在病理报告中注明。与经典型 PTC 相比，靴钉型 PTC 常出现腺外扩散、淋巴结转移或远处转移，对放射性碘治疗反应差，因此死亡率增加。分子检测 BARF 突变为主。

（二）FTC 及其亚型

FTC 是甲状腺滤泡细胞来源的恶性肿瘤，缺乏乳头状癌核型特征，通常有包膜，呈浸润性生长方式。发病率 6%～10%。亚型包括：①滤泡癌，微小浸润型（仅包膜侵犯）。②滤泡癌，包膜内血管浸润型。③滤泡癌，广泛浸润型。FTC 淋巴结转移较 PTC 少见而易发生远处转移。FTC 常见的基因突变包括 RAS 点突变，PAX8-PPARG 融合、TERT 启动子突变等，BRAF 突变和 RET 融合不常见。

Hürthle 细胞肿瘤是一类具有 75% 以上嗜酸细胞的滤泡性肿瘤。通常有包膜，也是滤泡细胞来源，可归入 FTC 或独立成为一种类型，较为少见。良恶性诊断标准与 FTC 相同。嗜酸细胞癌中 BRAF 突变、RET 融合和 RAS 突变发生率较低。可分为 Hürthle 细胞腺瘤（嗜酸细胞腺瘤）和 Hürthle 细胞癌（嗜酸细胞癌）。

（三）MTC 及其亚型

MTC 是甲状腺滤泡旁细胞（滤泡旁细胞）来源的恶性肿瘤。发病率 2%～3%，分为散发性和家族性，散发性约占全部髓样癌的 70%，好发于 50～60 岁年龄段，家族性发病年龄轻，约占 30%，是常染色体显性遗传疾病。MEN II 型，包括 II A、II B 和家族性髓样癌，目前，家族性髓样癌被认为是 MEN II A 的疾病谱。血清降钙素的水平与肿瘤负荷相关，但也有＜1% 的病例为非分泌性的。血清 CEA 的检查是髓样癌随诊过程中的重要指标，尤其是在降钙素低水平时，更有意义。MTC 镜下形态多样，可以与任意甲状腺恶性肿瘤相似，典型结构为实性、分叶、管状或岛状。肿瘤细胞体积变化较大，可以是圆形、多角形、浆细胞样或梭形。细胞核低－中度异型，核分裂活性相对较低。亚型：根据细胞和结构特征分为不同类型，乳头型/假乳头型、滤泡型（管状/腺样）、梭形细胞型、巨细胞型、透明细胞型、嗜酸细胞型、黑色素型、鳞状亚型、副节瘤样型、血管肉瘤样型、小细胞型、包膜内甲状腺髓样癌等。免疫组化指标：可以表达降钙素、神经内分泌标记物（CD56、突触素、嗜铬素 A）、TTF-1、PAX8 和 CEA 等；不表达 TG。

（四）PDTC 和 ATC

PDTC 是显示有限的滤泡细胞分化的恶性肿瘤，在形态和生物学行为上介于 DTC 和 ATC 之间。主要的组织学形态有岛状、梁状和实性，核分裂象易见，大片坏死可导致残留肿瘤细胞呈血管外皮瘤样聚集在血管周围。PDTC 可以同时伴有不同比例的分化型癌成分，但有研究显示即使出现 10% 的 PDTC 成分也伴随着侵袭性行为和对预后的不良影响。PDTC 的 Ki-67 指数通常在 10%～30%，BCL2、CyclinD1 通常阳性，P53、P21 和 P27 灶状阳性。鉴别诊断主要包括 MTC、甲状旁腺癌和转移到甲状腺的癌。ATC 是由未分化的甲状腺滤泡细胞构成的高度侵袭性恶性肿瘤。典型症状为迅速增大、质硬、固定的颈部包块伴广泛侵犯周围组织，30%～40% 患者伴有远处转移如肺、骨和脑。主要的组织学形态有肉瘤样、瘤巨细胞样和上皮样，以上形态可单独或不同比例混合出现，也可以出现灶状的鳞状分化或异源性分化；通常伴有坏死、多量的核分裂象和血管侵犯。免疫组化：TTF1 和 TG 通常阴性，PAX8 大概一半病例阳性，CK 可以在上皮样分化区域阳性，LCA、肌源性标记和黑色素瘤标记等主要用于排除性诊断。鉴别诊断：其他类型高度恶性肿瘤如肌源性肉瘤、恶性黑色素瘤和大细胞淋巴瘤等。非滤泡和滤泡旁细胞来源的高度恶性的甲状腺原发肿瘤一般也归为 ATC 范畴，例如鳞状细胞癌、肉瘤、黏液表皮样癌等。

三、甲状腺癌的分期

（一）AJCC 分期

根据术前评估（病史、查体、辅助检查）可确立临床分期（cTNM）。根据术后病理结果可获得病理分期（pTNM）。具体分期标准见表 1 和表 2（AJCC 第 8 版）

表 1　TNM 分级定义

T 分级	T 分级标准
对于甲状腺乳头状癌、滤泡癌、低分化癌、Hürthle 细胞癌和未分化癌	
TX	原发肿瘤不能评估
T0	无肿瘤证据
T1	肿瘤局限在甲状腺内，最大径≤2cm
T1a	肿瘤最大径≤1cm
T1b	肿瘤最大径＞ 1cm，≤2cm
T2	肿瘤最大径＞ 2cm，≤4cm
T3	肿瘤＞4cm 且局限于甲状腺内，或大体侵犯甲状腺外带状肌
T3a	肿瘤＞4cm 且局限于甲状腺内
T3b	大体侵犯甲状腺外带状肌，无论肿瘤大小（带状肌包括：胸骨舌骨肌、胸骨甲状肌、甲状舌骨肌、肩胛舌骨肌）
T4	大体侵犯甲状腺外带状肌外
T4a	侵犯喉、气管、食管、喉返神经及皮下软组织
T4b	侵犯椎前筋膜，或包裹颈动脉、纵隔血管
对于甲状腺髓样癌	
TX	原发肿瘤不能评估
T0	无肿瘤证据
T1	肿瘤局限在甲状腺内，最大径≤2cm
T1a	肿瘤最大径≤1cm
T1b	肿瘤最大径＞ 1cm，≤2cm
T2	肿瘤最大径＞ 2cm，≤4cm
T3	肿瘤＞4cm 且局限于甲状腺内，或大体侵犯甲状腺外带状肌
T3a	肿瘤＞4cm 且局限于甲状腺内
T3b	大体侵犯甲状腺外带状肌，无论肿瘤大小

续表

T 分级	T 分级标准
T4	局部晚期
T4a	中度进展，任何大小的肿瘤，侵犯甲状腺外颈部周围器官和软组织，如喉、气管、食管、喉返神经及皮下软组织
T4b	重度进展，任何大小的肿瘤，侵犯椎前筋膜，或包裹颈动脉、纵隔血管
N 分级	N 分级标准（适于所有甲状腺癌）
NX	区域淋巴结转移情况无法评估
N0	无淋巴结转移证据
N1	区域淋巴结转移
N1a	转移至Ⅵ、Ⅶ区（包括气管旁、气管前、喉前/Delphian 或上纵隔）淋巴结，可以为单侧或双侧
N1b	单侧、双侧或对侧的颈侧区淋巴结转移（包括Ⅰ、Ⅱ、Ⅲ、Ⅳ或Ⅴ区）或咽后淋巴结转移
M 分级	M 分级标准（适于所有甲状腺癌）
M0	无远处转移
M1	有远处转移

表 2　甲状腺癌 TNM 分期

乳头状或滤泡状癌（分化型）			
年龄＜55 岁			
分期	T	N	M
Ⅰ期	任何	任何	0
Ⅱ期	任何	任何	1
年龄≥55 岁			
Ⅰ期	1	0/x	0
	2	0/x	0
Ⅱ期	1—2	1	0
	3a—3b	任何	0
Ⅲ期	4a	任何	0
ⅣA 期	4b	任何	0
ⅣB 期	任何	任何	1
髓样癌（所有年龄组）			
Ⅰ期	1	0	0

分期	T	N	M
Ⅱ期	2—3	0	0
Ⅲ期	1—3	1a	0
ⅣA	4a	任何	0
	1—3	1b	0
ⅣB期	4b	任何	0
ⅣC期	任何	任何	1
未分化癌（所有年龄组）			
ⅣA期	1—3a	0/x	0
ⅣB期	1—3a	1	0
	3b—4	任何	0
ⅣC期	任何	任何	1

四、鉴别诊断

（一）中医鉴别诊断

1. 瘿痈

瘿痈与石瘿均有发热、颈部肿块等症状，应注意鉴别。瘿痈是一种急性或亚急性炎症性疾病，病前多有上呼吸道感染，特点是结喉两侧肿块，颈前肿大呈弥漫性，边界不清，质硬，色红灼热，疼痛肿胀，甚而化脓，常伴有发热、头痛、吞咽疼痛等全身症状，相当于西医急性或亚急性甲状腺炎。

2. 肉瘿

肉瘿与石瘿均有颈部包块的症状，两者很容易混淆，应注意鉴别。肉瘿多表现为颈前一侧或两侧结块，边界清楚，质地柔韧，表面光滑如肉团样，可随吞咽而上下移动，发展缓慢，相当于西医的甲状腺腺瘤或囊肿。肉瘿多见于20～30岁年轻人，女性较多，多数生长缓慢，颈前肿块，肿物较小时，无任何症状；当肿块较大时，可有呼吸困难或吞咽困难的表现。有时肿块突然增大和疼痛，常为囊内出血所致。而石瘿检查可发现甲状腺结节（多为单发），质地偏硬，表面凹凸不平，活动受限或固定；细胞学检查、组织病理学检查、超声检查均有助于两者的鉴别。

3. 气瘿

其患部肿块柔软不痛，可随喜怒而消长，相当于西医的单纯性甲状腺肿或地方性甲状腺肿。患者长期处于缺碘或相对缺碘以及致甲状腺肿物质的环境中，引起甲状腺弥漫性肿大，病程较长，后滤泡上皮由普遍性增生转变为局灶性增生，部分区域可出现退行性变，最后由于长期的增生性病变和退行性病变反复交替，腺体内出现不同发展阶段的结节。鉴别困难时，可行穿刺细胞学检查。最后确诊应由病理切片检查来确定。

（二）西医鉴别诊断

1. 甲状腺腺瘤

本病多见于 20～30 岁年轻人，女性较多，多数为生长缓慢的颈前肿块，肿块较小时，无任何症状；当肿块较大时，可有呼吸困难或吞咽困难。有时肿块突然增大和疼痛，常为囊内出血所致。检查多为单结节，边界清，表面光滑，无颈淋巴结转移和远处转移灶，一般无神经损害症状。

2. 结节性甲状腺肿

本病多见于中年以上妇女，病程可长达十几年至数十年，病变累及双侧甲状腺，为多结节，大小不一，结节表面光滑，可随吞咽上下移动。病程长者，可有囊性变。没有其他自觉症状。

3. 亚急性甲状腺炎

本病较常见于中壮年妇女，常认为是由于病毒感染所引起，病期数周或数月，发病前常有呼吸道感染病史，伴有轻度发热和其他全身症状，约经数周的病程，可自愈，服少量强的松类药物或小剂量 X 线（800～1000cGy）治疗，效果良好。

4. 慢性淋巴细胞性甲状腺炎（桥本氏甲状腺炎）

本病多发生在 40 岁以上的妇女，35 岁以下少见，为慢性进行性双侧甲状腺肿大，橡皮样硬实，表面有结节，临床上与癌难于鉴别，但不粘连或固定于甲状腺周围的组织。

本病对肾上腺皮质激素反应较敏感，一般口服强的松 5mg，每日 3 次，1 周左右可见明显缩小。用小剂量 X 线（800～1000cGy）照射，效果好。

5. 纤维性甲状腺炎

本病为慢性纤维增殖性疾病，常发生于 50 岁左右的妇女，病史较长，平均病期2～3 年，甲状腺呈普遍性中等度增大，质硬如木样，但常保持甲状腺原来的外形。有进行性发展的倾向，常与周围组织固定并出现压迫症状。放射治疗无效，可行手术探查，并切除峡部，以缓解或预防压迫症状。

第三节　辨证论治

一、辨证原则

（一）辨邪正盛衰

甲状腺癌治疗以辨明邪正盛衰为先。病程初期，病程短，病症尚轻，此时正气旺盛，邪气渐长。病情进一步发展，邪气旺盛，正气未衰，进入邪正相争阶段；术后或放化疗后，或出现淋巴结、骨等转移后，正气衰败明显，此时表现为邪盛正衰之候。

（二）辨虚实

实证多为气滞、痰凝、血瘀为主，虚证以气虚、阴虚为主，但亦有虚实夹杂者。应根据临床症状辨明标实特点。气滞的辨证要点是颈前瘿瘤隆起，质硬或坚，胀痛，伴胸闷善太息，或伴胸胁串痛，病情常随情志因素波动，脉弦。痰湿凝结可见颈前瘿瘤隆起，质硬，压痛，固定不移，伴胸闷气憋，食少纳呆，口淡乏味，恶心泛呕，肢体困重，舌淡苔白或腻，脉弦滑。痰瘀互结可见颈前瘿瘤质地坚硬、增大，固定不移，按之较硬或有结节，颈前刺痛，面色黧黑、肌肤甲错、皮肤瘀点、瘀斑，舌质青紫有瘀斑瘀点等。

（三）治疗要点

甲状腺癌病机复杂多变，临床病证以虚实夹杂为主。中医学治疗甲状腺癌可贯穿疾病治疗的全过程，以辨证论治为原则，从整体出发，辨证与辨病相结合，既考虑了局部的治疗，又对患者的全身状况进行系统的调理，扶正祛邪、标本兼治。甲状腺癌早期以痰瘀互结，癌毒炽盛为主要病理特点，治以疏肝理气，健脾利湿化痰，活血化瘀，消瘿散结；随着病情的发展，中晚期由实转虚，以肝脾肾虚损、气血阴阳失调为其主要病理改变，治疗上更注重扶正培本，扶正以祛邪。疾病晚期，易耗伤阴液，心肾阴虚，则治疗当以养阴清热为主。

二、基本辨证分型与治疗

（一）中医分型与治疗

（1）肝气郁结证主症特点：颈前瘿瘤隆起，逐渐增大，质硬或坚，胀痛压痛，吞咽稍动或固定不移，颈部憋胀不适，或妨碍呼吸及吞咽，伴胸闷善太息，或伴胸胁窜痛，病情常随情志因素波动。舌质淡，苔薄白，脉弦。治法：疏肝理气、消瘿散结。主方：四逆散加减。基本方：柴胡 12g，芍药 12g，枳实 12g，茯苓 12g，生炒薏苡仁各 30g，党参 12g，连翘 12g，猫爪草 15g，天葵子 15g，炙甘草 6g。加减：若肝区胀痛、胸闷腹胀加香附、枳壳；若泛恶或呕吐加陈皮、姜半夏、姜竹茹；若纳呆加焦六神曲、炒谷芽、炒麦芽等。

（2）痰湿凝结证主症特点：颈前瘿瘤隆起，逐渐增大，质硬或有结节，胀痛压痛，吞咽稍动或固定不移，颈部憋胀不适，或妨碍呼吸及吞咽，肿块经久不消，伴胸闷气憋，食少纳呆，口淡乏味，恶心泛呕，肢体困重。舌淡苔白或腻，脉弦滑。治法：健脾理气、化痰散结。主方：四海舒郁丸加减。基本方：制半夏 12g，制南星 12g，陈皮 12g，苍白术各 12g，党参 12g，茯苓 12g，薏苡仁 30g，山慈姑 12g。加减：若大便溏薄，加山药、扁豆、木香；若呕吐痰涎，加姜竹茹、桂枝等。

（3）痰瘀互结证主症特点：颈前瘿瘤质地坚硬、增大，固定不移，按之较硬或有结节，颈前刺痛，胸闷，纳差，或伴颈前、两侧瘰疬丛生，舌质青紫有瘀斑、瘀点，舌苔薄白或白腻，脉弦或涩。治法：理气化痰、散瘀破结。主方：海藻玉壶汤加减。常用药：青皮 9g，陈皮 12g，浙贝母 12g，制半夏 12g，连翘 12g，当归 12g，川芎 9g，莪术 12g，鳖甲 12g。加减：若患者胸痛或胸闷，加瓜蒌皮、薤白、郁金；若痰多，加鱼腥草、炙紫菀、开金锁等。

（4）气阴两虚证主症特点：颈部肿块，甲状腺肿大不明显，颈部肿块日久增大，坚硬如石，作胀不适，神疲乏力，气短懒言，自汗易感，心烦盗汗，头晕目眩，口渴欲饮，舌质淡或红，边有齿痕，苔薄白或苔少，脉细数。治法：益气养阴，软坚散结。主方：生脉饮合玉屏风散加减。常用药：黄芪 15g，太子参 12g，白术 12g，麦门冬 12g，北沙参 15g，女贞子 15g，五味子 6g，天葵子 15g，夏枯草 10g，防风 9g。加减：若发热起伏加青蒿、黄芩、银柴胡；头晕心悸加当归、丹参；烦热汗多加知母、黄柏、浮小麦。

（5）心肾阴虚证主症特点：多见于瘿瘤晚期，症见心悸不宁，气短乏力，心烦少寐，盗汗，眼目干涩，口舌干燥，五心烦热，头晕目眩，形体消瘦，舌质红或红紫，苔少，脉细数。治法：滋阴降火，软坚散结主方：知柏地黄丸加减基本方：黄柏 9g，知母 9g，熟地黄 12g，怀山药 12g，山萸肉 9g，茯苓 12g，泽泻 12g，丹皮 9g，枸杞子 12g，女贞子 12g，炙鳖甲 12g，夏枯草 10g。加减：若患者盗汗，加用五味子、杭白芍；若低热，加青蒿、银柴胡；若口干欲饮，加川石斛、芦根等。

（二）西医分型与治疗

甲状腺癌按病理类型可分为乳头状癌、滤泡状腺癌、髓样癌、未分化癌 4 类。其中乳头状癌临床较为多见。各类型甲状腺癌恶性程度不一，乳头状癌及滤泡状腺癌恶性程度最低，髓样癌次之，未分化癌恶性程度最高。

1. 甲状腺乳头状癌

甲状腺乳头状癌确诊后，一般均需要手术治疗。术前使用甲状腺激素抑制性治疗，使得手术操作变得容易。术中冰冻切片，决定是否做根治手术。术后应做石蜡切片，甲状腺乳头状癌一般均需手术治疗。对于近全切或全切除者，在术后应终身服用甲状腺素片。所以为终身持续性治疗。

（1）药物治疗：①甲状腺素片或左甲状腺素（L-T4）预防甲状腺功能减退及抑制促甲状腺激素的作用。对于不同危险度分层的患者，采用不同水平的促甲状腺激素抑制治疗。高危复发患者促甲状腺激素抑制在 0.1 以下，中危患者促甲状腺激素抑制在 0.1～0.5，低危患者促甲状腺激素抑制在 0.5～2.0。②维生素 D_3 及钙剂全甲状腺切除术可伤及甲状旁腺，造成永久性低钙血症。有的一侧腺叶切除术后，可出现暂时性低钙血症。应注意监测血钙，必要时静脉注射钙剂。③手术治疗，原发癌的处理，一侧腺叶切除加峡部切除加Ⅵ区淋巴结清扫为单侧甲状腺癌治疗的最小手术方式。满足下列条件者可行一侧腺叶切除，无颈部放射史；无远处转移史；无甲状腺外侵犯；无其他不良病理类型；肿块直径小于 1cm。全甲状腺切除病变涉及两侧腺叶时行全甲状腺切除术。其适应证为：颈部有放射史；已有远处转移；双侧癌结节；甲状腺外侵犯；肿块直径大于 4cm；不良病理类型：高细胞型、柱状细胞型、弥漫硬化型、岛状细胞或分化程度低的变型；双侧颈部多发淋巴结转移。

（2）微小癌的治疗：目前甲状腺乳头状微小癌的治疗方式尚不统一。"一侧腺叶切除＋同侧Ⅵ区清扫术"是较为合适的手术方式。甲状腺乳头状腺癌颈部淋巴结转移瘤非常高，颈部淋巴结清扫术是治疗甲状腺癌颈部转移的有效手段，不是其他疗法能替代。另外，颈部淋巴结清扫手术的适应证是临床检查能触及肿大淋巴结，细针穿刺证实；CT及B超检查高度怀疑颈部淋巴结转移，且肿瘤外侵犯明显。手术方式包括治疗性颈部淋巴结清扫手术，主要包括根治性颈部淋巴结清扫术、扩大根治性颈部淋巴结清扫术及改良根治性颈部淋巴结清扫术。目前多不主张对临床淋巴结阴性的患者进行预防性颈部淋巴结清扫术。

（3）放射治疗：甲状腺乳头状癌对放射治疗敏感性较差，手术治疗是主要手段。单纯体外放射治疗对甲状腺癌的治疗并无好处。放疗并不能完全控制复发，且放疗后大量纤维组织增生。各器官的相互粘连，给复发后再次手术造成困难。放疗适用于以下情况：肿瘤侵犯喉、气管、动脉壁，为保留器官肉眼所见切除干净，但高度怀疑微观上有残余癌。肿瘤侵犯邻近器官，因身体其他原因不能做广泛切除，肉眼所见有残余癌。

（4）其他治疗：①碘-131治疗。清甲：清除甲状腺术后，残留甲状腺组织，可降低复发及转移的可能性；清灶：治疗甲状腺癌转移病灶，在残留甲状腺组织完全清除后，促甲状腺激素升高，可促使转移灶摄碘能力增强，有利于碘-131显像发现及治疗转移灶。②内分泌治疗：甲状腺乳头状癌患者术后，不但需要甲状腺激素制剂替代性治疗，更需要甲状腺激素制剂抑制性治疗。甲状腺激素替代治疗是补充甲状腺激素，使血液甲状腺激素保持在正常水平，血清促甲状腺激素抑制到正常值范围。③靶向治疗：常见有索拉非尼，适用于局部复发或转移，进展且难治性的甲状腺乳头状癌。不良反应主要是皮肤毒性，如伴疼痛的手足红斑和肿胀、湿性脱皮、溃疡、手足起疱等。出现不良反应时，需及时调整药量。以求准确的病理结果。手术后的处理，主要是放射性碘和甲状腺激素抑制治疗。

2. 滤泡状腺癌

甲状腺滤泡状癌的治疗跟乳头状癌是一样的，主要通过4个办法治疗：第一，手术，患者身体状况允许的情况下，我们会强烈建议手术，手术完了以后有一部分患者，会建议他们做碘-131的治疗；第二，通过手术以后评估有没有复发的风险，我们一般是分成3种，有高危的、中危的和低危的，一般来说高危的患者我们会建议做碘-131的治疗；第三，终身的服药治疗，我们现在吃得最多的就是左旋甲状腺素片，一个替代治疗或者是抑制治疗，它主要是要抑制促甲状腺激素水平，来达到减少复发的目的。第四，也是比较多的，对比较麻烦的，对比较晚期的患者用靶向药物的治疗。

3. 甲状腺髓样癌

甲状腺髓样癌治疗以外科手术为主，第一次手术的成功对于患者预后非常重要。因为髓样癌恶性程度比分化型甲状腺癌要高，所以切除范围要适当扩大。根据治疗指南和临床专家共识，甲状腺髓样癌无论原发肿瘤多大，都应做全甲状腺切除。即使看不到侧颈淋巴结转移，按照共识都要求做预防性侧颈淋巴结清扫，即使是很早期的髓样癌，也要求做中央区淋巴结清扫。因为它是来源于 C 细胞的甲状腺癌，对碘-131 不敏感，术后不需要服用左旋甲状腺素片，即无须做术后甲状腺抑制治疗。

4. 甲状腺未分化癌

（1）手术治疗：对于极少数病变较局限可以手术切除的癌瘤应积极进行根治手术，延长生存期。手术应行肿瘤广泛切除术，包括患侧甲状腺叶、峡部、颈前肌、气管食管旁软组织。如区域淋巴结可疑转移应加淋巴结清扫术，术后放疗和化疗。

（2）综合治疗：对于癌瘤广泛浸润及转移，无办法切除者应进行综合治疗，先进行颈部放疗，然后手术根治，术后追加放疗，同时联合化疗；不能手术切除的病变合并呼吸困难者，应在充分准备下，进行气管造瘘术，然后放疗和化疗；积极控制合并的其他疾病如糖尿病应采用胰岛素治疗，尽可能控制好血糖。加强营养支持疗法，改善患者一般状况，提高对放疗和化疗的耐受性。

（3）放射治疗：放射野靶区设计要扩大，应包括双侧颈部淋巴结引流区及前上纵隔，剂量为 40Gy，共 4 周时缩小照野，对准残余癌灶区和转移灶区继续照射至 60～70Gy，共 6～7 周。注意使脊髓受照量不超过 40Gy，共 4 周。

（4）化学治疗：优选阿霉素 40～50mg/m^2，静脉滴注，每 3～4 周 1 次，总量≤450mg。其次博来霉素 10mg/m^2，肌内注射，每周 2 次，总量≤300mg。单用顺铂也有疗效。联合化疗方案优于单药治疗。阿霉素 60mg/m^2，加顺铂 40mg/m^2，静脉滴注，每 3 周 1 次，近期缓解率为 9%～64%。阿霉素 30～40mg/m^2，静脉滴注，第 1 日给药；加长春新碱 1～2mg/m^2，静脉滴注，第 1 日给药；均每 3～4 周 1 次，4～6 次为 1 个疗程；加博来霉素 10mg/m^2，每周 2 次，肌内注射。

三、甲状腺癌治疗小结

（1）手术治疗甲状腺癌的手术治疗包括甲状腺本身的手术，以及颈淋巴结清扫。甲状腺的切除范围目前仍有分歧，范围最小的为腺叶加峡部切除，最大至甲状腺全切除。

（2）放射性核素治疗对乳头状腺癌、滤泡状腺癌，术后应用放射性核素碘-131 放疗治疗，适合于 45 岁以上患者、多发性癌灶、局部侵袭性肿瘤及存在远处转移者。

（3）内分泌治疗甲状腺癌做次全或全切除者应终身服用甲状腺素片，以预防甲状腺功能减退及抑制促甲状腺激素（TSH）。乳头状腺癌和滤泡状腺癌均有 TSH 受体，TSH 通过其受体能影响甲状腺癌的生长。

（4）化学治疗甲状腺癌对化学治疗的敏感性及疗效不及放射性核素碘-131 治疗，大多只能起局部缓解作用，单药治疗的疗效更差。仅有选择和其他治疗方法联合运用于一些晚期局部无法切除或远处转移的患者。常用的药物有多柔比星（阿霉素）、环磷酰胺、顺铂、依托泊苷（鬼臼乙叉苷）、氟尿嘧啶、长春新碱等。

（5）放射外照射治疗主要用于未分化型甲状腺癌。预后甲状腺癌和其他器官的癌相比，除未分化癌以外，预后相对良好。各种类型甲状腺癌的预后差别较大，影响预后的因素较多，如患者的年龄、性别、病理类型、病变发展的程度及治疗是否及时适宜等。其预后大部分与上述因素综合作用有关。

第四节　预防与调护

一、预防

甲状腺癌病因及发病机制仍不很清楚，故尚不能很好预防其发病。但应注意以下几点。

（1）尽量避免儿童期头颈部 X 线照射。

（2）保持精神愉快，防止情志内伤，是预防本病发生的重要方面。

（3）针对水土因素，注意饮食调摄，经常食用海带，实际上它也可能是某些类型甲状腺癌的另一种诱发因素。

（4）甲状腺癌患者应吃富于营养的食物及新鲜蔬菜，避免肥腻。

（5）避免应用雌激素，因它对甲状腺癌的发生起着促进作用。

（6）对甲状腺增生性疾病及良性肿瘤应到医院进行治疗。

（7）甲状腺癌术后放，积极采用中西医药物预防治疗是提高疗效的有效方法。

（8）积极锻炼身体，提高抗病能力。

二、调护

（一）心理调护

恶性肿瘤严重危害人类健康，许多资料证实肿瘤的发生及预后与患者的心理因素密切相关。有研究者调查 250 例癌症患者发现，150 例在患病前受过强烈精神刺激。而美国医学心理学会通过调查 120 例肝癌患者的性格特点也发现相似结果，内向型性格、不良心理、社会刺激、长期情绪压抑和家庭不和睦是引起癌症的主要因素。我国也有学者曾通过研究证明，具有以下性格特点者是癌症的高发人群：多疑善感，情绪抑郁；急躁易怒，忍耐力差；沉默寡言，对事物态度冷漠；性格孤僻，脾气古怪。不过，经过自身和外界的帮助，通过提高文化修养，也可以潜移默化地使性格受到影响和改变，从而减少癌症的发生。

甲状腺癌患者通常情绪不稳定，性急，易怒，好发火，好激动，并常伴有焦虑、烦躁、恐惧等，因此人际关系甚至家庭关系也常常受到影响。对此，一方面要借助药物帮助其改善生理状态，另一方面要做好心理疏导和心理纠治，双管齐下，帮助患者稳定情绪，调整心态，优化个性，以利于最佳疗效的取得。

中医非常重视心理因素在治疗中的作用，早在《黄帝内经》中就记载了情志之间互相制约的关系，并总结出了"以情治情"的治疗方法。后代医家更明确提出："善医者，必先医其心，而后治其身也。"根据临床经验及甲状腺癌的特殊病情，朴炳奎教授认为，甲状腺癌患者的心理开导非常重要。在总结了古代医家及余桂清老前辈的治疗方法后，提出了下列治疗方法。

1. 静志安神法

中医理论十分重视"精神内守"在防治疾病中的作用，提倡《黄帝内经》所强调的"恬淡虚无"。静志安神法与现代所称的自我调整法、打坐冥想、松弛疗法有相似之处。这种方法来源于我国的气功、佛教的禅宗、印度的瑜伽功等东方古代修身养性的方法，是通过静坐或静卧，内忘思虑，外息境缘，亦不为病痛所扰，使精神清静宁谧，真气自然从之，病气逐渐衰去。甲状腺癌的女性发病率是男性的 2～3 倍，这说明情志因素可能对本病的发生有很重要的作用。调畅情志，怡情易性，很有可能减少本病的发生。对于已经发病的患者，采用静志安神法配合治疗也可减轻病情，收到不错的疗效。朴炳奎教授在临床上常鼓励患者用参禅、独室静坐、静卧的方法，让患者独处一室，要求其平心静气，排除一切思想杂念，抛弃一切恩怨慕恋，方能渐至"恬淡虚无，真气从之，精神内守"。此法对于未患或已患甲状腺癌的人都适用，而且对未患本病的人具有更重要的作用。

2. 言语开导法

这是一种基本的心理疗法，通过言语过程，向患者讲解一定的医学知识，使患者知道疾病的发生、发展、病情的深浅轻重及其危害，设法帮助患者消除紧张、恐惧和消极心理，同时引起对疾病的注意和重视，增强其战胜疾病的信心，积极配合治疗，争取早日康复。这一疗法主要是正确运用"语言"工具，调动患者的主观功能性。此法较适用于已患甲状腺癌的患者。这一类患者可能平素情志不畅，再加之患此大病，情绪痛苦，可想而知。《灵枢·师传》曰："告之以其败，语之以其善，导之以其所便，开之以其所苦。"朴炳奎教授认为，首先要耐心倾听患者的诉说，启发诱导患者倾吐内心的痛苦郁积和隐私真情，这不仅利于医生了解病情，同时本身就是一种心理疏泄法。善于引导这一过程，并善于解释，这是此疗法实施的关键步骤。然后针对不同患者分析病史病情，找出致病原因，并告诉患者具体的治疗措施及如何自我调养，最终提高患者对疾病的认识，解除患者的消极心理状态，克服焦虑和紧张情绪，从而起到改变患者精神及躯体状况的目的。临床上应用此法时，应注意让闲杂无关人等回避，创造安静的治理环境，融洽的气氛，取得患者的信任感、安全感。而且在言语交流过程中用词要得当，有的放矢，细致入微，并注意替患者保守秘密。

3. 怡情易性法

怡情易性法又称"移精变气法"，现在称之为转移注意力法。该法是通过语言和行为等，转移患者对疾病的注意力，从而达到调整逆乱之气机，使精神安定，疾病减轻的目的。人在病中则常虑其病，甚至紧张焦虑和恐惧。甲状腺癌患者多有肝郁气滞痰凝，患者经常情不自禁地思考自己的病情，而且容易越想越极端，越想越郁闷，进而气滞不散，影响本病的治疗。在临床上，朴炳奎教授注意培养患者的兴趣爱好，让家属引导患者养成一些爱好，如图书、音乐等能影响人的情绪，转移情志，具有陶冶性情的作用，可以起到很好的作用。

4. 顺情从欲法

顺情从欲法又称怡悦开怀法，就是顺从患者的意志、情绪，满足其身心需要，用以治疗情欲不遂的病症。《灵枢·师传》说："未有逆而能治之也，夫惟顺而已矣。百姓人民，皆顺其志也。"古代许多医家认为，只有顺情从欲，怡悦开怀，心情舒畅，再配合服药，才能取得良好疗效。否则，心情不畅，情志抑郁，草木无情，石药无功，服药再多也是收效甚微。因生活欲望不能得到满足而致的病症，单靠言语开导、怡情异性等方法是不能奏效的，故需配合顺情从欲法。朴炳奎教授在临床上常叮嘱甲状腺癌患者的家属，要求他们尽量适当满足患者的合理生活欲望。

以上这些心理调护的方法不仅可以应用于甲状腺癌患者，在其他肿瘤患者身上如能合理运用，同样能收到很好的效果。

（二）饮食调护

古人认为"谷肉果菜，食养尽之，五使过之，伤其正也"。饮食得宜可以养生益寿，而且对疾病的预后有非常重要的作用。甲状腺癌患者的用碘很有讲究，如沿海地区素有食海产习惯者患甲状腺肿瘤，很可能是碘依赖型，以食无碘盐为宜，同时少食海带、紫菜、淡菜、贝壳类海产品等，减少碘的摄入。如果患者生活在内陆，本来无食海产品之喜好，那大致是缺碘性的，可食含碘盐，中药可以运用海藻、昆布、黄药子、夏枯草类，海带、紫菜类不属禁忌范畴。

（三）重视治未病

《素问·四气调神大论》曰："是故圣人不治已病治未病，不治已乱治未乱，此之谓也。夫病已成而后药之，乱已成而后治之，譬犹渴而穿井，斗而铸锥，不亦晚乎。"朴炳奎教授非常重视治未病的思想，认为肿瘤的治疗尤其如此，只有将重心前移，重预防，减少肿瘤的发病率，才是利国利民、行之有效的上上策。大多数医家都坚持肿瘤应该进行综合治疗，但是现今的各种治疗手段（除了早期能手术治疗的）效果都不是很理想。朴炳奎教授认为，除了前面提到的心理调护和饮食调养，还应该从以下几个方面进行"治未病"。

1. 行为干预

首先需戒烟戒酒，并积极鼓励人们多投身于社会公益事业和有益的各项户外活动，多诱导人们形成良好的生活习惯，培养各种有益的兴趣爱好，进而稳定情绪，陶冶情操，形成健康的生活方式。

2. 体能锻炼

现代生活使得人们生活节奏加快，压力增大，体育活动减少。应该进行适度的体能锻炼，如果没有条件进行体育运动的，可以在办公室或者家中练习太极拳等，也可以慢走或散步。体能锻炼时不可急于求成，而应稳步、循序，讲究缓图与渐进，持之以恒。

3. 社会及家庭配合

和谐的家庭环境及社会关系对人的情志影响非常大。甲状腺肿瘤患者通常家庭关系一般，很可能不十分融洽、和谐。因此要进行积极干预，并指导他们消解矛盾，创造和谐氛围，调整心态，稳定情绪。

以上三点不仅适用于甲状腺癌患者，对于其他肿瘤的防治同样有非常重要的作用。

第五节　医案

黄某案

患者黄某，女，35 岁。2018 年 12 月 12 日初诊。

主诉：胃脘不适，时有恶心，食欲差，疲乏，睡眠差 1 周。

现病史：半年前发现颈部肿物，左侧较大，坚硬不移，甲状腺 B 超示甲状腺左叶多发结节，甲状腺弥漫性病变，遂行双侧甲状腺全切术，现症状有咳嗽，胃脘不适，时有恶心，食欲差，疲乏，睡眠一般，大便 2 日 1 次。

体格检查：舌暗红苔薄黄，脉滑。

病理学检查：左侧甲状腺乳头状癌，伴淋巴结转移。

西医诊断：甲状腺癌（乳头状癌）。

中医诊断：石瘿（肝郁气滞，痰瘀互阻）。

治法：疏肝解郁，化痰散结，祛瘀解毒。

处方：柴胡 15g，香附 12g，山萸肉 15g，桂枝 15g，丹参 15g，薤白 15g，三七 10g，夏枯草 15g，浙贝母 15g，砂仁 6g（后下），炮姜 15g，黄连 6g，百合 30g，牡蛎 30g，玄参 15g，酸枣仁 15g，仙鹤草 30g，白花蛇舌草 15g，生甘草 15g。

10 剂，每日 2 次

【病案分析】甲状腺癌中医称为"石瘿"，其发病多从肝郁得来，肝郁则冲任失调，任脉上至咽喉，且"肝为女子先天"，故本病多见于女性。情志不遂，肝郁不舒，气滞不行而生痰致瘀；肝郁日久，郁热内生，故本病在治疗中首重疏肝解郁，化痰行瘀，佐以清热。方选中以柴胡、香附疏肝行气解郁，丹参、三七活血化瘀，消瘰丸（玄参、贝母、牡蛎）配夏枯草化痰软坚散结，山萸肉以滋肝肾，配桂枝、薤白通阳行气，助诸药行气散结，炮姜、砂仁、苏荷梗健脾宽中理气，炒枣仁养心安神，黄连、百合仿黄连阿胶汤意，滋阴清热，除烦安眠，生甘草调和诸药，兼能清热。全方从肝、脾二脏入手，兼顾其肾，法以疏肝行气解郁为主，兼以化痰行瘀，清热，攻伐有节，终不伤正。

二诊：2019 年 1 月 8 日

症状：患者自觉胃脘不适好转，气短乏力，食欲一般，睡眠一般，牙龈肿，大便干，舌红苔略黄，脉滑。

辨证：肝胆郁热，痰瘀内阻。

治法：疏肝解郁，清热散结。

处方：柴胡 15g，黄芩 15g，太子参 15g，清半夏 15g，黄连 6g，百合 30g，赤芍 15g，白芍 15g，香附 12g，夏枯草 15g，生黄芪 20g，炒枣仁 10g，丹参 15g，三七 10g，浙贝母 15g，生白术 40g，枳实 15g，柏子仁 15g，生牡蛎 30g，生甘草 15g。10 剂，每日 2 次。

10 剂，每日 2 次

【病案分析】患者经前方调治后，痰瘀之邪略除，但顽痰瘀血久稽化热，则肝经郁热之象得显，故此次仍从治肝、脾入手，以疏肝清热为主，在前方化痰行瘀散结的用药基础上改以小柴胡汤疏肝清热，和解少阳，配以赤白芍一散一收，清热活血而无伤正之虑，柔肝敛阴而无敛邪之忧。患者气短乏力，以生黄芪助脾肺之气，生白术补气健脾以助气血生化之源，且生白术大量应用（30～60g）尚有通便功效，合枳实、柏子仁可以行气润肠通便。

三诊：2019 年 3 月 1 日

症状：诉大便已正常，食欲可，睡眠一般，仍有胃脘不适，无明显口干口苦，小便调，舌淡暗苔薄白，脉弦。

辨证：气滞血瘀，肝肾亏虚。

治法：行气活血，培补肝肾。

处方：柴胡 15g，香附 12g，山萸肉 15g，桂枝 15g，丹参 15g，三七 10g，仙鹤草 30g，鸡血藤 30g，砂仁 6g（后下），益母草 15g，生黄芪 30g，赤芍 15g，白芍 15g，炮姜 15g，苏荷梗各 10g，菟丝子 30g，旱莲草 15g，生甘草 15g。

10 剂，每日 2 次

【病案分析】患者以三诊方加减调治近两个月，肝经郁热之象已不显，故回归到初诊方的思路上来，仍以疏肝行气解郁为主，加以活血通络之品，且久病入肾，肝体阴而用阳，主藏血，须赖肾水之滋养，亦补肾即所以补肝，脾为戊土，土疏木气自然条达，故以菟丝子、旱莲草培补肝肾，砂仁、炮姜温中理气。方中益母草一味，辛、苦、微寒，补肝养心，专入血分，祛瘀血而新血不伤，生新血而瘀血不滞。

四诊：2019 年 4 月 9 日

症状：食欲一般，睡眠略差，胃脘时有胀满，烦躁，二便调，舌淡暗苔薄白，脉弦。

辨证：心神不安，痰瘀内阻。

立法：补心安神，活血祛痰。

处方：柴胡 15g，桂枝 15g，牡蛎 30g，丹参 15g，三七 10g，砂仁 6g（后下），仙鹤草 30g，炮姜 15g，益母草 15g，苏梗 10g，焦槟榔 10g，威灵仙 15g，生黄芪 30g，浙贝母 15g，僵蚕 15g，炒枣仁 10g，黄连 6g，百合 30g。

10 剂，每日 2 次

【病案分析】肿瘤治疗中尤应注意治心，因为心为君主之官，统率全身，"主不明则十二官危"，且肿瘤患者多有烦躁、焦虑、恐惧等情绪变化，故调心养神是肿瘤治疗大法之一，方选柴胡、桂枝、牡蛎汤加减。此次方中桂枝、甘草辛甘化阳，补益心气，牡蛎重镇安神，炒枣仁养血安神，黄连、百合养阴清热安神，皆为助心安神之品，"主明则下安"。患者以本方加减调治至今，胃脘不适消除，食欲恢复，睡眠良好，疲乏无力明显改善，其余症状均明显缓解或消除。

刘某案

患者，刘某，女，25岁。2019年9月17日初诊。

主诉：颈部肿痛，吞咽困难两周。

初诊：患者2021年4月因左颈部肿物就诊于某医院，查甲状腺B超示甲状腺左叶肿物，考虑恶性，查甲状腺激素示FT3、FT4均增高，TSH减低，遂行甲状腺左叶及峡部切除术，术后病理回报：甲状腺乳头状癌，伴颈部淋巴结及左气管食管沟淋巴结转移。患者两周前自觉吞咽困难，继发颈部肿痛。易过敏，畏风，疲乏，腹满，食欲尚可，睡眠可，大便不调。

体格检查：舌淡暗苔白，脉濡。

西医诊断：甲状腺乳头状癌。

中医诊断：石瘿（痰瘀内结）。

治法：祛风疏肝，消瘀散结。

处方：柴胡15g，防风12g，丹参15g，姜黄10g，僵蚕15g，制首乌15g，白蒺藜15g，浙贝母15g，夏枯草15g，赤白芍各15g，香附12g，生黄芪30g，仙鹤草30g，白花蛇舌草15g，炒枣仁10g，鸡血藤30g，炒白术15g，枳壳6g。

10剂，每日2次

【病案分析】手术是甲状腺癌的首选治疗手段，但手术后患者易伤阴耗气，呈现以正虚邪恋为主的病理特点，张立德教授采用"九补一攻"的治疗理念，在用药上补虚与祛邪并用，改善患者术后体虚的同时又兼并祛邪。该患者平素易过敏、畏风，肺卫不固，故用玉屏风散益气固表，僵蚕、白蒺藜等疏风散邪，加以疏肝行气，消瘀散结，活血通络之品，方中白术与枳壳相合，且白术两倍于枳壳即枳术丸，出自《内外伤辨惑论》卷下引张洁古方，功能健脾消食，这里取其攻补兼施，补大于攻，以健脾益气为主，兼以行气散结，尤适于手术后耗伤气血，中气不足，脘腹虚胀，不思饮食的患者。

二诊：2019年9月23日

患者服药后畏风、疲乏好转，腹满减轻，食欲可，睡眠可，二便调，舌淡暗，苔薄白，脉濡。

辨证：表虚肝郁，痰瘀内结。

治法：祛风疏肝，消瘀散结。

处方：柴胡 15g，防风 12g，丹参 15g，姜黄 10g，僵蚕 15g，制首乌 15g，白蒺藜 15g，浙贝母 15g，夏枯草 15g，赤白芍各 15g，香附 12g，生黄芪 30g，仙鹤草 30g，炒枣仁 10g，鸡血藤 30g，炒白术 15g，枳壳 6g，生甘草 15g。

10 剂，每日 2 次

【病案分析】患者服用上方后效果显著，诸症状明显减轻，考虑除与药证相符故效果较好外，患者较年轻，体质尚佳也是原因之一。该患者在此后的治疗中基本以本方为主，根据病情变化稍作调整，易过敏症状好转，畏风、腹满消失，工作生活几如常人。

许某案

患者许某，女，23 岁。2022 年 7 月 5 日初诊。

主诉：左侧喉结处肿胀 2 个月。

初诊：患者颈部长包块已 8 个月，近两个月长势快，检查在喉结左侧有如鸡蛋大椭圆形之坚硬包块，无压痛，皮色如常，表面光滑，推之不移动。平素性情急躁，形体不丰。

体格检查：舌淡、苔白腻，脉弦。

西医诊断：甲状腺肿瘤。

中医诊断：石瘿（痰瘀互结）。

治法：化痰软坚，理气活血。

处方：

（1）内服方：夏枯草 9g，海藻 9g，昆布 9g，黄药子 15g，海浮石 9g，法半夏 9g，陈皮 4.5g，浙贝母 9g，当归 9g，山慈姑 4.5g，制香附 9g。

10 剂，每日 2 次

（2）火针法：取 1 寸毫针，在酒精灯上烧红针尖，对准患处皮肤迅速刺入，避开血管，深达肿块中部，每次针 10～15 下，刺毕涂以碘伏，隔日 1 次。上方服 10 剂，火针 3 次后，肿块见缩小，服 30 剂，火针 15 次后，肿块完全消失。为巩固疗效，将上方药料加五倍量研末制蜜丸，每日 2 次，每次 9g。以后随访一直未复发。

【病案分析】石瘿可因气滞、血瘀、痰湿三者瘤结而成，故采用软坚散结、清痰化湿，理气活血之品，方中黄药子、海藻、昆布、海浮石、山慈姑化痰解毒、散坚消结，浙贝母、夏枯草清热化痰散结，陈皮、半夏化湿祛痰，香附理气解郁，当归活血，辅以火针加强散坚化结的功能，内外合治，肿块消散而痊愈。

黄某案

患者黄某，女，30 岁。2022 年 10 月 2 日初诊。

主诉：颈前肿大，手抖 1 年。

初诊：患者 1 年前出现颈前肿大，手抖，心烦。在外院诊断"甲亢"。曾服"他巴唑""丙基氧嘧啶"后白细胞下降明显，不能再服用西药治疗。一直在外服中药治疗，仍手抖，心烦，颈前肿大，无明显心慌，大便1～3次/日。

体格检查：舌尖红，苔薄白。脉弦。

西医诊断：甲状腺肿瘤。

中医诊断：瘿瘤（肝肾阴虚）。

治法：以补益肝肾，滋阴降火，方用滋水清肝饮加味。

熟地25g，山萸肉20g，山药20g，茯苓20g，泽泻20g，丹皮20g，丹参20g，酸枣仁30g，焦栀子10g，黄芩10g，柴胡10g，当归14g，白芍14g，香附14g，龙齿30g，煅牡蛎30g，鸡内金30g。

10剂，每日2次

2022年10月18日 复诊

服药后手抖减轻，仍觉心烦。舌苔：舌尖红苔薄白。脉弦细。上方加竹叶6g，青皮6g，继服7剂后颈前肿大减轻，手抖减轻，心烦好转。夜休差。舌苔：舌淡苔薄白。脉细。原方加合欢皮30g，磁石30g继服。

熟地25g，山萸肉20g，山药20g，茯苓20g，泽泻20g，丹皮20g，丹参20g，酸枣仁30g，焦栀子10g，黄芩10g，柴胡10g，当归14g，白芍14g，香附14g，龙齿30g，煅牡蛎30g，鸡内金30g，合欢皮30g，磁石30g。

10剂，每日2次

【病案分析】中医学认为，本病的发生主要与情志及体质因素有关。《医学入门·瘿病篇》说："瘿气，今之所谓瘿囊者是也，由忧虑所生。"《诸病源候论》有"瘿者，由忧愤气结所生"的记载。肝主疏泄，性喜条达。七情不遂，肝郁气滞，恼怒伤肝，疏泄无权，气郁化火，火随气窜，上攻于头，故急躁易怒，面红目赤，口舌咽干，目眩，肝郁化火，肝藏血，与冲脉相连，冲脉主月经，肝郁气滞，则月经不调，经少，闭经，肾阴不足，肝阴亏损，肝阴上亢，故手抖舌颤，老师立足肝肾，认为肝肾同居下焦，肝主藏血，肾主藏精，精血相互滋生，即肾精滋养于肝，使肝之阴血充足，以制约肝阳过亢；肾精又赖肝血的不断补充而化生，使肾精充足以维持肾阴、肾阳的协调稳态。肾水滋养肝木，以使肝气疏泄条达；肝气的正常疏泄亦能促进肾精的再生与贮藏，故肝肾同源。方用滋水清肝饮"滋水涵木"以滋阴降火，加龙齿、煅牡蛎以平肝潜阳，效果较好。

第十章 膀胱癌

膀胱癌各个主要症状和体征在传统医学中称谓不一，中医属尿血、癃闭、血淋等范畴。中医学认为本病为长期受毒邪侵袭而致脾肾两亏或身体素虚，脾肾不足。脾主运化，肾主气化，运化失司，气化不利，则水湿内停，湿邪内停日久而生热，湿热下注于膀胱，而致尿频、尿急、尿痛。热灼络脉，迫血妄行，或气虚摄血无力而致血离经脉发为血淋、溺血。瘀血不去，新血不生，瘀热交搏，渐化为毒，毒热交织，腐蚀肌肉，致发热、贫血、衰竭之征象。

九补一攻法是导师张立德教授根据多年临床经验、本病病因病机以及古今治法总结出的特殊经验治法。九补一攻法是指在治疗本病的穴位及中药的选择以补为主，攻为辅的攻补大致占比的形象比喻。"九补"是指选择补益药，如补益气血药为主药，可调补气血以扶正治疗本虚；"一攻"则是"攻积"的意思，是指其原发病是癥瘕积聚，选择软坚散结的药物以攻邪；穴位的选择亦是如此，以能补益气血的穴位为主，以能软坚散结的穴位为辅；即是九补一攻标本同治。

导师张立德教授在诊治膀胱癌的过程中，善于发现膀胱癌患者最典型临床症状，并采用九补一攻的诊治思想诊疗膀胱癌。当遇患者肾阴亏损，虚火上升，正气不足，湿热下注时，张立德教授常以六味地黄丸滋阴补肾，辅以知母、黄柏滋阴降火，并佐草薢、生熟薏苡仁、甘草梢等清利下焦湿热。诠释了导师张立德教授"九补一攻法"补泻结合，攻补兼施，以达相辅相成之功。

如若出现久病伤及脾肾而引发血尿时，除了中药治疗外，张立德教授也善于使用针灸治疗此类疾病。按照张立德教授九补一攻治疗膀胱癌的经验，对于脾肾两虚诱发血尿时，应补其不足，而后再图祛邪。应首先用灸法以温补脾肾，回阳固涩。灸关元可温补肾阳，旺盛命火以生脾土，灸隐白、公孙、足三里，健脾强胃，升提中气，以助脾土统血之功。灸三阴交、照海理血益肾，灸太冲舒肝行气，上穴配灸，脾健肾盈，血停气复。以达到助止血之功。而后再采用清利之法祛其毒邪。先补后攻，攻补兼施充分体现了张立德教授九补一攻法治疗恶性肿瘤的学术思想。

第一节 概述

膀胱癌是泌尿系统较为常见的恶性肿瘤，好发于 50～70 岁的男性，男女发病率之比为（3～4）：1。在世界范围内，膀胱癌的发病率高居恶性肿瘤的第 9 位。无痛性肉眼血尿是其最常见的首发症状，有的患者伴有尿频、尿急、排尿困难或疼痛等症状。根据其浸润深度，通常又可分为表浅型膀胱癌和浸润性膀胱癌，其中浅表性膀胱癌占75%～85%，术后 2 年内复发率达 50%～70%，有报道为 40%～70%。在中医学中，膀胱癌属于"溺血""血淋""癃闭"等病证的范畴。虽然对膀胱癌并没有专门的研究，但是对于膀胱癌发病过程中出现的癃闭、尿血、血淋等，及其病因病机和治疗，历代文献有许多相关论述。《金匮要略》云："淋之为病，小便如粟状，小腹弦急，痛引脐中。"指出淋证小便点滴不畅，兼有小腹牵扯痛。明代《景岳全书》中曰："溺孔之血，近者出自膀胱。其症溺时必孔道涩痛，小水红赤不利。溺孔之血，其来远者，出自小肠，其症则溺孔不痛，而血随溺出，或痛隐于脐腹，或遂见于脏腑。"《证治要诀》中云："痛者为血淋，不痛者为尿血。"《诸病源候论》中所谓："血淋者，是热淋之甚者则尿血，谓之血淋。"清代黄岩《医学精要》曰："溺血者，溺下红赤也。"均指出尿血及血淋之症。清代林佩琴《类证治裁·癃闭遗溺》曰："闭者，小便不通……小便不利……闭者点滴难通……癃者滴沥不爽。"则详细描述癃闭之症，其与膀胱癌小便不利症状颇为类似。在病因病机方面，早在《黄帝内经》中《素问·宣明五气论》中就有"膀胱不利为癃……"的论述，《素问·气厥论》中则指出："胞移热于膀胱，则癃溺血。"《四时刺逆从论》又说"少阳……涩则病积溲血"等，是对膀胱癌病因病机的早期认识。后世医家对癃闭及血尿治疗上亦有相关论述。如元代朱丹溪认为，小便不通有"气虚""血虚""有痰""风闭""实热"等多种原因，并根据辨证施治的原则，运用探吐法来治疗癃闭。《备急千金要方·膀胱腑》中曰："以葱叶除尖头，内阴茎孔中深三寸，微用口吹之，胞胀，津液大通，便愈。"《医学纲目·溺血》中所载："小便出血，是心伏热在于小肠，宜镜面草自然汁，加生蜜一匙服之，以八正散加麦门冬，葱煎服；如小便涩痛，以海金细沙末调治之。"《慎斋遗书·血证》中云："尿血者，然其源在肾气衰而火旺，治当清肾。"《医学心慎·尿血》中则载："倡清心、平肝及八珍汤法，不可轻用止涩药。"至明《景岳全书·溺血证治》："经曰，胞移热于膀胱则癃而溺血，即此证也，治宜清利膀胱之火。"对后世医家膀胱癌治疗的思路和方法有一定的指导意义。

一、中医病名的认识

膀胱癌各个主要症状和体征在传统医学中称谓不一，中医属尿血、癃闭、血淋等范畴。中医学认为本病为长期受毒邪侵袭而致脾肾两亏或身体素虚，脾肾不足。脾主运化，肾主气化，运化失司，气化不利，则水湿内停，湿邪内停日久而生热，湿热下注于膀胱，而致尿频、尿急、尿痛。热灼络脉，迫血妄行，或气虚摄血无力而致血离经脉发为血淋、溺血。瘀血不去，新血不生，瘀热交搏，渐化为毒，毒热交织，腐蚀肌肉，致发热、贫血、衰竭之征象。

1. 癃闭

癃闭又称小便不通；尿闭。以小便量少，点滴而出，甚则闭塞不通为主症的一种疾患。病情轻者涓滴不利为癃，重者点滴皆无称为闭。癃闭有虚实之分，实证多因湿热气结、瘀血阻碍气化运行；虚证多因中气，肾阳亏虚而气化不行。临床多因败精阻塞、阴部手术等,使膀胱气化失司,水道不利,以小便量少、点滴而出,甚至闭塞不通。属肾病和排尿障碍。现代医学称为尿潴留。《灵枢·本输》称为闭癃。《类证治裁·闭癃遗溺》:"闭者小便不通,癃者小便不利。"凡小便排出甚少或完全无尿排出者,统称癃闭。

2. 血尿

血尿,中医称为尿血或溺血。血尿既是一个独立的证候,又可是多种疾病中的一个症状,血尿根据尿液颜色分为镜下血尿和肉眼血尿。镜下血尿是指尿液颜色正常,离心后每高倍镜视野红细胞超过 3 个。肉眼血尿尿液呈现洗肉水样、红色或暗红色,或有血凝块,也可出现浓茶色、咖啡色或酱油色。中医认为血尿多为下焦热盛所致,其中有实热与虚热之分。实热者宜清热化湿、凉血止血;虚热者宜滋阴清热、养血止血。此外,也有中气下陷、气虚不摄者,则宜补中益气、摄血止血。

二、膀胱癌流行病学

如今恶性肿瘤已成为危害中国乃至世界居民健康的重要因素,给社会和家庭带来了巨大的经济和社会负担,并严重影响着人均寿命以及生活质量。根据 Globocan 2018 显示,全球恶性肿瘤新发病例约 1810 万,亚洲约占 48.4%,中国约占 23.7%,全球恶性肿瘤死亡病例约 960 万,亚洲约占 57.3%,中国约占 30%。根据膀胱癌诊疗规范数据,膀胱癌是泌尿系统最常见的恶性肿瘤之一。膀胱癌发病存在地域性、种族性、性别差异,任何年龄均可发病,高发于 50~70 岁。2018 年全球新发膀胱癌患者约 54.9 万例,死亡约 20 万例,男性发病率为女性的 4 倍。作为全球 10 大常见恶性肿瘤之一,同时也是泌尿系统最常见的恶性肿瘤,2018 年全球膀胱癌累计新发 54.94 万例(男性 42.41 万例,女性 12.53 万例),约占所有新发肿瘤病例的 3%;累计死亡 19.99 万例(男性 14.83 万例,女性 5.17 万例),约占所有肿瘤死亡病例的 2.1%。因此,如何早期、合理、有效地做好膀胱癌的防治工作,成为了当前社会及医学界普遍关注的话题。应当注意的是,膀胱癌的演变过程是多因素、长时间的,有研究表明膀胱癌的发生与环境、生活习惯、饮食结构、职业等因素息息相关。在所有膀胱癌患者中超过 90% 的病例属于膀胱尿路上皮癌,其中约 75% 的患者病变局限于黏膜或黏膜下层,术后复发率高。若能通过对不同地区、不同种族之间膀胱癌发病率的差异进行探讨,探寻诱发膀胱癌的危险因素,为制定有针对性的膀胱癌防治措施提供流行病学依据,将在一定程度上预防膀胱癌的发生、降低膀胱癌的发病率,有利于减轻疾病带来的生活及精神负担,从而提高居民生活水平、改善生活质量。

膀胱癌作为全球十大常见恶性肿瘤之一,同时也是泌尿系统最常见的恶性肿瘤,其在全球范围内不同地区、不同种族甚至不同性别间的发病率存在较大差异,以南欧、西欧和北美等发达地区为例,膀胱癌的发病率远高于发展中国家,与中非等贫困地区相比,差异最大可达 14 倍。虽然我国膀胱癌发病率低于欧美等发达国家和地区,但近几十年来随着生活水平不断提升、人们健康意识的提高以及国家对于肿瘤筛查工作的不断推进,膀胱癌的发病率呈逐渐上升趋势。通过对 2013 年全国肿瘤登记地区数据进行汇总并计算后显示，2013 年中国膀胱癌新发 7.44 万例（男性 5.86 万例，女性 1.58 万例），占所有新发肿瘤病例的 2.02%，粗发病率 5.46/10 万（城市 6.47/10 万，农村 4.30/10 万），标化发病率 3.64/10 万；死亡病例 2.93 万例（男性 2.24 万例，女性 0.70 万例），占所有肿瘤死亡病例的 1.32%，死亡率 2.16/10 万（城市 2.41/10 万，农村 1.86/10 万），标化死亡率 1.31/10 万。到了 2015 年，中国膀胱癌新发病例达到 8.05 万例（男性 6.21 万例，女性 1.84 万例），占所有新发肿瘤病例的 1.88%，粗发病率 5.87/10 万，标化发病率 3.94/10 万；死亡病例达到 3.29 万例（男性 2.51 万例，女性 0.78 万例），占所有肿瘤死亡病例的 1.17%，死亡率 2.40/10 万，标化死亡率 1.47/10 万。

膀胱癌是严重威胁人民健康的恶性肿瘤之一，规范化诊断及治疗对提高我国膀胱癌的诊疗水平具有重要意义。

三、膀胱癌的病因病机

（一）中医学对膀胱癌病因病机的认识

膀胱癌属于中医学的"血尿""癃闭""淋症"等范畴，2000 多年前中医即有血尿的记载，《素问·气厥论》云："胞移热于膀胱则癃溺血。"《金匮要略》云："热在下焦则尿血。"膀胱癌同时也有癃闭之症状，《素问·宣明五气篇》云："膀胱不利为癃，不约为遗溺。"《素问·标本病传论篇》云："膀胱病，小便闭。"膀胱癌亦有淋症表现，《巢氏病源》云："血淋者是热淋之甚即尿血，谓之血淋。"《类证治裁》云："溺知与血淋异，痛为血淋，不痛为尿血，痛为火盛，不痛为虚。"这些描述记载了包括膀胱癌在内血尿、癃闭、淋痛的症状。膀胱癌的病因病机众多，但经过对古籍文献的查证和现代中医学者的研究，可把膀胱癌的病因病机归纳为湿热下注、瘀血内阻、阴虚内热、脾肾阳虚，导致膀胱气化不利，久而久之，湿毒聚积发为此病。

（二）西医对膀胱癌病因病机的认识

膀胱癌的发生发展是复杂、多因素、多步骤的病理变化过程，其具体发病机制尚未阐明，内在的遗传因素与外在环境因素均有重要作用。

1. 外在病因

吸烟和长期接触工业化学产品是两大外在致病危险因素，是目前最为肯定的膀胱癌致病危险因素，约 50% 的膀胱癌患者有吸烟史，吸烟者膀胱癌的患病风险增加 2～3 倍，风险率与吸烟强度和时间成正比。与烟中含有的芳香胺类化合物 4-氨基联苯有关系。吸烟对膀胱癌的复发及进展的影响尚不明确。长期职业接触工业化学产品是另一类重要的危险因素。约 20% 的膀胱癌患者发病与所从事的职业有关，如纺织、染料制造、橡胶化学、药物制剂和杀虫剂生产、油漆、皮革及铝和钢铁生产领域，此类人群长期接触芳香胺类化合物、多环芳烃和氯代烃、β-萘胺、4-氨基联苯等。其他致病因素包括，膀胱内长期慢性炎症刺激（细菌、血吸虫、人乳头状瘤病毒感染等）、长期异物刺激（留置导尿管、结石）与膀胱鳞状细胞癌和腺癌关系密切。既往接受过环磷酰胺化疗、滥用非那西汀及盆腔放疗病史，治疗糖尿病药物吡格列酮等均能增加患膀胱癌的风险。大量摄入脂肪、胆固醇、油煎食物和红肉、长期饮用砷含量高的水和氯消毒水、咖啡、人造甜味剂及染发可能增加膀胱癌的患病危险。

2. 内在病因（基因异常）

膀胱癌的发生发展与遗传及基因异常有关，有家族史者发生膀胱癌的危险性明显增加 2 倍，具体机制尚需进一步研究。正常膀胱细胞恶变始于细胞的 DNA 改变，化学致癌物质是膀胱癌的主要外在致病因素，包括芳香类化合物如 2-萘胺、4-氨基联苯等，存在于烟草及各种化工制品中，上述致癌物代谢后进入尿液，导致膀胱上皮细胞恶变。与膀胱癌有关的癌基因包括 HER-2、HRAS、BCL-2、FGFR3、C-myc、MDM2、MSH2 等。另一种分子机制是编码调节细胞生长、DNA 修复或凋亡的蛋白抑制基因失活，使 DNA 受损的细胞不发生凋亡，导致细胞生长失控。如 P53、RB、P21 等抑癌基因的 17、13 及 9 号染色体的缺失或杂合性丢失与膀胱癌的发生有关系。

四、膀胱癌的临床表现

（一）膀胱癌的症状——早期症状

（1）膀胱癌最常见的症状是没有任何感觉的、肉眼可以看到的血尿，这是膀胱癌独特的"排尿异常信号"，几乎每个膀胱癌患者都会出现，约 85% 的膀胱癌患者因此而就诊。血尿又分两种，一是肉眼血尿，二是显微血尿。肉眼血尿是指眼睛可直视的带血色的尿，显微血尿是指在显微镜下可发现尿中有红细胞。膀胱癌血尿多为无痛性和间歇性，多数是全程血尿，少数是终末血尿，伴尿频、尿急的血尿则较少见。

（2）尿频尿急：如癌瘤长在膀胱三角区，则膀胱刺激症可以稍早出现，如果出现尿痛则已非早期。总而言之，如忽然出现不明原因的血尿，为膀胱癌的最早信号。

（3）如果肿瘤侵犯广泛，且较深时，可出现疼痛，且在膀胱收缩及撑尿时加剧。若肿瘤位于膀胱颈时，可引起尿道梗塞，甚至会出现尿潴留。若肿瘤侵犯尿管口，可发生肾盂积水和上行性感染，严重的患者可能会引起败血症和尿毒症，晚期可出现恶病质。

（二）膀胱癌的症状——中期症状

早期膀胱癌患者往往无特殊阳性体征，出现阳性体征往往病至中晚期。如浅表淋巴结转移时表现为淋巴结肿大；肺转移时又见肺呼吸音减弱，或合并干湿啰音；肝转移时可见肝界增大、包膜不光或黄疸；骨转移时出现转移部位压痛，当出现全身衰竭而表现为恶病质时，消瘦、贫血等阳性体征就更为明显。

当肿瘤浸润达肌层时，可出现疼痛症状，肿瘤较大影响膀胱容量或肿瘤发生在膀胱颈部，或出血严重形成血凝块等影响尿流排出时，可引起排尿困难甚至尿潴留。

（三）膀胱癌的症状——晚期症状

（1）血尿。血尿是膀胱癌早期至晚期最典型的一个症状，90% 多的患者都有该种症状。血尿又分为肉眼血尿和镜下血尿两种，肉眼血尿即可直视的带血尿液，镜下血尿指的是在显微镜下才能发现的红细胞混杂在尿液中。血尿间歇性出现，一旦出现即全程血尿也可终末血尿。

（2）下腹部出现可触及的肿块。

（3）尿路刺激。尿路刺激合并血尿，会排出腐肉样物质，排出肿块、血块。

（4）尿痛、尿频、尿急。

（5）长期慢性的泌尿道感染症状。

（6）其他。如果肿瘤侵及输尿管口或肿瘤长在输尿管口，都会引起输尿管扩张，进而形成肾积水、肾脏变大；肿瘤向肺、肝、骨转移时，会出现咳嗽、气促、肝功能异常、肝区痛、骨痛等症状。

（7）膀胱癌晚期症状除以上描述的几种外，还有一些典型的体征，如消瘦、贫血、淋巴结肿大、呼吸音减弱、黄疸、恶病质等。

如果肿瘤浸润到输尿管口或长在输尿管口，可引起输尿管扩张，进而形成肾积水、肾脏体积增大，膀胱癌出现肺、肝、骨转移时，出现相应症状，如咳嗽、气促、肝功能异常、肝区痛、某处骨痛，要进行系统检查以便及时做出诊断，及早治疗。

（四）其他症状和并发症

膀胱癌的全身症状包括恶心、食欲不振、发热、消瘦、贫血，恶病质，类白血病反应等。同时有可能导致一系列的并发症，比如膀胱癌痛、严重尿血、尿潴留、出血、盆腔感染、直肠损伤、无尿、伤口破裂等。

第二节　诊断

一、膀胱癌相关检查诊断

（一）体格检查

膀胱癌患者一般无临床体征，对早期患者（如 Ta、T1 期）的诊断价值有限。触及盆腔肿块提示为局部晚期肿瘤。

（二）辅助检查

1. 实验室检查

（1）实验室一般检测：患者在治疗前，需要行实验室常规检测，以了解患者的一般状况以及是否适于采取相应的治疗措施。①血常规。②肝肾功能及其他必要的生化免疫等检测。③出凝血功能检测。

（2）尿细胞学及肿瘤标记物检查：尿液检查包括尿脱落细胞学检查和尿肿瘤标志物的检测。

尿细胞学检查：尿细胞学检查是膀胱癌诊断和术后随访的重要方法之一，尿液中检测出癌细胞是肾盂癌、输尿管癌和膀胱癌定性诊断之一。尿标本应尽量采用新鲜尿液，通过自然排尿收集，也可通过膀胱冲洗以提高诊断率。建议连续留尿 3 天，留取后离心固定。尿脱落细胞学检查的敏感性为 13%～75%，特异性为 85%～100%。其敏感性与肿瘤分级呈正相关，高级别肿瘤（包括原位癌）阳性率达 84％；G1 和低级别肿瘤的敏感性为 16％。尿细胞学结果评估受脱落细胞少、尿路感染、结石或膀胱灌注治疗等因素影响，特异性超过 90％。尿中有可疑癌细胞，需多次检查核实，避免假阳性结果。尿细胞学检查必须与膀胱镜检查及影像学检查同时进行，以降低漏诊率。

流式细胞分析技术用于尿细胞学检查，简便客观。原理是通过 DNA 特异性荧光剂染色尿中脱落细胞的染色质，通过分析软件对 DNA 倍体进行分析，客观反映细胞增殖状态。肿瘤细胞增殖旺盛，呈多倍体。一般二倍体代表低度恶性、三倍体至四倍体为高度恶性肿瘤。流式细胞分析技术诊断膀胱癌的敏感性与特异性与肿瘤分化程度及分期有关。但不能替代常规尿细胞学检查。

尿液膀胱肿瘤标志物检查：目前有多种相对成熟的尿液膀胱肿瘤标志物检查技术，包括核基质蛋白 22（NMP22）、膀胱肿瘤抗原相关（BTAstat 及 BTAtrak）、免疫－细胞检查、纤维蛋白原降解产物和尿荧光原位杂交（FISH）等。其他包括端粒酶、存活素、微卫星分析、细胞角蛋白检查等，有较高的敏感性，但特异性均低于尿细胞学检查。FISH 技术具有较高的敏感性及特异性，特异性低于尿细胞学检查。有膀胱炎症、结石、放疗等病史患者的尿液标本特异性低。FISH 技术在我国人群尿路上皮癌具有较高的阳性预测值。因尿液肿瘤标志物检测的敏感性高但特异性较低，临床上尚未广泛应用，尚无能取代膀胱镜检查和尿细胞学检查的尿肿瘤标志物。

2. 影像学检查

影像学检查包括超声检查、CT 及 CT 尿路造影（computed tomogr aphy urography，CTU）、MRI 及磁共振尿路成像（magnetic resonance urography，MRU）、静脉尿路造影（intravenous urography，IVU）、胸部 X 线片或胸部 CT 等。主要目的是了解膀胱病变程度、范围、胸腹盆腔脏器、腹膜后及盆腔淋巴结及上尿路情况，有助于判断膀胱癌临床分期。

（1）超声检查：超声检查是诊断膀胱癌最常用、最基本的检查项目。可同时检查肾脏、输尿管、前列腺、盆腔和腹膜后淋巴结及其他脏器情况。超声检查可通过经腹、经直肠、经尿道 3 种途径进行。经腹超声检查诊断膀胱癌的敏感性为 63％～98％，特异性为 99％。可以同时检查肾脏、输尿管和腹部其他脏器。经直肠超声检查能清楚显示膀胱三角区、膀胱颈和前列腺，近距离观察肿瘤基底部，判断肿瘤浸润深度优于经腹部超声检查，适用于膀胱充盈不佳的患者。经尿道超声检查需在尿道表面麻醉下进行，虽然其影像清晰，判断肿瘤分期准确性比较高，但属于有创伤性检查，未广泛应用。彩色多普勒超声检查可显示肿瘤基底部血流信号，但肿瘤血流征象对肿瘤分期、分级判断价值有限。超声造影可提高膀胱癌检出率及评估膀胱肿瘤侵犯深度。超声无法准确诊断膀胱原位癌。超声图表现：膀胱壁有异常的局限性突起，不随体位移动；或膀胱壁表面不规整，膀胱壁层次结构中断消失；或强回声或混合回声结节或肿块，呈乳头状或菜花状，有蒂或无蒂；肿瘤可单发或多发。彩色多普勒检查能显示肿瘤内或边缘的血流信号。

(2) CT 检查：CT 检查（平扫＋增强扫描）在诊断和评估膀胱肿瘤浸润范围方面有价值，可以发现较小肿瘤（1～5mm）。若膀胱镜检查显示肿瘤为宽基无蒂、恶性度高、有肌层浸润的可能时建议 CT 检查以判断肿瘤浸润范围、是否邻近脏器侵犯或远处转移。CT 检查对膀胱原位癌及输尿管显示欠佳；很难准确区分非肌层浸润膀胱癌（Ta、T1）和 T2～T3a 期膀胱癌，很难确定肿大淋巴结性质。肌层浸润性膀胱癌（muscle-invasive bladder cancer，MIBC）患者 CT 检查的准确率为 54.9%，其中约39% 分期偏低，6.1% 分期偏高。既往有肿瘤手术史患者因局部炎症反应可导致分期升高。CTU：建议膀胱多发性肿瘤、高危肿瘤及膀胱三角区肿瘤患者行 CTU 检查。CTU能提供上尿路、周围淋巴结和邻近器官的状态等信息，已基本替代传统 IVU 检查。CT检查图像表现为膀胱壁局部增厚或向腔内突出的肿块。肿块形态多种多样，常表现为乳头状、菜花状和不规则形。外缘较光滑，肿瘤向壁外侵犯时可显示为膀胱壁外缘毛糙。较大肿块内缘常见砂粒状钙化影，大而表浅的肿瘤可出现膀胱轮廓变形。平扫肿块 CT值 30～40HU，增强后呈不均匀明显强化。肿瘤向壁外生长时，表现为膀胱轮廓不清楚，膀胱周围脂肪层消失，并可累及邻近的组织器官，可显示盆腔或腹膜后肿大淋巴结。

(3) 多参数 MRI：MRI 检查具有良好的软组织分辨率，能诊断及肿瘤分期。MRI检查有能显示肿瘤是否扩散至膀胱周围脂肪、淋巴结转移及骨转移等，可评估邻近脏器的受侵犯情况。膀胱肿瘤 T1 加权像与膀胱壁相似的低至中等信号强度，高于低信号的尿液、低于呈高信号的膀胱周围脂肪。T2 加权像尿液呈高信号，正常逼尿肌为低信号，大多数膀胱肿瘤为中等信号。低信号的逼尿肌出现中断现象提示肌肉层浸润。弥散加权成像（diffusion weighted imaging，DWI）对评估肿瘤是否侵犯周围组织有价值。动态增强 MRI 在显示是否有肌层浸润方面，准确性高于 CT 或非增强 MRI；对＜T3a 肿瘤准确率优于 CT 检查，对淋巴结的显示与 CT 相仿。多参数 MRI 检查在评估膀胱癌肌层是否受侵犯方面有重要价值，其敏感性为 90%～94%，特异性 87%～95%。高场强（3.0T）及 DWI 可提高诊断的敏感性及特异性。MRI 评估骨转移的敏感性高于 CT，甚至优于核素骨扫描。MRU 检查：MRU 能显示整个泌尿道，显示上尿路梗阻部位及原因、是否有上尿路肿瘤等。MRU 特别适用于对比剂过敏或肾功能不全患者、IVU 检查肾脏不显影及伴有肾盂输尿管积水患者。

(4) IVU：IVU 检查目的是显示是否伴有上尿路肿瘤。由于 IVU 检查诊断上尿路肿瘤的阳性率低，漏诊风险高，特别是小的上尿路肿瘤或尿路积水不显影时更易漏诊。CTU、MRU 检查可获得更清晰的图像，现已替代 IVU 检查。

(5) X 线片或胸部 CT 检查：胸部正、侧位 X 线片是患者术前和术后常规检查项目，了解有无肺部转移，判定临床分期。胸部 CT 检查是肺部转移更敏感的检查方法。对肺部有结节或 MIBC 拟行全膀胱切除的患者推荐术前行胸部 CT 以明确有无肺转移。

肺转移瘤在胸部 X 线片及胸部 CT 片上表现为单个、多发或大量弥漫分布的圆形结节性病灶。

（6）全身骨显像：全身骨显像是检测骨转移最常用的方法，敏感性高，能评估是否有骨转移病灶以明确肿瘤分期，比 X 线片提前 3～6 个月发现骨转移病灶。

骨扫描不是膀胱癌患者的常规检查项目，患者出现骨痛或血清碱性磷酸酶升高，怀疑有骨转移风险时推荐进行检查。膀胱癌骨转移灶为溶骨性改变，多表现为异常放射性浓聚，少数表现为放射性稀疏、缺损。脊柱是骨转移的常见部位，其次为盆骨、肋骨、颅骨及股骨、肱骨的近端。骨显像对骨转移瘤的特异性不高，尤其是对单发或少发病灶的良恶性鉴别需要 CT 或 MRI 检查确认。

3. 内镜及其他检查

（1）膀胱镜检查及活检：膀胱镜检查和活检是诊断膀胱癌最可靠的方法，也是术后复发监测的主要手段之一。膀胱镜检查包括普通硬性膀胱镜及软性膀胱镜检查，推荐常规行无痛膀胱镜检查。如有条件，建议使用软性膀胱镜检查，与硬性膀胱镜相比，该方法具有损伤小、视野无盲区、相对舒适等优点。膀胱镜检查可以明确膀胱肿瘤的数目、大小、形态（乳头状的或广基的）、部位、生长方式及周围膀胱黏膜的异常情况，可以对肿瘤和可疑病变进行活检以明确病理类型。当尿脱落细胞学检查阳性或膀胱黏膜异常时，建议行选择性活检，以明确诊断和了解肿瘤范围。尿细胞学阳性而膀胱黏膜正常、怀疑存在原位癌时，应考虑行随机活检。原位癌、多发性癌或肿瘤位于膀胱三角区或膀胱颈部时，伴发尿道前列腺部癌的危险性增加，建议行前列腺部尿道活检明确病理。尿细胞阳性或前列腺部尿道黏膜异常时，此部位行活检。

荧光膀胱镜：荧光膀胱镜检查是通过向膀胱内灌注光敏剂，如，5-氨基酮戊酸（5-aminolevulinic acid，ALA）、氨基酮戊酸己酯（hexyl aminolevulinate，HAL）、吡柔比星等，产生的荧光物质能高选择性积累在新生的膀胱黏膜组织中，在激光激发下病灶部位显示为红色荧光，与正常膀胱黏膜的蓝色荧光形成鲜明对比，能发现普通膀胱镜难以发现的小肿瘤或原位癌，检出率可提高 14％～25％。怀疑有膀胱原位癌或尿细胞学检查阳性而普通膀胱镜检查黏膜正常时，建议选择荧光膀胱镜检查。

窄带成像（narrow band imaging，NBI）膀胱镜：NBI 的原理是通过滤光器过滤掉普通内镜光源所发出红、蓝、绿中的宽带光谱，选择 415nm、540nm 窄带光。与传统白光模式内镜相比，显示膀胱黏膜表面微细结构和黏膜下血管更清晰、立体感更强，有助于早期发现与诊断微小病灶，提高膀胱原位癌的检出率，降低术后复发率。NBI 膀胱镜对膀胱原位癌诊断的敏感度、特异度和准确率均优于普通膀胱镜。只能通过 NBI 膀胱镜发现而普通膀胱镜未发现的肿瘤占 17.1％，42％尿细胞学阳性而普通膀胱镜检阴性患者通过 NBI 膀胱镜检查发现膀胱肿瘤。与白光下电切术相比，NBI 引导下膀胱肿瘤电切术能降低 NMIBC 患者术后复发率。

（2）诊断性经尿道膀胱肿瘤切除术（transurethral resectionof bladder tumours，

TURBt)：如果影像学检查发现膀胱内有肿瘤样病变，可以省略膀胱镜检查，直接进行诊断性 TURBt。目的：一是切除肿瘤；二是明确肿瘤的病理诊断和分级、分期，电切标本基底部应包括膀胱壁肌层。

（3）输尿管镜检查：对膀胱癌有可疑上尿路病变的患者，CTU 或 MRU 检查仍无法明确诊断患者，可选择输尿管镜检查及活检明确诊断。

二、膀胱癌病理组织学检查和分期

（一）组织学类型

目前，推荐采用 2004 年 WHO 尿路系统肿瘤分类标准。膀胱癌包括尿路上皮（移行细胞）癌、鳞状细胞癌和腺细胞癌、脐尿管癌、苗勒氏管恶性肿瘤、神经内分泌肿瘤（如小细胞癌）、间叶性肿瘤、混合型癌、肉瘤样癌及转移性癌等。其中，膀胱尿路上皮癌最为常见，占膀胱癌的 90％ 以上，膀胱鳞状细胞癌占 3％～7％；膀胱腺癌比例＜2％。本指南主要探讨膀胱尿路上皮癌的诊断及治疗。

2016 年 WHO 对膀胱尿路上皮肿瘤病理类型进行更新，主要分为两大类，浸润性尿路上皮癌和非浸润性尿路上皮肿瘤。浸润性尿路上皮癌又分为不同变异亚型，不同变异亚型与患者预后密切相关。

1. 膀胱原位癌

膀胱原位癌又称为扁平癌，属于高级别非肌层浸润性癌，常为多灶性。膀胱镜下易与膀胱炎性改变混淆，需活检确诊。

2. 膀胱癌的其他病理表现

癌组织标本中存在血管淋巴管浸润与患者病理分期升高有显著相关；尿路上皮癌亚型如微乳头型、肉瘤样癌及浆细胞癌等预后不佳。

（二）膀胱癌的组织学分级

膀胱癌的恶性程度以分级（Grade，G）表示，分级与复发、侵袭风险密切相关。目前采用 WHO 分级法（WHO 1973，WHO 2004）。2016 年版的膀胱癌病理诊断标准仍推荐采用 2004 版分级方法。1973 年 WHO 分级标准根据癌细胞的分化程度将膀胱癌分为高分化、中分化和低分化 3 级，用 G1、2、3 或 GI、Ⅱ、Ⅲ表示。WHO 2004/2016 年分级标准将尿路上皮肿瘤分为低度恶性潜能乳头状尿路上皮肿瘤（papillary urothelial neoplasms of low malignant potential，PUNLMP）、低级别乳头状尿路上皮癌和高级别乳头状尿路上皮癌。

（三）膀胱癌的分期

膀胱癌的分期主要根据原发肿瘤侵犯范围、区域淋巴结是否受累及其他部位是否转移等进行评估。采用国际抗癌联盟（UICC）制订的 TNM 分期系统，推荐应用 2017 年第 8 版。膀胱癌病理见表 3，临床分期见表 4。根据肿瘤是否浸润膀胱肌层分为 NMIBC 和 MIBC。NMIBC 约占膀胱肿瘤的 75％，包括 Tis 期（原位癌，5％～10％）、Ta 期（70％～75％）及 T1 期（20％～25％），其中原位癌（Tis 期）分化差，发生肌层浸润风险高，属于高风险肿瘤。MIBC 为 T2 期及以上分期患者。

表 3　2017 年 UICC 膀胱癌 TNM 分期（第 8 版）

原发肿瘤（T）	
Tx	不能评估原发肿瘤
T0	无原发肿瘤证据
Ta	非浸润性乳头状癌
Tis	原位癌（"扁平肿瘤"）
T1	肿瘤侵及上皮下结缔组织
T2	肿瘤侵犯肌层
T2a	肿瘤侵及浅肌层（内侧 1/2）
T2b	肿瘤侵及深肌层（外侧 1/2）
T3	肿瘤侵及膀胱周围组织
T3a	显微镜下可见肿瘤侵及膀胱周围组织
T3b	肉眼可见肿瘤侵及膀胱周围组织（膀胱外肿块）
T4	肿瘤侵及以下任何一器官或组织：前列腺、精囊、子宫、阴道、盆壁、腹壁
T4a	肿瘤侵及前列腺、精囊、子宫或阴道
T4b	肿瘤侵犯盆壁或腹壁
N（区域性淋巴结）	
Nx	区域性淋巴结无法评估
N0	无区域淋巴结转移
N1	真骨盆腔单个淋巴结转移（闭孔、髂内、髂外及骶前淋巴结）
N2	真骨盆腔多个淋巴结转移（闭孔、髂内、髂外及骶骨前淋巴结）
N3	髂总淋巴结转移
M（远处转移）	
MX	无法评估远处转移
M0	无远处转移
M1	有远处转移
M1a	非区域淋巴结
M1b	其他部位远处转移

表 4　2017 年 AJCC 膀胱癌分期组合

分期	TNM 情况		
0a	Ta	N0	M0
0is 期	Tis	N0	M0
Ⅰ期	T1	N0	M0
Ⅱ期	T2a	N0	M0
	T2b	N0	M0
Ⅲ期 A	T3a	N0	M0
	T3b	N0	M0
	T4a	N0	M0
	T1—T4a	N1	M0
Ⅲ期 B	T1—T4a	N2—3	M0
Ⅳ期 A	T4b	任何 N	M0
	任何 T	任何 N	M1a
Ⅳ期 B	任何 T	任何 N	M1b

三、鉴别诊断

（一）中医鉴别诊断

1. 血淋

血淋与尿血都有小便出血，尿色红赤，甚至溺出纯血等症状。其鉴别的要点是有无尿痛。尿血者多无疼痛之感，虽亦兼有轻微的胀痛或热痛，但终不若血淋的小便滴沥而疼痛难忍，故一般以痛者为血淋，不痛者为尿血。详询患者病史，四诊合参，并借助现代诊断方法，如中段尿细菌培养、尿细胞学检查、膀胱镜、泌尿道 B 超等，可加以鉴别。

2. 石淋

石淋患者也有尿中带血的临床表现，应注意鉴别。石淋尿中时有砂石夹杂，小便涩滞不畅，时有小便中断，尿道窘迫疼痛，少腹拘急，往往突发，一侧腰腹绞痛难忍，甚则牵及外阴。石淋经清热利湿、排石通淋治疗有效，尿血则无效。此外，借助现代诊断方法，如尿细胞学检查、膀胱镜、泌尿道 B 超等，可加以鉴别。

（二）西医鉴别诊断

1. 脐尿管癌

膀胱顶部区域的肿瘤需与脐尿管癌鉴别。脐尿管癌源自脐尿管残迹，肿瘤主体位于膀胱壁外或膀胱壁中，若肿瘤向内浸透膀胱壁至膀胱腔内，会分泌黏液，导致尿液中出现黏液样物质。通过膀胱镜检查及活检病理检查以及盆腔影像学检查进行鉴别诊断。膀胱镜下可见膀胱顶部广基肿物，表面黏膜完整或破溃。影像学检查提示肿瘤的主体位于膀胱壁外侧。

2. 前列腺癌侵犯膀胱或前列腺增生

患者多有排尿困难症状，超声检查、MRI 或 CT 扫描时可能误认为膀胱三角区肿瘤。血清前列腺特异抗原、直肠指诊、MRI 检查有助于鉴别诊断，膀胱镜检查能明确肿瘤来源。

3. 盆腔其他脏器肿瘤侵犯膀胱

常见包括宫颈癌、结直肠癌侵犯膀胱。患者有原发疾病症状或体征。依靠病史、影像学检查或肠镜检查等鉴别。

4. 腺性膀胱炎

患者多以尿频、尿急或无痛性血尿就诊，影像学检查显示膀胱近颈部可见大片肿物。膀胱镜：病变主要位于三角区及膀胱颈部，输尿管管口看不清。病变形态呈多样性多中心性，常呈滤泡样、乳头样、分叶状，肿物近透明状，内无血管；需活检明确病理。

5. 内翻性乳头状瘤

多为三角区及其周边的单发肿瘤，多有细长蒂，表面黏膜光整。

第三节　辨证论治

一、中医分型与治疗

中医药治疗以辨证论治为纲，临床一般可以分为湿热下注、瘀血内阻、阴虚内热、脾肾阳虚等 4 种类型，分别治疗。

（一）湿热下注主症特点

小便短赤伴尿痛、尿频、排便不畅，少腹胀痛，发热，下肢水肿，腰酸，舌苔黄腻，脉弦数。治法：清热解毒、祛湿利尿。方药：八正散合程氏萆薢分清饮加减。基本方：瞿麦 15g，萹蓄 15g，车前子（包煎）15g，滑石 12g，山栀 9g，甘草梢 6g，萆薢 15g，土茯苓 30g，龙葵 15g。加减：发热，可加半枝莲、蒲公英、白花蛇舌草等；大便秘结，加生大黄、火麻仁等。

（二）瘀血内阻主症特点

小便尿血，时多时少，排尿不畅，伴小便涩痛，小腹疼痛，舌苔薄白，舌质紫暗、瘀斑、瘀点，脉细弦涩。治法：活血化瘀，理气止痛。方药：少腹逐瘀汤合失笑散加减。基本方：当归 12g，赤芍 15g，莪术 12g，八月札 12g，土茯苓 30g，龙葵 15g，蛇莓 30g，蜀羊泉 30g，猪苓 15g。加减：小便血多，可加仙鹤草、白茅根、大蓟、小蓟、血余炭等。

（三）阴虚内热主症特点

小便不爽，尿血色鲜红，腰部酸痛，形体消瘦，舌苔薄黄或少苔，舌质红绛，脉细数。治法：滋阴降火，凉血解毒。方药：知柏地黄丸加减。基本方：知母 12g，黄柏 12g，生地 15g，山萸肉 9g，丹皮 9g，大蓟 30g，小蓟 30g，龟板 12g，牛膝 9g，女贞子 12g，土茯苓 30g，半枝莲 3g。加减：口干明显，加北沙参、麦门冬、芦根等；午后发热，可加青蒿、地骨皮等。

（四）脾肾阳虚主症特点

无痛血尿，小便无力，腰酸膝软，小腹下坠，面色无华，倦怠乏力，头晕耳鸣，大便溏薄，舌质淡，苔薄白腻，脉沉细。治法：健脾温肾，清热解毒。方药：补中益气汤合附桂八味丸加减。基本方：黄芪 30g，党参 12g，白术 12g，茯苓 12g，怀山药 15g，白花蛇舌草 30g，龙葵 15g，土茯苓 15g，甘草 6g，菟丝子 12g，补骨脂 12g，熟附块 6g，鸡内金 12g。加减：夜尿频多，加金樱子、覆盆子等；下肢水肿，可加车前子、泽泻、牛膝等。

二、西医分型与治疗

治疗膀胱癌综合治疗以手术为主。根据肿瘤的分期、恶性程度、病理类型、部位、有无累及邻近器官以及患者的状况等综合分析后，则采用不同的手术范围和治疗方案。膀胱癌的治疗基本方法，NMIBC 的标准治疗手段首选 TURBt，根据复发危险决定膀胱灌注治疗方案。MIBC、鳞状细胞癌、腺癌、脐尿管癌等以外科手术为主的综合治疗，首选根治性全膀胱切除术，部分患者可选择膀胱部分切除术。T2～4aN0M0 期膀胱尿路上皮癌推荐术前新辅助化疗，术后根据病理结果决定是否辅助化疗和/或放疗。转移性膀胱癌以全身化疗为主，可用姑息性手术、放疗缓解症状。肿瘤只浸润黏膜下层，恶性程度较低，有蒂或基底较细小膀胱乳头状瘤或乳头状癌，采用膀胱肿瘤局部切除和电灼术；如肿瘤为范围较局限的浸润状乳头状癌，且位于远离膀胱三角区及颈部区域，则采用部分膀胱切除术；如肿瘤范围较大、分散的多发性肿瘤，不宜做局部切除；肿瘤位于膀胱三角区及其周围，或者位于膀胱颈部的浸润性肿瘤，均应采用全膀胱切除术。介入疗法（经腹壁下动脉插管化疗）治疗膀胱癌也是常见的治疗方法，手术前化疗可提高膀胱部分切除率，对防止术中癌扩散和术后复发均有作用，同时也可作为晚期膀胱癌的姑息治疗方法。膀胱癌的化学治疗包括局部化疗和全身化疗。局部化疗即膀胱内灌注化疗，对于复发的浅表膀胱癌通常采用腔内化疗，目的是减少肿瘤复发的数目及降低手术切除过程中瘤细胞种植的机会。全身化疗适用于晚期不能切除的膀胱癌，近年来由于新方案的应用，药物剂量的增加，使完全缓解率得到提高，患者生存时间延长。放疗对于膀胱癌主要用于拒绝手术或晚期肿瘤的姑息治疗，或为手术、化疗后患者的辅助治疗。膀胱癌预后不佳，在所有实体肿瘤中膀胱癌复发率最高，非肌层浸润性膀胱癌术后 70%～80% 可能复发，并且约有 10% 将进展为肌层浸润性膀胱癌。从膀胱癌的自然进程看，绝大多数肿瘤终将出现复发或进展。中医学认为人体的正气尤其是肾气与预后有密切的关系，肾气充足，则祛邪于外，防止复发或进展。

（一）NMIBC 的治疗

1. NMIBC 的危险度分级

NMIBC 是指局限于膀胱黏膜层（Ta）及固有层（T1），肌层未见浸润的膀胱恶性肿瘤，包括 Ta、T1、Tis 期。NMIBC 约占膀胱癌的 75%，其中 Ta 占 70%、T1 占 20%、Tis 占 10%。Ta 和 T1 分期虽然属于 NMIBC，但两者的生物学特性有显著不同，固有层内血管及淋巴管丰富，T1 期容易发生扩散。影响 NMIBC 复发和进展的危险因素包括，肿瘤数量、大小、分期、分级、复发频率、是否存在原位癌（Tis）等。与复发相关的危险因素包括肿瘤的数量（≥8 个）和复发频率（>1 次/年）；与进展相关的危险因素包括分期（T1）、分级（G3 或高级别尿路上皮癌）和是否存在 Tis。

2. 手术治疗

（1）TURBt：TURBt 既是 NMIBC 的标准治疗方式，也是重要诊断方法。具有创伤小、出血少、术后恢复快的优点，是 NMIBC 患者首选治疗方法。

（2）NMIBC 二次电切：NMIBC 电切术后，肿瘤残余是肿瘤术后复发的重要原因之一。研究显示，首次 TURBt 术后肿瘤残留率为 4%～78%，与肿瘤分期、大小、数目以及医师技术相关。首次单发肿瘤残留率为 22%，多发肿瘤的残留率达 45%。直径＜3cm 残留率为 19%，≥3cm 残留率为 42%。中、高分级的 T1 期膀胱癌患者，首次电切术后肿瘤残余率达 33%～55%，TaG3 期为 41.4%。由于电切技术和送检肿瘤标本质量问题，存在病理分期偏差。研究显示，1.3%～25%首次电切为 T1 期的患者在二次电切后被证实为 MIBC；若首次电切标本无肌层成分，二次电切发现 45%为 MIBC，二次电切可纠正 9%～49%的患者病理分期。

（3）经尿道膀胱肿瘤激光切除术：经尿道膀胱肿瘤整块切除能获得比较多的膀胱肌层组织，提高肿瘤标本质量，利于分期。激光技术汽化效果好，组织切割精准，术中出血和发生闭孔神经反射的概率低，更适合 NMIBC 整块切除。

（4）膀胱部分切除术：绝大部分 NMIBC 患者可通过 TURBt 切除。少数有足够切缘的单发孤立的肿瘤、膀胱憩室内肿瘤且随机活检未发现原位癌的患者，为降低电切造成膀胱穿孔风险，可选择膀胱部分切除术。建议膀胱部分切除术同期行盆腔淋巴结清扫，范围至少包含髂总、髂内、髂外、闭孔淋巴结。术后膀胱免疫灌注或全身辅助化疗。

（5）根治性膀胱切除术：对部分高危 NMIBC 亚组或极高危患者，若存在以下高危情况：多发及反复复发高级别肿瘤、高级别 T1 期肿瘤；高级别肿瘤合并原位癌、淋巴血管浸润、微乳头肿瘤或 BCG 灌注失败的患者，推荐行根治性膀胱切除术。

（二）TURBt 术后膀胱灌注治疗

NMIBC 患者 TURBt 术后复发率高，5 年内复发率为 24%～84%。复发与原发肿瘤切除不完全、肿瘤细胞种植或新发肿瘤有关；部分患者会进展为 MIBC。因此，推荐所有 NMIBC 患者进行术后辅助性膀胱灌注治疗，包括膀胱灌注化疗和膀胱灌注免疫治疗。

1. 膀胱灌注化疗

（1）灌注治疗的时机：①TURBt 术后即刻膀胱灌注化疗，术后即刻灌注化疗能够杀灭术中播散或/和创面残留的肿瘤细胞，能显著降低 NMIBC 患者的复发率。②术后早期和维持膀胱灌注化疗，中危及高危 NMIBC 患者术后即刻灌注化疗后需要维持灌注化疗或 BCG 灌注治疗以降低肿瘤复发率。目前不推荐持续 1 年以上的膀胱灌注化疗。

（2）膀胱灌注方案包括：早期诱导灌注，术后 4～8 周，每周 1 次膀胱灌注；之后维持灌注，每月 1 次，维持 6～12 个月。①低危 NMIBC 患者术后即刻灌注后，肿瘤复发率很低，因此即刻灌注后不推荐维持膀胱灌注治疗。②中危 NMIBC 患者，一般建议术后即刻膀胱灌注后，继续膀胱灌注化疗，每周 1 次，共 8 周，随后每月 1 次，共 10 个月，预防复发。也可选择 BCG 灌注。③对于高危 NMIBC 患者，推荐术后膀胱灌注 BCG，预防复发及进展。若复发耐受 BCG，可选择术后维持膀胱灌注化疗。目前，没有证据显示采用不同化疗药物的维持灌注方案疗效有显著差别，但不推荐 1 年以上的膀胱灌注化疗。

（3）灌注化疗药物的选择：常用灌注化疗药物包括，丝裂霉素、吉西他滨、吡柔比星、表柔比星、多柔比星、羟基喜树碱等。化疗药物应通过导尿管灌入膀胱，并保留 0.5～2 h。膀胱灌注化疗效果与尿液 pH、化疗药物浓度及剂量、药物作用时间有关。灌注前禁水 6h，减少尿液将药物稀释。膀胱灌注化疗主要副作用是化学性膀胱炎，与灌注剂量和频率相关，表现为膀胱刺激征及肉眼血尿，与灌注剂量及频率有关。轻者在灌注间歇期可自行缓解，多饮水即可。若出现严重的膀胱刺激征，应延迟或停止灌注治疗，多数副作用在停止灌注后可自行改善。

2. 膀胱灌注免疫治疗

膀胱灌注免疫治疗主要是 BCG 膀胱灌注治疗，其他还包括铜绿假单胞菌、化脓性链球菌、红色诺卡菌制剂等生物制剂。BCG 是高危 NMIBC 患者 TURBt 术后首选的辅助治疗药物。BCG 的确切作用机制尚不清楚，BCG 是通过膀胱内灌注免疫制剂，诱导机体局部免疫反应，直接杀伤肿瘤细胞或诱导机体非特异性免疫应答，引起 Th1 细胞介导的免疫应答效应而间接发挥抗肿瘤作用。BCG 能预防膀胱肿瘤复发、控制肿瘤进展，但对患者总生存及肿瘤特异性生存没有明确疗效。

（1）BCG 膀胱灌注适应证：包括中危、高危 NMIBC 和膀胱原位癌，而低危非肌层浸润性膀胱不推荐 BCG 灌注治疗。

（2）BCG 膀胱灌注禁忌证：TURBt 术后两周内；活动性结核患者、有严重血尿；外伤性导尿后；有症状的尿路感染患者。免疫缺陷或损坏者（如艾滋病患者、正在用免疫抑制剂或放疗的患者）、BCG 过敏者等。

3．其他膀胱内治疗方法

（1）光动力学治疗：光动力学治疗是利用光敏剂（包括 ALA、HAL）灌注到膀胱内，通过膀胱镜用激光进行全膀胱照射的治疗方法。肿瘤细胞摄取光敏剂后，在激光作用下产生单态氧，使肿瘤细胞变性坏死。可降低肿瘤复发率及进展率，但其确切疗效尚需多中心大样本的临床研究证实。适应证：膀胱原位癌、反复复发、不能耐受手术、BCG 灌注治疗失败患者可尝试选择光动力学治疗。

（2）热灌注疗法：通过加热设备对灌注化疗药物加热，利用热能及化疗药物联合以提高抗肿瘤效果。如丝裂霉素灌注液，加热到 42℃维持 1 小时，与传统灌注化疗相比有一定优势。

（三）膀胱原位癌的治疗

膀胱原位癌虽属于 NMIBC，但通常分化差，属于高度恶性肿瘤，发生肌层浸润的风险高于 Ta、T1 期膀胱癌。原位癌常与 Ta、T1 期膀胱癌或 MIBC 同时存在，是预后欠佳的危险因素。原位癌的标准治疗方案是 TURBt 术，术后辅助 BCG 膀胱灌注治疗。若患者无法耐受 BCG 灌注，也可选择灌注化疗治疗。单纯 TURBt 无法治愈原位癌，与膀胱灌注化疗相比，BCG 灌注治疗原位癌完全缓解率高，明显高于膀胱灌注化疗（48％），能显著降低肿瘤复发和进展风险。10％～20％的完全缓解患者最终进展为 MIBC，而无效者为 66％。BCG 治疗期间，每 3～4 个月定期进行膀胱镜及尿细胞学检查，若治疗 9 个月时未达到完全缓解或发生肿瘤复发、进展，推荐行根治性膀胱切除术。当原位癌合并有 MIBC 时，推荐行根治性膀胱切除术。

（四）新辅助治疗

根治性膀胱切除术是临床分期为 cT2-T4aN0M0 的 MIBC 患者的标准治疗，但其 5 年总生存率约 50％。为提高治疗效果，以顺铂为基础的联合新辅助化疗已广泛应用，免疫检查点抑制剂的新辅助免疫治疗正常探索中。新辅助治疗对达到 ypT0 或至少 ypT2 的患者的总生存率有重大影响。

cT2-4aN0M0 期 MIBC 患者，推荐以顺铂为基础的新辅助化疗联合根治性膀胱切除术；pT3-pT4 或淋巴结转移的患者建议术后辅助化疗。因缺少临床数据支持，对无法耐受以顺铂为基础的联合新辅助化疗的患者，不推荐应用卡铂代替顺铂，建议直接行根治性膀胱切除术，不推荐新辅助化疗。多项随机试验和荟萃分析显示，MIBC 患者接受顺铂为基础的新辅助化疗可以明显提高肿瘤完全缓解率并延长患者的总生存期，患者死亡风险降低 10％～13％，5 年总体生存率提高 5％～8％，对 cT3 患者五年生存率提高可达 11％。

（五）根治性膀胱切除术

新辅助化疗后行根治性膀胱切除术及盆腔淋巴结清扫术，是 MIBC 的标准治疗方案，是提高患者生存率、避免局部复发和远处转移的有效方法。

根治性膀胱切除术适应证：

（1）无远处转移的 T2-4aN0～x，M0 期 MIBC。

（2）高危 NMIBC 患者：BCG 治疗无效肿瘤；复发或多发 T1G3（高级别）肿瘤；伴发原位癌（Tis）的 T1G3（高级别）肿瘤；TURBt 和膀胱灌注治疗无法控制的广泛乳头状肿瘤。

（3）术后反复复发的 NMIBC。

（4）膀胱非尿路上皮癌如腺癌、鳞癌等病理类型。

（5）尿路上皮癌伴不良组织学亚型。

（六）膀胱部分切除术

膀胱部分切除术不是 MIBC 患者首选的手术方式。适应证：位于膀胱顶部的单发 MIBC（cT2）；远离膀胱颈部及三角区并有足够手术切缘的肿瘤；无原位癌；膀胱憩室内肿瘤及有严重合并疾病不适合全膀胱切除的患者。推荐术前行以铂类为基础的新辅助化疗，膀胱部分切除术同时行盆腔淋巴结清扫术。术前未行新辅助化疗的患者，根据术后病理结果，决定是否辅助化疗或辅助放疗（周围组织侵犯、淋巴结转移、切缘阳性、pT3-4a）。

（七）尿流改道术

根治性膀胱切除时应同期行尿流改道手术。目前尿路改道术尚没有标准的方案，有多种方法可选择，包括不可控尿流改道、可控尿流改道及肠代膀胱手术等。保护肾功能、提高患者生活质量是尿流改道术的最终治疗目标。需根据患者的具体情况如年龄、伴发疾病、预期寿命、既往盆腔及腹腔手术或放疗史，结合患者意愿及术者的技术水平，慎重选择尿流改道术式。术前需要与患者详细沟通，让患者充分了解不同改道术的优缺点，由患者选择具体改道方案。随着腹腔镜技术的普及，常规腹腔镜手术和机器人辅助的腹腔镜手术已广泛应用于多种尿流改道术。既往多采用腹腔镜下行膀胱切除术后通过小切口在腹腔外行尿流改道术。目前，腹腔镜或机器人辅助腹腔镜根治性膀胱切除术＋体腔内尿流改道技术逐渐成熟。与体外尿流改道术相比，体腔内尿流改道技术在手术时间、切缘阳性率、生存率等方面无显著差别，但患者术后肠道功能恢复快。尿流改道术主要包括以下几种。

1. 原位新膀胱术

原位新膀胱术由于患者不需要腹壁造口，维持患者生活质量及形象，成为根治性膀胱切除术后尿流改道的主要方式之一。

首选末段回肠去管化制作的回肠新膀胱，如 Studer 膀胱、M 形回肠膀胱、邢氏新膀胱术等。其他术式包括改良 U 型新膀胱、IUPU 新膀胱等回肠新膀胱构建方式及去带乙状结肠新膀胱术，但长期效果尚需观察。升结肠、盲肠、胃应用相对较少。术后 1 年日间控尿率可达 87%～96%，夜间控尿率可达 72%～95%。

2. 回肠通道术

回肠通道术是一种经典的简单、安全、有效的不可控尿流改道的术式，是不可控尿流改道的首选术式，也是最常用的尿流改道方式之一。主要缺点是需腹壁造口、终身佩戴集尿袋。

3. 输尿管皮肤造口术

输尿管皮肤造口术是一种简单、安全的术式。适用于预期寿命短、有远处转移、姑息性膀胱切除、肠道疾患无法利用肠管进行尿流改道或全身状态不能耐受手术者。

4. 其他尿流改道方法

（1）经皮可控尿流改道术。

（2）利用肛门控尿术式。

（八）保留膀胱的综合治疗

对于身体条件不能耐受根治性膀胱切除术，或不愿接受根治性膀胱切除术的 MIBC 患者，可选择保留膀胱的综合治疗。患者的生活质量、身体状态、性功能、肠道功能等优于根治性膀胱切除者。适用于单发肿瘤、无淋巴结转移、无广泛或多灶性原位癌、无肿瘤相关性肾积水，治疗前膀胱功能良好的患者。

第四节 预防与调护

一、预防

膀胱癌多发于 50 岁以上的中老年人，随着年龄的增大发病率也相应增长，膀胱癌的发生与饮食、吸烟和饮水 3 个因素密切相关，因此，预防膀胱癌也应从源头抓起。首先，应该坚持科学的饮食习惯，多吃新鲜蔬菜、水果，因为新鲜蔬菜、水果中含有丰富的维生素和微量元素，可以分解体内的致癌物质——亚硝基胺，应尽量少吃肉类食品，因为肉类食品在体内代谢过程中，可产生类似苯胺和联苯胺结构的物质。曾有调查发现，在使用苯胺和联苯胺化工原料工厂的工人，患膀胱癌者较多，其次，有吸烟习惯者，要尽快戒烟。研究表明，香烟中含有尼古丁、焦油、烟草——特异性亚硝基胺等多种毒性致癌物质，大量吸烟的人，尿中致癌物质的浓度较高，如果每天吸烟指数达到600（每日吸烟支数×吸烟年数），就达到了患膀胱癌的危险地步。增加饮水量，因为饮水量的多少，直接影响膀胱内尿液的浓度，对膀胱癌的发生有重要影响，饮水量少者膀胱中的尿液必然减少，而致癌物质从肾脏排泄到膀胱后，在尿液中的浓度也相应的较高，这些高浓度的致癌物质会对膀胱黏膜造成强烈的刺激。同时，饮水量少者，排尿间隔时间必然延长，这就给细菌（如大肠埃希菌）在膀胱内的繁殖创造了有利条件，经常发生膀胱癌者，多数是平时不喜欢饮水、饮茶的人。

尿液中细菌浓度的增加，不仅可引发膀胱炎，还会对膀胱黏膜连续产生不良刺激，这样久而久之，膀胱黏膜在细菌和致癌物质的双重刺激下，可逐渐由炎症、糜烂而导致癌变。因此，要想预防膀胱癌的发生，就应该充分饮水，使尿液稀释后及时排出，这样，尿液中细菌和致癌物质就相对降低，可以减少对膀胱黏膜的刺激和损害，起到预防膀胱癌的作用。

二、调护

（一）精神调护

膀胱癌易复发，长期膀胱灌注治疗和反复膀胱镜检查，不但给患者带来肉体上的痛苦，还要承受着精神上担心复发的痛苦，因而精神调护非常重要。医学专家认为，癌症的精神疗法，其作用是难以估量的。无论是西医疗法，还是中医疗法，都不能忽视精神心理因素在癌症防治中的重要作用。心理治疗可使人正确认识癌症，树立起与癌症斗争的信心，使人心胸开阔，情绪稳定，精神爽朗，能够辅助和帮助药物或其他疗法增强疗效，使症状得到缓解。

早在 2000 多年前，我国医学家就已认识到精神心理因素与癌症的密切关系。《素问·通评虚实论》指出："脆塞闭绝，上下不通，则暴忧之病也。"说明食管癌进食梗阻一类疾病与情绪剧烈变动有关。现代医学认为，信心产生作用是在健全的心理和理智基础之上的，是通过复杂的心理和生理作用来实现其价值的。科学研究证明，每个人的机体内部都有一种超乎寻常的潜能。这种潜能一旦被激发出来后，它将使人得到意外的收获，甚至会出现奇迹，而信心就可激发这种潜能。信心，是战胜癌症的先决条件。有信心，才能激发拼搏精神，保持坦然心境，才能挖掘自身抗癌的潜在能力，从而战胜癌症。医护人员要帮助患者克服紧张、沮丧、焦虑，甚至恐惧情绪，将患者置身于愉快的环境中，使其保持乐观向上的态度，树立战胜疾病的信心，配合医生完成各项治疗计划，提高生活质量，减少复发。

（2）生活调护

平时生活中膀胱癌患者需注意饮食，生活有规律，多喝清茶，膀胱癌患者多是酸性体质，尽少吃肉类、腌熏、辣椒、花椒、霉变的食品，多吃蔬菜和水果等碱性食物，让体内酸碱平衡，戒烟戒酒，保持好心态。

对于膀胱癌术后患者、局部化疗期间机体免疫功能低下，应注意休息，减少与外界的接触，防止感受外邪加重病情。饮食以清淡、易消化的食物为主，但要注意增加营养的摄入，也可选择一些具有提高免疫、抗癌作用的食物进行食补。对于康复期患者可适当选择散步、太极拳、八段锦等，进行适当的锻炼，以增强体质，恢复体能，培养正气，防止疾病复发。

第五节　医案

汪某案

患者汪某，男，68 岁。2021 年 11 月 1 日初诊。

主诉：尿血 1 个月余，加重 1 周。

初诊：患者于 2021 年 9 月至某医院进行膀胱镜检查，见膀胱右侧壁有几颗乳头状肿瘤，最大直径约 1.2cm×1cm，诊断为膀胱肿瘤，建议手术。由于患者有严重冠心病，对手术有顾虑，于是要求用中医中药治疗。尿血时有时无，时多时少，服用止血药未见明显效果。小便时常感淋沥不畅或轻度尿痛等膀胱刺激症状。精神疲乏，腰际酸楚。

体格检查：舌苔微薄，舌质偏红，脉细弦。

西医诊断：膀胱肿瘤。

中医诊断：血尿（肾阴亏损，湿热下注）。

治法：治以滋阴补肾，健脾利湿，两者兼顾，使补不呆滞，利不伤阴。

处方：知母 12g，黄柏 12g，生地 24g，丹皮 12g，泽泻 12g，茯苓 24g，山萸肉 12g，生熟地 20g，薏苡仁 20g，粉萆薢 24g，甘草梢 6g，天龙 2 条，琥珀粉 1.5g，另服六味地黄丸 6g。

10 剂，每日 2 次

2021 年 11 月 15 日复诊

服药后小便较前稍畅，尿频、尿痛等膀胱刺激症状也略有减轻，小便尿血减少。惟腰际仍感酸楚，精神疲倦，胃纳不佳。苔薄质偏红，脉细弦。仍用原方。

10 剂，每日 2 次

2021 年 12 月 1 日三诊

服药后尿血明显减少，膀胱刺激症状亦明显减轻，惟腰际仍感酸楚。前方见效，仍守上意为法。处方：原方加山萸肉 12g，杜仲 12g，怀牛膝 9g。去黄柏、知母。

10 剂，每日 2 次

【病案分析】膀胱癌在临床上常见湿热下注、瘀血阻滞和阴虚火旺等型。本例根据辨证为肾阴亏损，虚火上升，正气不足，湿热下注治之。因此，按照张立德教授"九补一攻法"治疗恶性肿瘤的治则，以六味地黄丸滋阴补肾，辅以知母、黄柏滋阴降火，并佐萆薢、生熟薏苡仁、甘草梢等清利下焦湿热。这样补泻结合，攻补兼施，以达相辅相成之功。据实验研究发现，萆薢和薏苡仁水煎剂对癌细胞均有一定的抑制作用。方中琥珀、天龙不仅有化瘀止血消肿的功效，同时还有较好的抗癌和抑癌作用。

秦某案

患者秦某，男，60 岁。2016 年 10 月 13 日初诊。

主诉：尿痛、尿血 2 个月，加重 1 周。

初诊：患者自 8 月初外出旅游，中途出现发热，并伴有尿频、尿痛、尿赤，以"泌尿系统感染"治疗 10 余天，尿频、尿痛症减轻，仍血尿时作，低热不退，又改换抗生素、中药等治疗月余疗效不明显，尿化验检查：尿蛋白（＋），红血球大量，潜血（＋＋＋），后经膀胱镜检查确诊为膀胱癌，医院建议手术治疗。患者本人与家属决定中医治疗。患者身热恶寒，头目不清，急躁眠不实，胸脘不舒，小便短赤。

体格检查：舌黄苔厚腻有瘀斑，脉濡滑且数。

西医诊断：膀胱癌。

中医诊断：血尿（湿热蕴郁）。

治法：宣郁化湿。

处方：枇杷叶 10g，荆芥炭 10g，茅芦根 10g，佩兰 10g（后下），柴胡 6g，炒山栀 6g，菖蒲 6g，藿香 10g（后下），郁金 6g，香附 10g，焦麦芽 10g，杏仁 10g（后下）。

10 剂，每日 2 次

2016 年 10 月 29 日复诊

服药 10 剂，身热恶寒消失，余症减轻，尿蛋白（一），红细胞 5～10/倍视野，尿潜血（＋），舌红苔厚，脉滑数，湿郁渐化，气机渐疏，郁热未解，用凉血化瘀清热方法。

处方：荆芥炭 10g，柴胡 6g，黄芩 6g，生地榆 10g，炒山栀 6g，丹参 10g，茜草 10g，片姜黄 6g，半枝莲 10g，蝉蜕 6g，僵蚕 10g，大黄 1g，白花蛇舌草 10g，茅芦根 10g。

20 剂，每日 2 次

2016 年 12 月 8 日三诊

服药 20 剂，血尿未做，尿检（一）。膀胱镜检者：膀胱黏膜白斑，未见其他异常。舌红苔白且干，脉弦滑，按之略数，血分郁热，改用清热凉血，甘寒育阴方法。

处方：柴胡 6g，黄芩 6g，川楝子 6g，赤芍 10g，丹参 10g，茜草 10g，炒槐花 10g，半枝莲 10g，麦门冬 10g，沙参 10g，生地榆 10g，焦三仙各 10g，茅芦根各 10g，白花蛇舌草 10g。

20 剂，每日 2 次

2017 年 1 月 10 日四诊

以此方加减服药 2 个月余，又去复查，原病灶区白斑均消失，未见其他异常。仍进此方，饮食当慎，防其复发。

处方：凤尾草 10g，生地榆 10g，片姜黄 6g，半枝莲 10g，蝉蜕 6g，僵蚕 10g，茜草 10g，白花蛇舌草 10g，大黄 1g，丹参 10g，焦三仙 10g，茅芦根 10g。

20 剂，每日 2 次

【病案分析】此病案系膀胱癌，是经权威西医医院做膀胱镜检查，并取活组织切片病理检验而确诊，未做手术及化疗治疗，单纯用中药治愈的。患者平素嗜酒吸烟，外出旅游正值暑期，湿气盛，气温高易贪凉，以致暑湿温热之邪相合而受之，与素体湿热之邪相为交织互结，病势缠绵，表里同病。先以宣郁化湿，后用凉血清热，再以甘寒育阴，分层次，有步骤地进行治疗，但无论在哪一阶段都没有抛开疏调气机之法。此患者与医生积极配合再未进烟酒，每日早晚锻炼，服药未断，现已 6 年，未再复发。

王某案

患者王某，女，65 岁。1989 年 7 月 7 日初诊。

主诉：血尿 5 年，加重 1 周。

初诊：患者 5 年前患子宫颈癌，在省某医院放射治疗，3 个月后发生溺血。初病时，经服药和输血治疗数日，溺血即止。每年犯 1～2 次，今年发病次数及天数均增多，此次发病已 50 余日，每日溺血 3～5 次，肉眼血尿，经医院妇科检查认为与癌变有关，但本人未做膀胱镜检查。而来针灸治疗。患者食少，腰膝无力，头昏耳鸣，行动困难，生活不能自理。神呆气衰，不欲睁眼，语言低微，起坐难支，面色萎黄。

体格检查：舌淡少苔，脉微细。

西医诊断：转移性膀胱癌。

中医诊断：血尿（脾肾两虚型）。

治法：补肾固涩，健脾益气。

取穴：隐白（双）、足三里（双）、三阴交（双）、照海（双）。

操作：隐白（双）、足三里（双）各灸 11 壮，三阴交（双）、照海（双）各灸 7 壮，每日灸治 1 次。助服血余炭粉 30g，元酒送下，日服 3 次。

经治 3 日，溺血停止，患者神气转佳。

继而灸关元 21 壮，公孙（双）、太冲（双）各灸 7 壮，停服血余粉。综上两组穴位，间日轮取，灸治 1 个月，精神复壮，前症悉除，生活已能自理。随访 3 个月未见复发。

【病案分析】该案为久病伤其脾肾、脾肾两脏俱虚，脾虚不能统血，肾虚不能固摄，故见溺血，用灸法以温补脾肾，回阳固涩。灸关元可温补肾阳，旺盛命火以生脾土，灸隐白、公孙、足三里，健脾强胃，升提中气，以助脾土统血之功。灸三阴交、照海理血益肾，灸太冲舒肝行气，上穴配灸，脾健肾盈，血停气复。血余粉为止血圣药，服用为急则治其标，以助止血之功。

预防

第一章　未病先防

　　"补者人所喜，攻者人所恶"。这是张从正在其著作《儒门事亲》中写的一句话。古代金元时期，中医界十分盛行补益之风，无论什么病证，医生都喜欢使用补法治疗。随着生活水平的提高，现代人越来越重视养生保健，"喜补"现象依然存在。如今，仍有很多人认为养生就是服用补品、保健品，殊不知，一味地补，不仅违背了中医辨证施治的原则，还造成了很多疾病的误治。

　　张从正是"金元四大家"之一，"攻邪派"的创始人。他治病反对一味用补，提出"治病当论药攻，养生当以食补"的原则，善于使用"汗、吐、下"等攻法逼出体内邪气。"攻法"虽然不似"补法"一样为大家所熟悉，但事实上人们在日常生活中，也常常会用到这些方法。例如，感受了风寒，很多人会喝点姜丝红糖水，为的就是发发汗，好得快些；如果吃多了食物，消化不了，吐出来很快就好了；如果吃坏了肚子，或者受了寒气，会腹泻，这也是身体在自我保护，有助于邪气排出。张从正强调，如果"邪气"未除，盲目滥补，反而使正气受损，病情加重。这对于今天有的人以"补"养生的做法，是一个很好的警示。

　　当然，张从正也不是一概排斥"用补"，他认为只有在"纯虚无实"的情况下可"补"，并要把"补"和"治"结合起来，治中有补，补中有治，最重要的是应当重视食补。比如痔疮患者，可以多食用一些菜羹或菠菜等具有通利肠胃作用的蔬菜；脾胃有热口渴咽干、大便秘结的患者，可以适当食用西瓜、梨等水果；健康人群，平时饮食中可适当加入山萸肉、五味子、茯苓等药食两用的食物，达到养生的效果。

　　中医认为，人体胃气的盛衰，直接影响食补的效果。保护胃气，使水谷得以消化，人的正气就能够恢复。结合张从正《儒门事亲》中使用的"无比山药丸"方，这里给大家介绍一款具有养生作用的补气健脾粥，日常不妨常吃吃。取怀山药150g、莲子肉10g，洗净切块备用；粳米150g，淘洗干净；先用粳米、莲子煮粥，半熟时放入山药块，粥熟放温即可食用。

第一节　治未病，科学预防肿瘤的关键

　　"治未病"的概念最早出现于《黄帝内经》，"治"为治理管理的意思。"治未病"即采取相应的措施，防止疾病的发生发展，开古代预防医学之先河。在发病率、死亡率不断上升的今天，"治未病"思想才是科学防癌的最高境界。从最早的预防观"治未病"的思想出发，未病先防、未老先养，养生固护保健康；既病防变，治其根本防转移；病

后防复，内养外避促健康。"治未病"可指导大家获得健康的生活方式，合理的饮食营养，科学地进行体育锻炼，合理恰当的采用医药卫生预防保健措施，以促使人们生理机能的改善、心理状态得到调节、社会适应功能得以增强及道德标准获得提升，从而预防和减少疾病的发生，降低患癌症的风险。

一、层层预防，严格把控

肿瘤治疗学专家、中国工程院院士、天津市肿瘤研究所所长、博士生导师郝希山教授认为癌症绝对是可防可控，强调预防的重要性，做好"三级"预防。中国工程院院士汤钊猷教授也提出癌症应以预防为主，强调生活方式比任何外界的致癌因素更为重要，与其治癌不如做好如何防癌、不生癌，癌症的病因目前仍不十分明确，而且缺乏有效的治疗方法，因此其预防成为降低癌症发病率和控制肿瘤发展的关键。现代医学认为，肿瘤防治包括三级预防措施。一级预防就是病因预防，积极推行有效的干预措施，寻找易感人群，控制主要癌症危险因素，如吸烟、酗酒。增加合理的体力劳动，饮食结构的改变，这些都是为了降低肿瘤发病率，把这些健康的生活习惯引入以后，我们可以降低1/3的肿瘤发病，这就是一级预防，也是最重要的预防，是目前癌症预防的关键。二级预防就是早期发现早期诊断及早期治疗，它要求广泛进行肿瘤的筛检普查，对肿瘤高危人群实行监测，建立健康档案，定期随访体检，提高早期诊断能力，最终提高治愈率和生存率。三级预防是指临床（期）预防或康复性预防，目标是防止病情恶化，防止残疾。推行常见癌症的临床诊治规范指南，定期体检将癌症消灭在萌芽时刻，采取多学科综合诊断和治疗的方法以尽早扑灭癌症，尽力恢复机体功能，促进康复，延年益寿，提高生活质量。

二、五脏平衡癌不可欺

五脏，心、肝、脾、肺、肾是人体生命的核心。人体强大而健全的免疫系统是五脏六腑和内分泌协同均衡工作的结果。五脏功能强大，人则安康体健，百病不侵。如果五脏健康失衡，免疫系统功能下降，疾病也就会乘虚而入。因此，要想增强免疫力，防御病症保健康，必先调五脏。

（1）心脏。五脏六腑之大主，生命之主宰，养心为保健防癌第一要务。心脏推动血液在脉管中运行不息，向器官、组织供氧和各种营养物质，使细胞维持正常的代谢和功能，使免疫细胞维持正常的防御功能。

（2）肝脏。俗称"化工厂"，是身体重要的排毒器官，如果肝脏长期超负荷工作，太多的身体毒素无法及时排出终将产生疾病。此外肝脏也是人体最敏感。脆弱的器官，劳累、熬夜、酗酒、大怒都会伤害肝脏。肝功能正常则身体健康，排毒代谢机能强大，人体免疫力也可得到提高。

（3）脾脏。重要的淋巴器官，犹如一台"过滤器"，当血液中出现病菌、抗原、异物、原虫时，脾脏中的巨噬细胞、淋巴细胞就会将其吃掉；具有造血、滤血、清除衰老血细胞及参与免疫反应、制造免疫物质等功能，素有"人体血库"之称。与胃合称为后天之本，气血生化之源，脾胃强则五脏俱盛，脾胃弱则五脏俱衰，免疫功能下降。因此脾胃受损则易生诸病，所以养好脾胃是身体健康、远离癌症的重要前提和保证。

（4）肺脏。中医认为"肺为娇脏"，是最容易受到外来有害物质侵害的脏器。中医名家就曾说过"肺气之衰旺，关乎寿命之长短"；全身的血液都是先流经于肺，经过气体交换后再输布全身，并辅助心脏及其他脏腑发挥正常生理功能的作用。

（5）肾脏。生命活动调节的中心，被称为"先天之本"。肾所藏之精决定着机体的生长发育和生殖，人体生、老、病、死的过程，肾脏功能正常，保证了机体内环境和内分泌功能的稳定，使新陈代谢得以正常进行。五脏各司其职，而又相生相克，谁也离不开谁。五脏在生理活动和病理变化上都有必然的内在联系，脏与脏之间相互滋生又相互制约。五脏相互协调，相互配合，共同维持人体正常的生命活动，从根本上维护健康，远离癌症。

三、良好的心态，是不生肿瘤的关键

医学研究显示，心理因素、社会因素是决定人体健康的重要因素。好心情有助于防病防癌及促进癌症康复。好的情绪状态使大脑及下丘脑等神经系统通过激素、神经肽、神经递质等信息分子，作用于内分泌、旁分泌、神经分泌、自分泌等，影响免疫细胞，使其增强免疫功能，这对防癌抗癌非常有利。有关调查发现，百岁老人都有一个共同特点，那就是心态好。所有的百岁老人都心胸开阔，心地善良，随遇而安；没有一个百岁老人多愁善感，脾气暴躁，小肚鸡肠。其实，人活得好坏就是活一个心态。健康的一半是心理健康，疾病的一半是心理疾病。在所有的健康长寿处方中，心理平衡是第一位的。大喜大悲、生气嫉妒、慢性心理压力等对身体健康有重大影响。只要心态好，百病都减少；心态一不好，癌症先来找。癌症的根源其实就是气、急、累即爱生气、爱着急、长期过度劳累，心态是关键。癌症并不可怕，怕是因为不懂。以现代的医疗条件，只要调整好心态，哪怕是患病得癌，依然能够带病带瘤实现长期生存。阳光心态是不生肿瘤的关键，是防病防癌的前提。

四、生活规律，是不生肿瘤的后勤保障

虽然当今人们谈癌色变，但癌症却是可防可治的，好的生活方式与行为习惯能降低癌症发病率。人的一切生理活动都有周期性的规律，我们称生物钟。一切健康长寿的生命体，都必须与环境和生活规律保持平衡。如果能根据人体的这一生物钟安排作息时间，使生活节奏符合人体的生理自然规律，就可以保持充沛的精力，不容易得病的人也显得较为年轻有朝气。中医养生强调人与自然环境、社会环境的协调，讲究体内气机升降，以及心理与生理的协调一致，提出养生之道必须"法于阴阳，和于术数""起居有常、饮食有节"。即顺应自然，保护生机遵循自然变化的规律，使生命过程的节奏随时间、空间的移易和四时气候、环境的改变而进行调整。强调"春生夏长秋收冬藏"就是指万物也包括人都应顺应这个自然规律，春天生发之气重，要多外出活动；夏天日照时间量长，可以多些时间工作；秋天有未杀之气，要适当添衣；冬天万物凋零，人要多穿

衣少到外面做剧烈运动，保养精气。中医讲阴阳"天为阳，地为阴；男为阳，女为阴；日为阳，夜为阴"，现在许多年轻人不分黑天白天，专择晚上工作熬夜，白天睡懒觉，违背了人的生理规律，有损身体健康。道家讲"人法地，地法天，天法道，道法自然"就是指对应自然界的规律，人体也要有相应的变化。该起床时就起床，该工作时就工作，该吃饭时就吃饭，该睡觉时就睡觉，保持一个规律的生活秩序，使身体、心理达到一个最佳状态，内外环境稳定，机体免疫系统防御功能平衡。可见，生活规律是不得肿瘤的后勤保障。

五、强大免疫，癌不可侵

免疫力是人体自身的防御机制，就像人体里的士兵，识别和消灭外来侵入的任何异物（病毒、细菌等），处理衰老、损伤、死亡、变性的自身细胞（包括癌变细胞等），以及识别和处理体内突变细胞和病毒感染细胞的能力，是人体识别和排除"异己"的生理反应。每天我们人体内都会产生许多的损伤细胞和癌细胞等，但是为什么我们没有马上得病或患癌呢？因为我们的免疫系统每天能清除一定数量的突变细胞，正是由于免疫力的保护，我们才不容易受到外界的伤害。一旦免疫系统不能正常发挥保护作用，机体就极易招致细菌、病毒、真菌等感染及加速细胞突变或癌变。如果免疫力长期低下，我们的免疫系统就无力或者来不及清除外来入侵的病菌及体内产生的所有癌细胞，轻则身体虚弱容易生病，重则就是那些逃避监控的癌细胞，在体内某处偷偷潜伏下来，一天天发展壮大，最终形成恶性肿瘤，同时形成带有肿瘤新生血管的微小转移灶（肿瘤小结节）。所以免疫力是影响癌症发生发展的关键因素，免疫力低下是肿瘤产生的基础。增强免疫是防止癌细胞侵袭的最好方法，强大免疫，癌不可侵。

六、精气神合，癌不可犯

精、气、神是人体生命活动的三大要素，自古以来一直被称为人身之"三宝"。

精、气、神三者相互为用，是保持和恢复人体健康、维持正常生理活动的重要物质和功能，为养生长寿之根本，精充气足神旺是人体健康长寿的基本保证。俗语说："气满不思食，精满不思欲，神满不思睡。"在人的生、长、壮、老生命活动历程中，精、气、神三者具有非常重要的作用。精，是构成生命之体的始基，是生命活动的物质基础，故有"人始生，先成精""精者，身之本也"之说。气，是不断运动着的充养人体的一种无形物质，是维持生命活动的动力和功能，故有"气者，人之根本也""人之生，气之聚也"之说。神，是生命活动现象的总括，在体外则成为生命的象征，在体内则成为生命的主宰，由精、气化生，可以调节控制全身各部的功能活动。精、气、神三者一体，互相依存，互相转化，其"流行为气，凝聚为精，妙用为神"，精、气、神与脏腑的功能活动也亲密相关，同盛同衰。精、气是能经过脏腑气化功能而产生的，饮食、水、氧气摄入人体，经过脏腑的气化，就可转化成人体所需要的营养物质。精、气充盛，则体质强壮无病无患。另一方面，各脏腑在发挥其功能时也需耗精、气。故精气充盛，各脏腑功能旺盛，再现于外的神情亦充沛。除去先天精、气、神不足外，不良的生活方式、工作习惯和生活节奏紧张、环境污染、气候恶劣等诸多因素会造成精、气、神的后天失养，进而出现血压、血脂、血糖、血黏度和体重偏高以及免疫功能紊乱等现象。此种状态在人体内长此以往，将导致各种老年病、慢性病的产生，严重则致癌。

第二节 运动提高免疫力，让你远离肿瘤

美国心脏病专家库铂曾提出一个概念，将锻炼方法分为有氧运动和无氧运动两类，前者指轻松的运动，肌肉不缺氧，后者指剧烈运动达到肌肉缺氧的状态。二者意义不同，后者可以提高肌肉的强度及耐力，有助于提高运动成绩，前者被科学试验证实，确实有助于高血脂、糖尿病、高血压、心脑血管等疾病的康复、逆转，所以这个健康理念一经提出很快风行世界，受益全人类。运动提高机体免疫力，最终减少或抑制疾病的发生发展，肿瘤也一样。

一、运动防癌的秘诀

预防肿瘤是一项系统工程，需要全社会共同努力，但最近有研究发现，适当运动不仅可预防肿瘤的发生，还可以抑制肿瘤的生长，同样也有助于癌症治疗后的康复和预防癌症的转移复发。那么运动能预防癌症的奥妙何在。大量研究认为，运动时肌肉产热高，剧烈运动时甚至上升至40℃以上，癌细胞对热的承受力远不如正常细胞，容易被杀伤；运动使人体吸入比平常多几倍至几十倍的氧气，吸氧量的增加，气体的频繁交换，可使体内的一些致癌物质排出体外；运动会刺激体内某些激素的分泌，加快骨髓生成白细胞的速度，使白细胞数量增多，存活时间延长，增加吞噬细胞的能力，这样，一旦体内出现少量的癌细胞，很快就会被众多的白细胞歼灭；运动使人体大量出汗，汗水可以把体内的一些致癌物质及时排出体外，大大减少患癌症的可能性；运动使人体血液循环加快，在血液循环加速的情况下，体内出现的癌细胞就像急流中的小砂粒一样，无法在某个内脏器官站稳脚跟，生长发育；运动时，大脑会产生能引起人体身心愉快的物质，可以消除忧愁和烦恼，抑制不良情绪的侵蚀。正如某位肿瘤专家所言，运动不仅可以强身健体以防病防癌，还可以愉悦身心。但需注意的是，运动的强度不需太高，以做完之后感到愉快，不会造成任何身心方面的压力为宜，最好是可以保持经常性的、规律的、有恒心的、终身的运动习惯，每周3～5次，每次30min至1h。由此可见，适当运动对人的心理健康有很大的积极意义，同时能增强人体的免疫功能，从而达到预防癌症的目的。

运动被认为最经济、最有效的促进健康的方式，同时也是防癌的重要措施。通过运动促进人体内环境的改善，能够有效地增强人体的免疫功能，提高人的免疫力，从而达到预防癌症的目的。国外运动医学家在对450名40岁以上坚持运动的人和450名不运动的人跟踪调查8年后，发现长期坚持运动者比不运动者得癌率低90%，而且坚持运动的患病者其死亡率也比不运动者低得多。运动为什么能预防癌症呢？据研究主要是因

为，首先，运动能使人体体温升高，可以阻止癌细胞的生成，并能将癌细胞处以"死刑"。据测定，运动时肌肉产热高，剧烈运动时甚至上升至 40℃ 以上。科学家们发现，癌细胞对热的承受力远不如正常细胞，容易被杀伤。其次，运动使人体吸入比平常多几倍至几十倍的氧气。一般人安静时每分钟吸氧量为 4～7L，而运动时可达到 100L 以上。吸氧量的增加，气体的频繁交换，可使体内的一些致瘤物质排出体外。第三，运动使人体大量出汗，汗水可以把体内的一些致癌物质例如锶、铅等及时排出体外，大大减少患癌症的可能性。第四，运动能改善人的情绪，消除忧愁烦恼。临床观察证明，癌症患者的 3/5 是出于精神受创伤或情绪受到压抑而发病的。美国一位著名肿瘤专家指出："癌症是免疫功能的失败，而免疫功能的失败则是在精神平衡被破坏后产生的。"专家发现，运动时，大脑会产生能引起人体身心愉快的物质，可以消除忧愁和烦恼，抑制不良情绪的侵蚀。最后，运动能增强体质、增进健康，增强人体抗病、耐病能力，为预防和治疗癌症提供物质基础。此外，运动还能锻炼人的意志，提高战胜癌症的勇气和信心。

因此，经常坚持慢跑、走步等运动，可以预防癌症的发生，而且可以在患了癌症后延长生命。

二、走一走也能防癌

我们每个人基本每天都在走路，简单的走路也有大大的功效。美国的《读者文摘》杂志发表文章指出，人们若在每天饭后散步 30min 或每周散步 4h，能使患胰腺癌的概率降低一半。哈佛大学公共卫生学院在对 7 万名志愿者进行长期调查研究后发现，人们若每天散步一个小时可使患大肠癌的概率降低一半。国内肿瘤专家孙保存解释说，大多数胰腺癌都是由人体所含的热量过高导致的。散步可以消耗人体内的热量，从而能直接、有效地预防胰腺癌。

三、慢跑是癌症的克星

多项科学研究表明，跑步能有效地利用人体脂肪组织中的储脂和血液中的脂肪酸作为主要能源，因而可减少体内脂肪储存量，降低血液中的脂肪酸含量，使体重减少，防止发胖。且慢跑是有氧运动，慢跑的时候，人就会吸收很多的氧气，同时在慢慢跑步中，机体的代谢能力提高，排汗就会大大增加，因此可以导致体内致癌物质排出来，有效地预防癌症。慢跑是一种很简单的健身运动，如果我们每天可以坚持去跑步的话，那么长时间下来，就会不断地增强免疫力，加速体内某些激素的分泌，加快骨髓生成白细胞的速度，而且使得白细胞的存活时间也增加，一旦体内出现少量的癌细胞，很快就会被更多的白细胞围攻歼灭。不但如此，跑步还会使血液中的干扰素倍增，而干扰素的抗病毒及抗癌能力乃是众所周知的。同时，跑步还会增加淋巴细胞的数量，促进淋巴液循环等，而淋巴细胞正是人体抗癌第一防线。经常跑步的人食欲旺盛，消化能力增强，吸收更多的营养，加速抗癌细胞的成长和繁殖。另外，跑步能加快肠胃蠕动，使食物在体内的滞留时间缩短，从而阻止致癌物质过久滞留，减少致癌机会。可见，慢跑就是癌症的克星。

四、爬山也能赶走癌症

众所周知，爬山最大好处就是有益于身体健康。爬山是一项利用自然条件进行全身性锻炼的有氧运动，其消耗热量大约比游泳多 2.5 倍，比跑步、打羽毛球都要多。爬山具有强体、保健及辅助治疗之功效，其价值对于久居城市的人尤为明显，爬山能增加肺通气量和肺活量，促进血液循环和能量代谢，还会使小便酸度上升，有利健康。爬山时体温升高，可以将一些细菌杀死，出汗可以将体内和体表的一些废物排出，给身体做一次大扫除。随着高度上升，大气中的氢离子和被称作"空气维生素"的负氧离子含量越来越多，加上气压降低，能促进人的生理功能发生一系列变化，提高人体的免疫力，有效控制呼吸系统、心脑血管系统疾病及癌症的发生，并能降低血糖，增高贫血患者的血红蛋白和红细胞数。另外，爬山可以让人享受大自然，享受生活的美，让心境变得更加豁达和乐观，利于疾病的早康复。

五、擦背、擦胸和太极拳

现代医学研究认为，在人的皮肤下存在着一种组织细胞，这些细胞在平时处于休眠状态，当用毛巾擦背时，受到刺激的组织细胞就活跃起来，进入血液循环，并能进一步发展成网状细胞，这就加强了人体免疫能力，达到了防癌的效果。擦背可请人擦，也可自己做车拉式擦背运动，每日 1 次，每比 15～30min，擦背动作要均匀，擦至背部微红及有轻度灼热感为宜。擦背，人人皆可做到，但必须持之以恒，才能收到预期的效果。

擦胸：科学家多年的研究发现，胸腺是主宰人体免疫系统的器官。免疫系统起着对外防卫、对内监视的作用。人体细胞不断地进行新老更替，新生细胞中，每天大约有 10 万个细胞是变异的癌细胞，这些变异的细胞可被免疫系统识别而被消除掉。因此，一个免疫功能正常的人，不易患癌症，而免疫功能低的人，往往易患癌症或感染性疾病。胸腺分泌的激素可增强人的免疫功能，对人体防癌、抗感染及延缓衰老都起着重要的作用。当人进入青春期后，胸腺逐渐萎缩。擦胸，可刺激胸腺功能的恢复和提高，有助于增强人的防癌抗病能力。擦胸的具体做法是，于每日晨起，晚睡前，用手掌上下左右摩擦前胸剑突至颈下区域，到发热充血为止。用力要适度，不要擦伤皮肤。

太极拳自古以来被视为传统武术，具有强身、防病和延年益寿的功效。长年打太极拳，可使冠状动脉供血充足，增强心肌收缩力，预防老年心血管疾病；可以提高中枢神经系统的调节功能，改善体内各器官的协调功能；可以保持肺部组织的弹性、扩大胸郭的活动度，增强肺部的通气功能；可以防止老年人脊柱形态和组织结构的改变，具有延迟衰老的作用。太极拳是一种很好的保健运动，适合于老年人，但初学不太容易，在某些拳术上有一定的难度。因此，练太极拳要持之以恒，只要坚持下去，必然收到保健长寿的效果。至于如何练法，可以随时向专家和同行请教，也可以买有关太极拳的书或碟片来参照练习。

六、自由操、防癌按摩

所谓自由操是指不拘形式、不按节律的，以活动全身筋骨、关节为目的的体操。可以根据个人的需要，从各种标准体操中选择一些动作拼凑而成。这种"自编自演"的自由操，对老年人来说，易于掌握、运用，因为不受传统形式和固定节律的约束，做起来自由自在，轻松愉快。在设计自由操的动作时，要考虑头颈部、肩部、胸部、背部、腰部、腹部和上下肢体的动作，以及眼、身、耳等的活动，但应把重点放在头颈部和下肢的活动上。头颈部可采取前俯后仰从左从右向后看、从左从右向肩倾和左右旋转的动作，但动作要慢；下肢可采取向前踢腿、向后跃脚、上下踢腿、原地动等动作。踢腿和跃脚可以尽量使些劲。这种自由操练惯了、练熟了，也就自成体系了。防癌按摩：经常按摩大拇指、脾脏穴、健理三针区，做咽津的动作，有助于预防癌症。按摩拇指：拇指是头部的对应反射部位，常按摩可促进脑垂体分泌，平衡内分泌，有助于情绪放松。同时，拇指指丘为脾脏区。按中医医理，脾脏主免疫系统，多按摩可增强免疫力，增强防癌能力，小指、无名指中线与感情线交点的下方，为脾脏穴道，常按摩可调整内分泌，增加吸收养分的能力，达到预防癌症的效果。手心下与腕间的带状区为"健理三针区"，是元气的发源地。也称为抗癌点，多按摩，可增加免疫力，可调整体质。身体坐直，舌尖在口中打转，再轻轻吞下口水，以意念引导唾液直沉丹田（小腹），每次做 35 个，此即为防癌的咽津简易气功亦能收到防癌的功效。

七、运动抗癌也有禁忌

生命在于运动，有很多人都青睐于运动健身来提高免疫力，但是，必须具体问题具体分析，有些人则不能运动或者说不能剧烈运动。科学实验证实运动能抗癌，但也有禁忌。一般来说，应该根据个人生活方式、身高体重、年龄、日常消耗、个人体质等，最好在专业医生的指导下，选择适合自身的锻炼项目和运动强度。锻炼身体时必须掌握好运动量，切不可超负荷运动。如果出现体温过高，病情复发或某些部位有出血倾向时，应停止锻炼，以免发生意外。如果运动时出现轻度呼吸急促，感到有些心跳加快、周身微热，运动过后全身有轻松愉快的感觉，这表明运动适量；如果运动时呼吸困难、头晕目眩、大汗淋漓、心跳得像要蹦出来一样，运动过后全身沉重得不想再挪步，那一定是运动过度了。其次是心率，运动使心率增快才能达到锻炼效果，但运动过程中一般要保持心率在每分钟 150 次以内，超过这个心率值，机体各脏器就会缺氧，锻炼反而变得有害无益。如肺癌患者，可以通过吹气球或做腹式呼吸，来恢复或增强肺功能。运动系统肿瘤（如骨癌）患者，往往因病情做过截肢手术，术后锻炼应以恢复运动功能为目的。

第三节　心理调节是不生癌之根本

一、防癌心法，成功抗癌第一步

人的心性决定了人的性格，人的性格决定了人的思想，人的思想决定了人的想法，人的想法决定了人的心情。而人的心情却会导致人的言行和心态的变化，人可以通过定向调整心情，改变想法，树立正确思想观念，改变性格、改变命运。人也可以通过改变心情，改变人的心情能量场，消除不好的内因场，从而减少疾病的发生。有研究证明，心理因素也是促发癌症的重要诱因之一。癌症与心理之间的错综关系及由癌引发的心理剧烈波动被认为是癌症治疗中最大的一个壁垒。因为心理障碍，癌症患者在困苦中使医生无法施治，饮食起居均陷入非正常化，亲朋好友一同卷入"黑洞"，癌症病情常常因此愈加恶化。

心情是决定事物变化的内因，它是每个人最真实的情感，而其他的都是外因。内因是人之主，它是无形的，无形的内因为真。人活的是"心"。人生活中的一切都是为心服务。人的起心动念都会影响到大脑皮层去指挥和分泌荷尔蒙，紧张焦虑、急躁生气将产生坏的分泌、放松喜悦、平和慢活——产生好的分泌，这是中医的阴平阳秘，精神乃治。不要让工作与情绪来主导自己的健康。曾有学者对癌症患者进行调查，结果显示，81.2%的癌症患者在患病前曾遭受过生活中的打击，比如丧偶、失恋、离婚、降职或天灾人祸等重大生活改变、工作学习压力大、子女管教困难、夫妻两地分居等。据最新的科学测定，人的心情波动对体内气血流动有着定向的导引作用，并产生生理效应和病理效应。人只要叹一口气，身体免疫力都会立刻降低。正如《素问·举痛论》云："怒则气上，喜则气缓，悲则气消，恐则气下，寒则气收，炅则气泄，惊则气乱，劳则气耗，思则气结。"各种不平衡的心理在体内都有各自存积的定向位置，到一定程度就会暴发各种外在疾病表现，影响人体免疫系统，严重者致癌，故病由心生。因此，防癌关键需要调整好心情，减轻心理负担，化解不平衡的心情，满怀友好善意和爱，以好的精神状态和体力对抗疾病和癌症，不断给身体输送良性程序、正能量，这样才能健康长寿。

二、身心愉悦，世界上最强免疫增效剂

佛家有云："身是菩提树，心如明镜台。"这是告诉我们："身体是心灵的镜子。"病由心生，只要我们将心灵的垃圾清扫干净，病和命运就都能扭转。临床观察发现，九成以上的肿瘤患者都会出现不同程度的焦虑、抑郁、恐惧等心理问题。曾有肿瘤学家说，60%～80%的癌症是人为的。身体是心灵的显示器，心情是一种永恒的能量可以利万物化万物。心情能滋养我们，心情病了身体才会病。心理学家研究发现，那些性格开朗、为人随和、豁达乐观、充满爱心的人，很少得流感、咽炎、伤风等疾病，即使得病后也很快痊愈，且不易复发。相反，那些自以为是、自怨自艾、刚愎自用、悲观多疑、心胸狭窄、缺乏自信、神经过敏的人，其身体免疫力相对低下，发生疾病的概率也远远高于心情好的人。健康与美丽，如若没有一份好心情，犹如沙上建塔、水中捞月，一切都无从谈起。身心愉悦，身体的各项机能会随之改变。日本研究专家表示，人在快乐尤其是大笑的时候，身体会悄悄地发生变化，可以刺激自然杀伤T细胞的产生和分裂，使这种免疫细胞的数量迅速增加，而T细胞是专门对付受病毒感染的细胞和癌细胞的。所以，身心愉悦可谓是人体免疫的增效剂，可以预防癌症。

三、良好心态，最天然的防癌处方

良好的心态影响个人、家庭、团队、组织，最后影响社会。好的心态让我们成功，坏的心态毁掉我们自己。心态具有多大力量呢？有一个教授找了 9 个人做实验。教授说，你们 9 个人听我的指挥，走过这个曲曲弯弯的小桥，千万别掉下去，不过掉下去也没关系。底下就是一点水。9 个人听明白了，哗啦哗啦都走过去了。走过去后，教授打开了一盏黄灯，透过黄灯 9 个人看到，桥底下不仅仅是一点水，而且还有几条在游动的鳄鱼。9 个人吓了一跳，庆幸刚才没掉下去。教授问，现在你们谁敢走回来？没人敢走了。教授说，你们要用心理暗示，想象自己走在坚固的铁桥上，诱导了半天，终于有了个人站起来，愿意尝试一下。第一个人颤颤巍巍，走的时间多花了一倍；第二个人哆哆嗦嗦，走一半再也坚持不住了，吓得趴在桥上；第三个人才走了三步就吓趴下了。教授这时打开了所有的灯，大家这才发现，在桥和鳄鱼之间还有一层网，网是黄色的，刚才在黄灯下看不清楚。大家现在不怕了，说要知道有网我们早就过去了，几个人哗哗啦啦都走过来了。只有一个人不敢走，教授问他，你怎么回事？这个人说，我担心网不结实。这个试验揭示的原理是心态影响能力。所以心态好，生理健康，能力增强；心情不好，生理差，能力差。心态就具有这么大的力量，从里到外影响我们。曾有这样一个案例报道，一名 57 岁的阿姨，平时身体很好，一次检查中突然得知自己患上肝癌晚期，回家后茶不思、饭不想，3 天后竟然被吓死了。心理学专家表示，临床上确有三成癌症患者死于恐慌情绪。正常人受到死亡惊吓后，一周内白细胞数量可下降一半以上。许多癌症患者之所以迅速死亡，除病情因素外，很大程度上也是紧张、压抑、悲观、失望等不良心理状态所致。人体神经系统是一体的，一旦受到坏心态的干扰，就会导致神经内分泌功能失调并使机体免疫能力降低，免疫监视功能减弱，进而影响免疫系统识别和消灭癌细胞，导致癌细胞转化和突变。因此，良好的心态就是一个天然的防癌处方，就像一剂强心针，不仅可以增强机体免疫力，还能有效地预防癌症，并且就算是发生了癌症，有了良好的心态也能够利于治疗和康复。

四、癌症"心疗"四部曲

最新神经精神免疫学的研究表明，心理失衡会通过大脑引起神经系统、免疫系统、内分泌系统的变化。现代医学，更是认识到，肿瘤是种"心身相关性疾病"，心理因素对肿瘤的发生发展的影响是不容忽视的。当确诊为癌症，大多逃不过陷入心理障碍这一困境，有研究肯定心理因素也是促发癌症的重要诱因之一。癌症与心理之间的错综复杂及由癌引发的心理剧烈波动被认为是癌症治疗中最大的一个壁垒。因为心理障碍，癌症患者在困苦中使医生无法施治，饮食起居均陷入非正常化，亲朋好友一同卷入"黑洞"，癌症病情常常因此愈加恶化。病由心生，癌由心化，不断的心理暗示，促其朝不好的一面发展，对癌症的防治是一大弊端。癌症心理治疗四部曲，首先学会释放压力，即转换一种方法思考人生，不对疾病做无谓的联想，不再纠结检查的结果及家庭经济负担等。最常见表现如，如果某项指标"升高"，某处有所不适，一定是癌症复发或转移了！肯定需要化疗放疗了！这是许多肿瘤患者存在着一类错误的思维方式，必须要对这种心理进行解压。心理压力不在了，身体上的肿瘤压迫才能减轻，治疗才能更有效。有时"难得糊涂"也是一种好方式。其次是走出抑郁，学会及时地表达情感，多结交朋友，取得有效的"社会支持"，支持度越高，越容易维护自己的心身健康。患癌的可能性越低，即使患了癌，也容易康复。其三稳定心理，勇敢地承认和面对现实，活在当下。最后是优化个性，寻找最适合自己的生活方式，培养多种兴趣爱好，适度地到户外活动，放松身心。

五、琴棋书画与癌症的前世今生

在古人的日常养生活动中，往往包括一些高雅清幽的娱乐活动，比如抚琴、对弈、挥毫、丹青等。这些活动对于调理精神、疏通气血、强身健体、益寿延年也有着重要的作用。琴棋书画，寓生命的意义于乐趣之中，寓生命的乐趣于智慧之中，寓生命的智慧于感悟之中，寓生命的感悟于磨炼之中。抚琴可以表现出生活中丰富的感情，鼓励对生活的热爱，对于孤独、易被激怒以及抑郁者有很大帮助。长时间抚琴自娱，还能从心性上变换气质，开阔心境，陶冶性情，逐渐培养豁达平和的人生观。棋，亦是传统文化修身养性的一块瑰宝，对于身心调适，更是别具功效。而书画是中华民族最独特的艺术，充满乐趣的艺术，同时也是养生保健防病防癌的艺术。我国当代已故书法家潘伯鹰先生曾说过："心中狂喜之时，为字可以使人头脑冷静下来；心中郁悒，为字可以使人忘掉忧愁。我以为延年益寿，这算妙方。"书法家苏局仙曾说："写字要专心一致，全神贯注，这样能起到静心养性的作用。"花鸟山水奔马驼铃，是书画家撷取大自然美景，美化社会，点缀生活的美好创作。绘画必须"意在竿尖"心手一致，落笔时思如潮涌；行笔时如一叶小舟行在大海上，顺水漂泊；停笔时如亲人送别，人尽意在。随着意境—想象—笔墨—形象的全过程，达到了忘我的境界。绘画时的感情转移，是摆脱不愉快心情的有效方法，而忘我境界则是感情转移的发展和深化。绘画人对游览名山大川，观赏花草鸟鱼，领略田园风光都有极大的兴趣。这不仅能增加创作新意，而且可以强化呼吸、调节气血循环、舒筋活络、增强新陈代谢功能，还可以陶冶情操、排除忧郁，处于一种乐观超逸的心理状态。特别是到了老年，寄情于书画之间，孜孜不倦地探索书画艺术的奥秘，发现艺术意境如此的绚丽多彩，如此的广阔无垠，一切个人的欲念便会消除得无影无踪。琴棋书画可以使人忘掉忧愁，静心养性，保持愉快的心情，这对于抗癌防癌在心理层面上的抚慰尤为重要。

六、音乐熏陶：优化个性的良策

自古以来，人们就把音乐视为生活中不可缺少的娱乐活动。它不仅能给人带来美妙的艺术享受，使人在精神上产生积极的生理效应，而且还具有养生保健、防病治病的作用。汉代司马迁的《史记·乐书》记载音乐可以"动荡血脉，通流精神而和正心也"。文人阮籍在其《乐论》中说得更明白："乐者，使人精神平和，衰气不入，天地交泰，远物来集，故谓之乐也。"皆说明音乐对人身心健康十分有益。音乐是怡养心神，祛病延年的一剂良药。当人处在优美悦耳的音乐环境之中，可以改善神经系统、心血管系统、内分泌系统和消化系统的功能，促使人体分泌一些有利于身体健康的激素、酶和乙酰胆碱等活性物质，可以调节体内血管的流量和体液的分泌，加强新陈代谢、提高免疫功能和神经传导等。良好的音乐能提高大脑皮层的兴奋性，可以改善人们的情绪，激发人们的感情，振奋人们的精神。同时有助于消除心理、社会因素所造成的紧张、焦虑、忧郁、恐怖等不良心理状态，提高应激能力。常听听音乐，能使精神舒畅、血脉流通，对健康长寿大有裨益。一首悠扬清新、行云流水般的乐曲，会使人悠然沉醉于大自然的诗情画意之中，顿觉心旷神怡；当听完雄壮激动的歌曲时，会觉得浑身充满青春活力，向往新生活的感觉油然而生……生活离不开音乐，音乐给人类带来了极大的乐趣，同时，也有助于防治某些老年性疾病，起到益寿延年的作用。

近几年来，音乐治疗疾病已遍及全世界。日本采用音乐疗法治疗老年假性痴呆，治愈率达 70%；治疗忧郁型和狂躁型精神病，亦有良好效果；让高血压患者听一首抒情小提琴协奏曲，使患者血压下降 $10 \sim 20\,mmHg$；意大利罗马有一位神经衰弱女患者，整天情绪不安、抑郁不乐，到医生那儿就诊，医生没有给他什么药物，而开了 3 个乐曲唱片每天听 3 次，每次播放两遍，一周后她的病不治自愈。还有资料表明，音乐有助于阻止癌症患者的免疫功能进一步下降，并在一定程度上调动人体细胞的抗肿瘤活性，从而提高了癌症患者的生存期。有大量临床事实证明，大多数癌症患者在接受放、化疗的同时，聆听到优美、欢快的音乐声波，在心灵上都会产生一定的感染力。不过，音乐处方的选择对临床治疗起着关键性的作用。比如，研究者发现，中国传统音乐所为宫、商、角、徵、羽五种民族调式音乐，其特性与五脏相对应，直接或间接影响人的情绪和脏腑功能。如果根据五种民族音乐的特性与五脏五行的关系及患者的不同心理状况来选择曲目，患者获得的治疗效果会更加满意。

第四节　提高免疫力的根本措施

一、人体免疫系统是保卫生命健康的盾牌

决定人体不生癌的重要因素之一是人体的自然防御。人体的防御网是一个复杂的免疫系统，好像是国防部队。它拥有强大的防卫和攻击力量，使人体免受外来"入侵者"和内部"变节分子"的攻击。免疫系统是人体最复杂的生物系统，包括各种腺体（主要是胸腺）；分布在全身的免疫细胞，就像"卫兵"似的，分别执行行动答戒、促进、激活、包制、杀伤、消除等任务。许多免疫细胞能合成和分泌特殊物质，在抵抗"侵略者"的战斗中执行通信兵、调度员和后备队的任务。

抗原是免疫系统的信号兵，附着在所有细胞的表面，是可以识别的分子标记物。人体的所有细胞都有抗原，发出"自己人，自己人……"的信号，因而不会被认为是外来者而遭受攻击。外来的微生物、病毒和任何致瘤物质，其表面也有要识别的抗原，发出"外来者，外来者……"的信号。人体免疫系统发现后，立即发起攻击，正常细胞一旦发生癌变，其表面的抗原也发生变化，成为"癌特异抗原"（或称"癌相关抗原"）。这一细微的改变，使免疫系统不再把它当成"自己人"，而是视为"变节者"或"侵略

者"，从而调动部队消灭它们。

假如将每个抗原比作一把特殊的锁，那么，抗体（一种蛋白质分子）就是万能的钥匙，能打开几百种"锁"，也包括癌抗原。每种抗原有不同的分子结构，而人体能产生适合每种抗原的抗体。抗体通过血液中的淋巴细胞输向全身。淋巴细胞又分为 T 淋巴细胞和 B 淋巴细胞，前者是细胞免疫的主力，后者是体液免疫和产生抗体的主力。B 淋巴细胞表面携带抗体分子流向全身，一旦发现特异性抗原，之后成倍繁殖，变成浆细胞。后者又加工生产相应的抗体，附着在入侵者的抗原上。抗体不仅能中和外来物质和微生物，还可向其他免疫卫士发出信号，使其进入战斗状态。抗原和抗体之间的这种锁与钥匙的关系，叫作"免疫应答"，免疫细胞能产生无数蛋白质分子和酶，与免疫应答机制紧密联系，相互配合，协同作战，称之为"生物反应调节剂"。它们既可以当信号兵、通信兵，也可以当帮手。科学家们已经发现，对人和动物有抗癌作用，并能合成生产的干扰素、白细胞介素 2 和肿瘤坏死因子，现在正在被医生们应用于癌症治疗。如果能用激励人体免疫系统去识别、杀伤肿瘤细胞的方法治疗癌症，那么，当然也可用增强人体防御系统的方法来预防癌症。科学研究已经证实，健全的免疫系统是预防癌症的主要基石。

二、免疫力是一种抗癌神力

人的免疫力保护着机体，抵御着病原体的侵害。人体免疫力主要依靠白细胞发挥功能。白细胞有很多种，其中 T 细胞、B 细胞和 K 细胞对人体自身的癌细胞有杀灭作用。正常人体内的细胞日夜不停地进行新陈代谢，每天可形成 100 万亿个新细胞，其中可能会产生两三个异常细胞。这两三个"不纯分子"如果不予消灭，在外因和内因的配合下，就有可能发展成为人类的大敌——癌细胞。在正常情况下，机体免疫系统随时都在监视和及时消灭这些"不纯分子"，这在医学上称为"免疫监视功能"，免疫系统一旦发现致癌物接触过的细胞要"投敌叛变"为癌细胞时，就会立即动员"正规部队"将其歼灭。这个"歼灭"的过程大致是，癌细胞出现的警报发出后，T 细胞首先主动迎战，与癌细胞接触并牢牢地将其粘住，用它的两种酶使癌细胞膜的通透性发生改变。结果，使癌细胞内部的钾离子大量流出，同时将钠、钙离子及水分大量注入，这样，癌细胞便会失去渗透压的平衡，很快就会死亡了。B 细胞在参战过程中，可立即产生一种特异的抗体免疫球蛋白，并分布到全身体液中，故又称"体液免疫"细胞。对杀灭癌细胞的威力甚大，可惜"寿命"不长，数天即会消失。K 细胞则能产生一种叫"细胞毒"的物质，它对癌细胞可起杀伤和破坏作用，如果常接触致癌物的人，其免疫监视功能正常，对癌细胞可战而胜之，就不会得癌症。倘若人体免疫力低下，情况则不妙，但此时如能通过各种途径调动和加强机体免疫力，则劣势，置癌细胞于死地。这就是癌症患者不治自愈的"神力"奥秘之所在。

那么，怎样才能调动和增强机体免疫力呢？医学研究证明，癌症患者需要树立战胜疾病的信心，保持乐观的情绪，这样可以促使体内分泌更多的有益于健康的激素、酶类和乙酰胆碱，使免疫系统和各器官功能调节到最佳状态，从而大大地增强人体免疫力。因此，保持乐观的情绪，不断提高机体免疫力，不但是防止癌症发生的关键，也是提高患者战胜癌症的最好"抗癌药"。

第五节　饮食预防肿瘤

一、树立饮食预防的思想

癌症在很大程度上是一种可以预防的疾病。改善饮食以及控制体重和加强体力活动可使癌症的发病率减少30％～40％。按目前的癌症发病率每年可减少300万～400万新发癌症患者，这个数字到2025年可能达到450万～600万，这是一个可观的数字。除挽救生命外，节约的资源也十分可观。在中等收入的国家中，每例癌症患者的治疗费用需2000～11000美元。因此对付癌症最实用的方法是预防。预防和治疗癌症是最终控制肿瘤的2种不同战略，然而预防癌症的发生却是最根本的，"预防为主"的思想是值得提倡的。根据世界卫生组织的统计，约1/3的癌症是可以预防的，1/3的癌症可以治愈，1/3的癌症患者可以延长生命。通过多年来大量流行病学的调查和实验室研究，迄今至少有将近30种癌症的病因是已知的，只要能消除已知的各种致癌因素或减少到最低限度，或阻断它和人体接触或侵入人体的途径，那么就有可能防止癌症的发生。饮食与癌症的关系十分密切，因为人们每天都要进食，现在已知道有些食物可以致癌，而另一些食物可以防癌。当您看到平时没有留意的食品居然具有抗癌作用，您或许会感到惊讶。正如抗癌药剂的作用也有限度一样，抗癌食品的效果也难以在一朝一夕中就体现出来。癌症的发生、发展是一个历时数年的渐进过程，要经历漫长的多阶段演变，对这些水平上的任何一点进行干预，都可以预防、减缓甚至阻止健康细胞向恶性细胞转变。尽管癌症的病因和发病机制尚未最终阐明，但近年来从国内外大量流行病学、病因学和实验室研究表明，80％～90％的病因与环境因素有关，其中吸烟因素占30％，饮食因素占35％，生育和性行为因素占7％，职业因素占4％，酒精因素占3％，地理、物理因素占3％，污染因素占2％，药物医疗过程因素占1％。改善饮食是预防癌症的许多方法中的一个方面，我们要把预防为主的思想贯穿到日常的饮食调节中去。本节列举了食品中具有防癌作用的营养成分，并说明了其因果关系及有效的摄取方法，提供了现今最受关注的、能够有效抑制癌症的营养成分的最新信息，使预防为主的思想贯穿到日常生活中去，希望广大人民群众都能免受癌魔的侵扰，生活在幸福健康的小康社会中。

既然合理改变膳食和有关生活方式能使全世界的癌症发病率减少30％～40％，那么我们如何具体地达到这样的目标呢？首先我们应当研究和了解哪些饮食与预防癌症有关，正如美国洛杉矶人类营养中心的一位专家说："我们的生活和健康依赖于对这些食物的了解。"同时在食品的加工方面，也要注意避免引起癌症的可能性。根据现有的研究结果，应当制订出一个合理的膳食建议，通过宣传与有关法规的制定，切实地执行这些措施。因此饮食防癌的关键在于实施，本书的目的就是通过普及宣传，告诉人们为何要实施这些措施，以及如何执行这些措施。在之后将分别对各种食物和饮料与预防癌症的关系，食品加工与癌症的关系，以及对中国人的膳食建议等方面进行详细阐述。我国每年癌症新发患者的人数为 160 万人，如果通过改善饮食而使发病率减少 30%～40%，则我国每年将减少癌症患者 48 万～64 万人。这将是一项光荣而艰巨的任务，它将为我国的经济建设作出重大的贡献。

二、具有抗肿瘤作用的食物

有些食物含有致癌物质，也有一些食物具有抑制癌变的抗癌作用。具有抗癌作用的食品成分大致可分为两大类，抗氧化物质和其他成分。抗氧化物质有类胡萝卜素、多酚类硫化物、维生素 C、维生素 E 等。其他成分包括叶绿素、萜类、生物碱、食物纤维等。抗氧化物质在地球存在的后半期，由光合作用产生的氧堆积在大气层的下部。对于需氧生物来说，氧是一把双刃刀，既有助于需氧代谢，但也对大分子造成损伤。活性氧为超氧阴离子、羟自由基、一氧化氮自由基、过氧亚硝酸盐、过氧化氢和其他过氧化物的总称。活性氧分子可由正常代谢反应产生，也可通过暴露于烟、饮料或食物中的环境致癌物质而产生。人体每个细胞的 DNA 每天都要受到 10^4 次氧化攻击而引起损伤。人体衰老与恶性肿瘤的发生均与人体细胞中过量的自由基，特别是与活性氧自由基有关。人体内本身存在 SOD 等各种酶（抗氧化酶），以防止活性氧物质等产生的氧化作用，使身体免遭破坏，但是这还不能完全阻止活性氧带来的损害，必须通过食物获得抗氧化物质。抗氧化物质有以下 3 种类型：①酶：酶是体内产生的物质，能抑制活性氧的作用，包括 SOD（超氧化物歧化酶）、过氧化氢酶等。SOD 能抑制活性氧中的超氧化物。超氧化物是在产生体内活动能量时出现的一种活性氧，数量众多。SOD 能抑制它的作用。②维生素类：维生素 C、维生素 E 和 B 族维生素。③其他：类胡萝卜素、多酚类、硒等微量矿物质。维生素类和其他抗氧化物质协力合作可除掉最为凶残的活性氧即超氧化基。此外这些抗氧化物质对于消除单靠酶无能为力的超氧化阴离子这种极为厉害的活性氧是必不可少的。氧化过程是怎么形成的呢？我们知道分子构成物质，稳定的分子必然带有两个结合成一组的电子，只带有一个电子的不稳定体称为游离基。游离基非常不稳定，会抢夺稳定的分子所带的电子，以达到稳定状态。这样一来就会持续发生连锁性的电子争夺反应，电子被夺的状态就是所谓的"氧化"状态。抗氧化物质能消灭活性氧，中断连锁性乳化过程，使身体免受活性氧的氧化而保护身体。此外，抗氧化物质也可作为抗癌物质发挥作用。抗氧化物质在减变过程的最初阶段能阻止致癌物质侵入遗传因子，增强把致癌物质逐出细胞的功能，防止细胞异常增殖。另外还能增强人体所固有的修复受损遗传因子的能力。

1. 类胡萝卜素

色彩鲜艳浓厚的蔬菜、水果中含有丰富的类胡萝卜素，这些蔬菜和水果的色彩大致可分为绿色、红色和黄色 3 种。①绿色：菠菜、花椰菜等绿色蔬菜中含有较多的 α-胡萝卜素、β-胡萝卜素。②红色：胡萝卜中含有 β-胡萝卜素，西红柿、西瓜中含有番茄红素。③黄色：杧果、木瓜等黄色瓜果中含有玉米黄质、黄瓜中含有-β 胡萝卜素。如上所述，蔬菜、水果的色彩不同，其所含的类胡萝卜素也不同。这些类胡萝卜素都具有抗氧化作用，进入人体内后，经代谢而转化为各种各样的代谢物。有报道认为，要预防癌症，单一的类胡萝卜素尚不够，必须依靠多种类胡萝卜素。

2. 多酚类

多酚是绿色植物经光合作用而产生的一部分糖分的转化物，具有很强的抗氧化能力，通过发挥其抗氧化作用，能有效地抑制易受活性氧攻击的细胞膜发生氧化。多酚种类丰富，存在于多种食品中，可分为黄酮类和非黄酮类。黄酮类是使植物细胞免受活性氧破坏的物质的总称。黄酮类与非黄酮类都具有抗氧化作用，总共约有 300 种，目前研究得较多的是儿茶素与异黄酮。

3. 硫化物

硫化物是含有硫的化合物，大蒜及洋葱等葱属蔬菜、卷心菜等油菜科蔬菜和芫荽等蔬菜中均含有硫化合物。葱和蒜具有一种独特的气味，这种气味产生于烷化丙烯基（硫化丙烯、丙烯硫醇、丙烯基甲基三硫化物）。这类物质能增强肝脏的解毒作用，并帮助肝脏把食物中的致癌物质排出体外。此外，还能杀菌、扩展末梢血管、促进血液循环，有助于预防动脉硬化。

4. 维生素 C

自 19 世纪 20 年代人类发现维生素 C 可治愈坏血病以来，维生素 C 已得到了广泛的应用。维生素 C 有很强的抗氧化能力，可防止细胞 DNA 的受损。维生素 C 的抗突变和抗癌作用已经得到多方面的证实，它的抗癌作用是多途径的：①阻断亚硝胺在体内的合成。②阻止脱氧胆酸在肠道合成，解除致癌物的毒性。③促进免疫球蛋白合成的增加，增强人体免疫功能。④促进干扰素合成，起到抗病毒和抑制癌细胞增殖的作用。⑤抗辐射作用。⑥促进胶原的合成，增强包围肿瘤的能力。维生素 C 存在于新鲜水果和蔬菜中，存在于水果蔬菜中的天然维生素 C 是和维生素 P 以共存的形式存在的，比人工合成的维生素 C 有着优越的性能。在人体组织中，这样的组合有助于维生素 C 发挥最大的作用。人工维生素 C 如果服用量过大会产生副作用，如体内生成大量草酸结晶形成肾结石，还可引起腹泻、头痛、尿频、恶心、呕吐、胃痉挛、不育等症。中国营养协会制定的标准为成人每天需要 100mg，但从预防某些慢性病及增强自身免疫力的角度出发，可长期每天服用 500～600mg。维生素 C 最高安全剂量为 1000mg，也就是说，成人每天服用 1000mg 的维生素 C 是安全的。此外，维生素 C 最好不要与其他饮品同时服用，如维生素 C 与牛奶同时服用会因酸碱相互作用而失效。痛风、肾结石患者也应慎用维生素 C。

5. 维生素 E

维生素 E 又称生育酚，是一种天然强抗氧化剂，具有广泛的生物活性。维生素 E

有两种形式，α-维生素 E 和 α_1-维生素 E。α-维生素 E 是自然形式，可以更快地被人体吸收。维生素 E 可中和并清除细胞周围环境中的自由基，破坏亚硝基阴离子，阻断亚硝胺的形成，预防有毒化学物质在体内组织中的毒性反应，能增强机体免疫功能，增强淋巴细胞的活性，诱导肿瘤细胞的凋亡等。维生素 E 对肿瘤细胞也有直接作用，体外研究发现维生素 E 能直接抑制前列腺癌细胞（DU-145）和白血病细胞（K562）的生长。维生素 E 存在于各种植物油及硬果中。人工合成的维生素 E 以维生素 E-琥珀酸酯（α_1-α-生育酚）的效果最佳，因为维生素 E-琥珀酸酯在水溶液中稳定，较易通过细胞膜，在细胞内降解缓慢。维生素 E 醋酸酯、维生素 E、烟酸酯和 α-生育酚游离醇等效果较差。成人每天服用维生素的剂量是 10～100mg，1 日 2～3 次。成人可耐受的最高剂量为每天 800mg。服用剂量过大会引起头痛、眩晕、口角炎、视力模糊、月经过多和闭经、胃肠功能紊乱、肌无力、血栓性静脉炎等症状。

6. B 族维生素

具有抗氧化作用的维生素除维生素 C 和维生素 E 外，B 族维生素也不可忽视。B 族维生素是一个大家族，包括维生素 B_1、维生素 B_2、维生素 PP、维生素 B_6、泛酸、生物素叶酸及维生素 B_{12} 等。B 族维生素在体内作为辅助酶发生作用，以增进酶的功能，它们是人体生理功能和代谢必需的营养要素，严重缺乏时可机体正常功能，从而诱发肿瘤的发生。维生素 B_{12} 又称钴胺素。天然食物中的维生素 B_{12} 是羟基钴胺素，维生素 B_{12} 缺乏可导致免疫球蛋白生成衰竭，机体抵抗力低，诱发肿瘤的形成。提高维生素 B_{12} 的摄入还有利于避免常见的老年性痴呆症。曾有人认为大量维生素 C 会破坏维生素 B_{12}，在正常人胃里，维生素 B_{12} 同体内的内因子相结合形成复合物，此复合物是稳定的，不会被维生素 C 所破坏。一般人工合成的维生素 B_{12} 是氰钴胺素，不会被维生素 C 所破坏。富含维生素 B 的食物有香菇、大豆、鸡蛋、牛奶、动物肾脏以及各种发酵的豆制品等。抗氧化物质不但能防癌，还能预防其他多种疾病如冠心病、心肌梗死、脑溢血、动脉粥样硬化、糖尿病、肝硬化、慢性肾功能不全等。引起心肌梗死、脑溢血的动脉硬化症就是受到了活性氧的氧化作用的影响，血液中的不良胆固醇（低密度脂蛋白胆固醇 LDL-C）聚集在血管壁上就会引起动脉硬化，而 LDL 中只是已被氧化的部分才累积在血管上。累积的原因是活性氧的作用。LDL-C 负责运输胆固醇，在运输途中如果遭遇活性氧，就会因为电子被夺而被氧化，这样一来，无法继续运输，胆固醇就只能附着在动脉壁上，结果就在血管壁上累积起来。摄入抗氧化物质就能防止 LDL-C 受到氧化，从而防止动脉硬化。

主要的粮食类品种有小麦、大米、玉米、大麦、燕麦、黑麦、山芋等，这是世界上许多地区膳食的主食，特别在亚洲地区谷物约占膳食总能量的 70%。所谓"传统健康地中海食谱"强调，以谷物、新鲜蔬菜与水果为基础，每天进食豆类与马铃薯，少量奶酪与酸奶，中等量的鱼与家禽，偶尔进食红肉。1992 年，美国农业部制定的"USDA 金字塔"把日常食物分为"应该多吃"（金字塔底座）"适量多吃"（第二层）"适量少吃"（第三层）和"少吃或不吃"（金字塔顶尖）四大类。"应该多吃"的食物包括大米、面包、谷物和面条；"适量多吃"的食物包括蔬菜和水果；"适量少吃"的食物包括鱼、家禽、蛋、干果、牛奶、奶酪和肉类；而"少吃或不吃"的食物包括脂肪和糖类。US-DA 金字塔推广了十多年之后效果并不好，心血管病、糖尿病等的发病率反而持续上升。最近，美国哈佛大学威利特教授对 USDA 金字塔提出了批判并制定了"威利特健康膳食金字塔"。威氏金字塔把日常食物分成六大类。即"每顿都吃"（金字塔底座）"多吃"（第二层）"适量多吃"（第三层）"适量吃"（第四层）"适量少吃"（第五层）和"少吃或不吃"（金字塔顶尖）。"每顿都吃"的食物包括黑面包、糙米、麦片、玉米和植物油；"多吃"的食物包括蔬菜和水果；"适量多吃"的食物包括豆类和干果；"适量吃"的食物包括鱼、禽和蛋类；"适量少吃"的食物包括奶制品；而"少吃或不吃"的食物包括红肉、土豆、白米和白面。威氏金字塔的主要特点是建议少吃或不吃白米、白面和土豆，这些食物含快速吸收的高热能，多吃有害健康。遵循威氏金字塔膳食习惯的人群，心血管病发病率比其他人群降低 28%，因而威氏金字塔在美国获得了广泛的支持。中国营养学会推荐的每日合理膳食方案（平衡膳食宝塔），其中建议每人每日的谷类食物摄取量为 300～500g，蔬菜类 400～500g，水果类 100～200g，畜禽肉类 50～100g，鱼虾类 50g，蛋类 25～50g，奶及奶制品类 100g，豆及豆制品类 50g，油脂类 25g。根据北京市统计局 2001 年一份调查显示，北京市居民粮食、豆类消费明显下降，热量、蛋白质、脂肪严重超标，从 1997－2001 年粮食和豆类的消费分别下降了 12.6% 和 6.8%。人体摄入的热量中，来自植物的应占 75%，动物的占 25%，而 2001 年北京市居民的情况则是植物的占 55%，动物的占 45%，超标 20 个百分点。由于饮食结构的明显改变所导致的营养失衡将严重威胁人们的健康。

　　谷物以重量计约 70% 为淀粉，还有不同量的非淀粉多糖（NSP）/膳食纤维、蛋白质、B 族维生素、维生素 E、镁和多种微量元素，以及有生物活性的物质。广泛食用以谷物为主的食品包括发酵和未发酵的面包、面条、饺子和粥饭等。谷物的加工方法对其中的营养素含量影响很大，谷物中的纤维、脂肪、维生素、矿物质及其他生物活性物质主要聚集于谷粒的胚芽和麸皮中，因精制而含量减少。没有证据表明整粒谷物和谷物制品本身会增加任何部位发生癌症的危险性，含整粒谷物比例高的膳食可能减少发生胃癌、结肠癌和直肠癌的危险性。为了预防癌症，应当强调选用整粒谷物以及精制程度最低的谷物（如糙米）和谷物制品（如麦片、麸皮、面包等）。精制程度低的粮食又称粗粮，特别值得推荐的粗粮有燕麦、玉米和山芋，以及食药两用的米仁。燕麦含有丰富的蛋白质、膳食纤维、钙、磷、铁、锌等矿物质，维生素 B_1、维生素 B_2、维生素 E 和叶酸。此外，还含有酚和醇等抗癌成分。18g（常用量等于 3 大匙燕麦片）燕麦中含膳食纤维 1.67g、维生素 B_1 0.036mg，还含有亚铅 450μg，这是一种保持味觉正常状态不可缺少的矿物质。燕麦中含有的膳食纤维不但能预防结肠癌、直肠癌，还能降低血液中的胆固醇和三酰甘油，从而减少发生心血管疾病的危险性。

来自欧洲和美国的 6 项病例的对照研究证据，一致显示整粒谷物和谷物制品有降低胃癌危险性的保护作用。一项英国在地区水平上进行的研究显示，高 NSP 摄入与结肠、直肠癌的危险性低相关。淀粉、抗性淀粉和 NSP 含量高的膳食有预防结肠、直肠癌的作用。因为膳食纤维可与胆酸结合，增加粪便体积，从而稀释致癌物的浓度，最终减少发生结肠癌的危险性。可溶性纤维和抗性淀粉可减少结肠癌危险性，是因为它们经过细菌发酵而增加粪便体积，降低 pH（减少初级胆酸转化成毒性较大的二级胆酸）。

红薯又称白薯、地瓜等，植物学名叫甘薯。红薯香甜柔嫩，味美可口，为此有人把它称之为"土地里长出来的点心"，它具有奇特功效，是一种非常理想的养生保健、延年益寿的食品。早在明代，著名医学家李时珍就把红薯列为长寿食品，《本草纲目》记载红薯具有"补虚乏，益气力，健脾行，强肾阴"的功能。安徽省县和广西的两个瑶族自治县盛产红薯，当地居民长年以红薯为主食，红薯给他们带来莫大的益处，那里心脑血管疾病、关节疾病和癌症的发病率很低，他们的平均寿命达 74.3 岁，是闻名的长寿之乡。日本医学家的调查也表明，在日本长寿区的农村，红薯也是常年不缺的食品。日本癌症预防研究所曾对 26 万人的饮食习惯与癌症的关系进行过调查统计，结果表明红薯是一种有效的防癌抗癌食品，经常吃红薯的人很少患癌症。

糙米就是稻谷只除去稻壳留下的部分，白米是除去稻壳、糠层和胚芽后留下的胚乳部分，如果通过特殊的碾制方法只除去糠层而留下胚芽、胚乳部分就成为带胚芽的大米。研究人员发现，稻米中含有的一种天然物质能够抑制癌细胞繁殖并缩小肿瘤，尤其是糙米中不仅含有较全的普通营养成分，而且还含有较多的抗癌物质。把糙米和白米浸泡在水中就可以发现，白米会逐渐腐烂，而糙米会在数日后发芽，这说明糙米具有生命力，含有充分发芽所必需的成分。糙米为什么能抗癌？这是因为糙米中含有如下抗癌成分：植酸、酚、维生素 E。①植酸的抗癌作用：细胞的遗传因子如果受到活性氧的损害，正常细胞就可能发生癌变，导致癌的生成。如果摄入体内的铁和铅没有其他物质可以结合，就会转化为游离基（从其他物质强力夺取电子的一种物质），从而使细胞发生氧化。植酸的抗癌作用是通过与铁或铅的结合而使细胞免受氧化，进而对癌具有抑制作用。②酚、维生素 E 的抗癌作用：糙米中含有的酚等成分能防止细胞发生氧化从而抑制癌变，其中与具有相同的抗氧化作用的维生素 E 共同作用，其效果会成倍增加。糙米中含有丰富的维生素 E，所以抗癌效果更明显。有效食用糙米的方法：糙米中食物纤维含量较大不利于消化，但能促进肠的活动，消除便秘，而且糙米营养价值高，应作为一种主食加以利用，使用高压锅短时间内就可以做好糙米饭，使用电饭煲就需煮两次。先以 2 杯糙米 3 杯水的比例煮好，再焖 15 分钟，然后加入两杯水快速搅拌，再煮一次则口味更佳。将糙米做成粥食用，吃起来更加柔和。对糙米食用量的建议：糙米的食用量与平时米饭的食用量相同即可，糙米中食物纤维含量较大，咀嚼充分的话其食用量可能比普通的白米饭要少一些。经常担心饮食过量的人可以常吃糙米饭，胃口不好的人，吃糙米饭要充分咀嚼，有利于消化，因为糙米中食物纤维这种不易消化的物质的含量是白米的 3 倍。因此与白米相比糙米更难消化。

三、具有抗肿瘤作用的蔬菜

蔬菜是人们餐桌上每天必不可少的辅食，因为它太平常所以常常被人们忽视。然而医学专家却发现，很多蔬菜却天然地存在抗癌的营养成分。因此，了解蔬菜的这些抗癌营养成分及有效的摄取方法，对于人们预防癌症大有益处。

1. 大蒜

医学研究表明，大蒜有很强的杀菌、防癌和抗癌作用，人们把大蒜称为"广谱抗生素"。大蒜具有惊人的杀菌作用，把一瓣大蒜放在嘴里嚼碎，5min 后口腔中的细菌全被杀死，大蒜对各种病菌，如痢疾杆菌、结核杆菌、大肠埃希菌、白喉杆菌、伤寒杆菌、葡萄球菌、肺炎球菌、脑膜炎双球菌、霍乱弧菌等均有明显的抑制和杀灭效果，大蒜浸液可杀灭阴道滴虫和阿米巴原虫。大蒜中杀灭病菌的有效成分是大蒜素，把大蒜素稀释 12 万倍后，依然有很强的杀菌能力。食用大蒜对心血管系统有良好的影响，是降低血压、降低血脂和胆固醇的"灵丹妙药"。研究证明，每天吃 3g 大蒜就可使血液中的胆固醇和血脂明显降低。每天吃两瓣大蒜，3 个月后血压可下降 12％左右。为什么大蒜能抗癌？这是因为大蒜拥有如下抗病成分：蒜素、硫化物。①散发强烈气味的物质：蒜素中隐藏抗癌成分，大量的实验研究证明，大蒜是一种非常理想的防癌食品。大蒜的特征就是强烈的气味，这种气味的"真面目"就是蒜素等几十种硫化物，不仅能杀菌，还能有效地防癌，尤其对胃癌、大肠癌等消化器官癌具有有效的预防作用。还有报告表明，食用大蒜能防止受到幽门螺杆菌的感染，这种细菌因其能引发胃癌和胃溃疡而受到人们的关注。②硫化物的抗癌作用：身体受到食品添加剂、药物、香烟、紫外线中存在的致癌物质的影响，体内就会产生大量的活性氧，这些活性氧会使细胞发生氧化受到损害，进而导致癌变。大蒜中含有这种硫化物能使解毒酶的活动更加活跃，即具有解毒酶诱导作用，而解毒酶具有消除致癌物质毒性的功能。此外这些硫化物还有消除活性氧的强抗氧化作用。其中 5-甲基半胱氨酸因其对肝癌、大肠癌的抑制作用而受到人们的关注。有效食用大蒜的方法，大蒜的防癌作用无论是生食还是加热都很有效。有人认为大蒜中的硫化物种类各不相同，最好避免加热而采用接近生食的食用方法。但大蒜中含有多种抗癌成分，即使加热时有效成分有所损失也没有什么大的问题。大蒜可以在铁丝网上整个烤着吃，也可以剁碎后用作炒蔬菜或面包类作料，还可以切碎后用作烤肉的作料汁或用于调制汤面等。大蒜的食用范围很广，可在日常饮食生活中积极地加以利用。如果对大蒜的气味很在意，那么剥皮的时候请不要伤及蒜肉，剥皮后就加热，因为加热后大蒜的气味就会减弱。另外，如果大蒜和牛奶、奶酪、肉、鸡蛋等蛋白质含量丰富的食品一起食用，大蒜的气味产生硫化物就会与蛋白质相结合，其气味就会被掩盖起来。荷兰芹能够有效地消除大蒜的气味，可以在制作大蒜的料理中加以利用。对大蒜食用量的建议，有调查说："1 年内食用 1.5kg 大蒜的人其患病率很低。"以该调查结果为标准加以计算可知，大蒜的有效食用量每日约为 5g。相当于 1 瓣大蒜，每天要达到这种程度的食用量应该说并不困难，但大蒜的刺激性很强，要注意避免食用过多。特别是空腹时大蒜摄入过多就会伤胃，必须多加注意。生食大蒜每日1瓣即可，加热的话2～3瓣就足够了，儿童和高血压患者，将大蒜食用控制在半数以下。

2. 胡萝卜

胡萝卜有很高的营养价值和多种医疗保健功能，素有"小人参"之称，含有9种氨基酸，人体必需的8种氨基酸它能提供5种，其中以赖氨酸为最高。它还含有多种矿物质，几乎都是人体所必需的，诸如钙、磷是构成骨骼的必要成分；氟能增强牙齿抗腐蚀的能力；铜、铁是合成血红素的必备之物；锰、钼则是构成酶的主要物质，它还含有几种酶和纤维素，有助于食物消化。胡萝卜的含糖量高于一般蔬菜，并有一种芳香甜味，它所含的糖属于蔗糖，在肠道内可转化为葡萄糖和果糖，易于人体所吸收。20世纪80年代至今，由于发现胡萝卜中含有大量的胡萝卜素，它的身价大为提高，被视为"防癌蔬菜"。据测定，100g新鲜的胡萝卜中含胡萝卜素达9mg以上，比西红柿、菠菜高15倍，比生菜高2倍，比菜花高9倍。β-胡萝卜素与α-胡萝卜素的比例约为3∶1。此外叶绿素、维生素 B_1、维生素 B_2、维生素C、维生素D、维生素E、维生表K、食物纤维、木素和果胶的含量也很丰富。胡萝卜有很好的抗癌效果，几种物质协同作用，可有效地使致癌物失去活性。它对癌细胞的抑制率达46.5%。在许多国家制定的防癌指南中，把多吃胡萝卜作为重要的防癌手段。胡萝卜为什么能抗癌？这是因为，胡萝卜含有如下抗癌成分：β-胡萝卜素、萜、甾醇、叶绿素、维生素C、维生素E。如前所述，胡萝卜素是食物中一种重要的抗氧化剂，它能提高机体的免疫功能，清除自由基。临床证明，癌症患者，尤其是肺癌、胃癌、食管癌患者，血液中β-胡萝卜素的含量比正常人明显偏低，除β-胡萝卜素以外，胡萝卜所含有的萜对致癌物质具有解毒作用，并能抑制癌遗传因子的机能，从而抑制癌的发生。另外，甾醇这种化合物也具有抑制癌发生的作用。有效食用胡萝卜的方法：胡萝卜的皮含有丰富的β-胡萝卜素，所以做菜时不要削皮，或者轻轻刮一下，避免削得过厚。有效地摄取β-胡萝卜素最好用油烹饪，因为它具有易溶于油、难溶于水的性质。

3. 包菜抑制强致癌物毒性

包菜又叫圆白菜、洋白菜、卷心菜，属十字花科蔬菜。十字花科蔬菜，如菜花、绿菜花、米蓝、油菜、芥菜、荠菜等均具有一定的防癌效果。包菜含有蛋白质、碳水化合物、膳食纤维、各种维生素、微量元素。它不含脂肪，包菜富含维生素U，这种维生素对黏膜有良好影响，它能促进胃肠道黏膜创伤面的修补和愈合，改善胃肠道的运动功能，可治疗胃与十二指肠溃疡病、胃肠蠕动无力、慢性胃炎，并有利胆和通便作用，对胃溃疡有独特效果，经常食用包菜还能有效的预防肝炎和胆囊炎。包菜为什么能抗癌？这是因为包菜拥有如下抗癌成分，异硫氰酸盐、甾醇、吲哚、叶绿素、硒、β-胡萝卜素、黄体素、维生素C。包菜的汁液具有抗癌作用。与黄绿色蔬菜相比包菜等淡色蔬菜容易被人们忽视，但实际上淡色蔬菜也具有良好的抗癌效果。血液中的白血球通过攻击甚至消灭侵入体内的细菌和病毒等异物（抗原）以及产生对付抗原的抗体等活动，使身体免受外敌的侵害，实际上白血球还具有消灭瘤细胞的作用。白血球会分泌出细胞活素这种物质，其中的 TNF（肿瘤坏死因子）就具有攻击和杀死病细胞的作用。TNF 分泌越多，杀死细胞的力量也就越大。最近人们发现，包菜等淡色蔬菜的汁液能增强白血球的活性，促进 TNF 的分泌。也就是说，包菜非常有助于杀死癌细胞，包菜的各种成分中，β-胡萝卜素和维生素 C 具有抗氧化作用。食物纤维能预防大肠癌，叶绿素能防止遗传因子受到损害。此外包菜还含有异硫氰酸盐、甾醇、吲哚等防癌物质。还有维生素 U 和维生素 K 有助于黏膜的增强及再生，提高自然愈合能力，这一点已受到人们的关注。包菜其他成分的抗癌作用，世界各国进行的多项大规模研究表明，包括包菜在内的油菜科蔬菜具有预防直肠癌、胃瘤、肺癌、食管癌、膀胱癌的作用，其中包菜显著的防癌效果通过多种动物实验得到了证实。某实验证明，包菜能使坚果上生长的酶中含有的强致癌物质黄曲霉素丧失毒性。另外还有数据表明，吃包菜的动物在苯并（a）芘这种强致癌物质环境中，癌发率不仅降低，而且具有阻止癌形成作用的酶的功能也增强。这种抗瘤效果实际上是由于包菜含有多种抗癌成分所致，包括叶绿素，能防止遗传因子受到损害；硒能使活性氧丧失毒性；以及能抑制遗使传因子受到损伤的异硫氰酸盐、吲哚、胡萝卜素、黄体素等抗癌成分。包菜所含的各种抗癌物质中尤其引人注目的是黄绿色的色素（类胡萝卜素）。除胡萝卜素外，包菜的一大特征就是含有丰富的鲜艳的黄色色素即黄体素。继胡萝卜素后，关于黄体素的研究日益深入，人们逐渐发现，黄体素具有良好的抗氧化作用。包菜含有丰富的黄体素，其含量仅次于小白菜和菜花。有效食用包菜的方法，购买包菜的时候，最好选购外侧的菜叶绿色较浓、有沉甸甸的重量感，而且菜叶层层紧闭的那种包菜。包菜中含有的叶绿素、维生素不宜加热，因此要有效地摄取这些成分，最好生食。另外，很多抗氧化物质和抗癌物质也会因加热导致效力降低，因此通过生食包菜沙拉或菜汁就能够有效地摄取这些物质。但生蔬菜水分较多，难以大量摄入。，加热后包菜的体积会减小，便于大量地食用。然而，不管是生食还是加热后食用，最终产生的效果没有太大的差异，包菜类蔬菜容易做成各种各样的菜肴，通过各种方法可用于每天的饮食生活中，外侧绿色较浓的菜叶及菜心，其营养价值最高，应好好利用而不要扔掉。最好选购无农药或低农药的卷心菜并整体加以利用。对包菜食用量的建议，包菜的汁液能增强白血球杀死癌细胞的功能，而要达到这种效果，人体需要摄取卷心菜汁 80～400mL。由于每人所获得的有效程度不同，所以摄取量的差异很大。包菜汁 80～400mL 相当于 1.5 片叶（90g）～0.5 棵包菜。如果想摄取较大的量，饮用菜汁比较简便。美国某研究报告说，每天食用两大匙量的加热烹制的包菜可以预防胃癌。

4. 韭菜气味有益于抗癌

韭菜含少量蛋白质和碳水化合物，含有较丰富的钾、钙、镁、铁、锌、铜、锰、硒、钴。它所含的挥发性精油和硫化物，具有降低血脂的作用，经常食用韭菜对高血脂和冠心病患者颇为有益。韭菜富含胡萝卜素，其含量超过了胡萝卜，每 100g 韭菜含胡萝卜素 7.99mg，而同样 100g 胡萝卜中的含量只有 4.81mg。胡萝卜素抗感染、保护动脉、增强免疫力、是有广泛保护作用的抗氧化剂。经常食用含胡萝卜素丰富的蔬菜和水果，可显著降低发生心脑血管疾病的危险性。韭菜为什么能抗癌？这是因为，韭菜拥有如下抗癌成分，硫化物（硫化丙烯）、胡萝卜素、叶绿素、维生素 C、维生素 E、硒、食物纤维。韭菜的抗癌成分以其气味的构成成分硫化丙烯为最显著特征。产生韭菜气味的成分是硫化丙烯等硫化物，这些硫化物在大蒜、洋葱中也有一定含量。科学研究发现，韭菜尤其对胃癌、大肠癌、皮肤癌、肺癌、肝癌等具有有效的抑制作用。有效食用韭菜的方法，用葵花油或棉籽油等富含维生素 E 的植物油烹制韭菜，胡萝卜素的吸收会升高，硒的抗氧化力也会增强。最普通的肝炒韭菜也是很有营养的菜肴，韭菜还可用做汤料或汉堡牛肉饼、炸肉饼的材料，以及制作粥等。如果有剩余的韭菜，可用湿纸或纱布包好放入冰箱中保存起来。对韭菜食用量的建议，每日内最好以 1/3～2/3 把生韭菜作为食用标准。2/3 把韭菜约为 700g。

5. 葱、洋葱使你远离癌症

葱、洋葱和大蒜、韭菜、野薤等都属于植物。葱属于蔬菜，不仅可食用，很多还可作为生药使用。葱和洋葱很早以前就作为药用蔬菜而受到重视，其药效很广，防癌效果只是其中之一。葱、洋葱为什么能抗癌？这是因为葱、洋葱拥有如下成分，硫化丙烯、异硫氰酸盐、维生素 C、维生素 E、槲皮素、食物纤维。葱和洋葱都含有抗癌成分异硫氰酸盐和硫化丙烯。洋葱含有的抗氧化维生素很少，但它含有其特有的抗癌成分槲皮素。①硫化丙烯的抗癌作用。切洋葱的时候常会因刺激而流泪，这是因为洋葱含有烯丙基戊酮这种催泪物质。此外还含有其他刺激物，这些刺激物具有挥发性，切洋葱时因酶的活动而发生作用。其中的一种刺激物就是硫化丙烯，大蒜和韭菜中也含有这种硫化物，它不仅能产生刺激气味、具有催泪作用，还作为一种抗癌物质而受到重视。癌并不是突然在体内产生的，细胞受到致癌物质的影响及活性氧的作用而被氧化，从而产生癌细胞，癌细胞逐渐繁殖最后导致癌。硫化物在中途对于阻断癌的生成有两大作用：一是增强解毒酶的活性，而解毒酶能使致癌物质失去毒性；二是消除活性氧的氧化作用。通过这两大作用，硫化物就能阻断癌的生成。②硒的抗癌作用与维生素 C 一样，硒也是抗氧化物质，能击退活性氧。硒是谷胱甘肽过氧化物酶的必需成分，而这种酶能使活性氧失去毒性。有报告表明，硒摄取量很少的人其癌死亡率比正常情况高。硒和维生素 E 共同作用，其效果更佳。③槲皮素的抗癌作用。洋葱中含有黄色色素成分槲皮素，是黄酮类物质多酚的一种，与红葡萄酒、可可中含有的有益健康的成分属同类物质。多酚优异的抗氧化作用已经得到了确认，其中洋葱中含有的槲皮素的抗氧化能力得到了很高的评价。换句话说，槲皮素的抗癌效果非常好。④异硫氰酸盐的防癌作用。切葱或洋葱的时候，因黑芥子硫甘酸酶的作用会产生二次性的异硫氰酸盐，它和硫化丙烯都是葱、洋葱的气味和辣味的构成成分。近年来异硫氰酸盐作为一种抗癌成分，经受到了人们的关注。动物实验证明，对因酶菌中的黄曲霉素，加工食品中的亚硝酸、苯并（a）芘等致癌物质而引起的癌，异硫氰酸盐能有效地加以抑制。有效食用葱、洋葱的方法，维生素C和硒耐热性差，含有这些成分的食品最好采用生食方式。在这一点上，葱和洋葱也能生食，可以说是魅力很强的食品，葱可作为凉菜或面食的作料使用，还可切成薄片，用水除去涩味后再加点豆酱或咸梅干食用。洋葱也可切成薄片，用水洗净，再混以酱油或加点调味汁食用。葱和洋葱都有消除疲劳、增进食欲的作用，最适合作为酷夏的滋补食品食用。当然，葱和洋葱也可以加热烹制，加热后有效抗癌成分多少会有所减少，但加热后的食用量会增加，有效成分的摄取量不会减少。但是，不管是煮还是炒都要避免加热过度，食用前迅速加热即可。另外，葱、洋葱和酱汤搭配食用特别有效，因为豆酱中也含有抗氧化物质，搭配食用会产生乘数效果，从而使抗氧化作用更高更强。

有些人吃葱的时候只吃其白色部分而把绿色部分扔掉了。虽然有药效的部分是白色部分，而维生素和钙等营养成分含量较多的部分则是绿色部分，因此两部分都应该食用而不要扔掉其绿色部分。由于葱和洋葱有益健康，能有效防癌，可能很多人就认为应尽可能多地食用，这种想法固然很重要，但也不是说要一次性大量摄入，如果只偏重一种食品，其他营养成分不足也会出现问题。与其一次性大量摄入，还不如每次摄取少量而坚持连续食用。

6. 蘑菇具有较高的抗癌价值

蘑菇不但具有清香味鲜的独特风味，而且含有大量对人体有益的营养物质，素有"植物皇后"的美誉。近年来的研究发现，蘑菇不但含有丰富的蛋白质、碳水化合物以及维生素、矿物质，而且它含有一定的抗癌物质，具有较高的抗癌价值，尤以香菇最有代表性。香菇中含有一种干扰素的诱导剂，能诱导体内的干扰素生成，增强细胞免疫和体液免疫，提高机体的抗癌能力。科学家们从香菇中提炼出的香菇多糖对小鼠肉瘤的抑制率可达98%。因此，有人把香菇称为"抗癌尖兵"。蘑菇为什么能抗癌？这是因为蘑菇拥有如下抗瘤成分，葡聚糖、D-欧鼠李叶碱、MAP（松蘑抗肿瘤蛋白质）、食物纤维、维生素D。①β-葡聚糖的防瘤作用。蘑菇的抗癌作用主要源于蘑菇的多糖类物质。多糖类物质就是多种糖分结合而成的糖质（碳水化合物），其种类甚多，香菇中含有的具有代表性的主糖类物质叫作β-葡聚糖（β-葡萄糖）。人体本身具有排除细菌、病毒等有害物质的免疫机能，对致癌物质也有同样的功能。香菇中含有的多糖类物质能增强身体的免疫机能，对癌的生成具有抑制作用。一般来说，癌的生成要经历两个阶段。在第一阶段中存在着产生癌细胞的物质，活性氧就是其中之一。活性氧等游离基（从其他物质强力夺取电子的一种物质）先通过氧化正常细胞产生癌细胞，然后癌细胞不断繁殖导致癌症的生成。人们已经知道，蘑菇玉蕈中含有的成分不仅具有消除体内活性氧的作用，而且对癌细胞的繁殖也有抑制作用。这种抗氧化作用与抑制癌增殖的作用除了源于纯粹的多糖类物质β-葡聚糖以外，还与同蛋白质结合成的糖蛋白有关。②D-欧鼠李叶碱的抗糖作用。多瓣奇果菌具有的强抗癌作用不仅在动物实验中得到确认，而且在临床试验中也得到了确认。日本神户药科大学的教授给约190名癌症患者提供了多瓣奇果菌的粉末，或从多瓣奇果菌提取的多糖类汁液，结果约有 70% 的乳腺癌、肺癌患者和约 50% 肝癌患者的癌组织缩小了。这种对病的抑制效果在 32 种蘑菇中以多瓣奇果菌的抑制效果最佳。尤其是 D-欧鼠李叶碱这种多糖类物质具有极强的抗癌作用。③小松菇的多糖类物质的防癌作用。蘑菇能提高人体本身所具有的免疫力，其中这种功能最强的当数小松菇，给已移植了癌的小鼠提供从小松菇菌子体中提取的多糖类物质。结果 16 只小鼠中有 12 只小鼠的癌完全消失。不仅如此，在向癌已经消除的小鼠再次移植瘤细胞时，受到小鼠体内强抵抗力的排斥。也就是说，小鼠的免疫机能增强了。这个实验结果最好地证明了小松菇中含有的多糖类物质能增强免疫力。随后的研究表明，小松蘑除含多糖类物质外，还含有能直接抑制癌细胞增殖的成分即类固醇氧化物等。④松菇的 MAP 的抗癌作用。蘑菇中含有的抗糖成分很多，都是生糖类物质，而"蘑菇之王"松菇中含有只攻占癌细胞的蛋白质，而且这种蛋白质的作用非常强大。日本农林水产食品综合研究所蛋白质研究室的河村车雄等在实验中确认了这一点。他们在相同的盘中培养瘤细胞和正常细胞，并向盘中加入从 23 种食品中提取的精华成分，以检测其抗癌效果，所使用的食品以蘑菇类为首，还包括蓮、芥菜、面麻等。实验结果表明，主要是蘑菇类能保护正常细胞，而只选择癌细胞实施攻击。其中癌阻止率和选择性最高的就是松菇。⑤食物纤维的防瘤作用。蘑菇类食品都含有丰富的食物纤维，食物纤维能增加肠内有益细菌，而这些细菌能增大粪便的体积从而改善便秘，并能抑制致癌物质的生成。从这种意义上说，食物纤维能间接地预防癌症。有效食用蘑菇的方法，香菇的食用范围很广泛，可煮、可炒、可炸、可做成拌菜，还可用于制作盖饭及火锅等各种料理。最好在每天的饮食生活中食用香菇类菜肴并养成习惯。但是 β-葡萄糖和 D-欧鼠李叶碱等多糖类物质有易溶于水的性质，因此把香菇长时间浸泡在水中或长时间煮炖的话，这些成分就溶解在水里，这样抗癌效果就会有所减损，因此浸泡的水和煮炖的汤要有效地加以利用。如果不马上食用，最好把蘑菇装入塑料袋密封，而不要用水洗并放在冰箱中保存起来。但是香菇保存期较短，2～3 日后就会变色，最好尽快食用。蘑菇可装入茶缸，并放入干燥剂。不过，夏季比较热，最好偶尔把干蘑菇放在通风较好的地方晒晒太阳。对蘑菇食用量的建议，每日的摄取量，香菇可为 2～3 枚，玉蕈可为 1/4 包，多瓣奇果菌则食用 10g 就足够了，要提高免疫机能，增强身体对癌的免疫能力，每天可食用少量菇类食品，但需长期坚持，这一点很重要。蘑菇属低能量食品，而且食物纤维含量丰富，很适合作为减肥食品使用。

7. 南瓜—黄体素抗癌功效高

南瓜中含有一种能够分解致癌物亚硝胺的酶素，从而降低了消化系统癌症的发生率。又因为南瓜中含有丰富的胡萝卜素，据测定，每 100g 鲜南瓜中含 2.4mg，在瓜类中是最高的。南瓜中维生素 B_1、维生素 B_2、铁、锌等成分的含量也非常均衡。南瓜为什么能抗癌？这是因为南瓜拥有如下抗癌成分，胡萝卜素、维生素 C、维生素 E、黄体素、酚、硒。如前所述，胡萝卜素能使致癌元凶活性氧丧失毒性。活性氧是我们体内产生的极具活性的氧，其攻击性很强，能攻击和破坏体内细胞，细胞膜或遗传因子受到活性氧的破坏，就会出现突然变异而产生癌细胞。胡萝卜素通过承受活性氧带来的损伤而防止癌细胞的生成，即具有抗氧化作用。南瓜中还含有丰富的维生素 C 和维生素 E 二者和胡萝卜素一样都具有很强的抗氧化作用。其中维生素 C 不仅具有自身杀死活性氧的作用，还能促进维生素 E 的抗氧化作用，因此同时摄入维生素 C 和维生素 E，抗癌效果会进一步提高。南瓜呈鲜艳的黄色，因为含有一种金黄色的色素即黄体素，其含量甚微但作用不小。黄体素对防癌所做的贡献并不亚于胡萝卜素。多项免疫学调查表明，黄体素具有广泛的防癌效果，特别对肺癌、子宫癌、乳腺癌、皮肤癌和大肠癌具有良好的抑制效果。

南瓜还含有近年来引人注目的抗癌成分硒。硒和硫这种与温泉成分是同类元素，含量甚微，但它是维持身体健康必不可少的矿物质。硒是谷胱甘肽过氧化物酶必不可少的构成成分，这种酶能使活性氧失去毒性，与胡萝卜素和维生素 C、维生素 E 一样，硒也是击退活性氧的协作伙伴。有效食用南瓜的方法，选购南瓜的时候，请选择沉甸甸有重量感的南瓜。日本南瓜以表面凸凹较多的为佳，西洋南瓜以表面有光泽、平滑的为佳。为便于保存，应把南瓜放在通风较好的地方，可贮存到冬天。南瓜可用于煮、蒸、炸，或做成汤菜，应用范围很广。胡萝卜素用油加以烹制其吸收效果比较好，另外，如果做成浓汤则摄取量就很大。对南瓜食用的建议，要预防癌症，每天需摄取 5～6mg 胡萝卜素。而 100g 南瓜中含有 0.85mg 胡萝卜素，根据计算可知，要满足需要量就得摄取 580～700g 南瓜，但实际上每天要摄取 700g 南瓜非常困难，而且也没有必要。菠菜、胡萝卜等其他蔬菜中也含有丰富的胡萝卜素，可将南瓜与其他食品一起食用。每次以摄取 80g 南瓜为标准，然后可用其他食品加以补充。

8. 海带

海带为海带科植物，海带的叶状体，又名昆布、江白菜。海带有丰富的营养物质，因此又称之为"海中蔬菜"。自古以来日本人就将海带等海藻类食品作为重要的营养供给源。营养成分，海带含有丰富的优质蛋白质、维生素、矿物质和膳食纤维。每 100g 海带中含蛋白质 1.2g，脂肪 0.1g，膳食纤维 9.8g，碳水化合物 1.6g，硫胺素 0.02mg，核黄素 0.15mg，尼克酸 1.3mg，维生素 E 1.85mg，钾 246mg，钠 8.6mg，钙 46mg，碳 0.28mg，镁 25mg，铁 0.9mg，锰 0.07mg，锌 0.16mg，磷 22mg，硒 9.54μg。抗癌作用，海带中具有抗癌作用的成分有，维生素 E、β-胡萝卜素、叶绿素、U-藻多糖、膳食纤维、碘、钙、硒等。流行病学研究，海带不但含有丰富的维生素 E 和食物纤维，而且还有大量微量元素碘。科学家认为食物中缺碘是甲状腺癌和乳腺癌的致病因素之一，因而常吃海带对预防甲状腺癌和乳腺癌有一定帮助。日本妇女乳腺癌发病率低，可能与经常摄入海带等海藻类食品有关。冲绳县人爱吃海带，冲绳县的海带消费量在日本居于首位，其海带日摄取量是日本全国平均量的 1.5～2 倍，冲绳县的癌病死率在日本全国范围内最低。根据统计，1997 年日本全国平均癌的病死率为 220.4/10 万人，而冲绳县为157.8/10万人，远远低于平均值。实验研究，日本北里大学卫生学部的山本一郎教授把海带等6种海藻制成粉末，分别以2%的比例混入饲料中，并喂饲6组大白鼠，另给1组大白鼠喂饲没有混入任何物质的普通饲料。21天后，给每组大白鼠都注入致癌物质，从152天开始改为喂饲普通饲料，第211天解剖发现，仅喂普通饲料的一组大白鼠的致癌率为69%，而喂饲了海带粉末的6组大白鼠其致癌率均在50%以内。山本教授接着给致癌物质以特殊的标记，重复了相同的实验，结果发现，大白鼠在摄取了海带的粉末后，其对致癌物质的吸收受到了阻碍。其他实验也表明，海带的粉末或提取液能阻止癌细胞的增殖。日本宝酒造生物研究所和弘前大学医学部的U-藻多糖有杀死癌细胞的作用。他们向含有1万个人体结肠癌细胞的器皿中注入海带的U-藻多糖，24h后半数癌细胞已死亡，72h后大多数癌细胞都已经死亡，而没有加入U-藻多糖的癌细胞在72h后增加到了原来的10倍。日本西海岸海洋水产生物研究所的一项研究表明，海带、裙带菜和其他海藻植物中含有一种纯度很高的U-藻多糖类物质。研究人员把提出的这种物质注入工培养的骨髓性白血病细胞和胃癌细胞后，癌细胞内的染色体会因自身的酶分解而萎缩。目前，已将这种U-藻多糖提取物用于辅助治疗癌症。海带中含有丰富的钙，钙能调节和平衡血液的酸碱度和减少肠癌的发生。研究证实，钙离子和维生素D，可以减少肠瘤的发生。动物实验发现，进食高钙食物可减少表皮细胞的增生和肠细胞的高度分裂，而维生素D在体内代谢后可抑制鸟氨酸脱羧酶的活性，从而抑制其促癌作用。此外，海带内富含食物纤维，海带的黏性源于水溶性食物纤维褐藻酸，这种多糖成分是易溶于水的细微纤维，容易在水中扩散，具有黏性，容易凝固在一起。这种食物纤维能吸附致癌物质并将之排出体外，而且还能促进排便，缩短致癌物质与肠壁接触的时间，以及能抑制肠内有害细菌的增殖，而这些有害细菌能促使致癌物质的生成，因此海带的食物纤维能有效地预防大肠癌。海带还能选择性滤除锶、镉等致癌物，保护人体免受致癌物的危害。

目前研究发现，复方海藻多糖合剂的抗肿瘤效果十分显著，比单独使用植物多糖的抗癌效果好，提高抑瘤率20%～40%，提高生命延长率10%～20%。复方海藻多糖合剂的抗癌效果优于单种多糖的原因，可能是多种植物多糖配伍后，可以从多个环节抑制肿瘤细胞的增殖，产生协调作用。目前用海带多糖（IJPS）、昆布多糖（EKPS）、栖菜多糖（SFPS）、海蒿子多糖（SPPS）、辽东酶木多糖（AEPS）、刺五加多糖（ASPS）、人参多糖（PGPS）、黄花多糖（APS），按IJPS：EKPS：SFPS：SPPS：AEPS：ASPS：PGPS：APS的比例为2：2：4：2：0.5：1.5：2：6制成的海藻多糖复方注射剂，其抗肿瘤作用显著。其他作用，由于海带中含有丰富的碘、铁、钙，可以预防甲状腺肿、缺铁性贫血和骨质疏松症。海带中的昆布氨酸有降血压的作用，褐藻酸和岩藻糖有降血脂和降血糖的作用。海带食用时应注意其适宜量，在大白鼠实验中，饲料中混入2%的海带就能达到抗癌的效果。如按人体重计算，1日食用8g海带即可。摄取过量也不好，因为海带中含有大量能使甲状腺功能降低的碘，如果摄取过量可能导致甲状腺功能低下症。

9. 牡蛎

牡蛎的营养丰富，滋味鲜美，颇受人们的欢迎，已成为人们日常的佐餐佳肴。每100g 牡蛎肉中含蛋白质 5.3g，脂肪 2.1g，碳水化合物 8.2g，维生素 A 27μg，硫胺素 0.01mg，核黄素 0.13mg，尼克酸 1.4mg，维生素 E 0.81mg，钾 200mg，钠 462.1mg，钙 131mg，镁 65mg，铁 7.1mg，锰 0.85mg，锌 9.39mg，铜 8.13mg，磷 115mg，硒 86.64μg。牡蛎中含有丰富的钾、钙、锌、硒等人体必需的矿物质。锌是人体容易缺乏的微量元素，它参与 100 多种酶的合成，如胰羧肽酶、碳酸酐酶等都含有锌。肠道内蛋白质水解，必须有胰羧肽酶参与。同时锌与 DNA 和 RNA 合成有关，在核酸的合成中起着重要的作用。锌是调节基因必须成分，锌又是促进组织再生，能保护皮肤，参与维生素 A 和视黄醇绪合蛋白的合成所必须的重要元素。成人每日的需要量为 15mg。维生素 E 和硒都是有效的抗氧化剂，调查研究表明，若每日能从饮食中摄入 200μg 的硒，可在 10 年左右将患癌率降低 50%。

牡蛎肉中含有一种称之为鲍灵（Paolin）的物质，这是一种糖蛋白，对各种癌细胞都有抑制作用。牡蛎肉和壳一起磨碎后的提取物，对小鼠肉瘤 S180 和 SV 病毒诱发的鼠肿瘤均有治疗作用。日本食疗医师认为牡蛎具有良好的滋补气血功能和提高免疫的天然功效。临床报道，牡蛎对肺癌和乳腺癌有较好的防治效果。

四、具有抗肿瘤的水果

我国地域辽阔，生产的水果种类很多。在植物学上，水果是植物的含籽部分。水果有苹果、香蕉、柑橘、桃子、杏子、李子、菠萝、葡萄、柠檬、猕猴桃、杧果、梨子、枇杷、草莓、树莓、荔枝、椰子、西瓜、甜瓜、甘蔗等。有少数水果以干品形式食用，如葡萄干、杏干、李干、苹果干以及大枣、无花果等。有些水果也可作为烹饪用的蔬菜，如黄瓜、南瓜、茄子、番茄等。水果含有丰富的碳水化合物（果糖、蔗糖、葡萄糖）、维生素、矿物质和生物活性物质。生物活性物质包括类黄酮类、多酚类、D-柠檬烯和香豆素类等。类黄酮和多酚类都是强有力的抗氧化剂，D-柠檬烯和香豆素类可通过诱导谷胱甘肽转移酶而预防癌的发生。维生素 C、维生素 E 和硒都有抗氧化作用，可预防多种癌症的发生。Black 等在 1992 年发表了 128 项对水果预防癌症的研究结果，发现多吃水果降低胃癌危险性的证据是充分的。其他对口腔癌、喉癌、食管癌、肺癌也能降低其危险性。另外有一组 217 项病例—对照研究中发现水果与癌症危险性的负相关率达 64%。水果不但能预防癌症，还有防止老化、预防肥胖症、减少心血管疾病和控制糖尿病的作用。

1. 苹果

苹果是一种大众化的水果。品种很多有青蕉、黄蕉、富士、国光等。苹果的可食用部分占 76%。每 100g 中含能量 218kJ，水分 85.9g，蛋白质 0.2g，脂肪 0.2g，膳食纤维 1.2g，碳水化合物 12.3g，胡萝卜素 20μg，视黄醇当量 3μg，维生素 B$_1$ 0.06mg，维

生素 B_2 0.02mg，尼克酸 0.2mg，维生素 C 4mg，维生素 E 2.12mg，钾 119mg，钠 1.6mg，钙 4mg，镁 4mg，铁 0.6mg，锰 0.03mg，锌 0.19mg，铜 0.06mg，磷 12mg，硒 1.2μg。还含有果胶、奎宁酸、柠檬酸、酒石酸等。抗癌作用，日本宏前大学城田安幸教授最近发现苹果汁有抗癌效果。他把老鼠分成 5 组，第 1 组每天喂消炎水，第 2 组喂 2% 含量苹果汁，第 3 组喂冬虫夏草汁，第 4 组喂苹果汁和冬虫夏草汁，第 5 组喂海鞘提取物。45 天后给老鼠接种癌细胞，结果发现喂 2% 含量苹果汁的 10 只老鼠，其中 8 只体内癌细胞减少，最终痊愈，剩下的 2 只活了 73 天。喂水的 10 只老鼠有 7 只死亡，另外 3 组有 4~5 只死亡，平均寿命只有 40~50 天。

苹果含有的类黄酮物质有防癌抗癌的作用。最近英国科学家提出"每人每天吃一个不削皮的苹果，不但摄取了可以防老化的维生素 C，还有防癌的作用"。美国康奈尔大学食品科学系发表的一项研究报告显示，苹果含有类黄酮和多酚类物质，这两种植物化学物质都是有益健康的重要成分。研究人员认为植物化学物质的混合在抗氧化与抗癌方面都有重要的影响，真正有益健康的就是混合的植物化学物质。

研究人员比较红苹果的果皮与果肉的抗氧化活动，结果发现 100g 带皮的新鲜苹果提供的抗癌特性，相当于 1500mg 的维生素 C 药片，直接从新鲜水果摄取天然的抗氧化剂可能比从药片中摄取来得有效。对人类大肠癌细胞做的实验显示，苹果皮的提取物可以使癌细胞的增殖减少 43%，果肉的提取物可以使增殖减少 29%。对人类肝癌细胞做的实验更有效，果皮抑制癌细胞增殖率达 57%，果肉达 40%。其他作用，临床医学研究人员发现苹果汁对锌缺乏症有惊人的疗效。锌是前列腺抗菌因子的主要成分，锌含量降低是细菌在前列腺内生长的先决条件，慢性前列腺炎患者经常食用一些苹果，是一种非常简便易行的饮食疗法。苹果汁比含锌高的药物对慢性前列腺炎更有疗效，且具有安全、易消化、吸收等特点。苹果汁浓度与疗效成正比，越浓疗效越佳。苹果中含有丰富的可溶性胶质纤维，可以阻止身体吸收脂肪。据研究，吃苹果可减少身体脂肪的 43%，还能使肺脏更健康。食用方法，苹果中含有奎宁酸、柠檬酸、酒石酸等物质，如果一个苹果能够花 15min 才吃完，这样细嚼慢咽则苹果中的有机酸和果酸就可以把口腔中的细菌杀死。因此，慢慢地吃苹果可以更好地保持口腔卫生。苹果中含有糖和水分，适宜霉菌生长，容易霉变。研究发现霉变苹果中含有一种霉素——展青霉素，具有强烈毒性，因此，霉变苹果不能吃。

2. 柑橘

柑橘为芸香科广柑和橘的果实，包括甜橙、脐橙、蜜橘、柠檬、胡柚、葡萄柚等都属于柑橘类水果。营养成分，甜橙可食用部分占 77%。每 100g 中含能量 213KJ，水分 86.9g，蛋白质 0.7g，脂肪 0.2g，膳食纤维 0.4g，碳水化合物 11.5g，胡萝卜素 890μg，视黄醇当量 148μg，维生素 B_1 0.08mg，维生素 B_2 0.04mg，尼克酸 0.4mg，维生素 C 28mg，维生素 E 0.92mg；钾 154mg，钠 1.4mg，钙 35mg，镁 11mg，铁 0.2mg，锰 0.14mg，锌 0.08mg，铜 0.04mg，磷 18mg，硒 0.3μg。蜜橘中胡萝卜素及视黄醇的含量较高，100g 中分别为 $1660\mu g$ 和 $277\mu g$。还含有维护血管弹性的橙皮苷和柠檬酸等物质。抗癌作用，柑橘类水果中含有的 β-胡萝卜素、维生素 C、维生素 E、酚、硒、橙皮苷、玉米黄质、β-隐黄素、食物纤维等都具有抗癌的作用。类胡萝卜素：自然界有 600 多种类胡萝卜素，β-胡萝卜素是植物来源的维生素 A 前体，另一些有维生素 A 活性的类胡萝卜素是玉米黄质（柑橘类水果中富含玉米黄质）和 α-胡萝卜素，玉米黄质具有很好的抗癌作用。科研人员对 180 名健康者血液里的玉米黄质含量进行比较后发现，食用柑橘越多的人，血液里玉米黄质的含量就越高。而对 100 名大肠癌和肺癌患者血液进行的检查结果则表明，他们血液中玉米黄质含量要比健康者大约低了 20%。医学专家建议，每天吃两个柑橘，摄入足够量的玉米黄质，有望获得抑制癌症发生的最佳效果。柑橘中含有另一种具有抗癌作用的类胡萝卜素叫 β-隐黄素。日本农林水产省果树试验场和京都府立医科大学、京都大学、近徽大学共同研究了在癌生成过程的癌变阶段，β-隐黄素和 β-胡萝卜素的抑癌效果。在高浓度 TPA（促癌物质）的条件下，β-胡萝卜素的抑癌效果为 10.6%，而 β-隐黄素的抑癌效果为 59.3%，超过 β-胡萝卜素的 5 倍。β-胡萝卜素是通过其抗氧化作用抑制遗传因子及细胞发生氧化，β-隐黄素与此不同，它是通过抑制促癌物质来预防癌症。即使细胞因氧化而受到了损害，只要促癌物质的作用受到抑制也能防止癌的生成。这就是 β-隐黄素的优异的抗癌作用。

在各种柑橘类水果中，β-隐黄素含量最多的水果就是温州柑橘，这也就是温州柑橘具有优异的抗癌作用的原因。黄酮类，柑橘类水果中所含的黄酮类有 3 种（Tangeretin、Nobiletin 和 5-Desethylsinensetin），它们都是天然的抗氧化物质。活性氧分子可由正常代谢反应产生，也可通过暴露于烟、饮料或食物中的环境致癌物质而产生。人体每个细胞的 DNA 每天都要受到 10^4 次氧化攻击而引起损伤。黄酮类物质有清除活性氧和阻断连锁氧化反应的能力。这种抗氧化物质可保护细胞膜、DNA 及其他一些大分子，使之免受活性氧分子的损伤。研究表明，柑橘类水果中的黄酮可以有效地降低前列腺癌、肺癌和黑色素瘤的发病率。食用方法，有些人在食用柑橘的时候喜欢把橘络除掉，但是最好连着这些部分一起食用，因为这样可以摄入食物纤维，而且这些部分还含有较多的具有抗癌作用的柠檬烯、柠檬苦素等有苦味的萜类成分，有助于预防癌症。两只蜜柑（温州柑橘）就含有足够的玉米黄质和 β-隐黄素（每只蜜柑含 $1\sim2mg$β-隐黄素），能够达到防癌的目的。但是橙子、葡萄柚中的 β-隐黄素含量很小，可以多吃一点。

3. 香蕉

香蕉为芭蕉科植物甘蕉的果实，属热带、亚热带性水果。香蕉的营养很丰富。100g 香蕉中含能量 381KJ，水分 75.8g，蛋白质 1.4g，脂肪 0.2g，膳食纤维 1.2g 碳水化合物 20.8g，胡萝卜素 $60\mu g$，视黄醇当量 $10\mu g$，维生素 B 0.02mg，维生素 B_1 0.04mg，尼克酸 0.7mg，维生素 C 8mg，维生素 E 0.24mg；钾 256mg，钠 0.8mg，钙 7mg，镁 43mg，铁 0.4mg，锰 0.65mg，锌 0.18mg；铜 0.14mg，磷 28mg，硒 $0.87\mu g$ 还含有 5-羟色胺、去甲肾上腺素等。香蕉中钾的含量达 256mg/100g，是含钾量很高的水果。

钾对维持人体细胞功能，维持体内酸碱平衡，以及降低血压、改进心肌功能等方面都是有益的。高血压、心脏病患者只要肾脏功能良好，常食香蕉是有好处的。钾的防癌作用，香蕉中含有类胡萝卜素、维生素C、维生素E、食物纤维、硒等抗癌物质。香蕉是最富含钾的食物之一，1只香蕉大约含有624mg的钾。最近研究发现，钾有防癌的功效。多年前，美国安德林医院的琼斯博士在纽约附近的一个名叫赛卡的小镇调查发现，该镇居民与相邻城镇居民生活习性相同，但患癌人数明显少。经调查发现，该镇边有一个含钾量很高的湖。他结合世界20多个国家的资料分析，发现摄取高量钾的地区，其患癌人数就少。由此认为钾对癌细胞有重要影响。细胞学研究发现正常细胞内，钾、钠比例高达10倍，但随着年龄的增加，身体中含有的钾很容易从细胞膜析出，而致细胞内钠的比例相对增高，此种环境适宜于癌细胞增殖。这是老年人患癌机会增加的原因之一。美国卡尔帕宁教授认为，钾和钠两者间的比例反映出体内细胞分裂的信息，例如癌细胞的钾和钠的比例就明显低于正常的细胞。促进TNF的生成，TNF是Tumor Necrosis Factor的缩写，译为肿瘤坏死因子。TNF是生理活性物质的一种，由巨噬细胞制造而成，具有杀伤癌细胞的功能。人体中的巨噬细胞为了攻击癌细胞，会生成TNF这种物质。也就是说，如果生成大量的TNF，则攻击癌细胞的能力就会增强。日本科学家从香蕉中发现了一种活性物质，能促进TNF的生成。香蕉越成熟，这种物质的抗癌效能就越高。日本帝京大学教授山崎正利通过动物试验比较了香蕉、葡萄、苹果、西瓜、菠萝、梨子和柿子等多种水果的免疫活性，结果确认香蕉效果最好，能增加白细胞，改善免疫系统的功能，还能产生攻击异常细胞的物质"TNF"。

4. 葡萄

葡萄为葡萄科植物葡萄的果实，是较受人们欢迎的一种水果，也是酿造葡萄酒的一种原料。主要产区是河北的宣化，山西的阳高，山东的烟台，青岛，辽宁的大连，新疆的吐鲁番、和田等地。著名的品种有红葡萄、白葡萄、秋紫葡萄、李子香葡萄、紫玫瑰香葡萄等。每100g葡萄中含有能量180kJ，水分88.7g，蛋白质0.5g，脂肪0.2g，膳食纤维0.4g，碳水化合物9.9g，胡萝卜素50μg，视黄醇当量8μg，维生素B 0.04mg，维生素B$_2$ 0.02mg，尼克酸0.2mg，维生素C 25mg，维生素E 0.7mg；钾104mg，钠1.3mg，钙5mg，镁8mg，铁0.4mg，锰0.06mg，锌0.18mg，铜0.09mg，磷13mg，硒0.2μg。

最近研究发现葡萄中含有多种抗癌物质，其中一种抗氧化剂白藜芦醇的抗癌作用最明显。白藜芦醇能够抗突变、抗氧化、抑制自由基和环氧化酶-2（cox-2）的活力，关闭NF-KappaB基因并能诱导细胞凋亡。美国北卡罗来纳大学医学院研究发现，白藜芦醇会使细胞不致癌变以及阻止恶性肿瘤蔓延。通过对人类和小鼠细胞的研究，发现NF-KappaB基因产生的蛋白质可以使癌细胞不被杀死。白藜芦醇有关闭NF-KappaB基因的作用，这使蛋白质的产生被阻止，从而使癌细胞的生长受到抑制。葡萄汁被科学家誉为"植物奶"。研究表明，葡萄是肾炎、肝炎和贫血患者最好的食品。葡萄还有助于增强肝脏功能，促进胆汁分泌。葡萄中还含有类似于胰腺分泌的胰岛素样的物质，因此，医生把葡萄汁列入糖尿病患者的食谱中，并用于痛风、关节炎和风湿病患者的营养食品。由于葡萄皮中的白藜芦醇含量最高，因此，吃葡萄时最好不要把皮吐掉。

5. 草莓

草莓属于浆果类水果，营养价值很高。每 100g 草莓中含有蛋白质 1.0g，脂肪 0.6g，碳水化合物 5.7g，食物纤维 1.4g，胡萝卜素 6.0μg，硫胺素 0.02mg，核黄素 0.02mg，尼克酸 0.3mg，维生素 C 47mg，维生素 E 0.4mg，钙 32mg，磷 41mg，铁 1.1mg。此外，还含有木糖醇、花色苷、鞣花酸等营养物质。草莓中含量最丰富的营养成分就是维生素 C，4～5 粒草莓就能补充人体 1 日内所必需的维生素 C。维生素 C 属抗氧化维生素，是防止细胞发生氧化必不可少的维生素。维生素 C 通过自身承受氧化，使遗传因子、细胞免受氧化，阻断因活性氧的作用而发生的连锁反应，从而预防癌的发生。美国波士顿人类老年营养研究中心的研究人员给 8 名老年妇女饮用草莓与菠菜的提取液后，发现每一种均具有强力抗氧化活性效果，可使她们机体的抗氧化能力提高 20%，这相当于摄取了 1250mg 的维生素 C。草莓中含有的 β-胡萝卜素、维生素 E、花色苷、鞣花酸、食物纤维等也具有抗癌的作用。美国研究人员发现，草莓等水果中含有的鞣花酸能防止某些化学物质破坏遗传基因而引起癌症。鞣花酸能防止多环芳烃、亚硝胺和黄曲霉毒素的致癌。对老鼠试验的结果表明，在同样注射化学致癌物的情况下，喂食鞣花酸老鼠的患癌率明显低于不喂食鞣花酸的老鼠。草莓中含有丰富的叶酸，叶酸具有修复抗癌遗传因子的作用，能有效地预防癌症的发生。日本千叶大学医学部林丰名誉教授等在动物实验中，把摄入了能引发胃癌物质的老鼠分成 A 组和 B 组，并向 A 组老鼠提供普通饲料，向 B 组老鼠提供混有叶酸的饲料以检测胃癌的发病率。实验开始后第 52 周，他们发现 A 组老鼠有 72% 发生了胃癌，而 B 组老鼠中只有 1 只发生了胃癌。东京医科大学加藤治文教授等所做的临床实验表明，叶酸和维生素 B 并用能有效地抑制肺癌。在实验中，他们向已经出现肺癌癌前状态的患者提供大量的叶酸和维生素等，约 3 个月后，60% 的患者易于转化为肺癌的细胞群消失了，大半患者的细胞异常情况得到了改善。草莓还有防治出血、蛀牙、皮肤瘙痒及营养性巨红细胞型贫血的作用。

6. 西瓜

西瓜为葫芦科植物西瓜的果实，又名夏瓜、寒瓜、水瓜。因西瓜的含水量高（93.3%），在夏日炎炎，酷暑难当之时，西瓜便成了人们祛暑解渴的首选水果。西瓜的可食部分为 56%。每 100g 西瓜中含蛋白质 0.6g，脂肪 0.1g，膳食纤维 0.3g，碳水化合物 5.5g，胡萝卜素 450μg，视黄醇当量 75μg，硫胺素 0.02mg，核黄素 0.03mg，尼克酸 0.2mg，维生素 C 4mg，维生素 E 0.1mg，钾 87mg，钠 3.2mg，钙 8mg，镁 8mg，铁 0.3mg，锰 0.05mg，锌 0.1mg，铜 0.05mg，磷 9mg，硒 0.08μg。尚含有甜菜碱、腺嘌呤、丙酸、瓜氨酸、丁醛、异戊醛、番茄红素等物质。西瓜中的抗癌成分有 β-胡萝卜素、番茄红素、维生素 C、维生素 E、食物纤维、硒等。西瓜中番茄红素的含量高于番茄。2002 年一本《农业研究》刊物发表的一份报告中说，美国农业部农业研究服务局（ARS）检测了 13 种西瓜中的番茄红素含量后发现，西瓜的番茄红素含量高于番茄。番茄红素的含量因品种和生长环境不同而不同，红色无籽西瓜的番茄红素含量最高，番茄红素是一种使番茄、西瓜、番石榴及其他红色水果显出色彩的物质。它是一种有效的抗氧化剂，其抗氧化作用约为胡萝卜素的 2 倍。它能中和高度不稳定的分子。如果没有它，这些分子就将与机体内的细胞发生反应后产生破坏作用，哈佛大学的一项大型研究中发现，吃番茄最多的男性患前列腺癌的比例比吃得最少的男性要低 1/3。其他学者的研究也发现，较多地吃番茄红素含量高食品的人，患前列腺癌和其他癌症的比例较小。番茄红素对多种癌肿有抗癌、抑癌作用，特别是对前列腺癌和乳腺癌的效果十分引人注目。西瓜的利尿作用较强，且能降血脂、扩张血管和抗坏血病。

第二章　既病防变

　　肿瘤为常见病、多发病，可发生于任何年龄。肿瘤病的发展过程实际上是一个慢性消耗过程，主要表现为气血的亏虚。在临床中，肿瘤患者以老年人居多，大多数中、晚期癌症患者均有气血不足的征象。故在临床肿瘤治疗中，调整气血时尤应注意益气养血。气血得充，正气得复，则抗癌有力。《外科启玄》言："癌发四十岁以上，血亏气衰……"说明年高之人，元气衰败，脏腑阴阳气血亏损，是形成癌症的基础。笔者认为癌症的病理特点主要在于正虚，兼有邪实，在其疾病的变化过程中，由于病情复杂，正与邪之间相互消长，不断变化。所以，在治疗上应把扶正与祛邪辨证地结合起来，依据癌症各个阶段的特点，正确认识扶正与祛邪的辨证关系。笔者根据多年临床经验、恶性肿瘤的病因病机以及古今治法总结出九补一攻法，九补一攻法即是指在治疗肿瘤以补为主，攻为辅，大多选用具有补益效果的中药及穴位。疾病的发生、发展及其变化过程，是正气和邪气相互斗争的过程。恶性肿瘤治疗过程中，补益气血，调理脏腑阴阳，扶助正气，祛除邪气，改变邪正双方的力量对比，从而有利于患者向痊愈的方向转化。对于肿瘤患者大多宜采用"补益气血，调理脏腑阴阳"以减轻痛苦，延长寿命，带瘤生存。

　　本章运用九补一攻法从肿瘤的既病防变方面作介绍，具体阐述了肿瘤的康复手段、中西医结合治疗方法和医患合作共同护理。

第一节　肿瘤康复总论

一、肿瘤康复的原则

　　肿瘤康复医疗是以已确诊为肿瘤的患者为康复对象，按照全面康复、功能训练、重返社会的指导思想进行康复治疗，尽早采取综合性的康复医疗措施，长期坚持、持之以恒，并通过有关的经济学分析，最大限度地提高健康效益与社会效益，减轻患者与社会的经济负担。这些就是肿瘤康复医疗的基本原则。

　　（一）按照全面康复、功能训练、重返社会的指导思想进行康复治疗

　　所谓全面康复，是对肿瘤患者从疾病本身、生理上、心理上、职业上和社会生活上等方面进行全面的整体的康复，康复的对象不仅是肿瘤病变、有功能障碍的器官和肢体，更重要的是整个的人。功能训练是指在对肿瘤患者的康复治疗中要注意恢复患者的功能活动，包括运动、心理、语言交流、日常生活、职业活动及社会生活等方面的能力。重返社会是指通过康复医疗使肿瘤患者病情缓解，生存期延长，生活质量得到提

高，重新参加社会活动，履行社会职责。

（二）尽早采取综合性的康复医疗措施

对肿瘤患者的治疗，强调早期诊断、早期治疗。对肿瘤患者的康复治疗措施，同样也应当尽早采取，才能取得较好疗效。例如肿瘤手术患者的康复，应当在术前就采取饮食疗法改善一般状况，术后病情稳定马上就可以采取中药疗法配合治疗，手术拆线后要尽快应用运动疗法促进功能恢复。同样，进行放、化疗治疗的患者，在放、化疗的同时就应当采取中草药疗法、气功疗法等康复医疗措施配合治疗。此外，对肿瘤患者的康复医疗要采取综合性的措施，也就是往往需要心理疗法、饮食疗法、中草药疗法、针灸疗法、运动疗法、气功疗法、物理疗法等多种康复医疗措施同时交叉综合应用，这样能有效地促进患者的康复。

（三）长期坚持，持之以恒

肿瘤是一种难治性疾病，采取任何一种康复医疗措施要想取得一定的疗效，都需要长期坚持。在临床上我们碰到一些肿瘤患者通过服用中药或气功锻炼，病情得到良好的控制，这大都与患者长期坚持服中药、长期坚持气功锻炼是分不开的。

（四）通过有关的经济学分析，最大限度地提高健康效益与社会效益，减轻患者与社会的经济负担

我国宪法对于发展社会保险、社会福利和医疗卫生事业，都作了明确的规定，是社会主义优越性的体现，也是发展康复医疗事业的可靠保证。我国是一个发展中国家，一般群众收入还较低，而肿瘤的治疗与康复医疗往往是长期的，如何使患者以较少的经济花费，取得较好的康复医疗效果，是摆在我们面前值得探讨的一个重要问题。目前看来，心理疗法、饮食疗法、以饮片为主的中草药汤剂治疗、针灸疗法、气功疗法、运动疗法等，对患者来说都具有经济负担较低，同时也能取得较好的康复疗效的特点。在中草药疗法康复领域，近年来国内开发的一些应用于肿瘤康复的中成药与保健品，如果能去掉占销售价格比例相当高的广告费用，也许能让肿瘤患者获得较实际的经济实惠，得到更广泛的应用。如何使肿瘤康复医疗领域的经济效益、社会效益、健康效益等诸方面处理得更合理、更科学，适应我国的特点，值得引起各界人士的关注。

二、肿瘤康复的措施

康复是指综合地和协调地应用医学的、社会的、教育的和职业的措施，对病残者进行治疗和训练，使其最大限度地发挥潜力，以便能在生理、心理、社会和职业等方面正常的生活。中国传统康复医学历史悠久，2000多年前中医经典著作《黄帝内经》在论述瘫痪、麻木、肌肉挛缩等病症的治疗时，已经应用针灸、导引（气功、医疗体操）、按摩、熨（热疗）等进行功能恢复。现代康复医学形成于20世纪初的第一次世界大战期间，在第二次世界大战后得到迅速发展，心理疗法、运动疗法、物理疗法等得到广泛应用。目前，常用于肿瘤康复的中国传统医学措施与现代医学措施，主要有以下方面：①中草药康复治疗。②针灸康复治疗。③心理康复治疗。④运动康复治疗。⑤气功康复

治疗。⑥物理康复治疗。⑦对症康复治疗。

　　肿瘤患者可通过以上综合性肿瘤康复医疗措施，来改善或消除恶性肿瘤本身的不适症状与治疗时出现的并发症、机体功能变化及心理障碍，延缓病情的发展，预防肿瘤的复发与转移，延长肿瘤患者的生存期，提高生活质量，帮助他们最大限度地恢复生活自理与劳动能力，适应周围环境，参与社会生活。使肿瘤患者同健康人一样，平等地分享社会经济发展的成果。

三、肿瘤康复的意义

　　肿瘤对人类健康的危害，如今已被我们每个人、每个家庭所关注。特别是恶性肿瘤，其生长迅速，容易复发和转移扩散，死亡率高。而目前西医治疗恶性肿瘤的主要手段是手术切除、放疗和化疗，虽然有一定的治疗效果，然而所造成的术后组织器官残缺、消化道反应、造血功能抑制、脱发等明显毒副作用，亦令人望而生畏，成为严重的问题。因而，对肿瘤患者采取综合性的康复医疗措施，具有非常重要的意义。

　　（一）康复医疗措施可以改善肿瘤患者的精神状态

　　不良心理因素与肿瘤的发生、发展有密切的关系。患有恶性肿瘤的患者都存在各种不同的心理障碍。采取综合性的康复医疗措施，不仅可以改善肿瘤患者的症状，还可以改善、消除患者的心理创伤，使患者更加配合各种治疗、康复措施，并提高其抗病能力。

　　（二）康复医疗措施可以促进肿瘤术后患者的健康恢复

　　早期肿瘤采用手术切除是最常用的治疗手段，手术后出现的组织器官、肢体的残缺功能障碍，只有通过运动疗法、物理疗法、中草药疗法、装配假肢等康复医疗措施，才能得到有效的恢复。同时，手术后的疲倦、乏力、纳少等不适症状及营养不良，也都需要通过中草药疗法、饮食疗法等康复医疗措施，才能得到改善。

　　（三）康复医疗措施是肿瘤放疗、化疗患者最有效的安全保障

　　肿瘤放疗、化疗严重的毒副反应是众所周知的，其中放射性损伤、骨髓造血功能的抑制、消化道功能障碍是最突出而现代医学又难以解决的问题。应用中草药疗法、气功疗法、药膳、太极拳等中医药康复医疗措施可以显著减轻放疗、化疗的毒副反应，提高放疗、化疗的完成率，延长肿瘤患者的生存期，目前已成为肿瘤放疗、化疗必需的安全保障措施。

　　（四）康复医疗措施可以改善肿瘤的常见并发症

　　肿瘤患者在治疗过程中会出现各种并发症，例如局部出血、感染，术后局部组织粘连，长期卧床发生的褥疮、坠积性肺炎、泌尿系感染等。对此，综合性的康复医疗措施往往是有效的治疗途径。

　　（五）康复医疗措施可使肿瘤患者得到有效的长期治疗

　　肿瘤是一种慢性疾病，采取综合性的康复医疗措施，可以使患者在疾病长期发展过程中的每一个阶段都得到有效的治疗，延缓病程的发展，减少复发，防止转移，延长患

者的生存期。

（六）康复医疗措施可以减轻肿瘤患者的疼痛症状

疼痛是晚期恶性肿瘤患者的常见症状，据报道，晚期恶性肿瘤的疼痛症状出现率达50％以上，给患者肉体和精神上带来极大痛苦。中草药疗法、针灸疗法等康复医疗措施，可以明显改善恶性肿瘤患者的疼痛症状，同时避免了止痛西药所存在的消化道反应、成瘾性及抑制呼吸等副作用。

（七）康复医疗措施可以提高肿瘤患者的生活质量

综合性的康复医疗措施可以使肿瘤患者病情减轻，症状改善，增强生活自理能力。病情缓解而长期稳定的患者还可以适当恢复工作，这些都能提高肿瘤患者的生活质量。

（八）康复医疗措施可以减轻患者和社会的经济负担

综合性康复医疗措施中的气功疗法、运动疗法、饮食疗法、针灸疗法等，都具有不花钱或者少花钱而提高机体抗病能力、促进身体状况改善等优点，对于减轻患者和社会的经济负担具有重要意义。

第二节　肿瘤康复各论

一、中医药康复治疗

中医药治疗肿瘤有着悠久的历史，东汉《金匮要略》记载有治疗肿瘤的大黄䗪虫丸、桂枝茯苓丸，唐代《千金要方》记载用全蝎、蜈蚣等动物类药治疗肿瘤，元代《丹溪心法》详载以三棱、莪术等活血药治疗肿瘤类疾病，至明清以中药治疗肿瘤已有较系统的认识。新中国成立后50年来，以中医药或中西医结合的方法治疗肿瘤，取得了许多可喜的研究成果，使肿瘤患者的生存期明显延长，生存质量明显提高。随着科学技术的进步，中医药及中西医结合疗法可望对肿瘤的治疗有重大突破。

（一）肿瘤康复中医药治疗原则有哪些

肿瘤在古代中医书籍中常称为"癥瘕""积聚""瘤""噎膈"等。肿瘤康复的中医药治疗，常采用扶正祛邪、辨证与辨病相结合，因时、因地、因人制宜等原则。

1. 扶正祛邪

"正"也就是正气，是指机体脏腑组织的正常功能活动与抗病能力；"邪"即邪气，是指各种致病因素。肿瘤的病变过程，实际上也是正气与邪气双方相互斗争的过程，邪胜于正则病进，正胜于邪则病退。因而，治疗肿瘤就是要扶助正气、祛除邪气，改变邪正双方的力量对比，促进肿瘤向康复好转的方向转化。所以，扶正祛邪是肿瘤康复中医药治疗的重要原则。

扶正，就是使用扶助正气的中药等方法以增强体质、提高抗病能力，达到战胜肿瘤、恢复健康的目的。这种"扶正以祛邪"的原则，适合于正虚为主的肿瘤患者，特别是肿瘤术后康复及正在进行西医放疗、化疗治疗的肿瘤患者。可根据肿瘤患者正虚的症状特点，选用益气、养血、滋阴、助阳等具体治选与相应方药。

祛邪，就是使用攻泻、驱邪的中药等方法以祛除病邪，达到肿瘤邪去正复的目的，这种"祛邪以安正"的原则，适用于邪实为主的肿瘤患者，特别是肿瘤早期患者。可根据肿瘤患者邪实的症状特点，选用清热、解毒、活血、化痰、软坚、散结、攻毒等具体治法与相应方药。

在运用扶正祛邪这一治则时，要根据肿瘤大小、体质强弱、病程长短以及邪正双方力量的对比，来确定扶正与祛邪之间的轻重缓急和先后关系，以扶正不留邪、祛邪不伤正为原则。一般来说，可根据肿瘤的不同阶段来选择治疗措施。

肿瘤早期：癌瘤多体积较小限于局部，对全身影响不大，此时应以着重祛邪为主，佐以扶正。

肿瘤中期：癌瘤增大发展到一定程度，已有邻近器官转移，机体正气受到损伤，此时应扶正与祛邪兼顾。

肿瘤晚期：癌瘤生长迅速，有远隔脏器转移，机体明显衰弱或出现恶病质，此时应以扶正为主，佐以祛邪。

2. 辨证与辨病相结合

恶性肿瘤是对人类生命和健康都危害极大的一类疾病，在应用中医药疗法进行康复治疗时，应注意辨证与辨病相结合才能取得较好疗效。

辨证论治是肿瘤中医药康复治疗的关键。要注重根据肿瘤患者的症状、体征、舌象与脉象，确定证型，选择相应的方药。其中，主要是辨别癌瘤的部位、寒热、虚实及转归，来进行辨证施治。

在辨证与辨病的基础之上，应用归经、引经中药，往往能提高疗效。归经，是说明某种中药对某些脏腑经络的病变起着主要或特殊治疗作用。引经，是说某一种中药在治疗上不仅对某些脏腑起着显著作用，同时还能引导其他中药对某脏腑病变起直接治疗作用。对于肿瘤患者的中医药治疗，应在现代医学明确的病位诊断、病理诊断与中医辨证的基础上，选择与病变部位有关的归经中药组方治疗，使中药复方的治疗作用能力量集中、效果显著；同时，有针对性地选择引经中药加入到治疗用的中药复方中，可使中药复方的治疗效果进一步提高。例如，治疗肺癌时，首先要根据辨证注意选择沙参、麦门冬、紫菀、前胡、桑白皮、五味子、鱼腥草等这样一些归入肺经的中药组方，此外还应加入桔梗作为引经药，以取得更好的治疗效果。

根据已有的研究工作和治疗经验，对恶性肿瘤的治疗，在中医辨证的基础上，按照肿瘤的发病部位和肿瘤细胞的特异性，有针对性地选择一些对肿瘤抑制作用比较强的中药组方治疗，也是十分重要的。例如，对肺癌，可选用白花蛇舌草、半边莲；胃癌，可选用半枝莲、蚤休；食管癌，可选用龙葵、石见穿；鼻咽癌，可选用山豆根、牛黄；肝癌，可选用蚤休、龙葵、半枝莲、半边莲；甲状腺癌，可选用黄药子、夏枯草；宫颈癌，可选用莪术、山豆根；皮肤鳞状细胞癌，可选用农吉利等。

目前，国内对肿瘤的中医药康复治疗，大都采用了中医辨证与西医辨病相结合的施治方法，使临床治疗效果得到进一步提高。

3. 因时、因地、因人制宜

肿瘤的发生发展是由多方面因素决定的，四时气候、地理环境、情志、饮食、人的体质因素等，都对肿瘤病变有一定的影响。所以，对肿瘤的治疗要全面分析，选用治疗方法和措施时，要因时、因地、因人制宜。

（1）因时制宜：春、夏、秋、冬，四时气候的变化影响到人体生理、病理等各个方面。因时制宜，就是说要根据季节气候的不同特点，来考虑肿瘤患者的处方用药。例如，夏天气候炎热，人体腠薄疏泄，不宜过用辛温中药；冬天气候寒冷，人体腠理致密，则不宜过用寒凉中药；暑季多雨潮湿，对肿瘤患者的治疗也要适当加入藿香、佩兰之类化湿中药，有助于提高疗效。

（2）因地制宜：所谓因地制宜，就是根据不同的地理环境来选择肿瘤患者的治疗用药。

重视地理环境对人体的影响。我国地域辽阔，不同的地理环境会对人体产生不同的影响，选用中药治疗亦各有特点。例如，西北地区地高气寒，病多燥寒，治宜辛润药物，寒凉之剂必须慎用；东南地区地低气湿多雨，病多温热或湿热治宜清热化湿药物，温热及助湿之剂应当慎用。

重视不同地区高发肿瘤的治疗。在我国，因地域环境不同而出现的肿瘤高发现象较为明显。例如，我国食管癌的年平均死亡率为 14.59/10 万，而河南省则高达 32.22/10 万，其中河南省林县高达 130.3/10 万。这种地理环境不同出现的肿瘤高发问题，也使我们在治疗方面必须要考虑到因地制宜。

（3）因人制宜：根据患者的年龄、体质、性别和生活等不同特点，来考虑治疗用药，称为因人制宜。一般来说，年幼的肿瘤患者，用药量亦小；成年的肿瘤患者，用药量可较大。妇女有经、带、胎、产等特殊生活特点，肿瘤的治疗用药也要考虑到这些问题，月经期则不宜服用活血化瘀的中药。阳虚体质或嗜食生冷者，用药宜偏温，慎用苦寒；阴虚体质或嗜食辛辣者，用药宜偏凉，慎用温热。肿瘤患者，体质较好者用药量可大一些，体质较弱者用药量则小一些。诸如上述因素，在治疗时都应加以考虑。

（二）肿瘤康复中医药常用治疗方法有哪些

肿瘤康复中医药常用治法，是针对肿瘤这种特殊病证而采取的具体治疗方法，这些治法既与肿瘤的中医辨证特点有关，也与肿瘤的病情变化、病程发展、西医治疗措施的应用等诸多因素有关，通常可分为祛邪与扶正两大类。

1. 祛除病邪法

中医学认为，邪气内聚可蕴结而形成肿瘤，因而祛除病邪法常用于肿瘤的治疗。一般来说，具有祛除病邪作用而用于治疗肿瘤的中医治法主要有以下几种，清热解毒法、活血化瘀法、软坚散结法、以毒攻毒法。

2. 扶正培本法

中医学认为，正气内虚是肿瘤发生、发展的根本原因。基于这种认识，扶助正气、固本培元的治法广泛应用于肿瘤的治疗过程，其中最常用的主要有以下几种，益气健脾法、滋阴养血法、补益肝肾法。

上述肿瘤康复中医药常用治法在具体应用于肿瘤患者时，还需根据中医辨证，结合患者的病情特点，进行有机地组成，在康复治疗时进行各类不同中药的配伍结合，才能取得较好的疗效。以下章节，将对肿瘤康复中医药常用不同治法分别进行介绍。

二、针灸康复治疗

针灸学是中医的重要组成部分，早在 2000 年前的中医经典著作《灵枢·九针十二原》就记载"无用砭石，欲以微针通其经脉，调其血气"。表明几千年前，针灸疗法已是中医治疗疾病的重要手段。目前，针灸是肿瘤康复治疗的常用方法之一。通过针灸治疗疏通经络，调节气血循环，可以改善肿瘤患者的症状，调节机体功能，防治放疗、化疗的毒副作用，提高免疫功能和抗病能力，促进肿瘤患者的康复。目前，针灸疗法在肿瘤患者的康复医疗领域已应用日益广泛，我国还进行了与此有关的大量研究工作，使多种针灸方法应用于肿瘤康复并取得了一定疗效。

（一）针灸怎样应用于肿瘤患者康复治疗

针灸学是以中医理论为指导，运用针刺和艾灸防治疾病的一种临床医学，具有适应证广、疗效明显、操作方便、经济安全等优点。针灸是通过刺激人体体表的腧穴、经络来激发人体经络系统的调整作用，以调整脏腑功能活动失衡，调节气血盛衰，从而达到治疗疾病的目的。经络内属于脏腑，外络于肢节，沟通于脏腑与体表之间，行气血，营阴阳，使人体脏腑组织器官的功能活动保持协调，作为人体功能活动的综合调控系统，在针灸治疗中发挥着主导作用。

针灸疗法是祖国医学特有的非药物治疗方法。在我国，运用针灸治疗肿瘤及其类似疾病已有很长的历史。2000 年前《黄帝内经》中就有针灸治疗肿瘤的记载。如《灵枢·水胀》篇论述了针刺鼓胀应"先泻其胀之血络，后调其经，刺去其血络也"。古代中医文献记载以针刺治疗的这种鼓胀病就已包括现代医学的腹腔内肿瘤。20 世纪 80 年代以来，随着人们对肿瘤认识的不断加深和针灸疗法的迅速发展，进行了大量的针灸治疗肿瘤的临床和实验研究。例如针灸治疗癌痛的研究，针灸提高机体免疫功能的研究，针灸治疗放化疗毒副反应的研究，针灸改善临床症状的研究等。大量的研究工作表明，针灸治疗肿瘤具有较好的临床疗效，针灸除对肿瘤有直接的治疗作用外，尚可增强机体的免疫监视功能，调节机体脏腑组织器官的功能活动，从而延长恶性肿瘤患者的生存期，提高其生活质量。

（二）针灸的抗肿瘤作用机制有哪些

一般来说，针灸治疗疾病具有三方面作用，即镇痛作用、增强机体防御免疫作用和对机体各系统功能的调节作用。这对于肿瘤的治疗都是不可缺少的。针灸防治肿瘤已被多年的临床和实验研究所证实，其抗肿瘤作用机制主要是能提高机体免疫功能，抑制肿瘤生长，缩小瘤体，消散肿瘤，减轻放、化疗毒副反应，缓解癌性疼痛，改善临床症状等，从而促进肿瘤患者的康复。

1. 提高机体免疫功能

增强人体免疫功能，是针灸抗肿瘤治疗的主要机制。针灸对肿瘤患者低下的免疫功能水平有明显的提高作用。实验研究表明，针灸对人体免疫功能的影响是多方面的，可增强网状内皮系统的功能活动，能提高细胞免疫和体液免疫水平。针灸治疗还能够提高肿瘤患者的免疫监视功能，增强具有抗癌作用的免疫活性细胞自然杀伤细胞（NK 细胞）的活性。自然杀伤细胞能消除体内的肿瘤细胞并防止其扩散，是机体抵抗肿瘤的第一线防御力量，对肿瘤的预防与治疗具有重要意义。针灸增强机体免疫功能的作用，可能与针灸对神经、体液、细胞和分子等不同水平上进行的多层次、多环节的调节作用有关。

2. 抑制肿瘤生长，缩小、消散肿瘤

针灸对肿瘤细胞的生长有明显的抑制作用，并有一定的缩小、消散肿瘤的作用。采用针刺、艾灸等方法治疗良、恶性肿瘤，通过外观和 X 线肿瘤影像发现，肿瘤有的停止生长，有的甚至缩小、消失。运用电热针刺激瘤体，利用高温灼烧，能够使肿瘤组织萎缩，癌细胞发生凝固性坏死，最后结痂、脱落，这种方法，对于机体浅表肿瘤具有重要意义。有人担心，针灸会不会使肿瘤转移呢？近年来的实践表明针灸局部治疗不会增加肿瘤的转移率。而且随着局部肿瘤的消退、萎缩，已出现的转移灶有被抑制或出现转阴的现象。

3. 缓解放、化疗毒副反应

针灸能够减轻放、化疗引起的骨髓造血功能抑制与免疫功能抑制，使接受放、化治疗的肿瘤患者白细胞在短期内迅速回升，临床症状明显改善。具有见效快、效果显著、经济实用等特点。肿瘤放、化疗患者若同时配合针灸治疗，则放、化疗引起的神经、消化道反应，如恶心、呕吐、乏力、头晕、失眠等症状将明显缓解，为顺利完成放、化疗提供了有利条件，明显提高放、化疗的完成率，延长患者的生存期。

4. 缓解癌痛

针灸具有较好的镇痛作用，对于治疗中、晚期恶性肿瘤的癌痛症状有显著疗效，对身体无损害，不会产生对西药止痛药、麻醉药产生的依赖性与成瘾性和戒断性等副作用。现代研究认为，针灸缓解癌痛，与针刺等刺激激活了内源性镇痛系统（EAS）有关，引起内啡肽、脑啡肽等阿片样物质大量释放，与痛觉敏感神经元的阿片受体相结合，使细胞膜对 Na^+ 的通透性增加，导致 CAMP 水平下降，从而降低了该神经元对损伤刺激的兴奋性，通过调节脊髓上行传导途径，影响中枢神经系统而发挥镇痛作用。

5. 改善临床症状

针灸治疗疾病是通过对人体机能活动的调节来实现的，为一种趋于生理性的良性调节。针灸能缓解肿瘤膈塞闭结、上下不通的局部症状，又能改善正气虚损的全身症状。针灸能解除食管癌梗阻症状，明显缓解患者进食、吞咽困难；对于肺癌患者，针灸能够改善呼吸困难、胸闷等症状；对于大肠癌患者，针灸可改善腹泻、便秘等症状；对于膀胱癌患者，针灸能减轻其排尿困难；对于肿瘤患者常出现的纳少、腹胀、肢冷等症状，针灸都具有良好的效果。

（三）肿瘤康复针灸治疗原则是什么

针灸治疗疾病的原则，是根据疾病发展变化的性质和针灸治疗本身的特点来决定的。一般来说，肿瘤康复针灸治疗的原则主要有以下方面。

1. 补虚泻实相结合

虚则补之，实则泻之，是针灸治疗疾病的一般原则。对于肿瘤这类特殊疾病的针灸治疗，更应当体现补虚泻实相结合的原则。通常，早期肿瘤患者，多选用具有清热活血化痰散结作用的穴位，手法多以泻法为主，可配少量有补益作用的穴位用补法，中期肿瘤患者，多选用清热活血化痰散结穴位与补益气血穴位相配合，手法多平补平泻，或补泻结合；晚期肿瘤患者，多选用滋补脾肾、益气养血穴位为主，手法以补法为主可配少量清热活血化痰穴位，用泻法。这与肿瘤早期多邪实中期正虚邪实，晚期多正虚的病理变化特点有关。

2. 局部取穴与远端取穴相结合

抗肿瘤常用穴位从分布上可划分为局部穴位和远端穴位，肿瘤的治疗也以局部取穴结合远端取穴为基本原则。局部取穴，有的良性肿瘤可以取阿是穴为主，进行对肿瘤的直接治疗；同时还包括在肿瘤邻近部位取穴，如治鼻咽癌取迎香穴，治胃癌取中脘穴。远端取穴包括循经远取和辨证取穴。

循经取穴，是选取肿瘤所在经脉及相关经脉上的远端穴位，根据"经脉所通，主治所及"的治疗原则，疏通病变经脉的气血而驱除毒邪。辨证取穴，是在辨证的基础上，根据肿瘤不同的病因病机，不同的发展阶段，选取具有特定治疗作用的穴位以对"证"治疗。远端取穴侧重于整体机能的调节，它是目前针灸抗肿瘤治疗的主要形式。人体是由各种不同脏腑组织器官组成的有机整体，肿瘤实质上是全身疾病的局部的表现。仅仅局限于对肿瘤局部进行针灸的治疗，往往是不够的。针灸的远端取穴能够从整体观念出发，在辨证归经的基础上，选取相应的远端穴位，以调节经络的气血，调整机体的功能活动，从而改善机体的病理生理状态，改变肿瘤的生长环境，再搭配以必要的局部穴位，宣散局部气血，消瘀散结。这样局部取穴与远端取穴相结合，往往能进一步提高肿瘤康复治疗的效果。

3. 针灸、灸治与其他穴位外治相结合

在应用针灸进行肿瘤的康复治疗时，要根据患者的具体病情，酌情施术，考虑用针、用灸，或针灸并用，或配合其他穴位外治法。一般肿瘤早期或伴有感染，表现以实热证为主，只针不灸；肿瘤中期，虚实夹杂，可针灸并用；肿瘤晚期，以虚为主，可多灸少针。此外，对于浅表肿瘤及晚期肿瘤疼痛症状明显者，还可采用中药外敷局部阿是穴部位，对于延缓肿瘤的发展，改善症状、缓解疼痛等亦具有一定的作用。

三、心理康复治疗

随着医学科学的发展，人们逐渐认识到肿瘤患者具有明确的身心相关的发病机制，不良心理因素与肿瘤的发生、发展、治疗效果、预后等，都有密切关系。肿瘤患者发病后的心理变化，与机体的病理生理改变会相互影响、互为因果。因而，对肿瘤患者的各种心理问题，应用心理疗法的治疗措施进行有的放矢的心理治疗，可以帮助患者解除痛苦，促进病情好转，对肿瘤的康复具有重要意义。

不良心理因素与肿瘤发病有关。人体的各部位都可以发生肿瘤病灶。一般来说，男性以消化系统和呼吸系统恶性肿瘤多见；女性除与男性相似以消化系统和呼吸系统的恶性肿瘤多见以外，乳腺癌和子宫颈癌的比重亦较大。化学性、生物性、物理性致癌因素已被公认，而不良心理因素对肿瘤发病的影响，亦早就为人们所关注。

早在 2000 年以前成书的中医经典著作《素问·通评虚实论》就明确指出："膈塞闭绝，上下不通，则暴忧之病也。"说明了噎膈，也就是现在所说的食管癌的发病与暴忧有关，表明古代医学家已注意到精神心理因素对食管癌发病的影响。明代《外科正宗·乳痈乳岩论三十三》认为乳岩，即乳腺癌的病因，是"忧郁伤肝，思虑伤脾，积想在心，所愿不得，致经络痞涩，聚结成核"。清代医学著作《金匮翼·积聚统论·气积》记载："气滞成积也，凡忧思郁怒，久不得解者，多成此疾。"指出了情志心理因素可以导致机体脏腑功能失调，气滞血瘀，日久则形成积聚之类的恶性肿瘤。

随着科学技术的发展，医学科学的进步使关于不良心理因素与肿瘤发病的关系有了进一步的明确认识。现代流行病学调查研究的结果表明，精神创伤、好生闷气、性格不开朗等不良心理因素是食管癌发病的显著危险因素，证实食管癌患者发病前存在各种精神刺激和抑郁性格的人较多。我国有关胃癌危险因素的调查分析结果表明，多次生闷气、生气吃饭及精神受刺激等精神心理因素具有较高的危险性。乳腺癌的发病与精神因素有关，现已为国内外学者所承认，例如国外学者 Gree 在 1975 年报告病例对照研究的结果，发现过度压抑感情及过分冲动的妇女乳腺癌发病率明显增高。国内学者在 80 年代初的流行病学调查研究结果亦发现，精神创伤是乳腺癌发病的重要危险因素。医学研究的结果还表明，肝癌患者以内向型性格占绝大多数；失去亲人而造成的抑郁、绝望和难以宣泄的悲哀等心理因素，对肺癌的发病有促进作用；精神创伤史则是子宫颈癌发病的重要危险因素。目前看来，不良的精神心理因素可能改变机体的免疫状态，抑制免疫系统的功能，降低免疫监视、免疫杀伤功能，在致癌因素的作用下，促进肿瘤的发生、发展。

（一）肿瘤患者的心理表现有哪些

一般来说，肿瘤患者几乎都有心理障碍，根据其发病前的性格、文化修养、病情轻重、家庭背景、社会经济地位不同，临床表现可多种多样。治疗过程中的症状改善，常可减轻患者的心理压力；而躯体的不良反应，则加重焦虑、抑郁等情绪障碍。

1. 恐惧心理

恐惧，通常是指害怕、心里慌张不安这样一种心理状态。随着医学科学的进步，目前有些癌症的病死率已有一定程度的下降，但癌症毕竟是难治之症，因而对癌症的恐惧心理是广泛存在的。这种恐惧心理可以发生在正常人群，例如在医院门诊经常遇到有某些不舒适症状的人怀疑自己患有某种癌症而要求做有关检查，当检查结果都正常时，症状也就随之消失。然而，对癌症的恐惧心理更多的是发生于癌症患者。癌症患者大都有恐惧心理，在得知诊断为癌症的初期，一些患者会由此而引起恐慌和惧怕，似乎死亡就要来临，惶惶不可终日。癌症患者在治疗的过程中，由于症状加重或病情恶化，或道听途说所患的癌症如何可怕，这时也会产生恐惧心理，认为癌症是不可治的"绝症"，心里慌张与害怕的心态困扰患者的思想。

2. 悲观心理

悲观，通常是指精神颓丧、对事物的发展缺乏信心的一种心理状态。悲观心理是肿瘤患者常见的一种心理表现。在得知自己确诊为癌症以后的患者，或在癌症的治疗过程中出现病情的反复、复发与转移的患者，都可能出现悲观的心理状态。患者往往情绪极其低落而不能自拔，对未来的生活失去信心。

3. 抑郁心理

抑郁，一般来说是指心有忿恨，不能诉说而烦闷的一种心理状态。抑郁心理是肿瘤患者较多见的一种心理表现。例如癌症患者所出现的情绪低落，很少活动甚至不活动、沉默不语等行为退缩症状，大都与抑郁心理有关。引起癌症患者抑郁心理的原因很多，患癌症后的巨大精神压力可造成患者的心情抑郁；患者自动形成的内向个性往往是形成抑郁心理的基础；患病后与亲友、同事的疏远与配偶及家庭中和睦关系的变化等社会因素易形成产生抑郁心理的环境；患病后因治疗费用的增加而造成的经济负担更容易刺激心情抑郁的产生。此外，引起癌症患者抑郁心理的医学原因也是不容忽视的，例如低血钾、高血钙等代谢障碍，内分泌调节的紊乱，脑肿瘤、脑转移瘤等颅内器质性病变，以及营养不良和放疗、化疗的毒副反应等，都可能产生抑郁心理。

4. 脆弱心理

脆弱，通常是指经不起挫折，在感情上不坚强的一种心理状态。脆弱心理也是肿瘤患者常见的心理表现。例如有的癌症患者经不起任何刺激，生活中的微小刺激都会对其情绪造成打击而出现痛哭、悲伤等情志方面的发泄。特别是在以往曾长期处于良好的工作、生活条件和优越的社会、经济环境中生活的癌症患者，尤其是女性患者，则更易产生脆弱的心理状态。

5. 敏感心理

敏感，一般是指对外界事物反应很快的一种心理状态。敏感心理在肿瘤患者中亦较为常见，一些肿瘤患者对与自己有关的外界事物反应十分敏感，其无论是看到医院里医生、护士的交谈，还是观察到家中亲友的窃窃私语，或邻居街坊的交头接耳，都会认为是在背后谈论与自己所患癌症病情有关的事情，往往会迫不及待地打听询问或追根问底。这种敏感心理在癌症女性患者中，或具有一定知识程度的患者中较为多见。

6．焦虑心理

焦虑，通常是一种内心紧张不安，预感到似乎将要发生某种不利情况而又难于应对的不愉快心理状态。焦虑心理是癌症患者常见的情绪反应，确诊之前的怀疑诊断可以引起患者的焦虑；确诊之后的病情变化会使患者的焦虑心理随之加深。对预后不良的恐惧和治疗结果的悲观，都可能成为焦虑的原因。焦虑的程度与患者的病情和以往的性格特征有关。焦虑明显时，可以出现心跳、手抖或其他植物神经失调症状。

7．仇视心理

仇视，一般是指以敌人相看待、带有憎恨情绪的一种心理状态。肿瘤患者中的仇视心理较少见，一般发生于患病前个性外向、具有攻击性，常因受挫折、不得志或失助后产生敌对情绪的患者中。患者往往将发泄的矛头对准医务人员和周围系属，易伤害他人的感情。

8．否认心理

否认，通常是指不承认事物的存在或事物真实性的一种心理状态。这类患者亦不多见，其往往不承认医院作出的肿瘤诊断，否认已有的现实，并拒绝接受相应的治疗，以暂时维持心理平衡。当然，此类患者大都是以这种否认心理来压抑自己对疾病的强烈情绪反应。

9．接受心理

接受，主要是指对事物容纳、承认而不拒绝的一种心理状态。肿瘤患者中的绝大多数都是持接受心理，从思想上接受通过医院的详细理、化检查而作出癌症诊断的这一现实。此后，有的患者积极主动与医护人员配合治疗，有的患者则由此对周围事物失去兴趣，出现沉默寡言、冷漠落魄等情志方面的变化。

10．希望心理

希望，一般是指心里想着或期盼着达到某种目的的一种心理状态。人都渴望追求美好的生活，对未来抱有希望，癌症患者也不例外。许多癌症患者虽然都承认已患有难治之病这一现实，然而仍对医治抱有希望，期盼着自己所患的肿瘤能被治愈，或者病情得到控制，不再继续发展，或者通过治疗使疼痛等不适症状明显减轻，使生命得到延续。这类患者都能积极配合医务人员治疗，往往会取得较好的治疗效果。

11．奋发心理

奋发，也就是精神振奋、情绪高涨的一种心理状态。持有奋发心理的癌症患者，往往对战胜癌症、恢复健康充满信心，这经常会成为癌症患者战胜疾病的动力。此类癌症患者不仅积极主动配合医院的各种治疗措施，此外还经常参加太极拳、气功等康复锻炼，并组织参加一些与肿瘤康复有关的社会公益活动。有奋发精神的癌症患者大都能取得很好的治疗效果，有时会使所患的癌症彻底治愈，取得意想不到的疗效。

（二）心理状态对肿瘤康复有哪些影响

不良心理因素与肿瘤的发病有着密切关系。而肿瘤患者的心理状态，则对肿瘤的康复治疗亦产生十分重要的影响。

1. 良好的心境是肿瘤康复的重要条件

在临床医疗实践中，对许多癌症患者康复治疗的观察结果表明，保持良好的心理状态，乐观地对待生活，了解肿瘤康复治疗的医学知识，改正不良的生活习惯和行为，树立战胜肿瘤的信心，积极地配合康复治疗，往往会取得良好的治疗效果，可促进肿瘤的康复，改善临床症状，提高生存质量，延长患者的生存期。

临床心理学研究表明，良好的心理状态可以从多方面促进肿瘤患者的康复。肿瘤患者的积极情绪可以使患者主动配合医护人员采取各种必要的治疗措施，并能耐受某些治疗措施的毒副反应，完成所需要的疗程，从而提高恶性肿瘤的治疗效果。

肿瘤患者的乐观情绪可以使患者从思想上正确地对待癌症这一难治之症，相信癌症是可以战胜的。这样患者的情志通达，情绪稳定，对生活充满希望，从而生活安排的合理有序，像正常人那样生活和工作，为国家和社会做出贡献，提高了自己的生存质量，增加了癌症的长期控制，甚至临床治愈的可能性。

肿瘤患者的良好心理状态使患者情绪振奋，具有与癌症拼搏斗争的奋发精神。这样患者往往能主动采取郭林新气功、太极拳等有效的康复治疗措施，长期坚持，风雨无阻。具有奋发拼搏精神的患者，即使遇到病情的波动也能泰然处之，在与癌症的斗争中去感受人生，创造生活的乐趣，体现人生的价值。这些患者往往取得良好的治疗效果。

现有的研究资料表明，下丘脑在心理因素对肿瘤的影响中起重要作用。肿瘤患者的积极情绪可以有效地调节机体神经内分泌系统的功能，从而抑制或延缓肿瘤的发展，有利于各种综合性的康复治疗措施更好地发挥治疗作用，取得良好的治疗效果。

有关研究证实，情绪可以影响免疫功能。肿瘤患者的良好心理状态，还可以通过中枢神经的调节而增强机体的免疫功能，纠正机体的免疫缺陷，减轻或阻止放疗、化疗所引起的免疫功能抑制，提高机体的抗肿瘤免疫能力，促进肿瘤患者的康复。

2. 消极的情绪会加重肿瘤患者的病情

不良的心理状态，不仅可以促进机体发生肿瘤，还可以促进肿瘤的发展，加重肿瘤患者的病情，对肿瘤患者来说是有害无益。一般来说，消极情绪可以从多方面导致肿瘤恶化。

肿瘤患者的消极情绪可以使患者不积极采取必要的治疗措施，从而延迟或耽误有效的抗肿瘤综合治疗，失去确诊后的早、中期有利治疗时机，导致肿瘤的迅速发展扩散。

肿瘤患者的消极情绪可以使患者不主动配合医院医护人员的治疗，医生难以采取有效的治疗措施，勉强接受的治疗手段不能有效地发挥作用。此外，消极情绪还可能使患者饮食锐减，因营养不良而迅速消瘦，甚至导致恶病质的提前发生。

肿瘤患者的消极情绪可以使患者错误地认为癌症是不治之症，听天由命，任其自然，无所作为。患者不愿采取中药、气功、太极拳等有效的康复治疗措施，不注意生活的合理安排，失去了宝贵的综合系统治疗机会，加速了病情的发展。

肿瘤患者的消极情绪可以使患者机体早已存在的神经内分泌的失调进一步加剧，促进病情的恶化。肿瘤细胞同胚胎细胞一样按照几何级数分裂生长，从单一的癌细胞分裂形成一个巨大的肿块需要经历较长的时期，这一过程受各种内外因素的影响。癌症患者的消极情绪直接影响下丘脑对机体的神经内分泌调节，促使肿瘤的快速长生。

肿瘤患者的不良心理状态和紧张情绪，可以通过中枢神经系统使机体的免疫功能降低，表现为巨噬细胞吞噬能力下降，胸腺功能失调，抑制抗体产生，自身稳定与免疫监视功能进一步障碍，从而机体的抗肿瘤能力降低，促进肿瘤的迅速生长。

（三）肿瘤患者心理治疗措施有哪些

心理治疗是应用心理学的理论与方法，通过语言的引导，或情感的支持、鼓励、暗示、启发等手段，对患者进行心理上的教育和治疗，以达到稳定情绪、改善症状、适应环境，以促进全面康复为目的的一种治疗方法。

肿瘤患者发病后的心理变化，与躯体的病理生理改变相互影响而互为因果。因而，对肿瘤患者的各种心理问题，及时应用心理疗法的治疗措施进行有的放矢的心理治疗，可以帮助患者解除精神痛苦，去除心理障碍，树立治疗疾病的信心，积极配合治疗，促进病情好转，对于肿瘤患者的康复具有重要意义。目前，肿瘤患者可采用的心理治疗措施主要有以下方面：①支持疏导疗法使患者从精神痛苦中得以解脱。②合理情绪疗法使患者摆脱不良情绪的影响。③集体疗法使患者在集体治疗中互相交流、相互支持。④行为疗法使患者科学积极地调整，规定自我行为。⑤放松疗法使患者解除心理上的压力。

应当指出的是，心理康复治疗措施的实践需要肿瘤患者及其亲属与医务人员之间的相互理解、配合，这样才能取得满意效果。以下章节将对上述心理治疗措施分别进行介绍，供参考。

（四）支持疏导疗法怎样用于肿瘤患者心理康复

支持疏导疗法是由医务人员耐心倾听肿瘤患者陈述病情，或安慰疏导，或分析启发，或支持鼓励，或说服劝告等，使患者从疾病的痛苦、悲观、焦虑中解脱出来，摆脱不良心理因素的影响，以促进肿瘤的康复。这种支持疏导疗法，对于恶性肿瘤的诱因与精神情志因素有关的患者，或在肿瘤诊断治疗过程中出现心理障碍的患者，效果较为明显。

进行支持疏导疗法时需注意，医务人员要以同情和关怀的态度认真倾听患者诉说内心的苦恼和不愉快的遭遇，要鼓励患者把倾吐中唤起的感情尽量发泄。这样，当倾吐完毕后，患者的焦虑等症状就可显著减轻。

（五）合理情绪疗法如何用于肿瘤患者心理康复

通常认为，人们的情绪反应和行为是直接由诱发事件引起的。但是合理情绪疗法的理论认为，诱发事件只是引起情绪反应的间接原因，而人们对诱发事件的看法和解释才是引起人们情绪和行为反应的直接原因。应用合理情绪疗法进行肿瘤的康复治疗，首先医务人员要了解清楚肿瘤患者的情绪反应。其中哪些是不正常的，主要的是什么，怎么引起的，这样可进行心理诊断。然后，医务人员要对患者做细致的解释、说明工作，让患者认识存在的不良情绪与产生的原因，以及对康复治疗的影响，对肿瘤病的全过程有一个正确的理解。特别是关键问题，要对患者把科学道理讲清楚，改变患者的消极情绪。最后，帮助患者摆脱不良情绪的影响，积极接受和配合康复治疗，挖掘患者自己的潜在能力，争取最好的治疗效果。在整个过程中，医务人员应当与患者及其亲属建立良好的关系。

（六）集体疗法怎样用于肿瘤患者心理康复

所谓集体疗法，也就是对肿瘤患者以集体、群体为对象给予心理治疗。这种集体疗法，除了心理医生、肿瘤专科医生的作用外，通过肿瘤患者集体成员之间的讨论，互相作用，互相影响，使患者明白什么是对，什么是错，从而治疗和矫正自己的心理障碍与不良行为。在这种特殊患者集体的帮助鼓励下，心理治疗效果好，见效快。

通常，集体疗法可由一位心理医生或肿瘤专科医生主持，7~12名肿瘤病患者参加，每周聚会1次，每次90min左右，10次为1个疗程。每次应根据患者的情况与存在的问题确定中心内容，还要拿出一定时间由患者提出问题进行讨论。目前认为这种集体疗法为肿瘤患者提供了互相帮助的场所和交流信息的机会，有利于塑造良好的行为，促进同命运人之间的相互支持。

（七）行为疗法如何用于肿瘤患者心理康复

行为疗法又称为行为矫正，主要是通过学习和训练建立新的、正常的行为，以矫正和代替旧的、异常的行为。对于肿瘤患者来说，就是通过学习和训练来改掉不利于肿瘤病康复治疗的旧习惯，使其调整、规范自我行为，从而形成有利于肿瘤康复的新习惯。

肿瘤患者的行为疗法，要求患者首先了解有关肿瘤的一些常识，克服悲观情绪，树立战胜疾病的信心，认识到不良习惯、异常行为对自身健康的危害，以及良好的新习惯、正常行为对疾病控制的重要性，从而使患者能积极主动地调整规范自我行为。在这个过程中，心理医生和医务人员要不厌其烦地向患者讲授肿瘤的有关知识，使患者正确认识疾病，自觉改掉不良习惯。肿瘤患者周围人员要鼓励、劝导、理解患者，使患者抛弃失落感，唤起积极生活的勇气，并且要努力创造有利于患者心理及生理康复的条件，从而感动、激励患者，使其积极配合治疗，这样就有利于病情的控制，提高生活质量，延长生存期。

一般来说，肿瘤患者应用行为疗法进行康复治疗，主要是改变在日常生活中不利于肿瘤康复的衣、食、住、行等方面的不良习惯，建立符合健康行为的新习惯，来调节机体功能，增强抗病能力。其主要有以下方面。

（1）改变不良生活习惯。在肿瘤的发病、发展过程中与许多不良生活习惯有密切关系，改变这些不良生活习惯，对于肿瘤的康复有促进作用。例如，吸烟与肺癌的发病有一定关系，不仅吸烟者患肺癌的危险性增高，吸烟还可加重肺癌患者的病情，因而肺癌患者应当戒烟。酒精可以造成消化道黏膜的糜烂、溃疡，甚至出血，对肝脏有毒性作用，所以食管癌、胃癌、肝癌患者都应当戒酒。

（2）增强自我防护意识。肿瘤患者应当尽量避免精神情志刺激；注意气候变化，预防感冒及呼吸道感染发生；适当运动，防止过度劳累；饮食营养易消化而以温为宜，以免过冷、过热影响胃肠道功能。

（3）学会自我观察病情变化。肿瘤患者应当了解有关该病的基本医学常识，学会自我观察和判断病情变化。此外，还应当了解放疗、化疗的基本知识，特别是化疗药物及其他所应用药物的副作用，以便对可能出现的病情变化与药物的副作用都能及时做出判断，这样可以及时诊治。

（4）进行正常的家庭生活。正常的家庭生活能调节肿瘤患者的精神状态，帮助患者克服肿瘤本身及其治疗所造成的精神创伤，可以缓解紧张情绪，减少患者患病后的孤独感，提高生活质量，亦有利于肿瘤患者的康复。

（八）放松疗法怎样用于肿瘤患者的心理康复

放松疗法主要是对肿瘤患者利用渐进的身心放松法、音乐治疗、气功、太极拳等方式，或组织患者观看轻松、愉快的文艺演出，解除其心理上的压力，缓和精神紧张，克服情绪上的波动，从而促进患者的康复。有条件时，还可以组织病情缓解而稳定的患者，到海滨、山区或其他安静的风景区短期休假和疗养，这对于肿瘤患者的康复也是有益的。

四、推拿治疗

（一）概述

推拿又称按摩，古代称按跷、乔摩，是指在中医理论指导下，在人体一定的部位或穴位上，运用各种手法和进行特定的肢体活动来防治疾病的一种医疗方法，属于中医特色外治疗法。经过长期的临床实践，推拿治疗的应用已经十分广泛，可用于内、外、妇、儿各科中的许多疾病。近年来，推拿也逐渐应用于肿瘤的辅助治疗，对症状改善、术后功能障碍、放化疗副作用等均有作用。

推拿手法作用于体表局部，通过经络、腧穴的作用，能间接增强脏腑功能，调整机体的功能状态，提高抗病能力，并能起到镇痛效果。《益元正骨》云："气血结滞，不通则痛，推按运行，其痛则止。"可见，通过推拿疏通经脉，使气血通畅，疼痛则止。现代医学认为，推拿可以通过神经体液的调节，反射性地提高机体某些防御机制来抗病祛邪；还可促进细胞内蛋白质分解，产生组胺和类组胺物质使毛细血管扩张、开放，使局部血流增加，循环加快；另外，推拿可改善皮肤营养，促进皮肤腺体的分泌，消除肌肉的代谢废物，改善疲劳，提高肌力，促进淋巴循环和水肿的吸收。然而，关于推拿作用原理的研究尚处在初级阶段，还需进一步探索。

推拿手法有很多，现介绍常用的几种推拿手法如下。

1. 推法

推法是用指、掌或其他部位着力于人体一定部位或穴位上，做前后、上下、左右的直线或弧线推进的手法。

2. 拿法

拿法是以拇指与其他四指相对，捏住某一部位或穴位行提拿揉捏的手法，此法适用于肌肉比较发达的部位。

3. 拍法

拍法是用虚掌拍打的手法，运用于肩、背、胸、腹和手臂、腿等处。

4. 击打法

击打法是用拳、指或掌背，或用器械击打患处，治疗疾病的手法，其中掌打适用于躯干和四肢，拳打适用于背部。

5. 点法

点法是以指端或关节突起部点按治疗部位的手法，适用于周身各部，其作用为以指代针，刺激作用部位。

6. 捏法

捏法是拇指和其他手指在治疗部位做相对性挤压的手法，适用于肌肉比较发达的部位。

7. 压法

压法是用手指、手掌或尺骨鹰嘴突用力向下进行按压的手法，适用于头面和躯干各部位。

8. 按法

按法是用手指、手掌、拳尖、肘尖在穴位或痛点按压一定时间的手法。使患者有酸、胀感觉，而不觉疼痛。切忌突然用力，以防损伤。

9. 摩法

摩法是将手指或手掌放在体表的一定部位，做环形而有节奏的抚摩手法。施术时要轻柔，有节奏，使患者有舒适轻快感，患部有微热感。此法适用于肿胀、硬结、寒滞、挛急等部位。

10. 抹法

抹法是用拇指螺纹面或掌面在治疗部位做上下或左右直线或曲线的移动的手法，操作时紧贴体表，用力均匀柔和，要求做到轻而不浮、重而不滞，适用于头面、胸腹和四肢等部位。

（二）应用

1. 癌性疼痛

疼痛是多种肿瘤晚期中最常见的临床症状之一。肿瘤疼痛的治疗，目前主要靠药物，但癌性疼痛往往较难控制，止痛药的使用种类和剂量越用越大，疗效却不甚满意。推拿疗法通过推拿手法疏经通络，活血化瘀，缓解疼痛，对人体不会产生依赖性，属于自然疗法。

推拿止痛施术部位集中在肩颈部、背部、四肢、足底等；肩颈部常用穴位有肩髃、肩髎、肩贞、臑会、天宗、肩外俞、肩中俞、巨骨等；背部常用穴位有肺俞、心俞、肝俞、脾俞、胃俞等；四肢常用穴位为内关、神门、合谷等。根据施术部位、病情、体质状况，灵活采用推法、拿法、点法、摩法、抹法、拍法等手法。如肩背疼痛，先行点法点肩井、肩髃、天宗、巨骨等穴约半分钟，然后行拿法，捏拿肩部肌肉约 1 分钟，最后用缓和而有节律的摩法，如此重复数次，直至患者整个肩背部发热，辅之轻拍法，有助于患者进入安睡状态，此法能活血祛瘀，通络止痛。

应用推拿疗法止痛，手法简便，操作容易，疗效较好，患者乐于接受。但对极度消瘦、身体虚弱的患者，手法宜轻，以免造成损伤。

2. 术后并发症

妇科恶性肿瘤术后下肢深静脉血栓（DVT，deep venous thrombosis）的发生率较高，如晚期卵巢癌和外阴癌术后约 45% 的患者发生 DVT，运用推拿手法可有效预防妇科恶性肿瘤术后 DVT 的发生。针对腹部手术后患者的特点，选用摩、捏、推、拿、拍法等中医常用推拿手法，并配合下肢运动具有良好的效果。施术者先用热毛巾擦洗患者双下肢，然后用手掌根、大鱼际肌、小鱼际肌对患者双足、小腿、大腿皮肤进行直线来回摩擦；两手握住患者足掌部，做踝关节伸、屈活动及旋转摇晃运动；抬高大腿约 60°，做膝关节屈伸运动；抬高下肢 30°，操作者手呈杯状，轻快有节律地拍击小腿屈侧肌群；操作者大拇指与其余四指相对，由肌腱开始从远端向近端对小腿、大腿肌肉进行挤捏；操作者用手掌，从足背沿下肢外侧向髋关节推挤、从足跟沿下肢内侧向大腿根部推挤。操作时注意保暖，每步操作重复 8～10 遍。此操作具有疏通经络、舒筋整复、活血祛瘀等作用，能够预防深静脉血栓的形成。

乳腺癌手术切除后，患者仍然面临着长期上肢淋巴水肿的发生。有研究表明，术后约 29% 的患者 1 年内会发生淋巴水肿，严重影响着患者的生活质量。推拿疗法应用于乳腺癌患者术后上肢淋巴水肿的防治，也逐渐被人们所认可。在日常生活护理和功能锻炼的基础上，增加推拿治疗，从远端到近端推拿松解患侧上肢 10min，然后沿着手少阳三焦经循行的方向，点按其主要穴位 10min；最后，自下而上向心性推上肢 3～5 遍，每天 1 次，可有效预防乳腺癌术后患侧上肢淋巴水肿，促进患侧上肢功能的恢复。

另外，推拿治疗还有助于治疗妇科恶性肿瘤术后尿潴留，以及胃癌根治术后胃肠功能的恢复，促进食欲。推拿治疗在预防和治疗肿瘤术后并发症有独特的疗效，需要广大医务工作者进一步挖掘。

3. 化疗副作用

化疗是治疗恶性肿瘤的重要方法之一，但化疗药物在杀伤肿瘤细胞的同时，会引起患者恶心、呕吐等不良反应，严重危害患者身心健康，影响患者的生活质量。大多数抗癌药物能引起程度不等的恶心、呕吐、倦怠乏力、便秘、腹泻等症状。有研究表明，指压穴位对外邪入侵、内伤七情及脾胃虚弱等引起的呕吐效果明显，如指压内关穴能通降三焦逆气，止呕吐；点按足三里穴，具有调理脾胃、和肠消滞、扶正培元等作用，可治疗呕吐、脘痛胀满、肠鸣、便秘或腹泻、食欲缺乏等症，经常按摩有防病保健和强壮作用；点按天枢穴主治腹胀、肠鸣、便秘等。中医学指导下的推拿治疗能改善化疗毒副作用，提高机体免疫力，增强体质，提高患者的生活质量。

（三）注意事项

推拿是一种安全、有效而基本无副作用的物理疗法，但是如果手法运用不当，患者体位不当或精神过于紧张，也可能出现一些异常情况。推拿医生需要尽量避免异常情况的发生，如果遇到突发情况，必须马上做出正确判断，并进行及时有效的应对处理。

1. 瘀斑

癌痛患者大多气血虚衰，瘀血阻络，推拿治疗时手法应轻柔，每次治疗时间不宜太长。特别是对于血小板减少和毛细血管脆性增加的患者，更应该避免过度治疗，导致皮下出血，出现局部皮肤青紫、瘀斑等现象。如果发生，应及时暂停推拿治疗，针对局部青紫严重者，可先制动、冷敷，待出血停止后，再在局部及其周围使用轻柔的按、揉、摩等手法治疗，并配合湿热敷，以消肿、止痛，促进局部瘀血的消散、吸收。

2. 晕厥

患者在接受推拿手法治疗时，因患者体质特别虚弱、精神过度紧张、饥饿状态、过度劳累、患者体位不当、手法不当等，都有可能导致患者突然出现头晕目眩、胸闷恶心、心慌，严重者发生四肢厥冷、冷汗，甚至出现昏厥、晕倒等症状，即晕厥。如果出现晕厥情况，应立即停止手法操作，使患者平卧于空气流通处，采取头低足高位，并让患者精神放松，配合深呼吸，轻者静卧片刻，饮温开水或糖水后即可恢复；重者，可配合按揉内关、合谷，掐人中、十宣，拿肩井等，可以恢复，必要时应配合其他急救措施。

3. 骨折

对于骨癌、骨质疏松患者应该尽量避免过强的手法刺激，以免较强刺激的手法引起患者骨折。如果出现骨折，应立即停止手法操作，采取制动、固定，并做 X 线、CT 或 MRI 等检查以明确诊断，并请骨科医生会诊，做必要的针对性处理，及时进行整复和固定。

综上，严格掌握推拿手法应用的禁忌证，可以确保患者的治疗安全，预防医疗纠纷的发生，保护医患双方的合法权益。以下情况不适合运用推拿治疗，各种传染性疾病，所操作的部位皮肤有烧伤、烫伤或有皮肤破损的皮肤病，胃及十二指肠等急性穿孔，骨折及较严重的骨质疏松症患者。

第三节　中西医结合治疗

一、中西医综合治疗

（一）为什么提倡中西医综合治疗肿瘤？

根据中西医结合的观点，目前治疗疾病的各种方法均有其适应证及局限性，中医与西医的治疗方法各有优缺点，而中医治疗的许多优点能弥补西医治疗方法的不足之处，西医治疗的优势也往往能改善中医治疗的薄弱环节。因此，中西医综合治疗，取长补短，提高疗效，不仅是合理的，也是势在必行的。对于肿瘤临床，我们提倡中西医综合治疗，其出发点正是基于充分估价中西医抗肿瘤方法优缺点的基础上，有计划地综合应用中、西医方法，发挥各自的优势，在获取最大治疗效果的同时，使其毒副作用消失或降至最低，让患者得到更好的生存质量和更长的生存期。

目前治疗肿瘤的方法主要有手术切除、放射治疗、化学药物治疗及生物治疗，而我国还有独特的中医药治疗、气功治疗、针灸治疗等。单纯用西医的治疗方法，在消除局部病灶，争取根治方面有较好的作用，但对病理组织和正常组织的损伤不分，存在许多的毒副反应。治疗引起的医源性疾病较多，如手术后遗症及并发症、放射性炎症及后遗症、中毒性肝炎、骨髓抑制、免疫抑制；治疗后患者的生存质量和行为状态均较差；手术、放疗、化疗造成机体的气血耗损、脏腑功能紊乱失调等。相反中医药在祛邪抗瘤的同时，不伤或少伤正气，并可攻补兼施，特别是对中晚期或虚弱的患者，中医的扶正培本治疗可以提高机体免疫功能，减少西医治疗的毒副反应，减少医源性疾病的产生，改善全身症状，使肿瘤患者有较好的生存质量，从而提高疗效。但是，单纯中医药治疗也存在着彻底根除病灶较困难，杀灭肿瘤细胞作用不够强，对肿瘤局部病灶的针对性不很高，剂型落后不易定量等缺点。气功、针灸治疗目前也因种种条件所限尚作为辅助疗法。为此，以前那种单纯的西医治疗或中医治疗有必要被中西医综合治疗所代替。二者结合，可相互协同，取长补短，使肿瘤治疗的远期疗效不断提高。

中西医综合治疗已逐渐被人们所重视和应用，但还不够普遍，有时往往是患者在接受西医治疗时自发地应用中医治疗。部分患者由于主管医师的偏见和反对不敢配合中医治疗或自己偷偷地进行治疗，这样则很难真正做到有计划、合理地进行中西医综合治疗，使疗效大大降低。由此看来，中西医综合治疗肿瘤的观念不仅应建立在患者的意识中，而且更重要的是建立于每一位肿瘤临床医师的认知中。

总之，在中西医综合治疗中，两种或两种以上疗法的协同和互补作用，可明显加强并提高治疗效果；降低并减少治疗中出现的各种毒副反应、并发症和后遗症；巩固疗效，防止复发和转移；调节并恢复机体及各脏腑的功能；缓解因肿瘤引起的全身和局部症状；消除患者因各种因素引起的思想、行为状态的不良影响；提高肿瘤患者的生活质量，延长其生存期。通过这种补正祛邪并重，全身局部兼顾的综合疗法，定能使肿瘤的治疗达到更理想的效果。

（二）如何进行肿瘤的中西医综合治疗？

综合治疗并不是单纯的中医治疗加西医治疗，也不是一种治疗接一种治疗的试用。而是在分析了患者机体的情况，肿瘤病理的特点、中西医疗法各自的优势及不足之后，中西医之间有计划、有步骤、有针对性地密切配合，有机结合地协同治疗。这一点不仅需患者所知，更应为肿瘤医生所认识。

为使综合治疗的优势充分发挥，达到肿瘤治疗的理想疗效，应注意做好以下几个方面。

1. 辨证治疗与辨病治疗相结合

肿瘤治疗除根据患者的病理诊断，分类及分期（TNM 分期）应用不同的治疗方法如手术、放疗或化疗外，还应按中医理论分析患者各阶段的病情变化，辨证分型施治。相同的疾病和病理诊断，由于个体差异和病症阶段不同所表现出来的"证"型也不同（如肺的鳞癌，有的属气阴两虚证型，有的则属痰湿内结证型），所以治疗的原则也不同（益气养阴法或化痰祛湿法），这叫"同病异治"；而对于各种不同病种的癌症患者，如果在疾病的某一阶段，出现了相同的证型，如"脾气虚"证，中医药就可以相同法则来治疗（健脾益气法），这叫"异病同治"，这样可以使患者从中西医结合观点上得到整体治疗。

2. 扶正治疗与抗癌祛邪治疗相结合

手术、射线及化学药物治疗都是抗癌祛邪的有效手段和方法，但这些治疗的目标完全是着眼于消灭肿瘤病灶和癌细胞，而且对机体的抗癌能力和脏腑功能都有影响，常给患者带来明显的毒副反应、并发症和后遗症，因而在肿瘤治疗中必须保护和调动机体的抗癌能力，给予扶正治疗，在这方面中医药、气功、针灸等具有独特的治疗效果，不但可以减少放、化疗的毒副反应，防治并发症和后遗症，而且还能增强患者自身的抗癌免疫功能，提高生存质量和生存率。

3. 整体治疗与局部治疗相结合

对于某些癌症如皮肤癌、鼻咽癌、宫颈癌、膀胱癌等，局部控制和治疗相对来说是主要手段，但也应兼顾全身整体治疗以调节患者的内环境失衡状态。晚期肿瘤患者或已无法接受局部治疗的患者应以全身整体治疗为主，但当局部病变的发展给全身带来了严重威胁时，则局部的处理仍是主要矛盾，如晚期肿瘤压迫和疼痛剧烈时，局部的姑息性放射治疗有时也能给患者带来安静和改善。以中西医结合观点来说，手术、放疗及化疗等凡针对癌灶组织的治疗都可以认为是局部治疗，此外，还应用中药对全身整体加以调整，做到局部与整体相结合。

4. 综合治疗与调摄护理相结合

肿瘤患者单纯靠治疗是不够的，在医疗、生活、饮食方面的护理调摄，术后、放疗和化疗时的护理和饮食，巩固阶段的生活和锻炼的安排，对提高患者远期生存率，改善患者的生存状态与生存质量至关重要，这方面还应包括康复治疗在内。

5. 近期安排与长远计划相结合

综合治疗应是有计划、有步骤、循序渐进的治疗，要根据不同的阶段，采用不同的方法，解决这一时期的主要矛盾。不但要追求近期疗效，而且还要考虑疗效的巩固、复发和转移的预防，以及长期的康复和治疗，所以说肿瘤的治疗是一个相当长的过程，有时甚至是终生的。根据患者病情，由专业医生或多学科专家共同制定一个长期的治疗和康复计划，并逐步实施，这在肿瘤治疗的全过程中是至关重要的。

二、中西医结合康复治疗

在 20 世纪初，恶性肿瘤的 5 年治愈率只有 5％，目前恶性肿瘤 5 年治愈率已达到 45％。在这 45％已经治愈的肿瘤患者当中，手术治疗所做的贡献占 22％，放射治疗所做的贡献占 18％，化学药物治疗所做的贡献占 5％。因此，手术治疗、放射治疗、化学药物治疗这 3 种手段目前仍然是恶性肿瘤治疗的三大支柱。在这三大支柱中，当前以及可预见的将来，恶性肿瘤最主要的治疗方法仍然是手术和放射治疗。但从长远来看，对整个恶性肿瘤的治疗而言，在不久的将来中医药会日益显得重要。而今天对一个具体的恶性肿瘤患者，还是要按照综合治疗的原则。

中医治疗在我国癌症治疗领域独具特色和优势，将其与西医结合应用，各取所长，互补优势，一方面能够减少西医治疗给患者带来的毒副作用，增强西医疗效，另一方面则能够通过扶正祛邪来达到全身整体治疗的目的。

（一）中西医手术康复

西医手术治疗虽然能够达到一定的缓解和根治效果，但是对于人体的气血、脏腑、经络和阴阳平衡的损伤较大。因此，通过手术前和手术后的中药调理，能够有效减少手术对人体的创伤。

手术前可通过具有扶正效用的中药来改善患者的身体营养状况，一方面有利于手术的进行，另一方面还能够减少手术可能引起的并发症和后遗症。手术后进行中药调节，对于患者身体的康复、手术疗效的巩固和肿瘤复发、转移的预防均有较大的帮助。

1. 手术后的体质特点

随着科学的发展，医学的发展日新月异，各种手术方法、方式的改进，无一不是患者的福音。尤其在肿瘤的治疗中，外科手术是有效手段，很多患者在抗肿瘤治疗的过程中都会面对手术治疗。手术时肿瘤组织被有效地切除，"祛邪"的目的达到了，然而手术又是一把双刃剑，为了保证较完整地切除肿瘤，一般采取的是扩大范围的切除，因此一些相对正常的组织也被切除掉。外科手术本身会对机体造成一定的创伤，导致分解代谢增强，机体往往处于免疫抑制状态，引起机体发生血流动力学、代谢和免疫反应的改变，不得不面对"伤正"的副作用也来了。中医医家认为手术最易耗气伤血，进而伤及人体正气，阴阳失调，患者的体质就会倍加虚弱。故较多医生认为术后患者既有营养物质缺乏，又有机体功能障碍，临床多见气血两虚、脾胃不振为主要证型，故多在手术恢复期采用气血双补之法以增强机体免疫力。

2. 饮食调理的必要性

癌症是多系统的疾病，病种不同，手术范围的大小、麻醉的方式、患者的年龄、体质等都有区别，由于手术的操作直接或间接刺激了胃肠道，所以在手术后，胃肠道会有一个功能紊乱的过程。这与中医的观点恰好相符，中医认为脾胃为后天之本，是后天摄取五谷精华的重要器官，人体有赖于"脾胃之气""有胃气则生"，患了重病或是大手术以后，胃气必然会受到一定的伤害，胃气损伤，摄食和运化功能就会减退，人体营养摄取不足，身体就会虚弱。再加上手术耗气伤阴，就会气血不足，阴阳失调，患者的体质就会倍加虚弱，必须进行适当的进补，以提高体质和增强抗病能力，促进康复。手术后身体的恢复成了患者及家属的头等大事，那么癌症手术后究竟要吃些什么？怎么吃才能对身体有益呢？

术后饮食要遵医嘱，循序渐进，逐步过渡手术后，常伴有消化功能障碍，患者不能正常进食；同时，由于手术创伤、大量体液丢失，人体对蛋白质等营养素的需求又明显升高。在这种情况下，如果患者长时间得不到合理的营养供给，会出现营养不良，导致术后并发症，影响伤口愈合。因此术后的营养补充是必需的。若手术涉及了开腹，或更大的手术，那么术后短时间内是不能进食的，因为手术会造成胃肠道功能的紊乱，甚至于肠麻痹，必须要等到患者排气，持续几次放屁后，才说明肠道功能开始恢复，患者此时可以开始进食，而且要从不胀气的流食开始，逐渐过渡到正常饮食。。

3. 癌症手术后的营养要求

由于手术前疾病的消耗，手术对机体的创伤，手术后的患者常见气血不足、脾胃失健、食欲缺乏等证候，具体表现为全身乏力、面色苍白、不欲饮食、食之无味、食后腹胀等症状。因此术后有效的营养供给对机体早日康复有积极作用。非腹部（或消化道）的手术，因不引起或很少引起全身反应，术后可根据患者状况进食半流质饮食。大手术和腹部（或消化道）手术后，术后创伤的愈合及消化功能恢复正常需要一定的时间，故要禁食24～48h，待肛门排气后，先以少食多餐的方式进清流质饮食（即完全无渣，不致产气或刺激肠道蠕动，在室温或体温时为清澈液体或液化的流质饮食，如米汤、清汤、菜汁等），然后逐步改为流质饮食（食物呈液体状态、在口腔内能融化为液体，比半流质饮食更易于吞咽和消化无刺激性的食物，如藕粉、稠米汤、鸡蛋汤、清鸡汤、清肉汤等）。1～2天后可进食少渣半流质饮食（一种介于软饭与流质之间的饮食，它比软饭更易咀嚼和便于消化，纤维质的含量极少，而含有足够的蛋白质和热能，如面条、稀饭、馄饨等），最后由半流质饮食过渡到普食。整个饮食变换过程要根据手术的大小、麻醉的方法和患者对麻醉的反应具体决定。

为促进伤口愈合，术后营养强调高热能、高蛋白质、高维生素饮食，而不是高脂肪饮食，故手术后的营养原则必须遵守。

癌症术后患者饮食原则应从少到多，从稀到稠，从简单到多样，以低渣无刺激清淡饮食为主。饮食要有节制，每日多餐，以食后舒服为度。另外，术后患者体虚多汗，容易导致水和电解质平衡紊乱，应注意补充水分、无机盐。

4. 恶性肿瘤术后的中医食疗

中国传统的食疗药膳历史悠久，古有"神农尝百草"，就反映了远古人民开始探寻食物和药物功用的先例，《黄帝内经》《神农本草经》《伤寒论》中，均有药膳名方的记载，故有"药食同源"之说。

中医认为"药食同源"，所以手术后"药补不如食补，食补不如动补，动补不如神补"，这就是说，进补必须全面而适宜，补药不可滥用应适而控之，食补重在合理膳食均衡营养。适当的饮食营养补充有助于身体恢复，但并不是"大补""滥补"。癌症患者手术后，大多脾胃虚弱，过补常可出现虚不受补的现象，如服补药后胃脘作痛、腹满腹胀、食欲不振、消化不良等不适症状。食物也有四气五味，有些具有滋补作用的食物也是药物，如大枣、山药、莲子、桂圆肉、枸杞子、核桃、银耳、蜂蜜、百合、芝麻等，都可以根据需要制成药膳而补之。至于人体生命必需的营养丰富的主食谷物、肉类、鱼类、禽类、蛋类、大豆类、菌菇类、海藻类、蔬菜和水果等食物，则应在合理营养的前提下，进行合理调配，原则上是要品种多样化，营养丰富且易于消化吸收，可少吃多餐，忌食生冷、辛辣、味酸、不易消化及胀气的食物，以免造成腹痛、出血、泛酸和腹胀等症状，影响疾病的康复。

下面介绍几款癌症术后的食疗方以供大家参考，可以根据口味及喜好调整。

（1）芪枣茶。

原料：黄芪 30g，红枣 5 枚。

制法：共泡茶饮。

服法：每日 1 剂，频频饮用。

功效：补气养血，扶正固表。

（2）洋参鸡蛋羹。

原料：西洋参薄片 2g，鸡蛋 1 个。

制法：共蒸蛋羹（不放盐和油）。

服法：食用，每日 2 次。

功效：补气养阴，润燥生津。

（3）黄芪枸杞炖鸽子。

原料：鸽子 1 只（去毛和内脏），黄芪 30g，枸杞子 20g。

制法：置炖盅内，加水适量，文火慢炖。

服法：饮汤，吃肉，3 天 1 次，可连用 5 次。

功效：可促进肌肉组织再生，有利于术后伤口愈合。

（4）苓杞粥。

原料：茯苓 30g，枸杞子 10g，桂圆肉 10g，糯米 100g。

制法：先将茯苓煎汤取药汁，加入糯米和枸杞子、桂圆肉共煮粥食之。

服法：每日 2 次。

功效：健脾和胃，益气养血。

（5）香菇山药才鱼汤。

原料：香菇 15g，山药 25g，鲜才鱼片 100g。

制法：共熬汤。

服法：每日 1 剂，分 2 次服食。

功效：补脾益胃，扶正补虚。

（6）甲鱼灵芝煲。

原料：活甲鱼 1 只（约 300g），干灵芝 30g。

制法：甲鱼宰杀去头和内脏洗净，加入灵芝共入砂锅中煲汤。

服法：每天服食 2 次，分 3 天服完。

功效：补益气血，滋阴补肾。

（7）归参炖母鸡。

原料：母鸡 1 只（去毛及内脏），当归身 30g，人参 10g。

制法：将当归身、人参放入鸡腹，缝合，置砂锅内加少量清水及食盐，文火久炖至鸡熟骨烂。

用法：食肉喝汤。

功效：补益气血，安神益智。

（8）人参虾仁汤。

原料：人参 5g（或党参 30g），虾仁 200g。

制法：人参（或党参）煎少许水，备用。虾仁用黄酒浸泡，拌以淀粉、盐、味精，入锅炒。将熟时浇入人参汤及鲜汤少许，再拌炒起锅。

服法：每 1～2 天服用 1 次。

功效：益气养血。

（9）海带萝卜汤。

原料：海带 30g，白萝卜 250g。

制法：将海带用冷水浸泡 12h，其间可换水数次，洗净后剖条，切成菱形片，备用。将白萝卜放入冷水中浸泡片刻，反复洗净其外皮，连皮及根须切成细条状，与海带菱形片同放入砂锅，加水足量，大火煮沸后，改用小火煨煮至萝卜条酥烂，加精盐、味精、蒜末（或青蒜段），拌匀，淋入麻油即成。

服法：随餐当汤，随意服食，吃萝卜条，饮汤汁，嚼食海带片。

功效：软坚散结，防癌抗癌。

（10）山慈姑牡蛎海藻汤。

原料：山慈姑 4g，生牡蛎 30g，海藻 20g。

制法：先将山慈姑洗净，切碎后，装入纱布袋，扎紧袋口，备用。将生牡蛎敲碎，与洗净的海藻、山慈姑药袋同放入砂锅，加水适量，大火煮沸后，改用小火煎煮 1h，取出药袋，滤尽药汁，加入少许葱花、姜末、精盐、味精等调料，再煨煮至沸，淋入麻油即成。

服法：佐餐当汤，随意服食，当日吃完。

功效：清热解毒，软坚散结，防癌抗癌。本食疗尤适宜乳腺癌以及甲状腺癌等肿瘤。

（11）党参黄芪猪肚汤。

原料：党参 15g，黄芪 30g，砂仁 6g，陈皮 3g，猪肚 250g。

制法：先将猪肚洗净切块，连同以上材料放入砂锅内，加适量清水，大火煮沸后改小火再煲 2h，加适量食盐即成。

服法：饮汤食肉，每周 1～2 次。

功效：补脾健胃，益气补虚。

（12）猪肺薏苡仁粥。

原料：猪肺 300g，薏苡仁 30g，陈皮 3g，大米 100g。

制法：先将猪肺洗净，煮至七成熟时盛出，切小丁，再连同大米、薏苡仁、陈皮一起放入砂锅，加适量清水，大火煮沸后改小火慢煲，待米熟烂后加食盐少许即成。

服法：每日 1～2 次。

功效：补脾益肺，化痰止咳。

（13）党参核桃鹌鹑汤。

原料：党参 20g，核桃仁 60g，枸杞子 15g，鹌鹑 2 只。

制法：鹌鹑除毛、去内脏、洗净，连同以上药材放入砂锅内，加适量清水，大火煮沸后改用小火慢煲 2h，加食盐少许即成。

服法：饮汤食肉，每周 2～3 次。

功效：温肾补肺健脾。

（14）黄芪茯苓栗子乌鸡汤。

原料：黄芪 30g，茯苓 15g，栗子 50g，乌鸡 1 只。

制法：将乌鸡除毛去内脏，洗净切块，与以上材料一起置入砂锅中，加适量清水，大火煮沸后改用小火慢煲 2.5h，加食盐少许即成。

服法：饮汤食肉，每周 2～3 次。

功效：补中益气、健脾养胃。

（15）黄芪归枣猪肝汤。

原料：黄芪 30g，当归 10g，大枣 10 枚，枸杞子 20g，新鲜猪肝 100g。

制法：将猪肝洗净、切片，连同以上药材置入砂锅中，加适量清水，大火煮沸后改用小火慢煲 2h，加食盐少许即成。

服法：饮汤食猪肝，每周 2～3 次。

功效：益气补血。

（16）山药黑豆乌鸡汤。

原料：山药 20g，黑豆 30g，龙眼肉 15g，乌鸡 1 只。

制法：将乌鸡除毛、去内脏，洗净切块，连同以上药材入砂锅中，加适量清水，大火煮沸后改用小火煲 2h，加食盐少许即成。

服法：饮汤食肉，每周 2～3 次。

功效：健脾和胃，益气养血。

（17）寄生芪归猪脚汤。

原料：桑寄生 30g，黄芪 30g，当归 15g，大枣 6 枚，猪脚 1 只。

制法：将猪脚洗净切块，连同以上药材置入砂锅中，加适量清水，大火煮沸后改用小火慢煲 2h，加食盐少许即成。

服法：饮汤食猪脚，每周 1～2 次。

功效：益气补血，化瘀通络。

（18）冬虫夏草枸杞子山药乌鸡汤。

原料：冬虫夏草 9g，枸杞子 20g，山药 25g，乌鸡 1 只。

制法：将乌鸡除毛、去内脏，洗净切块，连同以上药材入砂锅中，加适量清水，大火煮沸后改用小火煲 2h，加食盐少许即成。

服法：饮汤食肉，每周 2～3 次。

功效：补益阴阳。

（二）中西医放疗康复

中药对放射治疗具有较好的增敏效应。例如，活血化瘀类中药能够通过缓解血管痉挛、改善血管微循环、增加组织血流量、抑制血小板凝聚、调节机体代谢等作用，来实现增强局部肿瘤对放射线的敏感度，并实现增敏的效应。另外，利用具有清热解毒、理气通窍、活血止血、滋阴补血等效用的中药，还能够减轻放射治疗给患者带来的毒副作用。

放射治疗，指用放射线消除病灶。放射治疗作为治疗恶性肿瘤的一个重要手段，对于许多癌症可以产生较好效果。但是放疗会产生放射性皮炎、放射性食管炎以及食欲下降、恶心、呕吐、腹痛、腹泻或便秘等诸多毒副反应。利用中药与化疗进行配合治疗，不但可有效地消除这些毒副反应，而且还可以增加癌细胞的放射敏感性。目前临床常用的放射治疗可分为体外和体内两种，前者应用 X 线治疗机、钴 60 治疗机或中子加速器进行治疗，后者则应用放射性核素进行治疗。

放射疗法是用 X 线、γ 线、电子线等放射线照射在癌组织，放射线的生物学作用能最大量地杀伤癌组织，破坏癌组织，使其缩小，这种疗法是利用放射线对癌细胞的致死效果的疗法。由于足够的放射剂量仅是对被照射部位有治疗效果，所以放射疗法和外科手术疗法同为局部疗法。

应用放射线照射肿瘤组织，可以抑制和破坏某些肿瘤细胞。恶性肿瘤经过放射治疗后肿块很快缩小或消失者称为放射敏感性肿瘤，如恶性淋巴瘤、骨髓瘤、上呼吸道的淋巴上皮癌、精原细胞瘤、尤文氏瘤等；恶性肿瘤虽经大量的照射，肿瘤仍可继续生长者，称为放射抵抗性肿瘤，如软组织恶性肿瘤、黑色素瘤、成骨肉瘤、胃肠道的腺癌等；对放射线的敏感性介乎以上两者之间者称为放射线中度敏感性肿瘤，如头颈部、肺部和食管的鳞状上皮癌。目前，除了采用高能 X 线、γ 射线外，开始利用高能粒子线进行癌的放射疗法，期待这种方法在放射疗法中起到更重要的作用。

放射治疗虽然能够消减癌细胞，但也对肿瘤细胞和正常细胞均同时产生生物效应和破坏作用，使正常组织亦引起一定的损害，这种称为放射副反应，如子宫颈癌放射治疗时可引起放射性直肠炎（腹泻或便血）和放射性膀胱炎（尿频、尿痛或尿血）；肺癌、食管癌、乳腺癌、纵隔肿瘤等的放射治疗中可出现放射性肺炎，表现为咳嗽、气短、发热等。放射副反应与照射野的大小、照射量的多少以及放射疗程的长短有密切的关系，由放射线电离辐射产生生物效应引起的反应症状如果不能完全恢复，则可遗留各种程度不同的后遗症。

放射治疗期间的反应症状，主要为皮肤与黏膜、神经、消化及造血系统的副反应。中医辨证因其处于放射治疗中或放射治疗后而有所不同。癌症患者一般在放射治疗中常见头晕、烦躁、失眠、口苦、恶心或呕吐，如兼溺黄、大便结、舌苔黄干、脉滑数者，为热伤肺胃，此时饮食调理要求避免烟、酒及刺激性食物，多吃高蛋白质、含丰富维生素和清润滋补的食物，饮食要多样化而又易于消化，宜多饮汤水，中医饮食调理原则为清肺滋阴，养胃健脾；在放射末期或放射治疗后，出现眩晕疲乏、嗜睡口淡、食欲减退或大便溏薄，白细胞减少或有明显贫血症状，舌质晦暗、脉细或细数无力者，为脾肾亏虚。某些患者经放射治疗后可有迟发反应，在放射治疗结束后数周乃至数年出现放射副反应，其病机亦责之脾肾虚损，中医饮食调理原则皆为健脾益气，补肾添髓。对于放射治疗后骨髓抑制而出现贫血或白细胞明显下降者，在饮食调理中适量加入人参、黄芪、女贞子、枸杞子、龙眼肉、大枣等，有补血和提升白细胞的作用。

肿瘤放疗可用的食疗组方如下：

（1）海芋大枣瘦肉汤。

组成：海芋鲜品 100g（干品则用 30g），大米 50g，大枣 30g，猪瘦肉 100g。

用法：海芋切片与大米同炒至米焦后加水煮至米烂，去渣。大枣去核。猪瘦肉切细。将四物一起加水适量，同煮 3h，调味服食。

功效：解毒散结，健脾养胃。

适应证：头颈部癌瘤放射治疗期间出现咽喉肿痛、口干纳差者。

（2）梨汁蔗浆葡萄露。

组成：梨汁 1 份，甘蔗汁 2 份，葡萄汁 1 份。

用法：将以上三物和匀冷服，或适当加热后温服。

功效：滋阴清肺，增液养胃。

适应证：各种癌症放射治疗期间出现烦躁口干、恶心纳呆、便结溺黄者。

（3）百合田七炖兔肉。

组成：百合 50g，田七 6g，兔肉 250g。

用法：百合洗净。田七切片。兔肉斩细。将三物一起加水适量，文火炖熟烂，调味后饮汤或佐膳。

功效：清热解毒，滋阴养胃。

适应证：各种癌症放射治疗期间肿块厥热、烦躁眠差者。

（4）雪蛤马蹄羹。

组成：雪蛤 5g，鲜马蹄 100g，马蹄粉 10g，冰糖适量。

用法：把鲜马蹄洗净，去皮，切碎；雪蛤用温水发透、发胀，去黑籽及筋膜，剪成细件；冰糖打碎；马蹄粉调清水 50mL，待用。把鲜马蹄、雪蛤同放炖杯内，放入冰糖，加清水 150mL，先煎煮 30 分钟后趁热搅拌调入马蹄粉，水至滚开，成羹即可食用。

功效：滋肾润肺，凉血解毒。

适应证：头颈肿瘤及肺、纵隔等胸部肿瘤放射治疗后眩晕乏力、口干咽燥、干咳纳呆者。

（5）燕窝银耳蜜。

组成：燕窝 5g，白木耳 20g，蜂蜜 15～30g。

用法：燕窝拣洗干净。白木耳清水浸泡。将燕窝、白木耳一起加水适量，慢火久煮至燕窝与白木耳消融，调入蜂蜜温服。

功效：滋阴补虚，润肺养胃。

适应证：各种癌症放射治疗期间咽喉热痛、干咳痰少或治疗后出现皮肤黏膜溃破、口干烦渴者。

（6）甲鱼芪杞煲。

组成：黄芪 30g，枸杞子 20g，甲鱼 1 只约 500g（亦可和入猪瘦肉 60g）。

用法：黄芪切片，纱布包扎，枸杞子洗净，甲鱼宰杀去肠脏后斩细。将三物一起加水适量炖熟烂，去黄芪渣，油盐调味服食，亦可和入猪瘦肉调味。

功效：补中益气，滋阴生血。

适应证：各种癌症放射期间或治疗后眩晕贫血，或白细胞减少、疲乏无力者。

（7）乌龟猪蹄人参汤。

组成：乌龟一只重约 400g，猪蹄 250g，人参 10g。

用法：乌龟宰杀后斩方块，猪蹄斩细，人参切片，将以上三物加水适量，慢火煮熟烂，和盐调味服食。

功效：益气生血，大补虚损。

适应证：各种癌症放射治疗后头晕短气、神疲纳呆者。

（8）人参柿饼乌枣饮。

组成：人参 10g，柿饼 3 个约 100g，乌枣 15 枚。

用法：人参切细片或剁末，柿饼去蒂、核后切细丝，乌枣肉切碎。然后将以上三物捣烂如泥，加少量清水慢火炖 1～2h，饮汁食枣泥。

功效：健脾润肺，益气生津。

适应证：各种癌症放射治疗后神疲短气、痿软无力、不思饮食者。

（9）鲍鱼青榄猪肉汤。

组成：鲜鲍鱼 2～3 只，青榄 2 枚，猪瘦肉 30g。

用法：猪瘦肉洗净、切块。新鲜青榄洗净打破。鲜鲍鱼先用刀刮起壳内的杂物，用竹刷刷洗干净，去掉肠物。将鲜鲍鱼、猪瘦肉、青榄一起放入炖盅，加入 200mL 清水（如有高汤则更佳），隔水炖 2h，和盐调味食用。

功效：健脾益肺，解毒利咽。

适应证：鼻咽癌、口腔癌等头颈部癌放射治疗后口腔溃破、口咽疼痛或咽干声嘶者。

（10）川贝雪梨炖猪肺。

组成：川贝母 10g，雪梨 100g，猪肺约 300g。

用法：川贝母打碎，雪梨连皮切成块，去核，猪肺切成片状，和细盐适量搓揉，用手挤去泡沫，清水淘洗净。将川贝母、雪梨、猪肺加适量清水一起煮至熟烂，和盐调味，饮汤食猪肺。

功效：清肺散结，生津润燥。

适应证：各种癌症放射治疗后出现口干咽燥、黏膜溃破、咳嗽咯血者。

（11）珠母白果粥。

组成：珍珠母 6g，白果 50g，粳米 80g，猪瘦肉 100g。

用法：珍珠母打成粉。白果去壳开边去心，清水浸泡半天。猪瘦肉洗净切 3～4 块。将白果、粳米、猪瘦肉、珍珠母粉加水煮成黏粥，和盐调味，温热服食。

功效：平肝潜阳，益气止咳。

适应证：各种癌症放射治疗后出现夜寐不安、咳嗽纳呆者。

（12）洋参鸡煲翅。

组成：西洋参 10g，乌骨鸡 1 只，鱼翅（已发、带水）200g。

用法：西洋参切成片。乌骨鸡宰后去毛及肠脏，洗净，勿斩块。鱼翅浸泡洗净。将三物一起加水适量煎煮至各物熟烂，和盐调味，温热服食。

功效：滋养肺肾，益气养阴。

适应证：各种癌症放射治疗后身体羸弱、纳呆口干者。

注意：《本草纲目拾遗》："（洋参）反藜芦，忌铁刀、火炒。"

（13）百合粳米粥。

组成：百合 30g，粳米 100g。

用法：百合洗净，与大米同入砂锅中，再加适量清水，以慢火熬稀粥，调味服食。

功效：养阴清心。

适应证：放疗后出现干咳，心中烦热者食用。

（14）天冬腥草蛋汤。

组成：天门冬 50g，鲜鱼腥草 200g，鸡蛋 3 个。

用法：将鱼腥草、天门冬清洗干净，鸡蛋打在碗内搅匀。锅置火上，加上花生油，烧至六成熟时，倒入鸡蛋，炒泡，加入清水 100mL，天门冬煮沸后 10min，再加鱼腥草煮 5min 后即可。

功效：滋阴清热，润燥降火。

适应证：放疗后出现干咳、咯血、潮热者食用。

（三）中西医化疗康复

由于化疗药物对于人体细胞的选择性较差，因此在杀伤癌细胞的同时，对于人体的正常组织、细胞也具有破坏作用，还有可能导致造血系统、免疫系统、消化系统和神经系统的失调。因此，在化疗的同时配合使用中药进行治疗，对于减轻毒副作用具有较大的帮助。通常可应用补益气血、补肾养肝、健脾和胃、凉血止血类中药来进行施治。

化疗一词由化学和治疗组成，因此化疗即为采用药物控制癌症生长。目前采用的药物有多种，各种药损伤癌细胞的机制不同。化疗是多种治疗癌症的方法之一，可以单独或与手术或放疗联合应用。

化疗是一种全身性治疗手段，和手术、放疗一起，并称为癌症的三大治疗手段。由于化疗药物的选择性不强，在杀灭癌细胞的同时也会不可避免地损伤人体正常的细胞，从而出现药物的不良反应。因此，在接受化疗药物的时候，一方面要关注能够达到的最佳抗肿瘤作用，另一方面也要注意预防和识别化疗药物的不良反应。

化疗通过药物进入血液，流经人体到达大多数组织。药物可杀灭特定的细胞，尤其是快速增殖的细胞。这意味着肿瘤细胞受化疗药物影响较大，但人体一些正常细胞也会受到不同程度的损伤。一般来说，化疗对正常人体组织的影响是暂时的，由于存在修复和愈合的正常过程，停药后可快速恢复。相比之下肿瘤细胞的恢复是缓慢的，且比正常细胞更困难。在下一次化疗开始时，人体正常细胞已恢复而肿瘤细胞还没有恢复，因此更多的肿瘤细胞经进一步治疗被杀灭。如果治疗能最终杀灭所有肿瘤细胞，癌症就被治愈了。

化疗的毒副反应（作用），可分为局部反应、全身反应、近期反应、迟发反应、可逆反应（可经治疗改变）、不可逆反应（不能治疗改变），如局部肿胀、疼痛、组织坏死、静脉炎，骨髓抑制引起白细胞、血小板下降，消化系统恶心、呕吐、厌食、口腔炎、口腔溃疡、腹泻，神经毒反应引起肢体麻木、疼痛、脱发、发热、乏力、失眠，器官毒副反应引起转氨酶升高、肝硬化、肝坏死、心律失常、心功能不全、急性心肌炎、肺纤维化、出血性膀胱炎、肾功能损害等。有些毒副作用对机体的损害是不可逆的，是无法改变的，直接对生命构成威胁，大多数器官受损属于这种情况。

化学药物对肿瘤细胞有一定的杀伤和抑制作用，同时亦可对机体正常组织产生不同程度的损害，某些抗癌药的治疗剂量和中毒剂量十分接近，可对体内各个系统产生毒性，特别对生长旺盛的细胞如骨髓细胞、胃肠道黏膜上皮细胞、生殖细胞、毛发等损害较为明显。

化学药物对造血系统不良反应，表现为白细胞减少，也可见红细胞及血红蛋白减少、血小板下降，有出血倾向，甚至出现明显的贫血症状，如兼烦热口干、易怒失眠，舌光无苔、舌质红，脉细数者，中医辨证为邪入营血、阴虚内热，治宜凉血养阴；如兼见气短自汗、疲倦便溏，舌苔白薄、舌质胖嫩有齿印，脉细缓无力者，为肾阳亏虚、脾气不足，治宜温肾益气。某些中药对造血系统抑制有较好的治疗作用，提升白细胞的有黄芪、黄精、女贞子、枸杞子、菟丝子等；提升红细胞的有党参、当归、大枣、龙眼肉、阿胶、枸杞子、人参等；提升血小板的有女贞子、山萸肉、大枣、龟胶、黑大豆等，皆可在食物调养中适当选入。化学药物对消化系统的不良反应表现为食欲不振、恶心呕吐、胸闷脘痛、大便滞下等，甚至出现口腔溃烂、低热或黄疸，如纳呆呕恶兼口干不欲饮，舌苔厚腻、舌质胖，脉濡滑者，中医辨证为脾虚蕴湿、痰浊内阻，治宜健脾祛湿；如兼见口干苦喜饮、口腔溃烂、咽痛或便血，舌中剥苔、舌质红，脉濡数者，为邪热伤津、肾阴受灼，治宜养阴清胃；如兼胁肋不适、烦躁溺黄或黄疸，为肝胆湿热郁蒸，治宜泻热退黄养阴。化学药物对其他系统不良反应亦可按中医脏腑学说及辨证论治原则进行治疗。恶性肿瘤患者在化学药物治疗期间，由于常有胃肠反应、食欲不振，以及癌瘤所致的癌热和化学药物对机体各系统产生的毒性作用，身体相对虚弱，一般宜给予高蛋白、高热量、富含维生素而又易于消化的食物，并宜少量多餐。中医饮食调理原则为补益虚损，健脾生血；如化学药物治疗中出现造血系统抑制，有白细胞减少乃至明显贫血症状、眩晕心悸、短气乏力等，中医饮食调理原则为填精益髓，滋阴补血；某些化学药物可能引起较为严重的消化系统不良反应，使食欲明显减退，或有恶心呕吐，甚至出现腹痛或腹泻，中医饮食调理原则为补中健脾，消食开胃。

肿瘤化疗可用的食疗组方如下：

（1）杞子海参瘦肉羹。

组成：枸杞子18g，海参（洗净浸泡之湿品）约150g，猪瘦肉100g，猪骨300g。

用法：枸杞子洗净。海参切细粒备用。猪瘦肉切末备用，猪骨加清水熬2h，滤出猪骨汤加入海参、枸杞子煮熟烂，和入猪瘦肉末，和盐调味作羹服食。

功效：滋补脾肾，养阴生血。

适应证：癌症化学药物治疗期间见眩晕短气、心悸纳呆者。

（2）牛奶蛋清莲子糊。

组成：鲜牛奶 250mL，鲜鸡蛋 2 个，莲子 100g，冰糖或白砂糖适量。

用法：鲜鸡蛋去蛋黄留蛋清。莲子去壳磨粉 50g。先用水适量煮莲子粉成糊，放入冰糖或白砂糖调味，再放入牛奶及鸡蛋清拌匀，煮沸即可服食。

功效：健脾养胃，补虚生血。

适应证：癌症化学药物治疗期间见纳呆呕吐、眩晕疲乏者。

（3）龙眼大枣煲鳝鱼。

组成：龙眼肉 20g，大枣 60g，鳝鱼 250g。

用法：龙眼肉洗净。大枣洗净去核。鳝鱼宰杀去肠脏洗净。先用植物油少许和姜丝炒香鳝鱼，再放入龙眼肉、大枣，加水适量煲 1h，和盐调味，饮汤或佐膳。

功效：健脾补中，益气生血。

适应证：癌症化学药物治疗期间见贫血眩晕、心悸纳呆者。

（4）乌豆猪髓甲鱼汤。

组成：乌豆 80g，猪髓连肉带骨 300g，甲鱼 500g。

用法：乌豆洗净，猪髓连肉带骨斩细。水鱼切方块。将以上三物一起加水适量熬 2h 成浓汁，和盐调味，饮汤或佐膳。

功效：填精生髓，滋阴补血。

适应证：癌症化学药物治疗期间见心悸烦躁、腰酸耳鸣者。

（5）蟒蛇黄芪生姜汤。

组成：蟒蛇段约 400g，黄芪 30g，生姜 15g。

用法：蟒蛇段洗净斩块，加入黄芪、生姜、清水适量，文火炖至熟烂，和盐调味，饮汤或佐膳。

功效：益气养阴，安中和营。

适应证：肿瘤化学药物治疗期间见羸瘦汗出或盗汗潮热、呕吐食少者。

（6）砂仁山药炖猪肚。

组成：砂仁 15g，山药 80g，猪肚 1 个（300～400g）。

用法：砂仁打破。山药切细片。猪肚洗净并去除脂肪。纳砂仁入猪肚内，加水适量，炖 2～3h 至猪肚熟烂，和盐调味，饮汤或佐膳。

功效：醒脾开胃，补中益气。

适应证：癌症化学药物治疗期间出现恶心呕吐、腹胀腹泻、不思饮食者。

（7）洋参柿饼粥。

组成：西洋参 10g，柿饼肉质肥厚者 3～4 个，新鲜稻米 60g。

用法：西洋参切片，柿饼去蒂、核后切细丝，稻米洗净。将以上三物一起加清水适量，慢火煮稠粥调服。

功效：健脾养胃，补中益气。

适应证：癌症化学药物治疗期间见神疲短气、纳呆恶心者。

（8）阿胶红枣泥。

组成：阿胶 15g，红枣（去核）60g，山楂（去核）15g，蜂蜜 15g。

用法：红枣、山楂去核切细，加清水 250mL 熬至 100～120mL，阿胶捣碎，和蜜糖趁热慢慢溶入，熄火后温服。

功效：补脾生血，开胃止呕。

适应证：癌症化学药物治疗期间贫血眩晕、纳呆呕吐者。

（9）生姜乌龙茶。

组成：生姜 50g，乌龙茶 15g，红糖 20g。

用法：生姜洗净打破切片，加入红糖及清水适量放锅中煮沸 15 分钟，熄火，放入乌龙茶泡 3 分钟，倒出茶水温服。

功效：消食辟秽，止呕健脾。

适应证：癌症化学药物治疗期间出现呕吐嗳腐、腹痛腹泻、脘腹胀顶者。

（10）桂圆灵芝鹧鸪汤。

组成：桂圆肉 20g，灵芝 15g，鹧鸪 1 只（约 250g）。

用法：鹧鸪去毛及内脏，洗净切成块，桂圆肉洗净，灵芝切片洗净。以上三物加适量清水煎煮至肉烂汁浓，和盐调味，温热服食。

功效：健脾益气，安神补血。

适应证：癌症化学药物治疗期间出现夜寐不安、精神萎靡者。

（11）杞枣猪肝补血汤。

组成：枸杞子 15g，大枣 30g，猪肝 150g。

用法：枸杞子洗净，大枣洗净去核，猪肝洗净切成薄片，和油盐拌匀备用。加适量清水煮枸杞子、大枣 30min，调入猪肝煮沸 10min，调味温热服食。

功效：滋肾补肝，益气生血。

适应证：癌症化学药物治疗期间贫血乏力、羸瘦短气者。

（12）参芪羊肉汤。

组成：羊肉 500g，黄芪、党参、当归、生姜各 25g。

用法：羊肉切成小块儿，将当归、黄芪、党参用线扎好，共放入砂锅中，加水适量，小火煨至羊肉将烂时，放入姜片及少许食盐，待羊肉熟烂时即可食用。分顿随量喝汤为主，也可食肉。

功效：益气养血，温阳暖下。

适应证：癌症化学药物治疗期间气血不足、阳气不振者。

注意：有宿热者不可食之。

（13）赤小豆当归羹。

组成：人参 3g，阿胶（研粉）20g，当归 15g，赤小豆 100g，龙眼肉 20g。

用法：将人参切成饮片，阿胶敲碎后研成细末，备用。将赤小豆、当归洗干净，同放入砂锅内，加适量水，用大火煮沸后，改用小火煨煮 1h，待赤小豆熟烂如酥、羹糊将成时调入阿胶细末，并加入白参片、龙眼肉，再煨煮至沸，拌和均匀即成。早晚分服，饮羹汁。

功效：补气养血，益心健脾。

适应证：癌症化疗引起的骨髓抑制、白细胞减少，辨证属气血两虚者。

（14）山药百合猪骨汤。

组成：山药 20g，百合 20g，芡实 10g，玉竹 20g，莲子 20g，桂圆肉 10g，猪排骨 300g。

用法：山药、百合等六味中药加水适量，文火煎煮 30min，过滤，弃除药渣。滤液中加入排骨或鸡，再加适量清水。先大火后小火，煎煮 2h 即可。或把以上中药碾碎，用布袋扎紧，和排骨一起炖煮，食用时，把布袋捡出即可。食肉喝汤，每次 1 小碗。每天 1 次。

功效：清润提神，健脾除热。

适应证：癌症化疗引起的骨髓抑制、白细胞减少者。

（15）参苓粥。

组成：人参 10g，白茯苓 10g，粳米 100g，生姜 10g。

用法：将人参、白茯苓、生姜水煎，去渣取汁。将粳米下入药汁内煮作粥，临熟时加入少许食盐，搅和匀，空腹食用。

功效：益气健脾。

适应证：癌症化疗致不思饮食、疲乏无力者。

第四节　医患结合

一、对患者的护理教育

在现实生活中，我们经常遇见这样的例子，同样患有癌症又接受同样治疗的患者，他们的预后的情况却不相同。有的患者很快康复，甚至痊愈，有的却悲观失望，病情不断恶化。这两种截然不同的现象，除了由于疾病本身、身体素质及治疗上的因素外，癌症患者的护理尤其重要。患者在治疗过程中的心理状态及自我调养情况，都对治疗和康复有直接影响。肿瘤患者的护理应注意以下几个方面。

1. 患者的身体需要

末期癌症患者最基本的需要是身体舒适。整齐清洁、饮食合理、能活动及环境适宜等。身体舒适的条件能将所有的痛苦症状减轻到最低。

2. 患者的心理需要

临终患者的心理状况可分为 6 个阶段，震惊、否认、愤怒、忧郁、讨价还价和接受。

但事实上临终患者的心理常是矛盾和错综复杂的，无法用这样干净利落的阶段来描写。例如，即使患者已经接受了死亡降临的事实，有时候仍需暂时否认，让自己再怀着希望。

许多资料证明，大部分癌症患者有习惯自我克制，情绪压抑，善于忍耐，多思多虑，性格内向，情绪不稳定等基本特征，长期处于情绪压抑状况，会影响 T 淋巴细胞的成熟及导致细胞抗体生长减少，从而削弱免疫功能。不良社会心理因素对癌症具有促发作用，社会心理紧张刺激引起的恶劣情绪可以降低和抑制机体的免疫能力，故而忧郁失望和难以解脱的悲哀是癌症的先兆。癌症患者常常会产生无穷无尽的恐惧和忧虑，大致经历 6 种不同的心理变化期，体验期、怀疑期、恐惧期、幻想期、绝望期、平静期。癌症患者的情绪和心理对疾病的治疗和预后有明显影响，如患者情绪乐观，积极配合治疗，能正确认识疾病，就能提高生存质量，延长生存期，否则反之。

要做好癌症患者的心理护理，首先是确诊癌症时的心理护理。目前，人们仍是谈癌色变，由于多数癌症是预后欠佳的痛苦疾病，所以患者在接受诊断的过程中常常过分焦虑，但又抱着不是癌症的希望。诊断明确后，应让患者在接受事实之前心理上有一段缓冲时间，让患者在知道患癌症的同时，建立起治愈疾病的希望和信心，多与患者进行交流，使其尽快从悲观失落绝望的情绪中解脱出来，以乐观积极的心态配合治疗并对未来的生活充满希望。

其次是疾病治疗阶段的心理护理。一个完善的治疗计划会给患者带来健康的希望，有助于改善情绪。不论是手术切除，还是放疗、化疗，都会给患者造成较大的精神和身体损伤，医生必须把整个计划与其利害关系及治疗措施向患者交代清楚，使患者有充分的心理准备。在出现了严重的治疗反应后，除了对症治疗及应用保护性药物外，医护人员一定要在精神上给予患者安慰和鼓励，耐心解释治疗的安全性和有效性，以解除患者的焦虑和不安。这种心理上的支持，会使患者情绪稳定、乐观，有助于减轻治疗反应，使治疗方案顺利实施。

还有弥留患者的心理护理。晚期癌症患者在死亡前有一段长时间的弥留期，身体严重衰竭而神志清醒，忍受着极大的躯体痛苦，还忍受着将要离别亲人的情感痛苦。由于不同的人对死亡有不同的态度，因此医护人员应尊重患者的信仰，对弥留患者尽职尽责，这不仅是对患者尊重，也是对其家属的最大精神安慰。

二、对患者家属的教育

恶性肿瘤是一类难治、花费高的疾病。许多家属在经历了陪伴患者治疗的漫长过程后，精神、经济、心理上都难以承受，甚至产生厌恶、遗弃的想法。患者出院后，即认为万事大吉，放松了对患者各方面的关心，这对患者病情的恢复极为不利。因此家属必须从患者的饮食起居、心情及特殊护理（如膀胱或结肠造瘘、截肢后的护理）等方方面面给予更多的关注。

（一）是否如实告知患者病情

随着医学科学技术的发展，恶性肿瘤患者的诊断、治疗和康复有了很大进步，但就目前而言，恶性肿瘤的治疗、预后多数还不尽如人意。一旦诊断为恶性肿瘤，患者及家属的焦虑、恐惧及痛苦的心情会对其生理、心理上产生一系列影响，进而会影响到患者对疾病治疗的态度。那么，如果恶性肿瘤诊断明确，是否要对患者保密？还是告知？国内的许多患者家属要求医生不要将病情告诉患者，在实际生活中，也确实有许多患者在知道实情后绝望地拒绝治疗，甚至自杀的情况。临床实践证明，处理这一问题，要视患者的心理承受能力和病情发展的具体阶段，采取逐步渗透和逐步推进的方法为妥，既不能贸然行事置患者与毫无思想准备的境地而不顾，也不能隐瞒癌症的诊断引起患者猜疑，更不能告诉其假诊断。因为患者早晚会知道真相，这样会受到突如其来的精神打击，并因此对医生和家属产生程度不同的不信任感。许多人主张根据患者的不同心理承受能力和实际生活情况，将病情逐步告诉患者，这样有助于患者更好地重新安排自己的工作、家庭生活，以及做出进一步的决定。如果患者想清楚明了，他会询问，这时就应该诚实答复，否则与患者无法深度沟通，彼此演戏，患者感到孤独，也无法交代后事完成心愿，会造成生死两憾。在临床中，我们也发现，大多数患者的求生欲望都很强，为了家庭，为了自己承担的责任，经过一段时间的精神压抑后，会更主动地接受治疗。

实际上，想做到绝对保密也是不可能的，往往越隐瞒病情，患者越想知道到底得了什么病。他们会千方百计地通过各种渠道获取对疾病的诊断，诸如，探测医护人员的态度、偷看病历或自己看医学书籍来推断等。如果是这样，由于对疾病的恐惧、怀疑，患者往往不愿在肿瘤医院或找肿瘤专业的大夫进行治疗，会影响对疾病的诊断和治疗。

如果患者不问，则表示他还没有准备好接受这个残酷的事实，则不必主动告知。但有时患者会观察家属的态度，如果他感受到家人都刻意隐瞒，故作乐观，患者会敏感地顺从家属的意愿假装不知。如果以患者的需要为中心，则家属应放下自己的情绪及需要，准备好随时答复患者。

对于患者的医疗选择、照顾处所的选择，以及去世后的丧葬仪式，家属之间可能会因个人的想法而有意见分歧，而家属的决定可能也并非患者本身的意愿，无论对错都没有好处。最妥善的办法是把决定及选择权还给患者，让患者自己做主，患者安心，家属也不会因意见不同而困扰了。若因专业知识的缺乏而不知所措，则应咨询专家，求教正路。

现代医学已证明，精神状态对患者的影响极大。良好的心理状态，积极乐观的生活态度，更有利于增强机体的免疫力，有利于疾病治疗和康复。与其让患者在恐惧、猜疑、无知、精神紧张的煎熬中等待死亡，倒不如因人而异，适时地让患者了解病情，充满信心地主动配合治疗而战胜疾病，迎接更美好的生活。

（二）是否进行急救

目前临床上的常见现象是，临终患者的家属要求尽量救治患者。在患者呼吸心跳停止时做一套心肺复苏急救术（CPR），会使患者疼痛不堪，在临终受尽折磨，最后仍不免去世。因为急救只是暂时挽回心跳呼吸，延长数小时，顶多数天的生命，而患者的恶性肿瘤本身仍在继续恶化，急救并不能真正挽回患者生命。在医院中常见到患者因为痛苦去拔急救时插入气管的管子，为避免这种情况医护人员就会把患者的手绑在床沿上，患者插着管子不能言语，全身又动弹不得，只能流泪。有时患者会生气家属及医疗人员给其如此折磨，而闭眼不看人，含恨而终。

一般民众并不明白所谓的急救是如何做法，也不知其后果如何。通常医院中的急救术是在患者气管中插入一根很粗的管子，外接呼吸器以助患者呼吸。若患者心跳停止，则利用电击或心脏按摩术助其恢复心跳。这种方法有时会压断患者的肋骨，这套急救术若用在急性病患者，如车祸、溺水、触电等意外事故或心脏病患者时，常可挽回其宝贵的生命，是极珍贵有效的方法。但若用给癌症末期患者，除了给患者增加许多折磨、痛苦之外，并不能恢复其生活品质，或许可延长几天死期，但并不能真正挽救生命，毫无意义可言。英美国家医疗界曾对此问题详加探讨，目前在医学伦理上已不为末期恶性肿瘤患者做急救，这是符合伦理的行为。许多恶性肿瘤患者自己也早已签好同意书，请求医院到时候不为其做急救。而最好的办法是患者及其家属对急救都有真实的认知，事先要求医师不要给予急救，让患者平安有尊严地去世；或者临终时出院回家，在家中安然而终，免去急救时的折磨、痛苦。

三、出院后的康复教育

（一）随诊是在治疗癌症过程中的一个必备措施

出院后很多患者认为治疗已经结束，疾病已经痊愈，从而忽视了随诊。实际上恶性肿瘤和其他疾病不同，它是一种易复发和转移的疾病，因此，患者务必定期来院随诊，以保证治疗的彻底性，若是发现复发转移，早期治疗以免延误治疗时机。

在医学治疗中，为了解治疗方法的合理性、患者预后的情况和保健措施的成效等，需要对治疗后的患者进行随访。随访意味着将临床医生的专业技能与当前临床所获得的最佳结果有机结合，总结提高以形成完整的临床经验，收集有价值的资料，能提高医生的水平，总结当初治疗存在的问题，改善今后的治疗方案，进一步为临床服务。随访还可以了解治疗后的生存率、复发率、转移率，获得重要资料，随时了解治疗出院后的患者情况。随访不仅体现了医生关心患者，还可以帮助医生了解治疗后康复情况，追随肿瘤治疗的各方面反应，探索肿瘤发展规律，收集治疗后长期（3～5年）生存资料，及时总结临床经验。肿瘤提倡"早发现、早诊断、早治疗"的"三早"策略，复查对于癌症患者尤其重要，肿瘤经过治疗全部消退，但有部分患者可能两三年，甚至更长时间后复发、转移，所以肿瘤患者要定期复查，了解疾病发展情况，以便及早发现新病情，即使自觉身体很健康，也不能麻痹大意，以免延误病情。

（二）出院后的心理调节

对出院的患者进行心理调节，要以正确的认识和评价为前提，尽力消除那些能够改变的、不愉快的生活事件。针对化疗后的脱发、手术后的功能残缺，应尽可能给予弥补，理智地接受那些非个人力量所能改变的事实，只有这样才能达到良好的适应和情绪的稳定。由于疾病折磨可能会使人失去自我能力，患者会因此感到难为情。当患者确实难以生活自理时，尽可去享受亲人的照顾和护理，他们会为能够在被需要帮助时之了你而感到欣慰。一旦患者的身体有所恢复，一定尽力去做些力所能及的事情，这样会感到和正常人一样。还可以在生活中培养一些新的生活乐趣，如听音乐、散步、爬山、郊游、书法、绘画、种花、养鱼等，愉悦身心，让自己感到生活很美好。总之，积极乐观的生活态度，平和的心态，有利于身心健康。

（三）患者的职业康复

职业康复在癌症患者的康复中具有极重要意义，在我们国家里，"癌症患者的职业康复"这个名词还鲜为人知。随着时间的推移，接受治疗后痊愈的癌症患者，其因治疗所带来的后遗症会逐渐消失，身体也会慢慢恢复。然而癌症的阴影并没有从他们的心理上消失。他们时常担心旧病复发，害怕厄运又降临到自己头上。换句话说，他们的心理并没有随身体康复而康复。因此，让治愈的癌症患者正确认识疾病和对待生活，是一个重要的医学和社会学课题，职业康复便是其中的重要内容。人们已注意到：不少患者患癌前有精神创伤或情绪紧张的经历。心理医学研究证明：高强度精神压力会引起免疫系统的抑制，并增加对疾病的敏感性。情绪乐观者的治疗效果比情绪低落者为佳。同样道理，心情愉快开朗，有积极生活目标的患者，治愈后不易复发。因此，在患者回到社会中去，在工作上充分发挥最佳潜能，为社会作出应有贡献之外，同时让他们从心理上摆脱癌症阴影，抵御病魔的入侵具有极重要意义。

社会有关部门对治疗后癌症患者的态度对于帮助他们康复是很重要的。要使他们真正地病愈，成为能控制和战胜癌症的人，就应尽一切力量帮助他们回到工作环境中去，而不应对他们另眼相待。当然，由于生理上的原因，在工种等问题上给予照顾是应该的。对于治疗后患者来说，身体恢复后就努力回到工作环境中去，而不应自暴自弃。

四、家庭护理

（一）将痛苦减至最低

癌症末期病患一般常见的症状有疼痛、恶心呕吐、呼吸困难、软弱、食欲不振、失眠、便秘、腹泻、咳嗽、水肿、口臭口干、伤口臭味、分泌物、腹胀、腹水、皮肤瘙痒、吞咽困难、排尿困难、头晕及意识不清等。

患者疼痛时若无法得到有效的缓解，会产生无助的忧愁。没有人了解其承受的痛苦而伸出援手，患者会感到沮丧哀伤；此外，愈是在疼痛的体验之后，患者愈会害怕痛苦的再度来临，这种焦虑会降低其对痛的耐受性而更无法忍痛。为一剂止痛药求医生、求护士，会使患者失去尊严感及自我控制感，而降低求生意志。癌症末期患者的情绪困扰常是身体痛苦的结果，若非确定原因，不能随意加上"心理因素"妄断患者，使其身心承受加倍的煎熬。

许多患者害怕痛苦甚至死亡。由于疾病无法治疗，这些痛苦便是没有意义的折磨。要患者承受癌症末期的痛苦是对患者不人道的折磨，有的患者甚至为了解脱而发生惨烈的悲剧。

由于疼痛是很主观的感觉，没有任何科学仪器可以测量疼痛。别人也无法感受患者的感觉，所以唯一的方法就是"相信患者真的痛"。如果医护人员或家属不相信真的这么痛，随意加上"心理因素"的误断，会使患者感到愤怒而痛上加痛。

今日的医学已研究出许多止痛的方法，减除癌症末期患者的疼痛应该是可以达到的目标。除了疼痛之外，现代医学对其他常见的症状如呼吸困难、恶心呕吐、便秘、腹泻、失眠、腹胀、腹水等缓解也发展出许多方法，使患者不必要承受这些痛苦。一旦身体痛苦症状减除，患者才有可能谈到"生活的品质"。

（二）整齐清洁保持身体形象

整齐清洁是维持一个人尊严的最基本要求。如果患者脏分分，满身臭味，头发衣衫乱七八糟，他可能为保持尊严及留下别人对其良好印象，宁愿不要会见亲友，所以癌症末期患者的身体照顾很重要。英国的安宁疗护医院每天为患者泡澡、泡脚、按摩，洗完澡后还喷上香水，所以患者个个清清爽爽、整整齐齐。

另外，不做会有损形象的医疗措施也是保护患者尊严的方法之一。例如在身上开洞及插管，除非必要，否则必须考虑利弊得失后，最终让患者自己做决定要不要开洞及插管。

（三）依喜好进食

饮食是身体最基本的需求，也是很主要的满足感来源。末期癌症患者的饮食原则是按其喜好，不要勉强其吃我们认为好的食物。末期癌症患者因为肿瘤的病理变化会无食欲，若勉强其吃，反而增加患者恶心呕吐的痛苦，一定更不舒服，患者生气，一家人变得愁云惨雾，而且其实这时勉强患者吃也不会吸收。所以应按照患者的喜好，随其高兴，想吃什么就吃什么。到了临终阶段，患者会拒食，也应遵从患者的意愿。若仍强迫其吃，甚至插进胃管灌食，会对患者造成很大的痛苦。

（四）常活动

活动也是人的基本需要之一，整天躺在床上也是不能忍受的痛苦，因此应尽可能用轮椅或推床，推患者到户外见见阳光，看看蓝天白云绿树鲜花。大自然的美会增进患者的生活品质，有些患者喜欢看到活的生物，尤其是鸟与鱼，看到它们自由飞翔或悠游，会感到平安喜悦。英国的安宁疗护医院中遍植花木，养饲鱼池鸟园，同时也在病房外设置小片土地，让患者可以种些豆芽等容易生长的植物。患者在大自然中看到新生命发芽生长，会有很大的喜悦。

当人们在生命受到威胁时，有一种求生的本能。有时，求生意志可以成为影响生存、决定生命长短的关键因素。

这里所说的求生意志，并不是指那种盲目的自信心或乐观精神。求生欲望和求生意志不是一回事，求生欲望是一种本性，但求生意志却非与生俱来，它受到各种因素的影响。患者的气质和性格对求生意志有很大影响，有的人性格坚强、勇敢、坚忍、不拔，能忍受别人忍受不了的痛苦与磨难，因此能在别人可能放弃生存斗争的情况下坚持斗争，使治疗获得成功。亲友及医务人员的鼓励，将会增强患者的斗争意志，特别是其他患者在历尽艰辛和感到绝望之后终于战胜疾病的许多事迹，更能鼓舞患者的斗争意志。许多抗癌明星的现身说法，极大地鼓舞了新的癌症患者，这在很大程度上提高了癌症患者的求生意志和斗争的力量。

患者应该将自己作为与自身疾病作斗争的主要力量，而不是单纯地接受治疗者。当面对疾病，患者如能采取进攻的战斗姿态，积极配合医务人员与疾病共同作斗争，就能大大提高战胜疾病的能力，求生意志也会随之增强。而一旦取得一些治疗效果之后，这种求生意志和战胜疾病的信心就会加倍增强，形成一种良性循环，使患者最终战胜疾病。

肿瘤患者的康复是一个综合性的过程，随着疾病谱的改变，医学模式也相应的有了转变，即从过去的"治病"向"治患者"转化。以人为本的医疗模式除了帮助患者克服因疾病治疗在其精神上或功能上造成的缺陷，使患者较好地生活和工作外，更重要的是使患者能保持较高的生活质量，并回归社会继续承担力所能及的工作。这就要求医护人员要更新观念，不应将自己的工作局限于医院的诊断及治疗，还应延伸到社会，将康复工作视为自己的工作职责。肿瘤的康复渗透在各临床领域，需各方面的大力协作和支持。另一方面，患者应积极结合自身的情况开展有利于提高生活质量的各种康复活动，如打太极、爬山、书法、绘画、听音乐、种花、养鱼等修身养性的活动，愉悦身心，提高生活质量。对与一些功能缺陷的患者，除了上述活动外，还应加强残余功能的康复训练，最大限度地减少功能残缺给生活带来的不便。总之，肿瘤患者的康复，需要医院、社会、患者、家属等各方的配合和支持，只有这样才能让患者在有生之年活得更有意义。

参考文献

[1] 高蓓, 初海超, 芦文丽, 等. 1990—2019 年中国恶性肿瘤疾病负担变化趋势分析 [J]. 中华疾病控制杂志, 2022, 26 (04): 430-436.

[2] 何权瀛. 对于恶性肿瘤外科手术过程中淋巴结清扫利弊的思辨 [J]. 医学研究杂志, 2022, 51 (09): 8-11.

[3] 蒙晓玲. 化学疗法对妇科恶性肿瘤患者脑血管病的影响 [J]. 华西医学, 2012, 27 (02): 270-271.

[4] 田静, 韩丹, 周涛. 肿瘤放射治疗技术的发展及应用研究 [J]. 中国医刊, 2022, 57 (10): 1064-1067.

[5] 李宏. 激素疗法与妇科恶性肿瘤的关系 [J]. 辽宁医学杂志, 2012, 26 (04): 201-203.

[6] 张赟, 王小凡. 肿瘤微环境调控癌症发生发展的研究概述 [J]. 中国科学: 生命科学, 2022, 52 (09): 1377-1390.

[7] 杨蒙蒙, 韩晓鹏, 秦超, 等. 肿瘤微环境的靶向和重塑策略 [J]. 药学学报, 2022, 57 (01): 98-108.

[8] 鲍永接, 朱露颖, 李勇. 外泌体 miRNA 作为肿瘤微环境调节剂的研究进展 [J]. 临床医学研究与实践, 2022, 7 (11): 192-195.

[9] 钟剑锋, 钟莉莉, 于双. LncRNA 与肿瘤关系的研究进展 [J]. 中国实验诊断学, 2022, 26 (06): 930-933.

[10] 郑雯, 林岩. 长链非编码 RNA 与肿瘤血管生成的研究进展 [J]. 临床肿瘤学杂志, 2022, 27 (09): 847-852.

[11] 姚志峰, 张译文, 姚建新, 等. 长链非编码 RNA 与肿瘤代谢的研究进展 [J]. 中国肿瘤, 2019, 28 (04): 286-294.

[12] 郭梦琦, 任伟宏, 贺娇. 肿瘤外泌体 lncRNA 在肿瘤微环境中的作用 [J]. 中国生物化学与分子生物学报, 2021, 37 (12): 1601-1610.

[13] 王鹏丽, 石莹, 刘晓佳, 等. 肿瘤靶向纳米成像技术研究现状 [J]. 医学影像学杂志, 2022, 32 (12): 2177-2180.

[14] 葛浩英, 杜健军, 龙飒然, 等. 功能化金纳米材料在肿瘤诊疗中的研究与应用 [J]. 高等学校化学学报, 2021, 42 (04): 1202-1212.

[15] 赵丽, 彭瑞, 朱明雪, 等. 肿瘤脂代谢重编程研究进展 [J]. 国际检验医学杂志, 2022, 43 (03): 367-370.

[16] 张祎稀, 吴建春, 骆莹滨, 等. 脂代谢重编程调控免疫微环境抗肿瘤的研究进展 [J]. 中国免疫学杂志, 2022, 38 (20): 2538-2542.

[17] 白日兰，崔久嵬. 肿瘤脂代谢重编程及其对肿瘤和免疫的影响 [J]. 中国肿瘤生物治疗杂志，2021，28（05）：511-517.

[18] 刘宗超，李哲轩，张阳，等. 2020 全球癌症统计报告解读 [J]. 肿瘤综合治疗电子杂志，2021，7（02）：1-14.

[19] 刘航，李莉，闫旭，等. 环境污染与胃癌相关人群研究的知识图谱分析 [J]. 环境卫生学杂志，2020，10（01）：62-67+93.

[20] 傅郭妹芝，徐芬，苏文敏，等. 新诊断肺癌患者继续吸烟的现状及其影响因素分析 [J]. 健康研究，2022，42（04）：405-409.

[21] 王苏美，吴万垠. 中药复方治疗肿瘤的研究进展及存在问题探讨 [J]. 中医肿瘤学杂志，2022，4（06）：59-65.

[22] 徐浩，张光霁，朱爱松，等. 近 5 年中医病因学研究进展 [J]. 中华中医药杂志，2021，36（08）：4793-4798.

[23] 崔艺馨，陈格格，王海明. 中医辨病与辨证结合治疗恶性肿瘤模式谈 [J]. 现代肿瘤医学，2022，30（13）：2483-2486.

[24] 单思，严小军，刘红宁. 中医药治疗恶性肿瘤的研究进展 [J]. 中华中医药杂志，2018，33（10）：4539-4541.

[25] 唐冠豪，苏丽，李平. 基于"稳化生、扶正气、清瘤毒、调病络"理念治疗晚期恶性肿瘤探讨 [J]. 安徽中医药大学学报，2019，38（05）：45-47.

[26] 赵庆大，旋静. 肿瘤治疗中辨病论治与辨证论治相结合的应用综述 [J]. 解放军医学院学报，2021，42（09）：993-996.

[27] 刘洪瑞，齐元富，刘寨东，等. 运用清热解毒药治疗恶性肿瘤经验 [J]. 中华中医药杂志，2022，37（07）：3874-3877.

[28] 朱焱霞，周红光. 浅析消癌解毒法辨治恶性肿瘤 [J]. 内蒙古中医药，2021，40（11）：77-79.

[29] 甘霞，张选明，杨军用，等. 袁今奇治疗恶性肿瘤经验 [J]. 实用中医内科杂志，2021，35（02）：42-45.

[30] 孙美阳，窦德强. 基于网络药理学的人参、红参及黑参抗癌的作用机制及活性成分研究 [J]. 人参研究，2021，33（02）：2-16.

[31] 樊伟旭，詹志来，侯芳洁，等. 红参的化学成分及药理作用研究进展 [J]. 天然产物研究与开发，2021，33（01）：137-149.

[32] 周秋秋，任谓明，王艳红，等. 红参的炮制、化学成分及药理活性研究进展 [J]. 上海中医药杂志，2016，50（02）：97-100.

[33] 王永宏，艾芷伊，张俊顺，等. 人参皂苷抗肿瘤活性与机制研究进展 [J]. 食品工业科技，2023，44（01）：485-491.

[34] 李婕，赵雨，许宁，幸书杨，等. 人参蛋白的药理作用 [J]. 特产研究，2022，44（02）：121-126.

[35] 杨丹阳，于欢，吴晓莹，等. 白术化学成分及其生物活性研究进展 [J]. 中华中医药学

刊：1-18.

[36] 汪猛，邱文超，秦凯健. 白术、莪术药对抗肿瘤作用的网络药理学及临床意义分析 [J]. 中医药导报，2022，28（08）：45-54+75.

[37] 张维霞，苏萍，赵爱军. 白术的炮制方法及其药理作用研究进展 [J]. 中医药导报，2022，28（05）：110-115.

[38] 刘鑫，张宏伟，傅若秋，等. 生姜中姜酚类活性成分的抗肿瘤作用及其机制 [J]. 第三军医大学学报，2017，39（09）：884-890.

[39] 田程飘，朱伟伟，宋雅玲，等. 生姜与醋泡姜抗氧化、抑菌和抗肿瘤活性比较研究 [J]. 食品工业科技，2019，40（14）：18-23.

[40] 高治国，邸娜. 生姜的药用价值及应用展望 [J]. 特种经济动植物，2022，25（01）：65-68+122.

[41] 谭玉梅，江洪波，高梦祥，等. 生姜现代药理学特性研究进展 [J]. 食品安全质量检测学报，2022，13（15）：4908-4916.

[42] 马艳春，吴文轩，胡建辉，等. 当归的化学成分及药理作用研究进展 [J]. 中医药学报，2022，50（01）：111-114.

[43] 金阳，葛金环，刘思琦，等. 当归多糖的化学结构、药理作用及构效关系研究进展 [J]. 中医药信息，2022，39（02）：69-77.

[44] 向璐，张巧艳，赵琦明，等. 黄芪－当归化学成分、药理作用及临床应用的研究进展 [J]. 中草药，2022，53（07）：2196-2213.

[45] 余黄合，李鑫，杨珍，等. 中药五味子药理作用研究进展 [J]. 环球中医药，2019，12（07）：1133-1138.

[46] 于浩然，田振坤，高翔，等. 五味子多糖药理作用研究进展 [J]. 化学工程师，2018，32（07）：64-67.

[47] 程玉鹏，王洪月，马爱萍，等. 五味子药理作用的最新研究进展 [J]. 化学工程师，2017，31（08）：57-59+38.

[48] 王楠，全吉淑，吕士杰. 五味子有效成分及药理作用研究进展 [J]. 吉林医药学院学报，2016，37（03）：213-216.

[49] 张译敏，王雪妮，庞宇舟，等. 五味子乙素抗肿瘤作用研究进展 [J]. 中医药导报，2021，27（03）：180-184.

[50] 赖思帧，赵轩竹，王俊英，等. 五味子甲素抑制肿瘤生长和转移的机制研究进展 [J]. 中国中西医结合外科杂志，2021，27（06）：928-931.

[51] 于纯森，陈小倩，廖贤，等. 五味子药理作用研究进展及在保健食品中的应用 [J]. 食品工业，2022，43（11）：221-227.

[52] 田建辉，刘嘉湘. 刘嘉湘恶性肿瘤攻邪法度探讨 [J]. 中医杂志，2017，58（02）：104-107.

[53] 金泉克，李琦，范忠泽. 扶正法治疗恶性肿瘤概述 [J]. 辽宁中医杂志，2012，39（06）：1189-1191.

[54] 韩德承. 浅议中医治疗"八法"[J]. 开卷有益（求医问药），2010，（09）：5-8.

[55] 袁伟琛，甄建华，李晓红. 黄芪抗肿瘤作用的研究现状 [J]. 中华中医药学刊：1-12.

[56] 王宏伟，田欣圆，于蕾. 山慈姑的化学成分及其抗肿瘤作用机制研究进展 [J]. 内蒙古医科大学学报，2022，44（03）：305-309.

[57] 陈林伟，戴培培，江勇，等. 中药壁虎抗肿瘤的研究现状及展望 [J]. 南京中医药大学学报，2022，38（10）：892-897.

[58] 王灿，梁枫，刘学医，等. 不同炮制方法对黄药子抗胃癌作用及其肝毒性的影响 [J]. 济宁医学院学报，2022，45（01）：1-5.

[59] 朱大诚，况东，徐丽婷，等. 黄药子药理作用及临床应用 [J]. 中国老年学杂志，2022，42（01）：239-243.

[60] 王灿，梁枫，刘文. 黄药子主要活性物质的基础研究进展 [J]. 中国中医药现代远程教育，2022，20（10）：197-198.

[61] 巴明玉，余丹丹，王娴，等. 应用黄药子治疗甲状腺疾病经验 [J]. 河南中医，2021，41（05）：719-721.

[62] 覃凤飞，郭东霖，邱汉波，等. 柴胡加龙骨牡蛎汤治疗肿瘤相关抑郁症的 Meta 分析 [J]. 世界中医药，2022，17（03）：385-391.

[63] 许茜，秦骥，丛一博. 海洋中药牡蛎肉的现代临床实验研究进展 [J]. 现代生物医学进展，2012，12（32）：6398-6400.

[64] 韩瑞敏，吴超，王清贤，等. 柴胡加龙骨牡蛎汤治疗肿瘤相关性抑郁 [J]. 光明中医，2022，37（20）：3697-3699.

[65] 杨静，唐东昕，杨柱，等. 全国国医大师巧用虫类药治疗肿瘤经验集萃 [J]. 贵州中医药大学学报，2022，44（02）：11-16.

[66] 王红艳，苑小龙，魏征，等. 虫类药物在恶性骨肿瘤中的运用现状 [J]. 中医研究，2021，34（09）：59-63.

[67] 马家宝，杨正腾. 全蝎、蜈蚣、蟾酥和土鳖虫抗肿瘤作用研究进展 [J]. 中医药导报，2021，27（05）：65-67+72.

[68] 严宝飞，朱星宇，陈亚运，等. 中药蜈蚣本草考证及临床应用 [J]. 食品与药品，2020，22（04）：310-315.

[69] 宁迪敏，田莎，郭垠梅，等. 蜈蚣抗肝癌的临床应用及药理研究 [J]. 中医肿瘤学杂志，2020，2（01）：39-41.

[70] 胡晓楠，安东建，曹建国，等. 蔓荆子有效提取物抗肿瘤作用研究进展 [J]. 现代肿瘤医学，2014，22（02）：472-475.

[71] 邓明，邓芳，陈志坚. 蔓荆子黄素通过上调 miR-1193 表达调控胃癌细胞的增殖和凋亡 [J]. 中国免疫学杂志，2022，38（03）：339-343.

[72] 刘金辉，方亚妮，贺太平. 中药泽漆抗肿瘤作用文献研究 [J]. 现代中医药，2022，42（04）：12-15.

[73] 高帆，牛玉季，张亚茹，等. 泽漆抗肿瘤抗炎作用及机制研究 [J]. 河南大学学报（医

学版），2021，40（06）：391-399.

[74] 吴佳辉，何潇，熊紫微，等. 鸦胆子中苦木素类成分及其生物活性 [J]. 中成药，2022，44（08）：2528-2535.

[75] 范欣悦，杨璐铭，扶佳俐，等. 鸦胆子化学成分及药理作用研究进展 [J]. 中国药学杂志，2022，57（14）：1137-1145.

[76] 邬琪，孙薇，王力玄，等. 鸦胆子中苦木素类化学成分及其药理作用研究进展 [J]. 中草药，2021，52（20）：6431-6441.

[77] 阴铭迪，李林. 前列腺癌实验室诊断的最新进展 [J]. 现代检验医学杂志，2022，37（05）：194-198.

[78] 李星，曾晓勇. 中国前列腺癌流行病学研究进展 [J]. 肿瘤防治研究，2021，48（01）：98-102.

[79] 吴汉潮，张雄伟，王强. 前列腺癌诊断方法研究进展 [J]. 中外医学研究，2021，19（07）：188-190.

[80] 马婧，宋争放，王霄. 前列腺癌美国、欧洲、日本指南与中国诊疗指南对比研究 [J]. 四川医学，2022，43（05）：511-514..

[81] 张富娟，赵旭东，孙彬. 前列腺癌分子机制及其动物模型 [J]. 发育医学电子杂志，2021，9（01）：1-7.

[82] 刘德果，李姿蓉，陈其华，等. 前列腺癌发病机制的中西医探讨 [J]. 中医学报，2021，36（12）：2538-2541.

[83] 徐新宇，管鹏飞，应志康，等. 中医药治疗前列腺癌研究进展 [J]. 山东中医杂志，2022，41（07）：806-809.

[84] 王涛，李玉兵，求旦旦，等. 前列腺癌的现代中医药治疗策略探讨 [J]. 广州中医药大学学报，2022，39（01）：207-213.

[85] 中国结直肠癌诊疗规范（2020 年版） [J]. 中国实用外科杂志，2020，40（06）：601-625.

[86] 陈顺，仵朝晖，解有成，等. 局部进展期结直肠癌新辅助免疫治疗临床研究及应用进展 [J]. 中国肿瘤临床，2023，50（02）：92-97.

[87] 张姣，陈志仁，梁妍，等. PET-MRI 检查技术在结直肠癌诊断中的应用进展 [J]. 中国实验诊断学，2021，25（01）：134-136.

[88] 张转红，刘婷，高飞云，等. 中药抑制结肠癌血管生成的作用机制研究进展 [J]. 中草药，2023，54（03）：948-955.

[89] 白姣姣，阿丽亚·依拉木，阿布都艾则孜·艾尔肯，等. 中药复方及单体治疗结肠癌药效与机制研究进展 [J]. 中国实验方剂学杂志，2023，29（04）：246-252.

[90] 杨畅，范兰兰，黄旭. 结肠癌药物预防的研究进展 [J]. 当代化工研究，2019（06）：181-182.

[91] 张涛，康向东. 中西医在结肠癌治疗中的研究进展 [J]. 系统医学，2019，4（23）：192-194.

[92] 何善泉，徐心瑶，陈雪，等. 从扶正解毒理论探讨中医药防治结直肠癌 [J]. 现代中医临床，2023，30（01）：80-83.

[93] 张芸，魏俊雯，徐若然，等. 中医药治疗炎症相关性结直肠癌研究进展 [J]. 陕西中医药大学学报，2022，45（05）：171-174.

[94] 刘丽宏，舒涛. 中医药在直肠癌术后肠道反应中的研究进展 [J]. 实用中医内科杂志，2022，36（08）：62-65.

[95] 谭天颖，李双霜，陈小朝. 结直肠癌的中西医治疗进展 [J]. 中国肛肠病杂志，2022，42（03）：67-69.

[96] 李瑞，袁宇，蔡挺. 结直肠癌发病机制及中西医治疗研究进展 [J]. 世界科学技术——中医药现代化，2022，24（01）：289-297.

[97] 罗松. 四象脉诊 [M]. 北京：中医古籍出版社，2019：09.

[98] 熊宇. 原发性肝癌中医理论及临床研究进展 [D]. 重庆：重庆医科大学，2019.

[99] 曹毛毛，李贺，孙殿钦，等. 全球肝癌 2020 年流行病学现状 [J]. 中华肿瘤防治杂志，2022，29（05）：322-328.

[100] 谷野，张明香，司永仁. 中西医结合肝脏病学述要 [M]. 沈阳：辽宁科学技术出版社，2018.

[101] 叶维法，钟振义. 肝病治疗学 [M]. 天津：天津科学技术出版社，1990.

[102] 潘谊. 原发性肝癌中医证候基本规律及脾虚证本质研究 [D]. 武汉：湖北中医药大学，2021（09）.

[103] 李雁，闫晓天，张照兰. 胃癌临床治疗新对策 [M]. 北京：中国中医药出版社，1998.

[104] 胡冬鑫. 实用消化系统肿瘤综合诊断与治疗 [M]. 昆明：云南科技出版社，2020.

[105] 张玉洁. 临床急重症诊疗与护理（上册）[M]. 长春：吉林科学技术出版社，2004.

[106] 熊伍军，保志军. 胃癌 [M]. 北京：中国医药科技出版社，2009.

[107] 王媛，贺迎昌，主编. 消化管肿瘤综合防治 [M]. 济南：山东科学技术出版社，1999.

[108] 徐庆锋，杨桂芳，侯淑华，等. 现代肿瘤诊疗与护理 [M]. 昆明：云南科技出版社，2015：370.

[109] 北京医轩国际医学研究院. 临床肿瘤学研究 [M]. 南昌：江西科学技术出版社，2019：266.

[110] 张毅. 肿瘤生物治疗临床应用 [M]. 郑州：河南科学技术出版社，2020：282.

[111] 黄传贵. 中医肿瘤辨证论治 [M]. 昆明：云南科技出版社，2021：446.

[112] 赵智强，赵延华. 恶性肿瘤中医辨治与案例 [M]. 北京：中国中医药出版社，2015：240.

[113] 陈熠. 肿瘤中医证治精要 [M]. 上海：上海科学技术出版社，2007：383.

[114] 刘珺. 临床常见恶性肿瘤的诊治 [M]. 南昌：江西科学技术出版社，2018：366.

[115] 齐元富，李秀荣. 现代中医肿瘤防治学 [M]. 济南：山东科学技术出版社，

2020：1074.

[116] 李志刚，傅小龙，张铭．食管癌［M］．上海：上海科学技术出版社，2018：147.

[117] 郑心．肿瘤中西医结合预防与治疗［M］．济南：山东科学技术出版社，2018：207

[118] 许玲，孙建立．中医肿瘤学概论［M］．上海：上海交通大学出版社，2017：182.

[119] 向群英，赵卫红，李盼．宫颈癌防治指南［M］．武汉：湖北科学技术出版社，2015：88.

[120] 王芷乔．应用德尔菲法确立甲状腺癌中医证候及分型指标的调查研究［D］．北京：北京中医药大学，2016.

[121] 董芬，张彪，单广良．中国甲状腺癌的流行现状和影响因素［J］．中国癌症杂志，2016，26（01）：47-52.

[122] 甲状腺癌诊疗指南（2022年版）［J］．中国实用外科杂志，2022，42（12）：16.

[123] 刘天元．膀胱癌危险因素的流行病学Meta分析［D］．青岛：青岛大学，2020.

[124] 膀胱癌诊疗指南（2022年版）［J］．中国实用外科杂志，2022，43（06）：39.

[125] 张文彭，糜仪．肿瘤患者康复手册［M］．北京：人民卫生出版社，2003.

[126] 程井军．中西医结合肿瘤康复治疗［M］．北京/西安：世界图书出版公司，2019.

[127] 师建国，阎庆国，林雨冬．现代肿瘤康复［M］．西安：第四军医大学出版社，2004.

[128] 高清泽，赵忠印．肿瘤防治康复与调养［M］．北京：中国医药科技出版社，2005.

[129] 王宁菊．肿瘤防治家庭必备手册［M］．银川：阳光出版社，2010.

[130] 许鹏，鱼麦侠．肿瘤中医食疗集萃［M］．西安：陕西科学技术出版社，2016.

[131] 陈仕林，郭海英．全国中医药行业高等教育"十四五"创新教材——中西医结合肿瘤康复治疗学［M］．北京：中国中医药出版社，2021.

[132] 张伯礼，吴勉华，林子强．中医内科学［M］．北京：中国中医药出版社，2019.

[133] 陈红凤．中医外科学［M］．北京：中国中医药出版社，2016.

[134] 李艳敏，万华．从气血辨治乳腺癌术后的经验［J］．辽宁中医杂志，2020，47（07）：51-54.

[135] 郁仁存．中医肿瘤学［M］．北京：科学出版社，2022.

[136] 许玲．中医肿瘤学概论［M］．上海：上海交通大学出版社，2017.

[137] 陈振东．肿瘤综合治疗学［M］．合肥：安徽科学技术出版社，2015.

[138] 徐燮渊．肿瘤综合治疗学［M］．北京：人民军医出版社，2001.

[139] 周小寒．新编肿瘤防治小百科［M］．上海：文汇出版社，2002.

[140] 齐元富．现代中医肿瘤防治学［M］．济南：山东科学技术出版社，2020..

[141] 蔡绍京．医学遗传学［M］．北京：人民卫生出版社，2009.